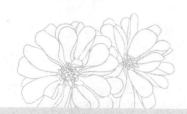

生命末期关怀和治疗护理实用指导

End-of-Life Care
A Practical Guide

（第2版）

著　者　Barry M. Kinzbrunner

Joel S. Policzer

主　译　孙静平　杨兴生　秦速励

U0386497

人民卫生出版社

Barry M. Kinzbrunner, Joel S. Policzer
End-of-Life Care: a Practical Guide
ISBN 978-0-07-154527-3

图书在版编目(CIP)数据

生命末期关怀和治疗护理实用指导/(美)巴瑞·M·金斯布朗(Barry M. Kinzbrunner)著;孙静平,杨兴生,秦速励译.—北京:人民卫生出版社,2017
ISBN 978-7-117-24650-7

Ⅰ.①生… Ⅱ.①巴…②孙…③杨…④秦… Ⅲ.①临终关怀-护理 Ⅳ.①R473

中国版本图书馆 CIP 数据核字(2017)第 132486 号

人卫智网	www.ipmph.com	医学教育、学术、考试、健康,购书智慧智能综合服务平台
人卫官网	www.pmph.com	人卫官方资讯发布平台

版权所有,侵权必究!

生命末期关怀和治疗护理实用指导

主　　译:孙静平　杨兴生　秦速励
出版发行:人民卫生出版社(中继线 010-59780011)
地　　址:北京市朝阳区潘家园南里 19 号
邮　　编:100021
E - mail:pmph @ pmph.com
购书热线:010-59787592　010-59787584　010-65264830
印　　刷:中国农业出版社印刷厂
经　　销:新华书店
开　　本:850×1168　1/16　印张:24
字　　数:743 千字
版　　次:2017 年 9 月第 1 版　2017 年 9 月第 1 版第 1 次印刷
标准书号:ISBN 978-7-117-24650-7/R·24651
定　　价:69.00 元

打击盗版举报电话:010-59787491　E-mail:WQ @ pmph.com
　　(凡属印装质量问题请与本社市场营销中心联系退换)

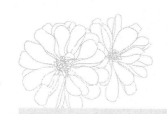

译者名单

主译

孙静平	教授	香港中文大学
杨兴生	教授	香港中文大学
秦速励	博士	中国人民解放军军事科学院

译者 （以姓氏笔画为序）

马玉玲	主任医师	南京第一人民医院
王　点	医师	上海高血压研究所
孙　琪	副主任医师	陆军总医院
孙雅萍	主任医师	上海第一人民医院
张　波	主任医师	上海东方医院
房　芳	助教	香港中文大学
胡作英	主任医师	南京第一人民医院
徐　旻	医师	上海东方医院
黄国倩	主任医师	上海华山医院
薛衍敏	医师	上海第一人民医院

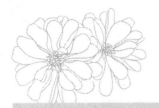

序

　　生命是人生最宝贵的财富,生命末期关怀则是生命领域不可或缺的重要组成部分。生命末期关怀又称善终服务、舒缓疗护、安宁照顾、终末护理等。生命末期关怀是指由社会各层次(护士、医生、社会工作者、志愿者以及政府和慈善团体人士等)组成的团队向生命末期患者及其家属提供的包括生理、心理和社会等方面的一种全面的支持和照料。

　　生命末期关怀并非是一种治愈疗法,而是一种专注于在患者将要逝世前的几个星期甚至几个月的时间内,减轻其疾病的症状、延缓疾病发展的医疗护理。生命末期关怀不追求猛烈的、可能给病人增添痛苦的或无意义的治疗,但要求医务人员以熟练的业务技术和良好的心灵服务来控制病人的症状。

　　生命末期关怀是近代医学领域中新兴的一门边缘性交叉学科,是社会的需求和人类漫长的历史长河中文明发展的重要标志,是一项符合人类利益的崇高事业。生命末期关怀在实践中呈现出高度的立体化和社会化,集中体现着社会人文关怀,自1967年诞生于英国,很快就遍及全球五大洲70多个国家和地区,造福了无数的患者和家庭。

　　生命末期关怀将直接带来国家、医院、医护人员、生命末期患者和家属"五赢"局面。

　　在生命末期阶段,癌症病人除了生理上的痛苦之外,更重要的是对死亡的恐惧。美国的一位生命末期关怀专家就认为"人在临死前精神上的痛苦大于肉体上的痛苦",因此,一定要在控制和减轻患者机体痛苦的同时,做好生命末期患者的心理关怀。生命末期关怀目标是提高患者的生命质量,通过消除或减轻病痛与其他生理症状,排解心理问题和精神烦恼,令病人内心宁静地面对死亡。

　　中国生命末期关怀临床实践服务起步虽晚,但如今已受到社会广泛重视,中国目前大约有5000多家机构开展生命末期关怀工作,有近5万从事这项工作的人员。医科院校和卫生职工医学院的临床医学专业、护理专业、公共卫生专业、全科医师专业、在职医生和护士的继续教育系列中不少亦开设了生命末期关怀课程。随着时间推移生命末期关怀事业必将在中国大陆取得更大的进展。更多的医疗护理人员将充分发挥爱心与技能投入并从事到这一新的领域中来。

　　我国已经进入老龄化社会,怎样正确面对死亡是很多老人、医师和家属终究要解决的问题。这本书从6部分32章详尽讨论了生命末期患者关怀的准备工作、症状的处理、诊断和介入性治疗、道德困境、特定人群、多样性等医师、生命末期患者、家属关心和困惑的问题,本书为英文版本第2版,首次被译成中文版本,主译为86岁高龄的美国心脏病学院院士、著名心血管病专家孙静平和杨兴生夫妇等,该书内容新颖,翻译严谨,很适合医师、护工、社会工作者、患者及其家属阅读。

　　《生命末期关怀和治疗护理实用指导》(第2版)的出版,正符合现今医学模式的转变,在我国这样一个泱泱大国,需要强调达到老龄健康,正确面对死亡,以减轻我国政治、经济、社会、医疗、保健和家庭带来的沉重负担和更大的挑战,还需医务工作者和全民作不懈的努力和奋斗!

中国生命关怀协会理事长　李建华

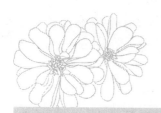

原版前言

　　我们非常骄傲地为您提供《生命末期关怀和治疗护理实用指导》，此书第2版的内容依然是以前讨论的生命末期关怀的20个常见问题。

　　自第1版出版以来，在生命末期关怀和姑息医学领域中已有许多新进展，在新版本中，作者补充和更新了某些对临床非常有用的宝贵资料。于2008年，美国医学专业委员会已确认生命末期关怀和姑息医学为医疗专科之一，并建立了护理领域的证书。

　　感谢你对本书的关注，相信在你尽力照顾身患绝症的患者及其家人时，会发现此书的价值。

　　借此机会我们感谢每一位作者花费很多时间、精力和心血一同完成这本书的写作；感谢Cecilia Amigo Haggerty对文字和表格的最后整理；尤其感谢James Shanahan，他作为麦格劳-希尔教育出版集团医学部总主编，对此书出版给予了自始至终的支持和帮助。

Barry M. Kinzbrunner MD

Joel S. Polizer MD

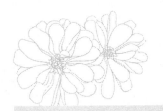

前　序

第一部分:生命末期患者关怀的准备工作

在为需要生命末期关怀的患者做准备过程中,首先应回答有关"谁,什么样的患者,在什么地点"接受生命末期关怀等基本问题。在第1章中重点讨论谁需要接受生命末期关怀,医师根据各种临床指导方针和标准,结合临床情况判断,有助于确定谁是需要生命末期关怀的患者。第2章讨论如何及在哪里可以得到这种生命末期关怀,同时开始生命末期关怀的详细医疗检查。疾病危重的患者及其家属,在各个社区,可早期选择最佳的生命末期关怀医院和姑息性治疗。

一旦确定患者和他们所需要护理的类型,临床医师必须面对的难题是让患者及其家属了解这些信息。有效的交流可协助临床医师完成这项告知"坏消息"的艰巨任务,将在第3章中讨论。本章添加了一个新的内容,即对如何与患者及其家属直接谈到有关治疗护理的目的和决定的对话,用以提供专业指导。

第4章将概述对身患绝症患者生命末期关怀的多学科团队的功能,并强调在多种作用中,医师在团队工作中应发挥的作用。第5章探讨可以评定生命末期关怀的结果和生活质量的各种方法,为临床医师提供信心,认识到临床医师是为身患绝症的患者及家属提供生命末期关怀的服务者,通过医师的工作可以提高患者治疗护理和生活的质量,并为他们的家属服务。

第二部分:症状的处理

在解决了对患者生命末期关怀的环境和物质的问题之后,临床医师的下一个任务是满足患者及其家人的身体、情感和精神的需求。在第二部分中将讨论生命末期患者可能经历的常见症状及处理。

在第6章中将重点讨论疼痛的处理,控制生命末期患者的疼痛是极具挑战的工作,也是许多需要生命末期关怀和姑息性治疗的理由之一。在第7～9章中,讨论了疾病末期导致痛苦的呼吸道、胃肠道、神经系统症状的处理。生命末期患者常有谵妄、抑郁和焦虑,处理这些症状是临床医师必须面对的困难,将在第10章中专门讨论。

第11章将讨论影响皮肤和黏膜疾病的检查,强调伤口护理的重要性,它们经常是造成生命末期患者痛苦的主要问题,尤其是那些非恶性疾病的重症患者,常使得需要生命末期关怀和姑息性治疗患者的数量不断增加。在第12章中,将探讨濒临死亡的独特性,临床医师在处理患者生命中最后的日子里所面临的挑战。在第13章中,探讨临床所观察到而以前没有讨论过的生命末期患者的各种不同的症状。

虽然,医师往往把重点放在生命末期患者所经历的身体上的症状,但同时应该很好地理解和关注,在患者最后几周或几个月的生命中,患者及其亲人的心理和精神需求。第14章以独特的形式概述了这些症状,临床医师通过一切机会照顾患者,使他们能以积极的心态生活,直至生命的终点。第15章探讨医师在照顾患者及其家属的需求中,为他们提供精神支持的特殊作用。而第16章则将讨论进行心理和精神评估的各种技术。

生命末期关怀的基本原则之一是患者和家属一起出现在医疗单位,因此,即使患者已停止呼吸,生命末期关怀并未结束。如何做好患者和家属在失去亲人后的工作,如同处理生命末期患者在生命的最后一段时间的疼痛一样重要,也是生命末期关怀的一部分。因此,第 17 章讨论的主题是如何处理家属的丧亲之痛及强烈悲伤反应的症状和体征,并为他们正常和不正常的反应,提供适当的措施。

第三部分:诊断和介入性治疗

在本书的第 1 版中,诊断和介入性治疗仅局限于伦理部分中的一章。但是,显然在过去的 10 年中,生命末期关怀和姑息性治疗的发展,为达到更多患者多种不同的需求,诊断和介入性治疗措施在生命末期关怀和生活护理中可提供重要的作用。因而,在第 2 版中,用整个部分专门讨论此主题。在第 18 章中讨论这些措施的原则,当患者有各种诊断和介入措施的指征时,临床医师应考虑应用这些方法。继而,探讨主要潜在的可逆性心理状态变化和疼痛的评估,主要涉及一些具体的诊断性研究。本章最后评论生命即将结束时的一些介入性操作,包括骨科、外科干预、内镜检查;积液的处理、抗生素、输血和使用造血生长因子等。

虽然,目前能得到生命末期关怀的患者还不到所有需要生命末期关怀和生活护理患者的 50%,在接受生命末期关怀和生活护理的患者中,多数为癌症患者。随着新的化疗药物和放射肿瘤学新技术的发展,在第 19 章中探讨合理应用这些治疗,应作为高质量姑息性治疗的重要组成部分。第 20 章中将评估严重充血性心力衰竭患者和即将结束寿命的其他心脏疾病终末期的处理中,心脏介入性治疗的作用。第 21 章的第一部分,重点讨论介入性呼吸道干预措施的姑息性治疗适应证,而第二部分则将讨论停止机械通气的适当技术,当患者或医疗保健代理人已经做出了这个选择时,其中有许多设定已成为生命末期关怀医院和姑息性治疗提供者的责任。

第四部分:道德困境

道德困境有四大原则,包括医德:自主,有利,不伤害和公正,其定义见表1。生命末期关怀和生活护理,经过过去几十年的发展和演变,医学伦理学日益增加了影响力,协助临床医师及患者和他们的家属,在这个充满痛苦的人生最后阶段,做出许多艰难的决定。因此,本书第四部分将探讨一些伦理困境,有关临床医师以及患者和他们的家人,在生命接近结束时,他们所关心的、面对现实伦理方面的问题。在生命接近结束时,首先要解决的医疗伦理问题是需要尊重患者的自主权,对于应用先进的护理技术,患者可能会接受或不接受,他们的愿望也可能无法表达。因而,第 22 章探讨这些问题(道德和法律),根据患者以前的意愿,从医疗和伦理的角度出发决定是否为生命末期患者提供心肺复苏。

第 23 章提出讨论的问题,大概就是今天临床医师面临的最难的道德困境,也就是医师协助自杀(physician assisted suicide, PAS)和安乐死的作用。虽然,本书有一编者反对这些做法,本章仍试图呈现全球范围内医疗社会辩论中双方的观点,使读者可以形成自己的意见。这是特别重要的事实,现在,在美国有三个州医师协助自杀是合法的,其他州计划在未来几年考虑这个问题。某种形式的自杀或允许安乐死在其他几个国家是允许的。

在生命接近结束的患者中,摄取食物和液体的欲望往往降低,或者他们已不能进食。医师和家人常常考虑到,因患者不能进食,会死于营养不良或脱水,而不是与死亡相关的自然过程。因而,通过人工手段为患者提供食物或饮料,甚至不惜增加患者的不适。为了解决这些问题,第 24 章讨论围绕给终末期患者提供水分

表 1　医疗道德的主要原则

原则	定义
自主	自己在可用的治疗方案中选择
有利	根据患者的利益决定治疗方案
无伤害	避免伤害
公正	
社会	做对整体社会有益的决定
分配	合理地分配有限的资源

和营养支持的医疗和伦理问题。

第五部分：特定人群

有关生命末期关怀和生活护理的书，不讨论某些生命末期患者中的一些特殊需求，这是不完整的。第25章讨论患有获得性免疫缺陷综合征(艾滋病)患者的特殊需求，他们可能遭受继发感染的更复杂的身体症状，由于他们的平均年龄较小，可能更多的生活方式需要改变，这是具有挑战性的社会心理问题。

第26～27章专门讨论身患绝症儿童患者的特殊需求。第26章探讨对症状的处理，特别重视的是，对儿童的疼痛和其他主诉的处理应根据患儿的年龄和发育程度调整药物治疗，其用量与成人不同。第27章讨论与患儿悲伤的父母和兄弟姐妹们一起工作的挑战。许多从事生命末期关怀的工作者的经验是，需要生命末期关怀的患儿情感上的困难，以及其兄弟姐妹和父母在面对孩子生命接近结束时需要的支持，与面对老人生命末期时所需要的支持一样，甚至更多。

这些患者即使在疾病的急性期，虽然在重症监护病房接受治疗，但是他们的身体不会康复，更需要医护人员的关怀。某些慢性疾病的患者直到疾病恶化或急性发作威胁生命时，才会被送到医院急诊室。在这些和其他类似的情况下，患者及其家属在重症监护病房中，必须接受生命末期关怀和姑息性治疗的决定。第28章将讨论在这些急症护理环境中，如何为患者及其家属提供生命末期关怀和姑息性治疗的支持。

随着人口的老龄化，老年人的特殊需要日显重要。因此，在最后两章探讨了照顾老年人的有关问题。因为，现在许多老年患者在生命垂危之前一直在老人院被照顾，第29章讨论了在长期护理机构如何提供安全有效的生命末期关怀和姑息性治疗，与生活护理供应者建立合作伙伴关系，确保机构的工作人员为患者提供优质的护理。由于老年患者使用许多药物，以及在生命接近尾声的各种代谢变化，第30章将探讨这些因素对老年人疼痛处理的影响。

第六部分：多样性

过去10年左右，美国显然已变成一个多元文化的社会。在有关生命末期关怀和生活护理的问题上，也许没有任何地方像美国这样受多元文化的影响。因患者及其家属都是来自不同的种族、文化和宗教群体，当生命接近尾声时他们想要的东西各具特色和差异，例如，和不同人群沟通的方式，对待被视为不治之症的态度，以及处理死者的方法。

第31章讨论对待不同背景的患者及其家人的技术，专业护理人员应向每个患者和家属学习他们的民族、文化和(或)宗教的需要。本章探讨当今美国文化团体中一些较大民族在生命末期时的特殊需要：包括非裔、西班牙裔和亚裔美国人。第32章探讨美国几个宗教团体对待生命末期者的独特习俗和仪式：包括犹太教、伊斯兰教、佛教和印度教。

在上述两章中为读者粗略地概述了各群体的一些重要习俗。然而，读者必须注意，不应该笼统地认为属于某群体的患者，将始终遵从该群体的习俗。我们必须永远记住，没有人和一套办法可适用于所有的人。我们的目标是尊重每个人的意愿，并学会从每一个患者和家属的角度出发，以我们的关怀，满足他们的独特需求。

无论你是正在培训，或者已经临床实践了20年的医师，无论你是提供初级保健或受过专科培训，是在社区机构或在医学学术单位服务的医务人员，都需要面对生命末期患者痛苦和绝望的表现。因而，你将发现上述内容是非常实用的。通过了解生命末期关怀和姑息性治疗的原则，临床医师和护理人员，应为患者及其家人营造充满希望的气氛，并提供生命末期关怀和生活护理。正如Dame Cicely Saunders所言，所谓的生命末期关怀和治疗护理的"母亲"，应是医师、护士、社会工作者、跨学科团队集于一身者。

无论你是谁，对我们都很重要，直到你生命最后一刻。我们将尽我们所能，帮助你有尊严地活到最后，平静地死去。

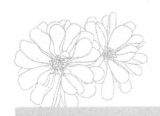

目　录

第一部分

生命末期患者关怀的准备工作

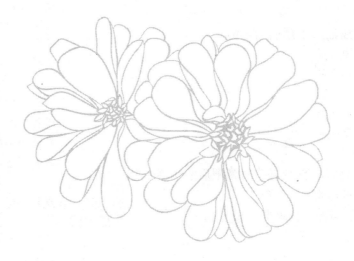

第 1 章

预测预后:如何决定何时需要生命末期关怀和生活护理

James B. Wright,Barry M. Kinzbrunner　　杨兴生　译　孙静平　校

一、引 言

医师必须解决的重要问题之一是根据对患者预后的预测,确定何时启动生命末期关怀和护理。医师对患者能存活多久做出合理的估计,考虑是否转诊到生命末期关怀医院是关键问题(在第 2 章中要讨论,如患者的预测生命在 6 个月以内,就应考虑转诊到生命末期关怀医院)。如果预测患者可能会存活更长的时间,要考虑选择生命末期关怀和生活护理的其他方案。

(一)预测预后的准确性

有关医师预测预后准确性研究报告的结果有差异,因而难以得出结论。例如,1972 年的一项研究显示,医师和其他护理人员预测患者的生存时间时,过于乐观。而另一项研究(SUPPORT)医护人员对患者预后的判断,又过于悲观。有趣的是,审查SUPPORT 的数据表明,对于某些亚群的患者,医师预测生命末期患者预后的判断相当准确,与上述两

个研究形成鲜明的对比。在一项报告中，医师预测 85％的患者在未来 6 个月期间内的死亡概率为 85％，需要生命末期关怀与生活护理，实际上 85％ 的患者在住院期间死亡。在 SUPPORT 研究中，回顾专门致力于为癌症患者判断预后的报告，得出的结论是"医师对癌症患者预后的预测相当准确"。

于 2000 年，克里斯塔等沿用了 1972 年类似的方法，医护人员对需要生命末期关怀和生活护理患者生存时间的预测，过于乐观，而在 2003 年，Glare 报道，医师对癌症患者生命末期预后的预测与实际的生存时间高度一致。

生命末期关怀医院的数据并没有阐明医师对预测生存的准确性。以 1990 年医疗保险索赔数据为基础的一项研究报告，分析 3 个月内入住生命末期关怀医院的患者，有 85％以上的患者在 6 个月内死亡，表明医师对本组患者预后的预测相当准确。另一方面，这些患者的生存期中位数只有 36 天，此事实表明这组患者生存期的中位数较短。围绕这一主题的医学文献对预后的判断有很多的不确定性。可以理解医师在判断患者何时需要生命末期关怀和生活护理中的困难，是持续存在的挑战，由全国生命末期关怀医院和生命末期关怀及姑息性治疗组织（NHPCO）在有关入住生命末期关怀医院数据的报道中阐明，自 1995 年以来，每年的平均住院日略少于 2 个月，实际上近年来有所下降；平均住院的中位数从 36 天下降到 22～29 天。

（二）指南

为了帮助医师预测生命末期患者的预后，已修订了生命末期关怀与生活护理服务的指南。这些指南将帮助医师确定患者何时需要生命末期关怀和生命末期生活护理服务。在医学文献中有关指南的正式或非正式的信息，都将在这一章中讨论。应该指出的是，修订的指南主要用于识别仅有 6 个月以下生存期，而需要生命末期关怀的患者（见第 2 章）。在利用生命末期关怀与生活护理服务的指南中，可能受制于预测生命末期患者预后的不确定性及不同的医疗保险福利。

不可以教条的方式应用预测生命末期患者预后的指南，也不可将指南变成数字化的清单。例如，指南可能推荐使用于某些检查，如肺功能，诊断性 X 线或实验室检查，而这些检查不能作为每个患者确定是否需要生命末期关怀和生活护理服务的标准。如果有临床指征，患者选择避免进一步测试，不应该强迫患者接受有关是否符合生命末期关怀和生活护理服务资格的测试，也不应该阻止患者接受生命末期关怀和生活护理的服务。对于指南中的建议，临床

医师应结合患者的临床状况和过程的综合指标，谨慎应用。评估完成后，应将所获得的信息结合其他临床和心理信息，并根据特定患者的需求，是否需要接受生命末期关怀和生活护理服务做出决定和建议。

二、一般准则

生命末期关怀的概念开始在英国、加拿大和美国提出时，有一个默契的主要目的，是为了照顾身患绝症的癌症患者。癌症患者的健康情况，往往是随着病情的进展，逐渐地下降，而使得预测其预后成为可能。然而，自 20 世纪 80 年代的后期，非恶性疾病的生命末期患者，如充血性心力衰竭、慢性阻塞性肺疾病和阿尔茨海默病患者，也将受益于生命末期关怀和生活护理。将非恶性疾病的患者列入生命末期关怀和生活护理服务对象的一个重要原因是从事生命末期关怀与生活护理服务的医疗护理工作者观察到，所有疾病晚期的患者，无论主要的诊断是什么，生命末期的症状和治疗方法是非常接近的。例如，恶性肿瘤合并有肺部受累患者临近死亡时的呼吸困难与有严重的慢性阻塞性肺疾病（COPD）患者生命末期时的呼吸困难是相似的。同样，这些患者的治疗方法也相似。

相似的概念也延伸到决定患者需要生命末期关怀与生活护理服务的时间。因恶性肿瘤导致的死亡，或因长期的非恶性疾病所致的死亡，在决定预后的一般准则中都有一些共同的特性。如表 1-1 列出两者间一组共同的一般准则。下文将详细讨论。

（一）疾病的临床进展

决定预后的关键是患者原发病的发展过程。首先，我们应该确定患者的疾病是否已发展到疾病的终末期。有一些重要的信息，可以帮助临床医师认识到患者的病情在恶化。随着疾病的发展，患者需要更频繁的医疗保健服务，待在医院、急诊室或医师办公室的时间日益增加。连续就诊中发现患者的症状，如乏力或体重减轻等持续或明显加重，可能是疾病发展的一个标志。异常的体检发现和诊断性检查，包括血液和 X 线的检查显示疾病进一步加重，如血气、肝功能、肾功能、肿瘤标志物升高、心脏射血分数下降，也可能预示疾病恶化，而考虑需要生命末期关怀和生活护理。长期居住在护理单位的患者，连续测得的确定患者健康状况的最小数据集（MDS）部分参数的恶化，特别是与功能状态相关的参数，可为临床医师预测病情的变化提供重要的线索。另一个重要的信息来源是定期访问患者的家庭保健护士，在访问中，当她感到已不能处理患者时，意味着患者的病情可能已发展到严重的程度。

表 1-1　通用的标准

相似的概念	共同特性
疾病的临床进展	多次住院,急诊,或对医疗保健服务的需求增加
	一系列的医师评估,实验室,或 X 线检查表明疾病恶化
	长期居住在护理单位的患者,连续测得最小数据集(MDS)的部分参数的改变
	接受家庭保健服务患者的病情逐步恶化
功能状态下降的定义	恶性疾病的患者:
	Karnofsk 体能状态(KPS,量化肿瘤患者的身体状态和日常生活活动能力的评分)。KPS 评分
	为≤50(100 表示健康,0 表示死亡);或 ECOG 评分〔美国东部肿瘤协作组(Eastern Coopera-
	tive Oncology Group,ECOG)制定较简化的活动状态评分〕≥3(0 表示健康,5 表示死亡)
	KPS≤60 或 ECOG≥2,伴有症状
	KPS 在 2～3 个月至少下降 20 单位
	非恶性疾病的患者:
	在日常生活中,能独立活动能力至少为 3 级(6 级分法)
	KPS 或改良的体能状态评分(palliative performance scale,PPS)≤50
营养状况下降的定义	体重下降≥正常体重的 10% 和(或)体重指数<22kg/m²
无形的因素	患者对疾病和治疗方法的意愿
	权衡检查和治疗的负担对病人的利弊

(二)功能状态的下降

1. 改良的体能状态评分(PPS)及相关的方法

化疗早期就有功能受损的癌症患者预后较差,其化疗的疗效也较化疗中无功能受损的相同癌症患者差,促使了人们开发测定功能状态的方法。如 Karnofsky Performance Status Index(KPS)评分,设计于 1940 年后期,是评估接受化疗癌症患者活动的水平的辅助工具。

KPS 评估患者的活动、自理能力、活动的水平和疾病程度的描述见表 1-2。研究表明,在生命的最后 2～3 个月 KPS 评分急剧下降(至少 20～30),晚期癌症患者的中位生存期与 KPS 评分明显相关。这也证明有明显症状,包括呼吸困难、厌食、消瘦、口干、吞咽困难的患者,要比 KPS 评分相同而没有症状的患者的存活时间短。

在肿瘤学的领域,美国东部肿瘤协作组(ECOG)和世界卫生组织(WHO)为评估患者体能状态制定出较简化的评分,旨在将评估患者体能状态的评分从 KPS 的 0～100 简化到 ECOG 的 0～4。因为多数医师应用 ECOG 和 WHO 的评分更方便,而涉及体能状态的研究,用 KPS 评分作为衡量的指标;因而,在表 1-2 中列出 KPS 和 ECOG 两种评分标准。

KPS 和前面讨论过的其他方法的局限性之一是,其设计主要是为恶性疾病患者衡量体能状态的指标。为了帮助克服这些限制,在 20 世纪 90 年代中期修改的 KPS,称为改良的体能状态评分(PPS),

见表 1-3。除了 KPS 评估活动能力的标准以外,PPS 评分中加了评估患者食品/液体摄入量与意识水平的标准。某些研究和最近发表的荟萃分析,已证实以 PPS 作为预后指标的效用。然而,在荟萃分析中引用的所有研究(有一项研究除外)中的患者,已经在生命末期关怀医院或已接受生命末期关怀生活护理服务,这意味着他们已经被确定为疾病的终末期。因此,尽管可以得出的结论是:PPS 可能有助于临床医师预测患者的存活时间,但 PPS 的实用价值,尚有待于对大样本的慢性病人群和重症病患者的研究证实。

表 1-2　KPS 和 ECOG 评估体能状态的标准

KPS	KPS 标准	ECOG
100	正常,没有疾病的主诉或疾病的证据	0
90	能进行正常活动,轻微的疾病症状	
80	正常活动较费力,有一些疾病的症状	1
70	能自我护理,无法正常活动或工作	
60	偶尔需要帮助,大多数生活能够自我照顾	2
50	需要相当大的帮助和频繁的医疗护理	
40	成残疾人,需要特别的照顾和帮助	3
30	严重残疾,死亡并非迫在眉睫	
20	病得很重,积极护理,需要连续的照顾	4
10	垂死	
0	死亡	

表1-3　改良体能状态评分(PPS)

PPS评分	活动	自理能力	摄入量	意识	活动能力	疾病的证据
100	正常	正常	正常	正常	正常	无
90	正常	正常	正常	正常	正常	有
80	正常	正常	正常或减少	正常	正常有点费力	有
70	减少	正常	正常或减少	正常	不能做正常工作	有
60	减少	偶需帮助	正常或减少	正常或混乱	不能做业余活动和家务	疾病严重
50	主要坐/卧	需帮助	正常或减少	正常或混乱	不能做任何工作	疾病极严重
40	主要卧床	完全需帮助	正常或减少	正常,昏昏欲睡或混乱	不能做任何工作	疾病极严重
30	完全卧床	完全护理服务	减少	正常,昏昏欲睡或混乱	不能做任何工作	疾病极严重
20	完全卧床	完全护理服务	极少饮食	正常,昏昏欲睡或混乱	不能做任何工作	疾病极严重
10	完全卧床	完全护理服务	仅口腔护理	昏昏欲睡或昏迷	不能做任何工作	疾病极严重
0	死亡					

尽管有这些限制,结合临床经验和前面引用的研究公认的标准是:KPS/PPS评分≤50,或ECOG评分≥2,预测患者的存活时间可能≤6个月。然而,KPS/PPS评分>50,并不一定表明患者的存活时间可超过6个月。对于每例患者应当考虑到的是:最初的功能评分高的患者,预后也可能不佳。例如,不能治愈的Ⅳ期癌症患者,即使KPS/PPS评分为60,也不应该考虑将他们排除在生命末期关怀医院或生命末期关怀与生活护理服务之外。

2. 日常活动　评估非癌症患者体能状态最常用的方法是评估患者日常活动的能力(ADL)。在20世纪60年代由Katz首先描述的6项活动是洗澡、穿衣、如厕、传输、性功能和进食。后来,根据Katz原创的内容,将评估患者每项日常活动的能力,归纳到常规评估长期在医院和护理单位患者的最小数据集(MDS)内。

显示日常活动能力的一系列的数据(ADL)是评估患者预后的重要指标。在英国,在一组接受家庭生活护理服务的老年患者中,日常活动的能力(ADL)显著低下者,生存的中位数为6个月,2年内的死亡率为80%。在一项住院老年患者,评估预测预后的各种因素的研究中,回归分析的结果表明,ADL低下是预测6个月死亡率最重要的预测指数,高于诊断级别、精神状态,甚至是否需要重症监护的预测指标。比较ADL和KPS评分显示:ADL评分中有3项功能低下患者的KPS评分为50。

(三)营养状况的下降

另一个预后不良的关键性指标是患者营养状况的下降。营养状况下降的重要表现是在6个月内体重下降其正常体重的10%。体重下降通常是由于患者的生活情况所限。应排除体重下降的可逆性原因,如抑郁症和代谢障碍(如糖尿病、甲状腺疾病等)之后,才能确定消瘦是由于癌症所致,而将体重下降作为判断预后的真正指标。应该注意的是,疾病晚期的患者也可能有可逆的体重下降的原因。对于有可逆性体重下降原因的晚期患者,体重下降对确定患者预后无大帮助。还要考虑的是患者是否摄入正常的热量。患者摄取的热量正常,又没有疾病晚期以外的原因,体重快速而进行性地下降则提示患者的疾病快速进入终末期。

发表在1994年,一组用体重下降评估接受长期护理的老年患者预后的重要研究成果显示,体重下降小于或等于10%与不良预后相关。在6个月内,体重下降小于或等于正常体重10%的53例老年患者,6个月内的死亡率为62%,而在同一时期没有体重下降的190例患者中,6个月的死亡率只有9%。已证明,无论任何原发部位癌症的晚期患者,体重下降对中位生存期都有负面的影响。

身体重量指数(BMI)是另一种评估疾病晚期患者营养状况的方法。身体重量指数是反映身高与体重的关系,因此,用重量指数评估患者的营养状况,可能对比单用体重更加可靠。

BMI的公式：

$$身体重量指数(kg/m^2) = \frac{703^* \times 体重(lbs)}{[身高(in)]^2}$$

* = 乘以系数703可将 lbs/in² 转换成 kg/m²

最近的研究表明,生活不能自理的老年患者,体重指数值低于22kg/m²与死亡率的增加密切相关。另有文献报道,住院的重症患者,体重指数低于

22kg/m² 者,住院后 6 个月内死亡的风险极高。

对不能测量体重的患者,为评估其营养状况,可用拟人化的方法,如测量肱三头肌皮褶厚度,可能是有用的指标,一些生命末期关怀机构用此方法替代测定体重的方法。但至今未见有这些方法与患者生存率相关的研究报道。

已发现血清白蛋白水平低对评估患者的预后有意义。但是,由于临床上有一些非疾病终末期的患者,如肾病综合征、酒精性肝炎及其他疾病也可导致患者血清白蛋白水平降低。故用血清白蛋白水平低评估终末期患者的预后的效用受限。

(四)无形的因素

根据现代的伦理价值观,考虑是否建议患者接受生命末期关怀和生活护理服务时,关键是尊重患者及其家属的愿望。事实上,在临床实践中,医护人员在确定是否需要给予生命末期关怀和生活护理服务时,着重考虑的是患者及其家属的愿望,而不是常用于判断预后的客观标准。

医师在和患者或家属讨论治疗方案时,应权衡对疾病的评估和治疗中潜在利弊。医师应根据患者和家属的意愿,并与他们共同为每一位患者制定切实可行的目标。以这种方式接近重症的晚期患者,临床医师、患者以及家属均将能更好地适应生命末期关怀和生活护理,并符合患者和家属的意愿。在疾病晚期的患者,选择最适当的姑息性治疗和(或)生命末期关怀医院,和对疾病治疗的选择同样重要。

三、癌症患者预后的评估

尽管疾病晚期的患者有常见的症状和体征,但在各种疾病之间有显著的差异,因而,需要评估特定疾病预后的指南,以协助医师确定患者何时需要生命末期关怀和生活护理服务。目前,关于完善评估癌症患者预后指南的兴趣不大,因为从某种意义上说,治疗癌症患者的医师,感觉在评估癌症患者预后中已有相当丰富的经验。正如 SUPPORT 研究表明,医师预测癌症患者的预后具有很高的准确度。医师容易确定癌症患者需要生命末期关怀和生活护理服务的时间,此事实也得到国家生命末期关怀组织(NHO)的数据支持:NHO 1995 年的数据表明,有 50% 的癌症晚期患者,接受生命末期关怀医院或生活护理机构的服务。

但是,仔细分析数据,并非如此。美国临床肿瘤学会在题为"生命末期关怀和生活护理"的文章中指出,在美国生命末期关怀的服务机构已很普遍,是为重症晚期患者服务的极好模式,应当更好地被利用。最近得出的数据表明,60%～65%癌症患者在死亡前获得生命末期关怀服务。然而,生命末期关怀服务是否被癌症患者"更好地利用"依然存在问题,如 Tanis 和 Knzbrunner 报道的数据所示,2000－2006 年共有 61 457例前列腺癌、结肠癌、乳腺癌、肺癌和胰腺癌患者,在生命末期关怀医院患者的平均入住时间为 40.6 天,此数字在研究的 7 年中保持稳定,但仍相对较短,短于 6 周。

如前所述,肿瘤专科医师普遍能准确地预测癌症患者的生命末期预后,关键问题是癌症晚期的患者,接受生命末期关怀服务的时间少于 6 周是否合适?对大多数恶性肿瘤晚期患者,太晚接受生命末期关怀和生活护理服务是否可充分体现这类服务对患者的最大效益?因此,指南将有助于肿瘤专科和其他医师指导癌症晚期患者,在合适的时间接受生命末期关怀服务,以便于获得最大的益处。

协助临床医师确定癌症患者需要生命末期关怀与生活护理的合适时间,必须考虑到的几个因素,包括疾病的阶段和自然病程,以及可用于特殊类型恶性肿瘤各种抗肿瘤治疗的潜在反应。因为在肿瘤领域对特殊疾病治疗性质的不断变化,通常,对所有诊断有癌症的患者都很审慎,除非是极为严重的生命末期患者,所有患者在接受生命末期关怀服务之前都应接受肿瘤专科的评估,特别是对抗肿瘤治疗可能有合理反应的患者。

疾病的阶段作为预后因子是明确的。需要生命末期关怀服务或姑息性治疗的癌症患者通常已是疾病的晚期,即恶性肿瘤已从原发部位转移到身体的其他部位,或在原发部位的肿瘤过大。

以自然病程和对抗肿瘤药物治疗的反应作为判断预后的因素很复杂,因为在不同的肿瘤以及同一肿瘤的不同亚型之间有很大的差异。为了解决这一问题,根据肿瘤的自然病程和晚期患者(第 5 阶段)对治疗的反应,制定了常见肿瘤的分类系统。恶性肿瘤被分为五类,以表格形式列出每一类癌症的特征。有关特殊肿瘤及其适用疗法的更详细信息,有兴趣的读者可以参考最新的肿瘤学。此外,需知,因为新的治疗方法的定义在变化,此分类系统是根据循证已证实有效的各种癌症治疗方法制定的。

(一)第 1 类

第 1 类的恶性肿瘤列于表 1-4。是对内科治疗疗效最佳的恶性肿瘤,此类癌症患者中的大多数,即使是处于癌症晚期也是可以治疗有效的。因而,当他们就诊时，即使已处于癌症晚期，仍应鼓励其积极接受治疗，但并发有多种影响强化治疗疗效疾病的老年患者除外。已接受过长期、广泛的抗癌治疗，癌症已发展至晚期且拒绝接受进一步针对性抗癌治疗的患者，需要提供生命末期关怀和生活护理服务。

表 1-4　可治愈的、完全治愈的可能性很高或有可能治愈

恶性肿瘤	特　点
睾丸癌	Ⅳ期
绒毛膜上皮癌，滋养细胞恶性肿瘤	治愈的可能性为高度至中度
儿童急性淋巴细胞白血病	用广泛抗癌治疗后病情恶化者，需要提供生命末期关怀和生活护理服务
其他的小儿恶性肿瘤	
急性早幼粒细胞白血病	
霍奇金病	

（二）第 2 类

第 2 类恶性肿瘤（表 1-5）的特点是对抗癌治疗比较敏感，即使在疾病的第Ⅳ阶段，完全缓解率可达 60% 或更高。虽然许多达到完全缓解的患者在治疗后的 1~2 年可能复发，但仍有大约 20% 的患者长期缓解，因此，也可能被认为是治愈。即使未能最终治愈，治愈的可能性依然存在，或可提高生活质量和延长寿命，在大多数情况下（如治疗不存在有禁忌的其他合并病），应鼓励进行治疗。一线抗癌疗法没有达到完全缓解或完全缓解后复发的患者，二线抗癌疗法可能有益，尤其是卵巢癌、急性白血病和进行性淋巴瘤。然而，在一般情况下，一旦复发，不可能治愈。一线或二线抗癌（视病情而定）治疗后有渐进性转移证据者，是接受生命末期关怀和生活护理的适应证。

表 1-5　可治疗的，完全缓解率高，治愈率低

恶性肿瘤	特　点
卵巢癌	Ⅳ期
成人急性髓细胞性和急性淋巴细胞性白血病	治愈率低
高中度恶性非霍奇金淋巴细胞瘤	缓解率为高度至中度 Ⅳ期患者抗癌治疗后可提高生活质量和延长寿命
小细胞支气管（燕麦细胞）癌	一线或二线抗癌治疗后病情恶化者，需要生命末期关怀和生活护理

（三）第 3 类

第 3 类恶性肿瘤列于表 1-6，决定此类患者何时

需要生命末期关怀和生活护理服务很难。此类患者，一旦恶性肿瘤从原发部位转移，通常不能治愈，但有许多其他有效的抗肿瘤治疗方案。激素类药物如他莫昔芬（tamoxifen）对乳腺癌，luprolide 对前列腺癌，口服化疗药物，如苯丁酸氮芥（chlorambucil）和 alkeran 对表 1-6 中的血液系统恶性肿瘤患者有效，而且易于服用；通常，即使是老人或体弱者，耐受性也良好。对第Ⅳ阶段的患者，有些医生甚至不主张在症状出现之前治疗，因为没有有力的证据表明在没有出现症状之前治疗会提高生存率。通常，这些患者的预期寿命以年计算，但在不同的疾病间有很大差异。

表 1-6　可治疗，有转移后无法治愈，预后较好

恶性肿瘤	特　点
前列腺癌	Ⅳ期
乳腺癌	不能治愈
慢性淋巴细胞性白血病	可望高度至中度缓解
慢性髓细胞性白血病和骨髓增生性疾病	有长期预后的缓慢病程
低度非霍奇金淋巴细胞瘤	抗癌治疗可能相对无不良反应（口服荷尔蒙治疗）
多发性骨髓瘤和免疫增殖性疾病	用标准的抗肿瘤治疗中的一种或多种治疗方案后
骨髓增生异常综合征	有病情恶化证据的患者是需要生命末期关怀和生活护理的适应证
甲状腺癌	

SOURCE: Adapted from Kinzbrunner BM: The terminally ill patient//Abeloff MD, Armitage JO, Lichter AS, et al. Clinical Oncology. New York: Churchill Livingstone. 1995: 409;2nd ed. 2000:597.

因此，有此类疾病的患者，只要已接受过至少一种或以上常用的抗肿瘤治疗方案（取决于具体的诊断）的治疗后，疾病仍出现进展，以及恶性肿瘤对进一步的抗肿瘤治疗出现拮抗的患者，需要生命末期关怀性治疗。

（四）第 4 类

表 1-7 中的Ⅳ类恶性肿瘤包括大部分成人的实体肿瘤。然而，这仅仅是对这些癌症治疗目前选择的解释，事实上，一旦这些癌症已经转移，就是不治之症。此外，患有此类癌症中的某些患者，全身性的抗肿瘤治疗可能对他们有益，其中有少于 50% 的患者对治疗有反应，但疗效短暂，对长期生存的影响不大。

对这些患者，生命末期关怀和生活护理服务不是已无治疗可用，而是控制症状和提高生活质量，但不能控制疾病。鉴于生命末期关怀和姑息性治疗作

为一种治疗的选择,并不意味着排除抗肿瘤的药物治疗。相反,这种做法是从一个更为积极的角度重新构建生命末期关怀。允许患者和他们的医师了解生命末期关怀和姑息性治疗作为治疗的选择,希望可以控制症状和提高生活质量,以取代最终的生活护理,并提供给那些对抗肿瘤治疗不再有效观点的人。

表 1-7　少数已有转移但可治疗的患者,预后不良

恶性肿瘤	特　点
膀胱癌	Ⅳ期
原发性脑肿瘤	不能治愈
胶质母细胞瘤	50％以下的患者对治疗有
Ⅲ级星形细胞瘤	反应
妇科恶性肿瘤,卵巢癌	对一线化疗虽有反应但疗
除外	效短
结肠癌	选择二线化疗和一线化疗
非小细胞性支气管癌	后体能状态差(KPS≤50
鳞状细胞癌	或 ECOG≤2)的患者,
腺癌	需要生命末期关怀和生
大细胞癌	活护理
支气管癌	
头颈部癌	
食管癌	
胃癌	
胰腺癌	
软组织肉瘤	

SOURCE:Adapted from Kinzbrunner BM:The terminally ill patient//Abeloff MD, Armitage JO, Lichter AS, et al. Clinical Oncology. New York:Churchill Livingstone, 1995:409;2nd ed. 2000:597.

(五)第 5 类

列于表 1-8 中的恶性肿瘤是最令肿瘤学家沮丧的肿瘤。实质上,标准的抗肿瘤治疗对所有这些恶性肿瘤晚期的患者都无效。在这些患者中,特别是较年轻、体能状态良好的患者,可能考虑进行研究性治疗。然而,对于有这类肿瘤患者中的绝大多数,在确定肿瘤有转移时,应考虑生命末期关怀和生活护理作为治疗的一种选择。甚至有些人已建议,生命末期关怀和姑息性治疗应为本组患者治疗的选择。

四、确定非恶性肿瘤患者预后的指南

虽然生命末期关怀和姑息性治疗起源于癌症模式,到 20 世纪 80 年代末,诊断为非癌症的晚期患者显然需要生命末期关怀医院可提供的跨学科治疗。老年患者中,比较常见的慢性致残性疾病,如慢性阻塞性肺疾病、心力衰竭和阿尔茨海默病,年轻的艾滋病患者,开始寻找生命末期关怀机构的人数在不断增加。对于此类患者的生命末期关怀显然不同于恶性肿瘤患者。通常,癌症病情进行性发展的过程,而在非恶性疾病的患者,可以观察到更多的病情变化,可在严重症状期中间夹杂着相对稳定期。

表 1-8　通常对标准的抗肿瘤治疗无反应

恶性肿瘤	特　点
肾细胞癌	Ⅳ期
恶性黑色素瘤	不能治愈
肝和胆囊癌	通常对标准的抗肿瘤治疗
肾上腺癌	无反应
艾滋病并发高度恶性淋巴瘤	考虑进行有关研究性治疗
	生命末期关怀可能是这组
	患者可选择的治疗,除
	非患者愿意接受研究性
	治疗

非恶性疾病患者有其不同的临床过程,困难的是确定何时需要生命末期关怀或姑息性治疗。前面引用的 1990 年的医疗保险索赔数据的详细分析表明,在生命末期关怀计划中有 15％的患者存活 6 个月以上,其中大部分为非癌症的诊断。而 SUPPORY 的研究表明,临床医师预测恶性疾病患者的预后很准确,但是不能说这些医师对非癌症患者有同样准确预测死亡时间的能力。

由于预测非恶性疾病患者需要生命末期关怀时间的不准确程度不断增加,因而需要制定这方面的临床指南。20 世纪 80 年代末到 90 年代初的医学文献中,开始有阐述有关指南的文章。1995 年,国家生命末期关怀和和姑息性治疗组织(NHPCO)根据医学文献和其他文章中的重要信息,制定出《选择性非癌症疾病患者预后的医疗指南》。该文件包括"一般准则",其中很大部分是以前面讨论过的一般准则为基础,并有如何确定心脏疾病、肺部疾病和阿尔茨海默病患者需要生命末期关怀的时间的特殊指南。于 1996 年,出版了指南的第 2 版,增加了其他非癌症疾病,包括卒中和昏迷、肾疾病、肝疾病、肌萎缩性侧索硬化症和艾滋病。20 世纪 90 年代中期到 2007 年,指南成功地增加了非癌症患者接受生命末期关怀服务的人数,表现为接受生命末期关怀服务的患者数及百分比持续上升。于 2006 年,接受生命末期关怀服务的 130 万患者中,几乎有 56％(728 000)入住者的

生命末期诊断不是癌症，此事实是最好的说明。

下面将讨论确定各种非恶性疾病患者需要生命末期关怀时间的标准。与前面关于恶性疾病的讨论一样，有关疾病的特殊标准将以列表的形式，并附上有关标准的简短讨论，在适当的地方有医学文献为佐证。

（一）肺部疾病的终末期

确定慢性阻塞性肺疾病、肺纤维化或其他形式的肺部疾病终末期患者需要生命末期关怀服务的时间是极大的挑战。

因为严重肺部疾病患者的临床过程中，通常包含相对稳定期及有间断急性期。然而，很显然，随着时间的推移，急性发作越来越频繁，而稳定期变得很不规则。在严重肺部疾病患者的临床发展过程中，生命末期关怀或姑息性治疗的跨学科干预可能是非常宝贵的。指南中，帮助确定慢性阻塞性肺疾病和其他肺疾病的终末期患者需要生命末期关怀的时间，见表1-9，并阐述如下。

1. 严重的呼吸困难　肺部疾病研究的文献已经发现许多因素会影响慢性阻塞性肺病患者的死亡率，最重要的因素是年龄，吸入支气管扩张药后1秒钟用力呼气容积（FEV_1），总肺活量，患者的最大工作能力和休息时的心率。年龄和休息时的心率（表1-9）都容易测量，并直接与患者的死亡率相关，而肺活量，最大的工作能力和FEV_1下降与预后不良相关。特别是有关总肺活量和最大的工作能力下降对预测预后不良的价值尚未见报道。然而，已经证明FEV_1持续低于30％的慢性阻塞性肺病患者的死亡率最高。

正如在一般准则的引言中所述，为确定患者接受所需的生命末期关怀而迫使他们进行客观的测试是不恰当的。因此，有必要将这些特殊的客观的参数解释成为更容易接受的临床术语。因此，总肺活量极差可能代表休息或最小用力时严重呼吸困难的标准，吸入支气管扩张药后FEV_1小于30％的测定值反映患者对支气管扩张药无反应或反应不良，最大工作能力的高度下降可表现为活动能力下降和疲劳。这些客观参数在解释评估患者预后的临床重要性已被一项研究验证，该研究表明，患者有较高程度的主观呼吸困难，无论肺功能研究结果如何，存活时间显著短于症状少的患者。

2. 肺部疾病的发展　疾病的发展是预后不良的一个重要参数。连续数年FEV_1测定值持续和显著的下降是提示预后差的客观证据。

疾病的发展在临床上表现为几个方面。如慢性阻塞性肺疾病的恶化，表现为急性支气管炎和肺炎的频繁发作，而需要更多的医疗服务。因此，如在一般标准中所述，就诊和急诊的频率明显增加，有明显入住医院的指征，表示患者的病情发展，而需要生命末期关怀服务。

表1-9　肺部疾病终末期患者需要生命末期关怀的标准

严重呼吸困难的定义
休息或轻微用力即有的呼吸困难
对支气管扩张药反应不良或无反应的呼吸困难
导致身体虚弱的呼吸困难，如活动能力下降、疲劳和咳嗽
FEV_1测定值小于30％（如可能测定）
肺部疾病进展，表现为
多次住院，频繁地到急诊室或门诊
肺源性心脏病
预后差的其他指征
体重是理想体重的≤90％或体重下降≥10％
休息时心动过速＞100/min
血气异常（如果可能测定）
氧压≤55mmHg或氧饱和度≤88％
二氧化碳压力≥50mmHg
需要连续给氧治疗

SOURCE：Stuart B，Connor S，Kinzbrunner BM，et al. Medical Guidelines for Determining Prognosis in Selected Non-Cancer Diseases. Arlington：National Hospice Organization. 1995；2nd ed. 1996.

进行性呼吸困难和对支气管扩张药反应不良的患者往往会导致对激素的依赖性。此外，患者需要将呼吸系统用药增加到最大剂量，但症状的好转反而呈递减趋势，是病情恶化的进一步证据。

功能状态的下降是另一个重要的参数，是肺部疾病发展的指征。患者主要活动范围局限在自己的居所或自己的房间内，可能是功能下降的一个重要标志。

3. 肺源性心脏病　肺动脉高压的发展导致右侧心力衰竭称为肺源性心脏病，并发肺源性心脏病的慢性阻塞性肺疾病患者的死亡率增加。研究表明，50％慢性阻塞性肺疾病患者在1～3年并发肺源性心脏病；与无肺心病的慢性阻塞性肺疾病患者相比，50％并发肺源性心脏病的患者可能在2年半内死亡。

4. 预后差的其他指征　肺部疾病晚期的患者，可能还有其他几个预测预后不良的重要特征。慢性阻塞性肺疾病患者，体重不到理想体重的90％者，与有同样肺功能受损而体重达到或超过理想体重水平的患者相比,其总的生存期较短。静息性心动过速,心率＞100次/min是另一个重要的体征,表示患者的慢性阻塞性肺疾病可能已是晚期;氧分压、氧饱和度和二氧化碳分压的测量有很大帮助。通常,预后不良的患者,二氧化碳分压水平为55mmHg或以下和(或)血氧饱和度为88％或更低。已知,在原发性肺气肿的患者,二氧化碳分压水平长期大于50mmHg,即使没有高碳酸血症,也提示着预后差。

慢性阻塞性肺疾病的晚期患者,往往需要长期或连续给氧治疗。在持续给氧治疗中无法使氧分压提高到65mmHg的患者,其预后不良。在这组患者中,预后不良的其他临床指征包括严重的支气管阻塞、年龄的增长和胸壁的异常。最后,如上所述,需要持续吸氧治疗而二氧化碳分压水平正常或偏低的患者,死亡率最高。

(二)心脏病的终末期

1. 严重的呼吸困难、疲劳或胸痛 通常,严重的心脏病可根据患者的功能和相关症状分级。根据2004年,Pantilat和Steimle在JAMA报道的数据,纽约心脏协会(NYHA)分类Ⅲ级的患者,年死亡率高达45％,分类Ⅲ级的患者在休息时无不适,但在轻微用力时即出现症状:疲劳、心绞痛、呼吸困难或心悸。NYHA Ⅳ级的患者,年死亡率高达50％,此类患者在休息时即有上述的症状,用力时症状会加重。确定心脏病终末期患者何时需要生命末期关怀治疗的原则见表1-10。实际上与确定严重肺部疾病患者预后的原则类似。换言之,有充血性心力衰竭或休息时不稳定型心绞痛,即为NYHA分类Ⅳ级的患者。此外,这些患者病情严重,对最佳的药物治疗,包括利尿药和血管扩张药不再有反应,或者因为药物的不良反应,如低血压和肾衰竭,而不再能耐受药物治疗。

充血性心力衰竭的终末期患者,射血分数为20％或更低是终末期预后客观指征,根据研究表明,射血分数≤20％,患者的中位生存期为12周,6个月的死亡率为75％。然而,已知,疾病的持续性临床证据远远超过射血分数的重要性,如一项研究表明,充血性心力衰竭的存在,预测死亡率比射血分数的数值更为敏感。

2. 预后不良的其他情况 心脏病终末期的患者,表1-10中列出的一种或多种并存情况的患者,则可能是接受生命末期关怀和姑息性治疗方案的候选人。已确定对严重心脏病患者的生存期有负面影响的其他情况包括:肾衰竭、慢性阻塞性肺疾病、卒

中、肝衰竭、癌症、阿尔茨海默病、症状性心律失常、高血压、高胆固醇、冠心病和75岁以上的患者。在2003年,将这些因素结合血压和实验室的几个参数制定的预测模式,可预测急性充血性心力衰竭住院患者30d的风险和1年的死亡率。

表1-10 心脏病终末期患者需要生命末期关怀服务的标准

严重呼吸困难或胸痛的定义
休息时或轻微用力时出现呼吸困难或胸痛(NYHA Ⅳ级)
射血分数≤20％,如可测量
对最佳的药物治疗,包括利尿药和血管扩张药无反应
因为无法耐受药物治疗的不良反应,如低血压和肾衰竭,而不能再耐受药物治疗
合并有预后不良的其他情况
抗心律失常治疗无效的症状性心律失常
心脏骤停与复苏史
任何病因的晕厥史
心源性脑栓塞
并发艾滋病

为了确保心脏病终末期患者有机会接受适当的生命末期关怀或姑息性治疗的服务及认识其重要性,ACC和AHA于2004年制定并发表了心脏病终末期的临床标准。其方式与在前面讨论过的指南类似,上述两个组织对心脏病终末期患者的定义为:因各种不同类型严重心脏异常疾病中的一种导致的疲劳、心绞痛、气短症状(NYHA心功能分级Ⅲ～Ⅳ级)、有或无充血性心力衰竭,经常可能是射血分数正常的患者。此类患者对治疗已无反应,也不能采用或不适用最新的特殊治疗。

(三)神经系统疾病的终末期

为了确定患者生命末期预后的目的,神经系统疾病的终末期被分成三个主要亚组:阿尔茨海默病(老年痴呆症)和其他痴呆,脑血管疾病,肌萎缩性脊髓侧索硬化症(ALS)和运动神经元相关的疾病。

1. 阿尔茨海默病(老年痴呆症)和其他痴呆病

(1)患者有普遍性的认知障碍与功能评估分期分级(FAST7)。

确定阿尔茨海默病和其他痴呆病患者需要生命末期关怀服务时间的指南见表1-11。于20世纪80年代,首次确认阿尔茨海默病和其他痴呆病患者需要生命末期关怀或姑息性治疗的指征。其建议根据

患者病情的不同阶段和患者与家属对于将来治疗的意愿，将治疗分为五个级别，患者将接受其中的一种。不同级别的治疗护理水平是连续而统一的，患者在不同的时期可能需要不同级别的治疗护理，可能是4级和5级，也许是3级，总是需要某个级别的生命末期关怀或姑息性治疗服务。临床医师的最大挑战是预测此类患者的痴呆症何时严重到需要接受姑息性治疗的生命末期关怀。

表1-11 终末期阿尔茨海默病与其他痴呆症需要生命末期关怀服务的标准

患者有认知障碍与FAST 7，如表现：
没有援助无法走动
无法说话或与人交流
有意义的语言大约只有一半或不理解或词不达意
日常生活活动（ADL）能力损失包括洗澡和更衣（6期）
大便和尿失禁（6期）
患者在最后3～6个月有一种或多种下列并存的疾病：
吸入性肺炎
肾盂肾炎或上尿路感染
败血症
压疮：通常为多处，Ⅲ期或Ⅳ期
发热，用抗生素后复发
营养状况的改变是由于：吞咽困难或拒绝进食导致如不能保持有足够的液体或热量摄入不足和病人又拒绝人工营养支持或者如果患者接受人工营养支持（或鼻饲或胃管或静脉给营养液），必须有在一般准则中确定的营养状况受损的证据（≥10％体重减轻）

SOURCE：Stuart B，Connor S，Kinzbrunner BM，et al：Medical Guidelines for Determining Prognosis in Selected Non—Cancer Diseases. Arlington：National Hospice Organization，1995；2nd ed，1996.

1986年，Reisberg报道了功能评估分期（FAST）的研究。分级将阿尔茨海默病分为7个阶段，与正常人的发展呈反方向，其范围是从没有明显的精神状态变化（1级）至患者因痴呆症严重到失去走动、说话、坐起，甚至微笑的能力（7级）。曾经认为出现FAST 7-C的特征，不能走动，无法与人交流，所有的日常生活都需要帮助的患者，是入住生命末期关怀医院的候选人。1995年，国家生命末期关怀和姑息性治疗组织（NHPCO）正式通过这些标准，列于表1-11。

应该强调的是，没有帮助，不能走动是重要的功能缺陷，似乎是患者需要生命末期关怀服务的关键。

不能走动不应该与只能卧床的状态相混淆，包括可被抬入或在帮助下坐在椅子上，甚或在护理者的帮助下可以步行短距离。其他被定义为7-A和7-B重要标准是失去可理解的语音和有意义的沟通。然而，应该注意的是，有些患者不是通过第7阶段连续的发展，有时可能在失去沟通能力之前失去走动的能力。虽然他们的预后比那些经阶段7的亚阶段顺序发展的患者有较大的差异，但仍然应被视为需要获得生命末期关怀或姑息性治疗的患者，在下面将讨论。应该注意到，以血管性痴呆为主者往往不按7个阶段，而是取决于大脑受损的部位，呈非顺序发展，患者可能有多种病因，导致痴呆的症状和疾病的进展有相当大的变异。

（2）在最后的3～6个月，患者已经有一种或多种并存的疾病。

众所周知，在临床实践中，阿尔茨海默病的晚期患者，即使是那些完全符合FAST 7-C的患者，也可能存活几个月，甚至数年。通常，决定此类患者死亡率的因素是存在一种或多种合并症，疾病间的相互影响，特别是与功能状态有关的情况，如感染、压疮或涉及营养状况恶化的有关情况。

合并疾病的诊断，如关节炎和老年化的其他情况，它们一般不能单独作为疾病终末期的指征，但可以显著损害阿尔茨海默病患者的健康和功能状态。当合并有其他的诊断，如心血管疾病、慢性阻塞性肺疾病和限制性肺疾病、糖尿病、脑卒中、肾功能不全、恶性肿瘤时，甚至阿尔茨海默病不是终末阶段，也很可能影响痴呆症的预后，在评估患者预后中应考虑。

痴呆症晚期患者很容易合并感染性疾病，由于有吞咽困难或补充食物的管道（无论是鼻饲或胃造口术），吸入性肺炎是常见的问题，并增加患者6个月时的死亡率。这些患者也更可能发生复发性上泌尿道感染和败血症，而需要间歇性的，但是经常性的抗生素治疗。有研究显示，在此类患者中，这种反复发热事件不仅和死亡率增加有关，而且，死亡率不受是否使用抗生素的影响。在此基础上，并根据后续研究的结果建议，由于患者不使用抗生素治疗可更舒适和减少不良反应，因而，在此类患者中，可避免用抗生素治疗。

压疮是这组患者另一个显著的合并症因素。研究表明，50％入养老院的患者有多种阶段Ⅲ级和（或）Ⅳ级的压疮，在养老院有38％的患者入院后3个月内发生压疮，并在一年内死亡。

营养状况的改变也是这组患者显著影响预后的

合并因素。继发性痴呆症或其他神经系统疾病失去进食能力的患者，不论是否接受人工方法获得营养支持，死亡率均高。可以根据患者的选择、清醒时写下的意愿或永久授权书的指示，接受或不接受人工营养支持。其后果可能是由于热量摄入不足而无法维持生命，或因继续经口喂食增加吸入性肺炎的风险，两者均增加发病率和死亡率。有研究表明选择人工营养支持的患者，增加发病率和死亡率；特别是给予人工营养支持喂食后体重继续减轻的患者（有关的详细讨论，请参见第 24 章）。因此，痴呆症晚期的患者，未选择人工营养支持，体重减轻，或选择接受人工营养支持体重继续减轻者，均是生命末期关怀的适应证（读者需知，这些合并症因素不是相互排斥的。例如，已接受人工喂食，而能维持体重的患者，但若经常有感染或有多个压疮，仍应获得生命末期关怀与姑息性治疗）。

（3）阿尔茨海默病指南测定预后的准确性。

1997 年，发表了旨在测试痴呆症终末期患者预后指南的精确性的研究。该研究验证了合并症因素在确定患者预后中的重要性，特别是有关营养状况。分类为 FAST 7-C 或更重的患者，其中位生存率显著少于 6 个月，不论是否接受传统医药治疗（即发热时使用抗生素）。认知功能较 FAST 7-C 好的患者，中位生存率约为 2 年。在这项研究中验证第三个亚组的患者，如上所述，患者病情的发展不按 FAST 的 7 个阶段，例如在失去交流的能力之前失去走动的能力。有趣的是，如果急性疾病时没有接受传统的医药治疗（如发热时使用抗生素），患者的中位生存期不到 6 个月死于疾病。但在急性疾病时接受传统医药治疗的患者，中位生存期可达近 15 月。因此，在确定阿尔茨海默病和其他痴呆症患者是否需要生命末期关怀服务中，除了评定 FAST 7-C 分类很重要外，是否有合并症也非常重要。研究表明，患者有 FAST 7-C 阶段中的一些特性（但不是所有 FAST 7-C 阶段的特性），可能适合接受生命末期关怀与姑息性治疗。特别是选择舒适度的措施，对急性疾病或并发疾病不接受传统的医疗干预的患者。

2004 年，Mitchell 等在 JAMA 提出替代早前制定的指南的报告。根据长期护理设施的要求，收集季度性数据作为最小数据集的一部分（见一般准则部分），在痴呆症晚期的患者中，已确定与 6 个月死亡率风险增加有关的因素包括：高龄、肿瘤或充血性心力衰竭、气短，对氧的依赖，必须卧床。

根据这些重要的因素，制定计分系统。最高的计分≥12 的患者，6 个月的死亡率为 70%，而计分为 9～11 的患者，6 个月的死亡率为 57%。作者得出结论，他们的模型对预测阿尔茨海默病患者 6 个月死亡率比现有的预测预后的指南（早前提出的指南）更准确。虽然，作者得出的结论有其科学性，但在该预测预后的模型中，缺乏内在的临床判断，可能造成否认许多应获得生命末期关怀服务的阿尔茨海默病晚期患者，因此，严重限制此模型的实用性。

2. 脑血管疾病　确定脑血管疾病晚期患者需要生命末期关怀服务时间的指南列于表 1-12。患者分为 2 类：一类是近期的严重急性神经系统疾病，另一类是慢性脑血管病导致的衰弱和后遗症。

表 1-12　脑血管疾病患者生命末期关怀的标准

急性脑血管疾病和昏迷，有下列情况之一至少持续 3 天的患者
昏迷
持续植物状态
严重迟钝伴有肌阵挛
缺氧后的卒中
3 天后有死亡风险高的其他因素（Hamel JAMA,1995）
脑干反应异常
没有言语反应
对疼痛无反应
血清肌酐≥1.5mg/dl
年龄≥70 岁
慢性脑血管病，昏迷，持续植物状态（PVS），如果患者没有昏迷或不是持续植物状态，卒中后或者多次梗死性痴呆与 FAST 7 符合
在 3～6 个月有一种或多种下列合并症的患者
吸入性肺炎
肾盂肾炎或上尿路感染
败血症
压疮，通常为多处和Ⅲ期或Ⅳ期
发热，用抗生素后复发
营养状态的改变是由于：
吞咽困难或拒绝进食导致流体或热量摄入不足，又拒绝人工营养支持者，或者
如果患者接受人工营养支持（鼻饲或胃管或静脉营养）。必须有营养状况受损的证据（定义为体重下降≥10%）

SOURCE：Stuart B, Connor S, Kinzbrunner BM, et al. Medical Guidelines for Determining Prognosis in Selected Non-Cancer Diseases. Arlington：National Hospice Organization, 1995；2nd ed, 1996.

（1）急性脑血管疾病和昏迷：在考虑刚刚经历了急性脑血管事件，或由于其他原因导致昏迷的患者，何时需要生命末期关怀或姑息性治疗的问题时，最重要的是首先应让这样的患者有一段恢复的时间。众所周知，在急性神经系统受损后的前几个小时或第一天，患者常出现临危或昏迷的状态，适当的支持和康复治疗，有助于有意义的复苏。根据 SUPPORT 研究的数据，急性脑血管事件或由于其他原因（心脏骤停）导致昏迷的患者，如果在急性脑血管事件的 3 天内没有显示神经功能恢复的迹象，死亡率高。

与死亡风险高相关的是第 3 天后仍持续的神经功能缺损包括去大脑反应，没有言语反应，并对疼痛无反应。老年患者（年龄≥70 岁）和有肾功能损害（血肌酐≥1.5mg/dl）的患者与预后不良相关。在发病后 3 天，有上述 5 种因素中 4 种的患者，其 2 个月内的死亡概率为 97%。

（2）慢性脑血管疾病：对于慢性脑血管病，长期昏迷或持续植物状态（PVS）的患者，有助于确定需要生命末期关怀或姑息性治疗的标准，与阿尔茨海默病患者的标准非常类似（表 1-12）。通常，有多梗死性痴呆的征象，并有活动功能损害，但无昏迷或持续植物状态的患者，与 FAST7 类似。对于所有患者而言，并发的疾病和合并症，如心血管和肺疾病的晚期，糖尿病性肾衰竭，近期感染，压疮或日益恶化的营养状态等；换言之，判断长期痴呆症患者终末期的标准，可作为预测此类患者预后不良的附加指征。

3. 肌萎缩性侧索硬化症和其他形式的运动神经元疾病　预测肌萎缩侧索硬化症（ALS）（也称为 Lou Gehrig 病）和其他形式的运动神经元疾病患者的预后具有很大的挑战性。患者趋于年轻，在有营养或呼吸支持的情况下，即使有严重的神经功能障碍，存活期仍可以年计。在今天的高科技社会中，即使仅能以眨眼的形式进行沟通的患者，在电脑及其他技术辅助下，也可过上较丰富的生活。

尽管如此，肌萎缩侧索硬化症导致神经功能障碍的患者，也不会选择依靠鼻饲、呼吸机或电脑生存。对于此类患者，生命末期关怀服务将成为一个严肃的选择，尤其是吞咽或呼吸功能显著受损的患者。

肌萎缩侧索硬化症的临床特点使决定有关生命末期关怀或姑息性治疗的时机有些困难。虽然，肌萎缩侧索硬化症的病情是随着时间逐渐进展的，但是，神经系统的退化率有显著的个体差异。此外，首先累及的肌肉的部位与存活率的相互关系尚未得到证实。

与肌萎缩侧索硬化症短期生存率最相关的因素

被描述为"快速进展"，见表 1-13，其定义是基于 12 个月内发生严重的神经功能障碍。除了"病情进展快"之外，有严重通气障碍、显著的营养不良或任何其他危及生命的并发症和并发疾病的患者，预后不佳，需要生命末期关怀或姑息性治疗的标准，与痴呆和脑血管疾病患者有惊人的相似之处。

通常，除了肌萎缩侧索硬化症外，导致神经功能障碍的疾病有进行性核上性麻痹、路易体（Lewy body）痴呆、帕金森病和 MS。评估此类患者需要生命末期关怀服务的指征，可用一般准则及上述的通气功能受损状态、营养受损状况以及其他危及生命的并发症。在适当的时候和适用的情况下，可使用阿尔茨海默病的指南，如功能性评估分级（FAST），但必须结合临床判断。

（四）艾滋病的终末期

自 20 世纪 80 年代初，首次描述艾滋病病毒感染和艾滋病以来，对此类患者的生命末期关怀或姑息性治疗已经有了很大的变化。在 20 世纪 80 年代，部分是由于感染 HIV 病毒的大部分患者相对年轻，除了生命末期的最后 1～2 周，很少有患者接受生命末期关怀或姑息性治疗的服务。由于对艾滋病有了更多的了解，已能获得预测艾滋病患者预后差的指征。

事实上，由于艾滋病患者相对年轻，他们倾向于避免入住生命末期关怀医院。应制订一个不强调是疾病终末期的计划，用于其他重症患者传统治疗的跨学科服务，以同样的耐心和同情心为他们服务。这两个因素导致艾滋病接受生命末期关怀和姑息性治疗的患者数增加，时间增长。

新世纪以来，艾滋病病毒和艾滋病感染的性质又发生了变化。新的抗转录病毒药物的发展，特别是蛋白酶抑制药，能更好地控制机会性感染，使艾滋病从绝症转变成为一种慢性病。若干年前此类患者仅能存活几个月，而现在的患者可存活好多年。正面的影响是接受生命末期关怀和姑息性治疗的患者人数显著下降。然而，仍有艾滋病晚期患者需要生命末期关怀服务，因此，需要有确定何时需要生命末期关怀服务的指南。

确定艾滋病患者何时需要生命末期关怀服务的指南见于表 1-14。与以上讨论过的其他疾病不同，实验室检查有所帮助，但不是必需的；确定艾滋病患者何时需要生命末期关怀服务，CD4$^+$淋巴细胞计数（CD4$^+$LC）是关键。CD4$^+$细胞计数低于 25/μl，尤其是在疾病的非急性期，或者艾滋病病毒 RNA 含量大于 100 000 份时，其生存期可能不到 6 个月。反之，

表 1-13　肌萎缩侧索硬化症和其他形式的运动神经元疾病患者接受生命末期关怀服务的标准

病名或症状	共同的特性
快速进展的肌萎缩侧索硬化症	12 个月内发生严重的神经功能障碍,例如
	从独立下床活动到坐轮椅或卧床
	从正常理解的速度到勉强理解或难以理解
	从正常饮食到半流质的饮食
	从全部或大部分日常生活自理到所有的日常生活主要靠帮助
严重的通气功能障碍	肺活量<30%预计值
	休息时有显著呼吸困难
	休息时需要补充氧气
	拒绝插管、气管切开或用其他形式的机械通气支持的患者
	注意:如果患者已经在用某些呼吸支持,如果有一种或多种合并症,仍适合接受生命末期关怀或姑息性治疗
显著的营养障碍	吞咽困难或拒绝进食,不能摄入足够的液体或热量以维持体能,并拒绝人工营养支持的患者,或者已接受人工营养支持,但体重继续下降的患者
并存的疾病和合并症	吸入性肺炎
	肾盂肾炎或上尿路感染
	败血症
	压疮通常为多处和Ⅲ期或Ⅳ期
	发热,用抗生素后复发

SOURCE:Stuart B,Connor S,Kinzbrunner BM,et al. Medical Guidelines for Determining Prognosis in Selected Non-Cancer Diseases. Arlington:National Hospice Organization,1995;2nd ed,1996.

$CD4^+$ 细胞计数大于 $50/\mu l$,其存活期可能在 6 个月以上,除非他们有威胁生命或晚期的非艾滋病的其他疾病。病毒负荷量大于100 000份的艾滋病患者、并选择放弃抗转录病毒药物及其他的预防性治疗、出现由艾滋病导致的功能状态降低,以及表 1-14 中列出一种或多种预后差因素的患者,可能是生命末期关怀和姑息性治疗服务的对象。

艾滋病病毒感染的患者,可能并发许多威胁生命的感染和恶性疾病,可能需要姑息性治疗计划。这些疾病以及其预后的描述见表 1-14。艾滋病患者预后差的其他因素包括血清蛋白低、年老、持续性腹泻与伴发心脏疾病。

未能按医嘱采用抗病毒治疗方案的患者,往往影响疾病的进展以及合并的病毒感染如乙型肝炎和丙型肝炎。从未用抗病毒治疗、$CD4^+$细胞计数低及病毒负荷量高的患者,应接受是否需要生命末期关怀服务的评估。

(五)肾脏疾病的终末期

预示肾脏疾病晚期患者终末期的标准见于表 1-15。考虑生命末期关怀服务的慢性肾衰竭患者包括血液透析、腹膜透析或肾移植的患者以及不接受透析和肾移植的患者。肾衰竭需要生命末期关怀和姑息性治疗的另一亚组为:已经接受透析而选择停用,或因病情加重不能长期透析的患者。仍在进行透析而因生活质量很差考虑停止透析的患者,难以决定是否需要接受生命末期关怀和姑息性治疗。然而,生命末期关怀服务可为此类患者提供心理和精神支持。通常,这些患者在决定停止透析之后,才会接受生命末期关怀服务。然而,为了使这些患者做出合适的选择和决定,目前某些生命末期关怀医院提供有一定限度的透析治疗。

肾衰竭晚期的实验室标准与美国国家医疗保险中心(CMS)的 2728 文件中数值一致,包括肌酐清除率<10ml/min,(糖尿病患者<15ml/min)与血清肌酐>8.0mg/dl(糖尿病患者>6.0mg/dl)。注意,不要用尿素氮水平确定患者是否符合肾病终末期的标准,因为血容量不足可使血尿素氮水平升高,而导致肾前性氮质血症。

进行性肾衰竭与预后恶化的患者有尿毒症的各种症状,这些症状的出现有助于临床医师决定不适合透析和肾移植的边缘性肾衰竭患者接受生命末期关怀服务的合适时间。这些症状列于表 1-15。

表 1-14　获得性免疫缺陷综合征患者接受生命末期关怀服务的标准

在疾病的非急性期 CD4$^+$ 细胞计数低于 $25/\mu l$

或者

艾滋病病毒 RNA 载量持续大于 100 000 份

艾滋病病毒 RNA 载量持续少于 100 000 份并有以下情况者：

　　放弃抗转录病毒药物或预防性治疗的患者

　　功能状态已降低

　　或出现一种或多种下列预后差的因素：

　　艾滋病毒相关的机会性疾病

疾病	预后
中枢神经系统淋巴瘤	2.5 个月
进行性多灶性白质脑病	4 个月
隐孢子虫病	5 个月
艾滋病衰竭综合征(体重下降 1/3)	<6 个月
未经治疗的结核分枝杆菌复合体(MAC)菌血症	<6 个月
治疗无反应的内脏卡波肉瘤	50% 6 个月死亡
拒绝透析的肾衰竭	<6 个月
艾滋病痴呆综合征的晚期	6 个月
弓形体病	6 个月

艾滋病患者预后差的其他因素

　　慢性持续腹泻 1 年

　　持续血清蛋白低<2.5mg/dl

　　同时有药物成瘾

　　年龄 50 岁以上

　　选择放弃抗转录病毒药物治疗、化疗以及与艾滋病病毒相关和相关疾病的预防性药物治疗

　　休息时有症状的充血性心力衰竭

急性肾衰竭也可能预后不良，特别是与急性疾病相关的急性肾衰竭。急性肾衰竭时，可预示患者早期死亡的并发情况列于表 1-15。

表 1-15　肾脏疾病终末期患者接受生命末期关怀服务的标准

符合透析和(或)肾移植的标准，但不愿意接受的患者

正在透析而选择停止的患者

实验室标准

　　肌酐清除率<10ml/min(糖尿病患者<15ml/min)

　　血清肌酐>8.0mg/dl(糖尿病患者>6.0mg/dl)

进行性尿毒症的症状与体征

　　混乱和迟钝

　　顽固性恶心、呕吐

　　全身瘙痒

　　烦躁不安

　　尿少：尿量<400ml/24h

　　对治疗无反应的顽固性高钾血症：血钾>7.0mmol/L

（续　表）

　　心包炎

　　难治性液体超负荷

　　肝肾综合征

急性肾衰竭：预后不良的并发疾病

　　用人工呼吸机

　　慢性肺疾病

　　晚期肝疾病

　　免疫缺陷综合征/艾滋病

　　恶病质

　　年龄 75 岁以上

　　胃肠道出血

　　恶性肿瘤

　　心脏疾病晚期

　　脓毒血症

　　血清白蛋白<3.5g/dl

　　血小板计数<25 000

　　弥散性血管内凝血(DIC)

（六）肝脏疾病的终末期

非恶性原因导致肝衰竭患者的指南见表1-16。实际上，已接受适当的治疗，仍有持续性肝衰竭症状，如腹水、肝性脑病、复发性静脉曲张破裂出血的患者，需要生命末期关怀和姑息性治疗。患者通常有多种肝功能异常。严重肝损害最敏感的实验室指标是凝血酶原时间，至少超过对照组的5s以上，以及血清白蛋白＜2.5g/dl。

表1-16　肝脏疾病终末期患者需要生命末期关怀服务的标准

对治疗无反应的进行性症状包括：

　　腹水，限钠和利尿药无效的难治性腹水，尤其是并发
　　　自发性细菌性腹膜炎者

　　肝性脑病，限制蛋白质和乳果糖或新霉素无效者

　　处理无效的复发性静脉曲张破裂出血

肝脏疾病终末期的实验室指标

　　凝血酶原时间至少超过对照组的5s以上

　　血清白蛋白＜2.5g/dl

伴随不良预后的其他因素

　　进行性营养不良

　　肌肉萎缩，力量和耐力下降

　　仍持续摄入乙醇（每天80g以上）

　　肝细胞癌

　　乙肝表面抗原阳性

SOURCE：Stuart B，Connor S，Kinzbrunner BM，et al：Medical Guidelines for Determining Prognosis in Selected Non-Cancer Diseases.

Arlington：National Hospice Organization，1995；2nd ed，1996.

（七）其他非恶性疾病的终末期

不属于早先描述的其他疾病晚期的患者，有时也需要生命末期关怀和生活护理服务。对这些患者是否需要生命末期关怀服务的评估，因人而异。在许多的情况下，早先讨论的指南也适用于这类患者。如在肌萎缩性脊髓侧索硬化症（ALS）部分讨论过的其他神经疾病的晚期，如帕金森病、功能状态恶化、体重下降以及阿尔茨海默病等疾病晚期并发的情况，需要生命末期关怀和生活护理服务的标准，有助于决定此类患者何时需要生命末期关怀服务。

（八）衰弱，非特异性的全身情况衰竭

此组患者为无明确疾病终末期的证据，但有生命末期表现的老年人。经常有多种内科疾病或多种并存的情况导致进行性致残，如功能状态恶化、体重下降。如并发的多种慢性疾病或功能状态情况下降得很快，促使患者、家属及主管医师认识到患者的临床情况是不可逆的，需要生命末期关怀和姑息性治疗计划。

很难为该组患者提出标准的诊断性命名。描述此类成人患者准确而特征性的诊断命名为"全身情况衰竭（failure to thrive）"。事实上，自1970年以来，此名词已被用于老年医学的文献中，且逐渐被广泛应用。然而，直到1980年，以此诊断作为接受生命末期关怀服务的标准才被承认。此前，与医疗有关的财政机构拒绝报销以此类诊断接受生命末期关怀服务的费用，因为此诊断名词开始仅用于发育不良的患儿，尚未用于成人患者。

在疾病国际分类索引（the ICD-9 code book）第16条（780-799）中有另一个诊断名词："非特异性症状、体征（Symptoms，signs，and ill-defined conditions）"；（797-799）中有"非特异性和不明原因的发病率和死亡率（Ill-defined and unknown causes of morbidity and mortality）"索引是799.3，"非特异性衰弱"包括自然衰老，因病导致的衰弱和死亡风险高的患者。

一项研究表明，为了解因"非特异性衰竭"入生命末期关怀医院患者的特征，回顾性地分析了53例患者的病例，其结果发表于1996年。研究证明，这些患者都有严重的功能不全和不同程度的内科疾病；多为中枢神经系统和心脏-呼吸系统疾病，但不符合任何能确定诊断疾病终末期的标准。此类患者在生命末期关怀医院的中间生存期在3周以内，平均生存期约为2个月。

此研究提示，没有明确的特殊疾病终末期诊断的患者，构成了此类需要生命末期关怀和姑息性治疗的终末期人群。没有确定的疾病终末期诊断表现的患者，需要接受生命末期关怀和姑息性治疗的标准见表1-17。这些患者为老年人群，其特征符合终末期的标准，如功能状态受损、体重下降（表1-1），但不符合上述有关特殊疾病终末期的标准。通常，患者有一种或多种合并疾病，但不能确定哪种情况是致命性的。某些由于年龄过大或内科情况极为严重的患者，本人或家属不选择积极的医疗评估和治疗。

表1-17　非特异性衰竭或全身情况衰竭患者接受生命末期关怀服务的标准

符合表1-1一般标准

　　功能状态下降

　　营养状态下降，特别是体重指数＜22kg/m²

(续 表)

近数月多次住院

有一种或多种内科疾病,但不限于

　　心脏病

　　慢性阻塞性肺病

　　阿尔茨海默病

　　糖尿病

　　脑血管疾病

　　多处压疮

　　败血症和(或)反复感染

有一种或多种合并疾病,但不能确定哪种情况是致命性的

由于年龄过大或内科情况极为严重的患者,本人或家属不选择积极的医疗评估和治疗

直到 1990 年早、中期,由于"全身情况衰竭(failure to thrive)"逐渐被广泛应用于老年医学的文献中,并被正式编入 ICD-9 索引(783.7),同时承认"非特异性衰竭"作为此类患者的合法诊断。其实用"全身情况衰竭(failure to thrive)"或与其相似的诊断

"非特异性衰竭"均可,关键是临床医师认识到患者有多种内科疾病或病情迅速恶化的体征,而患者拒绝医疗评估,或发现不可逆的情况,都应考虑给予患者合适的生命末期关怀服务的机会。

五、结 论

虽然,临床医生准确地预测患者 6 个月内的预后相当艰难,但事实上,可以归纳为几个简单的原则。当面临慢性疾病或生存期有限的患者时,临床医师主要依靠临床判断,确定是否为疾病的终末期。在一般指南中列出的因素(包括疾病进展的体征、需要医护服务的次数增多、体能下降及体重下降)有助于临床判断。根据患者主要的诊断,不同的并发症和合并症的情况,特殊疾病的标准也应该是考虑的因素。最重要的是患者对如何治疗自己疾病的意愿和希望。如果所有这些因素都已经考虑,临床医师应该能合理地预测患者的预后。

美国生命末期关怀和姑息性治疗的先驱 Dr. Joanne Lynn 认为,预测生存期在 6 个月以内的患者,应该考虑接受生命末期关怀和姑息性治疗。

参 考 文 献

Cohen LM, Ruthazer R, Moss AH, Germain MJ: Predicting six-month mortality for patients who are on maintenance hemodialysis. Clin J Am Soc Nephrol 5(1):72, 2010.

Downing M, Lau F, Lesperance M, et al. Metaanalysis of survival prediction with Palliative Performance Scale. J Palliat Care 23(4):245, 2007.

Head B, Ritchie CS, Smoot TM: Prognostication in hospice care: Can the palliative performance scale help? J Palliat Med 8(3):492, 2005.

Katz S, Ford AB, Moskowitz RW, et al. Studies of illness in the aged, the index of ADL: A standardized measure of biological and psychosocial function. J Am Med Assoc 185:914, 1963.

Kinzbrunner BM, Tanis D: Average length of stay in hospice for five types of cancer. J Clin Oncol 25(18S): 17038, 2007.

Lau F, Downing GM, Lesperance M, et al. Use of palliative performance scale in end-of-life prognostication. J Palliat Med 9(5):1066, 2006.

National Hospice and Palliative Care Organization: Hospice Fact Sheet. Alexandria, VA, 2007.

Olajide O, Hansen L, Usher BM, et al. Validation of the palliative performance scale in the acute tertiary care hospital setting. J Palliat Med 10(1):111, 2007.

第 2 章

如何帮助患者和家属接受生命末期关怀治疗

James B. Wright and Barry M. Kinzbrunner　　杨兴生　译　孙静平　校

一、引　言

接近生命终点的患者和家属对医护人员可能有很多需求。医护人员需要治疗患者的疼痛和其他症状,同时应考虑患者及其家属广泛的情感、社会、精神需求以及他们面对的沉重的经济负担。

负责照顾患者的临床医师有责任确保接近生命终点的患者和家属接受治疗和生命末期关怀服务。不幸的是,医学院与毕业后的医学教学中,关于疼痛和其他症状的处理,以及生命末期关怀治疗的内容有限,使许多医师不具备为患者提供支持治疗必需的专业知识。大多数医师,即使能很好地处理这些晚期患者身体上的病痛,也缺少专业知识和时间满足患者及其家属的非物质需求。

幸而,在全美,几乎所有的州市共有 4500 个为疾病晚期患者提供生命末期关怀服务的机构;而且,此类机构和以家庭为基础的医院外服务单位的数量日益增多。随着生命末期关怀机构的日益增多,医师面临的主要挑战是如何选择对患者最合适的生命末期关怀机构。

本章的主要内容是为了帮助医师决定是否应该建议患者接受生命末期关怀治疗服务的方案。在美国,首先是须经医保福利事业机构的核准,然后,医师应该与患者和家属详细讨论,在何时接受生命末期关怀和姑息性治疗服务及可选择的各类生命末期关怀和姑息性治疗方案。

二、美国的生命末期关怀和国家医保中生命末期关怀的福利

历史

从历史上看,生命末期关怀服务起源于中世纪。生命末期关怀一词来源于拉丁词 Hospes,是欧洲、非洲和中东地区之间服务站的名称,意为主人或客人。可想而知,当时十字东征军受伤的士兵在回家的路上停留在收容所而受到照顾,而许多士兵因受伤未能生存。

于 1960 年起源于大不列颠的关于生命末期关怀的现代概念是为接近生命终点的患者提供跨学科的综合性服务。西西里桑德斯女士(Dame Cicely Saunders)具有丰富的临床经验,集医师、护士和社会工作者于一身(将生命末期关怀团队归纳为一体),在英国伦敦建立了第一个生命末期关怀机构(St. Joseph's Hospice),后又建了 St. Christopher's Hospice。她开创了现代生命末期关怀体系,使全世界开始关注并善待生命垂危者。根据英国的经验,加拿大于 1960 年,美国于 1970 年建立了生命末期关怀医院,然而,不像英国生命末期关怀为住院患者服务的模式,北美开发的生命末期关怀治疗,强调在家庭环境中为患者提供服务,只有特殊需要而家中无法处理的患者,才建议入院治疗。

因为生命末期关怀机构在美国增长迅速及对资金的需求,导致医疗保险生命末期关怀福利的建立(于 1982 年),为税收公平和财政责任法案(TEFRA)的一部分。医疗保险的福利是根据患者的预期寿命,决定患者是否符合生命末期关怀服务的资格。生命末期关怀服务费用的报销率按日计算。在美国的医疗保险中,生命末期关怀的福利已经形成常规,每年仅有很小的改变。美国的国家保险[医疗保险(Medicare)和医疗补助(Medicaid)]对生命末期关怀和姑息性治疗的费用,也有与上述同样的福利,接受生命末期关怀和姑息性治疗费用的私人医疗保险公司数也在增加。

三、国家医保中有关生命末期关怀福利的规定

(一)患者的资格

医保生命末期关怀福利的基本情况列于表 2-1。接受医保生命末期关怀福利的患者,必须是有权享受医保 A 部分的福利者,并且证明是疾病的终末期。医保生命末期关怀福利对疾病终末期的定义是"根据疾病的正常过程,预期寿命为 6 个月或以内的

患者"。在转诊和入住生命末期关怀医院时,必须有两名临床医师(患者的主治医师、生命末期关怀医院的内科主任或生命末期关怀医院跨学科团队的医师)证明患者处于疾病的终末期。讨论患者的临床特征有助于明确患者是否符合在第 1 章规定中的要求。关于生命末期关怀的服务期限,医保生命末期关怀福利规定为两个 90 天,共有 180 天或 6 个月的服务。护理服务开始后生存 6 个月以上的患者(如同第 1 章中所讨论的那样,预测的生存期不够准确),医保生命末期关怀福利规定在 6 个月到期后继续提供护理服务分为两个 60 天。在此期限之后,需要生命末期关怀医院的内科主任或生命末期关怀医院跨学科团队的医师重新出具预期寿命为 6 个月或以内的证明。

表 2-1 医疗保险中生命末期关怀福利的基本特征

必须证明是疾病终末期的患者
根据疾病的正常过程,预期寿命为 6 个月或以内的患者
有 2 名医师的临床证明
主治医师
生命末期关怀医院的内科主任
生命末期关怀福利属于国家医保福利 A 部分
它替代所有其他的医保福利的 A 与 B 部分,除外专科主治医师的服务
所有与疾病终末期无关的服务
福利分为不同的期限
规定两个 90 天的福利期限,随后为每次 60 天的福利期限(次数不限)
每个新福利期开始之前,必须由生命末期关怀医院内科主任证明为疾病终末期
患者可在任何时候自愿选择撤销医保生命末期关怀福利和离开生命末期关怀医院或服务计划。其常规的医保福利可随即恢复(无任何等候的期限)
由生命末期关怀医院提供的服务费用报销率按日计算(表 2-2)
护理服务分为 4 个等级:
常规家庭护理服务
长期家庭护理服务
一般的住院服务
间断的住院服务
接受住院生命末期关怀服务的时间在一般服务日的 20% 以下
根据入住患者人数,决定每一个生命末期关怀医院服务计划年度支付的上限

如果患者的病情好转,而从生命末期关怀医院出院后,常规的医保福利会立即恢复。患者也可在任何

时候自愿选择撤销医保生命末期关怀福利和离开生命末期关怀医院或服务计划，并恢复其常规的医保福利。

（二）可报销的范围

国家医保生命末期关怀福利中，生命末期关怀的费用按日计算。在生命末期关怀医院，不论患者接受何种治疗，按每人每天收取固定的费用。根据患者接受生命末期关怀服务的等级（有四种不同的等级，见生命末期关怀服务等级的部分）费用报销率不同。

生命末期关怀机构的责任是为疾病终末期的患者提供所有对疾病及其相关情况的治疗和服务，其内容列于表 2-2。

表 2-2　包括在每天费用报销率内的生命末期关怀服务项目

护士护理服务
内科主任和医师制订治疗计划
社会医疗服务
咨询服务
　牧师或精神咨询
　丧亲咨询：为患者家人提供的服务至少持续到患者
　　病故后 1 年
　饮食咨询
　其他咨询，所需要的专业咨询
家庭健康护理服务
日常生活服务
药物和生物制品
长期的医疗设备
其他医疗用品
与疾病终末期治疗相关的实验室和诊断检查
物理治疗、职业治疗，如有指征进行语言治疗

与疾病终末期无关的护理和治疗不包括在生命末期关怀医保福利之内，生命末期关怀机构也无责任。这种情况可以通过常规的医保福利 A 与 B 部分解决。除了由生命末期关怀跨学科团队成员提供的按摩服务外，患者需要的所有药物、医疗设备及医疗用品均由生命末期关怀机构提供，显著地缓解了患者及其家属的经济负担。在生命末期关怀和姑息性治疗中少用的治疗方法，如化疗、放疗和输血液制品，只要患者有临床指征，均可报销（第 18 章和第 19 章中将进一步讨论）。

生命末期关怀服务特别为患者及其家人提供的丧亲咨询至少持续到患者病故后 1 年。尽管，此项服务不在医保福利之内，生命末期关怀机构仍免费提供此项服务（第 17 章中将进一步讨论）。

在生命末期关怀医保福利中，唯有医师的服务不是按日计算费用；医师的服务包括：医学行政管理、制订和修改每个患者的治疗护理计划。专科医师的服务，包括生命末期关怀医院的医师或有合同的会诊医师，其费用由生命末期关怀机构支付。

然而，这些服务的费用也可能由医保福利 A 部分支付或报销。主治医师巡诊的费用不是生命末期关怀服务的项目，通常由医保福利 B 部分报销，除非医师与生命末期关怀机构有合同（将由生命末期关怀机构支付，在医保福利 A 部分有描述，于第 4 章有更详细的讨论）。

（三）生命末期关怀治疗护理的等级

如前所述，美国为生命末期关怀的设计和改进的意图是为接近生命尽头的患者在最熟悉和最舒适的环境中（可以在自己的家中）提供全面服务。然而，有时患者病情需要的照顾，超越了医保生命末期关怀福利规定的服务范围。另外须注意的是，由于医保生命末期关怀福利是医疗保险 A 部分的福利（包括所有住院的服务，与医疗保险 B 部分不同，B 部分主要覆盖门诊及医师的服务），选择接受生命末期关怀服务的患者，则不能同时享受联邦医疗保险 A 部分的福利。为了解决上述问题，医保生命末期关怀福利提供制定治疗护理的，每个等级有不同的每日报销率，以满足接受生命末期关怀服务患者的需要。有四个不同的等级：日常家庭护理、连续的家庭护理、一般住院治疗及间断的住院治疗和护理。

1. **日常家庭护理**　日常家庭护理是生命末期关怀服务机构在患者家中提供的基本护理，其服务项目见表 2-2 及前面讨论过的服务。住在长期护理机构（养老院）的患者，该机构被医保生命末期关怀福利认为是患者的家，并认为获得的护理是日常家庭护理（见生命末期关怀医院长期护理部分）。

2. **持续性家庭护理**　持续性家庭护理的指征是：在接受日常家庭护理的家庭环境中，患者突然发生急性医疗或心理症状，或者是需要更深入加强的护理，常常需要日夜的护理和支持，比日常家庭护理可提供的护理水平要高得多，而选择留在家中的患者。持续护理的临床适应证列于表 2-3。此类护理是指患者的日常生活，主要（50% 以上）靠医护人员提供的帮助，并且每天至少需要 8 小时（不一定连续），最多为 24 小时。持续护理费用的报销是按小时计，以 15 分钟为单位计算。

3. **生命末期关怀医院患者的一般护理**　在疾病的终末期，即使是在持续性家庭护理的水平，有些

患者的症状也不能得到有效地处理。其他一些有严重症状的患者,也不适合留在家庭的环境中,此类患者是入住生命末期关怀医院的适应证。然而,如上所述,选医保生命末期关怀福利的患者不再享有医保 A 部分的福利。因此,医保生命末期关怀福利要求所有生命末期关怀机构应为住院患者提供对疼痛和其他症状等的处理(包括身体和心理的),这些病症在家庭环境中不能处理。住院患者一般护理的临床标准和持续护理的标准一致,见表 2-3。

可为患者提供住院生命末期关怀服务的机构有各种形式,由生命末期关怀组织拥有并经营的独立的生命末期关怀医院。长期护理机构(养老院)被医保生命末期关怀福利组织认为是患者的家,通常由养老院租赁给生命末期关怀组织,并由该组织或与养老院共同经营。有些生命末期关怀组织与当地医院或养老院签订合约,提供患者住院的床位。在医院里,这些病床最常位于一般内科/外科病房或肿瘤病房,而在养老院,此类患者应在专业护理病房。表 2-4 评述了各种不同生命末期关怀机构的优缺点。生命末期关怀组织应当考虑社区可提供住院的一般生命末期关怀护理的地点。

表 2-3　持续护理和生命末期关怀住院患者一般护理的临床指征

不能控制的疼痛

突然发生或新出现的疼痛

用镇痛或麻醉药不能控制的疼痛定义为持续性疼痛:
　　已证明,常规家庭护理计划中用的镇痛方式无效时
　　镇痛药的剂量需要频繁调整和不断监测与评估时
　　常规的家庭护理计划中可用的控制疼痛方式无效时

顽固性恶心、呕吐或其他主要的胃肠道症状

呼吸窘迫

严重的压疮或其他皮肤损伤/创伤

由跨学科团队确定的不能在常规家庭护理计划中处理的任何其他症状

心理问题和可能引发患者或家人不能控制的显著的心理病理学问题

行为或认知异常,没有明确的神经或器质性病因

严重的抑郁或焦虑,或者两者兼有,需要加大监护力度(持续护理)或改变环境(住院治疗)

由于患者严重的病情对其家人身体和精神上的影响,导致他们不能照顾患者

表 2-4　一般可接受住院治疗的生命末期关怀机构地点的比较

地　点	优　点	缺　点
独立机构	为生命末期关怀机构所拥有和经营 生命末期关怀医院培训的员工为社会认可,并有知名度的机构 有类似家庭的环境	需要提供辅助性的支持服务 经营成本高 医院的位置可能不便于患者和医护人员
在一般医院或养老院内租用的生命末期关怀住院部	生命末期关怀医院培训的员工为社会认可,并为有知名度的机构 有类似家庭的环境 与其他社区卫生保健提供者合作,不需要提供辅助性的支持服务	医院的位置可能不便于患者和医护人员(但比自主经营机构小),如果租用养老院的生命末期关怀住院部,类似护理院
在医院或养老院签订合同租用的床位	与众多社区卫生保健提供者合作 可为较多的患者服务 医院位置便于医师的访问	医院的工作人员不熟悉生命末期关怀医护原则,生命末期关怀的工作人员不熟悉急症护理或养老院的环境

对不同生命末期关怀机构住院患者的一般护理质量的差异从未被正式评估过。已有的经验表明,专用于生命末期关怀的住院单位,无论是独立的生命末期关怀机构或是在一般医院或养老院租用的住院单位,其优势均优于合同床位。前者,是由经过生命末期关怀医院培训的专业人员,在类似家庭的气氛中护理患者,并有一致的姑息性治疗标准。而后者,是由一般医院或养老院的工作人员,在急诊护理或专业护理的环境中护理患者,而生命末期关怀医院的人员只能提供辅助性护理。因此,在租用的合同床位为患者提供生命末期关怀护理的环境和质量要差于生命末期关怀的专业机构。

4. **短期护理**　医保生命末期关怀福利中定为四个等级的护理是住院患者的短期护理。该等级护理的指征为:不符合一般护理等级条件的住院患者日常生活所需的护理。在任何时间,短期护理服务限于连续 5 天。

5. **护理等级的确定**　患者入生命末期关怀医

院后,根据患者入院时的病情评估,确定患者需要四个护理等级中的哪个等级,住院后,可以根据患者的病情改变,调整护理等级。例如,如果在常规的家庭护理级别中疼痛不能控制时,可以转为住院患者一般护理的等级,而不是转院。一旦疼痛得到控制,患者可转回到常规的家庭护理级别,而不是出院。

(四)生命末期关怀医院报销的限度

为了确保正确使用生命末期关怀服务以及防止过度消费,在医保生命末期关怀福利中建立了安全保障机制。患者在生命末期关怀机构(通常为6个月)所需要的费用不能超过国家医疗保险的限额。金额的上限相当于每名患者在生命的最后6个月平均医疗保险支出费用的95%,每年以通货膨胀率调整。

为了确定生命末期关怀服务的费用是否超过医保报销数额的上限,其计算方法是由生命末期关怀机构医保报销的总额(包括支付给各种等级的护理以及医生服务的费用和院外每天的费用)除以当年入住生命末期关怀机构的患者数而得。如果计算出的金额超过了医保可报销金额的上限,生命末期关怀机构服务报销费用的总额应为入院患者人数乘以计算出的金额。

除了总限额之外,第二个限额是在生命末期关怀机构接受一般护理等级服务的费用。如前面所讨论的,当美国成立生命末期关怀医院时,它的目标应该是以家庭为基础的,而不是各地的医疗机构。为鼓励有医疗保险认证的生命末期关怀医院提供以家庭护理为主要的服务,医保福利可报销的费用限于住院一般护理等级护理服务的天数,不能超过需要护理总天数的20%。

通过对报销实行这些上限,可有效地限制使用较高等级的护理、长期住院患者的人数与院外医师服务每日的津贴,最终的消费可得到控制,而能确保有特殊需要的患者得到应有的护理。

四、生命末期关怀和长期医疗护理

在建立医保生命末期关怀福利的早期,人们虽认识到有些患者需要,但因为考虑到不符合生命末期关怀福利的标准,而不能接受生命末期关怀治疗。有些养老院的患者,主要是接受监护护理(既不符合联邦医疗保险A部分的福利,又不符合医保生命末期关怀福利的标准)。此后,修改了医保生命末期关怀的福利,使居住在养老院的患者,能接受生命末期关怀服务。养老院的患者接受生命末期关怀服务报销的费用与在家中接受生命末期关怀服务患者报销的费用一样。不同的是,患者接受医疗监护的同时接受生命末期关怀服务,而养老院的费用是从联邦医疗保险的福利中,可报销以膳宿率按日计算总和的95%。医保生命末期关怀的福利报销是按"统一费率",负责支付养老院患者的住宿。

生命末期关怀机构必须与养老院有合同协议,由他们护理患者,而生命末期关怀机构负责生命末期关怀的专业性服务及所需的设备。为了确保患者的需求得到适当的满足,养老院和生命末期关怀机构共同制订"合作的姑息性医疗计划",由两个医疗机构共同为患者提供服务。

生命末期关怀机构对养老院患者的服务已经有积极的经验。疾病晚期的患者需要综合性护理,养老院的工作人员没有生命末期关怀的专业水平。生命末期关怀服务计划的工作人员可为患者提供生命末期关怀方面的补充护理,确保患者得到姑息性的症状治疗,最佳的皮肤护理,营养的补给,社会心理和精神上的支持。生命末期关怀的社工和牧师为养老院患者的家人提供精神上的支持,因为他们往往对将患者(特别是生命末期的患者)送入养老院有强烈的内疚感。养老院的员工感觉到,患者的家人极大地受益于由生命末期关怀服务提供的精神和丧亲之痛的支持(有关生命末期关怀服务和长期护理的详细讨论见第29章)。

五、生命末期关怀可归属于各种医疗保险计划

在联邦医疗保险中,疾病终末期患者由管理保健组织(managed care organization,MCO)负责,可以接受医保生命末期关怀福利,称为"medicare carve-out",而不是授权管理保健组织提供生命末期关怀服务的费用,按规定直接通过联邦医疗保险按每日的标准报销。然而,管理保健组织的报销率在降低,因为它仍然需负责提供与疾病晚期无关的其他医疗费用。

疾病终末期患者所需的医疗费用,不属于联邦医疗保险计划的,生命末期关怀服务的费用逐渐获得认可。在美国的大多数州的医疗保险中都有生命末期关怀福利,与联邦医疗保险的福利相一致。管理保健组织和私人医疗保险计划对生命末期关怀服务的覆盖率在不断地增加,许多商业性医疗保险计划也遵循国家医保模式,尽管可报销的上限有限制。在各个商业性医疗保险计划之间,可能有显著的不同。有些医疗保险计划致力于"成本与效益比"而要

求生命末期关怀机构将生命末期关怀服务分类为单独的保险项目。例如,只为购买护理和家庭健康辅助护理保险的患者提供费用[如何选择购买保险项目将进一步讨论,请参阅分项保险"分类计价(un-bundling)"。

六、与生命末期关怀和姑息性治疗相关的项目

如上所述,由医保生命末期关怀福利定义的生命末期关怀服务,是为终末期患者提供生命末期关怀综合性服务的最好计划。统计数据显示,始于 20 世纪 90 年代的生命末期关怀计划已有快速的增长。疾病终末期患者接受服务的人数从 1997 年的 50 多万上升到 2006 年的 130 万,增加了 1 倍以上。

虽然,于 2006 年死亡的人中,仅有 36%(约 900 000 人)的患者曾接受生命末期关怀医疗服务,但此数字也几乎比 1997 年翻了一番,是这个行业显著增长的标记。但是,患者接受生命末期关怀医疗服务的时间没有明显改善。平均住院时间为 60～

70 天,相当于 90 年代中期的状态。患者的住院时间的中位数,徘徊在 3 周左右。与以前相比,虽然接受生命末期关怀服务的患者数在增加,但实际接受服务的时间显著短于患者应获得的生命末期关怀服务的时间(6 个月)。

由于医师难以预测患者仅有 6 个月以下的生存期(见第 1 章)、与患者及其家属缺乏有关生命末期关怀问题的公开交流(见第 3 章)、有新的和更多的积极治疗方案、生命末期关怀机构和医院之间关于患者住院的事项缺乏交流等因素,导致生命末期关怀服务未被充分利用。其后,增加了对医师和患者有关生命末期关怀的教育,医院和生命末期关怀机构之间的联系也得到增强,这都有助于更多地利用生命末期关怀服务。患者及其家属对生命末期关怀服务认识增加,导致在全美发展了更多补充生命末期关怀的"姑息性治疗方案"。这些方案,可以是以医院为基础,也可以是以家庭为基础,叙述如下。这些方案的主要特征列于表 2-5,并与医保生命末期关怀福利提供的生命末期关怀计划比较。

表 2-5　生命末期关怀医院和姑息性治疗服务的比较

	生命末期关怀医院	姑息性治疗
要求的资格	预测生存期≤6 个月	无要求,根据方案决定
专业性的服务	跨学科的团队:医师、护士、社工、牧师、注册护士助理及其他需要的人员	跨学科或多学科的团队:医师、护士、社工及其他需要的人员
其他服务	药物 医疗设备 丧亲安抚 其他(见表 2-2)	没有要求 根据方案的决定提供服务
服务的位置	综合性服务 家庭护理 养老院 医院	根据方案综合性服务 医院 养老院 医院和生命末期关怀机构或以家庭为基础的合作医疗方案
资金	医保生命末期关怀福利 州的医疗补助计划 保健组织(HMOs)和商业性公司 慈善机构(不以盈利为目的的生命末期关怀机构)	传统的医院福利 传统的家庭护理保险 医院和生命末期关怀机构共同支付 补助金 慈善事业

(一)姑息性治疗的评估

追溯历史,"姑息性治疗"起源于英国。生命末期关怀服务主要是为住院的患者提供所需的设施,而不是为了已经在医院或家里接受姑息性治疗的患者。这导致以医院为基础的咨询服务的发展,并最终发展成为"姑息性治疗"专业。家庭护理服务,是

传统卫生保健系统的组成部分,为患者在家中接受姑息性治疗的主要服务模式。

而在美国,生命末期关怀项目的增加和发展主要是为了门诊患者。因此,在医院死亡的患者中,约有 65%的人完全没有或仅在死前几天接受过生命末期关怀服务。1995 年,为了"提高决定何时需

生命末期关怀服务的正确率、减少对生命垂危者的机械支撑、减少死亡的痛苦和漫长的过程"进行了关于"了解预后与对治疗结果和风险评估的研究（SUPPORT）"的多中心研究。

研究的第一阶段证实：6个月内死亡的重症患者中，仅有50％的患者（符合生命末期关怀条件的人）接受了生命末期关怀服务，并发现医师与患者/家属的交流、对患者关于心肺复苏（CPR）意愿的了解、死亡之前需在重症监护病房（ICU）的天数及对疼痛的控制都严重不足。

在第二阶段的具体干预措施包括：改善医师对患者特殊信息的沟通、对重症监护病房护理的需要、控制疼痛、6个月的生存概率和心肺复苏术结果。另外，通过培训，以改善护士与患者、家属、医师和医院工作人员之间的沟通能力。不幸的是，这些措施在很大程度上未能成功地改善结果。显然，除了接受生命末期关怀服务之外，对临近生命终点患者的关怀严重缺乏，需要改进。

"了解预后与对治疗结果和风险评估研究"的结果和生命末期关怀服务持续利用的不足是导致医学研究院（IOM）于1997年对生命末期护理研究的关键因素。从此研究中提出的建议包括改善患者获得生命末期关怀和生活护理的途径；放松对疼痛和痛苦适当治疗的监管，鼓励对生命末期关怀有建设性的研究；提高姑息性治疗在医疗领域的地位，或至少成为医学实践中的一个专业。目前，在许多支持生命末期关怀和姑息性治疗组织的努力下，生命末期关怀和姑息性治疗已成为公认的医疗专业。

（二）以医院为基础的姑息性治疗计划

于21世纪初，尽管接受生命末期关怀服务的患者已明显增加，但仍有大多数患者（50％以上）未能获得生命末期关怀服务，死于一般医院（非生命末期关怀机构）。而这些患者往往需要生命末期关怀的专业服务，如疼痛及症状的控制、多个卫生保健机构之间的协同护理以及过渡性的协助。事实上，医院可能是患者在疾病终末期必须面对的第一个地方，为了对他们的治疗做出适当的决定，需要大量的支持。加之，在疾病的终末期（最后一年）的住院治疗费用将显著增加。基于上述原因，以及为培训生命末期关怀医疗保健专业人员创造机会，应继续发展以医院为基础的姑息性治疗方案。

通过设计，接受姑息性治疗服务患者的资格和标准，比国家医疗保险生命末期关怀福利所需的条件宽松，是发展此项目的主要动力。虽然，接受姑息性治疗方案的患者，都是在疾病的终末期，大多数生命末期关怀项目患者的预期寿命没有时间限制，因此，越来越多的慢性、无法治愈的、衰弱的疾病与不确定的预期寿命的患者，都接受了生命末期关怀提供者的治疗。

以医院为基础姑息性治疗服务的标准是发展这些项目的主要动力，并设计更少受限于医保生命末期关怀福利的项目。虽然，姑息性治疗方案受限于预测寿命，但许多方案并不受预测寿命的限制，因此，越来越多慢性、不治之症、消耗性疾病与不确定预期寿命的患者接受姑息性治疗计划。

典型的以医院为基础的姑息性治疗服务，是由多学科的咨询团队提供，至少包括一名医师、一名护士、一名社工、患者的主治医师、顾问医师和其他基层医疗护理团队中的成员协作。在有教学计划的学术机构，接受姑息性治疗专业训练的医师（fellows），各个科室的住院医师（residents），如内科学、家庭医学、小儿科和接受其他学科训练的医师和医学生，都可能参与姑息性治疗服务。根据需要，参与姑息性治疗的其他人员包括：牧师、医院里的各类服务的顾问，包括营养、体疗及职业治疗，精神病学和药学。除了顾问团队之外，有些医院有专门的姑息性治疗单元，可完全由医院管理，或由生命末期关怀服务机构的合作伙伴管理，为住院患者提供生命末期关怀的服务。大多数以医院为基础的姑息性治疗方案，通过一个或多个相关的家庭保健机构人员（有姑息性治疗专业知识及生命末期关怀计划经验者）提供门诊服务（以家庭为基础的姑息性治疗方案的进一步讨论见下文）。

在姑息性治疗护士与团队的其他成员确定患者的需要后，与医学顾问协商，转到姑息性治疗计划。患者可能入住急诊护理病房，或者入住由该机构设计的姑息性治疗单元。这些单元，类似生命末期关怀医院的单元，其装饰比医院急症护理病房更有家的感觉，并配备了有姑息性治疗特殊训练的专业人员。虽然，以医院为基础的姑息性治疗最常服务于肿瘤患者，但非恶性疾病晚期患者也需要姑息性治疗，导致医院内姑息性治疗的服务已扩展到几乎所有的领域。事实上，姑息性治疗咨询服务最独特的优势之一，是患者、家属与加护病房的专业人员共同协助处理疼痛和症状，以及当依赖呼吸机的患者病情危重时，可及时应用高一级的护理计划。在非常困难的情况下，姑息性治疗团队帮助促进患者家属和ICU的工作人员之间的沟通，做出更合适的决策,当有指征时从 ICU 平稳转送到姑息性治疗机构或生命末期关怀医院。

面对新的姑息性治疗的最大挑战是资金。目前,没有专项资金用作姑息性治疗服务。姑息性治疗方案是依靠常规诊断相关组(DRG)系统中的传统急诊护理报销项目,并通过目前医师应用的标准程序术语(CPT)编码计费。现在,生命末期关怀与姑息性医学已被确认为一个专科,可获国家医疗保险和医疗补助服务中心(CMS)的福利。为防止被拒绝或重复收费,姑息性治疗使用的是根据症状的 ICD-9 诊断代码。Robert Wood Johnson 基金会和 Soros 基金会提供额外补助资金,使得这些方案得以发展和提供所需的全面服务。该基金会的重点是支持改善姑息性治疗或生命末期关怀质量的研究工作。

已发表的研究证明,姑息性治疗计划提高了对重症晚期住院患者的疼痛、呼吸困难和其他常见症状处理的质量。在成本效益方面,已经表明在医院里的姑息性治疗服务可以显著降低成本,至少有一项研究显示,由于一些因素,包括减少在非常昂贵的 ICU 的住院天数(而代以更便宜的姑息性治疗的住院天数)、减少不必要的昂贵而无益的医疗干预,加之,住院的姑息性治疗方案与生命末期关怀医院或家庭姑息性治疗方案(见下面的讨论)的协调,使住院总的天数减少;因而使每例住院患者一天的治疗护理费用可减少 50% 以上。另一方面,由于缺乏对姑息性治疗方案报销的明确规定,可能造成独立的姑息性治疗单位在运行中的经济损失。然而,从净效益看对医院有积极的影响。就整体而言,以医院为基础的姑息性治疗方案是成功的,有 17% 的社区医院希望加入,20% 的教学医院已经有姑息性治疗方案。

(三)以家庭为基础的姑息性治疗计划

为了使疾病终末期的患者尽早得到姑息性治疗,促使一些生命末期关怀机构建立以家庭为基础的姑息性治疗方案。这种方案又称为"生命末期关怀前方案(prehospice)"或称为"桥",此方案旨在为不符合生命末期关怀服务资格的患者(预测生存期不符,或正在接受与生命末期关怀方案不一致的延长生命的治疗方法),提供类似生命末期关怀的服务。该"生命末期关怀前方案"的服务与生命末期关怀方案的跨学科治疗方法一致。如果"生命末期关怀前方案"和生命末期关怀方案是同一机构的一部分,至少在理论上讲,治疗护理是连续性的,不管是在"生命末期关怀前方案"或生命末期关怀服务,从患者入院到病故,由同一团队的成员以较好的护理

质量服务于患者。

生命末期关怀前方案的费用主要来自基本的家庭健康福利,患者因疾病需请有经验的护士在家中护理的费用可报销,这种报销限于不能出家门的患者。如果患者真正需要跨学科的姑息性治疗,则可接受姑息性治疗方案的无偿服务,其他的费用从家庭医师探访的账单获得。外部组织机构提供的补充资金,也帮助这些计划的实施。

目前,以家庭为基础的姑息性治疗方案的经验有好有坏。虽然有的方案由于资金不足已关闭,另一些单位则非常成功,证明不仅为门诊和住院患者改善了姑息性治疗,同时也增加了转诊到生命末期关怀机构的患者数,并延长了患者在生命末期关怀机构停留的时间。已发表的研究,比较了接受典型生命末期关怀服务的患者与接受在同一生命末期关怀方案,但以生命末期关怀前方案作为"桥"的护理方案的结果表明,后者住院天数的中位数显著长于接受典型生命末期关怀服务者(52:20),是接受至少 6 个月护理患者的 2 倍(13%:6%)。然而,该研究没有审查,进入生命末期关怀前服务方案患者的选择标准,也未提供在病故前经生命末期关怀前方案转入典型的生命末期关怀方案患者的人数。

现在,已有与国家医疗保险管理保健组织(Medicare MCOs)关联的家庭姑息性治疗方案。这些方案的目标是为了让身体虚弱的老年患者,能留在自己的家中,通过电话交流接受医师和护士的治疗。患者可以根据他们家庭医师的推荐,选择治疗方案。此方案吸引人的关键特征之一是患者不需要到医院或接受其他形式的常规治疗。主要概念是患者可根据其疾病的特征做明智的选择,并避免不必要的住院治疗。此类保健组织成功与否还待确定。参与此方案的家庭医师应该记录患者的决定、评估转诊到急诊医疗系统以及生命末期关怀机构的恰当性,并充分评估这些方案是否成功。

(四)其他机构中的姑息性治疗

其他机构也在开发姑息性治疗方案。越来越多的长期护理机构(养老院)和成人生活机构(ALFS)提供生命末期关怀和非生命末期关怀的姑息性治疗方案的服务(长期护理环境中提供的生命末期关怀服务将在第 29 章进一步讨论)。此外,为了适应癌症晚期、艾滋病、阿尔茨海默病及肾脏疾病患者的特殊需求,已演变出越来越多针对特殊疾病的姑息性治疗方案。最后,有些生命末期关怀和姑息性治疗机构企图根据美国的不同民族、种族和宗教团体,开发出

满足这些人群特殊需求的特定生活护理方案。

七、如何选择生命末期关怀和姑息性治疗机构

医师更好地了解为疾病末期患者提供生命末期关怀服务各个方案的优势,可帮助患者及其家属选择能最好地满足他们需求的姑息性治疗方案。事实上,最大的挑战是越来越多的中、大型社区医院和家庭健康机构开始提供生命末期关怀和姑息性治疗服务,但在医保生命末期关怀福利以外。

医师需要比较社区可提供的生命末期关怀服务方案,协助患者及其家属了解哪些服务对患者的治疗最重要,选择适合他们需要的生命末期关怀和姑息性治疗服务机构。虽然患者/家属的需求在一定程度上有其独特性,但根据医师的调查显示,有一些基本的服务对所有需要姑息性治疗的患者都重要。这些服务列于表2-6,并将讨论如下。

表2-6 生命末期关怀治疗计划的重要特点

证明有效的疼痛处理指南和方案

有经过生命末期关怀训练的专业人员的跨学科团队,包括:医师、注册护士、注册护士助理、社工和牧师

有能力治疗住在家庭、养老院或其他住院机构的患者

可得到负责患者的主治医师的支持,并与他有良好的沟通

患者生命末期时,由熟练的专业人员为其家人提供有关丧亲之痛的家庭辅导

(一)证明有效的疼痛和症状治疗的书面指南和方案

优质的生命末期关怀和姑息性治疗方案,应能证明在其治疗护理下,患者的疼痛和其他症状能得到有效的处理。该机构应具有与医学文献中设置的标准可比拟的疼痛处理指南或者方案,为生命末期关怀或姑息性治疗工作的护士和医师认可并应用。该机构也应能证明,通过他们的工作进一步改进服务质量,即在其治疗护理下,患者的疼痛及其他症状确实得到很好的控制。

(二)家庭、养老院或其他住院机构治疗患者的能力

生命末期关怀服务机构,应该对住在任何机构的患者提供他们需要的治疗和护理,或至少是合作性服务。在一般情况下,医疗保险认证的生命末期关怀医院,最有能力做到这些,因为医保生命末期关怀不仅为在家中的患者(也可能是养老院),也为住院的患者提供福利。大多数生命末期关怀医院与多

个社区的养老院有关系,使住在养老院的生命末期患者能获得姑息性治疗和护理。

合作性服务可能并不简单,然而,非生命末期关怀医院的姑息性治疗机构可能不隶属于生命末期关怀医院。住院的姑息性治疗护理方案,主要为在医院的患者设计,是以医院为基础的姑息性治疗方案,但与生命末期关怀方案或家庭为基础的姑息性治疗计划有合作关系,以确保患者出院后能得到适当的生命末期关怀服务。同样,家庭护理方案提供的姑息性治疗应该与医院合作,而能为需要住院治疗的患者在家中提供适当的生命末期关怀服务。以家庭为基础的姑息性治疗计划的限制是不能为养老院的患者服务。

服务机构的位置是选择生命末期关怀服务的另一个很重要的因素。如表2-4所描述,有多种机构可为患者提供住院生命末期关怀服务,每种机构有其优缺点。对于大多数患者、家庭和临床医师而言,可选的生命末期关怀或非生命末期关怀住院的姑息性治疗机构可能是独立的住院机构,也可能是医院内指定的病房。但是,这些机构的地理位置可能对某些患者及其家属和医师不方便,而限制了这些机构的收容患者数。因而,必须有机动性,例如,生命末期关怀机构可以与几乎所有的社区医院签订合同床位,为患者提供住院姑息性治疗方案的咨询服务。以方便患者和家属在更接近家的环境接受服务,并有利于家庭医师在需要时随访患者。

(三)应与负责患者的主治医师有满意的沟通并获得其支持

主治医师通常被认为是对于任何患者的医疗情况最了解的医师。认识到这种重要的关系,医保生命末期关怀福利通过正常医保B部分报销主治医师的账单,而不是通过生命末期关怀机构的合同,虽然主治医师是生命末期关怀机构跨学科团队的成员。因此,不论患者是接受生命末期关怀机构或者是非生命末期关怀机构的生命末期关怀服务,服务机构和主治医师之间的沟通对于疾病终末期患者和家属的成功治疗是最重要的(有关主治医师作用的详细讨论,参见第4章)。

跨学科团队的成员在专业方面必须与主治医师有适当的沟通。生命末期关怀医院或姑息性治疗的医疗主任和医师应为主治医师提供咨询、建议和对疼痛和症状控制的经验。生命末期关怀医院的员工有能力以简洁和专业的方式为主治医师提供患者病情的准确信息,以便及时给予适当的干预措施。医院的员工给予主治医师准确而专业的病情信息,使主治医师将在生命末期关怀和姑息性治疗计划中改

善为患者治疗和护理的质量,最终获得更好的结果。

(四)家庭咨询

生命末期关怀的特点之一是患者及其家人组成被服务的整体。因此,家庭的支持对生命末期关怀或姑息性治疗方案至关重要。对于医疗保险认证的生命末期关怀方案,家庭咨询的职责是由心理学家、社会工作者、牧师和其他人共同完成的。通常,家庭咨询也适用于接受非生命末期关怀的姑息性治疗方案的家庭。医师应该了解生命末期关怀或姑息性治疗机构选择的专业人士的资格,以及社会工作者和牧师的数量是否能够充分满足患者和家庭的需要。

生命末期关怀和姑息性治疗方案的服务,在患者病故后对其家人的支持不能停止。对丧亲的服务是优质生命末期关怀服务计划中不可缺少的组成部分。在医保生命末期关怀福利中,对丧亲的家庭成员的支持是一种任务,并认为是应该对丧亲服务的费用按日偿付。无论患者在生命末期关怀医院接受服务 1 天、1 周、1 个月或 1 年,生命末期关怀机构必须为患者的家人提供丧亲支持至少持续到患者死亡后 1 年。如传统的医疗保险不能报销丧亲支持的费用,非生命末期关怀医院的姑息性治疗计划必须用外部资金来源提供丧亲服务的费用。

丧亲服务质量的重要性不应该被低估。已有研究表明,适当的丧亲之痛的支持可改善家人的健康,减少应用医疗资源,降低旷工率(有关生命末期关怀丧亲服务的讨论,请参阅第 17 章)。

(五)经过生命末期关怀和姑息性治疗专业训练的团队成员提供跨学科的医疗和护理

要求有经过特殊训练和有经验的专业人员实施生命末期关怀服务。因此,高质量的生命末期关怀方案,主要由全职、专职训练有素的工作人员,包括:护士、医师、社工和牧师等实施。在某些情况下,医保生命末期关怀的福利允许生命末期关怀机构提供这些服务选项,许多生命末期关怀服务提供者(包括生命末期关怀医院和非生命末期关怀医院)发现,将某些服务承包给患者所在机构的成本-效益比要比雇用和培训员工更高。然而,对大多数患者医疗的需要而言,选择拥有训练有素的专业人员的生命末期关怀和姑息性治疗的服务机构很重要。

经培训的生命末期关怀的全职工作人员比签约的工作人员更易于适应患者和家人的需要,当患者的症状不能控制时,需要及时和有效地入住生命末期关怀医院或姑息性治疗方案服务机构。即使在周末、节假日和其他时间,只要患者及其家人需要,全职工作人员都能提供及时的服务。而与机构签约的

有临床专业知识的工作人员很难做到。然而,人们可能怀疑这些平时在急诊护理和治疗环境中工作的员工,是否能和生命末期关怀或姑息性治疗服务机构跨学科的团队经过培训的员工一样敏感,满足疾病终末期患者和家属的独特需求。

(六)确定生命末期关怀和姑息性治疗的提供者是否符合患者及其家人的需求

根据以上关于患者和家人需要的描述,临床医师有责任确定所选择的生命末期关怀机构是否可提供适当质量水平的服务。图 2-1 是帮助临床医师正确选择适合生命末期关怀服务机构的流程图。

虽然,通常认为所有的生命末期关怀机构在同一等级的服务相似,事实是,到目前为止,几乎没有评价生命末期关怀服务质量的标准化方法。在美国,80％生命末期关怀机构是联邦医疗保险认证的,其余的 20％生命末期关怀机构未被联邦医疗保险认证。另外,非生命末期关怀的姑息性治疗机构未被联邦医疗保险认证,故不能按规则提供医疗保险福利,但有义务为患者提供生命末期关怀服务。因此,未经联邦医疗保险认证的生命末期关怀机构可能与经过认证的生命末期关怀方案类似,医师考虑转诊的患者,至少也应符合联邦医保生命末期关怀服务的标准。医师有责任考虑医保的患者是否转到非医保认证的生命末期关怀机构,它牵涉到自付费用问题,例如口服药物的费用,如果患者是纳入医疗保险认证的生命末期关怀服务计划,该费用可由医保生命末期关怀福利支付。

虽然医疗保险的福利必须提供服务,但没有充分地描述关于生命末期关怀服务质量的标准。联邦医疗保险与医疗补助中心(CMS)刚刚发布了修订的《生命末期关怀的参与条件》,含有有力的关于质量和性能改进的要求。在发展的过程中,联邦医疗保险与医疗补助中心将实施按业绩付给医院和医师的薪酬,如果修订件实施成功,很可能使生命末期关怀机构最终找到自己的经营方式。对于完整的生命末期关怀和姑息性治疗方案质量的讨论见第 5 章。任何生命末期关怀或姑息性治疗方案提供的服务质量和性能的改进应由医师认真负责考虑,为疾病终末期患者寻求最好的生命末期关怀服务机构。

八、结　论

显然,如上所述,为患者和家属选择适当的生命末期关怀服务机构是一项艰巨的任务。改进生命末期关怀服务的知识,并希望联邦医保生命末期关怀福利和其他形式的生命末期关怀保险的报销能简单化。

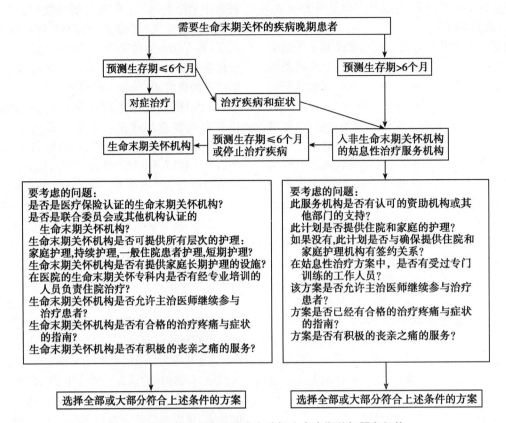

图 2-1   如何帮助患者及其家人选择生命末期关怀服务机构

参 考 文 献

Center to Advance Palliative Care(CAPC): The case for hospital-based palliative care;2009. http://www..org/support-from-capc/capc publications/making-the-case. pdf. Accessed July 7,2010.

Center to Advance Palliative Care(CAPC): Making the case for ICU palliative care integration. A presentation of the IPAL-ICU project;2010. http://www. capc. org/ipal-icu/monographs-andpublications/ipal-icu-making-

the-case-for-icupalliative-care-integration. pdf. Accessed July 7,2010.

DeCourtney CA,Jones K,Merriman MP,et al:Establishing a culturally sensitive palliative care program in rural Alaska native American communities. J Palliat Med 6(3):501-510,2003.

NHPCO Facts and Figures:Hospice Care in America. National Hospice and Pallaitive Care Organization,2007.

第 3 章

如何与患者及其家属沟通

Barry M. Kinzbrunner, Vincent D. Nguyen, Neal J. Weinred, Joel S. Policzer

杨兴生　译　孙静平　秦速励　校

第一节　如何让患者了解关于他健康的坏消息

医学的实践是应用治疗艺术的科学。要真正能胜任医师的职责,必须有倾听的能力、理解患者的恐惧和担忧、具有同情心和解释的能力、评估和动员社会支持的能力,并承诺不放弃改善患者生活的希望。没有更好的技能帮助医师告知患者及其家属关于病情的"坏消息"。

坏消息定义为"改变一个人对未来期待的任何不利的信息(Back 等,2005)"或"导致一个人在持续的一段时间内的认知,行为或情绪失衡的消息(Ptacek 和 Eberhardt,1996)"。在生命末期关怀和生活护理的背景下,"坏消息"的对话可能包括讨论关于疾病的发展、生命有限的疾病、目前缺乏可控制病情的治疗、估计预后、生命末期关怀服务的需要和许多其他相关的主题。

传递坏消息是临床医师实践中所有常见问题中最困难的问题之一。即使是讨论选择治疗或延长生命的决策,也是有压力的。当临床医师需要告知患者及其家属:患者的疾病是不治之症,延长生命的治疗也很可能无效,其预测生存期有限等不幸的信息时,是极不愉快的经历。没有得到正式训练或有效的指导如何与患者及其家人讨论生命末期问题的医师，很难面对此问题。此外，为增加医师处理此类问题的能力，避免无效的努力，应增强医师的同情心和敏锐性。尽管如此，从医学文献、论坛或媒体上均表明，医师和其他医疗保健专业人员的沟通能力，是不容忽视的重要临床技能之一。

虽然，在过去的几年里，研究有关如何与患者及其家属沟通坏消息的医学文献数量显著增加，提高了我们对患者及其家属在这个过程中的愿望和需要的理解；目前，支持公认技术的医学证据仍然薄弱。然而，也有一些文章、书籍和电脑软件程序可帮助临床医师提高和完善沟通技巧。此外，越来越多的医科学校和相关的培训计划都将这些方法包括在课程内，使新一代临床医师能很好地完成此项任务。然而，尽管方法学可以提供有用的工具，医学伦理学原则的知识是重要的框架，最终成功的沟通不只是一个技术问题，而是取决于医师的动机、奉献、热心服务和医德。本章将重点介绍一些传递坏消息的主要障碍，尤其是在生命末期关怀方面，并会提供如何有效地执行此任务的实际指导。希望提供的建议，适应每个独特的临床情况，增加医师沟通能力的信心，并加强医患关系。

一、告知坏消息的挑战

为何此任务如此艰难？考虑以下情况，引述报纸上 Jane E. Brody 题为《医师传递坏消息的处方》：

Frank 在接受下一次肺癌化疗的前几天，因为呼吸困难返回医院。当 Frank 问医师是否会按计划得到治疗时，他和家人从未听到过如此直截了当的回答："我们不能给你另一次治疗，它会杀了你"。Frank 知道他的生命依赖于药物，那 16 个字等于判了他死刑，这可能是最残酷的交代方式。Frank 的动摇使其家人无法重新点燃他对生存渺茫的希望。

作者正确地指出在上述沟通过程的不足之处。但是，她忽视了要点。认识到患者对化疗的不切实际的期望，并发现这是难以接受的事实。Frank 的生存前景渺茫，实质上几乎是无望的，她批评医师给患者判了"死刑"，但没有认识到，医师与患者重点讨论的内容，不应该如她所建议的，让患者对生存保留虚假的希望。重点应该是帮助患者及其家人面对疾病晚期的现实，以保证医疗的继续甚至加强，重点是对症状的非手术治疗和最佳地改善患者余生的生命质量。从好心的专栏作家对向患者传递坏消息的否定态度证明，传递坏消息，特别是与生命末期关怀相

关的信息，具有极大的挑战性。

（一）患者面对坏消息的挑战

如 Robert Buckman 博士在《如何传递坏消息》中指出，在以年轻、健康和富有为价值观的社会，老人、患者、穷人往往被"边缘化"，排除到主流社会之外。衰弱或疾病终末期患者被家人和朋友孤立，而需自己应对这些情况的影响。因此，当患者被告知已患不治之症时，自然难以接受。他们很难从情感上应对即将发生的损失，如失去控制，丧失作为一个正常、健康人的身份，人际关系和社会角色，最终，失去生命（表 3-1）。严重的疾病被患者认为损害他们的生活方式，限制了对生活方式的选择，减少了健康人能享受的机会，而威胁到他们的身心健康。

表 3-1　患者对危及生命疾病的看法

丧失的类型	例　子
控制力的丧失	"我的身体已经背叛了我"
失去了健康	"我不再是个有用的人"
失去社会关系和作用	"我怕失去所有的人和事"
失去生命	

尽管如此，文献建议，至少在一定程度上，患者和家属愿意获悉有关疾病的性质，即使是"坏"消息。于 2007 年，对关于可能出现的症状和治疗，预期寿命和临床治疗方案选择了 150 多篇研究的一篇综述，发现大量有关患者和医护人员交流的信息。有趣的是，作者指出，随着患者病情的进展，患者和医护人员对信息的需求不同，医护人员希望了解更多的信息，而患者则很少想知道有关的病情（Parker 等，2007）。另一篇发表在同年晚些时候的综述证实了这些结果，但指出，患者往往不向医师表达他们渴望了解自己详细病情的愿望。这项研究还指出，大多数患者和照顾者希望以积极的方式被告知需了解的信息。另外，研究表明，患者希望提供给其家人有关信息的范围有很大的不同。虽然，有的患者在接受坏消息的时候，希望家人参与，有些患者不希望家人参与，而另一些患者更愿意让家人知道坏消息，以及所有需要知道的信息，并信任家人的判断（Barclay 等，2007）。

（二）医师面对坏消息的挑战

对医师而言，传递坏消息可能是很大的挑战（表 3-2）。医师面对不治之症的患者时，可能会有专业经验不足感，而感到无能力执行这样的任务，尤其是没有经过适当训练的医师。坏消息通常引发患者强

烈的反应,甚至有动作的反应。医师可能会被患者爆发的反应吓倒,特别是对患者的情绪或动作反应无思想准备时。但患者出现强烈的反应时,即使是非敌意的,仍然可能会导致医师的情绪反应(愤怒、惊恐、悲伤、流泪),可能使问题进一步复杂化。虽然值得商榷,但通常被认为是软弱和不专业的行为。必须牢记患者是有病的人,医师应当保持专业的客观性,并分担他们的痛苦和困扰。

表 3-2　传递坏消息时医师的反应

感到无能力执行这样的任务
感到在处理涉及情感事情上能力的不足
因为患者的病情而被指责,而感到恐慌
对不治之症感到专业上的无能

在医师的培训中,教育医师不可在未用麻醉药或镇静药的情况下做造成患者疼痛的操作。而坏消息肯定会使接受者痛苦,不幸的是,必须在患者清醒并有能力去了解状况时,告知坏消息,又不能用麻醉药或镇静药,必将增加医师工作的难度。

医师除了怕造成患者的痛苦之外,也担心因为传递坏消息而被指责。一般情况下,传递坏消息的人被不适当地认为是造成这种情况的原因。患者将本应对疾病或"厄运"的愤怒错误地指向医师。通常,医师乐意接受因治疗结果好而赢得的信誉!因此,当情况不好,甚至不能控制时,应当预料到会有潜在的甚至公然的敌意。医师必须准备以最适合患者的方法处理这种情况。

医师所受的教育,使他们相信每种病都有有效的治疗,每一个问题都有理想的解决方案。因为每一个判断都应经过持续的审查,不能治疗的概念难以接受。人们总是会问是否还有什么测试或治疗可以做,或某些药物(S)可以试用。当医师不得不说:"我没有办法"时常常感到专业被贬低。虽然面对不治之症时医师感觉很难,但与患者必须面对死亡的感觉相比是微不足道的。

二、如何恰当地告知患者坏消息

在箴言中有句格言:"有些语言像利剑伤人心,智者的语言暖人心"。恰当地传递坏消息很困难,但必须和应该做。

能够以适当的方式传达坏消息和问病史或做体格检查一样是医师对患者的职责和责任。后者是获得正确的诊断和开始治疗必不可少的工具。同样,

医师以诚恳和富有同情心的态度将坏消息告知患者,可增强信任感,改善医患关系,可增加患者选择适当治疗方法的可能性。相反,传递坏消息的方法不恰当可导致不必要的精神上的痛苦,而对医师的建议和治疗计划失去信任。

能够正确地传达坏消息,不仅有利于患者,此项技能的改进也可使医师极大地获益。当然,患者总是希望医师以充满爱心和专业的态度告知有关他病情的信息。实践中,如果医师以冷淡、漠不关心和无所谓的态度和患者交流,不可能获得成功。此外,更差的是由于沟通不当,可能引起医疗事故诉讼,而不是由于医疗实践的疏忽。最后,此项技能的改进和恰当地运用,可提高专业服务的满意度。

传递坏消息的成功需要医师有充分准备,以明确和简洁的方式传递信息,使听者可以理解,并应照顾到患者身体和情感的需要。无论是危及生命或改变生活的坏消息,都将永远改变患者的现实。因此,传递坏消息的语气很重要,应让患者及其家人感到医师将与他们共同经历疾病的整个过程。

SPIKES 方案

SPIKES 是 Buckman 医师和他的同事用于传递坏消息方案六个步骤的缩写。它代表设置、察觉、顺应、知情、同情和总结。这些步骤内容见表 3-3,并将在下面讨论。

1. 设置　准备是此步骤中的基本概念。事前查看医疗记录和实验室的结果,根据你对患者的了解,推测患者想知道和不想知道的内容,在此次交流中患者能够吸收多少信息,以及可能的反应。虽然事情并不总是按计划进行,但关于患者的病情你知道得越多、准备得越充分,越易于控制局面。基于对病例的全面了解和预先的考虑提出的评估和建议是患者及其家人的最大保证。对患者的家庭、文化和宗教背景了解得越多,越能更好地帮助患者。显著的文化差异,影响患者希望知道多少信息。在日益增多的多元文化的社会里,我们必须了解和尊重这些不同的文化。

传递坏消息最好以面对面的方式。电话交流将失去在面对面交流中所体现的融洽和人性的意义。如果由于距离或其他情况,无法面对面讨论,应该向患者及其家人表示遗憾。

除非是万不得已,应在僻静的环境中与患者讨论有关的坏消息,嘈杂的公共场所有碍注意力集中,可能令人尴尬或感到受侮辱。因此,选择安静的地方,并尽量减少干扰。

表3-3 "SPIKES"——传递坏消息的六项实际考虑

步骤	特征
S 设置	提前准备
	面对面访问
	选择私人的或是安静的环境
	家庭/爱人/知己
	如果有必要的话提供翻译
P 觉察	询问患者所知道或感知的信息
I 顺应	争取患者愿意知道的病情
	了解患者想知道多少
	倾听和同情
K 知情	明确和直接的信息共享
	避免用"医学术语"和技术语言
	不要同时给予太多的信息
	听患者的反应
	重复和总结要点
E 同情	观察患者的反应
	倾听患者的情绪表达
	允许患者有思索的间歇和患者对感觉的描述和提问
	识别和验证患者的情绪反应
S 总结	对病情的总结
	为患者选择治疗的方案
	确定随访的时间

总是尽量让患者安心。如果在床边,应该关门或拉上窗帘,以保护患者的隐私。医师坐在与患者接近的位置,与患者平视,以舒适的姿势与其交流;使患者感到这是平等谈话的标志,是具有同情心的表现。谈话时,尽量坐在患者的同侧而不是对面,保持适当的距离,以便在需要时握着患者的手或递上面巾纸。注意你的肢体语言,并表现出全神贯注于谈话中。如果可能,关闭手机或呼叫机,转移所有来电,如果偶有中断也要表示歉意。

在您预约与患者讨论病情时,重要的是要问患者是否希望其家人或其他重要人员在场。如上所述,关于患者需要哪些家人参与有显著差异,必须尊重患者的意愿。如果在医院讨论,为了照顾到患者的家人可参与,可将谈话推迟到当天下午,避开早晨查房的时间。

如果有患者的家人参与,可作为合作的对象。有研究表明,好的家庭和社会关系网能缓解疾病,增强药物治疗的作用。此外,许多患者,在听到坏消息时,对医师无反应,事实上,可能是不理解或未记住讨论

的内容。如果患者希望与你单独谈,应劝患者至少有一个可被信任的家人参与,因为需要亲人或朋友对他情感和心理上的支持;然而,坏消息可能使其亲人像患者一样难受。医师须安抚患者及其家人。

如果患者不会说英语,而你不能流利地与患者交流,尽量不要请患者的家人或朋友做翻译,因为他们不能准确地翻译对患者不利的信息。如果可能,请专业的翻译,并要求翻译员尽可能准确地翻译所有的信息。

2. 察觉 在交代病情之前,最好了解患者是否已经怀疑或知道自己的病情。可从患者的反应了解,特别是当患者直接提问时,通常应以解答的方式回答,而不是简单的是或否。根据患者的理解和所用词汇的水平,考虑该说些什么。

例如,在该章开头时所述,此时医师最好问患者:"Frank,在我回答有关化疗的问题之前,让我问你一个问题。你认为你的病情到了什么程度?"

根据答案,医师可能进一步讨论有关 Frank 呼吸困难加重的程度,及其重要性和影响。医师将更好地了解,Frank 是否怀疑或者明白,尽管对他所得的疾病的化疗药物仍会发展,是否理解呼吸困难的恶化和他肺癌的难治性之间的相关性。当然,如果呼吸困难的恶化是由可逆的、并发感染所致,应立即直接告诉他当感染控制后,可恢复化疗。此时是让 Frank 对他疾病的进展和病程了解的合适时间。医师以这种方式,向患者表示他的感知和参与是有益的。

3. 顺应 在此步骤中,医师发现关于他的病情患者想知道多少,并寻求患者愿意知道有关的信息。患者希望知道多少取决于一些因素,包括患者的个性、宗教信仰、文化、种族、年龄和教育程度。虽然此时,许多患者最可能至少知道不可能是好消息,但仍然不愿意真正听到不好的事实。在某些文化中,相信有关的坏消息实际上可加速或促使事件的发生。因此,医师在告知病情之前,以较敏感的提示给患者一个真正的选择,如:

"Frank,我刚看过你的胸部 X 线片,你愿意谈谈结果吗?"

根据他的反应,医师可以进一步探讨。

"看起来你好像不想讨论。你是不是担心结果会不好?你是否想让我与你妻子讨论你的结果?"

如果患者此刻不想知道或不希望听到病情的全部细节,医师必须停止谈话。

"Frank,我感觉你此时不舒服,我能为你做什么吗?如果您愿意,我们重新安排我们谈话的时间,今

天晚些时候或者明天早晨。"

此时，患者对接受现实的意愿非常重要，因为你告诉他的信息将证实他最担心的事，宁可否认是很常见的。有些患者自觉或不自觉地利用否认作为适应危机的方法，而另一些患者需要时间来适应病情的恶化。大多数情况下，患者会希望继续讨论，医师应以简单的语言，婉转地告知有关病情的坏消息。注意患者的反应，仅告知他可能接受的信息；因为此时他可能还没有准备了解所有的细节。

"Frank，我很遗憾地告诉你，X 线看起来不好，我怕癌症已经又开始增大。"

在陈述不好的消息后，最好不要说话，只是倾听。此时的沉默可能使医师不舒服，甚至难以忍受。然而，必须利用间歇让患者集中他的想法，并可观察患者的反应及此消息对他的影响。患者可能有各种反应：从愤怒到退缩，从尖叫到沉默，从哭喊到愤怒。这些第一反应可以明显地揭示患者的性格。至此，已可清楚地判断患者的反应是适应或不适应。对坏消息可接受，甚至有利于防御机制的反应包括：有限的否认、愤怒（无论是茫然的，还是针对病的）、哭喊、恐惧，有时候是幽默感。通常情况下，患者与医师以谈判的形式，就像讨论主要的节日或家庭事件似的，讨论治疗的目标。另一方面，病态的内疚、经常伴有不合适行为的病态的否认，对照顾者、家庭成员或医师表示愤怒、严重的绝望，很强的控制欲及不切实际的希望是适应不良的反应，有时候可能需要专科治疗。其中有些反应可以在患者对坏消息的初始反应中预知。

倾听可以让医师学习和理解疾病对患者意味着什么。患者可能会经常给我们线索或表达他或她最想要的是什么。同情、认真倾听和耐心是需要实践的美德。耐心是一种内在的性格特征，不幸的是，很少的医师有此特性，受到的教育又很少。然而，耐心和同情心可增进信任。只有建立了互相信任的关系，医师才能接近患者更深的情感、价值观和想法。

4. 知情和同情　告知患者主要的病情后，应以更体贴的方式传递详细的信息。言语必须缓慢、清楚。避免用医学术语和高度技术性的语言，以确保患者及其家人可以理解你解释病情时用的术语。避免一次给予太多的信息，使患者难以承受，而不能吸收你所传递的信息。确保患者及其家人理解的另一种有帮助的方法是重复，并经常总结要点。

由 Coulehan 和 Block（1988）定义的同情是：

"……理解的一种类型。不是感觉对不起别人的感情表现，也不是道义上的同情。虽然同情也许是你培养与患者同感的动机，同感不是同情。在医患交谈中的同感意味着听取交谈中语言、感情和姿态，让患者知道你真正了解他们在说什么。对患者有同情的医师是科学的医师，因为理解是客观性的核心"。

知情和同情是医师陈述病情（了解）后，对患者的反应（同情）连续发生的两步。同情的行为要求您识别患者正在经历的情感以及那种情感的起源。需要你以一种体贴的方法回应，表示你理解患者的感受。

"Frank，我知道此报告一定给你很大打击。你有充分的理由心烦、伤心和愤怒。我理解，不知道未来确切的情况是可怕的，我和你有同感"。

许多作者推荐，在上述谈话后保持沉默，心中慢慢地数到 10 之后说点别的事情。利用此间歇，让患者和医师都有反应的时间。患者可用此时间吸收和理解，医师可观察患者的感觉和反应。在谈话间歇时，关键是医师要避免继续交谈或安抚患者。在患者知道痛苦的消息后，应避免将讨论立刻转换到治疗计划，使患者很难接受。此时，提出需经患者及其家人同意的适当行动计划为时过早。

传递坏消息的方式应因人而异。真实性很重要，但即使真相有时需要进行调整以符合个别患者的需要，也应以缓和的方式向患者解释全部病情。然而，如果由于不了解有关诊断、预后或治疗方案，患者可能会对提出的治疗方案做出错误的选择，医师有医学、法律和道德上的义务，给患者或其指定的代理人足够的信息，以便他们做出适当的选择。

患者绝望的情绪可能进一步加剧疾病和恶化，甚至导致过早死亡。即使接近生命的终点，仍可以以各种方式使患者保有希望。研究表明，少数患者，在未必确实的情况下，就放弃治愈的希望。而另一些患者，通过行使自己选择的控制权，找到希望，以确保不会遭受长期的经食管喂食，呼吸机支持或心肺复苏等痛苦的漫长死亡过程。即使在疾病的终末期，医师也可为患者提供希望，承诺为患者确保舒适、宁静和有尊严的死亡经历，真正地无疼痛和痛苦。

在管理式医疗的时代，一些医师认为可能没有足够的时间进行同情性的沟通。但是，有研究表明，在有良好沟通上的"投资"，最终可节省以后必须回答患者重复问题的许多时间。同情性的沟通是医学上少数的灵丹妙药之一，可以预见它会改进患者对医师的满意度，减少医疗事故诉讼，更好地坚持治疗，改善临床结果，包括经常追求的"善终"。

5. 总结　在六步的方案中，最后一步的任务是医师需要概括传递的信息和讨论可能的治疗选项。这些包括，如化疗、放疗、外科手术或恶性疾病的实验性治疗等综合治疗。面对不治之症（无明确的治疗方案或无效），医师应提供针对治疗症状的选择，如生命末期关怀或姑息性治疗，以协助缓解症状，专注于各种痛苦的处理，并帮助患者舒适和有尊严的善终。不治疗不是一个选项！要注意确保照顾者能为患者适当地安排生活，并与相关的机构或社区建立联系。

在与患者交流后，患者及其家人应清楚地认识到所发生的事情及未来的计划。交流结束时问患者及其家人有没有问题，安排随访的日程；并制订出双方都能接受，将来可调整的医疗护理计划。应该让患者了解到他或她的意愿以及合理的期望将得到尊重，即使目前还没有治愈或缓解他或她疾病的机会，但可以缓解疼痛、痛苦和其他可能的症状。

三、结　论

告知患者有关病情的坏信息是艰苦的精神和情感经历。是因为匆忙、焦虑、内疚或不敏感而不容易做好的事。虽然在原则上渴望支持患者和家属，但许多医师，由于接触有情绪的患者时本身缺乏安全意识，而以快速节奏不停地独白，未注意听者的任何反应。以匆忙、轻率或漠不关心的方式传递有关病情的坏消息可能会对患者和其家人造成不必要的伤害，常常可以使坏消息更坏。研究清楚地表明，传递坏消息的方式会给患者和其家人留下不可磨灭而持久的印象。

本章中所提供的建议和想法可以帮助临床医师传递坏消息时更有效和有更多同情心。传递这种坏消息的方式对患者的态度和对治疗的依从性有重大影响。它也反映了你作为有爱心和同情心的医师形象。好的沟通能力不是与生俱来的，需要学习。在实践中，这种技能可以熟练地呈现，变成医疗中最重要的元素之一。

最后，想一想如果你是患者，希望别人怎样对待你（将不可避免地发生）。你会希望你的经验符合Deborah Young Bradshaw 博士（1999）的看法：

"我认为发生在该检查房间的事情是简单的爱的行为。在任何关系之间的爱，包括医师和患者之间，需要有勇气揭示真实的自己，愿意注意倾听，愿意放弃自己的安逸和舒适，愿意分享别人的痛苦和勇于接受对抗。通过这种方式，任何爱的关系可以治愈。爱可愈合任何希望的关系。

那天，我学会了什么是需要被照顾的。那天，感到我有了医治的手，令我激动得喘不过气，也意识到这是可敬畏的礼物和作为医师的深刻责任"。

第二节　治疗和护理的目标

在疾病的过程中，患者及其家人需要做许多决定。当病情严重或危及生命时，需要做决定的事更频繁和复杂，在患者的生命已近终点时，这些决定尤其重要。很多时候，患者及其家人陷入"决定超负荷"的情况，他们认为自己被要求做出一个又一个的决定，而能得到指导却很少。

医护人员的主要作用是指导患者及其家人做出合理的决定和选择合适的治疗。这不仅是对患者良好的治疗，也可使患者接受到他或她所期望的治疗和满意的护理，即使患者将故去。

医疗决策不是孤立的事件。相反，决定需要符合患者实际的治疗情况，有助于患者回顾疾病的病程时，发现自己做出的决定是最好的选择，换言之，关心患者的意愿。

例如，关于修复髋部骨折的决定，不仅仅是简单的股骨骨折的问题。如果患者是原本健康的 25 岁男性，在修屋顶时从梯子跌下发生骨折，自然决定手术修复髋关节，因为他的寿命还长，应尽快地使他恢复正常的活动和生活。但是，如果患者为 95 岁的女性，已卧床不起并有糖尿病、高血压、骨质疏松症和阿尔茨海默病，在洁身时翻转身体导致其脆弱的股骨断裂。对这样的患者，需要认真讨论什么是最佳的治疗方案。应考虑：如不手术如何使患者保持舒适和无痛；如手术要考虑她是卧床的患者，无法做康复治疗，是否能够耐受麻醉等情况。对此情况，当然不能简单地决定手术。相反，医师和患者的家属需要根据多种因素，包括患者过去曾表示过的治疗意愿，仔细地讨论和考虑所有手术和非手术的治疗选项。

本章，将讨论什么是针对目标的决策，根据后果做出决策和做决策的障碍，以及在与患者讨论治疗决策过程中医师的特别作用。

一、针对目标的决策

由于各种原因临床医师须做出诊断和治疗决策。不应该做无目的的活检、扫描或检查。扫描及实验室检查的目的是评估并纠正希望可改善患者预后的异常,或为尽力减少误解性诉讼,做诊断性测试证明某些可能遗留的问题。

然而,最好的决定应根据可提供最佳治疗的目标。因此,主要问题是如何确定对患者最佳的治疗方案,需根据患者的年龄、功能状态、合并症和继发疾病;治疗包括医疗、心理和精神,以及患者病情的整体状况。

制定目标

制定治疗目标过程中,认为必须考虑的问题包括:正在考虑的目标是为谁? 目标是否能实现? 目标是否对患者有利? 以及如何衡量治疗的结果?

1. 目标的针对者　目标的主要制定者,只要有可能,当然应该是患者。如果患者无能力为自己的医疗做出决策,可委任代理人或保健代理参与这些决定。此过程应始终以患者为中心:讨论应该从"什么是患者想要的? 患者想要什么?"开始。虽然,患者想要的可能不会是最终的结果,但它应该永远是谈话的开始。

有时候,患者和其家人的目标可能会发生矛盾。例如,经过多年乳腺癌治疗已精疲力竭的女患者,可能已做出平静地面临死亡的决定,而她的孩子害怕失去自己的母亲,恳请她继续与疾病"拼搏"。另一种情况下,家庭成员间的意见可能彼此冲突,如儿子一直是父亲的主要照顾者,理解父亲要撤去干预措施,而女儿没有参与照顾父亲,可能会坚持继续治疗以减轻她自己的内疚。在这种情况下,医师需要以患者或其代言人为中心进行讨论;如果患者无法参与讨论,可换个谈话的方式问其家人"如果你的母亲坐在这里,并能表达她的意愿,她会怎么说?"如果医师无法成功地引导谈话,可暂时离开,请社工或神父的援助,可能有益。

也需要认识到,医师和护理人员往往有自己的目标。卫生保健系统有其规则"做些事"作为其默认指令;因而,可能会要求继续治疗而没有其他原因。另外,因为医师的医疗培训是为患者取得积极的结果为根据,患者情况的恶化或濒临死亡的情景,医师既不适应也不是直觉。对许多人来说,事实上,垂死的患者已被看作是个人的衰亡,医师需要始终意识到这一点,并确保提供的建议是以患者的最佳利益为准则。

2. 是否能实现目标　真正实现目标的能力需由患者或其代理决策者确定,应为讨论内容的一部分,必须明确。如胰腺癌患者,想要恢复丢失的 60lb (1lb＝0.45kg)体重,是不可能的。患有慢性阻塞性肺疾病的男子,因病情严重只能坐在椅子上,不可能用跑步机锻炼以"恢复体力"。对多发性骨髓瘤的已转移到大部分骨头的男性患者,应充分认识到,医疗的方法不可能完全缓解他的疼痛。在讨论上述情况中的每一个案例时,要针对患者的要求,确定哪些要求能完全达到,哪些可能部分实现,或根本不能实现。

3. 目标是否有益　在做决策谈话中的另一个重要元素是治疗和任何干预的预期目标,实际上是否对患者有益。如果患者有贫血,而希望输血,以避免贫血的症状,实际上他的血红蛋白水平已达到 7.0g/dl,无贫血症状的迹象,输血对头痛、气短或胸痛不会有益,不符合治疗的目标。当考虑任何治疗措施时,必须充分讨论其利弊,真实地向患者陈述能达到要求的能力和范围,以利做出最优的决定。

4. 如何评定治疗措施的结果　医师和患者制订出治疗计划和一致的治疗目标后,需要建立观察时间表,并确定评定治疗结果的时间,以确定治疗计划是否成功。没有任何治疗可"无止境"地用下去,因为这可能导致无效,甚至是有害治疗的延续。需要制订出观察治疗计划的合理时间,评定治疗成功或失败的参数必须被有关的各方所接受。

讨论的其他事项有,试验治疗的时间是多长? 如何评定治疗有效或者无效? 例如,为脱水的患者静脉内或皮下补液的目的是使嗜睡的患者清醒,而能与他或她的家人讲话,24～48 小时的输液试验是合理的。在达到治疗试验后,如果尽管患者脱水的状态已改善,但仍然处于昏睡的状态就应中止输液,因为此治疗试验没有达到治疗的既定目标。如果继续输液,可能导致有害的液体超负荷的并发症。

二、设定有效目标的障碍

(一)患者及其家人的障碍

对患者及其家人而言,向医师提出他们的要求和愿望常常不容易或难以启齿。在医患关系之间,重心严重倾向于医师,有时会被视为是强制性的。患者希望被认为是"好病人",因此往往不愿否定医师说的事,即使患者的治疗护理目标与医师不完全同步。也不希望影响良好的医患关系,或害怕如果拒绝了医师的建议,医师会不愿意为他治疗。如果病情危急,医师通常被认为是"保持患者生命"的人,患者不想损害任何治疗成功的机会。需要让患者具有强力表达自己的意愿,让他的需求能被考虑。此外,患者可能对他的疾病和问题缺乏了解,以及对死亡的恐惧,往往影响对患者的治疗目标做决策的公开讨论。

(二)医师的障碍

面对可能恶化和死亡的患者,医师除了有上述的失败感外,还有其他几个原因而不愿意讨论对患者的治疗目标。讨论应该公开和坦诚,许多医师担心说服患者接受信息可能会导致显著的负面影响,宁愿避免讨论导致的冲突和对抗。此外,医师顾虑讨论可能引起法律上的困难,特别是怕被认为没有提供尽一切可能的治疗。

没有受过良好交流技能训练的医师,往往怕对话造成患者的痛苦而对讨论无信心。一个常用的短语是"没有更多的事情可做"。很难低估此短语造成的损害,使医师和患者之间产生不信任,而不能真诚地交谈。这样做意味着声明放弃,如果医师没有做补救的事,将损伤医患关系。最重要的是,这样做是不正确的,总会有一些事情是可以做的。可以换个更合适的方式表达:"希望我有更多可以做的事治疗你的病,但让我们重点讨论我们可以做的事"。

有关可能死亡的讨论并不总是会导致患者的痛苦。事实上,患者常常愿意公开坦诚地讨论他们的现实情况。关于"无希望"这个问题,可根据患者的未来而定希望,将治愈的希望重新定向于缓解痛苦的希望,有所期盼的生活,对患者是非常有益的。

(三)医疗保健系统的障碍

我们的卫生保健系统也可能造成有效沟通的障碍。关于生命末期关怀决定的讨论没有列在医疗保健系统的常规里,因此没有被视为治疗的重要组成部分。由于系统分散,可能有几个医疗机构参与一个患者的治疗,关键的问题是由哪个机构负责主持这个讨论,特别是如果没有一个医疗机构与患者或家属有长期的关系时。

减少了医师和患者之间接触的时间和对话的机会。最后,我们的医疗保健系统具有固有的做事习惯,所以很少有极重要的关于治疗措施的限制或停用的讨论。

三、关于治疗目标的交流

众所周知,语言非常重要,医务人员的语言和表达方式对患者和其家人有巨大的影响。有效地沟通,帮助指导患者通过制定治疗决策的过程是一种技能,是所有临床医师都需要很好掌握的技能。幸运的是,掌握这一技能并不难,并有格式可遵循。

(一)讨论的步骤

与患者交流的步骤与其他重要的谈话非常类似,如"传递坏消息",在本章的第一部分中已讨论。

首先,确定谁需要参加这次谈话。应询问患者,依靠谁帮助他(她)做决定,应该等所有需要参加的人都到场才开始谈话。如果患者无能力做决定,所有与患者治疗利益的相关者都应该到场。在医疗方面,需要确定仅是临床工作者参加,如预期会出现矛盾,则需要有经验的社会工作者或牧师参加。

其次,确保各方面准备无误。需要考虑各方面的隐私,有足够的座位,书写的材料和纸巾。应关闭所有(包括其家人)的电子设备,以避免分散注意力;医师及患者家人应安静,应让他们了解谈话的重要性,不能被干扰。

第三,临床医师必须确定议事日程,以便计划传递哪些信息给患者及其家人,并指导他们做出什么样的决定。

第四,谈话从确定患者及其家人对病人目前的临床状态了解多少开始。

第五,决策的结论及计划,让每个人都对计划有清楚的了解,何人、何时该做什么。

(二)讨论的内容

谈话焦点应以患者为中心,是有关这位患者的需求及如何最好地服务于他或她。这是医疗或临床的需求,社会心理和精神的需求也必须得到满足。

谈话讨论了一系列开放式的问题。临床医师在谈话的不同时间,可能提出的问题见表3-4。临床医师应认真地倾听其答案,然后根据交谈中患者所说的事,提出下一个问题,以表明患者的意见已被关注。所提的问题应鼓励患者交谈,引导交谈有利于解决实际问题,也应该让患者可控制局面。

如果在交谈时,患者因对谈到死亡的恐惧而变得情绪化,不要改变话题或忽视。继续与患者交谈,提出问题将有助于了解对患者非常重要的问题。理解患者的情感,并表示同情。如果患者真正地表达存在

表3-4　有关治疗和决策目标开放式对话的建议

话题	建议的问题
鼓励患者交谈	"治疗对你怎样?" "能告诉我关于你的病史吗?" "请告诉我你已经接受的治疗,为您的病现在可以做什么?"

（续 表）

话题	建议的问题
解决很实际的问题	"此种病对您造成的问题有哪些？"
	"是否已经向你解释这些问题如何才能得到控制？"
	"有关你病情的后期阶段的事，你愿意讨论吗？"
	"有谁需要知道你的病情？"
协助患者进行控制	"你是怎样应对你的病的？"
	"你担心或害怕吗？"
	"你最重要的希望是什么，你最担心的是什么？"
认可情绪	"这对你一定是非常难的。"
同情	"对多数人而言，像你这种情况很难做出决定。"
	"当然，讨论这件事令你伤心，这很正常。"
促成治疗和决策目标的对话	"鉴于你病情的严重程度，现在对你最重要的事是什么？"
	"在治疗中，你想怎样去平衡你的生命质量与生存期？"
	"有没有想过如果你自己不能为你的治疗表达意见时，你想做什么，不想做什么？"
	"如你所说，在考虑治疗方面，你现在想要什么治疗？"
确定对患者最重要的事	"对你而言，生命的价值是什么？"
	"你现在的生命质量怎么样，我能为你做些什么？"
	"如果你不能表达自己的意愿，谁最能为你表达？"
	"如果你不幸早故，有什么未完成的意愿，我能够帮你做什么？"
集中精力于不放弃希望，建立可能有的希望	"如果发生的事情不像你想的那样，你有没有想过会发生什么事？"
	"是否做什么计划帮助你准备适应这种情况，我怎样能帮助你？"
	"如果我们不能治愈/改善/缓解你的病，还有什么其他可以努力的目标？"

的问题，提出了有关他或她的生命意义，让患者知道，这对你很重要，并将安排与牧师会见。另一方面，如果所关注的问题集中在控制身体的症状，要让患者知道你会与他共同努力，控制症状，最终目标是使患者舒适。

对话进行时，临床医师应该引导对话建立治疗的目标，并根据目标做出决定。重要的是要了解，什么是对患者最重要的，以利于你能理解患者的意愿，让您能够帮助患者现在，或当他（她）不能做出决定时，代做决定。最后，集中精力，从不放弃希望，重新规划可能有的希望。

四、结 论

重要的是要记住治疗的目标和制定决策的谈话不是孤立的，而是贯穿于患者病程中的多种情况。患者或其代理人做出的目标与决定可能会随病程中临床情况和病情的改变而变化。通过必要的沟通技巧，医师和其他护理生命末期患者的医护人员，以及和他们的家人能尽最大的努力确保患者得到他们希望和所需要的双重关怀，让患者及其家人对他们做的决策感到满意，即使在面对绝症时也能持有希望。帮助患者及其家人处理好他们的希望和实际可行的经济资源，以便在患者故去后，留给家人最好的情况。

参 考 文 献

Barclay JS, Blackhall LJ, Tulsky JA: Communication strategies and cultural issues in the delivery of bad news. J Palliat Med 10:958-977, 2007.

Friedrichsen M, Milberg A: Concerns about losing control when breaking bad news to terminally ill patients with cancer: Physician's perspective. J Palliat Med 9: 673-682, 2006.

Pantilat SZ: Communicating with seriously ill patients:

Better words to say. JAMA 301(12):1279-1281, 2009.

Parker SM, Clayton JM, Hancock K, et al: A systematic review of prognostic/end-of-life communication with adults in the advanced stages of a lifelimiting illness:Patient/caregiver preferences for the content, style, and timing of information. J Pain Symptom Manage 34:81-93, 2007.

第 4 章

如何与跨学科的团队合作

Barry M. Kinzbrunner, Joel S. Policzer　　　杨兴生　译　孙静平　校

一、引 言

美国社会已意识到应该为已临近生命尽头患者的需要提供充分的服务,为此,在医疗系统中,生命末期关怀机构的数量有显著增长。据估计,美国现在已有4500多个生命末期关怀机构,大多数的社区至少有一个。此外,以住院和门诊为基础的姑息性治疗方案也在不断扩大。因此,自己创业的医师有许多机会与多家生命末期关怀机构接触以提供照顾患者生命最后阶段的服务。

因为在美国医学教育和培训中,没有把生命末期患者的治疗作为必要的技能,或不重视,医师往往不熟悉生命末期关怀技术。相反,医师的培训主要是围绕着治疗和抗击疾病。致残和死亡被认为是医疗的失误,经常是医师的失败。虽然,全美国正努力增加对医学生和住院医师有关生命末期关怀和姑息性治疗知识的教学,但仍然很不理想,在大多数情况

下,很少融入医学教育经验。此外,广泛地认为死亡相当于失败,常从法律学的观点怀疑死亡可能是由于医师的错误,而生命末期关怀最好是由专人提供服务,此观念影响医师认识到生命末期关怀和姑息性治疗是医师的重要工作之一。在对生命末期患者的治疗中,单纯寻求症状的缓解不足以达到治疗的目的。患者需要从专业人士那里得到能帮助缓解心理和精神痛苦的全面医疗服务。

高质量的生命末期关怀治疗,需要不同学科的协调努力,医疗保险有关生命末期关怀的福利,已规定由跨学科的治疗团队(ID)满足患者及其家人的需要。跨学科团队治疗方案的重要性已被许多非生命末期关怀和姑息性治疗机构采用。

最小的跨学科团队,由一名注册护士(RN)、一位医师、一名社工和一位牧师组成。其他经常加入到团队的专业人士包括家庭保健助理、家庭主妇、药剂师和志愿者。患者及其家人是团队服务的中心,

主治医师是团队的核心成员,负责制订和实施团队的全面治疗计划。多学科可从不同的角度洞察患者的问题,制订个性化和创新的解决方案,而能使患者的治疗结果取得更大的成功。

以跨学科团队提供生命末期关怀的治疗方式在美国医疗服务有其独特的作用。因此,照顾身患绝症患者的医师,应了解跨学科团队的功能,每个成员应在团队中做出自己的贡献,以及作为医师如何有效地参与团队,为生命末期患者提供最佳的服务。

二、医师在生命末期关怀机构与生命末期关怀治疗中的作用

工作在生命末期关怀医院和其他制订生命末期关怀治疗方案的医师,需要学习如何做好跨学科团队的成员。跨学科团队的方法对大多数医师有点陌生,在接受培训、独立工作后,就应以"船长"的身份对最终的治疗结果负责。按传统的观点,医师应最了解生命末期关怀和姑息性治疗的基本原则:团队工作的中心是患者,患者感受最深。

医师在生命末期关怀治疗中的作用很重要。医疗保险生命末期关怀福利已对医师在生命末期关怀治疗中的作用做了明确的定义。因此,生命末期关怀的模式将被用来作为多次讨论的模板。然而,随着非生命末期关怀和姑息性治疗咨询服务在医院、养老院(LTC),甚至在家庭环境中的发展的增加,美国医学专业委员会已正式认可生命末期关怀和姑息性治疗为医学专科,姑息性治疗是生命末期关怀治疗中独立的咨询项目,也应被审查。

医师在生命末期关怀中的作用可分为在生命末期关怀机构内或机构外。医师可能会与生命末期关怀医院和姑息性治疗机构的主治医师、养老院的医疗主任、管理式医疗机构的医疗主任或咨询医师共同工作。医师可以在生命末期关怀治疗方案中,作为生命末期关怀医疗主任,或生命末期关怀医疗团队的医师,或作为生命末期关怀医院外的姑息性治疗的顾问。表 4-1 中简单地描述了医师作为每个身份的作用,以后将详细地讨论。

表 4-1　医师在生命末期关怀治疗方案中的作用

主治医师	医师被患者认为是在决定医疗中最重要的角色
养老院的医疗主任	医师负责所有居住在养老院患者的医疗保健质量
管理式医疗机构的医疗主任	医师由管理式医疗机构雇用,负责监督为患者提供医疗护理计划的实施
咨询医师	与生命末期关怀医院签约的医师,提供主治医师或生命末期关怀医院医疗主任不能提供给患者的特殊医疗服务
生命末期关怀医院的医疗主任	是受雇于生命末期关怀医院,或者与生命末期关怀医院签约的医师,主要负责监督医院提供给患者生命末期关怀的医疗护理服务
生命末期关怀医疗团队医师	他受雇于生命末期关怀医院,或者与生命末期关怀医院签约的医师。主要负责实施医院为患者提供的医疗服务
姑息性治疗的保健顾问	由医院、养老院、管理式医疗机构或生命末期关怀医院聘请的医师,也可能是自己创业的医师,一般在患者主治医师的要求下,为患者提供姑息性治疗的意见

(一)主治医师

根据联邦的法规,主治医师是一位内科或骨科医师,"由患者在接受生命末期关怀服务计划时选择,主治医师在确定患者的医疗护理项目中,具有决定性的、最重要的作用"。这位医师作为跨学科团队的成员,持续参与患者所有阶段的医疗护理,他的作用至关重要。

表 4-2 的上部分总结了主治医师在与生命末期关怀服务计划之间的关系和责任。主治医师的第一项义务是确定患者已进入了生命的最后阶段。虽然,难以确切知道某患者何时死亡,但是国家生命末期关怀和姑息性治疗医疗机构及其他有信誉的来源公布的指南,可以帮助医师评估患者的预后。医师根据这些指南结合有关的临床判断,能够更好地识别患者接近生命的终点,需要生命末期关怀和姑息性治疗的时间(见第 1 章中对这个话题的详细讨论)。

主治医师的下一步工作是与患者及护理人员讨论所需要的生命末期关怀治疗,这绝不是容易的任务,但有许多可用的工具帮助医师以最好的形式与患者沟通(参见第 3 章此主题的详细讨论)。其目的是让患者明白他们的疾病为哪个阶段,已用过哪些治疗以及将来可以应用的治疗。因为针对患者疾病的治疗方案有限,使正确选择生命末期关怀和姑息性治疗更有价值。如果针对基础疾病的治疗不能使症状缓解,有经验的姑息性治疗和生命末期关怀可

使症状缓解。通过适当的咨询，大多数接近生命终点的患者有可能在生命末期过程的早期接受生命末期关怀服务，而不是在临死之前。转诊到生命末期关怀医院或机构的时间须由主治医师确定，遵循疾病的自然病程，其标准是预期寿命少于 6 个月的患者。

表 4-2　主治医师的作用

生命末期关怀医院负责人	跨学科团队的主要成员
	确认患者有限的预期寿命
	与患者及其家人讨论需要的生命末期关怀
	积极参与患者的生命末期关怀计划
	根据医疗保险 B 部分报销专业服务费用：
	门诊、家庭和养老院的访问
	制订治疗计划（每月 30～60 分钟）
姑息性医学咨询	有难控制的疼痛和需要治疗的患者
	协助患者制订进一步的治疗计划
	帮助确定患者的预后和生命末期关怀的资格

当患者进入生命末期关怀程序后，主治医师应直接参与所有医疗的决策，并与生命末期关怀医疗主任或团队的医师，以及其他成员合作。主治医师对患者的了解应比生命末期关怀机构的其他人员多，如患者的目标、对治疗的偏好以及患者对生命即将结束的感受。

理想的情况下，所有主治医师会继续与生命末期关怀的跨学科团队紧密合作，但有时并非如此。由于缺乏正规的训练和姑息性治疗的专业知识或出于个人原因，有些医师对于医治生命末期患者感到不舒服。幸运的是，有生命末期关怀专业知识的人员，愿以开放的态度，与没有姑息性治疗背景而愿意学习的医师合作，使他们能熟练地掌握生命末期关怀的技术，而能更好地服务于生命末期患者。这不仅符合生命末期患者的愿望，也能增加医师本身的成就感。

作为跨学科团队的一员，应及时了解患者疾病的情况，生命末期关怀团队的其他成员多数以口头，少数以书面的形式通知主治医师。主治医师应参加生命末期关怀跨学科团队的会议，如果不能到现场，可通过电话会议，直接参与共同患者的治疗规划。需要改变患者生命末期关怀护理水平的医嘱，由主治医师下达给生命末期关怀护士，主治医师不在时，应由生命末期关怀医疗主任或团队医师下达医嘱。

应认识到主治医师是生命末期关怀跨学科团队中非常活跃和重要的成员，在医保生命末期关怀福利中有特别的规定，以确保主治医师在患者生命的最后阶段，能为患者及其家人提供继续医疗护理和支持。根据医疗保险生命末期关怀的福利，生命末期关怀医院负责提供与终末期患者相关的所有医疗护理服务（见第 2 章医疗保险生命末期关怀福利更详细的讨论）。然而，主治医师为患者提供专业服务的费用需通过正常的医疗保险 B 部分。主治医师访问患者的报酬都能够得到补偿，无论患者居住在何处（家中、养老院、生命末期关怀医院或门诊）。医疗保险还为主治医师制定治疗护理规划的服务提供报酬，使医师能从积极参与生命末期患者生命末期关怀的医疗护理中得到补偿。

表 4-2 的下部分列出一些主治医师的工作，其中关于咨询服务，主治医师可选择电话与姑息性治疗顾问联系，而不是通过生命末期关怀机构。例如，主治医师不能确定患者是否适合进入生命末期关怀服务，可找专业顾问征询有关患者预后的意见和帮助选择合格的生命末期关怀机构。有时医师会预先认识到与患者讨论治疗计划问题的难度，可能会要求对姑息性治疗有经验的医学顾问开始艰难的讨论。有些患者对生命末期关怀医院的选择不感兴趣，这种情况下，姑息性治疗医学顾问可为患者的需要提供生命末期关怀的治疗，直到患者能更好地考虑生命末期关怀服务。最后，有些患者显然不符合生命末期关怀服务的条件，但有显著的疼痛或其他无法控制的症状，需要姑息性治疗专家帮助处理。主治医师可选择电话咨询姑息性治疗医学专家提供治疗意见，以确保有能力医治护理所有的患者，使无论是否有资格或有兴趣接受生命末期关怀服务的生命末期患者，都将能够得到适当的治疗。

（二）长期医疗护理机构的医疗主任

生命末期关怀和生活护理的目的之一是让患者在家中得到医疗护理，如果这是他们的愿望。家的定义就是患者生活的地方，不需要是一栋房子或公寓。如虚弱的患者在私人住宅不能得到足够的治疗和生活护理，有些患者入住长期医疗护理机构（即成人的生活设施和养老院）。这些医疗护理机构（养老院）就成为患者居住的地点或家，在那里施行医疗护理。

长期医疗护理机构的医疗主任是主要负责监督提供给居住在机构内所有患者医疗护理的医师。长期医疗护理机构的医疗主任在生命末期关怀服务计划中，可以多种形式进行相互作用，总结于表 4-3。

第一，在许多长期医疗护理机构（养老院）里，医疗主任应对某些或全部的住在家里并接收生命末期关怀服务患者的医疗护理，执行主治医师的工作（表

4-2 和前面的讨论)。

　　第二,作为对养老院提供给患者医疗护理的监督者,医疗主任应确定患者得到他们需要的治疗计划,包括生命末期关怀和在适当时候的姑息性治疗。关于生命末期关怀服务计划内的生命末期患者的服务,养老院的医疗主任可以直接通过与养老院有合同关系的生命末期关怀机构的医疗主任合作完成。医疗主任之间的联合工作包括确保患者常规的医疗护理计划的相互协调,制定满足患者安全、有效需求的姑息性治疗指南,调整两个组织的监管标准和训练养老院和生命末期关怀医院的工作人员,以便更好地为生命末期患者服务。

表 4-3　长期医疗护理机构医疗主任的作用

执行主治医师的职责
与生命末期关怀机构的医疗主任合作
　协调患者的治疗护理计划
　制定治疗指南
　训练长期医疗护理机构和生命末期关怀的工作人员
监督在长期医疗护理机构内患者的医疗护理
　确定需要生命末期关怀和生活护理的患者
　确保生命末期关怀机构内的患者接受适当的生命末期关怀治疗和护理
　监督姑息性治疗咨询服务(如果有)

　　在两位医疗主任共同工作中,如生命末期关怀计划和长期护理设施的护理计划之间发生冲突,双方的医师应对关于冲突性质进行正确的相互沟通;为了满足患者及其家人需求的解决方案,应由养老院和生命末期关怀机构双方共同制订治疗计划。

　　养老院的医疗主任也可能请其他机构的主治医师负责院内患者的治疗。养老院的医疗主任可以帮助机构内需要生命末期关怀或姑息性治疗的患者,以及验证所提供的医疗护理是否符合患者和家属双方的需要、安全,有效地监督管理养老院的设施和生命末期关怀机构。

　　最后,如果养老院选择机构内建立姑息性治疗咨询服务,该养老院的医疗主任将负有监督服务的责任,以确保机构内的所有患者得到最佳的姑息性治疗服务。

(三)管理式医疗护理机构的医疗主任

　　管理式医疗护理机构的医疗主任是由管理式医疗护理机构聘用的医师担任,其主要职责是监督接受国家保险福利患者的医疗护理。他与养老院医疗

主任不同,在患者的医疗护理中的作用较少(即使有)。因此,在与生命末期关怀方案的相互作用中,他更少充当主治医师在生命末期关怀医疗护理的作用。

　　生命末期关怀医院与管理式医疗护理机构之间医疗主任的相互作用,主要是行政管理性质。这些作用的例子列于表 4-4。

表 4-4　管理式医疗护理机构医疗主任的作用

与生命末期关怀医院的医疗主任合作
　协调患者的处理和医疗护理计划
　制定治疗指南
　培训管理式医疗护理机构和生命末期关怀医院的员工
监督患者的医疗护理
　确定需要生命末期关怀和生活护理的患者
　确保生命末期关怀的患者接受适当的生命末期关怀和生活护理
　确定疾病终末期与干预性治疗的关系
姑息性治疗咨询服务
　机构内"最佳"的服务
　与外界姑息性治疗顾问合作
　制订并实施内部姑息性治疗咨询服务计划
　监督姑息性治疗咨询服务

　　与养老院医疗主任的工作相似,管理式医疗护理机构医疗主任应与生命末期关怀医院中相对应的人合作,确保生命末期关怀指南和治疗方案符合管理式医疗护理机构的标准。教育工作人员也很重要,管理式医疗护理机构的医疗主任须协助生命末期关怀医院与管理护理患者的经理和主治医师交流有关验证需要生命末期关怀的患者和推动姑息性治疗指南。

　　管理式医疗护理机构的医疗主任还必须与生命末期关怀医院的医疗主任共同工作,以确保患者获得全面的医疗护理。在管理式医疗护理机构内接受国家医保的患者,可能有一定困难。国家医保明确规定,接受生命末期关怀服务的患者,国家医保仅报销生命末期关怀中与疾病终末期相关的费用,仅为有偿服务的医保患者,而在医疗管理机构的责任是照顾,与疾病终末期无关。可能导致生命末期关怀医院和管理式医疗护理机构之间的矛盾,问题是需要生命末期关怀的患者,是由生命末期关怀计划还是由管理式医疗护理机构负责。应该是管理式医疗护理机构的医疗主任与生命末期关怀医院医疗主任的共同职责,应根据与疾病终末期的关系,决定由哪

个医疗护理机构提供特定的服务。

对于有商业保险的患者,在生命末期关怀医院和管理式医疗护理机构之间最常见的安排是以日计算的合同,与国家保险福利相同。在管理式医疗护理机构的患者,按合同由生命末期关怀机构提供临床服务的费用,应由两个机构的主任共同处理,以确保普通患者得到适当的服务和适当水平的医疗护理。

管理式医疗护理机构为慢性病终末期患者提供姑息性治疗的服务日益增多,有研究显示,与姑息性治疗咨询服务的合作,既可降低医疗护理的成本又可提高医疗护理的质量。管理式医疗机构的医疗主任对在机构内发展这些服务项目中具有关键性的作用。医疗主任通常必须是这些服务的"领导人物",令管理团队的非临床成员认识到姑息性治疗的重要性。他往往是第一个与可能要提供姑息性治疗的机构接触的人,当管理式医疗机构开发姑息性医疗护理计划的时候,他是负责发展此项目的最初领导人。管理式医疗机构的医疗主任通常会继续负责实施和监督姑息性治疗服务,其后随访其措施的成果,确定保持服务的高质量和机构的成本效益。最后,管理式医疗机构的医疗主任应与负责患者的护士合作,并鼓励基层医师当确定患者需要姑息性治疗服务时,及时应用此服务。

(四)咨询医师

从表面看,咨询医师对生命接近终点的患者似乎没必要。姑息性治疗的原则是避免介入性治疗,或是保持在最小程度。但是,有时为了更好地满足患者的需求,介入性治疗可能是为患者提供舒适的最好方法(在第18~21章,将对介入性治疗对生命接近终点患者的必要性做详细讨论)。有时,患者的病情需要专家的意见,可能是机构外的主治医师、生命末期关怀医疗主任。在这些情况下,可能需要咨询医师。

咨询医师为疾病晚期患者可提供的服务见表4-5。考虑患者是否需要咨询医师的重要因素是评估患者的情况、症状或已治疗的症状和治疗成功的机会。

表4-5　咨询医师的作用

咨询的专家	指征示例
骨科	病理性骨折
泌尿科	耻骨上支架植入
胸科	胸腔穿刺
放射科	胆道支架植入
胃肠病	经皮内镜下胃造口置入导管

有国家保险生命末期关怀福利的患者,咨询医师服务的费用由生命末期关怀计划提供。因此,生命末期关怀机构必须与为患者提供服务的咨询医师有合同,生命末期关怀机构直接负责咨询医师的补偿。也可将专家咨询的费用从国家保险 A 中的生命末期关怀福利中报销。

(五)生命末期关怀机构的医疗主任

国家医保生命末期关怀福利,需要认证生命末期关怀医院有负责监督生命末期关怀机构为患者提供生命末期关怀医疗护理的医疗主任。生命末期关怀机构医疗主任的各项职责概述于表4-6,并将在下文中讨论。

表4-6　生命末期关怀机构医疗主任的作用

确保患者接受姑息性治疗原则一致的高质量的医疗护理
　　确保患者得到疾病终末期的医疗护理
　　开发治疗指南、协议和标准
　　参加跨学科小组计划会议
　　提供专家建议给主治医师,生命末期关怀医师和生命
　　　末期关怀的医护人员
在生命末期关怀医院中承担行政和管理的角色
　　监督生命末期关怀团队的医师
　　药房利用的管理
　　战略和业务的规划
　　调查和监督医疗护理的实施
协助进行生命末期关怀人员的教育和培训
从事社区职业教育和联络活动
制订医学教育和姑息性治疗研究计划

1. 确保患者得到与姑息性治疗原则一致的优质医疗护理　生命末期关怀医院医疗主任的责任是确保患者获得必要和适当的医疗护理。这种责任开始于确定需要生命末期关怀服务的患者得到生命末期关怀医疗护理服务。与主治医师共同验证预期生存时间为 6 个月或以下的疾病晚期患者,如果是其他生命末期关怀医师已认证的患者,有责任评估判断以前的认证是否正确(见第 1 章,帮助确定患者预后指南的讨论)。如果患者的预后需要重新评估,是生命末期关怀医院医疗主任的责任,以确保生命末期关怀医师的评估正确(见第 2 章医疗保险的生命末期关怀福利的进一步讨论)。此外,医疗保险和医疗补助服务中心(CMS)最近的补充说明,要求医师需要对疾病终末期患者需要生命末期关怀医疗护理的资格做书面的认证或重新认证。因此,医疗主任

有责任确保,有由主治或生命末期关怀医师书写的,对患者的预后及生命末期关怀医疗护理资格评估准确性的认证。

对已入院接受生命末期关怀计划的患者,生命末期关怀机构的医疗主任必须确保患者得到的医疗护理服务符合生命末期关怀和姑息性治疗的标准。此任务需通过各种不同的方式完成,包括制定治疗指南、方案和标准,参与生命末期关怀规划的会议,建立可测量的结果,参与生命末期关怀质量改进的各项工作。医疗主任审计的工具是监控治疗指南、方案和标准的执行情况,以及为患者提供的医疗护理质量。最近建立"质量评估和绩效改进(QAPI)"项目参与生命末期关怀的条件中强调可测量结果的重要性,并要求所制订和跟踪测量姑息性治疗的效果,基于这些结果开发改进质量的措施,并监控这些措施是否可使结果明显改善。为了成功地完成上述任务,在生命末期关怀机构中的医疗主任必须发挥关键性作用。

为确保患者得到与姑息性治疗原则一致的治疗,需要与主治医师经常合作互动,尤其是当患者的诊断或预后,或是否得到最佳治疗不确定时。生命末期关怀机构的医疗主任作为专家顾问,向患者的主治医师提供有关减轻患者痛苦的最佳方法,以及患者是否符合接受生命末期关怀服务资格的建议。因为许多医师缺乏关于生命末期关怀和姑息性治疗的认识,主治医师与生命末期关怀机构的医疗主任之间有时会有不同的意见。虽然,这是正常医疗护理过程中可预料的事,主治医师与生命末期关怀机构的医疗主任之间应是合作的关系,最重要的是双方都应以患者获得最佳利益为重。

除了主治医师作为姑息性治疗的专家之外,生命末期关怀机构的医疗主任和其他工作人员应有类似的能力。为生命末期关怀护士和医师提供专业知识,以及时和有效的方式确保患者得到最佳的医疗护理。

2. 生命末期关怀机构内承担行政和管理的角色　生命末期关怀机构的医疗主任应该是生命末期关怀计划的医疗领导者,与其他临床和行政领导共同工作,医疗主任在生命末期关怀计划实施的各个方面应发挥主要作用。

医疗主任重要的功能是监督生命末期关怀团队的医师。生命末期关怀机构的医疗主任领导生命末期关怀的医师,帮助他们适当地参与跨学科团队的活动;例如,积极参与团队医疗护理计划会议。鼓励生命末期关怀医师根据生命末期关怀治疗指南和协

议,确保为患者及其家人提供适当的姑息性治疗。审查生命末期关怀医师对预后的认证和对决定的再认证,以及确保接受生命末期关怀服务的患者仍符合生命末期关怀福利所需的文件。

因为姑息性治疗日益复杂,而资源却日益减少,在许多生命末期关怀机构,如何适当地应用药品是主要的挑战。医疗主任通过对生命末期患者可用的各种干预措施疗效的了解,提出治疗的方法并利用持续的监测,协助生命末期关怀医师以具有成本效益的方式提供适当的姑息性治疗。

作为生命末期关怀计划的医疗领导人,生命末期关怀的医疗主任应积极参与生命末期关怀的战略和业务规划各个方面的工作。包括设置生命末期关怀计划实施的所有的目标,特别是医疗主任需直接涉及的领域,如质量改进和药物的应用。

医疗主任的另一项重要任务是参与调查和监管医疗护理的实施。医疗主任应了解参与生命末期关怀的规定和条件,回答关注患者及其家人提供服务方面的监测人员的问题。关于生命末期关怀患者资格的监管审查日益增强,医疗保险和医疗补助服务中心(CMS)制订了"本地承保范围(LCDs)"(正式定名为)"本地医疗审查政策(LMRPs)",可更好地确定患者生命末期关怀服务的资格标准。当患者生命末期关怀服务费用的报销被否认时,医疗主任拥有患者临床过程的第一手资料,证明事实上患者符合生命末期关怀服务资格的标准,是与会计中介机构争辩而获得成功的最佳人选。

3. 协助教育和培训生命末期关怀机构的员工　医疗主任必须积极参与教育和培训生命末期关怀机构的工作人员,包括医师、护士和其他工作人员。医疗主任必须不断提醒工作人员对姑息性治疗指南、药物的利用管理问题和姑息性治疗的新进展的兴趣,关键是保持为患者提供高标准的医疗护理。

4. 从事社区职业教育和联络活动　生命末期关怀员工的教育不足。生命末期关怀的医疗主任被视为社区生命末期关怀的专家,应为整个生命末期关怀计划服务范围的卫生保健者提供教育。医学会议和查房的方案是以一对一或小组会议的形式是培训医师同事的有效方法。在医院和长期保健机构内在职的演示(报告)是另一种教育活动,生命末期关怀医院的医疗主任可以参加。

5. 制订医学教育和姑息性治疗研究项目　姑息性治疗医学已发展成为一个专业,其教育和研究将日益重要。生命末期关怀医院是很好的协助医学

院和住院医师培训计划的资源,因为生命末期关怀医院已经为学生或住院医师准备好患者的来源,并可向姑息性治疗专家学习。医疗主任应领导生命末期关怀计划的工作,并与医学院的同事合作以获得有意义的培训经验。

关于研究,生命末期关怀方案为研究生命末期干预措施的有效性,提供高度集中的患者参与临床试验。观察和回顾性分析和有效的姑息性治疗计划的报告,都对帮助改善生命末期患者的治疗有价值。

(六)生命末期关怀团队的医师

生命末期关怀医师是在与护士、社会工作者和牧师共同工作的团队中的核心成员。在较小的生命末期关怀机构中,生命末期关怀医疗主任也就是团队的医师,而在较大的生命末期关怀医院,除了医疗主任之外,通常需要多位生命末期关怀医师。为满足患者得到适当的照顾,医师须履行许多重要的角色,概述于表 4-7,并将详细讨论如下(生命末期关怀医院的医师,有时也是患者的主治医师)。

表 4-7　生命末期关怀团队医师的作用

对患者终末期预后的认证和重新认证
访问住在家庭中的患者和住院的患者
对患者症状的医疗措施进行干预
作为姑息性治疗的专家与跨学科团队的其他成员共同工作
将患者当前的状态与主治医师联系
负责工作人员的教育和支持跨学科团队的会议

因为生命末期关怀医师直接治疗患者,他的主要责任在患者入院的时候就开始,与患者的主治医师共同认证患者的预期寿命仅有 6 个月或以下,并且,根据已经提到的新型医疗保险与医疗补助生命末期关怀福利的要求,写出支持以上认证的医疗信息记录(见第 1 章有助于确定患者预后指南的讨论)。认证的目标是确保患者在疾病过程的适当时候得到生命末期关怀服务。

进入生命末期关怀服务计划后,国家医疗保险生命末期关怀福利要求对患者的预后进行定期重新评估(见第 2 章对于国家医疗保险生命末期关怀福利的详细讨论)。这些评估,通常被称为“重新认证”,根据患者临床状况的变化,重新评估患者的预期生存期是否只有 6 个月或以下,继续保持接受生命末期关怀服务的资格。除了评估患者的临床状况之外,当然应包括跨学科团队其他成员的意见,并与

患者的主治医师共同讨论,偶尔,一项或多项诊断性研究,可能有帮助,例如,证实临床检查中不能发现的恶性肿瘤的发展。如果患者的预期寿命仍在 6 个月或以下,医师应对患者“重新认证”并记录临床决定的文件。如果患者的医疗状况有所改善,不再符合生命末期关怀的资格,生命末期关怀医师不再认证患者为疾病的终末期。生命末期关怀医师应与团队成员、患者及其家人和主治医师合作,在患者从生命末期关怀医院出院之前,事先提供适当的治疗计划,由其主治医师负责治疗。

通常是由护士、家庭保健助理、社会工作者或牧师访问住在家中接受生命末期关怀服务的患者,医师的访问也很重要。这种家访是针对身患重病而不能到门诊的患者,应使患者感到和医师的联系并有归属感,并且让患者感到医师是真正关心他们。生命末期关怀医师通过访问,对患者做出医学上的评估,并为团队制订医疗护理计划提供直接的信息。团队的医师,做家访后,可以与主治医师沟通并做出姑息性治疗的建议,从而为患者提供更好的控制症状的方法。此外,患者知道主治医师从专业方面了解他目前的状态而得到安慰。

医师的访问除了提供给患者直接的好处外,还可以观察到正在进行的治疗护理计划的疗效,医师应将这些新的信息与团队的其他成员交流。如果患者发生急症或病情恶化而危重,这是医师随访的指征。对持续在家中接受治疗护理(见第 2 章讨论)的患者,医师的定期访问可以为控制患者症状提供宝贵的帮助。

对于住院的生命末期关怀医疗护理的患者,医师应每天观察,和在传统的急诊医疗护理医院的患者一样,通常这些患者病得很重,不能在家里接受医疗护理。为了保证更好地控制临床症状,必须进行每日治疗护理。如果主治医师负责监督住院部患者的治疗护理,生命末期关怀医师可作为姑息性治疗顾问提供专业知识。然而,如果主治医师不能治疗患者,生命末期关怀医师需治疗患者。

生命末期关怀医师作为姑息性治疗专家,应协助主治医师治疗在家中及在生命末期关怀医院住院的患者。鼓励主治医师继续积极参与医疗护理患者的工作,如没有主治医师,生命末期关怀团队的医师就是医疗决策的主要负责者。生命末期关怀团队的医师有能力做好此项工作,因为他非常了解团队所有患者的护理计划,并参与了团队关于护理计划讨论的会议,而且具有许多病例随访的资料。当生命末期关

怀团队医师直接负责治疗时，重要的是与主治医师沟通以确保服务的连贯性。当患者的病情有变化或预后有变化须考虑患者从生命末期关怀计划机构中出院时，生命末期关怀医师应该与主治医师沟通。

生命末期关怀医师，与生命末期关怀医院的医疗主任一样，应该是一位好的教育工作者。在团队会议上，生命末期关怀医师应充分地利用机会培训工作人员。团队会议是特别有价值的教育讨论会，因为患者及其家人是由团队照顾，医师可将具体问题结合真实病例讨论。

（七）姑息性治疗的医学顾问

对姑息性治疗医学的认可，无论是生命末期关怀机构或独立的生命末期关怀单位实行的姑息性治疗，都能提供高质量、有成效的医疗护理，美国医学专家委员会已决定生命末期关怀与姑息性治疗医学建立医学专科，在医院、养老院或生命末期关怀机构，或有时独立工作的医师，现在可以为需要姑息性治疗的患者提供医学咨询服务。姑息性治疗咨询服务的主要适应证见表 4-8。

表 4-8　姑息性治疗医学咨询服务的主要适应证

处理疼痛或其他使患者痛苦的症状
评估预后和是否符合生命末期关怀服务的标准
讨论治疗的目标
考虑使用或停用维持生命的措施
对患者及其家人的支持（与团队的其他成员共同工作）

当经治医师甚或专科医师在控制患者疼痛、呼吸困难，或其他痛苦的症状中遇到困难时，可请姑息性治疗医学专家会诊。此类咨询不应限于疾病晚期的患者，可以提供给任何有慢性疾病（短期或长期预后）、或有严重疾病但可治愈的患者。姑息性治疗医学咨询服务还可以帮助经治医师评估患者的预后，并确定患者是否有资格获得医保生命末期关怀福利。

许多经治医师在与慢性疾病晚期的患者及家属讨论医疗护理目标和涉及有关预后的坏消息（在第3 章中已讨论）等问题时感到很困难。在这种情况下，经治医师可以寻求姑息性治疗医学顾问协助。通过咨询往往导致患者及其家人和医师共同建立医疗护理的目标，并可建立其他的医疗文件，如生前遗嘱和医疗授权书（见第22 章）。同样，当患者或医疗代理人面临具有挑战性的决定时，如接受或拒绝生命末期关怀服务、继续或停用维持生命措施（如机械通气和补充营养的插管），姑息性治疗医学顾问往往

可以帮助患者或其代理人做出决定。最后，因为姑息性治疗医学顾问有心理和精神治疗领域的专业知识，并经常与团队中同样有生命末期关怀经验的专家共同工作（见下文的讨论），他们的咨询可以帮助满足患者及其家人的心理和精神需求。

三、跨学科（ID）团队的结构

目前，绝大多数医师在不同模式以治疗为主的教学医院接受培训的，其重点是员工的纵向整合，如图 4-1 所示。

在层次结构的顶部是医师，是船长，负责处理患者的医疗护理。医师的正下方，很清楚的下属是护士，传统上她是按医师的医嘱提供护理，通常没有独立的想法、问题或挑战。在这个医护团队传统的层次结构中，护士的下面是各种辅助人员，包括社会工作者、营养师、物理及职业治疗师、药剂师和其他人，他们共同工作的目的是确保为患者顺利地提供有效的医疗护理。支持此结构技术性较少的工作是助理护士、搬运工和膳食工人。

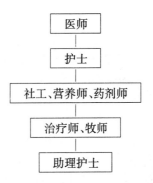

图 4-1　医护团队传统的层次结构

在传统的医院和医疗机构中，多为这种分层的结构，医师总是患者及其家人医疗保健程序中的主要动力。然而，在生命末期关怀的医疗护理模式中，这种结构有很大的改变。如图 4-2 所示，在该分层结构顶部的医师已由多学科团队取代，以患者及其家人为医疗护理的中心。所有医疗护理提供者，从医师、护士到家庭保健助理，都在平等的层面，每个服务提供者利用自己的特殊技能和专业知识，根据患者及其家人的需要为目标提供专业的生命末期关怀治疗和生活护理。

为终末期患者减轻"苦难"或"疼痛"是跨学科团队工作的主要动力，目标很清楚。通过多学科专业人士的专业知识的结合，共同合作，专注满足于患者

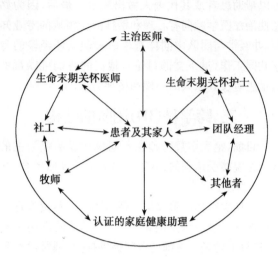

图 4-2 生命末期关怀跨学科团队的结构

及其家人的需要,生命末期关怀服务的结果是否成功须由患者及其家人决定。正如奥威尔所说,"所有人都是平等的,没有比其他人更为平等"。

四、跨学科团队成员的作用

医师作为跨学科团队的成员,重要的是不仅要了解自己的作用,也要了解团队其他成员的作用。因此,在下文中,着重概述为患者提供生命末期关怀治疗和生活护理中,团队每个成员的作用。

(一)护士

护士在生命末期关怀和生活护理患者的服务中扮演两个不同的角色:管理和护理患者。任何团队执行任务时都需要一位领导,确保每项服务正确、高效地完成,该团队也不例外。许多参与多学科团队保健护理的专业人员都能够带领团队,通常此任务是注册护士(RN)负责,称为团队的经理或患者治疗护理的协调员。这些护士经理有多个任务,与护理患者不直接相关,但须保证团队的专业人士以协调的方式有效地做好自己的工作。

团队经理的任务是:分配患者到负责的保健护士和确保团队所有的护士护理患者的人数合理。团队经理确保所有学科的访问适当,能满足患者的需求,并主持团队的治疗护理计划会议,通常简称为团队会议,对患者的治疗护理计划进行评估和更新。团队经理作为所有多学科团队成员(包括医师)的主管,化解矛盾,确保所有团队成员有效地完成任务,并负责分配资源。

护士在照顾患者及其家人中发挥主要的作用。在大多数生命末期关怀方案中,为每位患者分配一

位注册护士作为负责护士,负责管理和治疗护理患者。患者入生命末期关怀医院时,由负责护士评估患者的病情,与团队其他成员共同制订患者的治疗护理计划。负责护士定期看望患者(通常,根据患者的需要,每周 1～3 次),评估医疗护理计划的治疗效果,如果有指征,协调更改或增加计划的内容。如果护理计划的改变需要医师的医嘱,由负责护士与主治医师或生命末期关怀医师联系,汇报病情,经常可能需要咨询姑息性治疗医师。护士是患者及其家人的主要教育者,审查所有的药物,教患者及其家人正确地服用药物,监测并确保药物的使用适当。护士须指导家人在其他方面的护理,如创伤和压疮的护理,如果患者有发生这些问题的风险,应如何避免。由于护士不可能提供 24 小时的服务,疾病晚期患者的大部分护理是由家人照顾,因而培训家人非常重要。

在生命末期关怀医院,除注册护士之外,经常聘请执业护士(LPN)或有执照的职业护士(LVN)护理患者。由于执业护士和有执照的职业护士的执业范围有限制(即只能在注册护士指导和监督下应用药物和治疗),他们不能代替负责的注册护士(RN)。为了确保患者接受到专业的护理水平,LPN 或 LVN 仅能在注册护士为生命末期患者护理中做助手。

负责的注册护士(RN)可作为患者的管理者,监督患者的治疗,与家人、助手、医师和 ID 团队其他成员合作,为患者提供最佳的治疗护理。需要深入了解患者的病情,有认识患者特殊疾病影响治疗过程的能力,理解生命终末期患者的身体、心理和精神状态,并积极主动地满足患者的需要,预先考虑到可能的并发症及其治疗。

(二)社会工作者

社会工作者的角色是多样化的,社会工作者不参与患者的治疗和护理。每位入生命末期关怀医院或者非生命末期关怀机构,接受的姑息性治疗方案的患者都需要做心理评估,以评估患者及其家人非身体的需求,这种评估通常是由社工进行(见第 16 章对心理评估的讨论)。社会工作者可能为患者及其家人提供社区访问及援助服务,如送餐或帮助申请医疗补助,如果患者有资格,获得长期护理机构提供食宿。在整个疾病终末期的过程中,社会工作者可直接为患者及其家人提供辅导及支援,帮助患者及其家属更好地应对他们目前的状况,以及向患者和家属解释可供选择的方案。社会工作者为临危患者提供心理支持,并经常在患者的死亡过程中支撑家属。患者死亡之后,社工协助牧师为悲痛和哀伤中的患者家属提

供支持(请参见第 17 章丧亲服务的讨论)。

最后,社工给 ID 团队的其他成员以及其他医疗护理者,如养老院和生命末期关怀服务机构的工作人员提供辅导及支持。

(三)牧师

主教的关怀一直是生命末期关怀服务的核心。尽管许多患者没有任何宗教信念,遵从目前社会世俗的现实生活倾向,但人至将死,即使不信教者,也愿意寻找生命的意义而参与精神或宗教事务。理想的是接受患者自己的牧师、拉比(法师)或牧师职务者的关怀,大多数美国人不属于任何正规的宗教机构,因此,不能够直接使用此重要的功能。

幸运的是,生命末期关怀医院有不同宗教信仰的神职人员提供宗教关怀,可满足社会中的多种不同宗教患者的需求。牧师在生命末期关怀中服务的重点是精神而不是正式的宗教;因此,是"一般的"牧师,而不是特定宗教、教派或授命的教派成员。牧师对生命末期关怀的工作,不是正常的方式,须根据患者的精神需求灵活地、不加评判和不试图改变患者宗教信仰地进行服务。因此,有时牧师可能会被要求给犹太教患者提供专业咨询,而拉比可能为卫理公会教徒服务等。另一方面,为了尊重患者的自主权,如果患者请求某一信仰的牧师,生命末期关怀医院有义务尽量满足其请求,而不是强行要求患者请"一般的"牧师。

牧师了解每位患者及其家人的具体精神面貌,并做"精神评估"后开始工作(请参阅第 16 章的精神评估的讨论)。由于牧师和社会工作者的心理辅导方面的工作之间有重叠,牧师经常协助社会工作者在社会领域提供额外的支持,其中可能包括心理评估和任何心理咨询。牧师通常有责任协调由生命末期关怀机构制订的安抚悲伤和痛苦的项目,包括一对一辅导、小组支持和追悼会(见第 17 章中丧亲服务的讨论)。

(四)注册的家庭保健助理

注册的家庭保健助理(CHHA)常常被视为"只是"女仆或清洁女工,事实上她在 ID 团队里执行的是核心任务,被描述作为"上帝的使者",她不像在医院和养老院工作的助理护士,必须在注册护士监督下工作。生命末期关怀的注册家庭保健助理具有较高水平的技能,接受过持续的培训,不需要注册护士的监督,能够在患者家中独立地工作。

终末期患者的卫生需求很复杂并具有挑战性。有专业知识、训练有素的家庭保健助理可安全帮助患者淋浴,对不能走动,甚或大小便失禁的患者,在床上为患者清洁身体,对怕被接触身体者,应以轻柔的手法接触患者。鉴于患者与注册家庭保健助理之间的亲密关系,往往形成非常紧密的友谊。因此,注册家庭保健助理可能是 ID 团队成员中最了解患者、确实需要的人,可作为多学科团队中,为执行患者医疗护理计划提供最有价值服务的人。患者死亡后,家庭给予该注册家庭保健助理以最深切的感谢并不少见,同样,在她们医疗护理很长时间的患者去世后,注册家庭保健助理会很悲伤。

(五)志愿者

在很多方面,志愿者都是早期的生命末期关怀服务的骨干。在创建医保生命末期关怀福利之前,多数生命末期关怀的护理是由志愿者提供的。本着保持这种精神,在医疗保险生命末期关怀福利中,需要志愿者,他们提供给生命末期关怀方案中的服务量,以小时为单位相当于所有患者医疗护理的 5%。志愿者的服务得到患者和家属、生命末期关怀机构以及志愿者们自己的赞赏。

通过访问患者,志愿者可以为患者提供更多与人接触的机会,尤其是居住在家的患者。他们使患者的注意力从现实的病情中转移,感受到"正常"的生活。志愿者还可以为照顾患者的人提供喘息的时间。由于大多数患者离不开人,当护理人员因个人、家庭的需要或者必要的休息或进食时,志愿者可以照顾患者。对于能够走动的患者,志愿者可以帮助患者去商场,以及其他"非医疗"事宜。

志愿者也可以在生命末期关怀计划办公室做行政工作。活动从归档记录和报告,到装信封、接打电话等,可以帮助减轻生命末期关怀人员的文书负担,而能够专注于更直接的患者的治疗护理活动。志愿者无论是直接为患者提供生命末期关怀服务,或在行政办公室做工作,他们通常是积极进取的人,往往先前有生命末期关怀工作的经验,通常都是个人的动机,从帮助其他人中获得满足。

为疾病晚期患者的特殊志愿者"宠物医师"。这是一种驯化的动物,最常见的是狗,经过细评估和功能培训,在医疗环境如养老院或生命末期关怀机构的住院部发挥作用。动物是温和而宁静的,不怕陌生人,不会被轮椅、托盘以及其他类似设备突然发生的噪声惊吓。已证明,动物可为患者和照顾者带来平静感,并且常常可以起到化解危机的作用。抚摸动物温柔的皮毛是一种触觉体验,往往为患者带来童年愉快的记忆。合适的动物可以是团队非常有用的成员。

第一部分 生命末期患者关怀的准备工作

（六）多学科团队的辅助成员

1. 药剂师　药物顾问为接受生命末期关怀服务计划患者服用的药物提供定期审查。通常情况下，患者因各种症状接受多种药物治疗，其中某些药物有相互作用。药剂师应提醒临床医师注意，药物间可能发生的相互作用，并建议以替代治疗的方法处理难以治疗的症状，向工作人员介绍可用的最新药物。

2. 执业护士　执业护士（NPs）的工作增强了卫生保健服务系统，也增加了生命末期关怀和姑息性治疗的参与。作为 2003 年的医疗处方药的改进和现代化法案的一部分，国家医疗保险生命末期关怀福利中，将"主治医师"改为包括执业护士，即执业护士可实施自己的业务，和主治医师一样得到报酬。然而，禁止执业护士判断终末期患者的预后、需要生命末期关怀服务的住院时间和制订治疗护理计划，此类工作仍然是医师的职责。可为医院和养老院内患者的问题提供咨询，如伤口处理以及生命末期关怀和姑息性医疗服务需要的专业服务。最近，执业护士作为姑息性治疗顾问与医师共同为生命末期关怀机构、养老院以及在家中的患者服务。然而，必须指出，一些生命末期关怀机构不会为雇用的执业护士所做的注册护士的工作付报酬，也不能为在生命末期关怀医疗主任或医师监督下提供执业护士一般的服务付额外的报酬。

3. 其他人员　营养师可以帮助患者及其家人选择最佳的热量摄入，以及各种替代方案。物理治疗师和职业治疗师可协助生命末期关怀机构的工作人员，尽最大限度地提高患者的功能，外伤专家可以提供治疗难以愈合伤口的替代方法。替代疗法如按摩疗法、治疗性触摸和芳香疗法的应用正在日益增加，生命末期关怀机构经常帮助这些领域从业者的工作。

五、结　论

正如在概论中所述，作为生命末期关怀多学科团队成员的医师的作用，不是医师习惯的传统工作。医师必须把自己看作团队成员，需要与其他卫生保健专业人员有高水平的合作和互动，与在其他方面的医师职业生活不同，需要改变思维观念，从接受患者会发生死亡到尽力保证终末期患者最佳的生活质量的正确概念，而不只是延长寿命。这需要与多学科团队的其他专业成员，与治疗患者的医师和管理患者的医师定期讨论。

医师必须有对他们的工作被提出质疑的准备，并能够证明他们为患者所提出的治疗不仅是被医疗实践接受，而且是有益的。有时，他们可能要处理某些抱怨如"不，这不是最好的，也不是患者想要的，你们不应该这样做"。

多学科团队各个医师和其他成员之间的关系必须不是对抗性的关系。生命末期关怀与姑息性治疗领域还是比较新的领域；实践中，医师和其他医疗保健领域的专业人员对照顾垂死患者的姑息性治疗的意见可能有分歧。医师应以愿意合作的态度，重要的是关心患者的福利，将与生命末期关怀与姑息性治疗机构工作人员的共同工作，看作是提高自己医疗护理知识和技能的方法，而能为疾病终末期患者提供最佳的生命末期关怀和姑息性治疗护理服务。

参 考 文 献

Centers for Medicare and Medicaid Services(CMS),HHS：〔CMS-3844-F〕,RIN 0938-AH27,Medicare and Medicaid Programs：Hospice Conditions of Participation,Final Rule. Federal Register,Vol. 73,No. 109,Thursday,June 5,2008,Rules and Regulations.

Centers for Medicare and Medicaid Services(CMS),HHS：Change to the Physician Certification and Recertification Process,§ 418. 22. In：〔CMS-1420-F〕,RIN 0938-AP45 Medicare Program；Hospice Wage Index for Fiscal Year 2010,Final Rule. FR Doc. 2009-18553 Filed 07/30/2009 at 4：15 pm；Publication Date：08/06/2009,pp. 82-93.

Gade G,Venohr I,Conner D,et al；Impact of an inpatient palliative care team：A randomized control trial. J Pall Med 11：180-190,2008.

National Hospice and Palliative Care Organization：Billing for nurse practitioner services. http：//www. nhpco. or/files/public/billing for np services. pdf. Accessed August 18,2009.

Taylor DH,Ostermann J,van Houtven CH,et al：What length of hospice use maximizes reduction in medical expenditures near death in the US Medicare program? Soc Sci Med 65：1466-1478,2007.

Team manager job description,policy 9：10. In：Vitas Policy Manual,Miami,Vitas Healthcare,2008.

Vitas consultant pharmacist job description, policy 9：29. In：Vitas Policy Manual,Miami,Vitas Healthcare,2004.

Vitas nurse, LPN/LVN job description, policy 9：14. In：Vitas Policy Manual,Miami,Vitas Healthcare,2007.

第 5 章

生命质量和治疗结果的定量评估

Melanie P. Merriman　　杨兴生　译　孙静平　秦速励　校

一、引　言

医疗保健的质量由两个因素决定，即医护人员的工作以及为患者及其家人采取的治疗措施的结果。根据医学研究所的定义，医疗保健的质量可以被定义为"为个人和群体医疗保健服务使健康情况改善的程度，与目前的专业知识一致"（跨越质量鸿沟：IOM 保健质量倡议，2001）。

如果将评估集中在患者及其家人的感受，则可能忽视评估生命末期关怀治疗结果的重要性。疾病终末期的患者，其定义是不能"治愈"的患者，即使没有期望"治愈"，但或有满足患者延长寿命愿望的方法。也可以为这些患者缓解症状，提高生命质量，与

患者及其家人共同做出有关治疗的决定，持续的治疗护理，提供情感和精神上的支持；可以缓解患者家人的焦虑，提高他们应对其他结果的技能。

本章讨论评估的结果，包括生命末期关怀治疗和生命质量的评估。生命末期关怀和姑息性治疗方案（包括医院和门诊）是为疾病终末期患者和他们家人的主要设置。因此，它们的服务机构，最有可能应用评估生命末期关怀结果的措施。然而，为疾病终末期患者服务的医疗护理人员应考虑如何得到患者所期望的结果，为了提高对患者的医疗护理质量，临床医师可能需要评估其结果。此外，生命末期关怀或其他姑息性治疗机构的工作人员，需要很好地了解所期望的结果，以及评估不同机构提供的治疗护

理质量的方法。

收集评估质量的数据是为了提高疗效。对于患者和临床医师，评估结果中须提供有关治疗护理的有效性和质量的信息。患者是否从治疗中获益？是否有其他更好的治疗？对研究而言，结果的数据，有助于揭示所用治疗的有效及安全性和成本效益。从支付者和消费者的观点看，质量数据还可以用于成本核算。当服务机构出示结果时，消费者可以对服务机构提供的质量和价格做比较，服务机构须对提供医疗护理的质量和疗效负责。

二、治疗结果定量评估的困难和条件

（一）评估的内容

生命末期关怀须接受内部（质量改进，证据基础上的开发）和外部（责任）的其他组织性质相同的医疗卫生机构对生命末期患者治疗结果的评估，但有某些独特的挑战性。通常情况下，是评估患者在疾病或治疗过程中发生的改变。通常，须评估（以不同方式定义和评估）患者在治疗前、治疗期间（如化疗）、疗程结束后（出院、门诊或康复护理后）的健康状况。但疾病终末期患者的身体和功能状态都已下降。因此，"通常"的措施很少能为生命末期关怀治疗结果提供有意义的数据。

（二）决定评估的人群

评估生命末期关怀治疗的结果中，困难的是确定应该评估哪些患者。虽然某些疾病的预期寿命是明确的，但预测生命的最后时限非常困难。琼·特诺博士和同事们称此为共同问题。虽然有很多著作提到决定预后的复杂性，特别是对于非癌症的患者，事实上，在生命末期关怀机构中，对识别预期寿命为6个月或以下入院的患者的良好记录，提示有助于验证此类患者有准确的标准。试图将此标准列入临床指南，使其规范化；然而在有关的标准中未包括如心理、情感和关怀精神，仅保留预期寿命仅有数月的患者。

生命末期关怀改善中心（center to improve care of the dying）的 Joanne Lynn 建议，医疗保健机构，特别是医师，认为生命末期关怀适用于"预期寿命为几个月到一年的重症患者"。生命末期关怀机构可考虑评估符合以上描述的任何患者的生命末期关怀治疗护理的效果和生活质量。在任何时间点，可以对患者在生命末期阶段的数据进行回顾性分析，而无须预测患者的死亡时间。

为了评估治疗结果和生命质量的目的，明智的方法是做广泛的前瞻性评估，然后在分析之前的规定期限内（1个月、3个月、6个月或12个月）将病故患者的数据纳入分析数据部分。尽管我们对应用这些措施评估生命末期关怀治疗的结果感兴趣，但应研究较大的人群，包括仍生存的患者，有许多治疗措施对这些患者的疗效非常好。

（三）评估结果的时间

因为某些指标数据的收集必须在治疗阶段进行，无法完成对患者生命末期关怀治疗措施完成后的治疗护理结果的评估。幸运的是，正在进行评估的优点大于连续数据采集的负担。患者在医疗护理过程中报告的情况最有意义，适用于评估的内容。评估的内容包括不良事件、疼痛和症状的缓解，喜好和符合患者的爱好、生命质量和患者对医疗护理的体验。这些内容能够也应该通过重复评价过程获得，收集的数据还允许分析中间结果，并根据这些结果提高患者的医疗护理服务。

以同样的方式，定期评估患者的生命体征，作为其整体临床情况的指征，也是选择治疗、缓解症状的评估、患者的喜爱、生活质量、患者对治疗护理的体验及生命末期关怀和治疗护理成功的指征；并可据此为指导调整医疗护理计划。

事实上，某些生命末期关怀机构对疼痛的评估作为第五生命体征（图5-1），在图中，表现跟踪患者疼痛的严重程度与检测血压类似。日常治疗护理患者的数据，可以每月或每季度汇总用于评定生命末期关怀治疗护理整体的成功率。新的国家医疗保险制度关于生命末期关怀法规（见下一节）要求收集常规的评估资料，用以评估个体患者的结果，某机构集合的资料，用于评估指定患者群体的疗效。

生命末期关怀的整体经验往往是采用问卷的方式寄给家人或亲密的朋友请他们提供对其亲人接受生命末期关怀治疗的第一手经验。尽管在某种程度上，这是"代理报告"有其固有的缺陷，因家人或亲密的朋友作为非专业照顾者经常参与生命末期关怀护理。值得注意的是，生命末期关怀理念所定义的是"患者与家庭"作为医疗护理服务的单位。研究已显示，参与的家庭成员可以是有关生命末期关怀和生活护理整体经验准确的讲述和报告者。

（四）国家医疗保险对生命末期关怀治疗结果评定的需求和条件

2008年，国家医疗保险和医疗补助服务中心（CMS）颁布了对参与生命末期关怀服务机构的新要求，其中包括质量评估和性能改善的关键性条款。

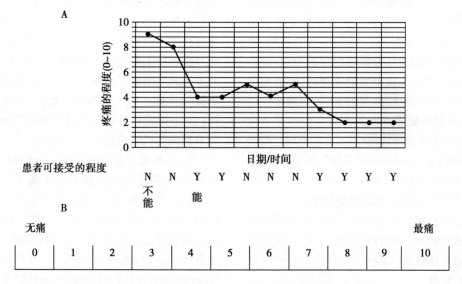

图 5-1　作为第五生命体征的疼痛评估

  A. 将疼痛作为第五生命体征记录在病历上的例子。如同记录其他生命体征一样，至少每日记录一次患者疼痛的严重程度，日期和时间同时记录在特定有尺度的纸上。并将患者疼痛的严重程度，以是否可以接受为准，标记在日期和时间的下方（Y＝能，N＝不能）。B. 是定量衡量疼痛严重程度的例子。此图用的是 0～10 级，有的用 0～5 级的分级法。0 表示无疼痛，10 为最痛。其他的分级可来源于卫生保健政策和研究机构，美国疼痛学会和医学文献

自 2008 年 12 月 2 日起，经国家医疗保险认证的生命末期关怀机构，必须收集常规评估个别患者治疗护理计划结果的数据。并需要进一步汇总这些数据，用这些信息跟踪整体人群的医疗服务结果的趋势。重要的是，国家医疗保险和医疗补助服务中心没有鉴定所需的措施，相反，让每个生命末期关怀服务机构鉴定他们探索最佳性能和疗效最有用的措施。这些要求鼓励唯一适合评估生命末期关怀结果的措施持续发展；其中许多开发的措施可以用在任何护理设置，不只是在收容所。

  国家医疗保险和医疗补助服务中心通过医师质量报告倡议组织（PQRI）发送生命末期关怀治疗的报告，为自己创业医师提供了一个机会。设定了一套评估质量的措施，在特定比例有国家医保接受生命末期关怀患者的服务中，成功地完成报告的专业人士，有资格接受在报告期内支付总服务费用的 1.5％作为奖金（"成功报告"是由医师的报告中评估的患者数和达到评估标准患者的百分比确定）。质量措施的目的之一，是增加预先治疗护理计划的讨论和决定：年龄在 65 岁的患者预先治疗护理计划或代理人的决定，须记录在病历或医疗记录文件中；此预先治疗护理计划是经过与患者共同讨论的，不愿意或不能够参加讨论的患者，须由代理人决定，并将

治疗护理计划记录在医疗文件中。

三、生命末期关怀治疗结果的评估范围

  与评估生命末期关怀治疗结果的时间和方法相同。有意义的结果，必须基于对患者及其家人有真实的价值，并符合终末期患者期望的治疗护理目标。面临的挑战需要界定解决问题的一组措施，需要解决问题的范围包含生理、心理、心理/情感、精神和生命末期时患者和家庭面对的实际情况，以及为生命末期患者提供可能的机会。

（一）用于定义和评估生命末期关怀治疗护理质量的规范

  1995 年末，Support 研究的结果发现在主要的医疗中心的生命末期关怀治疗结果的不足之处；此后，各种医学会、全国论坛、研究人员和祷告小组开始研制生命末期关怀和姑息性治疗质量的规范。1997 年，美国老年医学会起草提出《评估生命末期患者治疗质量的范围》。也是在 1997 年，国家生命末期关怀和姑息性治疗（NHPCO）医学会发表了《面临疾病终末期的患者及其家人的出路》，定义为三个重要的"归宿结局"：安全和舒适的死亡过程，患者自己确定结束生命的权力，有效地安抚家人的丧亲之痛。

  2004 年，全国姑息性治疗质量共识项目（NCP）

（www. national consensusproject. com）发表《评估姑息性治疗质量的临床实践指南》，作者认证了评估姑息性治疗与生命末期关怀治疗质量的八个领域：医疗护理的结构和过程；身体方面的医疗护理；心理和精神方面的医疗护理；文化方面的关怀；社交方面的关怀；精神、宗教和存在问题的治疗护理；生命末期时的治疗护理；道德和法律方面的关怀。2006 年,《全国质量姑息性治疗共识项目》被国家质量论坛（NQF）（www. natioanlqualityforum. org）"采纳"，并发表"国家首选的姑息性治疗和生命末期关怀实践规范"。

（二）评估姑息性治疗结果的措施

认识到生命末期关怀的特性，制定评估其治疗护理过程及独特结果措施的重要性，一些组织已经召集生命末期关怀机构和其他专家开发评估的工具和评估结果的流程。

1. 评估生命末期关怀治疗质量的工具包的仪器（TIME）　从 1996 年开始,Joan Teno 博士及其同事多次召开会议设计并开发评估生命末期关怀治疗质量的工具包的仪器（TIME）。会议期间，参与者审查了评估的关键性领域与现有的评估方法。对评估生命末期关怀的方法中的重点产品进行了验证，测试了专为面试晚期患者以及亲身经历患者死亡的家属而设计的采访仪器。计分的程序支持对生命末期关怀治疗过程和结果的质量评估。

2. 国家生命末期关怀工作组和国家生命末期关怀与姑息性治疗协会　从 1998 年开始,国家生命末期关怀工作组（NHWG）和国家生命末期关怀与姑息性治疗机构（NHPCO）结果工作组，根据患者和面对疾病终末期患者的家属评估最终结果的方式，开发和试点测试了评估生命末期关怀治疗护理服务质量的指标。表 5-1 列出已确定和测试的四项指标。这些措施已在许多生命末期关怀医院与其他生命末期关怀机构应用。

3. 安抚的方案（the peace project）　在 2008 年发表的《生命末期关怀法规的准备工作》中，医疗保险和医疗补助服务（CMS）与卡罗来纳中心（Carolinas center）共同为评估生命末期关怀的质量制定出一系列建议。卡罗来纳中心将此建议初步命名为准备（prepare）、拥抱（embrace）、参与（attend）、沟通（communicate）和授权（empower）的"平安方案"，代表某些目标的措施。项目负责人确定从多个来源可能采取的措施，包括国家质量论坛认可的对癌症终末期患者治疗质量的评估；验证常见症状的评估仪器；国家生命末期关怀与姑息性治疗机构（NHPCO）最终结果的评估（表 5-1）；为医疗保险和医疗补助服务中心（CMS）示范项目的评估；生命末期关怀家庭评估问卷（在此章的后面描述）。《国家质量论坛建议》中（发表在互联网上的地址 www. medqic. org）评估治疗护理结果的范围，以及解决患者安全中不良事件的指征。

表 5-1　国家收容所工作组/国家生命末期关怀组织提出的评估结果的措施

归宿的评估	指　标	评估的方法
患者生命末期时的舒适度	自治疗开始的 48 小时内，疼痛完全缓解患者的百分数	自开始治疗的 72 小时后，患者自己报告
病程中的安全性	有信心在家能安全地照顾患者的家属的百分数	在患者死后的 1～3 个月，以问卷调查的方式由家庭成员报告
自我决定结束寿命	关于住院治疗和心肺复苏措施符合患者意愿的百分数	病历回顾审查是否符合患者或法定代表的意愿
安抚悲伤的家人的有效性	认为得到的服务有效地帮助他们应对失去亲人后变化的家属的百分数	在患者死后 1～3 个月，以问卷调查的方式由家庭成员报告

四、评估生命末期关怀和生活护理
质量的措施和工具的选择

如前所述，大量工作曾经致力于开发评估生命末期关怀和治疗护理结果的方法和质量的指标。如详细讨论所有可用评估的方法导致篇幅冗长，因此，本章将重点描述已在生命末期关怀机构中证明有用的评估过程和方法。

（一）患者舒适度的评估

患者舒适度的评估通常是专注于特定的症状，最常见的（但不完全是）是身体上的疼痛。评估疼痛的方法是由国家生命末期关怀工作组（NHWG）和国家生命末期关怀与姑息性治疗机构（NHPCO）结果工作组开发的（见本章前面所述），用的是两个分类变量,而不是严重程度分级表。询问患者是否因为疼痛就诊;经治疗 48～72 小时后,患者的疼痛是否减轻到可以接受的水平。这项措施受到国家质量论坛的支持并已被用于质量改进的指标。

在整个医疗护理过程中,利用有效的症状评估分级,对患者的症状进行定期的(每次访问,每月或患者症状重时更频繁)评估,提供的纵向数据,可用于制订对患者个体或群体的最佳治疗和结果的监测。记忆症状评价量表和 Edmonton 症状评价量表是常用的两个例子。国家家庭护理和生命末期关怀协会开发的工具,用于评估生命末期关怀患者治疗的结果,是否符合国家医疗保险质量评估和性能改善的要求。在生命末期关怀和治疗护理中,一个经常被忽视,但很重要的问题是在评估症状的严重程度中,患者自我确定疼痛的阈值问题。许多疾病终末期的患者,会考虑到减轻症状药物的不良反应,怕不良反应会影响他们与家人的交流或从事"未完成的事宜"的能力;或因文化或宗教的原因可能拒绝服药。因此,对于任何特定的症状舒适度的评估,可能受到患者主观因素的影响。

美国疼痛协会已颁布将评估疼痛作为第五生命体征。询问患者疼痛的程度,严重的程度是从 0(无疼痛)到 10(非常严重的疼痛),并同自我认定的疼痛阈值概念一致,报告疼痛程度的可接受性。收集数据中,使用该方法可以用来确定平均的疼痛程度在治疗中是否减轻,最初的疼痛程度定为轻度(1～3),中度(4～6)或严重(7～10)。

为患者的调查而开发的"用于测量生命末期关怀和生活护理质量的工具包"项目中提出另一种评估的方法。针对患者认为最严重的两种症状,然后询问有关这些症状的三个问题:①症状是否经常发生;②症状的严重程度;③这些症状产生多大的痛苦。TIME 调查还包括其他几项有关的治疗疼痛的问题,包括患者是否等了很长时间才用镇痛的药物。此类患者的经验往往显示直接影响结果的过程。

(二)患者的安全性

虽然患者的安全一直是医疗质量的重要组成部分,在 21 世纪的早期,部分是由于医学研究所的两项研究"跨越质量鸿沟和犯错是人之常情"的结果,患者的安全成为质量改进的重点。后者强调在美国医疗差错的发生率惊人。评估患者安全的经典方法,不良事件的发生率和患病率,适用评估生命末期关怀的质量。在疾病晚期患者中,应记录的不良事件包括:医源性感染、用药错误、跌倒和非跌倒性损

伤,以及更可怕的事件如自杀或身体功能的意外丧失。在生命末期关怀和治疗护理中,患者的安全包括以不危及患者或护理者的方式,保存患者的独立性和日常生活活动的能力,对家庭成员的教育要有信心,使其成为更有能力的护理者。在国家生命末期关怀工作组(NHWG)和国家生命末期关怀与姑息性治疗机构(NHPCO)成果工作队设计的衡量家属对在家中能安全地照顾生命末期患者信心的度量表中,安全死亡的结局被作为评价的一个指标(表 5-1)。

(三)自主性:满足患者及其家人的意愿

医疗保险和医疗补助服务中心(CMS)的医师质量报告系统(PQRI)中医疗护理计划评估的结果,以及经国家生命末期关怀和姑息性治疗机构(NHPCO)均将"自定结束寿命"定为第二个最终结果,"NHPCO Pathway for Patients and Families Facing Terminal Illness"证明自主性和与生命末期患者及其家人共同为治疗护理质量做决策的重要性。

由国家生命末期关怀工作组(NHWG)/国家生命末期关怀和姑息性治疗机构(NHPCO)特别工作组起草的指标是:评估患者的住院和心肺复苏(CPR)与患者(或法定代表人)的选择一致的频率(表 5-1)。医师质量报告系统(PQRI)中关于意愿和预先医疗护理计划与患者讨论记录的百分比,为评估的过程而不是结果;此种谈话是达到患者自我决定结束生命结果中,必不可少的先决条件。

(四)生命质量

生命质量的评估日益受到医疗保健者的欢迎,尤其是作为评价实验性治疗的成本-效益比的一种方法。已知疾病终末期患者的生活时间有限,生活质量成为医疗保健的首要目标。

通常,对与健康相关的生活质量的评估,被设计为评估疾病或治疗对患者生活和功能的影响。事实上,许多与健康相关的生命质量的评估是对患者的功能(身体、情绪与社会)和生命质量的评估,两者是成比例的。身体健康和功能状态显著下降的患者,其他领域的生命质量必受到限制。例如,对疾病终末期患者的研究表明,患者的精神状态是整体生命质量的主要决定因素。因此,评估这样的患者的生命质量,必须用适当的工具。

严格定性和定量的研究,已经确定评估疾病终末期患者生活质量的关键部分,以及定量评估的仪器。表 5-2 列出了评估生命质量中有效和可靠的部分。作者认为其中的两点是关键:主观性(由患者报告)和患者对各领域生活质量的重要性的评级。

表 5-2　评估生命质量工具的关键性特征

具有临床实用性、定义明确的构建
自我报告，而不是观察者的主观评估
多方面的评估，包括人格健康和功能相关的领域，以及心理、情感和自我的精神状态
为权衡评估结果者提供计分报告
评估生命末期关怀的正面和负面经验
"敏感性"包括措施的有效性，以及"实践"中的适用性和实用性，包括易于应用和计分
可作为鉴别的工具，用于测量组间的差异，又可作为评估的工具，用于评估个体随时间的变化

* Adapted from Byock IR, Merriman MP. Measuring quality of life for patients with terminal illness:The Missoula-VITAS quality of life index. Palliat Med,1998,12:231.

　　Missoula-VITAS 生命质量指数（MVQOLI）专门设计了用于对疾病终末期患者生命质量的评估。它是基于 Byock 的人生成长发展的理论概念。Byock 医师描述了人在死亡之前完成目标和任务的概念（表5-3），并假定完成目标和任务，即为生命质量的提高。在生命末期患者中使用本仪器的研究结果支持这一概念，换言之，疾病终末期患者的生命质量主要不是由身体或功能状态确定。

　　Missoula-VITAS 生命质量指数（MVQOLI）是为患者自我评估设计的问卷调查，收集与患者生命质量有关的五个方面中的三类信息：症状、功能、人际关系、情感幸福感与超越。在每方面，患者被问到的问题包括：评估他们的主观感受、对感受的反应和对生命总体质量的重要方面。独特的计分方案的"权重"是根据每个方面的重要程度计分。Missoula-VITAS 生命质量指数，已作为在医疗护理计划过程中，评估须优先考虑和治疗措施的有价值的工具。该工具用于治疗护理过程中的周期性间歇期，其数据揭示在每个域中的个别患者或群体的治疗结果。

　　疾病晚期患者生命质量的评估［the measure of quality of life at the end of life（QUAL-E）］是基于对患者、家属和卫生保健工作者的定性研究中，对"安详的死（good death）"的定义设计的。Karen Steinhauser 及其同事认为：疼痛和症状处理、对死亡的准备、实现完美的感觉、以及被视为一个"整体的人"，对所有群体很重要。患者也确认在精神上被意识到不是负担、帮助他人、平安地归属于神非常重要。Missoula-VITAS 生命质量指数收集患者有关身体症状或问题、参与医疗保健、未来的考虑及寿终的信息。查询患者，每个项目对整体的生命质量的重要性。

表 5-3　生命末期时感受和任务

完成世俗事务的感觉
转移财政、法律和正式的社会责任
社会关系的成就感
停止了多重的社会关系（雇员、商业、组织、教会）。其中包括表达遗憾，表达感激之情和接受的宽恕
生命末期告别
关于个体生命的意义感
生命的回顾
"个人故事"的讲述
知识和智慧的传输
自我的爱情经历
自我确认
自我宽恕
对他人的爱
接受的价值
结束与家人和朋友关系的感觉
在每个人之间重要关系的结束中，得到充分的交流
任务包括表达遗憾，接受宽恕，感激和欣赏
告别；告别的话
接受生命的终结
确认个人死亡和消失的痛苦经历，代表个人整体的丧失
垂死代表个人悲剧深度的表达
从世俗事务和有持久连接的感情投注中撤出
接受依赖心理
超越个人失落的新自我（人格）的感觉
对一般生活意义的感受
实现敬畏感
超然境界的识别
发生/达到混沌的舒适感
对超越和未知的放弃

（五）治疗护理的连续性和协调性

　　评估治疗护理的连续性具有精确概念的定义。"治疗护理的协调性"和"治疗护理的连续性"的术语往往交替使用，很难区分的部分原因是因为它们是相互依存的。连续性被描述为"系列"连接治疗护理的事件，与治疗护理的协调不同，协调是治疗护理的各个组成部分之间的关系。为了明确两者的区别，我们建议将治疗护理的协调定义为联系各个生命末期关怀机构的交流过程，而每次给予患者的治疗护理事项之间的连接称为连续性。两者是相互依存的，没有协调性就不可能有连续性，个体和参与的机构提供的治疗护理有连续性，协调就更容易。虽然，两者在生命过程的任何时间段对高质量的治疗护理服务都很重要,但对于寿命迅速缩短的疾病终末期的患者,尤其重要。

美国社会关于生命末期关怀和治疗护理质量的概论包括"医疗保健治疗护理服务机构之间持续存在的关系是基于信任、可靠和有效的沟通"作为治疗护理连续性的基础(Lynn,1997)。连续性的其他元素是促进治疗护理协调的系统和过程,减少重复的数据、诊断程序以及治疗方法。连续性治疗护理的指标包括对其过程和结果的评估。评估过程的指标可能包括:①各医疗机构在患者的整个医疗护理过程中,应用一种易于应用的电子病历或以纸张为基础的医疗护理计划记录;②重复的实验室测试数据。结果最好的指标是患者及其家人根据他们连续的感受在问卷调查中的看法。上述提到的测量生命末期关怀和生活护理的仪器工具包(TIME)中对家属关于患者"死后"的调查上面提到的包括护理连续性评估的项目。此外,Gerteis 和其同事在他们的著作《通过患者的眼睛》一书中为连续性措施提供了极好的描述。

(六)患者和家属的体验

也许,对疾病终末期患者医疗护理结果衡量的关键,是患者及其家人所经历的医疗护理、死亡和死亡之后支持的自然感受。许多医疗保健机构应用满意度调查获取患者对医疗护理的看法,但典型调查(请患者评估护士的护理质量,或他们对症状处理的满意程度),可能会产生误导。对生命末期关怀和治疗护理的满意度与期望(确切地说)密切相关,而在所有医疗保健机构(比较普遍)对患者及其家人的期望往往是相对不知情,因此,即使在医疗护理过程中所包含的最佳的治疗或服务内容不多,满意度评分往往也很高。例如,有研究表明,患者及其家人认为"满意"或"非常满意"的评分,实际上经常是医疗保健机构认为不合格的医疗护理质量。

由于患者及其家人对于生命末期关怀和治疗护理的期望、目标和需要有很大的不同,医疗护理服务质量更准确的指标是患者及其家人的感受,而不是满意还是不满意。Gerteis、Cleary 及其同事描述采用以患者为中心的"报告"要求服务机构衡量治疗护理质量符合预设标准的情况(图 5-2)。典型的满意度调查须询问患者及其家人是否满意对疼痛的处理。这类问题需要受访者知道可以预测的疼痛缓解的程度,以及如何判断服务机构可实施治疗的优劣。以患者为中心的报告项目,会询问患者是否有疼痛、疼痛发生的频率和程度。以这种方式调查,服务机构仅了解处理疼痛的结果,而没有要求患者及其家人对医疗护理的质量做出判断,也没有了解消费者的期望。

医师和护士与你谈过关于你的疼痛的治疗吗? 他们谈到的事项你能理解吗?

○ 是　　○ 否

你和你的医师是否做出为确保你能遵循你的药物治疗的计划?

○ 是　　○ 否

图 5-2　以患者为中心的报告中的调查项目,探讨接受治疗护理患者的经验和感知的两个例子。注意,该项目不是问患者对他们的医疗护理质量满意或不满意。相反,受访者只需要说明是否发生过某些活动(修改自"患者的采访"。用以衡量生命末期关怀和生活护理的仪器工具包)。(Modified from the"Patient Interview,"Toolkit of Instruments to Measure End-of-Life Care,www. chcr. brown. edu/pcoc/toolkit. htm.)

作为评估生命末期关怀和生活护理的工具包(TIME)开发的部分项目包括对患者经历的感受的问卷调查,是用于对正接受医疗护理患者的调查。问卷调查对于生命末期的患者,基于伦理和实际的原因不切合实际。即使患者能够回答,也必须权衡收集信息的利弊。更常见的是对参与生命末期关怀和治疗护理的家人或朋友做问卷调查。

生命末期关怀治疗的家庭评估(FEHC)是通过国家生命末期关怀和姑息性治疗机构(NHPCO)和布朗大学的研究人员合作开发的,用"以患者为中心的报告"的问题对生命末期关怀和治疗护理的过程和结果做质量评估。该问卷调查的项目是根据对于"患者病故后"最初开发的问题,作为上述测量生命末期关怀和生活护理工具包(TIME)项目的一部分。该生命末期关怀护理的家庭评估项目是经过可靠性和有效性的测试,被认可的。尽管名为评估生命末期关怀的工具,此项问卷调查也适用于其他医疗机构的治疗结果,其中有些项目已用于国家级对不同机构,包括个体营业者,生命末期关怀治疗护理经验的比较研究。该生命末期关怀治疗护理的家庭评估已获国家质量论坛认可,可为公共应用。

该生命末期关怀护理的家庭评估项目已在全美国的生命末期关怀机构中应用,通常是在患者死亡后8~12周寄给其家人。为国家生命末期关怀和姑息性治疗机构(NHPCO)的工作人员,可以进入网络系统中基于问卷资料的数据库,并可得到数据库提供的个别机构的绩效报告,以及根据所有机构报告的数据比较报告。

(七)丧亲之痛的疗效

因为丧亲之痛是生命末期关怀机构,还是安抚悲伤者专业人员的责任尚不明确,对丧亲之痛疗效的评估尚待解决。像所有结果一样,丧亲之痛的结果取决于医疗服务机构从开始到患者死亡后提供服务的全过程的质量,为了改善安抚复杂的悲伤的结果,其过程包括患者死亡之前和之后(见第17章)。

国家生命末期关怀和姑息性治疗机构(NHP-CO),有关疾病终末期患者及其家人的处理中认为"深切的悲伤"是最终结果的后果,其重点在于丧亲之痛。此后果包含家属和患者,两者都经历丧亲的悲伤。但是,重点是其家人,他们需要在失去心爱的人的家中继续生活。安抚丧亲之痛的结果包括恢复工作或恢复社会作用。国家生命末期关怀工作组(NHWG)/国家生命末期关怀和姑息性治疗机构(NHPCO)特别工作组设计评估丧亲之痛疗效的方法是通过患者家庭成员的自我报告,了解他们丧失亲人之后相应的变化。数据的收集是通过患者死亡后对家人的调查。其他评估悲痛对个体的影响和从悲伤中"恢复"良好的工具包括悲伤经验量表(Sanders及其同事)和悲伤分辨率指数(Remondet及其同事)。

五、举例:工作中生命质量和结果的评估

生命末期关怀治疗结果和生命质量的评估策略,简单地应该看作是一个加法。成功的方案是可选择少数项目的评估方法,并有其自身的特点,对患者、家人、专业的医护人员都有意义,而且易于应用,提供的信息将有助于获得更好的医疗护理质量。生命末期关怀机构选择的措施应基于评估生命末期关怀和治疗护理计划的主要目标,而能显示该方案的基本价值观。

下面的例子说明了在生命末期关怀医院,姑息性治疗和其他机构对疾病终末期患者治疗结果的评估。这些例子说明生命末期关怀服务机构已为评估生命末期关怀和治疗护理的结果做出努力,并为采集有用的数据设计出成功的策略。

(一)生命末期关怀服务机构

在20世纪90年代中期,几个生命末期关怀服务机构开始评估与临床状况、生活质量和满意度相关的结果。当评估症状处理的结果时,生命末期关怀服务机构通常用患者自报疼痛的严重程度和(或)对疼痛处理的满意度。对生活质量的评估,应用了几种不同的工具,但Missoula-VITAS生活质量指数最受欢迎。评估医疗护理质量中,应用最广泛的是生命末期关怀的家庭评估(FEHC)。

在两个不同的生命末期关怀机构,设计的方案应确保所有符合要求的患者以相同的方式报告处理疼痛的疗效,并在入院后相同的时间点进行。培训工作人员在询问疼痛处理问题时使用的语言,主管护士在患者入院时应告知评估的方法。一位工作人员,每天将患者报告的疼痛程度(由世界卫生组织建议的0~10级)用电话语音应答数据输入系统中央数据库。另一位工作人员,将患者的疼痛是否缓解到可以接受的程度(采用10分制法)在项目中报告。由护士在常规巡视患者的过程中收集数据,并记录在常规评估过程的表内。所有工作人员可立即获得护士用电话输入的患者的信息,在晚上或周末也可从电话中得到患者的信息。并可用扫描的形式将记录的数据送到承包公司将数据输入、存储、分析应用。在两个生命末期关怀机构,按季度做患者群体的数据分析,以确定整体对疼痛治疗的疗效。临床主管用本季度绩效评估的数据,确定是否需要改进治疗计划。在由一个承包公司收集数据的情况下,报告可被用来设定疗效的基准,管理人员可以将治疗结果与其他生命末期关怀机构的结果比较,以取得改进的经验。

这些相似的生命末期关怀服务机构,都用Missoula-VITAS生命质量评估生命末期关怀和治疗护理的质量。在可以完成的患者中,在入院时采集指数,以大约1个月的时间间隔重复采集。如果患者不愿或无法完成,由工作人员记录信息。该指数的设计是为了在常规巡视患者的过程中应用。通常,对这些资料的讨论对治疗有重要的影响(第14章)。

选择Missoula-VITAS简化的生命质量指数(MVQOLI),有单一的整体生命质量评分。本组以季度为基础,分析患者整体人群的数据。其他应用Missoula-VITAS生命质量指数(MVQOLI)的加长版,有五个方面生命质量的子分数。子分数绘制成

"生命-质量条形图"(图 5-3),显示影响患者生命质量的五个方面的改变,显示降低或改善生活质量。

生命末期关怀医疗护理团队可以用处理患者所得结果制订医疗护理计划。

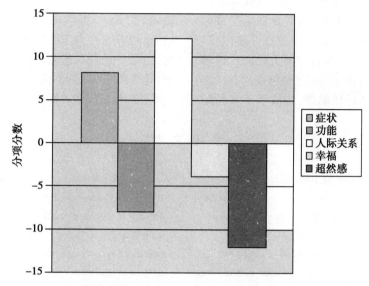

图 5-3 **Missoula-VITAS 生命质量指数的分项分数(Dimensional score)的生命-质量条形图。柱形条的长度表示患者整体的生命质量;通常,这些项目都是患者生命中最重要的领域。正性柱形条(>0)表明生活质量改善;在零以下的负性柱形条表明生活质量降低**

为了评估对医疗护理的满意度或看法,生命末期关怀组选择在患者死亡后,将调查表邮寄给家属。将调查的内容以扫描的形式送回到中央处理部。调查扫描的硬件和软件都被用于制作月度和季度的总结。数据反馈给医院的工作人员以改进医疗护理质量。

(二)医院和医疗中心

始于 1997—1998 年,国家医学中心提出了评估姑息性治疗质量的指征,此举表明了国家为改善疾病终末期患者姑息性治疗的努力。这些措施的大部分是评估姑息性治疗的过程(是否有预先制定的医疗护理计划? 在医疗护理计划中是否有处理疼痛的计划?),其重点是对为达到预期结果过程的评估。

在 2002 年 10 月到 2003 年 9 月间,美国卫生系统联盟(UHC)组织 35 家医院进行了为评估医护人员在评估姑息性治疗中是否遵循 11 项"评估服务质量的重要措施"的基准资料研究。评估的内容包括:症状的评估、症状减轻的程度、患者陈述用阿片类镇痛药的情况、患者主诉的记录、心理评估、患者及其家人讨论治疗护理的记录和出院计划。通过回顾性查阅病历收集数据,作者的结论是符合评估服务质量的指标与"质量改进、降低成本以及住院时间"相关(Twaddle 等,2007)。

从 2004 年开始,另一个国家医疗服务机构与几

个州的医院提出一项为改善住院患者姑息性治疗质量的倡议。作为该倡议的一部分,该组织确认几项姑息性治疗结果,以及收集数据的方案和在选定的试点地区实施的报告。该倡议适用于所有接受姑息性治疗的住院患者参考。评估的过程和结果包括:召开家庭会议并在 48 小时内转诊患者的百分比、接受姑息性治疗咨询后 48 小时内疼痛水平到达 3 级或以下(疼痛水平 0~10 分级)患者的百分比,以及接受由合格的专业人员提供精神治疗的患者百分比。收集所有的试验点的数据并比较,以及对措施的有用性和采集数据的负担的反馈。试点的结果被用来修改整个医疗系统实施的措施和评估过程。

(三)医疗保健人员

在大学医院的临床肿瘤科的从业者,患者每次就诊时,应在患者见医师和护士之前完成对症状的评估。应定时对症状的严重程度进行评估,以确保尽可能地保持患者舒适。此外,人群的数据可被用以确定特定患者人群的症状。

在其他两个社区医师收集的症状数据可用作参加临床试验的部分资料,用于评估症状治疗的结果。

六、总结和结论

死亡不是生命末期关怀和治疗护理的唯一结

果。即使疾病不能治愈,其预后也有限,但我们仍可为在疾病终末期的患者及其家人和朋友做很多事。提供生命末期关怀治疗护理的专业人士,有责任帮助患者及家属设定现实的目标,然后评估这些目标实现的情况。尽管在上述的讨论中存在许多困难,评估各种医疗机构中,接受生命末期关怀治疗护理患者的生命质量和其他治疗结果还是可能的。广泛应用的、可靠和有效的评估结果,将被用于多种用途。评估的资料将确保患者得到最好的治疗护理,当然也会向患者及付款人证明生命末期关怀的价值。数据也将为姑息性治疗和已证实的最佳治疗提供证据。最后,可能还有对社会的潜在影响。日益增多的患者在生命末期时得到很好的医疗护理,服务的目的是符合每位患者的需要和改善他们的生命质量,其结果将使以后的疾病终末期患者,对医学界提供卓越的生命末期关怀治疗护理能力的信心增加。

参 考 文 献

Carolinas Center for Hospice and Palliative Care (Cary, NC). PEACE Project Summary (and hospice quality measures). www. medqic. org(click on hospice). Accessed November 14,2008.

Connor SR,Teno JM,Spence C,Smith N:Family evaluation of hospice care:Results from voluntary submission of data via website. J Pain Symptom Manage 30(1):9, 2005.

Haggerty J, Reid R, Freeman G, Starfield B, Adair C, McKendry R:Continuity of care:A multidisciplinary review. BMJ 327(7425):1219-1221,2003.

National Quality Forum (NQF):A National Framework and Preferred Practices for Palliative and Hospice Care Quality. Washington,DC,NQF,2004.

Reid RJ,Haggerty J,McKendry R:Canadian Health Services Research Foundation,Canadian Institute for Health Information Advisory Committee on Health Services of the Federal/Provincial/Territorial Ministers of Health: Defusing the Confusion:Concepts and Measures of Continuity of Healthcare. Ottawa,Canadian Health Services Research Foundation,2002.

Saultz JW:Defining and measuring interpersonal continuity of care. Ann Fam Med 1(3):134-143,2003.

Schwartz CE,Merriman MP,Reed G,Byock IR:Evaluation of the Missoula-VITAS quality of life index—revised: Research tool or clinical tool? J Palliat Med 8(1):121-135,2005.

Steinhauser KE,Bosworth HB,Clipp EC,et al:Initial assessment of a new measure of quality of life at the end of life(QUAL-E). J Palliat Med 5(6):829-842,2002.

Steinhauser KE,Clipp EC,Bosworth HB,et al:Measuring quality of life at the end of life:Validation of the QUAL-E. Palliat Support Care 2(2):3-14,2004.

Teno JM,et al:Toolkit of Instruments to Measure End-of-Life Care. http://www. chcr. brown. edu/pcoc/toolkit. htm. Accessed November 12,2008.

Teno JM,Clarridge BR,Casey V,et al:Family perspectives on the last place of care. JAMA 291(1):88-93,2004.

Twaddle ML,Maxwell TL,Cassel JB,et al:Palliative care benchmarks from academic medical centers. J Palliat Med 10(1):86-98,2007.

Williams AL,Selwyn PA,Molde S,et al:A randomized controlled trial of meditation and massage effects on quality of life in people with late-stage disease:A pilot study. J Palliat Med 8(5):939-952,2005.

第二部分

症状的处理

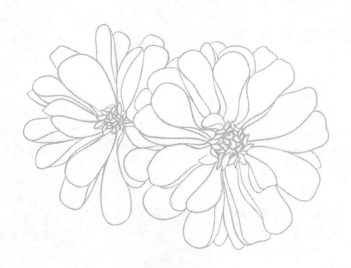

第 6 章

疾病终末期患者疼痛的处理

Tara C. Friedman，Barry M. Kinzbrunner，Neal J. Weinreb，Michael Clark

杨兴生　译　孙静平　校

一、引　言

难以控制的疼痛是疾病终末期患者的实质性的问题。研究已表明，在社区居住的疾病终末期的老年人，有"严重疼痛的问题"者高达 50%，在养老院居住的疾病终末期的老年人，有"严重疼痛问题"者为 45%～80%。据估计，在养老院中，有 1/4 的老年癌症患者完全没有接受疼痛的治疗。有 30% 新诊断为癌症的患者，有急性或慢性疼痛，随着疾病的发展，增加至 60%～80%。基于上述统计，充分缓解疼痛是生命末期关怀质量的五大问题之一，应不足为奇。虽然癌症终末期患者最常合并有疼痛，一些非恶性疾病终末期的患者，包括艾滋病，心脏病的晚期，肺、脑血管疾病，阿尔茨海默病和其他神经变性疾病的患者也常遭受疼痛。一项世界卫生组织(WHO)的大型研究发现，在亚洲、非洲、欧洲和美洲接受治疗护理的患者中，22% 的患者有持续性疼痛。值得注意的是，疼痛患者更可能具有焦虑症或抑郁症。一项对非癌症慢性疼痛患者的研究发现，有74% 的患者社交或娱乐活动因疼痛而受限。最近，对加拿大曾为有中度至重度疼痛患者开处方的医师的调查表明，有 35% 的全科医师和 23% 的对姑息性治疗具有兴趣的医师，"从不"为非癌症的患者用阿片类药物，即使为严重的疼痛。随着"婴儿潮"一代人的"老龄化"，这些疾病的患病率将不可避免地增加。因此，为疾病生命末期期患者的疼痛提供有效的治疗是保健医师日益增强的艰巨责任。

对此问题严重性的关注促使对生命末期患者疼痛的处理立法和建立其他监管措施。于 2001 年，医疗机构评审联合委员会认可在医院、养老院和门诊实施新标准，确保有疼痛的患者"有权"得到适当的评估和治疗，并从入院起对疼痛进行定时的评估和记录。许多其他健康保健组织制定和发表了《国家和国际的疼痛治疗指南》。但是，难以控制的疼痛仍然是疾病终末期患者的最可怕，但治疗不足的症状之一。

二、生命末期患者疼痛有效治疗的障碍

虽然对疼痛有效治疗的指南已被广泛应用，对于生命末期期患者疼痛的处理仍有几个公认的障碍，列于表 6-1，并将在下面讨论。

(一)患者不愿报告疼痛

患者有时不愿意告知医师他们有疼痛，因为害怕被视为抱怨或诈病。年龄较大的患者可能会担心身不由己的住院，被送进养老院，或者如果他们如实报告有疼痛，而有额外的测试或处理。有些患者认为疼痛是疾病发展的指标，而疼痛治疗对他们的疾病无效。这些情况下，患者不愿意告知有疼痛，可能是为了避免增加痛苦的一种保护机制。最后，有神经系统、体力或认知缺陷的患者，可能是因为无法用语言表达。

(二)患者不愿使用阿片类镇痛药

患者常常将用阿片类镇痛药(尤其是吗啡)与接近和即将死亡联系。许多患者及其家人惧怕阿片类药物有成瘾的高风险，认为阿片类药物类似于"街头

毒品"而怕有社会的影响。特别是近年,公众对处方阿片类药物滥用的关注增加。应用美沙酮作为镇痛药特别容易成瘾,需要特殊的辅导。很多患者还顾虑,阿片有不愉快感或难以控制的不良反应,尤其是镇静和便秘。最后,一些患者可能担心,如果阿片类药物开始用得"太早",当疼痛变得很重时,没有其他药物可替代。

表 6-1　疼痛有效治疗的障碍

患者的障碍
　　患者不愿报告疼痛
　　患者不愿接受阿片类镇痛药
　　恐惧药物的不良反应
　　恐惧药物成瘾
　　用药的耻辱感
　　药物和医师的费用
　　坚忍的态度/文化问题
　　认知功能/语言障碍
　　耐受疼痛/绝望
临床医师的障碍
　　对疼痛的评估和再评估不充分
　　接受疼痛处理的教育和培训不足
　　医师不愿用阿片类药物(即"opiophobia")
　　对患者中特定人群的治疗不足
　　　少数民族与非少数民族的比例为 3:1
　　　非手术患者与手术患者之比为 2:1
　　　女性与男性之比为 1.5:1
　　　老年与年轻患者之比为 2.4:1
　　顾虑呼吸抑制导致过早死亡
机构和监管的障碍
　　药房不愿早于规定的时间间隔补充阿片类药物
　　药房对阿片类镇痛药的库存有限
　　美国缉毒局(DEA)和国家对特定处方的限制

(三)医师的教育与培训不足

对医师教育和培训的调查研究显示,从医学院开始到后来的住院医师和继续医学教育课程,传统上对疼痛的评估和治疗的技术的教育和培训不足。审查四本广泛应用的普通内科的教科书发现,有关生命末期关怀治疗护理的有用信息极少,作者认为医师应该从其他来源寻求生命末期关怀治疗护理的指导。于2003年,医学教育联络委员会规定医学院正式实施生命末期关怀治疗护理的教学,最近一项对近年毕业的医学生的研究显示,医学院对生命末期关怀治疗护

理课程的认识和关注已提高。在过去的 10 年,部分医学生认为医学院已分配足够的学时用于疼痛处理的教学,其比例由 34.8% 提高至 55.3%。此种改善是重要的,但进展仍然不足。家庭保健医师需要胜任疾病终末期患者疼痛的处理。有证据表明,临床医师应用本章描述的疼痛处理技术,治疗疾病终末期的患者,应该至少能够使 90% 的患者疼痛缓解或减轻。

(四)临床医师对疼痛的评估不足

预计关于患者 80%~90% 的信息可通过全面的评估(病史和体格检查)获得,疼痛的评估也不例外。适当疼痛评估可提供的基础数据,将决定治疗的方式、用药的剂量和间隔,以及辅助性治疗措施的需要。不幸的是,对技术依赖性的增加,而忽视与患者见面的重要性,削弱了医师和卫生保健专业人员对疼痛和其他主观症状评估的必要的临床技能,而这些症状是无法用机器量化评估的。医疗系统长时间对患者服务的数量的重视,而忽视对患者的综合性服务和服务的质量,使医师直接访问患者对症状做出全面评估得不到鼓励。

(五)特殊患者人群的处理不足

医学文献表明,在某些患者群体,对严重疼痛控制不足的风险比一般人群高。不幸的是,造成此现象最有说服力的原因是卫生保健机构和其他医护人员公开的或潜意识的成见。

少数民族患者难以控制的疼痛,可能比非少数民族患者多 3 倍。在进行同样的髋部骨折修复手术后,发现阿尔茨海默病接受阿片类药物镇痛的患者数为认知正常患者的 1/3。而且,因为手术后患者明显疼痛的原因,有医学疼痛综合征的患者难以控制疼痛,可能是术后患者的 2 倍。性别的差异,女性患者对疼痛的耐受性较男性差可能是事实,因为女性有难以控制的疼痛患者比男性多 1.5 倍。此种性别的差异确实存在,因为无论是男性还是女性患者医护人员询问结果都是如此。老年患者,有难以控制的疼痛几乎是年轻患者的 2.5 倍。可能是由于老年患者对疼痛的报告不足、医护人员认为老年患者提供的信息不太可信,或考虑老年人对镇痛药的耐受可能不好。

(六)医师不愿用阿片类制剂

许多医师因为对阿片类制剂的药理学缺乏了解,而惧怕用药引起的成瘾,像临床上显著的呼吸抑制,或患者的过早死亡。然而,当医师学习并掌握阿片类药物的知识和处方指南后,会了解这些担心是不必要的。对镇痛药耐受性的过度恐惧,导致有剧烈

疼痛的生命末期患者最需要的时候，医师不敢用阿片类药物治疗。然而，应该想到，在生命末期患者最需要的时候早期使用阿片类制剂，才能显示其疗效。其他医师可能只是简单的阿片类制剂"恐惧症"。

阿片类药物和其他物质的监管审查，特别是烦琐的需要一式三份处方的程序也影响这些药物的应用。保证医师为了适当的控制疼痛开的处方，不受特殊检查和惩罚性审查的官方声明受到怀疑。如于1998 年发生在美国佛罗里达州的事故，当时法医指控生命末期关怀服务计划用按常规剂量的阿片类药物导致患者死亡。另一方面，在过去的几年里，医师已成功地起诉为生命末期患者的疼痛治疗不足的案例。这些诉讼阐明需要对处理疼痛的持续教育。现在，一些州需要有关生命末期关怀疼痛治疗的继续教育，并作为医师执照重新登记的要求。

（七）怕成瘾

关于药物成瘾，对绝大多数疾病终末期患者应该不是问题。然而，许多医师仍然混淆身体依赖性和成瘾的认识。身体依赖性是普遍的，是不可避免的对阿片类药物生理适应性的改变，需要继续用药，防止停药时的阿片类戒断反应，通常发生在开始长期使用阿片类制剂后的几天至几周内。对于引起疼痛的原因可以去除的患者，阿片类制剂可迅速、安全地逐渐减少后停用而不需要继续维持。

相反，成瘾是一种心理依赖，患者表现出的行为是对药物的渴求，拼命地获得药物的原因不是为缓解疼痛。成瘾患者的生活方式是尽其所能去购买所需的药物，尽管会有法律、财务和心理上的困难。研究显示，在用阿片类镇痛药的患者发生心理依赖是罕见的现象，仅发生在小于 0.1% 的患者。通常有酗酒或其他物质滥用史和（或）精神疾病史，特别是抑郁症的患者，发生心理依赖性的风险最高，即使是对这些患者，需要小心，并要求专业化管理，但也不应剥夺他们需要的镇痛药物，特别是对经历痛苦的生命末期患者。

（八）惧怕阿片类制剂引起呼吸抑制和过早死亡

虽然阿片类制剂对呼吸中枢有抑制作用，但在治疗过程中，身体很快发生对阿片类镇痛药抑制呼吸作用的耐受性。在开始用阿片类制剂治疗的几天内，阿片类制剂对呼吸抑制的阈值剂量远远超过镇痛的阈值。事实上，因为阿片类制剂的血管舒张和减少前负荷的作用，已传统地用于治疗心肺疾病，如急性肺水肿。阿片类制剂可有效地减轻各种疾病的

呼吸困难，包括慢性阻塞性肺疾病（COPD）和肺癌。已证明，用 25%～50% 的 4 小时阿片控制疼痛剂量的阿片类制剂，可显著减轻呼吸困难，而不降低呼吸频率或外周动脉血氧饱和度。因此，没有证据表明应用阿片类制剂对呼吸状态有负面影响；没有根据害怕用常规剂量的阿片类制剂会加速生命末期患者的死亡。

三、生命末期患者有效的疼痛治疗

尽管如上所述，适当地控制疼痛有障碍，并有严重疾病患者疼痛的发生率高导致的严峻挑战，但是，如果提供很好的治疗，大多数患者（高达 90%）的疼痛可以得到极显著的缓解。建议用于有效处理疼痛的指南概述列于表 6-2，也是本章剩余部分的组织结构图。应用此指南，临床医师应能够消除或显著减轻患者的疼痛，并防止复发，而能显著改善生命末期者的生命质量。

表 6-2　有效处理疼痛的指南

1. 对患者可能经历的疼痛进行全面地评估，并识别和区分疼痛的不同类型和程度
2. 根据患者疼痛的特性，制定用药的剂量和时间
   a. 按照世界卫生组织（WHO）的阶梯办法（见选择适当的镇痛药部分）选择与疼痛严重程度相适应的合适的药物
   b. 对于急性、间歇性疼痛，应用合适剂量，具有起效迅速的镇痛药。其剂量视需要或根据需要时给药（PRN）的基础而定
   c. 对慢性持续的疼痛，应根据每个患者不同的需要，使用合适剂量的镇痛药。作用持续时间长的药物是首选，并应以昼夜为基础按时给予，以防止疼痛复发。对偶发性疼痛或慢性疼痛的急性发作采用突破性的药物治疗
   d. 对于特殊类型的疼痛，例如骨疼痛或神经性疼痛，使用适当的辅助性镇痛药
   e. 当有指征时，考虑用适当的非药物形式的介入治疗
3. 选择适当的、非介入性的治疗途径以满足患者的需要。根据文献报道，90% 以上有慢性疼痛的患者可用口服药物治疗
4. 经常评估患者的疼痛。常规监测和评估是保持疼痛控制良好的最佳方法

（一）定义

了解如何有效处理疼痛的第一步是要有共同的语言。为了实现这一目标，首先要对评估和治疗患

者疼痛所用的各种术语有清楚地定义。

1. 疼痛的定义　国际疼痛研究协会(IASP)对疼痛的定义为"与实际或潜在的组织损伤或损害有关的不愉快感觉和情感感受"。此外,为了进一步澄清这个定义,国际疼痛研究协会指出,疼痛是主观的,每个人对疼痛的定义是根据自己的体验。这意味着患者对疼痛的定义或表达方法,可能与其家人或专业护理人员看待患者的疼痛有很大的不同。这种固有的主观性导致更简单和更实用的定义:疼痛是经历者说感到痛,这就是痛;他说痛仍在,痛就仍在。

医师应相信患者,接受他存在的痛苦,摒弃偏见,是对患者的疼痛有效治疗的第一步。其后,临床医师对疼痛的原因做出评估,帮助患者及其家人、生命末期治疗护理团队的其他成员,制定有效治疗,必需的治疗和干预措施的计划。

2. 伤害性疼痛和神经性疼痛　用病理生理对疼痛分类有助于更好地了解患者症状的病因,并选择最适当的干预措施。疼痛分为两个主要的生理类型,伤害性疼痛和神经性疼痛。伤害性疼痛又细分为躯体和内脏两种亚型。躯体和内脏伤害性疼痛及神经性疼痛的不同特点列于表6-3。

表6-3　伤害性和神经性疼痛的特征

| | 伤害性 | | 神经性 |
	躯体性	内脏性	
病理生理	组织损伤导致直接刺激正常的传入神经末梢 躯体疼痛是由癌变直接浸润骨,由前列腺素介导所致	由牵拉、膨胀或身体内脏的炎症导致痛觉感受器的激活	周围神经或中枢神经系统结构的损伤
疼痛类型	通常易于定位,可能描述为锐痛、钝痛、痛、跳痛或揪心性的痛	不易于定位,可能描述为深层疼痛,痉挛性或压迫感	烧灼样、放射性、刺痛、绞痛、电击样。疼痛可以是持续性或阵发性,并且往往伴有感觉异常、感觉迟钝或超常的痛觉
影响的器官	人体受影响的典型部位包括骨、关节和软组织	内脏器官	脑、中枢神经系统、神经丛、神经根和周围神经
例子	骨转移癌 骨折 肿瘤或侵蚀性溃疡 软组织损伤 关节炎	肠道阻塞导致的脐周疼痛,肝脏转移或胆囊炎引起的肩部疼痛,典型的冠状动脉供血不足引起的左手臂和下颌疼痛	臂丛或腰骶神经丛病变 带状疱疹 糖尿病神经病变 酒精性神经病 带状疱疹后遗神经痛
药物治疗	非甾体抗炎药 类固醇(骨疼痛) 阿片类制剂	阿片类药物 类固醇(瘤周水肿)	阿片类药物不敏感 需要辅助药物: 　三环类抗抑郁药 　类固醇 　抗惊厥药

(1)躯体伤害性疼痛:躯体的伤害性疼痛是由组织损伤直接刺激正常的传入神经末梢导致的疼痛。通常对躯体疼痛性质的描述如下:锐利的疼痛、钝痛、痛、跳痛或揪心性的痛。发生在骨骼、关节和软组织,易于定位。导致躯体疼痛的原因包括骨折、关节炎、烧伤、擦伤、脓肿、肿瘤侵袭的软组织。通常,非阿片类和阿片类镇痛药对躯体伤害性疼痛的疗效都很好,应按照世界卫生组织的阶梯镇痛法应用。由于肿瘤转移导致的骨痛是躯体伤害性疼痛的一种

亚型,很大程度上是由前列腺素介导的,因此适合的处理不仅须用阿片类药物,还须用非甾体抗炎药。

(2)内脏伤害性疼痛:像躯体性疼痛一样,内脏伤害性疼痛是由组织损伤、炎症或牵拉直接刺激未受损伤的传入神经末梢导致。内脏性疼痛会影响内脏器官,因此,难以定位。内脏性疼痛通常描述为深层疼痛,痉挛性或压迫感。内脏性疼痛的实例包括:肝疾病转移或胆囊炎引起的肩部疼痛,典型的冠状动脉供血不足引起的左手臂和下颌疼痛。不好定位

的内脏疼痛的例子是脐周疼痛,可能与胃肠道炎症或阻塞有关。阿片类镇痛药物对内脏伤害性疼痛的疗效很好。

(3)神经性疼痛:神经性疼痛可由于直接损伤周围神经和(或)中枢神经系统(CNS),导致与外部有害的刺激无关的传出神经的释放。通常,神经性疼痛的性质描述如下:烧灼样、放射性、刺痛、绞痛、电击样。疼痛可以是持续性的或阵发性,并且往往伴有感觉异常,感觉迟钝或超常的痛觉。神经性疼痛的原因包括脊柱脊髓压迫,神经丛病变,继发于癌症

化疗的神经毒性,化学和代谢性神经病变如糖尿病、带状疱疹后遗神经痛(PHN)、三叉神经痛、乳房切除术后综合征和假肢疼痛。不同于伤害性疼痛,通常,神经性疼痛对阿片类镇痛药不太敏感,最佳的治疗需要用处方的辅助药,如皮质类固醇、三环类抗抑郁药(TCAS)、N-甲基-D-天冬氨酸(NMDA)受体拮抗药和除了阿片类镇痛药外的抗惊厥药(表 6-20)。

3. 急性和慢性疼痛　根据疼痛发病的性质和持续的时间,可归类为急性和慢性疼痛。急性和慢性疼痛的特点总结于表 6-4。

表 6-4　急性与慢性疼痛的特征

	急性疼痛	慢性疼痛
发作	通常突然	通常已持续一段时间
症状和体征	生理反应:血压增高、心率加速、出汗、面色苍白	生理反应:通常没有
	情绪反应:焦虑加重与躁动	
治疗目标	缓解疼痛,常常需要镇静药	预防疼痛,不应采用镇静药
时间	根据需要(PRN)或根据要求	常规预防计划
给药	往往是标准化	个性化,根据患者的需要
给药途径	肠外/肌内注射/口服/舌下	首选口服

急性疼痛是指突然发生的疼痛,通常有可识别的原因。剧烈的发作导致患者有与自主神经系统功能亢进有关的主观和客观的体征,如心动过速、高血压和出汗。通常,患者有显著疼痛的表现,包括面部表情痛苦、呻吟、哭泣,甚至尖叫。急性疼痛的典型例子包括:跌倒后的骨折、肾结石及术后的疼痛。

慢性疼痛最好的定义为,疼痛已经持续一段时间。虽然,文献通常指的是持续 6 个月,这似乎是不必要的限制,在生命末期关怀和生活护理服务中是不现实的。与急性疼痛患者的表现不同,慢性疼痛患者没有典型疼痛导致的自主神经系统功能亢进有关的主观和客观的体征。相反,他们常常显得冷漠、孤僻、抑郁,导致训练不足或不敏感的观察者怀疑患者是否有疼痛。正是这类患者,其信誉受到质疑,这是疼痛管理不足的最大风险。

鉴别急性与慢性疼痛对于选择合适的治疗方法非常重要(表 6-4)。急性疼痛应根据需要用镇痛治疗,期望消除疼痛的刺激。与此相反,慢性疼痛,必须以原定剂量按时用药,防止疼痛的复发,否则疼痛会持续或恶化。当患者有急性疼痛时,通常需要镇静治疗,因为可缓解焦虑,有助于休息和愈合。对慢性疼痛的患者,不应持续用镇静治疗,因为主要的目的是缓解疼痛,使患者能恢复最大的日常活动。因

为,预计急性疼痛的治疗是短暂的,常用标准的"一次足够量"的镇痛药,也可用肠胃外给药的途径。对于慢性疼痛的患者,治疗很可能是根据潜在疾病持续的时间,持续给药。镇痛剂量必须根据每个患者的需要调整,尽量用非介入性途径,最好是口服。

疾病终末期患者的慢性疼痛常常有急性发作,尤其是疾病过程的进展和发生新的并发症时。此种情况,临床医师必须小心,不要忽视新的潜在疼痛刺激,可能是疼痛急性加重的原因。每一次新的疼痛加剧须对疼痛重新评估,如果有指征,应调整或修改治疗方案。

(二)疼痛的评估

全面评估疼痛的主要组成成分列于表 6-5。由于临床肿瘤学家的调查发现,临床上对 75% 患者的疼痛评估不足,而形成有效治疗疼痛的障碍;因而,强调制定和运用好的评估技能的重要性。

1. 一定要获得完整的病史,最好是来自患者　本质上,疼痛是一种主观的体验,因此,直接从患者所获得的详细病史对成功的疼痛评估是关键。对疾病终末期患者疼痛评估的目的是要达到"痛的诊断",而不是通常"疾病的诊断"。因此,虽然现病史对于理解患者诉说的有关疼痛的信息很重要,而过去的病史可以识别可能不直接与疾病终末期相关的疼痛潜在的病

因,疼痛本身的主要病史至关重要,不可被忽视。有关患者疼痛的特征,可帮助确定疼痛是伤害性还是神经性,或是混合性;是急性还是慢性或叠加在慢性疼痛综合征基础上的急性疼痛导致的恶化。患者可能会有多处或多个原因引起的疼痛,每个疼痛有其特点和需要的治疗。由于患者可能不知道这种复杂性,医师必须保持高度怀疑,采访患者获得详细的病史,以识别所有不同的疼痛。

表 6-5　全面的疼痛评估

1. 必须获得完整的病史,最好是来自患者,特别注意事项
   a. 完整的疼痛史(表 6-6)
   b. 心理、精神和家族史
   c. 用药史,包括不需医师处方可以出售的药
2. 进行全面的体检:重点为
   a. 疼痛的部位
   b. 全面的神经学检查
3. 建立疼痛的诊断或疾病的诊断
4. 根据疼痛的评估,制定合适的治疗护理计划
5. 直接涉及患者和(或)主要照顾者
   a. 向患者(或主要照顾者)解释你的发现
   b. 直接涉及患者(他或她)自己的处理
   c. 建立现实的实现目标的时间表
   d. 经常重新评估患者的疼痛
   e. 监测不良反应和治疗的预期
6. 提供评估疼痛的证明

(1)疼痛的病史:已证明,为了获得完整的疼痛病史,助记装置(PQRST)可提醒需要问什么问题(表 6-6)。

表 6-6　疼痛评估的 PQRST 方法

	含义	举例
P	缓和(Palliative)	什么因素可使疼痛减轻?
	激烈(Provocative)	什么因素可使疼痛加重?
Q	性质	如何形容你的疼痛?
R	放射	疼痛的部位及疼痛放射到的部位。
S	严重性	为 0～10 的计分,疼痛的严重程度。
T	时间	疼痛是持续性的,还是发作性。

P:"P"代表疼痛是缓和的或激烈的,什么情况会影响疼痛的程度? 是否运动、休息、位置、承重,或

活动如洗澡、穿衣、吃饭、吞咽等可使疼痛加重或减轻。确定哪些干预措施,包括现用的或过去的药物,可使疼痛减轻或加重。

Q:"Q"代表质量,即患者感知的疼痛的性质和特点,以及与病理生理学的关系。请患者用自己的语言描述疼痛。因为患者完成此任务可能有困难,临床医师必须熟练地指导患者,但不可过于暗示。开放式问题是可取的,但是,有时可能需要直接询问疼痛是否为锐利的、钝痛疼痛或跳痛(提示伤害性疼痛)或为放射性、锐利的、烧灼样、刺痛(暗示神经病理性疼痛)。

R:"R"代表放射。尽可能地确定疼痛放射到的具体部位。确定疼痛放射到的部位有助于鉴别身体的疼痛是由于内脏的伤害性疼痛,或为起源于内脏的疼痛。在神经性疼痛的病例,放射的类型有助于区别疼痛外周与中枢神经系统病变,并确定神经根、神经丛和皮节。

S:"S"代表疼痛的严重程度。虽然疼痛是主观的,初步评估对治疗方案的选择和监视治疗的反应,对制订更客观、可重复的测量系统,患者体验的疼痛的量化分析很有用。为此目的,请患者根据疼痛的严重程度,将疼痛以 0～10 的数值表达疼痛的程度:0 没有疼痛,10 代表可想到的最严重的疼痛。此方法的效用已被数项研究验证。

T:"T"代表时间。了解疼痛的类型和经历的时间有助于区别急性和慢性疼痛,为了解病因和制订具体的治疗措施提供线索。例如,患者主诉睡觉醒时肌肉僵硬和疼痛,可能需要在睡前用药物,并可能受益于换新的床垫或不同的睡姿。疼痛在午后,配偶或照顾者回家时加剧,可能有心理成分,建议需要进一步探索和心理咨询,而不是增加镇痛药。

当量化患者的疼痛时,临床医师不仅应询问目前疼痛的强度,也要问过去 24 小时和过去几天内,疼痛最轻和最重的程度。使临床医师能更完整地评估整天,而不只是目前疼痛的情况,以便医师做出判断是否需要改进现有的评估或治疗措施。

图 6-1 和图 6-2 说明了一些有助于评估疼痛程度的工具。视觉模拟评分对口头回应有困难的患者,特别是儿童和理解障碍,或认知有局限性的患者特别有用。最常用的工具是一条无明显的层次组成的 10cm(0～10)长的线性图(图 6-1)。也可以由渐变颜色的表表示疼痛的程度,冷色(蓝色)代表最低水平的疼痛,火色(红色)表示最严重的疼痛。患者

可以将感到疼痛的严重程度在上面相对应的部位做标记。另外，患者也可以根据彩色线性图的引导，以口头表达疼痛的程度。

为儿童，阅读或理解数值有困难的患者，设计了Wong/Baker 面部表情定量表（图 6-2）。患者指出最能代表疼痛严重程度的面部表情。临床医师可以记下与面部表情一致的 0～10 个数字，表示疼痛的严重程度。

无论用什么方法评估疼痛的严重程度，重要的是应与测定其他生命体征一样，定期常规评估疼痛的严重程度。所有医疗机构的临床医师应该应用相同的计分法和标准，以促进服务的一致性和连贯性。

（2）心理、精神和家族史：疾病终末期患者适应特殊环境的社会和家族史，对评估疼痛是有价值的信息。了解患者的职业和娱乐兴趣可能有助于临床医师更好地了解疼痛的原因，例如，一位一丝不苟，喜欢歌剧的男性，在经历结肠造口术之后不再参加

演出，可解释他的经常性腹痛。强调家庭关系史，有助于分析难以控制的症状，一位生命末期的酒精性肝硬化患者，久未和他疏远的女儿联系，因为在她结婚时，患者因狂饮而错过女儿的婚礼。

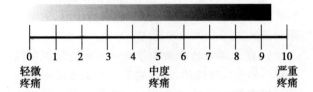

图 6-1　0～10 数字疼痛强度分级：这是评估疼痛严重程度的金标准。应询问患者疼痛的程度，0 表示轻微疼痛，5 代表中度疼痛，10 代表最严重的疼痛

SOURCE：Acute Pain Management Guideline Panel. Acute Pain Management：Operative or Medical Procedures and Trauma. Clinical Practice Guideline. AHCPR Pub. No. 92-0032. Rockville, MD, Agency for Health Care Policy and Research, Public Health Service, US Department of Health and Human Services, 1992.

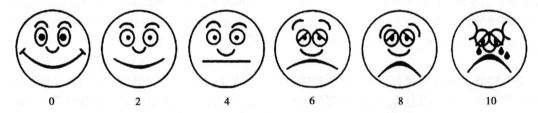

图 6-2　Wong/Baker 面部表情定量表。此方法是用面部表情图表示患者疼痛的严重程度。是为儿科患者、老人和阅读有困难的患者设计的。数值 0～10 的数字与每个面部表情图相对应

SOURCE：Reproduced, with permission, from Hockenbury MJ, Wilson D：Wong's Essentials of Pediatric Nursing, 8th ed. St. Louis, MO, Mosby, 2009.

各种各样的社会心理的影响，家庭和精神的问题都对疼痛的感觉有影响，如果得不到解决，会影响镇痛药的疗效。有充分的证据表明，焦虑、失眠、愤怒、恐惧、抑郁、不适、隔离和孤独，都能降低痛阈，降低患者应对不适的耐受性（表 6-7）。

（3）用药史：完整的用药史至关重要。了解所有现在或以往所有的用药史，评估其效力和可能的药物相互作用，对确定治疗是否符合治疗的正确标准，对决定患者下一步的药物治疗很重要。用药史应当包括非处方（OTC）药物和有关娱乐性药物的应用和滥用药物。

2. 体格检查　为了评估疼痛的目的，体格检查的重点应放在疼痛的部位和潜在的病因，包括全面的神经系统的评估。对颈部或背部疼痛的评估，需要全面的对运动、感觉和反射的检查，以确定脊髓病

变和神经丛病变。头痛或颅骨疼痛的患者，应检查可能在某些定义明确的颅骨疼痛综合征患者中存在的脑神经缺损。皮肤科检查应寻找是否有进行性带状疱疹或皮肤破损。对主诉为口腔疼痛的患者，应及时进行牙（义齿）以及口咽黏膜的检查。应检查患

表 6-7　影响疼痛阈值的因素

对阈值的影响	对患者痛觉的影响	因　素
降低	增加严重的程度	疼痛控制不当、焦虑、失眠、愤怒、恐惧、惊吓、忧郁、不安、隔离和孤独
增高	降低严重的程度	疼痛的控制良好、治疗抑郁症、减轻焦虑、睡眠好、休息、参加娱乐、移情、同情

者的环境,以确定不舒服的家具或其他可能引起患者痛苦的因素。

在评估有认知功能障碍和不愿或不能进行口头交流的患者疼痛时,体检就显得尤为重要。在为困惑和迷失方向的患者体检过程和与患者接触时观察到的非语言的表现有:姿势、面部表情、防范、运动受限和畏惧。

3. 建立疼痛的诊断或诊断　疼痛的起源可以是单一的或多灶性的,也可能是由于原发疾病本身的过程或既往治疗,如化疗或放疗的结果。如果不能从病史和体格检查中做出疼痛的诊断,有时,即使在疾病晚期的患者,也需要进行各种诊断性检查。用于生命末期关怀和治疗护理诊断研究的适应证,将在第 18 章进行讨论。完整的疼痛的诊断,须鉴定可影响患者疼痛感受的心理、情感、精神和经济问题。

4. 在评估疼痛的基础上制订适当的医疗护理计划　虽然本章的其余部分是专门针对身体疼痛的治疗策略,需要注意的是,对疼痛感觉的非身体的影响也很重要。姑息性治疗的临床医师已经对通常称为"疼痛"或"痛苦"做了重新定义。以生理、心理、经济和精神成分相结合而产生的感觉,患者主诉为"痛"。

"疼痛"或"痛苦"的有些成分会影响患者对疼痛的认知,可见于表 6-8。解决这些问题可以帮助增加患者的疼痛阈值,使身体的疼痛对药物和非药物治疗更敏感。

表 6-8　影响患者疼痛或痛苦认知的因素

个人的基本心理状态
失去工作
社会孤独感
身体残疾
社会和家庭角色与关系的改变
对死亡的恐惧
文化、种族、宗教信仰和道德观念
财务问题

鉴于这一问题的复杂性,应该承认做法必须谨慎,没有一个单一的健康护理专业具备处理所有身体和非身体疼痛所需要的专业知识和技能。此事实在生命末期关怀治疗模式中,成功地得到证实。生命末期关怀的跨学科团队的结构,不仅包括医师、护士、药剂师和家庭保健助理(解决躯体症状,并提供药物管理),也包括社会工作者、牧师和志愿者(以解

决心理和精神需求),增加患者受益于"疼痛"处理的可能性(请参见第 4 章跨学科团队为生命末期患者提供治疗护理作用的讨论)。

5. 直接涉及患者和(或)主要照顾者　在努力处理患者的工作中,对患者和(或)主要直接照顾患者的工作人员,应该充分说明治疗方案的细节、你的发现和建议。不仅仅是告诉患者怎么办,而应询问患者计划是否合理及对计划的建议,使患者自愿成为执行治疗计划的合作者。告知患者可控制的程度,在得到患者允许后的治疗,此行动本身可能就是治疗。

治疗计划的目标应得到患者的同意,并建立现实的完成计划的时间。例如,为了避免对治疗过程的失望和过早放弃,应让患者知道,通常,神经性疼痛比伤害性疼痛对镇痛治疗的反应慢。建立定期随访的时间表,对患者的疼痛经常重新评估;预期的疼痛(例如,与特定活动相关的疼痛加重);监测患者突发性疼痛,不能控制的疼痛,或由于其他的原因新发生的疼痛。对已知道的治疗不良反应要提高警觉,并开始对预期的不良反应做预防性治疗,如与阿片类药物相关的便秘的治疗。

6. 评估疼痛的记录　必须有详细而全面的对疼痛评估的记录,以确保有效的与其他照顾者的沟通,并为未来的评估创造基础参考值。为确保评估的统一,应用标准的疼痛评估工具(图 6-3)是很好的方式。身体图表是疼痛评估工具的一个重要组成部分,因为它清楚地说明了疼痛部位,并可描绘疼痛放射的位置。此外,通过询问患者协助完成或审查人体图,临床医师为患者创造参与自己治疗的机会。

四、疼痛的药物治疗

虽然非药物干预措施在疼痛的综合性治疗计划中值得慎重考虑(见下文),在西方医药中,这些技术通常作为药物治疗的补充治疗,特别是对生命末期关怀的治疗。在应用镇痛药中,作为治疗疾病终末期患者的任何临床医师,必须具备应用镇痛药物的专业知识。对于疑难的病例,极力推荐寻求适当的专家会诊。生命末期关怀医院的医疗主任,被认证的生命末期关怀和姑息性医学治疗机构的医师,其他经过疼痛专科训练的专科医师,可为美国大多数社区医疗机构会诊。

药物治疗疼痛的指南

药物治疗疼痛的指南列于表 6-9,讨论见下文。

	部位：	1. _____	2. _____
P	缓解：	1. _____	2. _____
	激烈：	1. _____	2. _____
Q	质量：	1. _____	2. _____
R	放射：	1. _____	2. _____
S	严重性(0～10)：	1. _____	2. _____
T	时间：发作	1. _____	2. _____
	类型	1. _____	2. _____

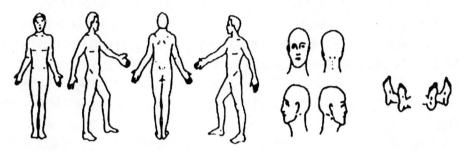

患者疼痛的感觉：_____

目前用药：_____　剂量：_____　时间表：_____　开始：_____　足量：□ 是　□ 否

过去用药史：_____　剂量：_____　时间表：_____　治疗多久：_____

停药的原因：　□ 恶心　□ 便秘　□ 镇静　□ 瘙痒　□ 没有控制疼痛

服用药物或酒精的过去史：　□ 是　□ 否

图 6-3　疼痛评估的工具

SOURCE：Adapted，with permission，from Kinzbrunner BM：Vitas Pain Management Guidelines. Miami，FL，Vitas Healthcare Corporation，1990.

表 6-9　药物治疗疼痛的指南　　　　　　　　　　　　　　　（续　表）

Ⅰ. 建立基本的，普遍适用的药品、医疗设备

Ⅱ. 药物的选择应根据患者疼痛的类型和程度

　A. 对患者的注意事项

　　1. 以前的经验和用药史

　　　a. 以前的反应和不良反应

　　　b. 过敏

　　　c. 药物滥用

　　2. 身体状况和代谢状态

　　3. 预后的评估

　　4. 患者和家属可接受的程度

　　5. 药物保障方面的考虑

　　6. 费用

　B. 药物的具体考虑

　　1. 根据疼痛的类型应用特定类型的药物

　　2. 熟悉处方药的药理学

　　　a. 用最低的有效剂量与最少的不良反应达到最佳疗效

　　　b. 逐渐增加至有效剂量

　　　c. 选择介入性最小，最符合生理的途径给药

　　　d. 选择最方便的用药时间

　　3. 预测和治疗并发症和不良反应

　　4. 防止急性戒断反应和发生耐受性

　　5. 使用辅助药物组合，以加强镇痛和降低不良反应

　　6. 要注意药物的相互作用

　　7. 相信患者

　　　a. 与有药物滥用史的患者合作

　　　b. 避免假性成瘾

　　1. 开发一种药物治疗的医疗设备　为了有效地处理疼痛，最好使医师熟悉每类镇痛药中的 2～3 种药物，在医师的临床经验基础上应用有限的药物。

　　2. 药物选择——特定患者的注意事项

　　(1)以前的经验和用药史：最佳的镇痛方案的选择必须适应每个患者的需要和要求。在疼痛评估的

过程中,应该得到有关患者以前的用药经验和完整的用药史。关键性的信息包括确定有效的药、剂量、用法和时间。评估确定无效的药、无效的原因以及不良反应的记录。药物"过敏"是患者重要的常见的不良反应,应详细调查如阿片类药物引起的便秘和恶心,或吗啡引起组胺介导的"过敏",虽然,阿片类药物真正的免疫反应罕见。重要的是要适当地教育患者和家属,不要无根据地担忧过敏反应,以免成为最佳疼痛治疗的障碍。

虽然,在以前没有个人或家庭药物史的患者,医源性成瘾的发生率极低;但在需要疼痛治疗的患者中,有很多患者或曾是滥用药物又复发者(处理这些患者的困难将在题为《以往或目前滥用药物患者的疼痛处理》的部分中讨论)。

(2)身体状况和代谢障碍:患者的整体身体状况可能会使药物的选择受限。例如,口服途径可能不适合用于有严重吞咽困难、有误吸高危的人群或有食管、胃或小肠梗阻的患者。芬太尼透皮贴剂可能不适用于严重恶病质,缺乏皮下脂肪的患者。肾功能损害的患者往往不能使用非类固醇类的抗炎药(NSAIDs),可能影响阿片类制剂如吗啡和羟考酮的剂量和用药时间,因其活性代谢物经肾排泄。在严重肾功能不全的患者,氢吗啡酮是阿片类制剂的首选,而不是吗啡。另一方面,肝功能损害的患者,应选用吗啡优于其他阿片类制剂。美沙酮、左啡诺、镇痛新、丙氧芬和度冷丁(杜冷丁)可引起中枢神经系统抑制,肝功能不佳的患者酷似肝性脑病,有严重肝功能损害的患者,羟考酮必须谨慎使用。有肝病的患者,应该避免用非阿片类镇痛药或辅助药,包括乙酰氨基酚和三环类抗抑郁药。

对濒临死亡的患者,用吗啡缓解极度呼吸困难,在文献中是有据可查的(在第7章中进一步讨论)。如上所述(在"恐惧阿片类制剂引起呼吸抑制和过早死亡"),临床上对阿片类受体激动药可能抑制呼吸的关注,不应是有效的疼痛治疗的障碍,甚至对重症慢性缺氧的患者,通气的驱动在很大程度上取决于对CO_2的反应。对慢性阻塞性肺疾病患者治疗的临床经验表明,开始用低剂量的吗啡,然后逐渐增加至控制疼痛的需要量,导致呼吸抑制或停止的风险是极低的。最近,对呼吸困难患者的姑息性治疗的研究证明,用强阿片类药物,有缓解呼吸困难的疗效,而不引起呼吸抑制。

(3)预后因素:在生命的最后几天,对疼痛处理的原则应该是用具有最大镇痛作用而极小镇静作用

的药物。在患者病程的这个时刻,疼痛和多个其他症状可能特别难以控制,患者常有躁动不安,对不良反应的戒心和控制疼痛之间的平衡可能会改变。生命末期的患者,全身器官功能障碍和代谢衰竭接踵而至,阿片类药物的要求剂量可能会降低,而阿片类制剂的不良反应却相应增加。此时,每次阿片类药物的分剂量应减少,或治疗相应的不良反应。然而,阿片类制剂不应该突然或完全停用。因为生理的依赖,突然停止阿片类制剂几乎肯定会引起明显的戒断症状,将加剧患者最终的痛苦。

(4)患者及其家人可接受的程度:如前所述,患者拒用阿片类制剂是理想治疗疼痛的显著障碍,这种行为称为阿片类恐怖症"opiophobia",有时可能限于单一的药物(常为吗啡),此种情况,选择其他阿片类激动药可能使患者易于接受。然而,有些患者因为怕不良反应,不愿意用镇痛药物,或在某种方面因相信痛苦是应得的或认为耐受疼痛是有尊严的,而拒绝所有的镇痛药物。对这些患者需要强化教育和社会心理干预。

主要照顾者和家庭成员的意见可能对选择镇痛药起关键性的作用。家庭成员有时可能将疼痛和其他症状最小化,甚至不相信患者的主诉。但护理人员不得擅自停用处方镇痛药、降低剂量或延长服药的时间间隔。短效镇痛药需要频繁给药,可能会干扰睡眠及家庭的时间计划,而且难以维持。提供缓释镇痛药可能有优势。亲属或朋友对药物的怀疑,也可能影响镇痛药的选择和给药途径,特别是受控制的镇痛药。

(5)费用:虽然,对疾病终末期的患者,费用不应该是选择药物或其他干预措施的主要因素,但也不可忽视,特别是有疗效等同,但价格较便宜的药物可供选择时。虽然阿片类镇痛药的成本分析是超出了本章的范围,医师应该了解可用药物的成本效益。对药物谨慎的经济管理可以节约有限的资源,拓展患者接受最佳生命末期关怀和治疗护理,减轻生命末期患者及其家属承受的相当大的资金压力和焦虑。

3.药物的选择——选择药物的具体考虑

(1)特殊类型的疼痛需用特殊类型的药物:世界卫生组织建议采用三阶梯疗法,根据患者疼痛的严重程度逐步增加镇痛药物的剂量(图6-4),此方法包括在卫生保健政策研究机构(AHCPR)的1994年临床实践指南用于治疗癌症疼痛中,后被普遍接受为指导治疗非恶性疾病终末期患者的疼痛。经对患者疼痛的全面评估(见前面),疼痛的程度可能属于轻

度(严重程度计分 1～3)、中度(严重程度计分 4～6)或重度(严重程度计分 7～10)。在此评估的基础上选择适当的镇痛药。与传统的"阶梯"形用药(如高血压)不同,传统的治疗通常开始于最小量(第一阶梯),逐步增量,直至达到控制的理想水平。而由世界卫生组织制定的阶梯形的镇痛方法是开始就用能控制患者疼痛的剂量。如果患者呈现的疼痛严重程度为 9,则从阶梯的第 3 步开始用强的阿片类药物治疗而不是从第一阶梯的剂量开始。

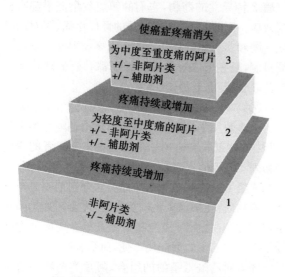

图 6-4　世界卫生组织的三阶梯疗法
SOURCE:WHO's pain ladder. World Health Organization. http://www. who. int/cancer/palliative/painladder/en/. Accessed March 16,2010.

世界卫生组织的三阶梯疗法,有利于用介入性最小的途径,如果有指征,在阶梯形的各个阶段,都可继续适当地应用非阿片类镇痛药和辅助药物(nonopioid and adjuvant medications)〔例如对乙酰氨基酚、非甾体抗炎药(NSAID)、皮质类固醇药、抗抑郁药、抗惊厥药〕。若患者因为疼痛逐渐加重,镇痛药的剂量需从第 1 阶梯进到第 3 阶梯时,不应该仅仅因为现在用的是很强的阿片类药物而停用非阿片类和辅助药物(除非因毒性的原因)。第 2 阶梯被认为"弱"于第 3 阶梯的用药,因为后者包括阿片和非阿片类制剂(例如,羟考酮和对乙酰氨基酚)的固定联合用药,因为非阿片类成分的毒性而不能升级。

①第 1 步:轻度疼痛(严重程度计分为 1～3)。

用于治疗轻度疼痛的非阿片类(Nonopioid)镇痛药,包括对乙酰氨基酚和非甾体抗炎制剂(NSAID),其中阿司匹林是原型。常用于治疗生命末期患者的制剂列于表 6-10。

表 6-10　第 1 步的镇痛药

药　物	用药途径	剂量范围
对乙酰氨基酚	口服,直肠	325～650mg/4～6h
三水杨酸胆碱镁	口服	500～1500mg/2～3/d
布洛芬	口服	200～800mg/4～6h
吲哚美辛	口服,直肠	25～50mg/2～4/d
萘普生	口服	250mg/6～8h
吡罗昔康	口服	20mg/d

a. 对乙酰氨基酚:对乙酰氨基酚是目前最广泛推荐用于轻度疼痛的非阿片类镇痛药,对有中度疼痛的患者,往往与阿片类镇痛药结合使用,如可待因、羟考酮、二氢可待因酮。对乙酰氨基酚具有镇痛和解热性能。然而,选择用药时应该知道,此药不是抗炎药,适用于主要是由炎症细胞因子介导导致的疼痛患者(例如,骨转移)。对乙酰氨基酚一般耐受性良好,因其安全性,政府批准为非处方药。经常发现它被与其他药物联合制成多种非处方的复方制剂,用于感冒、鼻塞、咳嗽、肠胃不适、失眠等。因为公众普遍认为这些对乙酰氨基酚的复方制剂是无害的,患者可能同时使用多种复方制剂与处方药物联合应用。因此,为了避免对乙酰氨基酚的毒性,应该了解患者所有使用药物的知识很重要。

肝毒性,包括渐进的不可逆的肝衰竭,是主要的剂量限制性毒性。通常建议,肝功能正常的患者,对乙酰氨基酚每日的总剂量不应超过 4g,肝功能受损的患者,应该降低每日的总剂量,特别是同时长期滥用乙醇的患者。长时间使用对乙酰氨基酚也可能会导致非那西丁样的肾毒性。虽然不常见,特别是疾病终末期的患者,尤其是预后相对较长和肾功能轻微受损者,更须注意。

b. 非甾体抗炎药:非甾体抗炎药(NSAID)是用于治疗轻度疼痛的主要药物。正如其名称所暗示的,除了镇痛和解热性能外,因为 NSAIDs 可抑制环氧化酶(COX)介导的前列腺素的合成,而有抗炎作用。在这些药物中,阿司匹林与对乙酰氨基酚一样,经常与可待因或羟考酮合用治疗中度疼痛。然而,在疾病终末期的患者,应该避免应用阿司匹林和含阿司匹林的药物,因为可能增加胃肠道的毒性和出血。与阿司匹林治疗相关的广义的出血素质,归因于血小板表面糖蛋白不可逆的乙酰化导致的血小板功能受损。在镇痛水平的剂量,这种效应取代阿司匹林诱导的血小板环氧酶-1(COX-1)的可逆性抑制,这一现象是低剂量阿司匹林对心脏血管的保护作用,也是所有的非甾体抗炎制剂的作用之一。因为临床上有显著出血的风险,特别是继发于化疗或放疗的血小板减少的晚期患者,应避免应用阿司匹林。

非乙酰水杨酸类,包括双水杨酯、三水杨酸胆碱镁和二氟尼柳,对胃肠道的毒性和抑制血小板功能较阿司匹林少。但因为这些产品的片剂太大,并需要服用多片导致应用不方便。

其他常用的非甾体抗炎药物,其中一些非处方药的剂量通常比处方药物的剂量低,包括:布洛芬、萘普生、吲哚美辛。虽然大多数短效的非甾体抗炎药物,在开始治疗后数小时内即发挥镇痛作用,但达到最大效果的时间可能需要在持续治疗后的1～2周。因为结构性生化特性的差异,在不同类的非甾体抗炎制剂之间没有交叉耐药性,患者对一种非甾体抗炎药疗效不显著时,不应该排除试用另一种不同类别的非甾体抗炎药。然而,不推荐用一种以上的非甾体抗炎药联合治疗,因为这样会增加不良反应。

通常,布洛芬和萘普生比阿司匹林更好耐受,并且有与阿片类镇痛药的复合制剂。吲哚美辛和萘普生可适用于每天2次和每天3次给药的缓释药物。吡罗昔康是一种胶囊形式的非甾体抗炎药的长效制剂,可以用每天1次的剂量。酮咯酸治疗急性炎症的疼痛往往有效,特别经胃肠道给药。但是,因为有胃肠道和肾毒性的高风险,禁忌长期使用酮咯酸,通常连续用药不应当超过5天,或不超过20个剂量。无法吞咽丸剂的患者,有胆碱镁、三水杨酸、布洛芬、萘普生和对乙酰氨基酚的液体制剂。吲哚美辛、阿司匹林、对乙酰氨基酚也可以用直肠栓剂。

虽然个体对不同非甾体抗炎药物的反应可能不同,很少有证据表明,在所提供的20～30种非甾体抗炎药物产品中的任何一种,比其他相同规定用量的制剂有更显著的镇痛效果。然而,可能在毒性特征方面有显著的差异,可能是基于对环氧酶亚型、环氧酶-1(COX-1)和环氧酶-2(COX-2)抑制的差异。环氧酶-1是一种普遍存在的,其产生的前列腺素是平衡功能所必需的结构型同工酶,如维持胃肠黏膜的完整性。COX-2被认为主要是诱导和上调炎症细胞因子,产生介导的疼痛和炎症的前列腺素。然而,环氧酶-2也认为有显著结构性,非炎性的功能,包括溃疡的愈合,血管内容量的调节和调控骨的重塑。同时认为,所有传统的非甾体抗炎药物治疗的效果都与环氧酶-2的抑制有关,而有不利影响,尤其是胃肠道的毒性,是通过抑制环氧酶-1的活性所致。

特殊的环氧酶-2抑制药——非甾体抗炎制剂的

罗非昔布和塞来昔布(rofecoxib and celecoxib)的早期研究提示,非甾体抗炎制剂可显著减少胃肠道和肾毒性反应,而治疗功效不减。然而,近年来,发现罗非昔布和伐地考昔环氧酶-2抑制药导致心血管事件的风险显著增加,市场上已停止销售。美国食品和药物管理局(FDA)已对塞来昔布(celecoxib)发出黑框警告,并对较新的环氧酶-2抑制药进行有关心血管安全的研究。

所有非甾体抗炎药物,不论其毒性,甚至是有环氧酶-2特异性的药物,它们的镇痛效果似乎都有上限效应。因此,对越来越严重的慢性疼痛,因对乙酰氨基酚和非甾体抗炎药物的缓解疼痛主要是通过外周机制,最好采取对中央和外周都有效的阿片类镇痛药联合使用,有协同作用。

②第2步:中度疼痛(严重程度计分为4～6)。

大多数用于治疗中度疼痛的药物是阿片类和第1步中的制剂联合应用。治疗生命末期患者的常用药物列于表6-11,主要有对乙酰氨基酚与可待因、羟考酮或氢可酮的联合制剂。此类联合制剂不属于二类控制物质,也不像单剂阿片类,不需受阿片类药物法规的控制(因为阿片类制剂处方单在美国处方药计划需一式三份),因应用方便,而受欢迎。

随着对乙酰氨基酚的组合,阿片类药物联合制剂有阿司匹林和布洛芬。因为阿司匹林有增加胃肠道毒性和出血的风险,阿司匹林组合的产品一般不用于生命末期的患者(见上文)。布洛芬与氢可酮和羟考酮组合产品的抗炎作用优于常见的阿司匹林和布洛芬,又可避免与阿司匹林相关的出血风险。

这些产品的剂量限制特性,通常与对乙酰氨基酚、阿司匹林或布洛芬有关,而与阿片类的成分无关。鉴于对乙酰氨基酚的可能毒性(见以上),含对乙酰氨基酚制剂的剂量,应限制在每4小时两片以内。并告诉患者,应避免服用其他含对乙酰氨基酚的产品(也是常用的非处方药)。另外,由于上限效应进一步限制可待因组合制剂的应用。如可待因的给药剂量大于每4小时65mg,将增加不良反应,但不能增加镇痛的功效。除了关注对乙酰氨基酚的毒性外,也应注意这些组合剂可引起典型的阿片类制剂的不良反应,包括便秘、恶心、呕吐、嗜睡和烦躁不安,尤其是对阿片类制剂敏感的患者(见并发症和不良反应的预见和治疗部分)。

丙氧酚(propoxyphene)是一种人工合成的镇痛药,其结构与美沙酮相关,为经常使用的处方镇痛药,通常与对乙酰氨基酚联合治疗轻度至中度的疼

表 6-11　第 2 步的镇痛制剂

药　物	成　分	剂量范围
可待因与对乙酰氨基酚	对乙酰氨基酚 300mg(胶囊)或 325mg(片)与:	1～2 片(粒)
	♯2 可待因 15mg	1/4～6h
	♯3 可待因 30mg	
	♯4 可待因 60mg	1～2 片(粒)
	对乙酰氨基酚 500mg 或 600mg 与可待因 30mg(片)	1/4～6h
	每 5ml 中含对乙酰氨基酚 120mg 与可待因 12mg	10～20ml/4～6h
羟考酮与对乙酰氨基酚	对乙酰氨基酚 325mg 与:	1～2 片(粒)
	羟考酮 2.5mg	1/4～6h
	羟考酮 5mg	
	对乙酰氨基酚 325mg 或 500mg	
	与羟考酮 7.5mg	
	对乙酰氨基酚 325mg 或 600mg 与羟考酮 10mg	
	每 5ml 含对乙酰氨基酚 325mg 与羟考酮 5mg	5～10ml/4～6h
羟考酮与布洛芬	布洛芬 400mg 与羟考酮 5mg	
氢可酮与对乙酰氨基酚	对乙酰氨基酚 500mg 与:	1～2 片(粒)
	氢可酮 2.5mg	1/4～6h
	氢可酮 5mg	
	氢可酮 7.5mg	
	氢可酮 10mg	
	对乙酰氨基酚 650mg 与:	1～2 片(粒)
	氢可酮 7.5mg	1/4～6h
	氢可酮 10mg	
	每 5ml 含对乙酰氨基酚 167mg 与氢可酮 2.5mg	5～10ml/4～6h
氢可酮与布洛芬	布洛芬 200mg 与氢可酮 7.5mg	1 片/4～6h
盐酸曲马多片剂(Ultram)	100mg,200mg 和 300mg 的缓释片剂	每天口服可高达 300mg

痛。最初认为,丙氧酚与阿片类受体的结合制剂不可能成为滥用的药,但还没有被证明。此外,65mg 的丙氧酚是最佳剂量,相当于 650mg 的对乙酰氨基酚的镇痛疗效,虽然联合应用时,可能有一些协同作用。丙氧酚可穿越血-脑屏障,并且由肝代谢为非丙氧酚,是一种高度神经兴奋药,是致惊厥的复合物。此外,丙氧酚可能有像利多卡因那样的心脏毒性。因为丙氧酚的不良反应较少,并有同等或更好的镇痛功效,为很好的镇痛替代品。但是,不推荐丙氧酚的组合制剂用于疾病终末期的患者,尤其是老年患者,用丙氧芬可能特别危险。

曲马多(Tramadol)是一种人工合成的中枢作用的镇痛药,具有阿片类和非阿片类两种特性;是非定时应用的药物,有口服和注射两种剂型,可与对乙酰氨基酚联合应用。对于慢性疼痛,曲马多的镇痛效力大致相当于可待因以每毫克为基础的镇痛作用。因为有报道称,有服用曲马多的患者发生癫痫,甚至在接受推荐的剂量范围内的患者;因而,仅限于急性

疼痛的患者,用速效的曲马多制剂,治疗的持续时间必须在 5 天之内。在生命末期的患者很少需要用速效的曲马多。然而,缓释的曲马多可适当地用于中度疼痛的患者。对于 75 岁以上的患者,建议每天服用曲马多的量不超过 300mg。在肌酐清除率少于 30ml/min 或严重肝损害的患者不应该用曲马多。

③第 3 步:重度疼痛(严重程度计分为 7～10)。

对重度疼痛的治疗,阿片受体激动药,如吗啡,是首选的药物。需知,疼痛获得控制之后,除了阿片类镇痛药之外,可能需要辅助性治疗和其他措施。

a. 阿片类制剂的作用机制:阿片类制剂镇痛的机制与阿片类药物分子与脑、脊髓、肠道和外周神经系统的特异性受体结合有关。阿片受体是嵌入突触膜,形成阿片样物质受体复合物影响许多神经递质的活动,包括降低去甲肾上腺素和多巴胺水平。

阿片受体,分为穆(mu)(μ)、卡巴(kappa)(k)和变量增量(delta)(δ),为内源性阿片肽(脑啡肽、强啡肽、内啡肽)以及外源性阿片样物质镇痛药物的目

标。虽然 mu、kappa 和 delta 受体与镇痛药相关,但在临床实践中,只是 mu 和 kappa 的结合似乎与镇痛药物相关。对卡巴(kappa)受体激活的反应包括脊髓镇痛、镇静、烦躁不安和瞳孔缩小。穆(mu)受体被发现在脊髓、脊髓上水平以及外周的皮肤、关节和胃肠道。穆受体的激活产生镇痛以及烦躁不安、欣快感、呼吸抑制、镇静、便秘、尿潴留和药物依赖性。在缺乏特殊阿片受体(基因"敲除")的实验小鼠,没有观察到与该受体有关的镇痛和所有其他的效应。奇怪的是,这些敲除基因的小鼠,尽管他们缺乏阿片受体,但成长和生活都正常,导致联想,在实际的生活中,似乎阿片受体可能没有必要(至少在老鼠!),但是,对生命末期患者因为有它,可控制疼痛,仍然有可用之处。

将常用的阿片类制剂,根据其作用的主要位置列于表 6-12。阿片类制剂分为激动药、部分激动药或激动-拮抗的混合制剂。激动药,如吗啡,与其受体结合而激活,并引起最大的反应,而部分激动药只产生部分反应。混合激动药-拮抗物质产生混合效应;一个类型的受体激活将阻断另一种类型的受体。阿片受体激动-拮抗混合剂,如喷他佐辛有镇痛的活性,通过与 σ(sigma)受体结合有不良的精神症状如烦躁、幻觉和困惑。由于这种双重的活性,激动药-拮抗药混合药物有剂量相关的上限效应。如果患者为阿片类制剂依赖者,或者同时给予阿片受体激动药时,激动药-拮抗药混合药物也可能引起急性戒断反应,反相的阿片类药物镇痛药导致疼痛加重。由于这些原因,部分激动药和激动药-拮抗药混合的阿片类制剂不推荐用于处理慢性疼痛,特别是疾病终末期的患者。

吗啡:阿片类激动药中,吗啡是典型的制剂,是与别的药物进行比较的标准。吗啡继续为用于治疗大多数疾病终末期患者严重疼痛的首选药物,因为其药理学和药动学非常明确,并且可以通过以下几种途径用药。包括:口服:如速效的液体溶液制剂、片剂和胶囊,或者作为缓释的片剂或胶囊;直肠给药:栓剂或明胶胶囊;皮下或静脉注射;或通过硬膜外、鞘内、心室内的途径[吗啡还可通过雾化形式吸入,用于治疗呼吸困难,将在第 7 章中讨论。然而,由于此种途径给药,全身吸收不良(16%生物利用度),因而不是治疗疼痛的有效给药途径]。

服用快速释放的吗啡制剂可通过胃肠道迅速吸收,服药后 15～30min,血浆内可达到游离吗啡药的峰值浓度。吸收快意味着慢性疼痛的患者很少需要

为了加快镇痛起效的目的采用静脉注射吗啡。因为口服剂量的吗啡,由小肠吸收后,首先通过肝脏代谢,摄入的吗啡大约只有 40% 到达体循环。由于在循环前消除的差异,患者的生物利用度也存在显著的差异,因而,必须根据个体化的差异调整剂量。因此,口服吗啡没有标准的有效剂量。部分患者缓解疼痛的剂量为毫克,而其他患者可能需要数十毫克,数百毫克,极少的患者甚至需要上千毫克。

表 6-12 根据受体的相互作用,阿片类制剂的分类

受体	分类	药物	反应
mu	激动药	芬太尼 氢吗啡酮 美沙酮 吗啡 羟考酮 羟吗啡酮	脊髓镇痛、便秘、尿潴留、焦虑、兴奋、镇静、呼吸抑制、药物依赖
	部分激动药 弱激动药	丁丙诺啡 哌替啶 (杜冷丁)	
	拮抗药	纳洛酮 纳布啡 喷他佐辛	逆转阿片类药物的影响 生理性阿片类药物依赖患者的戒断反应
kappa	激动药	纳布啡 羟考酮 喷他佐辛	脊髓镇痛、镇静、焦虑、瞳孔缩小
	弱激动药	左啡诺 杜冷丁 美沙酮 吗啡	
	拮抗药	纳洛酮 丁丙诺啡	逆转阿片类药物的影响 生理性阿片类药物依赖患者的戒断反应

吗啡是由肝脏代谢成吗啡-3-葡糖苷酸(M3G)(80%)和吗啡-6-葡糖苷酸(M6G)(15%)。吗啡-3-葡糖苷酸在阿片受体中无活性,不提供镇痛作用。然而,据报道,中枢神经系统的刺激作用有助于引起阿片类制剂的毒性、不良反应和发生耐药性,但这些发现没有得到一致性的重视。其他葡糖苷酸化的副产物,吗啡-6-葡糖苷酸是药理学上活跃的有显著的镇痛效力。一些作者认为吗啡镇痛效果的 85% 归咎于吗啡-6-葡糖苷酸,单次口服给药后 6 小时,吗啡

的血药浓度几乎测不到,肾功能受损的患者,游离吗啡的消除是不变的。然而,服用单剂量吗啡之后 12 小时,吗啡-3-葡糖苷酸和吗啡-6-葡糖苷酸的血液水平仍然升高,因为吗啡-6-葡糖苷酸的积累有产生毒性的风险。肾功能不全的患者,这些代谢物的消除时间显著地延长。吗啡的其他代谢产物,包括去甲吗啡和 6-单乙酰吗啡,它们与阿片受体结合,在发生阿片类制剂的毒性中可能起到较小的作用。

b. 其他阿片类制剂:如上面所提到的,吗啡是典型的阿片类激动药,是与所有阿片类制剂进行比较的原型。除了吗啡外,临床医师应熟悉其他几种常用的阿片类镇痛药的药理学。有利于有效地处理有过敏反应,或发生无法忍受的不良反应(见下文)

或吗啡耐受性(见下文)患者的疼痛。像吗啡一样,一些阿片类制剂,包括羟考酮和氢可酮,是亲水性并通过肝脏进行代谢(发生显著的首过效应)和主要由肾脏排泄。亲脂性的阿片类制剂,如芬太尼和美沙酮,也由肝脏代谢但是没有已知的活性代谢产物。芬太尼及其代谢产物主要是由肾脏排出体外,而美沙酮及其代谢产物同时由肾脏和粪便排泄。

表 6-13 列出了一些最常用的替代性的阿片类制剂,每一种药均与吗啡进行了比较。在本表内包括不同的药物(如适用)口服和注射形式之间的生物等效性比率以及每种口服形式的药物和口服吗啡之间的比率。在渐进性地增加和处理各种阿片类镇痛制剂中,使用这些比率的方法将在下面讨论。

表 6-13　等同镇痛换算表

镇痛药	口服剂量(mg)	肠外剂量(mg)	持续时间(h)	半衰期(h)	口服与肠外比率	口服吗啡与镇痛药比率
激动药						
吗啡	30*	10	4～6	2～4	3:1*	1:1
羟考酮	20†	—	3～5	4～5	—	1.5:1†
氢吗啡酮	7.5	1.5	3～4	2～3	5:1	4:1
芬太尼	—					表 6-16
左啡诺	4	2	4～6	12～16	2:1	7.5:1
美沙酮	可变‡, §					表 6-17
可待因	200¶	130	4～6	3	1.5:1	1:7
氢可酮	200	—	3～6	3～4	—	1:7
羟吗啡酮	6**	1	3～6	2～3	6:1	5:1
哌替啶††	300	75	2～4	2～3	4:1	1:10

* 该剂量的吗啡是基于长期使用

† 某些研究报道,30mg 羟考酮相当于吗啡(比例 1:1)30mg

‡ 等剂量的美沙酮长期使用时,已经显示出根据先前使用阿片剂量而有变化

§ 最近的研究表明,美沙酮的药效随以前每日吗啡总剂量的增加而增加。当以前的每天吗啡剂量超过 300mg 时,据报道剂量比从 8:1 增加至 14:1;使用低剂量的吗啡时,已证明等效剂量比值从 3:1 到 6:1,因此建议,所有每个剂量应该逐渐增加

¶ 可待因的上限剂量为 360mg/24h

** 羟吗啡酮仅以栓剂的形式使用。没有可以口服使用的产品

†† 杜冷丁不推荐用于慢性疼痛的治疗,包括作为比较的目的,所以应换成更为适当的镇痛药。杜冷丁的慢性使用可能引起显著的毒性,包括癫痫发作和肌阵挛,它是由于毒性代谢物如去甲哌替啶的积累所致

羟考酮:羟考酮的适应证为治疗中度至重度疼痛。它是临床医师最熟悉的与对乙酰氨基酚、布洛芬或者阿司匹林或(参见上面的第 2 步骤)固定联合使用的药物。然而,单纯的羟考酮可作为速释放的片剂和胶囊或作为液体溶液使用,作为缓释片,使得它成为一个理想的第 3 步中使用的制剂。在 20 世纪 90 年代,羟考酮获得公众的关注,缓释制剂——

奥施康定(OxyContin)成为一个最常见的毒品。经缉毒局(DEA)的审查,于 2001 年,制造商已停止生产高剂量的 OxyContin 片剂(160mg)。在美国,目前已无肠外形式的羟考酮。

如吗啡一样,单一的羟考酮制剂无上限效应,如需要,可逐渐增加剂量。其主要作用不像吗啡是通过 μ-阿片受体表达,羟考酮具有 kappa 阿片受体的

作用,此作用可以解释与等效剂量的吗啡相比,羟考酮很少导致烦躁不安、噩梦和幻觉的报道。然而,并非所有的研究者同意羟考酮是卡帕的特殊性,特别是因为,如吗啡一样羟考酮可能引起不良反应包括欣快感、便秘、恶心、瞳孔缩小、皮肤瘙痒症、体位性低血压、抑制咳嗽反射和呼吸抑制。

立即释放的羟考酮的作用于30～60分钟起效,推荐用药的频率为每4小时1次。它的口服生物利用度高(>60%),羟考酮是由肝脏代谢成为去羟考酮、吗啡酮、脱氧吗啡酮和它们的葡萄糖醛酸苷,然后通过尿液排出体外。虽然,去羟考酮是主要循环代谢产物,但它的镇痛活性非常弱。另一方面,羟吗啡酮具有明显的镇痛作用,但它只有少量存在于血浆中。因此,羟考酮的镇痛效果几乎全部来自母体化合物。羟考酮的代谢产物与神经兴奋的效果无关,如同发生在去甲吗啡和去甲哌替啶那样。有严重肾功能或肝功能受损的患者,用羟考酮的剂量应当更为保守。

缓释的羟考酮(奥施康定)显示双相吸收,初始的0.6小时快速相半衰期和6.9小时的缓慢相半衰期。因为经直肠给奥施康定会有较大量的吸收,可导致产生不良反应的显著风险,故不建议经直肠给药。

通常认为,按重量计算口服羟考酮比口服吗啡更有效。据报道,在慢性疼痛的患者,口服1mg的羟考酮大致相当于口服1.5mg的吗啡同等镇痛强度,两者换算比的范围从1:1～1:2(表6-13)。效力比值的变化可能反映口服吗啡的变量和不可预知的生物利用度。

羟吗啡酮:羟吗啡酮,是羟考酮在肝脏内代谢的主要产物,在医院内有栓剂和针剂,在美国,现在有多种剂量、口服的OPANA(盐酸羟吗啡酮片)和OPANA ER(盐酸羟吗啡酮缓释片)制剂供选用。最初在美国出售的口服制剂Numorphan,由于它成为一种常被滥用的药物,而被监管,以及其他方面的考虑,现已从美国市场上消失。OPANA ER的口服控制释放药物输送系统(TIMERx)似乎已经做成抗滥用注射制剂的缓释片剂。羟吗啡酮与μ-阿片类物质受体具有很高的亲和力,但与κ和delta-阿片类物质受体的亲和力极微。目前,可用在极为剧烈的重度疼痛的鼻腔喷雾剂正在开发中。

氢吗啡酮:氢吗啡酮(Dilaudid,盐酸二氢吗啡酮制剂的商品名)是另一个熟悉的μ-阿片受体激动药,可有多种剂型:口服速释片剂、口服液、直肠栓剂和肠道制剂。在美国,目前还没有可用的缓释制剂。口服氢吗啡酮出现作用的时间为30分钟。由于其半衰期短,氢吗啡酮必须每3～4小时给药1次,由于患者和医护人员有不便之处,作为口服药的氢吗啡酮,限制了其在慢性疼痛处理中的应用。氢吗啡酮比吗啡有更好的脂溶性能,增强其通过血-脑屏障的能力,作为口服药,与口服吗啡相比具有1:4的效价比。氢吗啡酮广泛地由肝脏代谢成吗啡酮-3-葡糖苷酸,它没有镇痛活性,虽然毒性比吗啡少见,但可引起一系列神经兴奋性毒性的剂量依赖的不良反应。然而,因为吗啡酮的毒性极为罕见,通常认为对肾功能不全的患者,选择它优于吗啡,尤其是对有高度阿片类制剂需求的患者。因为氢吗啡酮是高度的水溶性,可用小量的注射制剂,但其效力大约强于肠外吗啡的7倍,使其成为适合用于连续皮下注射的药物。

芬太尼:芬太尼是高脂溶性的阿片类镇痛药,主要用于慢性疼痛及生命末期关怀和生活护理的患者,因为它可以做成显著透过皮肤的贴片系统和作为透过口腔黏膜的口含制剂。芬太尼的镇痛效力主要在于与μ-阿片受体结合,产生的效力约为吗啡的80倍。芬太尼溶液静脉内注射用于手术前的镇痛,作为一种麻醉辅助药,以及在术后早期应用,但很少用于慢性疼痛的处理。芬太尼在肝脏内代谢和在尿中排泄。

芬太尼最常用于生命终末期患者的是经皮贴剂。该贴片连续释放的芬太尼通过皮肤的吸收到达皮下组织,在那里积累后吸收,再通过毛细血管网吸收进入全身循环。在皮下组织储藏此制剂的半衰期为17～24小时,并产生稳定的芬太尼血药浓度,大约可持续72小时。在芬太尼贴剂的应用中,必须经过17～24小时之后才能检测到显著的药物效果,因此,芬太尼经皮系统不适用于治疗急性疼痛。药物的储存效应可解释在贴片移除后的17～24小时毒性作用才会消散。因为镇痛作用的延迟出现,在开始应用贴片后的最初12～24小时,应提供短效的镇痛药。经皮芬太尼需要应用3～6天以达到稳定的状态,只适合于已知有阿片类制剂的需求和耐药的患者。

应用芬太尼经皮贴剂仅能用于健康完整的皮肤(表皮和浅表层角质层),不应该用在有损伤、易受刺激或曾经放射治疗的皮肤。不推荐用于体重不超过110lb,18岁以下的人。多年以来,生命末期关怀医师和护士已注意到,老年、恶病质的患者,因脂肪组织有限,可能对经皮芬太尼的反应较差,这种观察还没有得到科学的证明,但已导致许多生命末期关怀和姑息性治疗的临床医师避免使用芬太尼经皮贴剂于体重重量指数低的患者。此药经皮吸收入血液,分布于全身,可穿过血-脑屏障。因为,不同的毛细血管通透性可以影响吸收率,应该避免暴露于可使毛细血管扩张的外部热源(即热水浴缸、桑拿浴室和日光浴加热垫)。在发热(104°F 或以上)(40℃ 或以上)的患者,芬太尼经皮贴剂的吸收可增加约 30%;因此,容易发热的患者应谨慎使用。有血压波动的生命末期患者,药物的吸收率也可能改变。最后,根据完整的处方信息,经皮芬太尼(多瑞吉)对于老年、恶病质或虚弱患者的使用应特别谨慎,因为可能由于他们脂肪的储存不良,肌肉消瘦,或清除率的改变而改变药动学,从而严重限制了其在终末期病症患者的应用。芬太尼经皮贴片制剂有几种不同的剂量,以每小时微克计算,与其等量的吗啡 24h 的总剂量见表 6-14(如何使用芬太尼经皮贴剂的进一步讨论可参见经皮途径处理的部分)。药物的相互作用及不良反应与其他阿片类受体激动药相似(见下)。

表 6-14　芬太尼经皮贴剂:口服吗啡等效表

吗啡(mg/24h)	芬太尼经皮贴剂(μg/h)
50	25
100	50
150	75
200	100
加 50mg/24h	加 25μg/h

下面的公式可用于芬太尼透皮贴剂:12μg/h、25μg/h、50μg/h、75μg/h 和 100μg/h。

口腔黏膜枸橼酸芬太尼(Actiq)的目的是利用芬太尼的亲脂性和可经黏膜吸收的能力,被配制成有手柄的固体药物模型(即棒棒糖状的口含制剂),可经口腔黏膜缓慢地溶解吸收。剂量规格范围从 200～1600μg。仅批准用于有剧烈疼痛已经接受阿片类制剂治疗,但已有耐受性的癌症患者。阿片类制剂耐受性的定义见包装的说明书,至少使用 25μg 经皮芬太尼每小时或于 1 周或更长的时间内使用相等量的镇痛制剂(www.actiq.com,accessed August 21,2008)。患者或照顾者将一根 Actiq 放进患者的口腔内,在颊和下牙龈之间,有时可在双边颊部轮换。必须吮吸 Actiq 棒,不能咀嚼。达到全剂量最少需要 15min。不像其他用于镇痛的阿片类制剂,Actiq 的剂量与按时维持的阿片类剂量无关。对于每位患者用量的调整是经验性的,开始的最低剂量为 200μg,以后每隔 30～60min 逐渐增加 200μg,直到有效的剂量。

虽然为经黏膜吸收的制剂,但每一剂量只有 25% 的量是经颊黏膜吸收,其余的 75% 经唾液吞咽至胃肠道,缓慢地吸收,首过效应在肝脏。因此,目前还不清楚对于慢性疼痛患者,用 Actiq 治疗疼痛是否比舌下含化浓缩的阿片类制剂液体有显著的优势。鉴于成本的原因,它仍然仅限用于与癌症相关,需快速起效的疼痛。

美国食品药物管理局(FDA)最近批准了芬太尼含服片(Fentora)用于治疗癌症患者对阿片类药物有耐受性的剧烈疼痛(定义见前面)。该药片放置在口腔内,保留 15～30 分钟,直到药片完全溶解和经口腔黏膜吸收。芬太尼采用 OraVescent 药物释放技术,当片剂接触唾液时与释放的二氧化碳产生作用。此发泡反应伴有 pH 的瞬时变化,可促进溶解和经口腔黏膜的吸收。经黏膜吸收的剂量大约占给药总剂量的 50%,大约在 45min 时达到血浆峰值浓度。总剂量其余的 50% 吞咽到胃肠道,导致第二次缓慢地吸收,而出现吸收的第二阶段。咀嚼、吸吮、吞咽片剂将阻碍药物达到足够的血浆浓度。Fentora 的起始剂量为 100μg,可以 100μg 的量递增至 800μg。Fentora 的 100μg 不等于相同剂量的 Actiq;所以,如果患者需要两种药物交换服用时必须特别小心。令人费解的是,服用药片的片数可能会因改变与其等量药物的疗效。例如,已发现 4 片 100μg 的 Fentora 比一片 400μg 的 Fentora 提供的血药浓度值高 12%～13%。此现象的临床意义尚未充分了解(www.fentora.com,accessed August 21,2008)。

美沙酮:美沙酮是于 1937 年,在德国合成的阿片受体激动药,于第二次世界大战后进入美国。现在,美国应用的是盐酸美沙酮粉末,其制剂可供口服(片剂/浓缩的溶液)、直肠和肠道应用。美沙酮是一种广谱阿片类制剂,它不仅可与 mu 和 Delta 阿片受体结合,而且可拮抗 N-甲基-D-天冬氨酸(NMDA)受体。正是这种 NMDA 受体独特的拮抗药,被认为能有效地治疗神经性疼痛,而其他的阿片类药物的镇痛作用往往不够。使美沙酮成为一种有吸引力的阿片类镇痛药的另一个优点是它的成本低,而且便秘的发生率也较低。

直到最近,口服美沙酮已成为主要用于戒毒的用药,而不是作为一个对慢性疼痛的镇痛药。其使用的美沙酮维持治疗,每日一剂(MMT)门诊反映其血浆半衰期长,远远超出了它的能力,以维持镇痛。临床发现,日常使用美沙酮的维持量(MMT)的血液半衰期较长,远远超出其持续镇痛的能力。为了控制疼痛,应该是6～12h给予一次剂量的美沙酮,但逐渐蓄积达到药物有毒性水平的情况并不少见,尤其是老人和体弱者。此外,还有药物的剂量当量率和调整用量的时间有极大的个体差异,稳定的时间可能会延长。

美沙酮对疾病终末期患者,慢性疼痛的治疗作用在不断的发展中。在过去,美沙酮是保留作为最后的手段,用于对其他阿片类制剂有严重的不良反应(包括阿片类制剂的毒性),对其他阿片类制剂与辅助剂相结合而无反应的神经性疼痛综合征和有肾衰竭的患者。如今,疼痛和姑息性治疗专家经常使用美沙酮作为治疗神经性疼痛患者的第一线药物。然而,应用美沙酮的医师应该对其独特的药动学和药效学特性有全面的了解。

美沙酮的特征主要是与终端半衰期长的双相消除过程有关。美沙酮的镇痛作用,在用药后30～60分钟起效,给药后的峰值在2.5小时和4小时之间。然而,美沙酮的消除相半衰期很长,而差异较大,在4.2h和190小时之间。起始,美沙酮的镇痛作用持续3～6小时,因此,必须每天给药数次。对于用阿片类制剂无效的患者,一些专家建议:开始用美沙酮,以每3小时5mg的剂量,在必要(PRN)时给药。在重复给药数次后,美沙酮的镇痛效果可持续8～12小时,使其有类似长效的阿片类制剂的功能。因此,在必要时给药4～8天后,药效可达到稳定状态,需停止必要时(PRN)给药,而按计划每8～12小时给药一次。此药不同于吗啡通常持续4～6小时的镇痛作用,重复用药的剂量不需要改变。因为美沙酮的半衰期长,存在药物蓄积的高风险,在有效镇痛后几天,甚至几周可引起毒性作用。因此,不应像其他阿片类制剂那样迅速增加美沙酮的剂量,调整剂量期至少需4～6天,仔细监测药物毒性很重要。

由于此药的半衰期长而且变异大,因而开始用美沙酮治疗疼痛的方案必须特别小心。对未用阿片类制剂治疗的患者,开始应用美沙酮的两种方法列于表6-15。应当指出的是,必要时(PRN)给药应用美沙酮的方法,应选择性地用于了解给药次数有限的患者。对于阿片类制剂耐受的患者,美沙酮的镇痛效力因使用其他阿片类制剂的增加,日益增强。因此,在口服较高剂量的吗啡类药物(OMES)的患者,美沙酮有更明显的反应。在以前每天用吗啡总剂量超过300mg的患者,已报道美沙酮对吗啡1:8～1:20。而在每天用较低剂量的吗啡者,已报道的剂量的等效率为1:3～1:6。被广泛接受的转换率

列于表6-16。虽然在文献中尚无共识,疼痛和姑息性治疗专家经常对曾用极高口服吗啡的患者,额外调整转换的剂量;例如,对口服吗啡类药物(OMES)剂量＞5000的患者,用药的比率为40:1或以上。

表6-15 在口服较高剂量的吗啡类药物的患者,开始使用美沙酮的两种方案

保守的方法:

(1)开始用固定剂量的美沙酮5～10mg,每天口服2次或3次,共4～7d

(2)如果疼痛不能完全缓解,将剂量增加50%,持续4～7天

(3)每4～7d继续增加剂量,直至达到稳定的镇痛效果

(4)暴发性疼痛:使用另一种半衰期短的短效口服阿片类制剂,如需要,每小时一次,逐渐增加至出现止痛效果

负荷剂量的方法:

(1)负荷:开始用美沙酮固定的口服剂量(5～10mg)每4h1次,仅用于必要时

(2)计算维持剂量:在第8天,计算在过去的24h内所用美沙酮的总量,每天分2次或3次口服

(3)暴发性疼痛:为了暴发性疼痛,需要时给予美沙酮每天总剂量的10%,必要时,每小时一次。应该告知患者对每天需要应用美沙酮5次以上的暴发性疼痛,必须给医生打电话

SOURCE: Adapted from Von Gunten C: Methadone: starting dose information, fast fact and concepts #86. J Palliat Med,2004,7(2):304-305.

表6-16 口服吗啡与口服美沙酮的剂量转换率

每天口服吗啡类药物的剂量(mg)	口服吗啡至口服美沙酮的剂量转换率
＜100	3:1(3mg吗啡:1mg美沙酮)
101～300	5:1
301～600	10:1
601～800	12:1
801～1000	15:1
＞1000	20:1

SOURCE: Data from Gazelle G, Fine PG. Methadone for the Treatment of Pain, 2nd ed. Wisconsin, EPERC, End of Life/Palliative Care Education Resource Center. http://www.mcw.edu/fastFact/ff_75.htm. Accessed March 15,2010.

当美沙酮的每天等效量建立后,可以两种方式中的一种用美沙酮替代阿片类制剂。第一个方案为

直接转换的方法:中止现有的阿片类制剂,开始用美沙酮治疗。另一个方案为减少和替换的方法:在数天内逐步减少现有的阿片类制剂的用量以美沙酮替换。例如,在第 1 天,现有的阿片类制剂减小 1/3 和已计算好的 1/3 美沙酮替换,分为每天 2 次或每天 3 次使用。第 2 天,更换另外 1/3 的阿片类制剂的剂量。如果疼痛仍属于中度至重度,第 3 天,终止阿片类制剂,用美沙酮取代最后的 1/3。姑息性疗法的医师已注意到,许多患者在第 2 天结束时已达到疼痛显著地缓解,并且在第 3 天能够终止现有的阿片类制剂而不需要额外增加美沙酮。

采用美沙酮与其他阿片类制剂轮转治疗的患者,出现另一个问题。从吗啡转换用美沙酮的比率不能颠倒。现有的文献主要限于病例报告,这种轮转治疗的方法没有被普遍接受。在美沙酮停药后疼痛逐步升级,试图从美沙酮转换用阿片类制剂往往无效。在许多患者,将阿片类制剂快速升级的短期试验失败之后,又转回到美沙酮。用美沙酮维持治疗(MMT)方案,在终止用美沙酮后发生的疼痛综合征的患者,用阿片类制剂治疗的疗效很差。相反,许多姑息性治疗的医师像用阿片类镇痛制剂一样,选用美沙酮为已经长期使用美沙酮的疾病终末期患者治疗(见下文,对既往或当前有药物滥用患者疼痛的处理)。

美沙酮已与许多药物有相互作用。虽然可能的相互作用的讨论已经超出了本章的范围,值得注意的是,现有的有关美沙酮的文献,主要涉及接受美沙酮维持治疗(MMT)方案的患者。医学文献描述了可能和实际的相互作用,但对生命末期患者的临床影响仍未定论。药物相互作用的风险主要是通过细胞色素 P_{450}(CYP)相互作用的风险和可能的 Q-T 间期延长。CYP 酶系统的诱导剂和抑制剂可能会影响美沙酮的代谢。酶抑制剂(即环丙沙星、氟西汀、帕罗西汀、氟伏沙明、酮康唑、氟康唑、地昔帕明和右美沙芬)可能会增加循环的美沙酮水平,而诱导剂(如利福平、氟喹诺酮、苯巴比妥、苯、苯妥英钠和圣约翰草)可减少美沙酮的水平,在某些患者可能诱导阿片类戒断反应。抗反转录病毒疗法,包括蛋白酶抑制剂、非核苷类反转录酶抑制剂(nNRTIs)和核苷/核苷酸反转录酶抑制剂(NRTIs),通常与美沙酮有相互作用,但也有关于涉及诱导或抑制代谢途径的矛盾报道。美沙酮也有类似其他阿片类制剂的中枢神经系统抑制的风险,尤其是与酒精和抗精神病药合用时。独特的药效学特性可能诱发 Q-T 间期

延长,尤其是在使用剂量大于 300mg/d 时。这种风险可能由于同时使用其他延长 Q-T 间期的药物而加剧,包括克拉霉素、氟康唑、阿米替林、曲唑酮和一些蛋白酶抑制剂。Weschules 等发表在 2008 年的疼痛医学的综述,全面而详细地介绍了与美沙酮有相互作用的药物。

1998—2002 年,由于对美沙酮的镇痛效果和其独特的耐受性的认识增加,使美沙酮的处方增加了 250%。同时,在 1999—2005 年,在美国中毒死亡人数中,提及美沙酮增加 468% 至 4462 人。仅在 2004—2005 年,所有中毒死亡人数增加了 8%,而因美沙酮死亡的人数增加 16%。美沙酮导致死亡人数的快速上升的原因,可能是由于特定的组合处方药的使用,患者服药不当,药物外流及其他情况所致。由于情况相当的复杂,临床医师为慢性疼痛患者开美沙酮处方之前,应进行适当的审查,并咨询疼痛和姑息性治疗专家。

c. 避免应用某些阿片类制剂:某些阿片类镇痛药应该避免应用。对部分激动药和激动药-拮抗药混合的阿片类制剂的缺点和危害已经讨论过。哌替啶是广泛用于急性疼痛的处方药,不应该用于治疗慢性疼痛。哌替啶的镇痛半衰期非常短,应当以每 2～4h 的间隔用药一次,可有效控制复发的或持续的疼痛。它的口服生物利用度很差和不可预知,经常导致剂量不足,特别是从注射用药转换成口服之后。最重要的是在反复给药后,哌替啶代谢为去甲哌替啶后可能积累和诱发危险的毒性作用。哌替啶的毒性可能表现为令人不安的情绪变化,中枢神经系统的刺激、震颤、多灶性肌阵挛,甚至癫痫。当用哌替啶治疗的时间延长、用高剂量时,在有肾功能或肝功能损害的患者,去甲哌替啶的积累尤为明显。

右丙氧芬(Propoxyphene)是一种非常弱的阿片类制剂,市场上常用与对乙酰氨基酚(Darvocet)或阿司匹林/咖啡因(达尔丰)组合的制剂。右丙氧芬的镇痛作用稍微大于对乙酰氨基酚的成分,但有显著的神经毒性代谢产物,在临床上,对老年人和肌酐清除率受损的患者尤其显著。因此,右丙氧芬为基础的药物在治疗慢性疼痛中的作用非常有限。若每天使用多次对乙酰氨基酚的剂量也不足以诱发肝毒性,因此单用对乙酰氨基酚可能获益,而不应用与右丙氧芬组合的制剂。

(2)疼痛治疗中镇痛药的应用

①按时给药的剂量:如以上在急性和慢性疼痛的治疗中所述(表 6-4),慢性疼痛治疗中的镇痛药

应该是有规律地、预防性地按计划给药。患者偶发性的疼痛可以用必要时（PRN）给药的方法。然而，每天多次发作或有持续疼痛的患者，应该有计划地按时给药，以预防疼痛。图 6-5 阐述了与按时给药相关的药动学，与按"需要"或 PRN 用药的比较。按需（PRN）给药的方法（图 6-5A），只是在患者主诉疼痛时给予药物。与此相反，定期按时给予镇痛药物，以达到和维持血药浓度在治疗范围内的水平，以有效地防止疼痛的复发（图 6-5B）。此外，按时给药可避免或减少血药浓度的峰值和过低导致的不能均衡的控制疼痛，并可避免因药物的毒性而需的停药期。

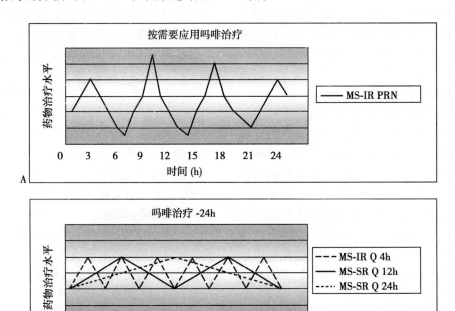

图 6-5　按需与按时用吗啡的对比

A. 按需要（PRN）应用吗啡治疗。治疗的水平变动很大，水平低时降至可止痛的阈值以下（下面的蓝色区域），表明在用下一个剂量之前患者可能发生疼痛，水平高时可上升到中毒的水平（上面的蓝色区域）。B. 按时给予吗啡治疗。治疗的水平保持在治疗范围内，不在蓝色区域内，表明该患者在剂量之间不会发生疼痛或毒性（MS-IR，速释吗啡；MS-SR，缓释吗啡；Q4h，每 4 小时；Q12h，每 12 小时；Q24h，每 24 小时给药一次）

②给药途径

a. 口服给药：对于慢性疼痛患者可以采取口服药物，口服镇痛药是首选的途径。90％的患者用口服药物可以有效地控制疼痛。口服镇痛药是相对安全、符合成本效益的给药途径，而且，可用缓释制剂，并且方便患者及照顾者。

如为阿片类药物诱导的痛觉过敏的患者，或为不能控制的严重疼痛，有两种普遍接受的方法可迅速控制疼痛。两种方法均为迅速释放的阿片类制剂，如立即释放的吗啡，立即释放的羟考酮或氢吗啡酮。第一种方法（表 6-17）的开始剂量为口服吗啡 5mg 或 10mg，每 4 小时一次，或羟考酮 5mg 或 7.5mg，每 4 小时一次，或氢吗啡酮 2mg 或 4mg，每 3h 按时给药

（RTC）。需要时可逐渐增加剂量直到控制疼痛。以按时给药 50％的剂量增量，如有需要可每 2h 一次，以达到充分的止痛。对老年患者或已知有肾功能损害的患者需慎重，起始的剂量应该较低。第二个方法较保守，利用相同的药物，仅以基础需要的剂量，每 2～4h 给药一次。

无论使用哪一种方法，24～48h 后，应该重新评估用阿片类制剂的总量和疼痛，制定适当的应用阿片类制剂的方案。第一种方法提供持续镇痛的水平，类似于使用长效制剂治疗慢性疼痛，虽然可能有增加某些对阿片类制剂耐药患者毒性的风险，但可防止按需法用药相关的峰值与低谷。后一种方法是根据患者的需要，尽可能避免应用阿片类制剂的量

过少或过多,但如果不是按时用药,可能会与按需用
阿片类制量的方法相似,出现制剂水平的不均衡,可
能损害镇痛药在短期内的作用。剂量和方法应个体
化,注意疼痛的程度、社会环境(即患者自行服药的
能力或由照顾者根据需要处理药物的可行性)、患者
认知状态(即患者要求服药的能力)以及预后。

表 6-17　立即释放的阿片类制剂治疗难控制疼痛的用法

1. 速释镇痛药按时给药。对阿片类制剂耐药患者推荐
的起始剂量:
吗啡 5～10mg 口服每 4h 一次,全天
羟考酮 5～7.5mg 口服每 4h 一次,全天
氢吗啡酮 1～2mg 口服每 3h 一次,全天
2. 如需要额外的剂量,为起始剂量的 50%,每 2h 一次
3. 如果用本方案疼痛几乎控制,但患者仍然有一些轻
微的不适,药物剂量可增加 10%～20%
4. 如果疼痛仅部分得到控制,患者仍有中度疼痛,增加
25%～50%的剂量
5. 如果现用的剂量不能或很少缓解严重的疼痛,可增
加 50%～100%的剂量
6. 可继续逐渐增加剂量,直至达到疼痛缓解或出现不
可接受的不良反应

对于已用另一种阿片类激动药或第 2 步阿片
类/非阿片类镇痛药组合处理的患者,吗啡的起始剂
量应根据以前药物的等效镇痛的剂量。但是请记
住,如果是因疼痛不能控制而转换用吗啡的患者,起
始剂量一般应高于转换公式计算的剂量(表 6-13)。

剂量的调整应根据患者的反应,可根据需要增
加剂量。可继续逐渐增加剂量,直至达到疼痛缓解
或出现不可接受的不良反应。

b. 缓释阿片类制剂:以 3～4 小时的间隔按时给
药的方法,通常是患者和照顾者的负担,特别是干扰
患者所需的睡眠和休息的时间。因此,除非是奄奄一
息的患者,否则,一旦用稳定剂量的速释类阿片制剂
已使疼痛得到控制,应尽可能、尽快转换为缓释制剂。

目前,在美国可用的缓释口服阿片类制剂见表 6-
18。包括缓释吗啡产品康定(MS Contin)(每 12 小时
一次)其等效制剂,"吗啡缓释片"Oramorph SR(每 12
小时一次)(注:MS 康定和 Oramorph SR 不是泛用的
等效制剂)和吗啡(Avinza)、硫酸吗啡(Kadian)(每 24
小时一次)以及缓释放的羟考酮制剂、奥施康定。

为了将患者的速释放转换到缓释放的吗啡制剂,
需要确定在 24 小时内的速释吗啡所需的总量。然后

按每 24 小时的总剂量,确定 Kadian 或 Avinza 的用
量,或将 24 小时的总量分为两份,作为 MS 康定和
Oramorph 的用量,每 12 小时给予总量的 50%。

表 6-18　口服缓释放阿片类制品

1. MS 康定	镇痛:	吗啡
	频率:	每 12h
	剂型:	片剂
	剂量规格:	15mg、30mg、60mg、100mg 和 200mg
2. MS 缓释	镇痛:	吗啡
	频率:	每 12h
	剂型:	片剂
	剂量规格:	15mg、30mg 和 60mg
3. Oramorph SR	镇痛:	吗啡
	频率:	每 12h
	剂型:	片剂
	剂量规格:	30mg、60mg 和 100mg
4. Kadian	镇痛:	吗啡
	频率:	每 12～24h
	剂型:	胶囊 撒上(胶囊可破开,并撒在苹果酱或用 G 管冲入水中)
	剂量规格:	10mg、20mg、30mg、50mg、60mg 和 100mg
5. Avinza	镇痛:	吗啡
	频率:	每 24h
	剂型:	胶囊 撒上(胶囊可破开并撒在苹果酱或用 G 管冲入水中)
	剂量规格:	30mg、60mg、90mg 和 120mg
6. 奥施康定	镇痛:	羟考酮
	频率:	每 12h
	剂型:	片剂
	剂量规格:	10mg、20mg、40mg 和 80mg
7. Opana ER	镇痛:	羟吗啡酮
	频率:	每 12h
	剂型:	片剂
	剂量规格:	5mg、7.5mg、10mg、15mg、20mg、30mg 和 40mg

重要的是要提醒患者和照顾者,口服缓释片时
不可弄破或咀嚼,否则可能会导致意外地快速释放

中毒剂量的吗啡。然而,Avinza 和 Kadian 的胶囊可以打开,并且可将其内容物撒入食物或通过饲管给药,但含有吗啡的丸剂本身不能咀嚼。

应用 Avinza 或 Kadian 的患者,吗啡的血药浓度在 8～12 小时达到峰值。曾有患者主诉在治疗剂量的血药浓度达到峰值期间有嗜睡。可能解决此问题的办法之一是在傍晚服用药物,药物达到血峰值浓度的时间是在规律的需要睡眠的时间。

一些患者发现,缓释药物在预定的下次给药前 2～4 小时药物失效(24 小时的制剂在 20～22 小时时,12 小时的产品在 11 小时时),这种现象,称为"剂末复发"。它可以通过以下方式解决,增加 12 小时或 24 小时用药的剂量,或提供与以前的 24 小时总量的相同剂量,但缩短给药的时间间隔,24 小时的制剂改为每 12 小时给药一次,其他产品每 8 小时给予。然而,在任何情况下,用任何缓释阿片类药物,都不应该将用药的间隔时间改得更频繁。

缓释羟考酮(奥施康定)不像缓释的吗啡制剂,它具有双相吸收的模式,提示在服用羟考酮片剂后,最初有快速释放期,后有一个缓释放期。此模式是否对患者有好处目前还不清楚,因为,如果患者有适当的剂量计划,应该有需要的药物量,而不需要立即释放的羟考酮。食物对从盐酸羟考酮控释片剂(奥施康定)中吸收羟考酮没有显著影响,但对速释放羟考酮的吸收有影响,当利用速释放羟考酮治疗剧烈的疼痛时,要记住这一点。与缓释吗啡一样,奥施康定片必须完整吞服,不得弄破、咀嚼或碾碎,而且无中毒的高风险。参照普遍接受的比率,羟考酮与吗啡的效力比为 1:1.5,缓释羟考酮要比缓释吗啡制剂贵很多,因为写本章时,市场上还没有缓释羟考酮的泛用配方。

c. 剧烈疼痛和偶发性疼痛的治疗:无论是保持按时服用短效阿片类制剂或转换为缓释阿片类制剂的患者,按比例的剂量服用速释的阿片类制剂对于剧烈疼痛或偶发性疼痛的治疗都极为重要。剧烈的疼痛是指不定时发生的,由于原发疾病导致的自限性发作的急性疼痛,或者是与得到充分控制的慢性疼痛无关的疼痛。突发性疼痛是指由于不寻常的体力活动、搬动、转位或多种诊断或治疗过程引起的疼痛加重。

为了易于调节缓释的制剂和避免重复用药,通常,对突发性疼痛建议用速效/速释阿片类制剂治疗,以缓解全天的疼痛。换言之,即释吗啡应该用任何缓释吗啡的产品,立即释放的羟考酮应该用奥施康定。治疗剧烈的疼痛和突发性疼痛,推荐使用速释阿片类制剂的剂量,为计算出来 24h 总剂量的 10%,每 1～2h 按需法给药,或是 12h 阿片类制剂剂量的 25%,间隔 3～4h 给药。请记住,在治疗剧烈的疼痛和突发性疼痛时,只要是增加缓释产品的剂量,速释药物的剂量也应该成比例地增加。

在剧烈疼痛的患者,疼痛经常剧烈到要求"救命"的程度,对此类患者需要重新评估,并调整缓释制剂的剂量。在 24h 内有 3 次或更多次剧烈疼痛发作的患者,建议调整缓释产品的剂量。如果患者需要每 2～4h 的药物治疗,用短效/速释放制剂按时给药的方法是毫无意义的。口服缓释制剂缓解和预防慢性疼痛,并根据需要口服补充剂量,在概念上,与用于处理术后急性疼痛给注射速释阿片类制剂控制疼痛相类似。患者应参加关于任何治疗改变的讨论,以确保他们理解为什么要推荐进行这些改变,并同意这些调整。

d. 镇痛药的其他非介入性给药途径:某些患者,因为与疾病相关的恶心和呕吐;或由于口腔或食管癌,严重黏膜炎,神经功能障碍使吞咽困难;或生命末期期意识低落的患者,不能口服药物。在一项回顾性研究报告,有 59% 癌症晚期的患者,在生命的最后 4 周,需由几个途径给药。虽然,这种情况下可考虑介入性途径,常须注射用药,也可以应用一些微创的替代性给药途径,其中包括口腔、舌下、经皮和直肠。

经口腔和舌下:在美国,除了芬太尼,所有常用的阿片类镇痛制剂是亲水性的,因此,基本上不能经颊、舌下黏膜的脂质膜吸收。然而,在生命末期关怀医院和姑息性治疗机构中,给不能吞服高浓度(20mg/ml)吗啡或羟考酮液体的患者,改为口腔或舌下含服是相当普遍的做法。药物是通过"涓流"吞咽而被胃肠道吸收,而且已被广泛接受,因为它是无创,已经认识到有疗效,并且容易采用。芬太尼的黏膜和口腔制剂,已在以上有关芬太尼一节中进行了详细的描述,但在疾病终末期患者的作用有限。

经皮:芬太尼经皮贴剂(多瑞吉),对有吞咽困难或不能按时口服用药的慢性疼痛患者特别有用。后者包括患者或家庭成员无法或不能可靠地按规定时间口服制剂的情形。虽然,已有用以解决转换用药物的途径,但由于有"黑市价格"的问题降低了此药的可用性。

芬太尼经皮系统贴片有 5 种规格:12μg/h、25μg/h、50μg/h、75μg/h 和 100μg/h。12μg/h 的贴

片不作为起始剂量的用药,是用于逐渐增加剂量的贴片。在大多数情况下,一个贴片将镇痛 72 小时。据报道,一些患者有类似缓释口服阿片类制剂的"剂末复发",有足够的止痛效果仅保持 48～60 小时。由于经皮芬太尼有止痛效果持续的时间长,并具有较长的半衰期,因而在疼痛已经基本得到控制后,开始应用贴片是安全的。因此,不推荐用于阿片类耐药的患者。出于这个原因,许多生命末期关怀医院和姑息性治疗专家主张"芬太尼贴剂的强度与 24 小时口服吗啡的比例是 $1\mu g/h:2mg/d$,而不是制造商在产品说明中建议的大约为 1:4 的比例。芬太尼经皮贴剂使用 1:2 比例的生物等效剂量显示于表 6-14。当患者从阿片类制剂(吗啡除外)转换为芬太尼经皮贴剂时,先计算出 24 小时口服吗啡剂量,再用标准转换表(表 6-13)的量。然后,根据表 6-16 选择适当剂量的芬太尼经皮贴剂。

芬太尼贴剂的剂量超过 $300\mu g/h(3～100\mu g$ 的贴片)是难以维持的,因为需要有足够的有效的体表面积放置贴剂,尤其是需要定期轮换贴剂放置的部位者,成为难以逾越的障碍。在应用贴剂或第一次用贴剂后,现有的镇痛药应保持 24 小时,以便芬太尼血药浓度达到治疗范围。正如用任何缓释阿片类制剂一样,开始必须提供用于治疗剧烈疼痛的速释阿片类制剂可立即起效。最好以 6d 的时间间隔调整贴剂的剂量,但不适合于疼痛未得到充分控制的患者,后者需要更快速的逐渐增加剂量。

当从芬太尼贴剂转换为另一种阿片类制剂时,除去贴片后 12～18 小时开始用接替的阿片类制剂。使用新阿片类制剂等效镇痛剂量的 50%,然后根据患者的需要和临床反应逐渐增加剂量。因为半衰期为 17～24 小时,所以贴片移除后,对芬太尼贴剂不良反应的任何支持治疗至少应保持 24 小时。

芬太尼经皮贴剂与其他缓释阿片类制剂联合使用缺乏临床根据,易促进药物聚集,应避免。使用芬太尼贴剂必须谨慎。芬太尼对儿童可能会造成显著甚至是致命的危险。

阿片类制剂局部给药是对失去吞咽能力或有胃肠道梗阻的疾病终末期患者极好的选择。然而,由于吗啡的亲水性,经完整的皮肤不能吸收。从事复方的药房试图用载体制剂如聚醚卵磷脂有机凝胶协助吗啡透过皮肤,但在一项随机双盲临床研究表明,血清中的吗啡水平仍然检测不到或非常少。因此,仍不能被推荐作为经皮使用的制剂。另外,已被证明当应用于破损的皮肤区域,局部用的吗啡制剂可

有效地镇痛。从事生命末期关怀的工作者经常在疼痛的伤口处应用吗啡凝胶制剂以缓解疼痛,以减少全身性镇痛药的需要量。

经直肠途径:阿片类制剂以直肠栓剂通过直肠给药是有效的,但不一定被视为是无创性。虽然,直肠对吗啡的吸收要比小肠的吸收弱,但直肠的血流绕过肝的首过代谢。因此,直肠给药后的血药水平与口服后吸收的一样。经直肠吗啡栓剂对疾病终末期患者的疗效,使其成为用于生命末期患者可选择的吗啡制剂。几乎任何剂量水平的明胶胶囊和亲水性吗啡片,均可以经直肠途径应用。虽然 FDA 未批准缓释吗啡可放置在明胶胶囊,只要缓释吗啡长期保持与直肠黏膜接触,则可有长期的效果,而且减少了栓剂插入的次数。可经直肠使用的其他药物包括氢吗啡酮、对乙酰氨基酚和几个非甾体抗炎类药物,包括阿司匹林和消炎痛。

注射用镇痛药物:开始用注射的药物,可快速达到镇痛的血液水平,可能适用于严重、不能控制的疼痛患者。如已有静脉输液通道,静脉通路是优选。当患者无静脉通路时,皮下注射和持续输液是很好的替代性方法。因为肌内注射部位的疼痛和药物的吸收不可靠,应该避免。在连续静脉输液或皮下输注中,间断给予一次推注的剂量,其镇痛疗效仅能维持 45～60 分钟。

连续输液可为患者提供均匀一致的血药浓度,容易调节到有效的剂量。输液控制装置,无论是机械(例如,注射器驱动泵)或是计算机化,需确保适当的药物输入速度。电脑输送系统使患者可用自控镇痛术(PCA),当患者有剧烈疼痛或疼痛突然发作时,自己可按预定选择的推注剂量用药。对于卧床的疾病终末期,不能耐受口服镇痛药或需要的阿片类制剂,如用经皮贴剂而剂量又太大的患者,用电脑输送系统自控镇痛的连续皮下输注法特别有效。需要利用一根小的标准尺寸的硅橡胶针皮下输注,只要每 3～5 天更换一次。因注射部位的局部刺激可能需要更换部位的次数更多,除此之外,患者对皮下输注有很好的耐受性。辅助剂如止吐药和抗焦虑的药物,与注射阿片类制剂兼容的解决方案是,通常可以将药物混合在一起,并使用一个注射器或泵驱动。

当患者从口服转换为肠道外给药时,反之亦然,必须记住,阿片类制剂的相对效价取决于给药的途径。口服和注射阿片类制剂的等效镇痛转换剂量见表 6-13。除阿片耐药的患者外,口服与注射吗啡的剂量比是 6:1(mg),但大多数疼痛专家接受的转换

比为 3:1。对于阿片耐药的患者,阿片类制剂的输注应从低剂量开始(即吗啡 1~2mg/h,氢吗啡酮 0.1~0.2mg/h)。以按需法(PRN)静脉给阿片类制剂的剂量通常为每 10~15 分钟一次,并应该与每小时的转换比率相称。虽然有多个模式确定按需法相应的剂量,公认的计算方法大致是 50%~100% 的剂量。例如,患者每小时需要吗啡 10mg 持续静脉滴注,按需法给药时可能是每 15 分钟推注 6mg。皮下输注的患者根据缓解疼痛的需要通常每 20 分钟推注 6mg。皮下组织一般每小时可以吸收约 3ml,但医学文献已报道远高于此剂量,并且通常耐受性良好。开始或开始增量输注后 3~4 小时,应对疼痛进行全面的评估,包括按需法给药需要剂量的次数和确定其应用的方法。如果患者的疼痛缓解不明显或要求频繁的按需法给药,可能需要每小时剂量的新比率。

e. 镇痛药给药的其他介入性途径:在生命末期关怀治疗中,有少数患者的疼痛,用非介入性或经胃肠的方法不能控制,应考虑使用硬膜外、鞘内和脑室内镇痛的途径。对于癌症患者,与盆腔肿瘤或腰骶神经丛病有关的疼痛,脊柱内治疗最有效。虽然,椎管内阿片类镇痛有时达到有效地缓解疼痛,而且较全身性途径治疗的不良反应少,但有可能发生呼吸抑制和镇静。随着疾病的进展,有些患者可能需要恢复全身性用药的途径镇痛。有肌肉骨骼或脊柱畸形、出血性素质或凝血障碍、严重呼吸系统疾病和存在感染、颅内压增高,或药物过敏的患者,是椎管内镇痛的禁忌证。已报道,有罕见的病例发生与导管放置相关的硬膜外血肿导致的截瘫。与留置导管相关的感染也是一个潜在的风险,不过通过使用最小的导管和泵可以减少此类风险。关于椎管内镇痛的综合信息可参考如 Bennett 等(2000)的文献综述。

4. 并发症和不良反应的预测和治疗 可以预见慢性的阿片类制剂治疗会导致便秘。约有 30% 开始使用阿片类制剂治疗的患者,发生恶心和呕吐,但因为通常在几天内就可发生耐受性而解决,不像便秘会持续。短暂的镇静和困惑也很常见。较少见的不良反应包括口干、肌阵挛、尿潴留、皮肤瘙痒、睡眠障碍、焦虑和不适当地分泌抗利尿激素。虽然,呼吸系统抑制是治疗急性疼痛而对阿片有耐药性患者可能发生的不良反应,但是,只要正确遵循逐渐增量的准则,一般对疾病终末期患者,不是影响用阿片的因素。推荐用于阿片类制剂最常见的不良反应,例如便秘、恶心和镇静等的治疗,列于表 6-19,并讨论

如下。

表 6-19　阿片类制剂的不良反应

不良反应	治　疗
便秘 (见第 8 章)	1. 增加水分 2. 刺激性泻药(番泻叶或比沙可啶) 3. 渗透性泻药(乳果糖或山梨醇) 4. 大便软化剂(多库酯) 5. 最后的选择是用蓖麻油或含镁的产品
恶心和呕吐 (见第 8 章)	吩噻嗪类,如: 　丙氯拉嗪5~10mg,口服,3~4/d 　　　　　25mg,必要时(PRN)口服,2/d 　异丙嗪25mg 口服/必要时,每 4~6h 一次 　氯丙嗪 10~25mg 口服,每 4~6h 　　　　50~100mg/必要时,每 6~8h 一次 　甲氧氯普胺 5~10mg,每天 4 次
镇静状态	右旋安非他命 2.5~5mg,2/d 哌醋甲酯 2.5~5mg,2/d

SOURCE: Data from Levy M. Pharmacologic treatment of cancer pain. N Engl J Med 335:1124-1132,1996;Jacox A, Carr DB, Payne R, et al: Management of Cancer Pain. Clinical Practice Guideline No. 9. AHCPR publication No. 94-0592. Rockville, MD, Agency for Health Care Policy and Research, US Department of Health and Human Services, Public Health Service, 1994.

(1)便秘:几乎所有接受阿片类镇痛制剂的患者,都可能发生便秘。因此,正在服用阿片类制剂治疗的任何患者,应该开始预防性应用肠道药物,目的在于实现至少每 2~3 天排便一次。通常,为了增加水合作用,主要治疗是用大便软化剂(多库酯)和温和的泻药(番泻叶或 bisacodyl)。原则上,应鼓励患者增加含纤维的食物,要避免含咖啡因的饮料,并增加运动。然而,这些建议对许多疾病终末期的患者,往往因为虚弱、卧床、厌食或需要限制液体而不切实际。不能增加体液的患者因为有肠梗阻和形成团块的风险,而不应该使用散装的缓泻剂。应用比沙可啶(bisacodyl)可能导致结肠过度松弛,有时可并发粪便渗漏。

对于持续性的便秘,必须用较强的通便药(乳酸果糖、聚乙二醇、氧化镁的柠檬酸盐)。如果粪便在直肠近端,但用手指无法排除阻塞,患者又不能排泄时,可以用灌肠的方法。对于应用上述措施无效的阿片类制剂导致的便秘,口服阿片受体拮抗药纳洛酮(naloxone)可能有效。在极罕见的情况下,因为阿

片类制剂引起的便秘常会导致难以控制的疼痛,可能需用纳洛酮治疗。推荐的剂量为 3mg 每日 3 次,根据需要可以逐渐增量高达 9mg 每日 3 次。用此方案,患者常常诉说腹绞痛,部分患者,特别是用高剂量的患者,会经常出汗或寒战,可能是由于全身性吸收诱导的戒断反应所致。

在写本章的时候,甲基纳曲酮刚刚引入市场。如季铵类,穿过血-脑屏障的能力有限,因此是拮抗外周胃肠道的 μ-阿片受体,可逆转阿片类制剂引起的便秘,而没有逆转全身性镇痛作用或造成停药。它可以用作皮下注射,由于用于皮下的途径和成本效益的原因,将是用于治疗阿片类制剂导致的难治性便秘的最佳用药。在第 8 章中将对便秘做充分的讨论。

(2)恶心和呕吐:阿片类制剂引起的恶心和呕吐是通过多种机制,包括抑制胃的蠕动,刺激在脑干中的化学感受器触发区(CTZ)和刺激前庭神经。通常,阿片类制剂引起的恶心和呕吐,可在数天后自动消退。如恶心呕吐持续存在,应考虑与阿片类制剂无关的其他病因,如电解质异常、高钙血症、胃炎、梗阻、颅内压增加以及其他药物。因为并不是所有接受阿片类制剂的患者都会发生恶心呕吐,除非患者以前有阿片类制剂引起恶心呕吐的历史,否则不建议使用预防性止吐治疗。

有助于与阿片类制剂相关的恶心和呕吐患者的非药物干预措施包括消除不良的环境刺激(例如,气味),提供足够的口腔护理、饮食咨询和安慰患者,说明恶心呕吐可能会是暂时性的。主要的药物干预措施包括脑干中的化学感受器触发区抑制剂(吩噻嗪、氟哌啶醇)和促进胃排空的药物(甲氧氯普胺),而不是抗组胺药,它的耐受性往往不良。已开发较新的 5-HT3-受体拮抗药(昂丹司琼、格拉司琼、多拉司琼),主要用于治疗癌症化疗引起的急性恶心呕吐。虽然,通常对于阿片类制剂诱导恶心呕吐的患者,没有必要用这些制剂,但有时对难治性恶心呕吐的病例有效。无法忍受的重症恶心和呕吐的患者或对口服药物无反应的患者,舌下含化恩丹西酮制剂可能是止吐有效的肠外替代药。对于采取上述措施无反应的患者,轮换应用阿片类制剂(稍后讨论)往往有效。在第 8 章将对恶心和呕吐有充分的讨论。

(3)睡眠状态:发生与阿片有关的睡眠状态,可给患者和他们的亲人带来麻烦,可能对规定的控制疼痛方案的依从性差,导致治疗失败。因此,非常重要的要告知患者和照顾者镇静耐受性通常发生在数

天之内。还需要提醒他们的是,由于疼痛的刺激使患者经常不能入睡。治疗后,随着疼痛开始缓解,患者可能终于能"补上"急需的睡眠,导致不当的睡眠和过度镇静的假象。仔细观察和审查药物治疗方案,确定正在采取药物的实际剂量,应该可能区别是患者的深度睡眠,还是药物诱导的过度镇静作用。对于阿片类制剂有关的持续睡眠的患者,给予小剂量的哌甲酯(用 2.5mg 上午 8 点,中午 12 点的剂量,增加到有效),往往具有良好的效果。

困惑、注意力不集中、情绪变化、幻觉可能发生于开始使用阿片类制剂或剂量递增后。这些症状,尤其是幻觉,可以非常严重地干扰患者和他们的家庭。焦虑症是最常见的。当使用阿片类制剂控制疼痛,而没有合并使用其他药物如糖皮质激素的患者,欣快症是罕见的。大多数患者,对这些不良反应很快发生耐受性,但个体差异相当大。如果困惑或烦躁不安持续存在,建议轮换使用阿片类制剂。羟考酮引起幻觉的频率确实低于吗啡。在评估持续的困惑时,重要的是要排除阿片类制剂之外的其他原因,尤其是与生命末期患者的全身性和代谢衰竭相关的谵妄。

(4)阿片类制剂相关的其他不良反应:瘙痒症和潮红是与阿片类制剂诱导的组胺释放有关的,主要但不是唯一的症状。瘙痒症最常见于正在接受椎管内阿片类制剂的患者,但它也可能发生在任何给药途径的患者。皮肤瘙痒通常可用抗组胺药治疗。如果被证明无效,可用帕罗西汀和米氮平,具有止痒的性能。对于严重的病例,小剂量纳洛酮可以使其缓解。

在用任何高剂量的阿片类制剂联合使用时,可能会出现肌阵挛和抽搐的动作,但最常遇到的是用高剂量杜冷丁或吗啡的患者,其代谢产物去甲哌替啶和去甲吗啡,两者均特别容易使神经兴奋。"阿片类制剂的神经毒性"包括一系列的症状,包括肌阵挛、痛觉过敏、触摸痛和精神状态的改变。这些症状更可能发生在患者并发肾功能不全,出现脱水或在连续输注大剂量的吗啡时。如果有可能,轮换使用不同的阿片类制剂,是处理阿片类制剂的神经毒性最有效的方法。当轮换到另一种阿片类药物时,重要的是在考虑用大量的阿片类(通常为吗啡)制剂用逐渐加量的方法治疗难控制的疼痛之前,须确认是否为痛觉过敏综合征。因此,当轮换到另一种阿片类药物时,考虑至少减少等效吗啡剂量的 50%。对于已临危的患者,或不可能轮换阿片类制剂的患者,继续尽可能给予最低的违规剂量的阿片类药物进行

治疗,其不良反应应该积极地用其他药物进行治疗。对为了维持镇痛的作用必需的阿片类药物的剂量引起的精神性肌阵挛,抗精神病药物和控制肌阵挛的苯丙二氮是有效的治疗。

肌阵挛有时可能是癫痫发作的前驱症状。患者出现癫痫发作,应该减少用药剂量。通常,为了清除神经兴奋代谢产物,阿片类制剂的替代物,与苯丙二氮和(或)非苯丙二氮类抗惊厥药应该继续使用数天。应避免使用纳洛酮,因为此种阿片拮抗药可以矛盾地加重中枢神经系统的过度活跃,并会导致阿片类制剂戒断综合征和疼痛的复发。

(5)阿片类制剂的戒断:在极少数的情况下,终末期患者的慢性疼痛可能完全改善,而不再需要用阿片类镇痛药。例如肺癌患者或有晚期骨转移引发的骨痛,对姑息性放疗有效。因为慢性阿片类制剂治疗导致身体对阿片的依赖性,必须逐步地停用阿片类制剂,不能突然停用。推荐两种逐渐减量停止使用阿片类制剂治疗的方法如下。

①按总剂量计算,每天减少日总量的10%,以10d的期限完全停药,或每天减少日总量的5%,20d完全停用。

②每天给予阿片类制剂原剂量的50%,共2d;减至前2d剂量的50%,继续2d;直到患者吗啡每天的用量为10~15mg(或等量)。用此低剂量的吗啡共2d,然后停药。

第二种方法允许快速减少阿片类制剂的开始用量。如减药超过开始用量的50%,都有可能引起停药的症状包括全身酸痛、出汗、畏寒。

临近死亡的患者,常表现出低血压,组织灌注不良,肾功能降低,意识处于低迷状态的多系统衰竭的症状。在此阶段,患者对疼痛和家人(甚至一些医师和其他医护专业人员)的识别力降低,有时会错误地归咎于阿片类制剂的不良反应。在这种情况下,也可适当地减少阿片类制剂的剂量和(或)延长用药之间的时间间隔。然而,急速地停药可能会引起戒断的症状,甚至加速患者的死亡。因此,阿片类制剂的剂量需要保持在不低于每日剂量的25%,以避免增加患者额外的不适,经过充分的解释后,大多数家属很容易理解和配合。

(6)阿片类制剂的耐药性:阿片类制剂耐药性的概念是指在疾病没有发展,或没有其他加剧疼痛的原因时,需要增加镇痛药的剂量,才能以维持控制疼痛。耐药性的发生似乎取决于所用阿片类制剂的神经化学物质的适应性,其中包括环磷腺苷的神经元

浓度的改变,阿片类对钙离子通道的作用,内源性内啡肽的上调和阿片受体的竞争性结合。由于这些多种生化的机制,患者对各种阿片类制剂诱导的生理影响的耐药性有差异,有时具有选择性。因此,大多数因慢性疼痛服用阿片类制剂的患者,可以将药物调整至足以控制疼痛的剂量,而不会出现呼吸抑制或持续性的恶心或过度镇静。事实上,因慢性疼痛接受阿片类制剂治疗的患者中,出现对镇痛药耐药者不多见;疼痛的加重常常有可被医生识别的原因,如肿瘤的生长和侵入或其他持续的组织损伤。例如,在晚期癌症患者中常需要不断增长阿片类镇痛药的剂量,常常是由于疾病的发展,而不是发生耐药性。临床医师和患者需要知道此事实,因为认为阿片类制剂如果用得太早将会无效,应该保留到“真正需要”时使用的概念很强,仍然是有效地处理疼痛普遍存在的障碍之一。

然而,在某些先前用过阿片类制剂治疗有效的患者,可能对镇痛制剂产生耐药性,即使用药的剂量迅速地升到很高的水平,新的疼痛仍得不到缓解。在这种情况下,经过完全地重新评估之后,最好是换为替代性的阿片类制剂。采用这种方法的理由,有时也称为“阿片转换”,在各种阿片受体激动药——镇痛药中的交叉耐药性经常是不完全的。因为交叉耐药性的不完全,同一患者转换用另一种阿片类制剂时,开始使用新的镇痛药的剂量一般不应高于计算出的生物等效剂量的50%(表6-13),并且,有时甚至更低的剂量也可能有效。

虽然,阿片类制剂的转换与用替代性制剂从实践和概念观点相似,阿片转换是为解决镇痛制剂耐药性的问题,应与因有难治性的不良反应导致患者不能耐受某种阿片类制剂,而需换用另一类阿片制剂的做法区别。后者是基于个体对阿片类药物的耐受性和非镇痛作用的差异,其目的是改善不利的影响,同时保持平衡的镇痛作用。也许是因为吗啡的使用最普遍,也是最经常并发难以控制的不良反应的药物。在最近的研究中,用替代性产品使25例与阿片类制剂相关的困惑的患者中,18例获得部分或完全缓解,阿片类制剂引起恶心呕吐的19例患者中,13例获得部分或完全缓解,15例患者中有8例从昏睡中清醒。与为了处理镇痛耐药性的阿片转换不同,其中新的阿片类制剂镇痛的有效剂量往往小于标准的转换预测表;当因不良反应而用替代性制剂时,新阿片类制剂的镇痛有效剂量至少与被所取代制剂的剂量相等的生物效应。

5. 辅助性药物 虽然阿片类镇痛药是有效处理疼痛的主要依靠,为了达到有效地控制疼痛,经常需要其他制剂与阿片类制剂联合应用。此类制剂称为联合镇痛药(coanalgesics)或佐剂,需按疼痛的分类和病因确定。用联合药物的目的在于提供相加或协同的镇痛作用,并减少不良反应。尤其是当患者的疼痛对阿片类制剂的反应不完全时,需用辅助性药才能充分控制疼痛。

(1)骨骼疼痛:由于癌转移导致的骨骼疼痛,主要是由于环氧合酶(COX)催化合成的前列腺素介导的。因此,抑制环氧合酶,减少前列腺素产生的非甾体抗炎药(NSAIDs)往往有效,与阿片类镇痛药联合应用,能降低疼痛与骨骼疼痛并存的炎症。

皮质类固醇有时也对骨骼疼痛有效。对疾病终末期患者,尤其是对那些预期寿命很短的患者而言,慢性糖皮质激素治疗的不良反应已相对不重要。除了治疗疼痛之外,糖皮质激素可使患者的感觉良好,甚至增加欣快感。可能作为骨骼疼痛辅助治疗的另一种药是降钙素。然而,因为降钙素昂贵,而且其效果似乎是通过增加内源性β内啡肽介导,目前尚不清楚加入降钙素是不是比仅仅增加外源性阿片类制剂的剂量以达到必要的效果更为有利。处理骨骼疼痛的其他辅助方法包括双膦酸盐类、放射性药物和放射疗法,可以选择性地应用于生命末期关怀的治疗,将在第19章中讨论。

(2)神经性疼痛:有时将神经性疼痛描述为阿片类制剂的耐药。这种描述不完全准确,因为有报道称其反应率高达33%。羟考酮可能用于治疗带状疱疹后的神经痛(PHN),有报道称曲马多可缓解糖尿病神经病变的疼痛,已知美沙酮对神经性疼痛有效。此外,患者往往有伤害性与神经病理性混合的疼痛综合征。因此,应用阿片类制剂治疗神经性疼痛时,几乎总是与其他佐剂联合用药是合理的。

常用于治疗神经性疼痛的制剂列于表6-20。不幸的是,没有一个单一的药物或联合用药的方案可以在所有的时间都能获得成功,治疗神经性疼痛必须基于经验和个体化。世界卫生组织阶梯方式类似的逐步用药方案的建议说明于图6-6,并将讨论如下。

①第1步:神经病理性疼痛。

临床医师治疗神经性疼痛的第1步,用一种阿片类制剂与糖皮质激素(Opioid+corticosteroids 或 NSAID)或非甾体抗炎药(NSAID)联合应用。糖皮质激素对治疗伴有炎症和水肿的神经症状特别有效。由于颅内压力增高的头痛,脊髓受压导致的疼痛和神经功能缺损是糖皮质激素可能会缓解神经性症状很好的例子。类固醇类药物通常选择高剂量的地塞米松。糖皮质激素也有助于治疗其他形式的神经性疼痛和神经丛病变,对显著的炎症和软组织肿

表 6-20 治疗神经性疼痛的药物

药物的分类	药 物	剂 量
类固醇	地塞米松	每天 16～96mg,分 2～4 次口服
三环类抗抑郁药	阿米替林	每天 10～150mg 口服
	去甲替林	每天 10～150mg 口服
	地昔帕明	每天 25～100mg 或分次口服
抗惊厥药	加巴喷丁	每天 300～2400mg,分 2～4 次口服
	卡马西平	每天 200～1600mg,分 3～4 次口服
	苯妥英	每天 300～500mg,口服
	氯硝西泮	0.5～1mg,每天 3～4 次口服
	丙戊酸	每天 500～1500mg,分 2 次口服
	拉莫三嗪	开始 25mg 口服,每天,递增至每天 50～200mg,分 2 次口服
其他	可乐定	每天 0.1～0.3mg 口服或经皮下注射
	巴氯芬	每天 10～30mg 口服
	美西律	开始使用量为 200mg,逐渐递增至每天 300～1200mg,分次口服
局部麻醉药	利多卡因	5%适用于患处,12h/d
N-甲基-D-天冬氨酸受体 (NMDA)拮抗药	氯胺酮	0.3～0.5mg/kg,每天 3 次口服
	美沙酮	见表 6-17
	金刚烷胺	每天 100mg,至每天 2 次口服

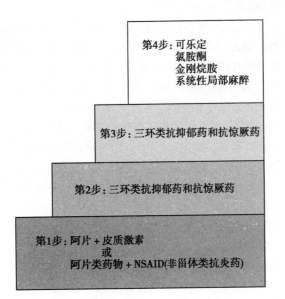

第4步：可乐定
　　　　氯胺酮
　　　　金刚烷胺
　　　　系统性局部麻醉

第3步：三环类抗抑郁药和抗惊厥药

第2步：三环类抗抑郁药和抗惊厥药

第1步：阿片＋皮质激素
　　　　或
　　　阿片类药物＋NSAID(非甾体类抗炎药)

图6-6　治疗神经病理性疼痛的阶梯方式

胀特别有效。带状疱疹的早期处理可用糖皮质激素，并可能减轻带状疱疹后神经痛（PHN）的严重程度。

　　阿片类制剂与非甾体抗炎药（NSAIDs）的联合应用有时对与癌症相关的神经性疼痛也有效。以上章节中已对非甾体抗炎药进行了详细的讨论。

　　②第2步：神经病理性疼痛。

　　在所推荐的治疗神经病理性疼痛处理方案的步骤2中（图6-6），应该补充加入三环抗抑郁药或抗惊厥药［tri-cyclic antidepressant（TCA）或 anticonvulsant］。

　　a. 抗抑郁药：三环抗抑郁药治疗神经病理性疼痛是通过三种不同的机制：显著增强或改善阿片类制剂的镇痛和直接的镇痛作用。某些姑息性治疗的专家指出，三环抗抑郁药对于感觉迟钝的神经性病患者主诉的烧灼感、寒冷或罪恶感特别有效。通常，三环抗抑郁药可使40%患者的神经性疼痛得到某些缓解。

　　阿米替林（阿密曲替林）（Amitriptyline）是已被广泛研究的一种三级三环胺。虽然，对有些患者用低于治疗抑郁症所需要的剂量也可达到镇痛的效果，但有时，其剂量可能需要高达150mg。通常，开始时给患者每天10～25mg睡前口服，以后逐渐递增至可耐受为止。可能在1～2周出现镇痛作用，但也可能到4～6周仍不出现峰值效果，因此，递增抗抑郁药的间隔不应短于每周。患者需要了解出现镇痛作用的时间，以免产生失望和挫败感。

　　对于神经病理性疼痛有效的其他抗抑郁药包括：去甲替林和去甲丙咪嗪。因为是二级三环胺，此类药物的不良反应可能比与阿米替林有关的不良反应少，包括镇静、口干、便秘和尿潴留。多塞平（Doxepin）是一种有三环属性作用于精神的药物，可能对神经性疼痛也有实用价值，虽然它有显著的不良反应。选择性血清素再摄取抑制剂（SSRIs），由于其对血清素途径的专一性，治疗神经性疼痛的实用价值很有限。已经有报道称帕罗西汀（paroxitene）可使大约1/3糖尿病患者神经性病变的症状缓解；也有报道称氟西汀、奈法唑酮和舍曲林对少数患者的神经病理性疼痛症状的治疗有效。

　　文拉法辛（Venlafaxine）是具有选择性血清素再摄取抑制剂和三环抗抑郁药两种性质的抗抑郁药，据报道此药可增强对神经病理性疼痛的治疗作用。认为它可抑制去甲肾上腺素、5-羟色胺（血清素）（5-HT）和多巴胺的再摄取。典型的起始剂量为37.5～75mg口服，每天2次，递增剂量的时间不能少于3天或4天，必须考虑肾和肝功能。度洛西汀（Duloxetine）现在已经美国FDA批准用于治疗糖尿病神经病变的疼痛。它和文拉法辛一样，抑制去甲肾上腺素、5-羟色胺和多巴胺在大脑中的再摄取。剂量低于60mg/d无效；因此，起始剂量通常为60mg/d。不要咬碎、咀嚼或者切碎。有肾功能损害的患者应减少药的剂量，有肝功能损害的患者，应格外谨慎。米氮平（Mirtazapine）有去甲肾上腺素和血清素传输两种活性，阻碍5-羟色胺2和5-羟色胺3受体。此生化特性可能降低与非选择性5-色色胺激活相关的不良反应，并减少心脏毒性的风险。米氮平对老年患者是相对安全的，对睡眠有益，并具有抗焦虑和止痒的性能。据有的报道认为，米氮平有超出其抗抑郁作用的镇痛性能，但尚无临床对照试验的报道。因此，虽然可能具有羟色胺去甲肾上腺素再摄取抑制剂（SNRIs）和选择性5-羟色胺再摄取抑制剂（SSRIs）双重的新作用，但没有足够的资料证明，用它可作为用于治疗神经病理性疼痛替代常规用的三环抗抑郁药。

　　b. 抗惊厥药：较老的抗惊厥药，如加巴喷丁、苯妥英、卡马西平、丙戊酸、氯硝西泮，治疗神经病理性疼痛可能有效。有证据表明，抗惊厥疗法用于治疗发作性、撕裂性或烧灼热性质的神经性疼痛更有价值。通常，此种类型的疼痛与神经损伤、三叉神经痛或带状疱疹后神经痛（PHN）有关。

　　抗惊厥制剂可减少或防止病理改变神经元的过

度释放,减少异常病灶处的激动传递到正常神经元。不良反应的发生率很高是应用各种抗惊厥制剂的主要限制因素之一。因此,与用三环类抗抑郁制剂一样,初始剂量应低,逐渐递增剂量应缓慢而谨慎。例如卡马西平的起始剂量,在老年患者应低至 50mg,睡前,年轻患者为 100mg。可能在获得任何治疗效果之前,就出现不良反应。

加巴喷丁(Gabapentin)不良反应的发生率低于其他抗惊厥制剂;据报道,每天 300mg 的低剂量可有效地治疗神经性疼痛,更常用的剂量为 600～1800mg/d。虽然,如每天 2400mg 不能使患者的疼痛得到缓解,更高的剂量也不可能达到止痛的疗效;曾有剂量高达 3600mg/d 的报道。通常,达到上述剂量的患者,开始剂量为 300mg/d,分为三次服用。每次递增的剂量为 100mg,递增的间隔为 3d,让患者有时间适应镇静的不良反应。通常逐渐递增至有效的剂量为 600～2400mg/d,可能因为过度的镇静和出现平衡失调,不总是能达到此剂量。加巴喷丁可能对艾滋病患者神经病变特别有用,因为它与抗反转录病毒药物没有交互的作用,并且不同于卡马西平,它不会引起骨髓毒性。加巴喷丁可口服或直肠给药。加巴喷丁逐渐递增至有效剂量所需的时间,可能不适用于临危的患者。

相对较新上市用于治疗带状疱疹后神经痛(PHN)与糖尿病周围神经病变的药普瑞巴林(Lyrica),推荐的起始剂量为 50mg,每日 3 次或 75mg 每天 2 次。可能会在开始用药后的 24 小时内迅速出现效果。推荐的最大剂量为 300mg/d,但有临床研究显示,剂量大至 600mg/d,分次给药;可增强止痛反应。较高的剂量应限制给予肌酐清除率正常的患者。

③第 3 步:神经病理性疼痛。

如果加入三环抗抑郁药(TCA)或抗惊厥制剂仍没有足够的止痛反应,推荐在第 3 步同时使用这两种制剂。可以同时试用不同作用机制的抗惊厥制剂(例如,卡马西平、苯妥英、丙戊酸与氯硝西泮、苯巴比妥、加巴喷丁),虽然,可能有增加不良反应的风险。

④第 4 步:神经病理性疼痛。

a. 可乐定和局部麻醉药(Clonidine and local anesthetics):其他对神经病理性疼痛的治疗可能成功的制剂包括可乐定和全身性施用的局部麻醉药,如利多卡因静脉注射与口服美西律和妥卡胺(又译为妥卡尼、氨酰甲苯胺)。可乐定是一种中枢作用的 α_2 肾上腺素能受体激动药,已成功地用于治疗幻肢痛,与糖尿病的神经疾病相关的疼痛,带状疱疹后神经痛和脊髓损伤引起的疼痛。虽然,这些是常用的麻醉药,较大规模的研究表明,作为全身性的镇痛药其有效性一直令人失望,研究报道只约 10% 的患者可显著改善疼痛。

b. 巴氯芬(Baclofen)和替扎尼定(tizanidine):巴氯芬和替扎尼定是知名的肌肉松弛药,已发现它可有效地治疗神经损伤并发的神经病理性疼痛和肌肉痉挛。例如,在脊髓受压的或其他中枢神经系统并发痉挛性截瘫的病例,巴氯芬的剂量从每天 10mg 逐渐递增至 30mg 可能非常有效,而替扎尼定已用于缓解多发性硬化症患者严重的肌肉痉挛。

c. N-甲基-D-天冬氨酸受体(NMDA)拮抗剂:最近用它治疗神经性疼痛集中在 N-甲基-D-天冬氨酸受体(NMDA)拮抗剂抑制受体通道的复合物。最简单的 N-甲基-D-天冬氨酸受体抑制剂是镁。在 12 例阿片类制剂反应不良的神经性疼痛的癌症患者,用硫酸镁,0.5～1.0g 静脉注射,能有效地完全或部分减轻 10 例患者的疼痛,长达 4h。因为有效的时间短和需要静脉内给药,使这一发现的临床应用受到限制。然而,假定低镁血症可能会激活 N-甲基-D-天冬氨酸受体,可能导致慢性疼痛和使对阿片类药物的反应不良。为此,可能值得确认和纠正有顽固性疼痛的终末期患者的低镁血症。

主要是因为毒性作用的发病率高,N-甲基-D-天冬氨酸受体拮抗药已经仅限用于少数临床试验。这些药物包括美沙酮(见上文)、氯胺酮(Ketamine)、右美沙芬及金刚烷胺(Amantadine)。氯胺酮已经广泛地用作麻醉药,用作镇痛药的剂量要比用作麻醉药所需的剂量低得多。传统上,已经作为连续静脉滴注使用,治疗慢性疼痛的效益已由于包括过度镇静、精神病表现和谵妄的不良反应而受到限制。多项研究表明,氯胺酮,10mg 每天 3 次至 20mg 每天 1 次可能会成功地经口服或舌下途径治疗带状疱疹后神经痛(PHN)以及其他神经病理性疼痛,包括椎板切除术后神经根性疼痛。

右美沙芬(Dextromethorphan)是一种镇咳药,是许多止咳糖浆配方之一。它可以缓释制剂给药,剂量为 15～500mg 每天 2 次。其主要不良反应是镇静。吗啡与右美沙芬的联合用药可增强疼痛的缓解,并可减少吗啡每天的总剂量,虽然,此作用是否为商业发展吗啡与右美沙芬的合剂产品的唯一理由尚不清楚。

金刚烷胺(Amantadine),用作抗流感的药物,也是一种 N-甲基-D-天冬氨酸拮抗剂。一项报告显示,三名患者的神经病理性疼痛,在单用静脉滴注 200mg 后获得完全和持续的缓解。随后,在 13 例患者的随机试验证实,静脉滴注金刚烷胺能迅速地缓解神经病理性疼痛;但是,一次单剂量用药后能持续长时间者很少见。口服金刚烷胺也可以有一些活性,可能对难治性神经疼痛的患者值得一试,因为它毒性反应小,更容易获得,并且价格不比口服氯胺酮贵。

(3)消化道疼痛综合征:与黏膜炎和口腔炎相关疼痛的处理方法,将在第 10 章中讨论。各种形式腹痛的病因和治疗方法,将在第 8 章中题为"腹痛和消化不良"一节中讨论。

6. 以往或目前滥用药物患者的药物性疼痛的处理 对表现为慢性疼痛的患者,知道以往或目前滥用药物的历史特别重要。由于疼痛和成瘾途径之间的复杂神经生理相互作用,对这样的患者,为了达到有效地控制疼痛和避免毒性反应,可能有必要调整药物治疗。成瘾行为的特征列于表 6-21。

由于对阿片类制剂成瘾,已康复或正在康复患者疼痛的处理存在内在的复杂性,因而已制定出治疗的指南,分别列于表 6-22 和表 6-23。应该注意的是,这些准则并不总是适用于每个患者的需要或取得成功,需要根据个体的情况频繁地调整及修改。对于参加美沙酮维持治疗(MMT)方案的患者,与开处方者紧密配合,有助于确定最有效的镇痛药,并确

表 6-21 成瘾行为的特征

极强烈地关注怎样可获得有关的药物
未经医生批准,自行递增药物的剂量
尽管已有显著不良反应,仍继续用药
操控医生以获得额外的药品供应
改处方
从多个医疗或非医疗来源获得药物
贮藏或出售药物

表 6-22 阿片类药物成瘾患者的治疗指南

1. 鼓励与患者坦诚地沟通

2. 避免用图表评论有关与用药的行为,除非你已经与患者讨论过您关注的事(可能需要根据现行联邦隐私保护规则)

3. 记住,否认是一种上瘾的基本特征

4. 依据法律,从其他来源获得有关患者用药的信息,而不是从患者获得

5. 不要在患者有中度或重度疼痛时停用阿片类制剂;这样做只会鼓励患者渴求和觅药的行为

6. 尽管疼痛报告可能是欺骗性的,也应接受和尊重

7. 保证患者获得减轻疼痛所需要的药量

8. 与患者协商并获得患者同意建立书面的治疗计划或合同,包括:

   a. 给予允许的药物和剂量

   b. 配给足量的药物

   c. 关于再添加和"减药"的策略

   d. 办公室或家庭护理访问的频率

   e. 未能遵循计划的后果

9. 所有阿片类制剂,其他辅助和精神药物由同一位医师开处方

10. 鼓励对处理成瘾有专长的护士参与,在生命末期关怀机构传统的做法是指定一名管理团队中的护士作为协调员

11. 这些患者经常发生药物的耐药性,可能比一般患者需要更大剂量的阿片类制剂。因此:

   a. 逐渐递增至有效的剂量

   b. 评估患者通常每天的摄入量,并提供高于基础量的治疗剂量以获得有效的镇痛作用

12. 使用定期按时、长效的阿片类制剂作为疼痛的基础处理。避免应用按需要(PRN)法给药,除非患者有间歇性或突发性疼痛的特别指征

13. 宽松地使用辅助药物,但要适当。不要把辅助药物作为阿片类制剂的替代药物

14. 鼓励使用非药物的治疗措施

15. 如果患者需要迅速或出乎意料地加大药物剂量,而此药物剂量的需求与潜在疾病的程度或发展明显不相称时,不要太急于归结为同时存在上瘾症。应该去识别患者是否有其他潜在的困扰和痛苦,包括情感、社会和精神的痛苦

16. 要记住,应该激励患者、家属、照顾者以及医护团队认识到,共同的目标是缓解疼痛和给予患者最好的生命质量

表 6-23 已恢复或正在恢复的成瘾患者的治疗指南

1. 戒断和恢复之间的区分

    a. 戒毒的人往往在他或她的戒毒被否认、社会功能失调和积极戒除毒品的渴求中挣扎

    b. 对这些患者疼痛的最好处理是与目前成瘾的患者相同

2. 相信患者疼痛的投诉

3. 确定是否控制疼痛的技术比阿片类更可取

4. 解决患者和家庭关心的依赖和复发的问题。解释可能发生的身体的依赖,但不是成瘾

5. 告知患者和家人,将精心安排阿片类制剂的应用,使他们安心。制订并取得患者同意的治疗计划和合同

6. 应指定一位照顾者负责疼痛的治疗

7. 应用有效的药物和递增的剂量,以达到充分地镇痛。避免剂量不足,可能导致的焦虑和对药物的渴求

8. 根据计划按时(24h)给药

9. 限制每张处方的量和不允许再续补

10. 每次剂量的药由配偶、朋友、其他照顾者或药剂师发放

11. 保持与患者和照顾者的频繁接触

12. 记住,压力可能会增加患者对镇痛药的要求

13. 警惕和解决反常地用药提示真正成瘾的行为,如从多个来源获得药品,重复声称药物丢失,未经批准地增加剂量,以及用假处方的行为

保患者的依从性。有用海洛因病史或滥用处方阿片类药物的患者可能对阿片类制剂有显著的耐药性,导致疼痛很难控制。虽然,美沙酮本身可以是阿片类制剂耐药患者有用的镇痛药,应用美沙酮治疗时,应直接与患者维持治疗方案的医师协调。可以美沙酮维持治疗方案中,美沙酮的每天剂量预防戒断反应,但为了镇痛需要每天给药 2～4 次。为了使维持剂量纳入美沙酮镇痛的治疗方案,必须与维持治疗方案同步。有些维持治疗方案的镇痛治疗计划选择不包括美沙酮,但如果给予患者其他阿片类制剂,在做现用药品检测时,应该通知他们,否则可能被怀疑药品发生错位。

对生命末期或因体力无法去维持治疗中心的患者,实施维持治疗方案很困难。虽然,禁药取缔机构(DEA)成员的任何有执照的医生,法律允许开美沙酮处方作为镇痛药,但以美沙酮用作阿片类维持药,需要有特定的执照才能开处方。当患者病重无法去美沙酮维持治疗中心时,处方者需要与维持治疗方案沟通,以取得解决的方案,防止停药。通常,生命末期的患者,总是在用阿片类镇痛方案,他们可能难以防止停药反应,特别是在维持治疗方案中用高剂量的患者。

假性成瘾

临床医师应该知道称为假性成瘾相关的表现,它可能发生在有或无药物滥用病史的患者。这种综合征的自然史包括 3 个特征性的阶段。

(1)由于镇痛制剂的量不足,疼痛的刺激导致持续的难以控制的疼痛。

(2)说服他人相信他的疼痛的严重程度,并有行为变化(类似表 6-21 中的表现)的患者,要求增加镇痛制剂的剂量。这一阶段的患者,无论是否有滥用药物的历史,通常表现为滥用药物问题的特征。

(3)患者与医疗团队成员之间的不信任危机,导致疼痛危机。

临床医师必须时刻警惕由于对慢性疼痛的治疗不充分可能导致伪成瘾。为了避免给生命末期患者造成痛苦,关键是要记住,"无论何时,无论什么样的患者主诉疼痛,疼痛确实是存在"。

五、治疗疼痛的非药物干预措施

对疼痛的全面评估包括对身体、心理、社会和导致疼痛的精神原因的评估,有助于临床医师针对患者所有经历过的疼痛的每种表现,制订全面的医疗护理计划。这种综合性处理疼痛的方法,扩展至应用包括替代疗法和非药物干预的选择。虽然,关于补充的和替代药物治疗的医学文献较少,但用这些技术和传统的镇痛药物治疗方法相结合,可能使患者、护理人员和医师从全面的疼痛处理策略中,选择可能足以解决身体、心理和情感成分的措施。此类干预措施被归类为四种方法列于表 6-24。

(一)介入身体的方法

麻醉和外科手术的方法主要用于其他微创方式

表 6-24 治疗疼痛的非药物干预措施

方 法	干预/技术	优 点	缺 点
身体-介入性	麻醉的方法 　神经阻滞:例如,腹腔神经丛 　输液:椎管内注射可乐定 　中枢神经系统刺激 外科手术 　神经系统:神经根切断术 　整形外科:脊柱减压 　肿瘤:切除 放射治疗 　局部,宽面积 　放射性药物 　化疗 　细胞毒素,激素	可提供快速的疼痛缓解 对介入性措施无反应的疼痛 　有效 有效缓解某些诊断的疼痛 可减少全身药物的用量(和 　不良反应) 直接治疗肿瘤	可能有导管部位的感染 需要特别专业经验,需认 　真监控 可能需要昂贵的输液泵, 　专业的护理,和(或)成 　本 是不可逆的方法
身体-无创性	身体康复 　固定、运动、翻身 　水疗 按摩/手法/刺激 　体表的热/冷敷 　电疗,超声 　针灸、推拿、指压按摩 　肌筋膜释放等疗法 　Rolfing,Pruden,Feldenkrais,Trager 　足底按摩	可减少疼痛和焦虑,无药物 　相关的不良反应 可作为多数其他干预措施的 　辅助治疗 可以通过患者或家属给予	有时热和冷可能是禁忌的 一些干预措施需要熟练的 　治疗师
认知/心态-机体	人际/精神 　治疗性触摸 　祷告 　读书疗法 　注意/放松 　音乐,幽默,艺术,宠物 　意象 　引导,不相容,转化 教育 　信息和护理指导 心理与生理 　自我对话,分散注意力 　放松,冥想,瑜伽 　意象导引 　生物反馈治疗,催眠治疗 　自生训练,认知重建 　有节奏的认知活动,解决问题	可减少疼痛难以处理患者的 　痛苦和焦虑症 可能会增加患者的应对技巧 使患者感到疼痛能控制 可作为多数其他干预措施的 　辅助治疗 最便宜,不需要特别的设备, 　并且易于使用	激励患者应用自我管理的 　战略 有些干预措施需要专业的 　时间教
替代的/自然补救措施	草药 营养素 芳香疗法 顺势疗法	让患者感到能控制疼痛 一些干预措施有镇痛的药效	一些草药间可能有交互作 　用

难以控制的癌症患者的疼痛。这些干预措施的现实目标和预期不仅应考虑到患者的疾病能否耐受手术或治疗,也要考虑患者的意愿。所有这些措施的指导原则应是具有的成功概率很高,没有显著影响生活质量的不良反应,而必须在患者预期生存的时间内获得疗效。

(二)非介入身体(无创)的方法

物理医学技术包括制动、区间运动的练习、水疗、按摩、针灸、热或冷敷,经皮神经电刺激(TENS)。具体而传统的疗法需由理疗师、护士实施,而其他替代性的干预康复治疗可以由患者或照顾者进行,并为患者提供更多选择的机会。这些干预措施直接达到镇痛的疗效是通过手法或刺激骨骼肌、神经和外皮系统或通过全身松弛间接产生的作用。

物理性康复技术在有限的情况下,可用于有特定适应证的患者。制动法包括使用紧身胸衣来帮助支持椎体和控制背部疼痛,肩托以减轻继发于臂神经丛病变的疼痛,夹板固定用于未考虑手术或不想做手术患者的病理性骨折。全关节运动(Rangeof-motion exercises)可以帮助减轻痉挛性截瘫患者的不适或防止挛缩的发展。水疗的好处是由于水的浮力。包括对关节僵硬、四肢无力的患者增加强度和柔韧性。经皮神经电刺激(TENS)可能偶尔有好处,适合于一小部分患者,但用于治疗疾病终末期患者的疼痛,通常无效。体表的冷/热治疗和超声仅限制在躯体局部的疼痛。

针灸用于治疗疼痛已超过 2500 年,对疼痛治疗的有效性已被科学研究所证实。针刺似乎在脊髓和中脑水平引起内啡肽的释放,也可能导致抗炎细胞因子的释放。用于治疗疾病终末期患者的实用性不确定,应该以个别患者为基础进行评估。

医学文献上的按摩疗法,虽然不那么健全,但表明整体是有益的。按摩疗法的研究表明,它能改善疲劳、恶心、生活质量、焦虑和疼痛。积极的成果还包括加强患者的控制意识和对医疗护理的满意度。

所列出的其他替代性非介入性理疗技术的详细说明超出了本章的范围。有关某些声称其效益程度的内容,已经得到科学验证的技术信息,可从美国国家健康研究院的替代医学办公室获取。

(三)认知功能/身心的方法

疼痛为多方面的经历,对于疾病终末期的患者,实现疼痛的控制是生活质量的一个关键组成部分。多方面的经历的概念包括感官、认知、情感和行为的参数,最终定义为神经生理学以及精神因素,虽然很抽象,但可能影响对不同文化背景患者的疼痛处理。认知功能/身心的方法采用干预措施如祈祷、治疗创伤和触摸、音乐、艺术、幽默和宠物疗法,为帮助患者减轻疼痛,通过恢复个体的控制感,提供一种治疗的方法。这些技术对有严重的心理和精神问题影响疼痛反应的患者特别有用。帮助患者了解疼痛有客观(即身体的)和主观(例如,情绪、心理、精神)的因素,可增加患者对这些干预措施的接受能力。

对于临床医师,认知功能/身心方法需要负责对整体疼痛"Total Pain"的处理,应和与每个患者、照顾者和家庭成员之间合作,对患者进行个体化的治疗。应用这些技术需要与家庭医师、护士、社会工作者、牧师、家庭保健助理和生命末期关怀机构的跨学科的医疗护理人员共同合作,让志愿者与患者和家属共同提供治疗的环境,鼓励控制"整体疼痛"的概念。生命末期关怀机构致力的原则是,即使是对垂死的患者,也应给予每一次体验最丰富生活的机会。达到有认知功能/身心的治疗,如音乐疗法提高患者生活质量的程度,表现在以下的语言:"在我感到被怜悯和需依赖他人的帮助中,被提供了一定程度的自决权。我受到再次处理生活中困难事项的挑战"。

(四)替代/自然疗法

虽然草药含有生理活性的成分,FDA 仍将这些产品分类为营养补充剂,而不是控制或受规管的药物。作为营养补充剂,在它们推向市场之前不需要有大量证明其安全性和有效性的研究;因此,我们在此书中,不能推荐特定的草药治疗。但是,基于零星的证据,其中一些产品(例如,小白菊、人参、绿茶提取物)已被推广为头痛和肌纤维痛的治疗。这些用法的应用不一定是因为疗效,但却被日益普及,因而临床医师需要了解与草药相关相互作用的记录(例如,由于圣约翰草和哌替啶联合应用产生的"血清素综合征")。

保健品(Neutraceuticals),或者被用于治疗的食品,可能有镇痛作用。作为神经递质的氨基酸前体,如血清素和内源性阿片肽包括色氨酸、苯丙氨酸和亮氨酸。据报道,含这些氨基酸高的食物如蛋白质、豆类和某些坚果与蔬菜可能缓解疼痛。

芳香疗法和顺势疗法治疗疼痛的益处未经证实,到目前为止证据不足。芳香疗法所谓的镇痛作用,可能是由于从局部吸收的芳香薰油,或为与香水有关的好感。顺势疗法的制备是基于与疫苗类似的"以毒攻毒"的前提,已经显示,这些稀有的物质形式可能包括如颠茄和洋甘菊的产品,对疼痛的治疗并没有显著的临床价值。

六、结 论

在生命末期关怀治疗中,治疗疼痛的关键目标包括实现疼痛的缓解,防止疼痛的复发,尽量给患者有良好的感觉,恢复对生活的希望和相信生命的价值,然而,对延长生命时间的作用有限。通过下列的工作可增强这些目标:对疼痛进行全面的评估,并选择最少侵扰性,最少镇静,而最有效的镇痛技术。

药物治疗应纳入阶梯镇痛的概念,根据患者疼痛的病理生理基础适当使用辅助药物。对有剧烈疼痛的患者,无上限效应的阿片类受体激动药镇痛药,应该用功能有效的剂量,根据个体的需要和反应调整用量,并按计划规定时间给药,在有突发性疼痛时,"按需"加用可控制疼痛的剂量。非药物的方式

和社会心理和精神上的干预措施应融入医疗护理计划,目标针对整体疼痛。肠外与脊髓镇痛药和其他介入性"微创"技术,应该提供给有适当的临床和预后指征的难治性患者。图6-7列出了成功疼痛处理的方法。

理论上,成功地应用这些概念和原则可能减少疼痛患者的比例,使真正的顽固性疼痛的风险低于总人口的1%。然而,在有进一步研究和调查的数据与更显著的结果可应用之前,在上述处理疼痛的方法有基本和完善的原则可被广泛传播和有效应用之前,显然,顽固性疼痛将继续是患者及其亲人痛苦的主要来源。医生在疼痛处理中的能力,主要是能处理疾病晚期患者,在生命末期时可有不会在疼痛中死去的希望,死亡的过程中没有未缓解的痛苦。

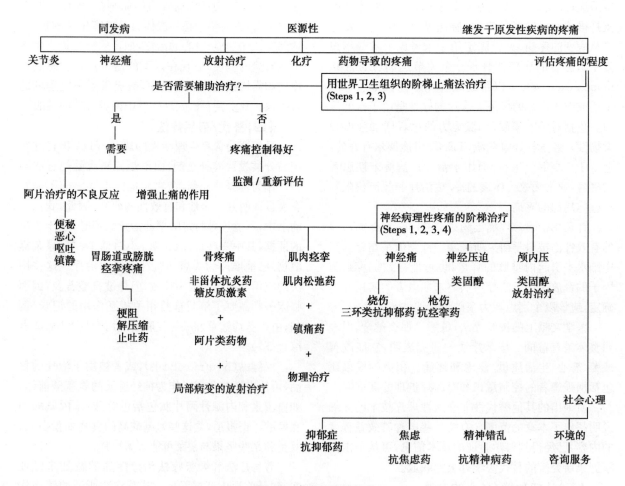

图 6-7 疼痛处理的程序

来源:Reprinted, with permission, from Kinzbrunner BM: Vitas Pain Management Guidelines. Miami, FL, Vitas Healthcare Corporation,1999.

参 考 文 献

Berger A, Schuster J, von Roenn J, eds. Principles and Practice of Palliative Care and Supportive Oncology, 3rd ed. Philadelphia, PA, Lippincott Williams & Wilkins, 2007.

Biancofiore G: Oxycodone controlled release in cancer pain management. Ther Clin Risk Manag 2（3）: 229-234, 2006.

Cassileth BR, Deng GE, Gomez JE, et al: Complementary therapies and integrative oncology in lung cancer: ACCP evidence-based clinical practice guidelines（2nd ed.）. Chest 132: 340-354, 2007.

Center for Disease Control Web site. http://www. cdc. gov/nchs/products/pubs/pubd/hestats/poisoning/poisoning. htm. Accessed May 8, 2008.

Clemens KE, Klaschik E: Symptomatic therapy of dyspnea with strong opioids and its effect on ventilation in palliative care patients. J Pain Symptom Manage 33（4）: 473-481, 2007.

Clemens KE, Quednau I, Klaschik E: Is there a higher risk of respiratory depression in opioid-naïve, palliative care patients during symptomatic therapy of dyspnea with strong opioids? J Palliat Med 11（2）: 204-216, 2008.

Leon-Casasola OA: Current developments in opioid therapy for management of cancer pain. Clin J Pain 24（4）: S3-S7, 2008.

Duong BD, Kerns RD, Towle V, Reid MC: Identifying the activities affected by chronic nonmalignant pain in older veterans receiving primary care. J Am Geriatr Soc 53: 687-694, 2005.

Duragesic [package insert]. Janssen Pharmaceutica, Titusville, NJ, 2008.

Fingerhut LA: Increases in Poisoning and Methadone-Related Deaths: United States, 1999-2005. Department of Health and Human Services, Centers for Disease Control and Prevention, National Center for Health Statistics Hyattsville, MD. poisoning. htm. Accessed May 8, 2008.

Fingerhut LA: Increases in Methadone-Related Deaths: 1999-2004. National Center for Health Statistics. U. S. Department of Health and Human Services, Center for Disease Control and Prevention, National Center for Health Statistics, Hyattsville, MD, 2007.

Fisher Wilson J: The pain divide between men and women. Arch Intern Med 144（6）: 461-464, 2006.

Hockenbury MJ, Wilson D: Wong's Essentials of Pediatric Nursing, 8th ed. St. Louis, MO, Mosby, 2009.

Jacobsen R, Sjogren P, Moldrup C, Christrup L: Physician-related barriers to cancer pain management with opioid analgesics: A systematic review. J Opioid Manag 3（4）: 207-214, 2007.

Kollas CD, Boyer-Kollas B: Evolving medicolegal issues in palliative medicine. J Palliat Med 10（6）: 1395-1401, 2007.

Liaison Committee on Medical Education. Functions and structure of a medical school. Standards for accreditation of medical education programs leading to the M. D. degree. functions 2003 march. pdf, p. 12, ED-13. Accessed July 8, 2008.

Lusher J, Elander J, Bevan D, et al: Analgesic addiction and pseudoaddiction in painful chronic illness. Clin J Pain 22（3）: 316-324, 2006.

Mitchinson AR, Kerr EA, Krein SL: Management of chronic noncancer pain by VA primary care providers: When is pain control a priority? Am J Manage Care 14（2）: 77-84, 2008.

Mystakidou K, Katsouda E, Parpa E, Vlahos L, Tsiatas ML: Oral transmucosal fentanyl citrate: Overview of pharmacological and clinical characteristics. Drug Deliv 13（4）: 269-276, 2006.

Ordonez GA, Gonazalez BM, Espinosa AE: Oxycodone: A pharmacological and clinical review. Clin Transl Oncol 9（5）: 298-307, 2007.

Paice JA, Von Roenn JH, Hudgins JC, et al: Morphine bioavailability from a topical gel formulation in volunteers. J Pain Symptom Manage 35（3）: 314-320, 2008.

Pain & The Law. Undermedicating Cases. painandthelaw. org/malpractice/undermedicating cases. php. Accessed August 7, 2008.

Periyakoil VS: Opioid conversion//The Stanford University End-of-Life Online Curriculum. http://endoflife. stanford. edu/M11 pain control/intro _ m01. html. Accessed August 16, 2010.

Plaisance L, Logan C: Nursing students' knowledge and attitudes regarding pain. Pain Manage Nurs 7（4）: 167-175, 2006.

Pletcher MJ, Kertesz SG, Kohn MA, Gonzales R: Trends in opioid prescribing by race/ethnicity for patients seeks care in US emergency departments. JAMA 299（1）: 70-78, 2008.

Tarzian AJ, Hoffmann DE: Barriers to managing pain in the nursing home: Findings from a statewide survey. J Am Med Dir Assoc 6(3 Suppl):S13-S19,2005.

Taylor AL, Gostin LO, Pagnois KA: Ensuring effective pain treatment: A national and global perspective. JAMA 299(1):89-91,2008.

Taylor DR: Fentanyl buccal tablet: Rapid relief from breakthrough pain. Opin Pharmacother 8(17): 3043-3051,2007.

Thomas J, Karver S, Cooney GA, et al: Methylnaltrexone for opioid-induced constipation in advanced illness. N Engl J Med 358(22):2332-2342,2008.

TolleT, Freynhagen R, Versavel M, et al: Pregabalin for relief of neuropathic pain associated with diabetic neuropathy: A randomized, double-blind study. Eur J Pain 12(2):203-213,2008.

Trescot AM, Datta S, Lee M, Hansen H: Opioid pharmacology. Pain Physician11:S133-S153,2008.

Trescot AM, Helm S, Hansen H, et al: Opioids in the management of chronic non-cancer pain: An update of American Society of the Interventional Pain Physicians' (ASIPP) guidelines. Pain Physician 11:S5-S62,2008.

US Dept of Health and Human Services. Accessed May 8, 2008.

Weinstein E, Arnold R, Weissman DE: Fast Facts and Concepts ♯ 54. End-of-Life/Palliative Education Resource Center. September 2006. http://www. eperc. mcw. edu/fastFact/ff 54. htm. Accessed August 16, 2010.

Weschules DJ, Bain KT, Richeimer S: Actual and potential drug interactions associated with methadone. Pain Med 9 (3):315-344,2008.

Wilson RK, Weissman DE: Neuroexcitatory effects of opioids: Treatment. Fast fact and concepts, ♯ 58. End-of-Life/Palliative Education Resource Center. July 2006. Accessed August 16,2010.

Wittwer E, Kern SE: Role of morphine's metabolites in analgesia: Concepts and controversies. AAPS J 8(2): E348-E352,2006.

Xue Y, Schulman-Green D, Czaplinski C, et al: Pain attitudes and knowledge among RNs, pharmacists and physicians on an inpatient oncology service. Clin J Oncol Nurs 11(5):687-695,2007.

第7章

呼吸困难与其他呼吸道症状

Freddie J. Negron, Elizabeth A. McKinnis　　　杨兴生　译　孙静平　校

一、引　言

　　无论是什么诊断,在生命末期的患者中,呼吸道症状最常见。呼吸道症状中最常见的是呼吸困难、咳嗽、咯血。这些症状可以使患者和家属非常痛苦,并可能对他们的生命质量有显著的影响。因此,了解生命末期患者最常见的呼吸道症状的定义、病原学、流行病学、病理生理和临床表现,以及给予适当的姑息性治疗,对于每位从事医疗卫生的工作者非常重要。

二、呼吸困难

　　呼吸困难是感到很不舒服地费力地呼吸。55%～70%的生命末期患者有这种症状,使患者及其家人非常痛苦。呼吸困难与疼痛一样,它的表现是多方面的,但往往比疼痛更令患者痛苦。尽管如此,呼吸困难的最佳治疗应该是针对可逆的原因;但是,在疾病的终末阶段这可能是不可行的。然而,由于呼吸困难可能导致严重的痛苦,立即缓解症状应

该是首要目标。

（一）生命末期患者呼吸困难的原因

导致接近生命末期患者呼吸困难的原因有许多，列于表7-1。生命末期患者呼吸困难的主要原发性肺部疾病包括：慢性阻塞性肺疾病（COPD）、肺纤维化和肺癌。肺炎、严重的心力衰竭、肺栓塞、上腔静脉综合征，其他部位的原发性癌转移到肺是导致生命末期患

表7-1　呼吸困难的原因

肺部
　　慢性阻塞性肺疾病
　　哮喘
　　肺纤维化
　　气胸
　　肺炎
　　肺栓塞
心脏
　　充血性心力衰竭
　　心包积液
　　心肌梗死
　　心律失常
癌症相关的
　　上腔静脉综合征
　　癌性淋巴管炎
　　从任何原发部位的转移性疾病
　　支气管梗阻
　　恶性腹水
　　肺切除术
体质上的
　　全身乏力
　　厌食和（或）恶病质
　　贫血
心理性
　　过度换气
　　焦虑
　　未得到控制的疼痛
神经肌肉性
　　运动神经元病
代谢性
　　甲状腺功能亢进症
　　代谢性酸中毒
其他
　　严重的脊柱后侧凸
　　限制性通气障碍
　　外源性机械因素

者呼吸困难常见的继发性病因。衰弱无力（见第13章）、厌食和恶病质（见第24章）以及运动神经元病，由于涉及呼吸运动肌肉的无力，可能会导致呼吸困难。恶性腹水可通过减少膈肌的运动和减小肺活量也可引起呼吸困难；而呼吸困难时的呼吸急促可能导致继发性代谢性酸中毒、缺氧、贫血或高碳酸血症。如同时有疼痛，由于增加焦虑和保护性的呼吸运动又会加重呼吸困难。此外，呼吸困难患者的抑郁或焦虑，可能会增加主观对疼痛的敏感性，因而加重疼痛的表现。

导致患者呼吸困难症状的病因可能是一种或为多种因素的综合。在生命末期关怀医院和姑息性治疗机构，通常可以通过进行全面的采集病史和体格检查，当有指征时，做适当的诊断性测试，可对呼吸困难的原因做出鉴别诊断。

（二）临床表现

通常，患者对呼吸困难症状的描述是"气短""胸闷""不能深呼吸"，或者"窒息感"。呼吸困难的发生时间常常是其原因的线索。在疾病终末期的患者，如突然发生呼吸困难，应该考虑是急性的临床情况，如肺栓塞、急性冠状动脉综合征，伴有充血性心力衰竭或心律失常。几小时或几天内发生的呼吸困难可能与胸腔积液（恶性或肺炎性）或肺炎有关。逐渐出现的呼吸困难可能提示贫血、衰弱的状态或原发性或转移性肿瘤的增长导致逐步出现的气道阻塞。慢性呼吸困难最可能与患者的主要疾病有关。

体检的发现可能在评估呼吸困难的症状中很重要，包括呼吸频率和呼吸的类型，有无口周围或甲床的发绀，应用呼吸辅助肌，异常的呼吸音，如啰音（干啰音）和喘息音。体检中可能有助于评估生命末期患者呼吸困难，其次可能发现包括腹水，颈部、面部和身体上部的静脉怒张（暗示上腔静脉综合征），下肢深静脉血栓形成的表现（提示肺栓塞）。

用于评估呼吸困难的实验室和诊断性的工具，如脉搏血氧仪、床边肺功能测定、动脉血气，有时成像和扫描可能很有用。然而，这些测试的结果经常与患者的痛苦无关，因此，它们对生命末期患者的作用有限，仅仅在考虑到预后，治疗的目标和治疗的效价比之后决定是否执行。更经常的情况可能是为了减轻患者的呼吸困难，并不需要依赖于上述的诊断性研究。

社会心理因素可能会显著影响自觉呼吸困难的严重程度。例如，窒息或对窒息的恐惧（呼吸困难的增加可能提示疾病的进展或接近死亡）往往会导致

焦虑的增加,从而进一步加剧症状的严重程度。

简单的评估工具可以协助测定患者经历痛苦的程度。用数字(0~10)表达计分法,将痛苦的严重程度分类为无、轻度、中度、重度;视觉模拟量表法,可用于让患者自我报告呼吸急促的水平。现已证实,这些评分法也可以用于评估任何干预性治疗的效果。

(三)治疗

当面临经历呼吸困难的患者时,治疗的首要目标是缓解呼吸困难。应让患者和其家人参与制订治疗方案,并反映他们对治疗的期望和目标。如前所述,如可能,应努力评估和消除引起症状的任何可逆性原因。

呼吸困难像疼痛一样,是一种主观的经历,不仅涉及身体方面,也涉及社会心理方面。由于呼吸困难的性质可以是多因素、多方面的,最好的治疗措施是使用药物和非药物相结合的方法缓解症状,以及当可能和可行时,应针对具体的潜在病因治疗。

表 7-2 以症状的病因学分类,总结了呼吸困难的治疗。其中,更常见的治疗将讨论如下。如前所述,这些治疗方法应根据治疗的目标、预后和这些特殊治疗潜在的利益和负担确定。

1. 根据病因治疗呼吸困难

(1)慢性阻塞性肺疾病(COPD):慢性阻塞性肺疾病可能是接近生命末期患者呼吸困难的原因,或是疾病终末期患者的原发病,也可能是影响患者生命的另一种同发病的终末期。通常,呼吸困难是慢性的,虽然患者继续用治疗慢性阻塞性肺疾病的药物维持,但往往对支气管扩张药不再有很好的反应。常因感染(见下文)使慢性阻塞性肺疾病恶化,需要调整支气管扩张药,并用抗生素治疗,开始使用或增加糖皮质激素,调整给氧治疗。阿片类制剂,无论是口服或雾化,均在呼吸困难的治疗中起到重要的作用,在下面将更详细地讨论。

接近生命末期患者所有的各种形式的原发性或继发性慢性哮喘,可用相似的优选的治疗方案,如由于原发性或继发性肺动脉纤维化,唯一需要注意的是在后者应减少支气管扩张药的应用。

(2)充血性心力衰竭:充血性心力衰竭是疾病终末期患者呼吸困难的另一个常见原因。开始用限制液体,减少钠盐的摄入,用利尿药治疗,吸氧和吗啡都可能减轻急性的症状。对于较为长期的慢性患者,则可能需要治疗左心衰竭和容量超负荷,可以调整患者现在用的利尿药、正性肌力药和(或)血管紧张素转化酶抑制药的剂量,或者,如果能耐受和没有

应用上述某种制剂的患者,则可加用这些制剂的一种或多种药。临床症状和体征的持续评估,如肺和心脏的听诊、颈静脉怒张、末梢水肿和测量尿量,可为临床医生妥善处理患者的充血性心力衰竭提供足够的信息,并确保患者有最佳的舒适度。

表 7-2　呼吸困难特殊病因的治疗

病　因	治　疗
慢性阻塞性肺疾病	支气管扩张药
哮喘	糖皮质激素
肺纤维化	阿片类制剂
充血性心力衰竭伴有肺水肿	利尿药
	阿片类制剂
肺炎	针对致病微生物的抗生素
上腔静脉综合征	大剂量糖皮质激素
	放射治疗
	化疗
胸腔积液	胸腔穿刺
心包积液	心包穿刺
	心包开窗
腹水	穿刺放腹水
	利尿药
	化疗
癌性淋巴管炎	皮质类固醇
	抗焦虑制剂
原发或有关部位肿瘤的阻塞	皮质类固醇
	放疗
	支架置入术
	冷冻疗法
	激光治疗
肺栓塞	抗凝
	给氧
	苯二氮草
贫血	输袋装的红血细胞

(3)肺部感染:肺部感染包括肺炎、支气管炎、肺结核或真菌感染,常发生在有慢性阻塞性肺疾病、癌症、心脏疾病、艾滋病病毒/艾滋病、阿尔茨海默病,以及许多其他疾病终末期的患者。决定是否给接近生命末期的患者应用抗生素,应根据以下因素:感染的类型,患者当前的状态,预期的寿命和生命质量,感染的潜在的可逆或不可逆性,与患者或家属的愿望等因素个别对待。对接近生命末期的患者,当决定使用抗菌制剂治疗时,最好尽可能地采取口服途

径。然而,根据每个患者的情况,也可能适当地用肠胃外途径给药。

(4)上腔静脉综合征:上腔静脉综合征是以呼吸困难为特点的一种临床综合征,即头部、颈部和面部水肿,头痛,咳嗽和上肢水肿。它的起因是上腔静脉梗阻,通常由癌症引起,最常见的癌症是支气管癌和非霍奇金淋巴瘤。各种其他的转移性癌症也可能引起上腔静脉综合征,如前胸部辐射或长期留置导管导致的纤维化。

由肿瘤性疾病引起的上腔静脉综合征,通常对大剂量的糖皮质激素和放射治疗的联合治疗有效。但是,对生命末期的患者,首先应考虑患者的预期寿命和患者身体对放射治疗的耐受能力,以确定是否采用放射治疗。

(5)胸腔积液:胸腔积液是过多的液体积聚在胸膜间隙。在疾病终末期的患者,胸腔积液的病因可能是癌性(paramalignant)或炎性(paraneumonic)(指胸腔积液是由肺炎、肺脓肿和支气管扩张等感染,非癌症疾病引起的),或两者同时存在。引起胸腔积液的常见的恶性肿瘤是肺癌、乳腺癌和淋巴瘤。充血性心力衰竭、肝硬化和肾衰竭是引起胸腔积液常见的非恶性原因。

通常,有胸腔积液的患者,视病因和严重程度而定,可出现下列一种或多种症状:呼吸困难、胸痛、咳嗽、呼吸急促和(或)咯血。体检发现可能包括胸部叩诊为浊音,胸膜摩擦音,呼吸音减弱或触诊语颤下降。

胸腔积液是否需要干预性治疗,取决于呼吸困难、预期寿命和患者对于介入性治疗的意愿。通常,在已接受生命末期关怀的患者,直接针对疾病的治疗,如化疗或放疗都已经用尽,治疗的选项只能是为了减少渗出液。胸腔穿刺可使恶性肿瘤患者胸腔积液的症状得到缓解,但可能是短暂的(1个月或有时只有几天)。胸腔积液反复积聚导致症状持续的患者,可能会受益于有或无胸导管引流的胸膜固定术,是用硬化剂以防止胸腔积液的反复。在某些选择的病例,考虑做胸腹的分流(例如,Denver® 分流器)可能对于在家中的,生命质量有限的患者有用(在接近生命末期患者的胸腔穿刺,作为治疗胸腔积液一种方法的进一步讨论见第18章)。

(6)腹水:肝病,侵入腹腔的肿瘤(卵巢癌、子宫内膜癌、乳腺癌、胃癌、结肠癌和胰腺癌)终末期患者常伴有腹水,但是,在某些病例,是由于慢性阻塞性肺疾病所致的肺源性心脏病(肺心病),或其他原因所致的不可逆的肺动脉高压引起。腹水使肺容量减少而引起呼吸困难,导致限制性通气障碍,由于腹胀以及因胸腔积液致交感神经的兴奋导致的不适。

生命末期患者腹水的主要治疗是对症,旨在减少腹部液体的聚积,缓解呼吸困难和使患者感到舒适。关于利尿药的治疗,安体舒通与呋塞米或其他襻利尿药的联合使用有争议,但已证明,通常用于某些患者,能有效地减少腹水。穿刺抽液术是一种微创的方法,即使在生命末期的时刻,尽管是暂时的,但可以及时地使症状缓解。液体的再聚积是常见的,有时迫使患者需要多次重复的穿刺。为此类患者放置,无论是临时的经皮导管或三通旋塞阀留置导管(后者用于预期寿命足够长的患者),更方便在家中的患者,易于维护并较舒适,而没有需多次进行介入性操作的负担(接近生命末期患者穿刺抽液术的进一步讨论参见第18章)。

(7)淋巴管转移癌:淋巴管转移癌是由肿瘤细胞在肺的淋巴管的广泛浸润,与周围的纤维化所致;最常发生在患有原发性肺癌或乳腺癌转移到肺的患者。常伴有严重的呼吸困难、咳嗽,有时可导致支气管黏液溢出。淋巴管转移癌经常被漏诊或误诊。在对化疗敏感的肿瘤,针对原发疾病的治疗可改善症状。在生命末期的患者,化疗已不太可能有益,使用大剂量糖皮质激素可能使某些症状获得临时的改善。

(8)呼吸困难的其他原因:在有选择性的患者,有几种呼吸困难的其他原因可能需用针对原发疾病的治疗。原发性支气管肿瘤导致支气管梗阻的症状,可通过使用如糖皮质激素、放射治疗、冷冻治疗、激光治疗等干预措施得到改善;当然,需取决于患者的临床情况和预期寿命(这些干预措施将在第18章中进一步讨论)。

在接近生命末期的患者,因为缺乏活动,以及因恶性肿瘤而处于的高凝状态,由于肺栓塞导致呼吸困难的风险很高。对这些患者的治疗可能包括抗凝、给氧和抗焦虑药。

最后,患者可能因进行性贫血导致呼吸困难,对于有呼吸困难症状的患者为了减轻症状(而不是达到一定的血红蛋白或血细胞比容水平),可以考虑输浓缩的红细胞。

2. 接近生命末期患者呼吸困难的药物治疗　药物治疗是缓解呼吸困难症状的主要支柱。如前述,这些药物的应用主要取决于呼吸困难的原因。常用于生命末期患者呼吸困难的药物,包括阿片类制剂、支气管扩张药、皮质类固醇和抗焦虑制剂(表7-3)。

表 7-3　治疗呼吸困难的药物

药　物	途　径	剂　量
阿片类制剂		
吗啡	口服,直肠,静脉注射,皮下	开始口服或直肠剂量为 2.5～5mg q4h
雾化吸入的吗啡	用注射或口服的溶液	起始剂量为 2.5～10mg
		q4h(单独或地塞米松 5mg)
支气管扩张药		
β₂ 肾上腺素	雾化吸入(0.083%)	2.5mg q4～6h
沙丁胺醇	MDI(90μg/吸)	2～3 吸 q4～6h
列夫-沙丁胺醇	雾化吸入(0.63mg)	0.63～1.25mg TID
抗胆碱能		
阿托品	雾化吸入 1%	0.5～2.5mg,q4～6h
异丙托溴铵	MDI(18μg/吸)	2 喷 q4～6h
联合		
异丙托溴铵和沙丁胺醇	MDI(120μg 和 21μg/吸)	2 喷 q4～6h
甲基黄嘌呤		
茶碱	口服(缓释片)	起始剂量 10mg/(kg·d),递增至有效和药物水平
氨茶碱	静脉注射	负荷剂量 0.6mg/kg,然后 0.3mg/(kg·h)*
抗焦虑制剂		
苯二氮䓬		
劳拉西泮	口服,静脉注射	开始口服剂量 1～2mg/d,分 2～3 次,剂量根据需要进行调整*
地西泮	口服,静脉注射	开始口服剂量为 2～2.5mg,1/d 或 2/d 根据需要递增*
阿普唑仑	口服	0.25mg 2～3/d,根据需要进行调整*
利眠宁	口服,静脉注射	5mg 2～4/d
其他		
丁螺环酮	口服	75～150mg/d,分次给药
皮质类固醇		
口服		
强的松	口服	5～60mg/d†
强的松龙	口服,静脉注射	口服剂量:5～60mg/d
地塞米松	口服,静脉注射	口服剂量:0.5～8mg/d
吸入		
倍氯米松	MDI(42μg/喷出一次)	2 喷 3～4/d
氟尼缩松	MDI(250μg/喷出一次)	2 喷 2/d
氟替卡松	MDI(110μg/喷出一次)	1～2 喷 2/d

注:MDI,定量雾化吸入器

* 老年患者,基于考虑可能影响药物清除的所有条件,剂量应调整

† 肝脏疾病会影响药物的清除

(1)阿片类制剂:已临危的患者,尤其是对慢性阻塞性肺疾病终末期常用药物如支气管扩张药和类固醇,或充血性心力衰竭患者常用的利尿药治疗已无效时,阿片类制剂如吗啡是迅速缓解呼吸困难的首选药物。阿片类制剂减轻呼吸困难的机制有几个方面。它们可减少延髓呼吸中枢对二氧化碳的敏感性,减少颈动脉体对缺氧的反应。已显示,由于阿片类制剂可引起心动过缓和低血压,扩张周围血管而

降低前负荷,从而可有效地治疗肺水肿。最后,阿片类制剂也有抗焦虑的作用。

①全身性阿片类制剂:初次用阿片类药物治疗的患者,需要用全身性阿片类药物治疗呼吸困难时,应用立即释放的阿片类药物,从低剂量开始,通常 2.5～5mg 吗啡。对于因疼痛已用慢性阿片类制剂的患者,建议使用高于患者为了控制疼痛的基础剂量的 25%～50% 的速释阿片类药物,能成功地缓解

呼吸困难。这是由于患者慢性长时间接受阿片类制剂,对阿片的呼吸抑制作用已发生耐受性。阿片类制剂可以口服给药,或者,如果患者无法吞咽,可以用1/3口服剂量的吗啡经肠外途径给药。

虽然速释吗啡通常用于控制急性呼吸困难;据说,对一些慢性呼吸困难的患者,用缓释阿片类可使药物浓度维持在使患者舒适的基础水平,与速释阿片类药物的联合应用,对急性加重的呼吸困难也可获益。对于不能耐受吗啡的患者,阿片类药物如羟考酮和氢吗啡酮可能有用(如何使用吗啡和其他阿片类制剂治疗疼痛,也可应用于治疗呼吸困难的完整讨论可参见第6章)。

②雾化吸入的阿片类制剂:雾化吸入是应用阿片类制剂治疗接近生命末期患者呼吸困难的另一种方法。位于整个呼吸道的阿片受体,可能是阿片类制剂雾化吸入的目标;虽然,通过雾化吸入阿片类制剂作用的确切机制还不清楚。

通常情况下,雾化吗啡的起始剂量是2.5~10mg,根据需要通常每4小时重复一次。大多数研究的报道是使用无防腐剂的注射用吗啡,溶于2ml生理盐水。但是,据说用含防腐剂的可注射溶液雾化,甚至用口服吗啡的溶液也显示有效的反应,并且安全。

已经知道,吗啡雾化吸入时,由于在呼吸道释放的组胺,可导致矛盾性的支气管痉挛;因此,当使用第一个剂量时,应有专业人员在场观察。有些姑息性治疗的医师,在雾化用的吗啡内加入地塞米松2~4mg,以减少支气管痉挛的风险。应当指出的是,鉴于吸入的吗啡只有16%~19%被全身吸收的事实,雾化的方法只建议用于治疗呼吸困难,不能用于治疗疼痛。

虽然,吸入药物在生物学上是有道理的,但评估使用雾化的阿片类药物研究的结果有矛盾。近期,少数患者人群的回顾性研究显示,大约一半的研究结果有缓解呼吸困难的效益,另一半的研究显示吗啡与安慰剂之间没有差别。因此,有必要进行大规模对阿片类药物雾化吸入治疗呼吸困难的随机试验,并且认为以雾化途径给吗啡治疗呼吸困难不是标准的治疗方法。然而,对于接近生命末期的患者,以个案的基础为例,其有效性在至少对某些患者中得到保证。

(2)支气管扩张药

①吸入性支气管扩张药:吸入的支气管扩张药有两类:β肾上腺素能制剂如硫酸沙丁胺醇,抗胆碱能制剂如异丙托溴铵。无论哪类都可以通过雾化吸入器或喷雾器用药。这些制剂主要用于患有慢性阻塞性肺疾病晚期接近生命末期的患者,可以单独使用,也可以联合应用。偶尔,肺部恶性疾病患者发生

支气管痉挛时,使用短效的β肾上腺素能支气管扩张药可能有效。这些制剂适当的剂量参见表7-3。接近生命末期的患者,左旋沙丁胺醇并没有任何具体的好处,因此,与沙丁胺醇相比不符合成本效益。

②口服的支气管扩张药:口服的支气管扩张药包括甲基黄嘌呤和口服的β肾上腺素能制剂。除了它们的支气管扩张效果之外,甲基黄嘌呤还可以经刺激延髓的呼吸中枢,而对呼吸困难有益,其次是通过增加膈肌和其他涉及呼吸肌肉的收缩力,从而降低呼吸困难的感觉。最常用的甲基黄嘌呤是茶碱和氨茶碱。然而,应当注意,由于有显著心脏的不良反应,狭义的毒性:治疗率和安全用药的有效性的比率,例如,在慢性阻塞性肺疾病晚期的患者,用吸入的β肾上腺素能制剂和抗胆碱能制剂的联合应用的有效性,使甲基黄嘌呤的使用已经失宠。

在β肾上腺素能制剂中,最常用的口服支气管扩张药是硫酸沙丁胺醇。不幸的是,全身用药能引起的不良反应,例如焦虑、烦躁不安、心动过速、失眠、震颤、可能对患者的生命质量产生不利的影响,因此,因为有现成的吸入途径的药物可用,而且不良反应更少而疗效相似,故此药已不被推荐。

(3)皮质类固醇:在由于慢性阻塞性肺疾病恶化、淋巴管转移癌或上腔静脉综合征导致呼吸困难的患者,皮质类固醇可能是有用的抗炎辅助药。通过降低炎症,减轻支气管或血管的梗阻,可能使呼吸困难得到缓解。

皮质类固醇也能增强幸福感和增进食欲,从而减轻呼吸困难,因此减少患者和家属的焦虑。皮质类固醇可以口服给药,继发于慢性阻塞性肺疾病的慢性炎症患者,可使用吸入的皮质类固醇。但是,重要的是要记住,吸入的糖皮质激素,不适用于治疗急性呼吸困难。推荐用于呼吸困难治疗的糖皮质激素见表7-3。

(4)抗焦虑制剂:苯丙二氮类的抗焦虑制剂可有助于呼吸困难同时存在焦虑患者的治疗。与疼痛一样,焦虑增加呼吸困难的敏感性。呼吸困难的患者往往害怕窒息或窒息死亡,从而促发焦虑,并因焦虑而加重呼吸困难的感觉,从而导致一个循环式的反应。推荐用于治疗呼吸困难的抗焦虑制剂见表7-3。

(5)其他药物治疗:晚期充血性心力衰竭发生急性呼吸困难的患者,适当地使用利尿药,如呋塞米,口服或胃肠道外给药,对症状可能有好处。此外,利尿药类的呋塞米和螺内酯的联合应用,可用于治疗腹水的患者。

氧气

对呼吸困难患者,可能有利的另一个药理措施是氧疗法;虽然,它的实际效果值得怀疑。在吸氧治

疗患者,其症状的改善与缺氧程度纠正的一致性一直没有被发现。尽管氧饱和度没有改善,为什么氧疗能缓和呼吸困难的一个理由,可能是氧气流通过鼻插管刺激反馈到呼吸中枢,从而降低了呼吸困难的感觉。此外,氧疗具有对患者和家人良好的心理作用,因为吸氧意味着在积极地救治(治疗虽然没有复苏),从而使患者和家人感到安慰。

3. 治疗呼吸困难的非药物措施 在呼吸困难的治疗中,非药物干预至关重要,可显著改善患者的生命质量。许多非药物干预的措施列于表7-4,包括环境的改进(例如,用于冷却和循环空气中的排气风扇),位置的变化、呼吸的技巧、饮食、理疗(按摩)、默想、打坐、放松的技巧和心理治疗也可减轻呼吸困难和伴有的焦虑。如以上章节中,在特定病因的治疗部分中所述,放射疗法和某些干预措施,例如胸腔穿刺、放腹水,也可能在处理呼吸困难中发挥显著的作用。仔细考虑这些干预措施,通过临床医师和生命末期关怀跨学科团队之间的协作,可以实现患者和家属的目标和期望,显著地提高患者在生命末期阶段的生命质量。

表 7-4　治疗呼吸困难的非药物干预措施

环境
 凉爽的空气,低湿度
 用风扇流通空气
 安静的房间
 轻便的服装和床上用品
 减少花粉,灰尘,宠物毛发等
身体
 位置
  保持45°坐位
 呼吸的技巧
  缩唇呼吸
  膈肌呼吸
 节约能量
  有计划的活动
 放松技巧
  渐进性地放松肌肉
  意向引导
  默想,打坐
  音乐疗法
  按摩疗法
  触摸治疗
 心理支持
  积极倾听
  安慰
  情感支持
  教育

三、咳　嗽

咳嗽的定义是指空气突然通过声门爆炸性地迫出,原先关闭的声门立即打开。咳嗽是由于气管或支气管受到机械的或化学的刺激,或通过从相邻结构的压力而引起。

在所有癌症和非癌症诊断的生命末期患者中,有30%~50%的患者发生咳嗽。大约80%的肺癌和即将死亡的患者,咳嗽为主要的症状。

在姑息性医疗护理机构,要求积极地处理咳嗽以防止发生并发症,而且可对生命质量造成不利的影响。咳嗽治疗的不充分可导致喉部的刺激、失眠,胸壁肌肉的酸痛,咳嗽可引起骨折、晕厥或头痛。持续的咳嗽也可导致患者和家属发生或加重焦虑。因此,对于疾病终末期的患者,及时的评估和适当的治疗很重要。

(一)病因

与呼吸困难相似,接近生命末期患者引起咳嗽常见的原因通常与他们的终末期疾病,特别是肺癌、慢性阻塞性肺疾病和心脏疾病,或与进行性无力引起的误吸有关(表7-5)。然而,必须记住的是在接近生命末期的患者,也容易受到咳嗽常见的病因如鼻后滴漏综合征、胃食管反流和哮喘的影响。在评估疾病终末期患者的咳嗽时,有些其他原因应予以考虑。

表 7-5　咳嗽的原因

肿瘤和相关的病症	原发性支气管癌
	转移性肺肿瘤
	纵隔肿瘤
	上腔静脉综合征
	淋巴管转移癌
	胸腔积液
心血管疾病	急性肺水肿
	肺梗死
	主动脉瘤
呼吸道感染和疾病	急性咽炎/咽喉炎
	急性气管支气管炎
	慢性支气管炎
	肺脓肿
	肺结核
	真菌感染
	支气管肺炎
	支气管扩张
	慢性阻塞性肺疾病
外伤和物理因素	刺激性气体

（续 表）

	尘肺
过敏性疾病	支气管哮喘
	季节性过敏
	过敏性鼻炎
	鼻后滴漏综合征
治疗相关	化疗引起间质性疾病
	放射性肺炎
其他	肺部吸入
	胃食管反流
	膈肌受刺激
	气管食管瘘
	声带麻痹
	药物引起的（即 ACE 抑制药）
	空气质量
	心理性

（二）临床表现

疾病终末期患者可出现与上呼吸道或下呼吸道感染有关的急性咳嗽，或可能有前面提到的与疾病终末期相关的慢性咳嗽。如果咳嗽在仰卧位时加剧，可能提示有肺水肿、支气管内肿瘤、胃食管反流病或后鼻滴漏综合征。晚上发生慢性咳嗽可能与后鼻滴漏综合征、充血性心力衰竭或胃食管反流病有关，而白天的咳嗽主要可能是一个习惯性的或心理性原因。

（三）治疗

接近生命末期患者咳嗽的最佳治疗，如果有可能，是治疗潜在的疾病。但是，通常由于导致呼吸困难的潜在疾病没有确定，不容易治疗，或者患者不希望经受积极的治疗。因此，对于大多数患者而言，治疗的方案将是减轻咳嗽的对症治疗。

1. 咳嗽的药物治疗 对生命末期患者的咳嗽，可能有效的药物包括镇咳药、支气管扩张药和皮质类固醇激素，吸入利多卡因。

（1）咳嗽抑制剂：咳嗽抑制剂是治疗咳嗽的主要药物，包括舒缓松弛药、右美沙芬、局部麻醉药和阿片类制剂。

舒缓松弛剂作为一线治疗药物，舒适而无不良反应。这种一线药治疗的作用，在于对咽部的感觉受体形成保护性屏障，因此，抑制咳嗽。对糖尿病患者，由于血糖高，使用这种舒缓松弛剂必须谨慎。

氢溴酸右美沙芬，可不用处方买药，是全球范围内应用最广泛的止咳药。药物作用于中枢，提高咳嗽的阈值，其镇咳作用几乎可与可待因等效。右美沙芬可与抗组胺药、解充血剂、祛痰药合用，可满足患者的特殊需要。

阿片类制剂是目前最有效的止咳药，它们似乎作用于中枢。可待因和氢可酮是两个最常用的处方镇咳药，通常为酏剂。根据患者的需要，经常用它们与解充血药、抗组胺药或祛痰药组合应用。这些不同的药方，其推荐的剂量是 5～10ml 口服，每 4 小时一次。如果患者已经在用某一种阿片类制剂，其用量应增加，添加一个不同的阿片类代替药物。在这些患者，推荐增加的剂量，应该为能有效抑制咳嗽常规剂量的 25% 左右。但是请记住，当患者有大量的黏液分泌物而咳痰困难时，咳嗽抑制剂可使黏液潴留而可能出现问题。

麻醉药，可有效地抑制慢性咳嗽。市售产品，苯佐那酯，是一种外周麻醉药，影响位于呼吸道、肺和胸膜的 J-受体。这种产品是珠剂"perles"的形式，标准的剂量是每珠 100mg，每天 3 次，一天的最大剂量为 600mg。

有报道显示，由支气管内恶性肿瘤引起的难以控制的慢性咳嗽，吸入利多卡因可能有效。利多卡因抑制咽部咳嗽受体传入神经冲动介导的咳嗽。推荐剂量为 5ml 2% 利多卡因的溶液，雾化每 4 小时一次，并仔细逐渐递增至有效，利多卡因每天的总剂量不超过 300mg。由于在开始治疗时，有支气管痉挛的风险，故必须密切监测。此情况，沙丁胺醇可能有用。治疗后约 1 小时，应避免进食物和浓的饮料，以尽量减少误吸的风险，但可以给予少量的水。应告知患者，当使用麻醉药时，口腔咽部可能会更容易受伤。

（2）其他的药物治疗：其他的药物，包括祛痰药、抗组胺药、解充血药、支气管扩张药和皮质类固醇，均可用于治疗咳嗽。愈创木酚甘油醚是一种祛痰药，被认为安全，轻度有效。雾化吸入生理盐水可协助黏稠分泌物的咳出，特别是当患者咳嗽的力量太弱，没有帮助不能咳出分泌物时。抗组胺药和解充血药的单独或组合使用，能有效地治疗患者因季节性过敏或过敏性鼻炎引起的鼻后滴漏。由于肿瘤压迫支气管引起的咳嗽，口服糖皮质激素可能是适当的；在这样的患者，类固醇会减少肿瘤的水肿从而减少对支气管的压迫。对于哮喘、支气管扩张、慢性支气管炎、放射性肺炎或任何其他原因引起的气道炎症，口服或吸入糖皮质激素有效。在这些情况下，治疗应以口服皮质类固醇开始，然后可以逐渐递增剂量达到有效控制咳嗽，和（或）换成吸入的糖皮质激素。与支气管痉挛有关的咳嗽，可能有必要用支气管扩张药，如沙丁胺醇或异丙托溴铵（参照上述呼吸困难的治疗）。

对于有胃食管反流的患者，治疗可能包括 H_2 受体拮抗药或质子泵抑制药与促动力药，并消除任何导致症状恶化的药物或食物（参见第 8 章）。

2. 咳嗽的非药物治疗措施　治疗咳嗽的非药物的方法包括姿势、胸部理疗、改变空气质量，以及口腔吸痰。用这些方法可以保持患者舒适。姿势可以改善患者咳出分泌物的能力。大多数患者的最佳姿势是坐位，只要有可能，可最大限度地使分泌物易于排出。对于伴有胸腔积液的患者，最好的姿势是向有积液的一侧躺，从而防止纵隔移位和拉紧支气管树。此姿势也可避免刺激性咳嗽。

胸部物理治疗，包括呼吸练习和体位引流，可能对某些患者有益。胸部的拍打和振动，但是，不建议用于疾病终末期的患者，因为他们可能有与骨质疏松症或骨转移有关的病理骨折的倾向。胸部物理治疗也可能导致由肺不张或支气管痉挛导致的肺功能下降。

考虑患者所在环境中的空气质量，也可以有助于减轻咳嗽。如果空气太热或太冷，调整环境可能有帮助。空气质量可能太干燥引起咽部受刺激，因而刺激咳嗽反射，使用加湿器将有助于减轻对咳嗽的刺激。

四、咯　血

咯血是由于肺部或支气管出血，而从肺或支气管咯出的血性痰。它是生命末期患者所有症状中最可怕的一种。咯血可能是疾病终末期患者和他们的照顾者最惊恐的症状。真正咯血的定义是咯一定量的血性痰，通常超过 2ml。大咯血是指血液损失超过 200ml/24h。

（一）发病率

诊断为原发性肺癌的患者，有 30%～50% 的时间出现咯血症状。大咯血最常见的原因是支气管肺癌，在非恶性的疾病中，如急性支气管炎和肺栓塞是最常伴有轻度至中度咯血的病因。

（二）病因

咯血的原因列于表 7-6。它们包括肿瘤、感染、心脏或肺部疾病、血管疾病、血液学疾病、外伤，或可能继发于用药。不幸的是，高达 40% 以上的病例，没有可以确定的原因。

很重要的是要区分是真正的咯血还是从鼻、口腔咽部或胃肠道来的血液。因此，应该进行有关这些方面彻底的检查，以排除出血的其他原因。

患者对痰的描述可能有助于确定病因。粉红色泡沫痰可能表明肺水肿。大量的血丝痰可能是支气管扩张引起的。恶臭的脓痰很可能是来自肺脓肿。

（三）治疗

一旦出血已被确立为真正的咯血，应该制订治疗计划（表 7-7）。咯血的治疗取决于原因、出血的严重程度和预期寿命。放射治疗、激光治疗、支气管动脉栓塞术均被发现可有效地控制来自支气管肿瘤的

出血。如果是由呼吸道感染导致的咯血，应考虑用抗生素治疗。

表 7-6　咯血的原因

肿瘤
支气管癌
转移癌
气管肿瘤
感染
细菌性肺炎
真菌性肺炎
肺结核
寄生虫
肺脓肿
心血管疾病
肺水肿
肺
肺栓塞
支气管扩张
支气管炎
血管
动静脉瘘
肺动脉高压
血液学
血小板减少症
凝血功能障碍
弥散性血管内凝血
创伤
支气管镜检查或继发于肺活检
肺挫伤
药物治疗
抗凝治疗
阿司匹林
其他
异物

表 7-7　咯血的治疗

轻度咯血	咳嗽抑制剂
	安慰
中等量咯血	口服止血药
	放射治疗
	激光治疗
大咯血	抗焦虑制剂
	阿片类制剂
	能减少出血的正确姿势
	家庭辅导及支持

1. 轻度至中等量咯血　通常，轻度咯血应该用止

咳药治疗,并提供社会心理支持以安抚患者和家人。

如果是支气管病变导致的中等量咯血,如果患者的总体临床状况和预期寿命许可,可能是用支气管镜检查和治疗的指征。对由于支气管内病灶导致的中等量咯血,进行姑息性的放射治疗,约有80%的病例有疗效。放射的替代疗法可能包括支气管动脉栓塞术、激光凝固或冷冻治疗。

不幸的是,对于大多数接近生命末期的患者,选择这些治疗方案可能是不现实的。对于这些患者,非介入性的治疗方法包括口服止血药,如氨甲环酸(每天1000~1500mg,分为3~4次口服),结合社会心理支持和教育患者和家人,让他们了解有大咯血的可能性(见下文)。

2. 大咯血 大咯血是一种罕见的情况,在所有咯血的患者中的发生率为1%~4%。更常发生于原发性支气管内肿瘤侵入支气管动脉的患者,在肺转移癌患者中罕见,因为转移病灶仍然在肺内。

大咯血导致的死亡可能发生得很突然。通常,大量咯血的典型患者,导致身体快速地无痛性放血。然而,此事件对于家庭是一次创伤性极其严重的经历;因而,要求生命末期关怀跨学科团队,以所有技术服务支持家人,帮助他们度过最艰难的时刻。

当患者出现严重的咯血,而没有迅速死亡时,姑息性治疗是关键,要为患者提供舒适的服务,降低与恐惧意识相关的焦虑。取决于临床情况,可用口服、直肠或肠胃外途径给予阿片类制剂和苯丙二氮。对严重咯血的患者,如果知道肺出血的部位,应让患者采取肺出血的部位在下方的姿势,可能有帮助。将深色的毛巾放在床边,有助于减少患者和照顾者的焦虑。

五、"临死前发出的喉音"

在几天内死亡的患者中,有60%~90%的人,可能会发生湿性的呼吸嘈音,称为"死亡的信号(临死前发出的喉音)"。患者本人通常会不受出现呼吸嘈音的影响,但可能使家人和工作人员感到痛苦。

有两种类型死亡前发出的喉音。一类可能是由于过多的口腔分泌物;另一类可能是由于过多的支气管分泌物。与轻度脱水和让患者更舒适以自然过程死亡者相比,接受人工输液或营养患者的分泌物多。

有时候,简单地更换体位,使患者从仰卧位换到侧卧位,可让患者呼吸更轻松。有人指出,对生命末期的患者吸痰无效,不必要的介入应避免。对大多数患者,抗胆碱能药物有效。给予东莨菪碱透皮贴剂是有效的非介入性的方法。通常,每3天给予1个透皮贴剂就足以控制症状,但也有一次使用多达3个贴剂的个案报道。现已发现,低剂量的东莨菪碱对口腔分泌物有效,而高剂量有利于支气管分泌物。

用于治疗临死前发出喉音的另一种有效药物是阿托品。可通过雾化器应用。常用2mg的剂量溶于生理盐水中(对于除了临死前发出喉音之外的呼吸困难的患者,有或无地塞米松的雾化吗啡可以与阿托品同时给予)。阿托品治疗的另一个途径是利用1%阿托品滴眼液舌下含服。

另一种治疗的替代方法,是用莨菪碱0.125mg舌下含化,每天3~4次,可用于减少非常垂危患者过多的分泌物。当使用这些药物的任何一种时,周期性地湿润患者的口腔很重要。审慎地缓解患者口腔或支气管过多的分泌物,可有助于减少照顾者和家人的焦虑,也使患者更为舒适。

最后,当所有其他选项无效时,格隆溴铵(胃长宁)是非常有用的,一次0.2mg皮下注射,根据需要每6h一次即使在严重的患者或有明显临死前发出喉音症状的患者,也非常有效。

参 考 文 献

Berger AM, Shuster JL, von Roenn JH: Principles and Practice of Palliative Care and Supportive Oncology, 3rd ed. Philadelphia, PA, Lippincott William & Wilkins, 2006.

Thomas JR, Von Gunten CF: Clinical management of dyspnoea. Lancet Oncol 3(4):223-228,2002.

Webb M, Moody LE, Mason LA: Dyspnea assessment and management in hospice patients with pulmonary disorders. Am J Hosp Palliat Med 17(4):259-264,2000.

第8章

接近生命末期患者的胃肠道症状

Barry M. Kinzbrunner, Elizabeth A. McKinnis　　杨兴生　译　孙静平　校

一、引　言

胃肠道的功能正常,即使是对健康人也很重要。因为胃肠道是摄取和消化食物,以及排泄废物,保持健康的中心。食物的摄入是人类生存的一种活动,其作用除了生物学意义之外,还有主要的社会功能。因此,当面临生命末期时,有关胃肠道功能障碍的症状,导致患者及其家人非常痛苦。不仅是症状导致的身体不适,而且往往会造成心理上的困扰。由于胃肠道功能障碍的症状,干扰患者与家庭成员和其

他人的社交能力,而此活动对人际关系至关重要。

本章将探讨发生在接近生命末期患者中,一些比较常见的胃肠道症状。首先讨论恶心与呕吐,继而讨论最令人不安的胃肠道症状——便秘,其他的症状包括腹泻、吞咽困难、消化不良和腹部疼痛、肠梗阻和腹水。其他两个常见的有关胃肠系统症状——厌食和恶病质,以及涉及治疗这些症状的伦理问题将在第 24 章中分别进行回顾与讨论。与接近生命末期患者的多数其他症状一样,如果可能,重要的是要知道这些症状的病因,因为可使症状缓解,

最合适的治疗往往是取决于症状的原因。

二、恶心与呕吐

恶心是在胃部的一种不适感，通常厌食，可能伴有呕吐。呕吐物通常是胃内的食物，突然从口中喷出，通常可能伴有恶心。恶心或干呕不同于呕吐，虽然事实上两者都有胃和呼吸道肌肉的收缩，但干呕不伴有胃内容物的喷出。

伴或不伴有呕吐的恶心，是接近生命末期患者常见的症状，根据报道，有一半以上的癌症晚期患者，以及许多非癌症疾病终末期的患者有恶心的症状。当然，恶心和呕吐是极痛苦的症状。它不仅妨碍摄取支持患者的营养，也许更重要的是妨碍了对他们服用需要防止疼痛等症状的药物。

为了有效地治疗恶心和呕吐，应尽可能地确定、矫正和去除具体的病因。在不能去除或纠正病因的患者，或需要评估具体原因的患者，可用不同的药物和非药物治疗方法有效地控制症状。

(一)呕吐的过程

了解各种诱发恶心和呕吐的机制，对于有效地治疗这些症状至关重要。为此目的，将复习呕吐的过程。如图 8-1 所示，引起恶心和呕吐的病理生理过程很复杂，涉及中枢神经系统、外周神经和中枢神经、胃肠道和刺激膈肌与腹肌的运动传出神经。

这个过程的核心，被认为是位于延髓外侧网状结构内的呕吐中枢(VC)。在呕吐中枢中，包含有组胺和毒蕈碱胆碱能受体。当发自神经系统的一个或多个区域的传入激动刺激呕吐中枢时，则发生呕吐。这些神经系统区域是大脑皮质、前庭器官、化学感受器触发区(CTZ)和起源于胃肠道的刺激迷走与交感传入神经。引起恶心和呕吐有许多不同的病因，如图 8-1 所示，这些区域中受到一个刺激(或有时有一个以上)，导致呕吐中枢激活并发生恶心的症状。如果传入呕吐中枢的刺激强度足以刺激运动传出神经，则导致呕吐。

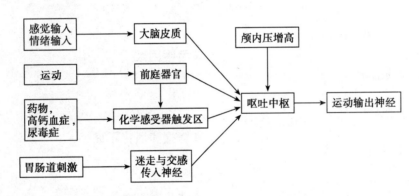

图 8-1 恶心和呕吐的病理生理机制

根据此过程的基本概念，在接近生命末期的患者，应对恶心和呕吐比较常见的原因，以及与其相关联的神经系统特定位置进行检测，每一个特定位置对此症状有最直接的影响(表 8-1)。

1. 大脑皮质 在接近生命末期患者的恶心和呕吐，是从嗅觉、味觉感官或视线感官的有害信息输入刺激大脑皮质的结果。即使健康的人，强烈的气味和奇怪或不寻常的味道，有时也会引起恶心和呕吐，在疾病终末期的患者本来就厌食，往往更可能引起症状。甚至看到食物也可能足以引起这些患者呕吐。

预期性的恶心和呕吐是一种由恶心和呕吐介导的特殊形式。曾因有害的刺激导致恶心和呕吐症状严重的患者，可能通过接触到会提醒他们以前有害

刺激的东西，都可能诱发呕吐的症状，即使此刺激因素本身并不存在。曾因接受化疗有严重恶心和呕吐的癌症患者的复发性恶心和(或)呕吐，是预期性恶心和呕吐很好的例子。例如，只要他们听到在化疗时或在化疗地方的肿瘤医师办公室里相类似的音乐，或当他们只是开车经过他们接受化疗医师的办公室时，都可能会出现反复的恶心和(或)呕吐。

在特定的条件下，即使没有其他感觉输入的焦虑，也可能导致恶心和呕吐的症状。与焦虑相关的恶心常见的例子，可能包括在发表主要演讲或期末考试之前发生的恶心和呕吐的症状。

2. 前庭器官 前庭器官位于内耳内，同时含有组胺和毒蕈碱胆碱能受体。通过化学感受器触发区

（CTZ）和呕吐中枢（VC）发出的信号引起恶心（图 8-1）。在接近生命末期的患者，前庭器官作为引起恶心和呕吐直接途径的作用有限。在生命末期的患者，除非以前有晚期的脑血管病，伴有椎-基底动脉供血不足、眩晕或影响前庭器官的恶性肿瘤，主要与前庭刺激有关的恶心不常见。然而，在评估疾病终末期患者的恶心和呕吐症状时，要排除这些原因很重要。

表 8-1　接近生命末期患者恶心和呕吐常见的原因

作用的主要部位	举　　例
大脑皮质（CC）	感觉输入
	预期性恶心和呕吐
	焦虑
前庭器官（VA）	晕车
	眩晕
化学感受器触发区（CTZ）	
药物治疗	阿片类镇痛制剂
	非甾体抗炎药（NSAIDs）
	抗生素
	化疗药物
	其他慢性药物
代谢	尿毒症
	高钙血症
胃肠道（GI）	便秘
	肠梗阻
	胃出口梗阻
	胃轻瘫（胃排空延迟）
对呕吐中枢（VC）的直接影响	颅内压增高

3. 化学感受器触发区（CTZ）　在接近生命末期的患者，化学感受器触发区是恶心和呕吐症状的重要调节区。化学感受器触发区位于第四脑室腹侧区，包含多巴胺受体以及 5-羟色胺（血清素）受体。因为化学感受器触发区是在血-脑屏障的外面，可以受到在正常情况下，不进入中枢神经系统的各种有害物质的刺激。

通过刺激化学感受器触发区引起恶心和呕吐的有害物质很多，其中大部分是药物。在接近生命末期的患者，通过刺激化学感受器触发区，导致恶心和呕吐的常见药物中，最为常见的是阿片类镇痛制剂。然而，也应该考虑患者正在服用的其他药物，如非甾体类抗炎药、抗生素，使用于同发病如心脏或肺部疾病长期服用的药物。化疗制剂也可主要通过刺激化

学感受器触发区引起恶心，如顺铂和相关的化合物特异性地刺激化学感受器触发区的 5-羟色胺 3 受体。该受体的特异性导致止吐治疗药物的发展，通过有效地阻断对 5-羟色胺 3 受体的刺激，可有效地抵消这些化疗药物的致吐作用。

除了治疗药物的影响之外，代谢异常也可通过化学感受器触发区刺激的介导导致恶心。例如，尿毒症和高钙血症，是接近生命末期患者常常伴有的两种情况，也是通过这种机制引起恶心呕吐，当接近生命末期患者出现相关的症状时应该重视。

4. 迷走和交感传入神经　从胃肠道到中枢神经系统呕吐中枢（VC）的主要神经通路是迷走神经。由迷走神经介导的恶心和呕吐，是通过来自位于胃肠道浆膜及内脏的化学感受器和机械感受器的刺激所致。在接近生命末期的患者，通过刺激迷走神经可能会引起恶心呕吐常见的情况包括便秘、胃出口梗阻、胃轻瘫（胃排空极度延缓）和肠梗阻。

（二）评估

如同大多数的症状一样，为了确定治疗恶心和呕吐的最佳方法，全面评估患者是关键。有关症状本身性质的问题也很重要。例如，很少或没有恶心的喷射性呕吐，提示颅内压增高；虽然颅内压增高，也可能有恶心和没有喷射性的呕吐。胃出口梗阻常表现为进食后呕吐，吐出的东西可能包括未消化的食物，而与肠梗阻关联的呕吐可能吐出粪便状的东西。

询问患者发生症状前的活动，可能会提供潜在原因的额外线索。在评估与视觉、嗅觉或味觉感觉输入有关的预期性的恶心和呕吐，或症状的潜在原因中，尤其重要。

病史的信息可能会提示考虑的方向，例如，有腹部手术史的患者发生肠梗阻，则可能为粘连性肠梗阻，或因复发性的肿瘤；有恶性肿瘤骨转移的患者如发生肠梗阻，应考虑高钙血症。另外，如果未仔细询问病史，而未能发现以前就存在与疾病终末期无关的眩晕，可能导致盲目地寻找眩晕的原因。

评估接近生命末期伴有恶心呕吐患者的关键组成部分，是全面完整的审查用药，寻找致吐药物，包括阿片类镇痛制剂和抗生素。在临危的患者，出现药物中毒现象时，即使没有改变服药的剂量，也应测量血药浓度，由于患者的肝肾功能的改变，药物的代谢和清除常发生变化。由于患者往往正在服用多个致吐性的药物，寻找在服用的药物中与发生恶心之间的关系，可能会为找到致吐药物提供重要的线索。在慢性病的老年患者中，包括接近生命末期的患者

的共同问题是,需服用多种药物,同时服用多种药物本身就可能引起恶心,不仅是因为多种药物中的一种或多种可能为致吐性的药物,而导致增加恶心的可能性,而且由于一次服用大量的药片或胶囊,可能在吞服时导致恶心。

体格检查可以为恶心和呕吐症状潜在病因提供额外的信息。例如,严重的腹胀伴有高调的肠鸣音提示肠道梗阻,而在胃部出现振水音,提示胃出口梗阻。有粪便嵌塞可能提示便秘。当患者改变体位时出现,或再次出现眼球震颤或眩晕症状时,提示前庭功能有问题,如出现视盘水肿,提示颅内压增高。

(三)恶心和呕吐的治疗

多数接近生命末期患者的恶心和呕吐有多种共存的原因。因此,为了成功地缓解症状,需要用药物和非药物干预措施联合治疗。治疗的指南见表8-2,旨在帮助临床医师利用各种可用于治疗恶心和呕吐的措施。

表8-2 接近生命末期患者治疗恶心和呕吐的指南

1. 当有指征及适当的时候,治疗可逆的原因
   a. 去除和(或)避免有害刺激
   b. 停止不必要的致吐药物
   c. 减少药物达到中毒水平的剂量,若无必要应停用
   d. 如果有便秘,进行评估和治疗
   e. 基于患者的临床状况、生命质量和预期寿命,决定是否需要手术纠正肠梗阻或纠正代谢异常
2. 提供适当的非药物措施,以确保患者舒适(表8-3)
3. 对于不可逆的原因和必须应用的可能致吐的药物(如阿片类镇痛药),必要时可应用镇吐药物治疗
   a. 选择初始的镇吐制剂,需根据其效力和引起恶心呕吐的原发部位(如抑制中枢催吐化学感受区的药物,刺激胃肠道的迷走神经)
   b. 严重呕吐的患者,避免口服途径给药
   c. 如果症状持续,除非确认第一种药物已达到最佳的给药剂量、途径和给药频率,否则不要加用第二种药物
   d. 如果以最佳的方式应用单药后症状仍持续,可能需要加用第二种药物。考虑使用与第一种药物有协同作用的特异部位的药物
   e. 如果加用第二种药物后不能成功改善症状,应重新评估患者。在重新评估期间,为了缓解症状可能需要加用第三种药物

1. 当有指征及适当的时候,治疗可逆的原因 治疗恶心和呕吐的第一步,是应该尽可能地消除和(或)

避免原因。如果患者有不能去除或避免的原因,例如,如果患者有臭味的蕈状皮肤病变,或不能耐受一种必要的药物的味道,遮盖或掩蔽药物的气味或味道是缓解患者症状的一种替代方法。

如前所述,药物常引起恶心、呕吐,或者是药物的一种主要不良反应,也可能是血液中的药物水平达到有毒浓度的表现。如果可能,尤其是对治疗无明显影响而可能导致呕吐的药物,应该停用。如果是对于处理症状的重要药物,而血药浓度达到或接近有毒的范围,应考虑调整剂量,或试用另一种作用类似的药物,因为患者对同一类中的不同药物可能没有相同的反应。最后,如果此药非常重要,又没有其他替代的药物可用,应在用此药物治疗的同时给予镇吐药(见下文)。

便秘作为恶心、呕吐的原因之一有时被忽视,特别是在接近生命末期的患者。通过对此常见症状的评估和治疗,有时可以提供一个简单的解决方案,在解决便秘的同时解决患者的恶心和呕吐(治疗便秘的讨论见下文)。

最后,在接近生命末期的患者,必须考虑导致恶心和呕吐的原因是否可逆转。在某些患者,根据其临床条件、生命质量和(或)预期寿命,可能预示是否有通过手术逆转的肠梗阻的可能性,或是否有可逆转的代谢异常,如尿毒症或高钙血症。与往常一样,姑息性治疗或生命末期关怀跨学科团队的成员,应该在与患者和家属讨论后,基于患者的目前情况、短期预后和治疗目标做出决定。

2. 非药物的治疗措施 有许多非药物干预措施可以帮助接近生命末期的患者改善恶心、呕吐的症状。其中一些常见的措施列于表8-3。如前所述,去除有害的嗅觉和视觉刺激,停用不必要的药物,以及避免情绪或身体的压力非常重要。

创建一个舒适的环境对患者有极大的帮助。这些措施包括:鼓励患者呼吸新鲜空气,穿松软的衣服,并在患者的额头、颈部和手腕处应用冷敷。接触患者的工作人员和家人应该避免使用气味强烈的香水、剃须霜和除臭剂。

应该教患者放松和内心演练的技巧,鼓励练习深呼吸和自主吞咽,每个技巧都有助于抑制呕吐反射。也应提示患者进食后2小时内避免仰卧位。如果发生呕吐,每次发作后应提供口腔护理。

食物的性质可能对症状具有改善的作用。如果有早期饱胀感,应鼓励少吃多餐,为了避免腹胀感应该限制液体。将食物放在室温下或冷藏器内可减少

食物的气味。

表 8-3　恶心和呕吐的非药物干预措施

创造舒适的环境
　　鼓励患者呼吸新鲜空气
　　穿松软的衣服
　　在患者的额头、颈部和手腕处应用冷敷
　　接触患者的工作人员和家人应该避免使用气味强烈
　　　的香水、剃须霜和除臭剂
对患者的工作
　　教患者放松和内心演练的技巧
　　练习深呼吸和自愿吞咽有助于抑制呕吐反射
　　患者进食后 2 小时内应避免仰卧
　　每次呕吐发作后应提供口腔护理
改进患者的饮食
　　鼓励少吃多餐
　　限制液体与膳食
　　提供冷的食物(减少可能刺激恶心的气味)

　　穴位按摩治疗是非介入性技术,对接近生命末期患者恶心可能有某些有限的作用。常用此技术帮助避免在海上的运动病和其他由于环境产生的恶心;有几项以此为主题的研究,通过使用适用的特殊带状物压在手腕区域,评估其作为化疗导致恶心的一种辅助治疗措施。其结果喜忧参半,有几项随机试验报告的结果为阳性,而其他一些研究结果为阴性。同时,有一项用指压按摩带治疗放射治疗引起恶心的研究报告的结果为阳性。在接近生命末期患者,此方法如何或能否转化为缓解恶心的症状的机制并不清楚,这个有趣的领域可能需要进一步研究。同时,在生命末期关怀医院或姑息性治疗机构,对标准形式的治疗无效的难治性恶心症状,因为穴位按摩治疗的无创性质和无显著的不良反应,用指压的试验治疗不无道理。

　　3. 恶心和呕吐的药物治疗　因为阿片类的药物可能导致不可逆的恶心呕吐,在必须用此药止痛的患者,虽然应用了许多前面所述的干预措施,患者的临床症状仍是不可逆的性质。对此类临近生命末期的患者,适当并审慎地使用止吐药物是有效的处理症状的关键。

　　(1)标准的治疗:根据药物的主要作用部位进行分类,将常用的止吐药列于表 8-4。临床医师通过很好的临床评估,明确地了解症状的病因后,可以根据一个或多个引起恶心和呕吐最有可能的介导部位,

选择一种或多种最有效的药物。例如,由药物如吗啡导致恶心的患者,主要是通过呕吐中枢介导的,认为最好的开始用药是吩噻嗪类,如丙氯拉嗪,因为这些药物作用于呕吐中枢。如果是由嗅觉或视觉刺激引起的恶心,是继发于大脑皮质的作用,由于劳拉西泮主要作用于大脑皮质,可能是最有效的药物。由于延迟胃运动的药物引起的恶心,而没有胃出口梗阻,反应最好的药可能是甲氧氯普胺。而由于颅内压增高,或有肠壁水肿的部分肠梗阻引起恶心的患者,通常用地塞米松的反应最好。

表 8-4　接近生命末期患者恶心和呕吐的标准药物干预

药　物	作用部位	剂　量
吩噻嗪		
丙氯拉嗪	CTZ,VC	10mg PO,q6~8h
		25mg PR q6~8h
异丙嗪	CTZ,VC	25mg PO/PR q4~6h
氯丙嗪	CTZ,VC	10~25mg PO q4~6h
		50~100mg PR q6~8h
甲氧氯普胺	GI,CTZ	5~10mg PO/SC AC & HS
地塞米松	CC,GI	4~8mg PO/SC qd~q6h
氟哌啶醇	CC,CTZ	0.5~1mg PO/SC q4~6h
劳拉西泮	CC	0.5~2mg PO/SC q4~6h
羟嗪(安他乐)	VA,VC	10~25mg PO/SC q4~6h
东莨菪碱	VA,VC	用经皮贴片,贴在耳后区域,72h 一次
格隆(Glycopyr-rolate)	VA,VC	1~2mg PO/SL 每 8h
美克洛嗪	VA,VC	12.5~25mg PO q6~12h

注:CTZ=化学感受器触发区(延髓呕吐中枢),VC=呕吐中枢,VA=前庭器官,GI=胃肠,CC=大脑皮质,PR=必要时,PO=口服,SC(SQ)=皮下,SL=舌下,AC=饭前,HS=睡前

　　如果是恶心为主,很少或没有呕吐的症状,首选的用药途径是口服。然而,在严重呕吐患者,临床医生应考虑用其他用药途径,如直肠或胃肠外注射用药,直至呕吐停止,再改为口服。

　　如果症状持续,应确定第一种制剂的应用是否已达到最佳的剂量,给药途径和次数是否合适,否则不要加用第二种制剂。如果第一种制剂的应用确已达到最佳,则应根据患者症状的原因,选择对主作用部位具有互补作用的第二种制剂。如果增加第二种用药仍未能改善患者的症状,应重新评估患者,以确

定是否有可能导致恶心和呕吐的其他原因,以及正在服用的处方药是否适当。完成重新评估和(或)如果没有发现新的信息,为了缓和症状,应再加用与主要作用部位有互补作用的第三种药物。

(2)难治性恶心和呕吐的治疗:在临床医师被迫考虑需加用第三种止吐药的患者,即应考虑为难治性的恶心和呕吐。对于难治性恶心和呕吐,可以考虑换用其他合理的替代制剂,见表8-5。

①复合制剂:顽固性恶心的标志之一是患者已

经服用2种或可能是3种制剂,治疗此种患者比较常用的方式是用几种制剂联合应用。用于治疗难治性恶心的联合制剂中的止吐药,最常见的是劳拉西泮、苯海拉明、氟哌啶醇以及甲氧氯普胺;最知名的是以它们品牌名称的缩写——ABHR。此种联合应用的组合是基于每种药的止吐作用的位置不同,以及多年来作为顺铂化疗的首要的抗呕吐治疗中肠胃外应用的组合制剂(在化疗诱发恶心的治疗中,该组合已很大程度上被5-羟色胺3拮抗药所取代,这将

表8-5　接近生命末期患者难治性恶心和呕吐的药物干预

药　物	作用部位	剂　量
组合		
ABHR oral/PR*	CC,CTZ,VA,GI	1胶囊或栓剂 q4～6h
ABH(w/o R)*		ABHR 的组合
ABR(w/o H)*		A:劳拉西泮 0.5mg
		B:苯海拉明 12.5mg
		H:氟哌啶醇 0.5mg
		R:甲氧氯普胺 10mg
BDR oral/PR*	CC,CTZ,VA,GI	1胶囊或栓剂 q6h
		B:苯海拉明 20mg
		D:地塞米松 4mg
		R:甲氧氯普胺 4mg
ABHR gel*	CC,CTZ,VA,GI	1ml 局部 q4～6h
ABH(w/o R)*		ABHR 的组合凝胶/ml
ABR(w/o H)*		A:劳拉西泮 1mg
		B:苯海拉明 25mg
		H:氟哌啶醇 1mg
		R:甲氧氯普胺 10mg
BDR gel*	CC,CTZ,VA,GI	1ml 局部 q6h
		B:苯海拉明 20mg
		D:地塞米松 4mg
		R:甲氧氯普胺 4mg
5-HT₃ 受体拮抗药		
恩丹西酮*	CTZ,GI	8～24mg PO/d 分为 2～3 剂[†]
格拉司琼*	CTZ,GI	3～9mg IV 或 SC 静脉滴注 24h[†]
其他制剂		
奥氮平*	CC,CTZ,VA,GI	2.5mg PO,HS 为初始剂量[†],剂量递增至高达 10mg PO HS[†]
大麻酚*	CC	2.5～5mg PO q4～6h[†]

*只考虑应用于已服用了表8-4中的两种或多种药物后,仍有症状的难治性恶心和呕吐的患者,不推荐作为治疗的主要用药

[†]这些药物在姑息性治疗医学中,没有推荐的标准剂量。此处建议的剂量和给药途径,只是基于已发表的病例的报告和研究

注:CTZ=化学感受器触发区(延髓呕吐中枢),VA=前庭器官,GI=胃肠,CC=大脑皮质,PO=口服,SC(SQ)=皮下,HS=睡前

在稍后讨论）。复合的制剂可以用口服、直肠栓剂以及最近有的凝胶形式给药。ABHR 的组合成分可能有各种改变，如省略其中的一种或多种制剂（即 ABH 或 ABR），有时又可能加用另一个药物，通常为地塞米松可能是加用或替代（即 BDR）。虽然，每个剂型有标准的配方（表 8-4），但个别药厂可能有他们自己的不同于标准配方的制剂。因此，对于应用者而言，重要的是必须确保知道所选择的 ABHR 或相关复合物中，各种药物的成分和用量。

发表于 2005 年的回顾性分析表明，经过 10 多年的使用经验，生命末期关怀的患者（Weschules DJ）似乎能很好地耐受此复合物。正如本章所述，还没有随机对照试验证明 ABHR 的功效。但是，在文献中有许多病例报告支持复合物的疗效，如在姑息性治疗顽固性恶心和呕吐的报道中（Moon，2006），即使通过凝胶给药也有效。另一项回顾性分析证明 ABH（劳拉西泮、苯海拉明和氟哌啶醇）凝胶在治疗化疗后恶心和呕吐中（Bleicher 等，2008）有重大进展。

②5-羟色胺 3（5-HT$_3$）受体拮抗药：一组认为可能治疗难治性恶心的药物是 5-羟色胺 3 拮抗药，主要用于化疗引起的恶心和呕吐（CINV）。如今，已有许多可用的制剂，所有制剂的作用都是通过拮抗在化学感受器触发区（延髓呕吐中枢）的 5-羟色胺 3 受体，以及在较小程度上是通过拮抗在胃肠道的 5-羟色胺 3 受体。恩丹西酮（Ondansetron）是这些药物中第一个可用的药，据小样本的回顾性分析报道，开始服药后的 48h 内，可使难治性恶心得到控制者为 80%（16 例患者中的 13 例），呕吐为 71%（14 例中的 10 例）（Currow 等，1997）。最近，有 23 例继发于不能手术的恶性肠梗阻导致难治性恶心和呕吐的患者，用胃肠外的格拉司琼（granisetron）治疗的报道，20 例患者（87%）的症状得到控制（Tuca 等，2009）。迄今，尚无任何关于支持用 5-羟色胺 3 拮抗药，如多拉司琼、帕洛诺司琼或托烷司琼治疗化疗引起的恶心和呕吐的病例或研究报道。

③其他制剂：奥氮平（Olanzepine），是一种非典型的抗精神病药物，已显示其对难治性恶心和呕吐的疗效。于 2003 年，分别在两篇文章（Srivastava 等；Jackson and Tavernier）的报道中，有 8 例接受姑息性治疗患者的难治性恶心和呕吐得到控制，据报道开始剂量为 2.5mg 睡前，可递增至高达 10mg。

根据一些报道，大麻素，如屈大麻酚，有止吐效果，其疗效至少与标准的制剂相似。但是，其毒副作用的发病率很高，如头晕、躁动和幻觉，多见于中老年人，接近生命末期的患者难以耐受，应该避免应用。

神经激肽 1（NK1）受体抑制药——阿瑞吡坦，是治疗由高致吐性化疗药物引起的恶心和呕吐非常有效的制剂。然而，迄今为止，还没有用这种药物治疗非化疗药物引起恶心和呕吐的研究。因此，当前，在接近生命末期患者的难治性恶心和呕吐的治疗中，它似乎没有显著的作用。

三、便 秘

便秘是一种描述排便困难症状的主观性术语。慢性便秘是一种常见的主诉，老年患者的患病率为 4%～30%，接近生命末期患者的患病率显著增高。

（一）病因

接近生命末期患者增加便秘的风险有许多原因，见表 8-6。在接近生命末期的患者，服用的治疗药物常常是便秘的主要原因，最为常见的是阿片类镇痛制剂。阿片类制剂导致便秘的机制被认为包括：抑制肠道前向性蠕动，增加肠液的吸收，以及减

表 8-6 便秘的原因

病　因	举　例
药物	阿片类镇痛制剂
	含铝的抗酸药
	抗胆碱能制剂
	钙通道阻滞药
	含钙补充剂
神经系统疾病	脊髓压迫症
	帕金森病
	多发性硬化症
	脑梗死
机械性梗阻	各种恶性肿瘤
	粘连
代谢和内分泌疾病	尿毒症
	高钙血症
	低钾血症
	甲状腺功能减退症
	糖尿病自主神经病变
生活方式的改变	由于经口摄入的液体不足导致的脱水
	缺乏活动和锻炼
	低纤维饮食
	无法去厕所
	不愿意使用床边便桶或便盆

少肠道的分泌等几种不同的机制。阿片类制剂引起便秘的患病率相当高(据报道,非癌症患者为15%～90%,接受阿片类制剂的癌症患者为 50%),因此,建议几乎所有接受阿片类制剂止痛的患者,在开始使用镇痛药治疗的同时,应预先预防便秘。

其他可能引起便秘症状的药物包括含铝的制酸剂、抗胆碱能制剂、钙通道阻断药,以及其他含有钙的补充剂。

常常困扰接近生命末期患者的晚期神经系统疾病,包括帕金森病、脑梗死和多发性硬化,具有便秘的高风险。脊髓受压迫也可能导致便秘。虽然,在脊髓受压的患者,由于括约肌失去控制更普遍的症状是尿失禁和大便稀,实际上因缺乏肠蠕动可能导致粪便嵌塞,与在嵌塞周围的软便的渗出导致患者腹泻和便秘的伪像。因此,患者有腹泻和大便失禁时应定期评估粪便嵌塞的可能。

由于各种恶性肿瘤,或者有腹腔手术后的粘连性肠梗阻,便秘常为最早的主诉。与接近生命末期患者便秘相关的各种代谢性疾病,包括尿毒症和高钙血症;也可能会引起便秘的其他代谢异常包括低血钾和甲状腺功能减退。糖尿病晚期患者的自主神经病变,可能因结肠的规律性蠕动降低而引起便秘。

接近生命末期患者所经历的生活方式的变化,可能对他们原有的结肠有规律蠕动能力产生不利影响。因为疾病终末期病程的进展,患者的饮食往往很少,导致脱水,结果引起从结肠增加液体的吸收而使大便变硬。膳食中纤维的减少是另一个促发因素。运动对肠内容的推进有积极的影响,由于接近生命末期患者的活动日渐减少,使病情变得更加复杂。最后,患者失去自己上厕所的能力,由于经常需用便盆或床边便桶,而缺乏隐私和尊严感,使肠道功能受抑制,从而导致排便的频率显著减少。

(二)临床表现

患者对正常排便运动的描述各有不同,包括对排便的次数和排便困难的程度,两者是评定便秘的基本参数。研究表明,在大多数人每周排便 3 次或以上的人,主诉排便困难几乎完全是主观的。从此讨论中清楚地表明,不同的患者对便秘的感受可能不同,再次说明对任何症状性质的评估,必须根据个体情况的重要性。

大多数患者主诉的便秘,是他们认为正常的排便次数减少和(或)有或无疼痛的大便硬结。然而,有一些患者,尤其是疾病终末期进食显著减少的患者,可能完全不会抱怨有便秘,因为他们相信排便次

数的减少和(或)排硬便,是因为根本就没有吃东西,而不需要关注。因此,临床医师在每一次查看患者时,必须询问有关排便的次数及其情况。如果便秘长时间未得到处理,而持续存在,可能导致患者神志混乱,意识水平下降,渐进性的腹部疼痛,甚至发热,严重腹胀、恶心、呕吐,白细胞增多,这取决于便秘的严重程度。

正如前所述,临床医生必须警惕由于粪便嵌塞引起的大便溏稀或腹泻的便秘。虽然,通常粪便嵌塞的主诉是便秘,有时,特别是如果已开始用大便软化剂,而未用轻泻剂,软便能够通过嵌塞粪便的周围排出,导致患者误认为是腹泻,而实际上,便秘仍然是主要问题。

(三)治疗

治疗的目标是软化粪便,最好至少每 3 天排便一次。可用于治疗或预防慢性便秘的非药物措施,包括尽可能地增加患者的活动和改善水分的补充。对不能到卫生间排便的患者,即使需要用床边便桶或便盆时,也应给予最大的隐私保护。偶尔在有粪便嵌塞并发症的患者,另一种非药物性干预措施是需要用手指去除阻塞。

(四)药物治疗

1. 标准的治疗　治疗便秘的标志是药物,如前所述,在有便秘风险的患者,如开始用阿片类镇痛制剂时,应开始用预防性治疗。治疗便秘常用的药物列于表 8-7。

治疗便秘的制剂有两个主要的组成部分,大便软化剂和泻药。大便软化剂,如多库酯钠,是表面活性剂,作用是通过洗涤剂的活性,促进脂肪和水分的混合而软化粪便,泻药是促进粪便排出。大便软化剂和泻药联合应用(无论是作为两个单独的制剂或是组合的片剂),可使软化的大便更容易排出。

有几种不同类型的泻药,包括盐水类泻药,刺激性或兴奋性泻药,容积性导泻药,润滑剂和高渗剂。图 8-2 说明了如何应用这些不同的药物治疗便秘。

盐水类缓泻剂,如氢氧化镁,在肠腔内吸收并保留水分,增加肠腔内的压力和刺激胆囊收缩素的释放。刺激性和兴奋性泻药,如番泻叶和比沙可啶,两者都对结肠有促进运动和分泌的作用,对小肠黏膜有直接刺激肠系膜神经丛的作用,并改变水和电解质的分泌。

甲基纤维素-车前子是容积性导泻药的例子,其作用通过保存大便内的水分,造成机械性膨胀。在生命末期患者的姑息性治疗中,应禁用容积性导泻

表 8-7　便秘的药物治疗

大便软化剂	
多库酯钠*	50～500mg,口服,2/d
多库酯钙*	240mg,口服,1/d
泻药	
盐水类	
氢氧化镁	15～30ml,口服,根据需要
柠檬酸镁	300ml,口服,根据需要
兴奋药	
比沙可啶	5mg 片剂,口服或 10mg 栓剂,根据需要
晒干的番泻叶	1～2 片,口服 HS,最大剂量为 2 片,口服,4/d
卡斯卡拉	325mg 片剂或 5ml 口服,根据需要
蓖麻油	15～60ml,口服,根据需要
容积性导泻药	
车前子	1 圆形茶匙或 7g 包的颗粒口服,每天 3 次
润滑油	
矿物油†	5～45ml,口服,根据需要
高渗制剂	
乳果糖	15～30ml,口服,1～3/d
山梨醇	15～30ml,口服,1～3/d
甘油栓	一个栓剂,根据需要
泻药/大便软化剂的组合	
番泻叶/多库酯钠	2 片,口服,睡前或根据需要
灌肠	
快速(高渗磷酸盐)	根据需要
矿物油	根据需要
阿片类拮抗药	
甲基纳曲酮溴化物‡	重量<38kg:0.15mg/kg
	皮下隔日一次(qod)
	38～62kg:8mg 皮下隔日一次
	62～114kg:12mg 皮下隔日一次
	>114kg:0.15mg/kg 皮下隔日一次

注:含有钠的制剂不可用于有水肿的充血性心力衰竭,或因高血压限制钠盐的患者
* 不应该与矿物油同时使用
† 吞咽困难患者可引起脂质性肺炎,长期使用可能会干扰脂溶性维生素的吸收
‡甲基纳曲酮对阿片样物质引起的便秘的作用尚未确定,应保留作为对顽固性便秘的标准疗法

药,因为大多数生命末期患者存在缺水状态,如此时使用容积性导泻药,可能增加患者发生肠梗阻的风险。

润滑剂,如矿物油,延缓结肠对粪便中水分的吸收,软化粪便。然而,须注意,应用矿物油时可能出现的问题。长期使用矿物油可影响脂溶性维生素的吸收,虽然这不是生命末期患者经常关注的问题。另一方面,因为矿物油的吸入可引起脂质性肺炎,应避免用于有吞咽困难的患者。联合使用多库酯钠与

矿物油可增加矿物油的吸收,因而有增加矿物油毒性的可能。

高渗制剂,如乳果糖和山梨醇,释放渗透活性分子到结肠,促进肠道功能,软化大便。甘油栓剂引起局部的刺激和高渗的作用,导致给药后迅速起效。

最后,如果口服大便软化剂与口服或直肠用轻泻剂的联合应用都未能获得所期望的结果,可以灌肠。最常见的灌肠制剂是高渗磷酸盐。如仍然无

效,可能需要加用矿物油或肥皂水灌肠。如上述方法都已采用仍未能获得效果,必须考虑粪便嵌塞的问题。在需要灌肠的患者,在接受灌肠前应评估是否有粪便嵌塞,并用手指解除嵌塞。

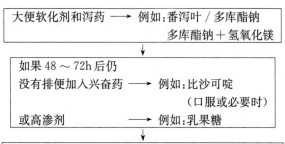

图 8-2　便秘的治疗

2. 阿片类制剂引起的肠道功能紊乱与阿片类拮抗药——甲基纳曲酮　阿片类制剂引起的肠道功能紊乱,是最近在姑息性治疗文献中提到的名词。此名词被用以描述各种受阿片类制剂的作用直接影响到胃肠道的情况,包括便秘,胃排空延迟导致的食管反流,腹痛、痉挛及腹胀。与常见的阿片类制剂的不良反应——恶心和呕吐不同,许多患者可能耐受,而对阿片类制剂诱导的结肠功能紊乱、便秘与相关的其他症状,患者则不能耐受。

最近已设计出专门治疗阿片类制剂导致便秘的药物,可能也可用于治疗阿片类制剂诱导的结肠功能障碍特征的其他症状。甲基纳曲酮溴化物是一种外周 μ-受体拮抗药,不同于熟知的与其相关的纳曲酮,它不穿透血-脑屏障,因此,它对阿片类的拮抗作用限于外周。甲基纳曲酮在胃肠道与 α-受体结合,阻止肠蠕动和分泌液体,并减少血流量以及增加水的吸收,而拮抗阿片类制剂导致水的吸收减少。

最近,两项随机临床试验表明,在接受生命末期关怀和姑息性治疗,同时接受稳定剂量的阿片类药物、泻药和大便软化剂的患者中,皮下注射甲基纳曲酮,与安慰剂相比,可安全而有效地治疗阿片类制剂引起的便秘。已报道的不良反应包括:腹痛、胀气、恶心、头晕和腹泻。既没有关于需要控制疼痛,也没有阿片类制剂戒断症状的报道(Thomas 等,2008;Chamberlain 等,2009)。到目前为止,还没有评估甲基纳曲酮治疗阿片类制剂导致肠道功能障碍的其他

特征性症状的研究报道;虽然,在健康志愿者中进行的研究表明,该药物可缩短吗啡诱导的从进食至排出过程延迟的时间(Yuan,2004)。

目前,现有的甲基纳曲酮制剂是用于皮下注射,通常为隔一天一次,最多不超过每天一次。根据体重决定剂量,推荐的用量见表 8-6。在接近生命末期的患者,甲基纳曲酮治疗阿片类制剂引起的便秘,或与"阿片类制剂诱发的肠功能紊乱"相关的任何其他症状的作用,目前尚不清楚。因此,目前,此药应保留用于有便秘或胃肠道症状,经标准治疗未能缓解症状的患者。

四、腹 泻

腹泻通常的定义为 24h 内有 3 次以上不成形的大便。腹泻是使生命末期患者痛苦的症状,并且可能导致一系列相关问题,包括大便失禁,肛周皮肤破裂,脱水,电解质失衡和肛门及周围皮肤的疼痛。腹泻也增加了护理人员的负担,需要频繁地照顾患者以及需要更经常地更换床上用品,患者也因为意识到自己增加了护理的负担而感到痛苦。因此,应尽快地查明腹泻的原因,并制订治疗或缓解症状的计划。

(一)病因

接近生命末期患者发生腹泻比较常见的原因列于表 8-8,最常见的原因是过度使用泻药。腹泻应该

表 8-8　腹泻的原因

病　因	举　例
粪便嵌塞性便秘	
摄入的饮食	补充饮料过量
	水果、麦麸、辛辣食物和酒的摄入增加
药物和治疗	泻药
	含镁的抗酸药
	抗生素
	非甾体抗炎药
	化疗
	放射治疗
疾病相关的	胰腺功能不全
	恶性肠梗阻——部分
	类癌
	艾滋病相关的腹泻
	感染
	炎症性肠病
	肠易激综合征
	胆盐过多

在停止泻药的 24～48h 内缓解。此后,如果有必要,可以低剂量恢复用药,逐渐递增至所需要的剂量。

全面审查所有可能导致腹泻的其他药物,如含镁的抗酸剂或抗生素,应停药或立即改用其他制剂。在生命末期患者,偶尔可能用某些化疗药物,如氟尿嘧啶和亚叶酸钙的组合剂,单一用药——伊立替康(irenotecan),也可能导致严重的腹泻(请参见第 19 章中接近生命末期患者化疗治疗作用中的详细讨论)。

正如在便秘章节讨论中所述,粪便嵌塞可能出现腹泻,不应该被忽视。完整的关于肠蠕动的病史,包括其次数、连贯性和数量,此外,应做肛指检查,避免漏诊。

可能会导致腹泻的饮食习惯包括过量摄入纤维、水果和不可吸收的糖类。放疗导致的腹泻,发生在治疗结束后的 2～3 周,是由于损坏的肠黏膜,释放前列腺素导致肠蠕动加剧所致,也可导致胆盐的吸收不良。胰腺和胃肠道的恶性肿瘤以及其他小肠疾病,可能导致继发性吸收不良性的腹泻。接近生命末期的患者,可能发生胃肠道感染,尤其是在艾滋病患者,其病原可能是细菌、病毒、真菌或自然界的原生病毒(请参见第 25 章对艾滋病相关性腹泻的进一步讨论)。

因其他感染长期使用抗生素治疗的患者,也可能发生继发于抗生素相关的假膜性肠炎性腹泻。

(二)治疗

对腹泻的治疗,首先是要确定导致症状的任何可逆性原因。如有必要,应停用泻药和(或)修改用药,如有可能,应停用其他可能导致腹泻的药物。应考虑有无粪便嵌塞,如果有,应立即治疗。应该修改饮食,避免高纤维含量的食物以及水果和其他导致腹泻的药物,以低纤维的食物取代。

用于治疗腹泻的药物列于表 8-9。对于某些患者,应根据腹泻的原因选择针对性的药物。如果怀疑腹泻的原因是感染,则应给予适当的抗菌药物(请参见第 25 章治疗继发于艾滋病的感染性腹泻抗菌药物的讨论),如果怀疑是抗生素导致的假膜性肠炎引起的腹泻,应停用相关的抗生素,并应用甲硝唑或万古霉素治疗。继发于吸收不良的腹泻,可能发生在胰腺、消化道等恶性肿瘤的患者,用胰腺酶或消胆胺治疗可能有效。消胆胺与阿司匹林和(或)体积成形剂,如车前子联合应用,有助于减少继发于辐射性肠炎的腹泻。继发于艾滋病和类癌的分泌性腹泻,可能需要用奥曲肽治疗。

表 8-9　腹泻的治疗

药物的类型	药　物	剂　量
吸附剂	碱性水杨酸铋	30ml 或 2 片,每 1/2～1h 1 次,最大剂量 240ml 或每天 16 片
吸附剂＋体积成形剂	高岭土与果胶:90g 高岭土和 2g 果胶/30ml	60～120ml 口服每次排便后
减少肠道蠕动	洛哌丁胺	4mg 口服初始剂量;每次排便后 2mg,不超过 16mg/d
	地芬诺酯与阿托品	1 片(5mg)口服,4/d,最大剂量每天 8 片
	可待因	15～60mg 口服,4/d
胆汁盐结合剂	消胆胺	1 包(4g)口服,2～4/d 饭前,最大 24g(6 包)/24h
为假膜性结肠炎的抗生素 *	甲硝唑	250mg 口服,一天 4 次或
		500mg 口服 3/d 10～14d
	万古霉素	125～250mg 口服,4/d,10～14d
胰酶替换剂	胰脂酶	1～2 片,与食物同服,个别的用以控制脂肪泻
合成生长抑素类似物	奥曲肽	10～80μg/h 连续皮下输液

注:* 对假膜性肠炎的患者,不推荐使用减少肠道蠕动的制剂,因为可能会加剧感染

在接近生命末期的患者,如果未能发现可识别的或可逆的腹泻原因,应用止泻制剂对症治疗。如果是轻度至中度的腹泻,可以使用高岭土-果胶悬浮液,或碱性水杨酸铋。在更严重的患者,或者使用高岭土-果胶悬浮液或碱性水杨酸铋无反应,则应遵医嘱给予减少肠蠕动制剂,如洛哌丁胺或地芬诺酯与

阿托品。

五、吞咽困难

吞咽困难在技术上的定义为从口腔输送液体或固体至胃的过程发生困难,具体而言,是描述吞咽困难的术语。有 10%～20% 的中晚期癌症患者,可能

发生吞咽困难,也可发生在老年痴呆症的晚期和其他高度退行性神经疾病的生命末期患者。

　　吞咽困难常见的原因列于表8-10。癌症患者的吞咽困难通常是由于肿瘤生长直接导致的机械性梗阻,放射治疗或化学治疗引起的食管炎症,或由免疫系统受损伤引起的感染,如念珠菌病所致。继发于药物,尤其是阿片类镇痛制剂的口干症,也可能导致患者吞咽困难的主诉(参见第11章用于口干症治疗的讨论)。

表8-10　接近生命末期患者吞咽困难的原因

原　因	举　例
机械性梗阻	头部和颈部的癌
	食管癌
	胃上部的癌
	甲状腺癌
神经性和神经肌肉性疾病	肌萎缩性侧索硬化
	阿尔茨海默病
	帕金森病
	亨廷顿舞蹈病
	多发性硬化症
	脑血管疾病
	头部外伤
	重症肌无力
疼痛	肿瘤相关的疼痛
	念珠菌病和其他感染
	放疗和(或)化疗引起的口腔炎
药物	抗胆碱能制剂
	抗组胺制剂
	吩噻嗪类制剂

　　患有非恶性疾病生命末期患者主诉的吞咽困难,其机制主要是由于神经退行性疾病导致的神经肌肉异常为基础的吞咽困难。接近生命末期的患者,不论何种诊断,吞咽困难可能继发于各种常用的药物,包括抗胆碱能制剂、抗组胺制剂与吩噻嗪。

(一)临床表现

　　吞咽困难的患者可能会出现流涎,吞咽犹豫,将食物含在嘴中,吞咽疼痛,咳嗽和(或)窒息或鼻腔反流。流涎常与吞咽疼痛或梗阻并存,吞咽犹豫可能是由神经系统疾病引起的。咳嗽,尤其是吞咽后,可能是气管瘘的标志。有机械性梗阻的患者,如果患者机警,也许能指出堵塞的位置。无论是机械性的或神经性原因导致的吞咽困难的患者,均可能发生吸入性肺炎。

(二)治疗

　　吞咽困难的保守治疗包括良好的口腔卫生,并为患者提供易于吞咽的食品类型和浓度。提供少量、室温的食物可能有益。在患者进食时和进食后至少应保持床头抬高1～2h,此位置有利于食物经食管向下移动,以减少误吸的风险。另一种可能有助于减少误吸风险的物理方法,在吞咽时头略低使下颌向下接近胸部,因为此动作有助于封闭气道,减少喉咙内的压力,可减少误吸的风险。

　　治疗吞咽困难的药物列于表8-11。包括治疗口咽或食管感染的外用或全身性抗菌制剂。制霉菌素混悬液400 000U通过含漱后吞咽的技巧,或克霉唑含片每天5次,可能有效地治疗轻度的口咽念珠菌病。但是,如果局部治疗没有效果,或当感染已延伸至食管,应每日口服氟康唑50～150mg。由微生物如巨细胞病毒引起的病毒性食管炎,可使用无环鸟苷(羟乙氧甲鸟嘌呤)治疗,每日1000mg分次服用。对于继发于非感染性炎症的食管炎,在消化道黏膜表面形成保护层的药物,包括液体抗酸剂和硫糖铝混悬液,有时有帮助。如果吞咽困难是由胃食管反流引起的,可以用H_2受体阻断药,如雷尼替丁或法莫替丁,或质子泵抑制药,如奥美拉唑。

　　当有由肿瘤引起的机械性梗阻时,皮质类固醇有助于改善症状,是通过减轻水肿,而使肿瘤缩小,或因减小可能干扰吞咽的肿大的纵隔淋巴结。对于预后及预期寿命适当的生命末期患者,可以考虑较彻底的治疗,包括缓解梗阻的放射治疗,食管扩张,放置支架和(或)激光治疗(见第18章生命末期患者的介入性治疗的讨论)。最后,在机械性梗阻,又不适于彻底治疗,或因神经系统疾病导致吞咽困难的患者,在适当的情况下,可考虑胃造瘘放置胃管(见第24章的生命末期患者胃造瘘放置胃管的适应证和伦理的详细讨论)。

六、腹痛和消化不良

　　虽然,疼痛的题目在别处已讨论(第6章),但因为腹痛可能有多种病因,并可能有多种治疗,而不仅是用镇痛药;所以,对腹痛的症状应给予特别的注意。比较常见的腹痛原因,以及治疗特殊病因相关的药物列于表8-12。

　　在接近生命末期的患者,比较常见的腹部主诉是消化不良,患者常称为"胃部不适"。消化不良的特征是上腹部疼痛,有时描述为烧灼感、恶心和(或)嗳气。

表 8-11　吞咽困难的药物治疗

病　因	药　物	剂量与途径
念珠菌	制霉菌素混悬液	400 000U,每天 5 次,漱口和吞咽
	克霉唑锭剂	溶于口中,每天 4～5 次
	氟康唑	50～150mg/d,口服
病毒	阿昔洛韦	200mg,口服,每天 5 次
非感染性炎症	液体抗酸药	30ml 每天 3～4 次,口服
或作为抗菌药	硫糖铝混悬液	10ml 每天 4 次,口服
	雷尼替丁	75～150mg,口服,每天 1～2 次
	法莫替丁	10～20mg,口服,每天 1～2 次
	奥美拉唑	20mg/d,口服
机械性阻塞	强的松	20～40mg/d,口服
	地塞米松	2～4mg,口服,每天 2～4 次

表 8-12　腹痛的病因与药物治疗

病　因	药　物	剂量与途径
消化不良	液体抗酸剂	15～30ml PO,3～4/d
	雷尼替丁	75～150mg PO 2/d
	法莫替丁	10～20mg PO 1～2/d
	奥美拉唑	20mg PO,1/d
	米索前列醇	100～200μg 4/d 与食物同服
无梗阻的胃排空延迟	甲氧氯普胺	5～10mg PO/SC AC&HS
胃胀	二甲基硅油	40～125mg PO 4/d
有或无部分性肠梗阻的	大便软化剂	见表 8-7
腹部绞痛	地塞米松	2～4mg PO 每日 2～4 次
	莨菪碱	0.125～0.25mg PO q4h
		最多 12 片,24h
	止泻药*	见表 8-9
便秘	大便软化剂和泻药	见表 8-7
膀胱痉挛	颠茄/阿片栓剂	1 枚栓剂,每 4h 需要时
	莨菪碱	0.125～0.25mg PO q4h
		最多 12 片 24h

注:PO＝口服,AC＝饭前,HS＝睡前,SC＝皮下
＊有部分性肠梗阻的患者,应避免用止泻药,因为可能会加重症状

消化不良有两种主要的类型:器质性和功能性。器质性消化不良是由于一种特定的病变,如胃炎、消化性溃疡病、胃食管反流疾病、胃癌或胆石症所致。器质性消化不良的体征包括:脏器肿大、一个或多个腹部肿块、腹水、大便潜血、吞咽困难、体重减轻、持续或重度的疼痛,疼痛放射至背部,反复呕吐、呕血、黑便或黄疸。功能性消化不良是一种没有明确局灶性或结构性原因的消化不良,约占消化不良的 40%。

在终末期患者的消化不良,可能有腹部疼痛以外的原因。这些原因包括胀气、伴有腹部绞痛的腹泻(有或无感染)、部分或完全性肠梗阻,也许最常见的是便秘(见以上)。由于转移癌引起的肝肿大导致的腹部不适,可能继发于含有痛觉感受器的肝包膜的拉伸。最后,在接近生命末期患者的腹部疼痛,常常是由于膀胱痉挛或尿潴留所致。

治疗

根据所识别或怀疑的原因,应试用一些非药物的干预措施治疗腹部疼痛的症状。抬高床头对伴有

消化不良的反流可能有效,避免食用如薄荷、咖啡和脂肪类食物,可降低食管下部食管括约肌的张力。其他食品包括:西红柿、柑橘类水果和酒精,对食管黏膜有直接的刺激作用,应避免食用。

应该审查患者的用药方案,可能会引起消化不良的药物,如非甾体抗炎药(NSAID)和类固醇,如果可能,应停止使用。如果患者有反流,应避免使用降低食管下部括约肌张力的药物,例如钙通道阻滞药、抗胆碱能药物和苯丙二氮。

对便秘的患者,应经常进行评估和处理,如果确定有粪便嵌塞,包括用手指去除阻塞。如果怀疑有尿潴留,放置导尿管做膀胱引流可能是解决令患者痛苦症状的简单非药物方式。

建议用于治疗腹痛的药物列于表8-12。对于消化不良,可以使用抗酸药,H_2受体阻断药或质子泵抑制剂。患者主诉过早饱胀感提示胃排空差,如果没有胃出口梗阻的证据,甲氧氯普胺可能是一个很好的药物,可以试用。然而,须警惕,如果有胃出口梗阻,甲氧氯普胺会使症状恶化,而不是改善。

对消化不良伴有胀气的患者,二甲基硅油药物,无论单独使用或与抗酸药联合应用,可能有帮助。对便秘的患者,应适当地使用大便软化剂和轻泻药,如有必要,可使用其他措施处理(表8-7)。对有腹部绞痛的患者和感染或炎症性腹泻的患者,可能需要适当的抗生素和止泻制剂(表8-9)。解痉药,如莨菪碱,无论是单独使用或与苯巴比妥、阿托品或东莨菪碱联合使用,均可获效。

然而,须警惕,腹绞痛伴有腹泻可能是部分性肠梗阻的标志,在这种情况下,止泻药和解痉药可能加剧,而不是减轻症状。然而,如果患者是由于难以解决的终端肠梗阻,解痉药结合类固醇可能通过减少痉挛缓解症状,尽可能保持结肠的开放(在肠梗阻章节中将详细地讨论)。已发现,解痉制剂包括颠茄/阿片栓剂和莨菪碱,可缓和膀胱的痉挛。

七、消化道出血

接近生命末期的患者易于由很多原因导致胃肠道出血,其中常见的原因列于表8-13。上胃肠道(GI)出血可能与溃疡病或胃炎有关,在接近生命末期的患者中,往往是由于药物导致,非甾体抗炎药和类固醇是最常见的药物。当然,食管或胃恶性肿瘤,可能是直接由这些病变引起的出血,肝病终末期和门脉高压可发生食管静脉曲张破裂出血。

疾病终末期的患者,结肠、直肠、肛门肿瘤导致

的出血常见,但也必须警惕,在一般人群中,下消化道出血常见的潜在原因,包括痔疮、憩室病和动静脉畸形。合并症——炎症性肠病有时也可能导致出血。接近生命末期患者的胃肠道出血也可能是由于缺血性或感染性下肠道的疾病。

表 8-13 接近生命末期患者胃肠道出血的原因

部 位	举 例
上消化道出血	胃炎
	恶性胃溃疡病
	良性消化性溃疡病
	食管静脉曲张
	糜烂性食管炎
	贲门黏膜撕裂综合征
	食管癌
下消化道出血	结肠直肠癌
	肛门肿瘤
	肠憩室病
	痔疮
	血管发育不良
	炎症性肠病
	缺血性结肠炎
	感染性结肠炎

对接近生命末期患者胃肠道出血的治疗,取决于病因、出血的严重程度和患者的总体临床状况。如果出血量有限,仅需对症治疗。停用任何可能有问题的药物,以及使用抗酸剂和(或)其他抗消化性溃疡的制剂(表8-12),可有效地改善与胃炎或溃疡病相关的上消化道出血。对下消化道少量失血的患者,可以观察,给予补充铁剂;如果根据症状有指征,可定期输红细胞(请参见第18章接近生命末期患者输血治疗适应证的详细讨论)。如果,应用这些相对保守的措施后,不能控制失血,则应考虑进一步的评估,包括上消化道或下消化道内镜检查,以及可能使用激光凝固治疗,可根据个案的具体情况考虑(见第18章中的详细讨论)。

虽然,在某些生命末期患者的急性出血,可能需要给予血液制品,液体和内镜检查,但根据预后和临床状况,可能要求更为保守的方法,以舒适的措施让患者在一个相对无痛的方式中结束生命。

八、黄疸和胆道梗阻

接近生命末期患者的黄疸和(或)胆道梗阻,可

能是由于原发性和转移性恶性肿瘤直接影响肝脏或胆囊,由于胰腺癌或阻塞胆管的淋巴瘤,或由于原发性肝衰竭所致。虽然黄疸本身并不一定危险,但黄疸可引起严重的皮肤瘙痒症。皮肤瘙痒症可以用抗组胺药对症治疗,如苯海拉明 25mg 或赛庚啶 4mg 每 4～6 小时一次。消胆胺 4g 每天 3 次饭前使用可以通过减少和结合胃肠道内过量吸收的胆盐而缓解瘙痒症。

在部分有梗阻性黄疸的患者,可能是为了解除梗阻置入胆道支架的指征。更详细的讨论参见第 18 章。

九、肠梗阻

肠梗阻是接近生命末期患者的一个不幸的并发症,其中大部分为腹部或盆腔肿瘤晚期的患者。在接近生命末期患者中,常见的肠梗阻病因列于表 8-14。接近生命末期患者的肠梗阻可能是完全性的或部分性的,其严重程度可能会影响患者的临床过程。

表 8-14　接近生命末期患者肠梗阻的病因

恶性肿瘤
肠腔内梗阻——继发于原发性肿瘤或肿瘤复发
腹膜转移癌
纤维化——继发于以前的放射治疗
粘连——继发于以前的手术
便秘——有或无粪便嵌塞
药物
抗胆碱能制剂
阿片类制剂
三环类抗抑郁制剂
抗精神病制剂

复发性肿瘤是肠梗阻最常见的原因,恶性肿瘤的性质各不相同,从肠腔内复发性肿瘤,到更可能的肠腔外肿瘤的转移性植入。肿瘤终末期患者,肠梗阻的非恶性的原因可能包括辐射有关的狭窄和纤维化。疾病终末期患者,无论有或无恶性疾病,只要有腹部手术的病史,都可能因粘连而发生肠梗阻。并且,如前所述,有或无粪便嵌塞的便秘,如果非常严重,可能会出现明显的肠梗阻。可能会导致功能性肠梗阻症状的药物,包括抗胆碱能制剂、阿片类镇痛制剂、三环类抗抑郁制剂和抗精神病制剂。

虽然,肠梗阻的治疗在传统上是手术,但接近生命末期的患者,往往不是考虑手术的候选人。对接

近生命末期的患者,缓解肠梗阻的手术指征的讨论见第 18 章。不适合手术的肠梗阻患者,通常有腹痛、肠绞痛、恶心和呕吐的肠道症状。肠梗阻的患者可出现便秘,但是,特别是局部肠梗阻的患者,有时可能主诉腹泻。对部分性肠梗阻的患者,干预措施可能包括:流质饮食与大便软化剂,以减少便秘(表 8-7)的症状,用止吐剂减轻恶心(表 8-4 和表 8-5),解痉药减轻腹部疼痛和痉挛(表 8-12)。应避免用刺激性泻药,因为它们可能使肠道绞痛的症状加重。类固醇,例如地塞米松(表 8-12),通过减少梗阻区域中肠壁内的水肿或炎症,希望促使至少部分肠腔的开放,可作为辅助剂使用。

尽管有了这些措施,因自然分泌的液体积聚在梗阻的胃肠道导致的呕吐,可能是更难控制的症状,对每天呕吐一次的患者,因为他(她)们有相对舒适的休息时间,可不予特殊处理。对于另一些患者,可能需要考虑安置鼻导管(或经皮胃造口的导管)用以周期性的减压。在安置导管的患者,如果他们愿意的话,可允许经口进食物和液体,使他们能享受进食的乐趣。为这些患者减少呕吐发生率的另一种方法是使用奥曲肽制剂(表 8-9),通过降低胃和肠的分泌物,可减少呕吐或导管减压的需要。

十、腹　水

腹水是腹膜腔中液体的病理性积累,从而导致腹胀。接近生命末期的患者发生腹水常见的原因列于表 8-15。15％～50％发生腹水的患者是癌症,最常见的原发部位是卵巢、结肠、胃、子宫内膜、胰腺、乳腺和肺癌。接近生命末期的患者,发生腹水的原因,也可能是非恶性的疾病,如肝病的终末期,继发于慢性阻塞性肺部疾病的肺心病,或原发性肺动脉高血压和充血性心力衰竭的终末期。

表 8-15　接近生命末期患者中腹水的常见原因

腹膜转移癌
妇科肿瘤:卵巢癌,子宫内膜癌
胃肠道恶性肿瘤:结肠癌,胃癌,胰腺癌
其他恶性肿瘤:乳腺癌,肺癌
肝转移癌
肺心病
慢性阻塞性肺疾病的终末期
原发性肺动脉高压
充血性心力衰竭的终末期
非癌性肝病的终末期

腹膜转移癌的患者,可因淋巴流受阻而产生腹水,占恶性腹水患者的50%以上。涉及肝的原发性和转移性恶性肿瘤,可因阻塞肝静脉循环产生腹水。在门脉高压症的肝硬化患者,以钠与水潴留为特点的肾功能异常,是引起腹水积累的原因。

由于腹水产生的症状是因腹水的积累使腹内压增加的结果。这些症状包括:腹部压力感或不适、厌食、消化不良、呼吸困难以及下肢水肿。当腹水多而腹肌紧张时,物理检查叩诊可发现移动性浊音,有助于与由于肠梗阻引起的腹胀鉴别。腹围的测量是评估液体积累和治疗有效程度的重要方法。

腹水的主要治疗包括:采用限制盐的饮食(<1000mg/d),如果患者有低钠血症,如可能,应限制液体(<1500ml/d)。常用的利尿治疗是安体舒通25mg,每天4次,可单独使用或与呋塞米40mg/d联合使用。必须记住的是,很多这样的患者,尽管在腹腔内有大量的液体,血管内却是脱水;所以,对限制液体和利尿药的应用应特别小心。已经发现,用上述的利尿治疗,约有70%的患者在2~4周腹水可消失。如果,尽管已用利尿药治疗和限制钠盐,仍有腹水的患者,如有必要,腹腔穿刺可能有帮助。在接近生命末期的患者,腹腔穿刺的指征,以及预期寿命较长,有慢性腹水的患者选用腹腔静脉分流的适应证的讨论参见第18章。

参 考 文 献

Aberra FN,Gronczewski CA,Katz JP:Clostridium difficile colitis:Treatment and medications. eMedicine Gastroenterology. http://emedicine. medscape. com/article/186458-treatment. Updated August 4,2009. Accessed October 9,2009.

Bleicher J,Bhaskara A,Hyuck T,et al:Lorazepam,diphenhydramine, and haloperidol transdermal gel for rescue from chemotherapy induced nausea/vomiting:Results of two pilot trials. J Support Oncol 6:27-32,2008.

Buchanan D,Muirhead K:Letter to the editor:Intractable nausea and vomiting successfully treated with granisetron 5-hydroxytryptamine type 3 receptor antagonists in palliative medicine. Palliat Med 21:725-726,2007.

Chamberlain BH,Cross K,Winston JL,et al:Methylnaltrexone treatment of opioid-induced constipation in patients with advanced illness. J Pain Symptom Manage38(5):683-690,2009. http://download. journals. elsevierhealth. com/pdfs/journals/0885-3924/PIIS0885392409006411. pdf. Accessed October 8,2009.

Jordan K,Sippel C,Schmoll H:Guidelines for antiemetic treatment of chemotherapy induced nausea and vomiting:Past,present and future recommendations. Oncologist 12:1143-1150,2007.

Kinzbrunner BM,Policzer JS:Vitas Guidelines for Intensive Palliative Care,2nd ed. Miami,FL,Vitas Healthcare Corporation,2008.

Lee J,Dodd M,Dibble S,Abrams D:Review of acupressure studies for chemotherapy-induced nausea and vomiting control. J Pain Symptom Manage 36:529-544,2008.

Mercadante S,Casuccio A,Mangione S:Medical treatment of inoperable malignant bowel obstruction:A qualitative systemic review. J Pain Symptom Manage 33:217-223,2007.

Moon RB. ABHR gel in the treatment of nausea and vomiting in the hospice patient. Int J Pharm Compound 10(2):95-98,2006.

Oderda K,Peterson D:New drug bulletin:Methylnaltrexone bromide(Relistor TM—Wyeth). University of Utah Hospitals & Clinic,August 14,2008. http://healthcare. utah. edu/pharmacy/bulletins/NDB 166. pdf. Accessed August 8,2009.

Panchal SJ,Muller-Schwefe P,Wurzelmann JI:Opioid-induced bowel dysfunction:Prevalence, pathophysiology and burden. Int J Clin Pract 61:1181-1187,2007.

Roscoe JA,Bushunow P,Jean-Pierre J,et al:Acupressure bands are effective in reducing radiation therapy-related nausea. J Pain Symptom Manage 38:381-389,2009.

Thomas J. Opioid-induced bowel dysfunction. J Pain Symptom Manage 35:103-113,2008.

Thomas J,Austin Cooney G:Palliative care and pain:New strategies for managing opioid bowel dysfunction. J Palliat Med 11(S1):S1-S19,2008.

Thomas J,Karver S,Austin Cooney G,et al:Methylnaltrexone for opioid-induced constipation in advanced illness. N Engl J Med 358:2332-2343,2008.

第9章

接近生命末期患者的神经系统症状

Barry M. Kinzbrunner, Tina Maluso-Bolton, Bruce Schlecter　　杨兴生　译　孙静平　校

- ■ 引言
- ■ 认知性神经疾病
  - 谵妄和生命末期躁动
  - 阿尔茨海默病和其他神经退行性疾病
  - 痴呆
  - 阿尔茨海默病的治疗
  - 胆碱酯酶抑制剂
  - 谷氨酸受体拮抗药
  - 其他制剂
  - 其他神经退行性疾病

- ■ 中枢神经系统的其他症状
  - 癫痫
  - 分类
  - 原因
  - 治疗
  - 癫痫持续状态

头痛

- ■ 外周神经系统的症状
  - 局部神经病变
  - 单一神经疾病
  - 神经丛病变
  - 臂神经丛病变
  - 颈神经丛病变
  - 腰骶神经丛病变
  - 神经根病变
  - 幻肢痛
  - 多发性神经病变
  - 硬膜外脊髓压迫症
  - 神经性疼痛的治疗

- ■ 结论

一、引　言

接近生命末期的患者,神经系统的症状非常普遍。最常见的神经系统症状列于表9-1。在生命末期的病例中,多系统衰竭和范围广泛的疾病过程的复杂性,可能导致广泛的、不恰当的、介入性的诊断方案。而姑息性治疗的重点是处理神经系统的症状,不管其病因如何。本章将讨论接近生命末期患者神经系统症状的处理,以及在患者、家人和姑息性治疗的临床医生中,经常会出现具有挑战性的处理上的难题。

二、认知性神经疾病

(一)谵妄和生命末期躁动
这些症状的详细讨论见第10章。

表9-1　接近生命末期患者常见的神经系统症状

谵妄或急性精神错乱
生命末期躁动
痴呆
癫痫发作
头痛:原发性脑肿瘤、脑转移病灶、脑膜癌性疾病
神经性疼痛综合征
单一的神经疾病
神经丛病变
臂神经丛病变
颈神经丛病变
腰骶神经丛病变
神经根疾病
硬膜外脊髓压迫症

(二)阿尔茨海默病和其他神经退行性疾病

阿尔茨海默病和其他神经退行性疾病在生命末期关怀和生活护理中正变得越来越重要。根据 2007 年美国生命末期关怀和姑息性治疗组织的数据,在超过百万的实施生命末期关怀计划的患者中,10%以上的人有阿尔茨海默病或相关的神经退行性疾病。因此,生命末期关怀和姑息性治疗的提供者极其重要的是要非常熟悉这些临床综合征,因为它导致的认知和情感能力的损失可严重到足以干扰日常生活。

1. 痴呆　根据精神障碍的诊断和统计手册(DSM-Ⅳ)的标准,如一个患者存在记忆障碍,其特点是学习新知识的能力或回忆以前学过知识的能力受损,阿尔茨海默病的诊断可成立。此外,患者必须具有至少下列其中一项认知缺陷:失语、运用障碍(失用)、失认和(或)执行功能障碍。这些认知缺陷必然导致在社会或职业运作上的显著损害,表示以前的职业功能级别的显著下降,而不是只发生在谵妄发作时。

阿尔茨海默病是最普遍的,占痴呆症患者的 1/2～2/3。根据原发性阿尔茨海默病的痴呆分类,患者必须是 40～90 岁,认知缺陷必须是渐进的,不伴有任何意识的缺陷,并且应该没有任何引起渐进性认知缺陷的其他全身或神经系统疾病。为了更好地了解阿尔茨海默病的患者在疾病的哪个阶段,于 20 世纪 80 年代中期,Reisberg 开发了一个分级系统,被称为 FAST(功能评估分级)。整个分级系统的摘要见表 9-2。正如第 1 章所述,此分级系统有助于确定符合国家医疗保险有关生命末期关怀福利的患者。

非阿尔茨海默病痴呆包括额颞叶痴呆、路易体(Lewy bodies)痴呆和血管性痴呆,其中每一种占老年痴呆症患者的 10%～15%,有时与阿尔茨海默病有重叠。虽然有很多方法可以确立每一种其他形式的老年痴呆症的诊断,但超出了本文讨论的范围,因为所有的老年痴呆症患者,不论其病因,只要有不可逆的严重认知障碍,都可接受生命末期关怀和生活护理服务。

除了痴呆的主要原因之外,有一些老年痴呆的次要原因,包括镇静、催眠和抗胆碱能制剂、抑郁症、发热性疾病、脱水以及其他各种代谢紊乱。这些病因也可能是致使患者先前存在的阿尔茨海默病经历的认知功能障碍突然恶化的因素。因此,始终应该重视的是,即使患者已处于接近生命末期的阶段,也应确定患者的痴呆及病程的进展是否有继发的和潜在的可逆性的因素。如果有这种可能性,重要的是,在所有生命末期关怀和生活护理的情况下,要考虑是否有扭转病情、改变患者的预期寿命和护理目标的可能性。

表 9-2　阿尔茨海默病的功能评估(FAST)分级系统

分级	描　述
1	没有任何困难,无论是主观的还是客观的
2	诉说忘了事物的位置;主观表达困难
3	与同事共事的能力降低;前往新地点有困难
4	执行复杂任务的能力下降(即财务、市场营销)
5	为季节或地点选择合适的服装需要协助
6	A. 没有协助难以穿上合适的衣服
	B. 无法正常地洗澡,包括调节水的温度
	C. 不能处理如厕事务
	D. 尿失禁;偶尔或更频繁
	E. 大便失禁;偶尔或更频繁
7	A. 语言障碍,平均每天仅能说 6 个单词
	B. 交流的词汇受限于单个字
	C. 行动障碍(没有协助不能行走)
	D. 不能独立坐起
	E. 无法微笑
	F. 无法抬起头部

SOURCE:From Reisberg B:Dementia:A systematic way to identifying reversible causes. Geriatrics,1986,41(4):30.

2. 阿尔茨海默病的治疗　如何确定各种形式的痴呆和确定其他的神经退行性疾病的患者,何时可接受生命末期关怀和生活护理的讨论见第 1 章,此不赘述。同样,提供这些患者介入治疗的不同的伦理问题,如人工营养及流体喂养,将在别处进行讨论。本章重点讨论的是影响阿尔茨海默病患者(主要是因阿尔茨海默病导致的痛苦)需要提供或继续提供胆碱酯酶抑制剂,例如多奈哌齐和(或)谷氨酸受体拮抗药——美金刚治疗的问题,以及重症接近生命末期的阿尔茨海默病患者是否适合用上述药物治疗。

(1)胆碱酯酶抑制剂:目前认为,胆碱酯酶抑制剂是阿尔茨海默病标准的治疗用药,其根据的事实是已经证明此药可以改善轻度至中度阿尔茨海默病患者全面的认知功能。虽然持续改善的时间至少为 1 年,但治疗不能改变整体预后,这些药物治疗并没有证明推迟住养老院或死亡的时间。此类可用的制剂包括多奈哌齐、加兰他敏、利凡斯的明和他克林。他克林因严重的肝毒性应避免使用。另外三种制剂因有关的疗效相同和有类似的不良反应而均可考虑使用。

关于接近生命末期的阿尔茨海默病患者的治疗：没有证明胆碱酯酶抑制剂能有效地治疗中、重度的痴呆症。此外，最近的一项研究说明，在养老院的患者用这些药物没有显示显著的效果。因此，最近的文献复习指出，"终止胆碱能制剂作为标准化治疗痴呆症患者是适当的。此外，也没有令人信服的证据表明如果停用胆碱酯酶抑制剂治疗后又重新开始会使患者发展为不可逆的临床困境"（Lewis 等，2006）。

以这些论述为基础，已说明胆碱酯酶抑制剂本身对于接近生命末期的晚期阿尔茨海默病患者的治疗作用是极微的，尤其是对长期在医疗护理机构住院，正在接受生命末期关怀或姑息性医疗护理方案的患者。

（2）谷氨酸受体拮抗药：于 2003 年 Reisberg 等用 N-甲基-D-天冬氨酸（NMDA）谷氨酸拮抗药——美金刚和安慰剂治疗中度到重度阿尔茨海默病患者的对照试验中，发现可改善患者的全面功能和认知。此外，在另一项试验（Tario 等，2004）证明，美金刚与多奈哌齐联合应用，也可改善中度到重度阿尔茨海默病患者全面的功能和认知。虽然这两项研究都表明美金刚对严重的阿尔茨海默病患者有效，但是否可以应用于接近生命末期的阿尔茨海默病患者还有待观察。在第一项研究中，研究者没有报告根据疾病严重程度分类的疗效，报告的是平均的结果，而在后一项研究中，入选的严重患者是"能走动的或用辅助器走动（即助行器或拐杖）"者。因此，两项研究的结果似乎都不适用于晚期的阿尔茨海默病，接受生命末期关怀或姑息性医疗方案服务的患者。因此，单独用美金刚或与多奈哌齐联合使用治疗接近生命末期的重度阿尔茨海默病患者的效果仍不很清楚。

（3）其他制剂：已证明，还有其他几种制剂对阿尔茨海默病的治疗有一定的疗效。维生素 E 是这些药剂中比较流行的一种，根据一项试验显示，对中度的晚期阿尔茨海默病患者可延长养老院的住院时间或延迟死亡（Sano 等，1997）。在同一研究中报道的另一种药——司来吉兰，主要应用于治疗帕金森病，有与维生素 E 类似的疗效。不幸的是这些研究的结果未能在其他研究中得到证实。最后，有研究显示银杏可适度改善认知功能，但不能改善全面的功能，因为它不像胆碱酯酶抑制剂那样有效，而且增加服用维生素 E 和（或）阿司匹林患者出血的风险，而老年痴呆症患者常常服用维生素 E 和（或）阿司匹林。所以，应避免将银杏作为第一线药物。还有些更常用于治疗阿尔茨海默病的制剂，但这些制剂对接受

生命末期关怀和（或）姑息性治疗的接近生命末期患者的疗效非常有限。

3. 其他神经退行性疾病　除了阿尔茨海默病和其他形式的痴呆症的患者外，许多有其他神经退行性疾病的患者，在生命的最后阶段，也可从生命末期关怀和姑息性治疗服务中获益。帕金森病和肌萎缩性侧索硬化症是两种最常见的疾病，但也许还有许多其他疾病。尽管它超出了本书对每种疾病单独讨论的范围，但对症状的处理仍将重点讨论，这些疾病的患者及其家人在决定治疗和护理目标时，有许多像发生在晚期阿尔茨海默病患者一样的困难。并且，所有关系到接近生命末期患者接受生命末期关怀和（或）姑息性治疗相关的决定，都应该依据每个患者的医疗目标和意愿。

三、中枢神经系统的其他症状

（一）癫痫

1. 分类　癫痫发作的特点和表现根据受累脑面积、诱发因素、意识水平、癫痫发作的长度和发作后的表现而不同。根据发作开始时是否累及全部大脑或只是部分大脑（即原发性全身发作与部分性发作）的癫痫国际分类是最常用的癫痫分类。此外，还有根据年龄区分不同的癫痫类型。在老年人，除了少数病例外，癫痫发作是局灶性的起源。复杂的部分性癫痫发作最常见于 65 岁及以上的老年人。继发性的全身强直阵挛抽搐，也可能出现单纯的部分性发作并有运动症状。

2. 原因　癫痫发作的病因因年龄而异。接近生命末期老年患者的病因与一般的老人相似，包括脑血管疾病、脑肿瘤、代谢性疾病和脑变性。许多医师都不知道癫痫是渐进性阿尔茨海默病末期的一种常见的并发症，估计发生在 20% 疾病晚期的患者。癫痫发作，也可以由药物诱发，其中包括在接近生命末期患者中常用的药物，三环类抗抑郁药和吩噻嗪类。

癫痫发作的鉴别诊断，包括可能拟似癫痫发作的疾病，但不限于此，如老年人的心血管疾病，短暂性缺血发作，其中包括短暂性全面性的遗忘症，运动障碍，偏头痛和各种心理障碍。虽然，已知道许多癫痫发作的原因，但流行病学研究表明，约有 50% 老年患者癫痫发作的原因不明。

3. 治疗　用于治疗癫痫发作的药物列于表 9-3，其中某些药物如加巴喷丁、苯妥英和卡马西平治疗神经性疼痛也有效（见下文和第 6 章）。虽然给药的优选途径通常是口服，个别癫痫发作的患者，接近

生命末期不能经口服用药物,为了预防癫痫的发作,可通过其他的一些途径给药。因此,可考虑用多个给药的途径。每日以最小的给药剂量,以及介入性最小的途径,可显著提高生命末期患者的舒适度。

表9-3 抗惊厥药(成人常规剂量)

药物	发作类型	初始量(mg)	剂量(mg)	范围(mg/100ml)	途径	不良反应
苯妥英钠	全身强直阵挛,部分性发作	300/d	300~400/d	10~20	口服/静脉	共济失调,齿龈肥大,痤疮,皮疹,多毛症,肝衰竭,淋巴结肿大
卡马西平	部分性发作,全身强直阵挛	200 2/d	800~1600/d	4~12	口服	嗜睡,视物模糊,复视,共济失调,白细胞减少,肝衰竭
丙戊酸钠	无肌阵挛性癫痫部分性发作,全身强直阵挛	250 3/d	1000~3000/d	50~100	口服/静脉	体重增加,脱发,震颤,血小板减少,肝衰竭
苯巴比妥	全身性发作,部分性发作	3/(kg·d)	90~180/d	10~40	口服/肌肉/静脉	镇静,多动,注意力下降,抑郁
加巴喷丁	部分性发作的辅助治疗	300 3/d	900~1800/d	未定	口服	嗜睡,头晕,共济失调,疲劳

对长时间的癫痫发作,早期积极地用小剂量的药物治疗,被认为终止癫痫发作的百分比较高,积极地应用对患者风险较小的介入性干预终止癫痫,甚至在接近生命末期的患者也应考虑。在住院的患者,肠胃外用苯丙二氮,例如2~4mg的劳拉西泮或5~10mg地西泮静脉给药,是终止癫痫发作可选择的措施。这些药物抗惊厥作用的最长持续时间大约为20min。如果初始剂量后癫痫发作并没有减少,或者在初始剂量的药效消失后又复发,可以重复用药,每5~15min一次(或如根据需要,减少用药的次数),劳拉西泮的最高剂量为8mg,或地西泮80mg。在家庭或生命末期关怀机构中,如果不能采用胃肠道外的给药途径,通过直肠途径用药,也可获得很好的抗惊厥效果。

4. 癫痫持续状态 当癫痫发作持续的时间长到某一点时或重复发作,并不可能自发终止是癫痫持续状态的决定性特征。事实上,诊断癫痫持续状态的标准是:持续发作超过30分钟,或重复发作2次或以上,在癫痫发作的间隔期意识没有恢复。有关癫痫持续状态的治疗,大多数讨论的焦点归结于癫痫持续状态的抽搐,显然也存在其他的类型(部分复杂性,部分性癫痫持续状态)。

由于长期癫痫发作对神经、心脏、呼吸系统、肾和骨科疾病有实质性的风险,一旦确定存在癫痫持续状态,不管癫痫发作是全身性的或是部分复杂性的,甚至是生命末期的患者,都应该给予积极的治疗。对癫痫持续状态最初治疗的建议是用0.1mg/kg的劳拉西泮,与等量的液体稀释后静脉注射。第二种选择是0.15mg/kg的地西泮。用劳拉西泮抑制癫痫持续状态的总成功率约65%。并建议用18mg/kg的苯妥英钠同时静脉注射。如果癫痫发作持续,应给予苯巴比妥15mg/kg静脉注射。如果癫痫发作仍不停止,建议用药物诱导昏迷。虽然,患者的预期寿命尚有一定的时限,通常,在诱导昏迷的情况下,须用机械通气支持,此内容超出本章的讨论范围。对于接受生命末期关怀和姑息性治疗而接近生命末期的患者,如果符合患者/家属的治疗目标和愿望,也可考虑用姑息性的镇静而不须用机械通气支持。姑息性镇静的详细讨论见第23章。

(二)头痛

头痛是生命末期患者所有疼痛性疾病中最常见的症状。对于有晚期恶性疾病的患者,头痛可能是恶性肿瘤直接发展的结果。例如,原发性或转移性脑肿瘤和脑膜癌性疾病的增长,由于颅内压增高导致的头痛,由于多发性骨髓瘤或乳腺癌进行性的颅骨转移引起骨骼疼痛导致的头痛。

无论是恶性或非恶性疾病终末期的患者,都可能发生神经根型颈椎病,而可能发生颈部和头部严重的肌肉痉挛导致的头痛。此类患者头痛的原因也可能不与终末期疾病直接相关,如偏头痛、紧张性头痛或因发热引起的头痛。

头痛的治疗直接取决于病因。对怀疑有恶性脑或脊髓疾病引起颅内压增高的患者,类固醇是改善症状的有效方法;通常开始使用地塞米松 4mg 口服或静脉注射,每天 4 次。一旦症状改善,地塞米松可以缓慢地逐渐减到最低剂量以维持患者无痛。对于预期能存活数月以上的患者,除了甾体类抗炎药之外,可考虑抗肿瘤治疗,如放射治疗或鞘内化疗。非甾体类抗炎药、阿片类镇痛药等是有效地针对骨疼痛的措施,可用于由于颅骨转移引起的头痛(参见第 6 章)。其他的干预措施可能包括:解除肌肉痉挛和非药物的干预措施,如热、冰敷或牵引。

四、外周神经系统的症状

外周神经系统是由前角细胞、背根神经节、背和腹侧神经根、神经丛、外周神经和肌肉神经接点组成。神经系统任何部分的损坏,均可能导致神经性疼痛,广泛接受的是用阿片类药物镇痛,但仅对部分患者有效。虽然神经性疼痛的确切性质尚不清楚,神经性疼痛对阿片类药物镇痛药缺乏敏感性的因素有多种,包括损伤的机制。某些公认的解释神经性疼痛的理论包括:①在受伤的神经部位炎症介质导致痛觉的阈值降低;②增加神经细胞膜的兴奋性;③通过中央脊髓神经元激活 N-甲基-D-天冬氨酸(NMDA)受体,改变神经冲动的处理过程;④阻碍轴突再生导致过敏性神经瘤;⑤向下调节伤害性抑制性递质。在临床上,虽然不必要了解确切的途径,但熟悉各种因果的机制,将提高对缓解个别患者神经性疼痛,进行一系列辅助治疗所需要的知识。

一般的评估和治疗神经性疼痛的讨论见第 6 章。本章中,主要讨论的是在接近生命末期患者经常发生的、不同的神经性疼痛综合征;以及经检验各种神经性疼痛的原因之后,为治疗提供的建议。

(一)局部神经病变

1. 单一神经疾病 发生在四肢的单神经病变是神经受骨或软组织的压迫或浸润的结果。常见的单神经病变包括,肋骨转移性肿瘤或胸部肿瘤的局部延伸导致的肋间神经损伤;在腓骨小头的腓总神经病变,多见于恶病质、长期卧床及腘窝区有恶性病变的患者。在颅骨底部的肿瘤可导致脑神经的单神经病变。闭孔神经和股神经病变可见于累及骨盆和股部软组织的肿瘤。肘部或肱骨病变可导致尺神经和桡神经病变。

外周神经及发生在特定位置的纤维带或骨通道内的神经受压,造成的损伤也可导致单神经病变。压

迫性神经病变的一些例子是:腕管综合征、尺神经病变、胸廓出口综合征、腹膜后或盆腔肿瘤压迫股神经导致的病变,来自髂前上棘肿瘤导致的髂腹股沟神经病变。无论神经受累的确切机制如何,单神经病变常常发生局部的软弱、局部疼痛和(或)感觉迟钝。

2. 神经丛病变 转移癌可侵入外周神经丛,导致剧烈的疼痛和神经肌肉无力。在癌症患者,最常见的有颈椎神经丛病变、臂神经丛病变、腰骶部神经丛病变。最常见的症状是下背部疼痛,其次为胸椎和颈椎疼痛。

(1)臂神经丛病变:转移性肱神经丛病变通常与乳房癌或淋巴瘤转移到锁骨上的淋巴结或者肺上沟瘤(Pancoast)有关。最常见的症状是,位于肩部和腋下的疼痛,可向下放射至臂内侧和前臂到第 4 和第 5 手指,伴无力。通常,疼痛持续而剧烈,并可能伴有麻木、感觉迟钝的区域。相关的发现可能包括有霍纳(Horner)综合征(上睑下垂、瞳孔缩小和无汗,是由于肿瘤侵犯颈交感神经丛所致)和(或)相关的椎间盘疾病。

(2)颈神经丛病变:通常,头部和颈部的癌、淋巴瘤,或者从全身性肿瘤转移到颈淋巴或椎骨可浸润颈神经丛。疼痛经常出现在耳前、耳后,或前肩或颈部区域。已描述的疼痛有两种类型,即持续性和伴有刀割样的间歇性疼痛,吞咽或头部运动会使疼痛加重。相关的表现可能包括同侧霍纳综合征和(或)横膈肌麻痹(如果累及膈神经)。

(3)腰骶神经丛病变:腰骶神经丛的浸润通常是来自盆腔肿瘤的直接扩散,或者盆腔肿瘤转移到该区的淋巴结、骶骨、髂骨或椎骨所致。腰骶神经丛病经常与大肠癌、妇科相关的恶性肿瘤、腹膜后肉瘤、淋巴瘤或乳腺癌有关。疼痛是常见的症状,可能是钝痛,钻心样或烧灼感。虽然,可能发生双侧神经丛病,但一般为单侧。肠蠕动可能使疼痛加重。临床症状取决于神经受累的程度。上腰骶部神经丛病变的疼痛一般表现为腰背、侧腹、髂嵴或大腿前侧和与腰 1～4 皮节分布关联的区域。下部腰骶神经丛病变的疼痛出现在臀部、会阴部,以及股部的后外侧及小腿与腰$_4$-骶$_1$(L_4-S_1)皮节分布关联的区域,包括腿部水肿。

3. 神经根病变 神经根病变的特点是由脊神经根支配的神经皮节分布区域的疼痛或麻木。癌症的患者,导致神经根性疼痛最常见的原因是硬膜外肿物、转移性软脑膜癌症,或因椎体的转移性肿瘤的压迫。疼痛可能是持续性或间歇性,或有感觉异常,

并可能是局部的，或在皮节传导的任何地方。神经根性疼痛经常因咳嗽、打喷嚏、紧张或半躺位置加剧。带状疱疹及疱疹后神经痛常见于癌症患者，经常出现典型的神经根性疼痛。神经根性疼痛的其他影响包括潜在的紧急情况，例如硬膜外脊髓压迫。

4. 幻肢痛 幻肢痛表现在已经截去的肢体有神经性疼痛的症状，可能发生在由于恶性肿瘤或由于肢体血管疾病而截肢的患者。也可能发生在已经进行了乳房切除术的妇女，主诉胸壁疼痛。虽然，认为此种疼痛起源于中枢神经系统，但往往对三环类抗抑郁药的反应极好，因而，事实上是一种外周性神经病变。

(二)多发性神经病变

多发性神经病变是由于神经轴突、髓鞘受损，或者在某些病例，可能是由于提供受影响神经的小至中等大的血管受损而影响运动、感觉或自主神经的一组疾病。在接近生命末期患者中，多发性神经病的主要病因列于表9-4，包括对原发性疾病终末期的直接和间接影响，用于治疗疾病终末期药物的不良反应（即化疗药）、副肿瘤综合征，以及最常见的伴发于糖尿病或滥用酒精相关的代谢性神经病变。

表9-4 接近生命末期患者的多发性神经病变的病因

副肿瘤综合征
药物诱导的中毒性神经病变,继发于化疗
渐进性多发性神经病变:吉兰-巴雷综合征、霍奇金病、 　非霍奇金淋巴瘤
自身免疫介导的背根神经节炎,与胸部癌症相关
自主神经病变伴淋巴细胞浸润
代谢性疾病

症状取决于受影响神经系统的区域。肌肉无力表明运动神经元受累，而发生在手和脚的麻木、刺痛和（或）疼痛，"长筒袜/手套"式的分布，是典型的感官神经病变。累及自主神经系统的症状，通常表现为体位性低血压、心律失常、阳痿和（或）膀胱功能障碍。

在接近生命末期的患者，诊断往往已经确立，但是，即使没有确立诊断，通常，基于症状（以治疗神经性疼痛作为最紧迫的问题）的治疗方案，也应为这些患者评估预后。有关治疗的更详细的讨论见第6章。

(三)硬膜外脊髓压迫症

硬膜外转移是转移到脊椎的骨转移性疾病最不详的并发症，是乳腺癌、前列腺癌和肺癌、多种骨髓瘤、黑色素瘤和肾细胞癌患者常见的并发症。硬膜

外脊髓压迫（ESCC），无论是灶性或者是神经根性分布，几乎总是有背部或颈部疼痛，此种疼痛可经历数周，直到出现神经系统受损。通常，疼痛是在中线为剧烈、撕烈性痛，神经根性疼痛经常出现在神经根受累的患者。在有渐进式的背部疼痛，Valsalva 动作时加剧，伴有腿伸直抬高征阳性和（或）莱尔米（Lhermitte）征阳性（颈部前屈诱发撕裂的疼痛），以及因斜卧使疼痛加剧的患者，应提醒临床医师有硬膜外脊髓压迫的可能性。

神经系统的症状通常始于下肢肌肉无力、感觉异常、感觉丧失、反射减弱或丧失。疼痛逐步向近侧发展，患者最终可发展到尿潴留和便秘。一旦出现排尿或排便困难，神经系统病变的发展可能很迅速，导致永久性的功能障碍。早期识别症状和迅速开始治疗可减少神经受损，并保留括约肌的功能，一般用高剂量的类固醇和辐射治疗可以减轻疼痛，从而，改善有硬膜外脊髓压迫的晚期患者的生命质量。治疗脊髓压迫的详细讨论见第 19 章。

(四)神经性疼痛的治疗

单神经病变、神经丛病变或多发性神经病变所致的神经性疼痛的治疗，主要是针对减轻炎症、保留神经功能和积极地处理疼痛。有合理的预期寿命的患者，可进行包括 CT 扫描或 MRI 的诊断性评估，如果病因是恶性肿瘤，放射治疗是一种适当的姑息性干预措施。对接近生命末期的患者，不适于或期望用介入性、昂贵的、消耗能源的措施。

最适当的药物干预包括口服类固醇，如强的松 20mg 每天 2～3 次，或地塞米松 4mg 每天 4 次。类固醇可减轻水肿，至少可部分地减轻颅内压高和脊髓受压导致的症状，并可减轻由于浸润或受压导致周围神经水肿引起的疼痛。对神经性病变，如神经丛病变或脊髓受压相关的非常严重的神经根性疼痛的急性发作，静脉注射类固醇可获得显著的效果，其后改用口服，并逐渐减少剂量至停药。非常重要的是，需要将类固醇的剂量逐渐地减少到最低的有效量，以尽量减少相关的潜在不良反应，如类固醇引起的肌病、肠胃不适和神经精神症状，包括意识模糊、抑郁症和精神病。

在多数神经性疼痛的患者，除了使用类固醇，需要用阿片类药物——美沙酮，它有部分 N-甲基-D-天冬氨酸（NMDA）受体拮抗剂的作用，特别有效。通常也需要辅助性药物，在生命末期关怀和姑息性治疗中，最常用的制剂列于表 9-5。虽然，三环类抗抑郁药已是最广泛研究的药物，由于其不良反应，许多

表9-5　神经性疼痛治疗的制剂

药　物	用药途径	成人的剂量(mg)	最大剂量
地塞米松	口服	16～96/d	
加巴喷丁	口服	300～1800/d,分 3次	1800/d
阿米替林	口服	10～150/d	300/d
去甲替林	口服	10～150/d	150/d
卡马西平	口服	200～1600/d 分 3～4次	1600/d
可乐定	口服,局部	0.1 口服,睡前 0.1/d	2.4/d
美西律	口服	300/d,分次	1200/d
普瑞巴林	口服	150～300/d,分 3次	300/d

医师现在更喜欢用加巴喷丁作为一线治疗药,将三环类抗抑郁药与列出的其他药物保留作为二线用药,可以单独用或与加巴喷丁联合应用,或用于特殊的疼痛综合征(如,卡马西平治疗三叉神经痛)。普瑞巴林是一种相当新的药物,已批准用于治疗糖尿病引起的周围神经病变,虽然,它被列为二线或三线药,但在治疗接近生命末期患者中,并没有发现显著的作用,也可能适用于接受生命末期关怀治疗的患者中,对此药有反应的神经性疼痛。已经发现,除了口服药物之外,利多卡因和辣椒素的外用制剂,在某些类型的神经根性疼痛有用。神经性疼痛治疗的详细讨论见第6章。

五、结　论

在生命末期关怀治疗中,神经系统的症状是不寻常的挑战。身体的表现和认知症状可能危及生活的质量,并显著加重照顾者和精力已消耗的患者、情感和财政资源的负担。此外,因为疾病的进展和多系统衰竭导致神经系统症状的复杂性,可能对"适当的处理"难以定义。当患者自我照顾和日常生活的能力逐步减退时,症状的控制经常很复杂。

治疗的策略必须基于完整的病史,精确的身体评估技能,谨慎的药物和介入性治疗,以及全面的跨学科的支持。治疗措施必须根据患者的预后以及患者/家人知情的愿望。此外,治疗策略应以主治医生为主导,自觉运用伦理原则,进行个体化的治疗,在医疗工作中,承认我们认识的局限性,以富有的同情心对待患者及其家人。

参 考 文 献

Flores-Terrazas JE, Torres-Salazar JJ, Campos-Salcedo JG, et al: Meralgia paresthetica as a urological surgery complication: A case presentation and literature review. Rev Mex Urol 68:132-137, 2008.

Hospice Pharmacia Medication Use Guidelines, 7th ed. Philadelphia, PA, ExcellRX, Inc. , 2005.

Lewis SL, Ende J, Grabowski TJ, et al: Dementia. In: Alguire PC & Epstein PE, eds. MKSAP 14: Neurology. Philadelphia, PA, American College of Physicians, 2006a, pp. 1-10.

Lewis SL, Ende J, Grabowski TJ, et al: Epilepsy. In: Alguire PC & Epstein PE, eds. MKSAP 14: Neurology. Philadelphia, PA, American College of Physicians, 2006b, pp. 45-52.

Lewis SL, Ende J, Grabowski TJ, et al: Peripheral neuropathies. In: Alguire PC & Epstein PE, eds. MKSAP 14: Neurology. Philadelphia, PA, American College of Physicians, 2006c, pp. 28-37.

National Hospice and Palliative Care Organization. NHPCO Facts and Figures: Hospice Care in America. Alexandria, VA, National Hospice and Palliative Care Organization, 2008.

Riggaud J, Labat JJ, Riant T, et al: Obturator nerve entrapment: Diagnosis and laparoscopic treatment: Technical case report. Neurosurgery 61: E175, 2007.

Tariot PN, Farlow MR, Grossberg GT, et al: Memantine treatment in patients with moderate to severe Alzheimer's disease already receiving donepezil. A randomized controlled trial. J Am Med Assoc 291:317-324, 2004.

第 10 章

谵妄，抑郁症，焦虑

Barry M. Kinzbrunner，James B. Wright，Bruce Schlecter，Tina Maluso-Bolton

杨兴生　译　孙静平　秦速励　校

一、引言

生命末期患者的心理功能的改变，导致患者及其家人十分痛苦。当患者的精神状态开始恶化时，重要的是要确定什么性质的变化，可以适当减轻症状。通常，抑郁、谵妄、焦虑，常常与进行性的阿尔茨海默病相混淆，导致家人和医务人员很难分辨。此外，事实上，一例生命末期患者常常同时存在两种或更多的症状，致使情况更复杂。

提示病人心理状态变化的最早症状和体征可能很轻微，明显的反应可能在初期病程中被发现，以下面的患者为例。

"M 先生是一位 70 岁的退休海军司令，患有原发性脑肿瘤。肿瘤的最后一次治疗是 6 个月以前。除了右侧偏瘫外，他没有疼痛或任何与疾病有关的明显症状。他因失眠接受催眠药物治疗，胃反流服用 H_2 受体阻断药以及两种抗惊厥药。

经过多天的夜间失眠，白天睡觉后，他开始拒绝药物治疗。他认为工作人员正试图毒害他。要求他按时服药时，他很生气而且有敌对的反应。经家人说服后服用了大剂量足以使其镇静和睡眠的抗焦虑药物。M 先生在沉睡了几小时之后，醒来后变得更加激动并开始出现视幻觉。

经生命末期关怀医院的医师会诊后，停用了所有影响精神的药物，开始患者服用氟哌啶醇。24 小时之内，恢复到以前的精神状态"。

以上病例，使我们认识到，患者有焦虑，由于没有认识到药物引起谵妄的早期表现，所用的治疗措施不仅没有改善症状，反而导致患者的病情加剧。

正如以上所述，抑郁、焦虑和痴呆症常常与谵妄并存，所以生命末期关怀和姑息医疗的医师和其他照顾者应该能够区分这些不同的病情，见表 10-1。谵妄和老年痴呆症可能显著地影响认知技能，如短时间的记忆、判断和思考的能力，而抑郁症和焦虑则不影响这些功能。通常，谵妄发病为急性，而焦虑和抑郁症的发病可以是急性或亚急性，也可能是慢性；而阿尔茨海默病的发病不会是急性，往往是逐渐发生，其过程须历经数月和数年。

表 10-1 抑郁、焦虑、谵妄、痴呆的比较

	视幻觉	发病	失语	影响意识	不稳定的情绪反应	影响记忆、判断和思考
抑郁症	－	可能急性	－	－	偶尔	
焦虑	－	可能急性	－	－	＋＋	
谵妄	＋＋＋	急性	－	＋＋	＋＋	＋
痴呆症	－	逐渐发生	＋	＋＋	－	＋

阿尔茨海默病是逐渐丧失日常生活的能力和精神功能的过程。另一方面，谵妄有阴晴圆缺的过程，症状常在夜间加重，而白天减轻。阿尔茨海默病导致讲话内容受限，逐渐发展为词汇的丧失；而谵妄偶尔伴有用词不连贯，但没有实际的词汇的丧失。抑郁或焦虑症也没有词汇的丧失。

谵妄是一种与精神负担增加有关的超意识状态，例如从冷漠到焦虑，从恐惧到愤怒。老年痴呆症患者进展缓慢，逐渐出现对事情不注意和不关心。焦虑或抑郁症不伴有视幻觉，阿尔茨海默病的患者也很少有视幻觉。然而，谵妄的患者常有视幻觉，因为谵妄是一种清醒状态的改变。大脑皮质不能完全被网状活化系统充分激活。因此，患者呈现半清醒的梦幻般的恍惚。患者的正常睡眠模式逆转，即使入睡休息，时间也不足。

为了鉴别谵妄与焦虑、抑郁和阿尔茨海默病，病史是最重要的。如果患者已经有或曾有视幻觉、语言丧失、认识受影响、不稳定的情绪反应，以及记忆、判断或思考的问题，以及症状的出现为急性发作，谵妄是最可能的原因。最好从了解患者情况的人获得病史。必须记住，谵妄的患者，明显的异常不可能在第一次出现。例如，谵妄的病人在下午可能表现得很正常，然而，到了晚上，通常医生已不在，可能表现出有诊断意义的症状。因此，让患者详细叙述 24 小时以上的行为是必要的，以避免造成漏诊，而其后果可能会导致患者严重的伤害。

为此，本章现在讨论的对象是谵妄及生命末期躁动，然后讨论抑郁和焦虑症。老年痴呆症已经在第 9 章中讨论。

二、谵妄和生命末期躁动（terminal agitation）

（一）定义

谵妄常发生在接受生命末期关怀治疗的病人中，虽然其准确的患病率难以确定，其部分原因是有多种描述类似的现象的术语。例如，困惑、脑病、认知功能障碍和精神状态受损，仅是大多数专家用以描述谵妄的几种术语。谵妄是以波动性认知干扰和精神状态改变为特点的一种疾病，精神状态的改变发生在很短的时间内，并且经常伴有已知的内科疾病。有关癌症患者谵妄的研究表明，其发生率为 25%～85%，在生命末期的患者则高达 77%～90%。一项对在姑息性治疗机构住院患者的前瞻性研究报道，44 例入院的患者中，42% 有谵妄，在病房住院期间，共有 68% 的患者有时发生谵妄（Lawlor 等，2000）。

谵妄的症状特别令照顾者不安，无论是对员工或专业人员，必须面对在没有患者参与下决定治疗方案，更难从患者获得知情同意书。谵妄尤其是对患者的家人和朋友造成特别严重的伤害，因为谵妄的发作常影响希望与患者进行有意义的告别和情感的结束。此外，在姑息性治疗中，谵妄，尤其是伴有生命末期躁动，标志着医疗人员已不能仅被动地观察。相反，必须及时应用干预措施，因为在疾病迅速进展时出现谵妄，可能会更容易加速患者的病情进展，多系统进一步衰竭，使谵妄逆转几乎成为不可能。在生命末期患者，一旦出现谵妄，经常发展到严重的"生命末期躁动"。

生命末期躁动是一种以躁动、烦躁不安、情绪激动和认知丧失为特征，特别令人痛苦的谵妄的变异。

对家人和照顾者遭受的痛苦有深刻的影响,因此,生命末期躁动治疗,应考虑作为姑息性治疗的紧急情况。如同谵妄一样,一般认为生命末期躁动是多病因和多系统衰竭共存,并有多重用药、身体、情绪、精神和心理上的多重因素。如果不能控制生命末期躁动,姑息性的镇静往往是唯一有效的治疗选择。

鉴于上述背景,很显然对谵妄的评估和处理将产生深远的后果。应迅速确定和治疗可能引起谵妄的内科疾病。治疗要基于理性、循证研究,仔细考虑病人的预期寿命、合并症的情况、治疗的目的和病人/家属的愿望。此外,治疗小组应该以自主性承诺的伦理、慈善、不伤害以及生命末期关怀的原则为指导,"既不加速也不延长死亡"。必须认真考虑治疗干预对生命质量的影响及负担。越来越多的临床证据表明,探索生命末期躁动和谵妄常见的可逆性病因,可以指导制定治疗的决策。

(二)原因

普遍认为,谵妄和生命末期躁动是有多种原因的疾病,在接近生命末期的患者,往往有多种用药和多系统衰竭的复杂情况。一些最常见的原因列于表10-2。尽管声称谵妄是一种可能致命的疾病,研究已表明,在未经与生命末期关怀治疗目标不协调的诊断干预的患者中,约有50%病人的谵妄和生命末期躁动可能是可逆的。因此,评估的重点应为确定谵妄和生命末期躁动最常见的可逆性原因。

1. 谵妄的药物性原因 大量的药物可以引起谵妄和生命末期躁动,其中最常见的药物列于表10-2的左列。在生命末期关怀治疗中,引起谵妄和生命末期躁动的一个主要的原因是用阿片类制剂时间过长或用量过大。在使用吗啡的患者中,常见的症状有:神经兴奋、肌阵挛、痛觉过敏、异常性疼痛(无害性刺激导致正常皮肤的疼痛)和生命末期躁动,是由吗啡激活葡萄糖苷酸代谢物导致。由于生命末期患者有多系统衰竭、脱水、肾脏排泄减少导致代谢物的累积,有神经毒性。

除了阿片类制剂外,可能会导致谵妄和生命末期躁动的其他制剂包括抗精神病药,抗胆碱能药物和苯二氮䓬类。有史以来,在生命末期关怀治疗中,抗胆碱能制剂是并发谵妄风险的药物,应该特别谨慎地应用。已知,三环类抗抑郁药(TCAs)可提高血浆吗啡血浓度,以及诱导抗胆碱能的不良反应;氟西汀以及其他选择性5-羟色胺再摄取抑制剂(SSRIs)是有效的细胞色素P450肝酶的抑制剂,可能导致多种药物的相互作用,特别是当与西沙必利或抗惊厥药联合使用时,可能引起谵妄。氟西汀,也可提高抗

抑郁药的血浆水平3～5倍,可能诱导谵妄和抽搐。

表10-2 谵妄和生命末期躁动可能的原因

药物相关的原因	非药物相关的原因
阿片类制剂	脱水
抗胆碱制剂	贫血
抗惊厥制剂	感染
H₂受体拮抗药	发热
呋塞米	脑转移
非甾体抗炎药	颅内压增高
地高辛	疼痛
类固醇	尿潴留
精神类药物	粪便嵌塞/便秘
抗胆碱能药的不良反应	恐惧、焦虑、精神混乱
抗精神病药	环境的原因
抗组胺药	癌症的治疗(化疗、放疗)
抗抑郁药	代谢紊乱
抗帕金森制剂	高钙血症
戒药反应	肾衰竭
酒精	低血糖
尼古丁	肝衰竭
类固醇	低钠血症
抗惊厥药	
苯丙二氮	
阿片类药物	

SOURCE:Reprinted,with permission,from Maluso-Bolton T:Terminal agitation. J Hosp Palliat Nurs,2000,2(1):9.

在接近生命末期的患者,可导致谵妄症状的其他常见的处方药包括:非甾体抗炎药(NSAID)、类固醇、地高辛、呋塞米、抗惊厥药和 H₂ 受体拮抗药。矛盾的是,在停用某些药物时,与停用尼古丁和酒精一样,由于产生撤药反应也可引起谵妄,这些药物包括阿片类制剂、类固醇、苯丙二氮和抗惊厥药。在这些人中,撤药是谵妄的原因常被忽视,特别是停用酒精。除了有过量饮酒或酗酒史的患者易于想到撤药的反应,还必须考虑到即使在没有明显的酗酒史的患者,但由于长期习惯于晚餐时喝一杯红酒,而由于从家庭环境中转移到长期医疗护理机构或生命末期关怀医院或姑息性监护室的环境,也可能产生戒酒反应。

显然,使谵妄逆转是我们的目标,必须审查患者必须服用的药物中,最可能是致病因子的药物,并考虑此药对患者的利弊,决定是否停药。姑息性治疗专业人员的难题是,要在一个多系统衰竭和不可预

知代谢清除率的患者，利用复杂的药动学和药效学，制定恰当的治疗方案。

2.谵妄的非药物原因　与药物无关的谵妄和生命末期躁动的原因列于表 10-2 的右侧。在某些患者，应认真寻找不能控制的疼痛，粪便嵌塞和尿潴留的原因。应检查环境，以确保周围没有引起病人不舒服的情况。虽然，始终应注意低血糖，特别是在已口服降糖药并限制饮食的糖尿病患者，是否仍须评估其他代谢紊乱，如高钙血症或者肾衰竭，将取决于患者的预期寿命和治疗目标。在有贫血、发热、感染、缺氧以及脑转移瘤的患者，可能需要进一步地评估其原因，如颅内压增高的原因，以便确定适当的治疗。

最值得考虑的谵妄原因，至少在生命末期关怀治疗期间，可能是脱水。脱水可能是谵妄的一个主要原因，也可能由导致阿片类药物的毒性增加，或由于代谢产物的逐渐增加导致电解质及代谢异常，发生谵妄或使其进一步加重。正如前所述，谵妄有许多其他潜在的可逆性原因，对于处理脱水的关键是确定在什么临床情况下，应尝试以胃肠外补液的方法治疗。

（三）评估与治疗

根据谵妄和生命末期躁动最可能和潜在的可治疗的原因，建议的治疗策略见表 10-3。一旦怀疑患者有谵妄，重要的是提供一个有序的、安静的、无压力或刺激的环境。为患者提供条理分明的生活条件，并让其坚持规律的日常生活。朋友和熟悉的医护提供者对患者也有利。生命末期关怀的医护人员，尤其是家庭护理员，已与患者建立密切的关系，可以提供非常重要的支持，并为患者提供舒适和稳定的气氛和环境。

如果疼痛没有控制，有便秘或粪便嵌塞和（或）尿潴留，应努力治疗，并以各种方法减轻患者生命末期躁动。对因尿路感染导致谵妄的病人，用退热药和获得尿培养并开始用抗生素治疗是合适的措施。

表 10-3　评估与治疗谵妄和生命末期躁动的策略

评估的项目	干　预
便秘	用药/嵌塞解除法/用积极处理肠道的方法预防嵌塞
尿潴留	导尿和处理尿潴留
检查进水量和尿量	每天考虑摄入一升的液体*
尿路感染	如果有症状，尿液试纸/治疗
高剂量或长期应用的阿片类制剂	如果控制疼痛有良好的效果，考虑将阿片类药物减少 25%，如果无效或疼痛仍存在，换阿片类制剂，考虑补充液体排泄代谢产物*
呼吸困难	抬高床头，除去环境中的刺激物，使用风扇使患者感到舒适。考虑利用氧和（或）吗啡。治疗焦虑（如果存在）
高钙血症	考虑补液*或根据患者/家人的治疗愿望
药物不良反应或多重用药的影响	复查药物和中止或逐渐停用致病的药物（如果可能）
疼痛	如果症状持续存在，换用等量的镇痛制剂以及监控疼痛
有药物/酒精/尼古丁成瘾的近期史	考虑用苯丙二氮类药治疗药物和酒精的撤药反应，或用尼古丁贴片治疗尼古丁的戒断反应
低血糖	考虑使用葡萄糖替代制剂
肝/肾衰竭	当使用所有的药物时都需考虑肝肾功能
代谢异常	监测高钙血症和低钠血症。如果患者和（或）家人期望治疗，可以进行治疗
发热	物理降温和退热药
焦虑/恐惧	所有跨学科团队成员，都应参与加强社会心理、精神和情感上的支持。根据需要，谨慎地用抗焦虑药。音乐疗法、治疗性触摸、非医学的护理措施也应考虑
环境原因	减少环境的刺激；改善周围的环境以提供舒适的地方。在床边有熟悉的社会支持系统。考虑以治疗用的芳香疗法来提升舒适的环境
如果谵妄或生命末期躁动持续和接近死亡	考虑生命末期镇静

*Consideration of fluids must always be weighed against the potential burden of fluid overload.

SOURCE：Reprinted，with permission，from Maluso-Bolton T：Terminal agitation. J Hosp Palliat Nurs，2000，2(1)：9.

如前所述,如果存在一种或多种电解质及代谢紊乱,是否需评估和治疗,应根据患者的临床情况、预后和治疗的目标。

全面地审查所有的用药十分重要。除了患者目前的治疗用药之外,应包括非处方药、曾用药物,以及最近摄入的食物等都应记录,以评估停用的食物或药物等的相互作用对于发生谵妄的影响。在考虑药物对患者的风险/效益比之后,应适当减少或停用可能致病的药物,或改为替代制剂。

在使用大剂量或持续应用阿片类制剂的患者,如发生谵妄,应考虑是阿片类物质诱导的神经毒性所致,并且应轮换用不同的阿片类制剂。当接受阿片类制剂治疗的患者,发生耐受性或无法忍受的不良反应时,可采用轮换使用的方法,即将一种阿片类药物转换为另一种阿片类制剂。研究证明,轮换使用阿片类制剂是安全而有效的方法,可减轻不良反应,并可能改善镇痛的作用(详细的讨论见第6章)。

Lawlor 等(2000)证明,由阿片毒性、精神药和脱水导致的谵妄常常是有可逆性的(精神错乱);而缺氧和代谢性脑病相关的谵妄常常是不可逆的。其他研究也证明了类似的结果,可逆性的谵妄随着停用各种相关的药物,轮换使用阿片类药物,以及给予生理盐水以促进毒性代谢物的排泄可使谵妄逆转。

由于脱水是谵妄的可纠正的原因之一,在生命末期关怀和姑息性治疗中,关键的问题是确定治疗脱水的适当时机。在生命末期关怀和姑息性医疗护理的早期,在接近生命末期的患者,普遍的做法是,即使有谵妄的症状,常规不补充生理盐水。但近10~15年,在姑息性医学的文献中,出现了越来越多的文章提示,在很多的患者中,当然不是所有的患者,补液为有益的效果,可能会显著地减少生命末期病人谵妄的发生率。

为回答这个问题而进行了随机试验,其目的是评估静脉补液 1000ml/d 共 2 天(治疗组)对于患者各种脱水症状,包括幻觉、肌阵挛、疲劳、镇静和全身情况等的影响,与静脉补液 100ml 不超过 4 小时,2 天的安慰剂组比较。受试患者的人数相对较少,初步的试验结果显示,治疗组的患者肌阵挛和镇静的症状的改善比安慰剂组显著(83% 对 47%,P=0.035)(83% 对 33%,P=0.005)。虽然幻觉有改善的百分比治疗组较高于安慰剂组(83% 比 50%),但其差异未达到统计学的意义(P=0.208),对于患者疲劳的改善,两组之间也无显著区别(54% 比 62%,P=0.767)。虽然更多患者和研究者认为治疗组患者的全身情况的好转和整体利益明显高于安慰剂组,但这些差异也没有达到统计学的意义。基于这些结果,研究人员的结论是,尽管静脉补液可降低脱水及其伴有症状的发生率,但有一定的安慰剂效应,有必要进一步进行对较大数目的患者及有更长随访期的研究(Bruera 等,2005)。目前,从现有的数据能得出的结论是,在有谵妄和躁动症状的接近生命末期患者,需根据病人的临床情况和治疗目的,个体化决定是否给予静脉补液。

如果扭转谵妄或生命末期躁动主要原因的治疗措施失败,或须等待有毒代谢产物的清除,应该应用适当的药物干预。常用的制剂列于表 10-4。通常认为,氟哌啶醇是治疗急性谵妄的标准用药。然而,最近发现,由于氟哌啶醇毒性反应的发病率比较高,尤其是在中老年人,非典型的抗精神病制剂如利培酮正在逐步取代氟哌啶醇。在少数比较氟哌啶醇与利培酮或其他非典型抗精神病制剂的研究中发现,二者疗效相似,而非典型抗精神病制剂不良反应的发生率较低。氯丙嗪、氯羟安定和苯巴比妥有时也可用于治疗谵妄和躁动。

然而,严重的难治性的生命末期躁动,几乎没有可能恢复。在这些情况下,镇静以期安抚患者,被广泛接受,一般称为姑息性镇静。调节咪达唑仑、大剂量苯巴比妥或异丙酚以达到镇静水平,解除顽固性疼痛。姑息性治疗专业人员的重要作用之一是区分

表 10-4　接近生命末期患者谵妄和生命末期躁动的治疗药物

药　物	途　径	成人常规剂量(mg)	最大剂量
氟哌啶醇	口服/皮下	0.5~5,口服,每日 2~3 次 2~5,肌内注射,需要时每 4~8h 1 次	30~100mg/d
利培酮	口服	0.5~1,每日 1~2 次	4mg/d
劳拉西泮	口服/静脉	0.5~1,每日 1~2 次	12mg/d
苯巴比妥	口服/皮下/静脉	90~180/d,分 3 次应用	320mg/d
氯丙嗪	口服/直肠/静脉	25~50,每日 3~4 次	200mg/d

难以控制的症状与顽固性症状，从而确保完全达到姑息性镇静（生命末期关怀和姑息性治疗中姑息性镇静作用的进一步讨论，见第 12 章和第 23 章）。

三、抑郁和焦虑

根据最近的研究，在晚期癌症的患者中，情绪抑郁的患病率为 39%，而焦虑的患病率约为 30%。其中，有 15%~25% 的患者有重度的抑郁症。以此发病率推断，无疑，各种原因的抑郁症和焦虑影响相当多的生命末期患者。必须为这些患者确定诊断，并提供适当的药物和心理治疗。

虽然，在同一患者的死亡过程中，抑郁和焦虑可能同时或在不同的时间间隔内分别发生，但原因往往相似。因此，如上所述，并在表 10-1 中所示，重要的是能够区分抑郁和焦虑之间的差异（如同谵妄和老年痴呆之间的差异），以确保应用适当的干预措施，不恰当的治疗往往可能导致症状的恶化。

（一）抑郁症

1. 原因　生命末期时的抑郁症可能与患者生命末期病程中的生活情况改变和（或）直接或间接的病情影响有关。以前有抑郁症病史的患者，上述问题可能导致已控制的抑郁症状加重。生命末期期抑郁症的常见原因总结于表 10-5。

表 10-5　接近生命末期患者抑郁症的原因

生活状况的改变
　　失去控制能力
　　自尊或自我价值的损失
　　独立性的丧失
　　环境的改变
疾病终末期的直接或间接影响
　　缺乏有关疾病的知识
　　未处理或未能控制的症状
　　药物
　　代谢异常
原有情况加重

（1）生活方式的改变

①丧失控制能力：用自我满足的方式管理自己和所处的环境是生活中必需的控制能力。在急性可逆性的疾病，丧失控制通常被视为是一种临时性的损害，将随着健康的恢复而恢复。但是慢性的疾病，特别是终末期病症则不同。由于自我控制和独立的能力使我们在社会中感到有声誉和尊严，因疾病或

受伤出现的渐进性、不可逆的残疾，不可避免地导致独立性和控制感的丧失。这种失去控制的结果常导致愤怒和沮丧。独立性的丧失也加重了对自尊心的挫败感，最终可能表现为抑郁症。

②自尊或自我价值的丧失：许多疾病终末期的患者经历了身体形象和（或）在社会中地位的改变。伴随着这些变化的失落感，通常会导致现实的和预期的悲伤反应。通常，由于疾病导致的许多损失，包括体力的丧失，个人在家庭和社会中的地位或作用丧失，需要处理未竟的事业时间的丧失，未解决的家庭问题和（或）财务的不确定性，都是导致悲伤的因素。然而，当患者有与这些损失似乎已不成比例的过度悲伤，伴随着深深的愧疚感和自我价值丧失感的表现时，临床医师应怀疑抑郁症的诊断。家庭中经济来源的主要提供者，往往因为失去自尊而易于患抑郁症。但是，照顾者应该了解，对此种情况，没有人有免疫力。

③独立性的丧失：疾病导致日常生活自理能力的丧失，被认为是发生抑郁症的原因。但是，独立性的丧失在任何个体身上的作用可能很难评估，因为它不一定与病人的身体状态一致。因为，某些身体上已丧失独立性者，可能有很独立的心态，然而另一些人身体上只有很小的问题，却感到自己明显地需要依赖他人。

不愿意承认自己的病情在发展的患者，通常也不会很好地调整渐进性的依赖性。通过否定作为一种自我适应的机制，患者有时愿意和医生讨论正在加重的体征和症状，而忽视了这些变化是预示死亡即将来临的意义。这种下降过程中的智能化可能造成一种假象，患者实际上以此应对他或她的疾病及其导致的依赖性。然而，从家人、他或她的朋友，或生命末期关怀团队成员的付出中，可以看出病人的怨恨，甚至滥用他们提供的照顾，清楚地表明病人的不适应和不满的程度。当患者开始使用医疗术语或科学术语，而不是用个人的语言讨论他们的疾病时，临床医师就应该怀疑是适应不良的行为。将这种生硬的谈话转为更个体化和互动的水平可能是有价值的。

④环境的变化：有严重疾病的患者，特别是接近生命末期的患者，很少受欢迎，有时甚至可能被别人回避。家人和朋友与患者经常处于被隔离的状态，造成患者感到孤独和失去自我价值。即使在家庭环境中，也可能发生隔离状态，因为家人企图寻求保护，甚至向别人隐瞒患者的情况。因为身体或精神的衰退，患者也会经常采取这种措施。因为体弱或出于不

想成为别人的负担,以及疾病必然的结果,患者可能被动地接受被社会隔离,进一步退缩直到陷入绝望。

(2)疾病的直接或间接影响

①缺乏关于疾病的知识:患者缺乏有关疾病的性质、治疗目标,或为什么不能提供有效的治疗方法的知识,可导致抑郁症。医师必须认识到,虽然不能保证患者会了解或能在疾病晚期仍记得这些信息,但必须告诉病人关于他的疾病或治疗和可能的预后。不幸的是,许多患者不了解转诊到生命末期关怀机构的意义,以及为什么要转诊。在没有了解生命末期关怀和姑息性治疗的目的和范围时,病人和家属可能误认为转诊至生命末期关怀机构是放弃所有希望的代名词。在此情况下,患者不可避免地感觉到自己是疾病或医疗系统无助的受害者,如果患者说出这种感觉的话,很可能是向护士或社会工作者而不是向医师。这类病人的抑郁症往往是直接归因于对疾病终末期的知识的缺乏(因为,患者家人常常要求:"不要告诉他得了癌症")。然而,更有可能的是对疾病进程的极少了解,未知的恐惧,对不能减轻的身体和精神上的痛苦的惧怕,以及对继续有价值和充实生活已无希望的概念,是真正的致病因素。患者首先责备医疗系统对他的病情无助,继而很可能开始责备自己。

②未处理的或不能控制的症状:未处理的或不能控制的症状可促进发生抑郁症。虽然,公认难以控制的疼痛易发生抑郁症,但任何症状,如果没有适当的治疗都可能导致抑郁症。如果临床医师没有问、听,并采取行动,症状可能被忽视或处理不当。忘记及时地评估对姑息性治疗的反应,将增加治疗失败的可能性,并扩大患者的被放弃和绝望的感觉。回避和不诚实对待治疗的局限性,无论是根治性或姑息性,也往往导致患者的失望、愤怒和沮丧。

③药物和代谢异常:在疾病终末期的患者,所用药物或疾病终末期合并的生物或生理异常,均可诱发抑郁症的症状和体征。在癌症患者,放疗和化疗,尤其是当不良反应未能得到充分治疗时,可能会引起或加重抑郁症。已知,阿片类镇痛制剂、抗焦虑制剂、糖皮质激素和降压药物都可能产生抑郁症。

在患者疾病的进展过程中,必须考虑到,无论是并发症或是疾病终末期后果导致生物状态的改变,以及包括但不限于水电解质异常、高钙血症、感染、脑肿瘤、脑血管意外、低血糖或器官进行性衰竭,都可能为抑郁症的潜在原因。然而,重要的是要记住,器质性精神障碍如谵妄,造成的情绪改变,与抑郁症

类似,应加以区别,因为它们的治疗方法不同。

(3)已有抑郁症的加重:在疾病终末期的患者中,有些人可能有显著的抑郁症或其他精神疾病的病史。在这些患者中,即使没有或因极小的诱发因素,都可能使原有的抑郁症复发或加重。

2. 诊断 在疾病终末期的患者,评估抑郁症时,自主神经的症状,如乏力、厌食、体重减轻和睡眠情况的改变,往往是非终末期患者抑郁症的可靠指征,但不是终末期病症患者诊断抑郁症的指征,因为这些症状往往是疾病终末期本身引起的。因此,心理特征可作为更可靠的指征,必须仔细评估。抑郁症患者可以表现为自尊心丧失、内疚,对社交缺乏兴趣,有自杀意念、悲伤、哭泣和情绪障碍。虽然,其中的某些现象是死亡过程中正常悲伤的一部分表现,评估这些不同表现总的情况和(或)深度,应有助于确定病人是否真正有抑郁症。当简单地询问:"你有抑郁的症状吗?"如果疾病终末期患者的回答是肯定的,是抑郁症的可靠指标。在任何情况下,无论是"正常"或"异常"的心理困扰都必须被识别,而且用适当的药物和非药物的措施积极治疗。通常,当诊断未能确定时,应用抗抑郁药物的试验治疗是合理的。

3. 治疗

(1)临床治疗抑郁症方法的建议:在发生抑郁症状的患者,应该全面审查用药的情况,因为许多药物可能导致或加重抑郁症状。当患者生命末期时,可能需要停用某些药物,包括 β 受体阻滞药和其他抗高血压的药物。另一方面,为了解除症状,如疼痛和焦虑、可能需要继续应用其他的制剂,如阿片类制剂,类固醇和抗焦虑药。然而,改用等效镇痛剂量的阿片类的替代性药物,将类固醇的剂量降低至为缓解症状所需的最小维持量,并选择不导致抑郁症的抗焦虑药,可能有助于减轻抑郁症的症状,而无须进一步采用其他措施。

临床医师还必须考虑,患者的抑郁症状是否是疾病终末期进展的直接影响,或继发性于代谢紊乱。如果怀疑患者的抑郁症有可逆性的原因,而患者的整体临床情况表明,矫正这些原因会改善生命质量,即使是接受生命末期关怀或姑息性治疗的患者,也应该进行相应的诊断研究和治疗干预。如果病人已濒临死亡,或确定为不可逆的因素,则应迅速给予精神兴奋类抗抑郁药等对症的方法治疗。对于预期预后在数周或以上的严重抑郁症患者,为获得快速的反应,应该开始用精神兴奋制剂治疗;此后,用选择

性 5-羟色胺再吸收抑制剂(SSRI)类中的抗抑郁药或三环抗抑郁药(TCA)可以逐渐增量至治疗水平，逐步减少精神兴奋剂的用量至停用。用于治疗抑郁症的不同药物可见于表 10-6，以及在"药物治疗"中的讨论。在生命末期关怀或姑息性治疗跨学科团队的各个成员执行评估后，根据患者的需要决定治疗，在开始药物治疗抑郁症的同时，也应开始用非药物干预措施。

表 10-6 治疗抑郁症的药物

药物	剂量(mg)	临床应用
三环类抗抑郁制剂		
阿米替林	75～150 每日分次口服	对神经性疼痛更好
去甲替林	25～250 每日分次口服	抗胆碱能的疗效因合用药和剂量不同；比 SSRIs 类药物的镇静作用更强，起效慢
地昔帕明	10～150 每日口服	
选择性 5-羟色胺再吸收抑制剂		
氟西汀	10～80 每日口服	比三环类抗抑郁药抗胆碱能的不良反应少，起效快
帕罗西汀	20～60 每日口服	
舍曲林	25～200 每日口服	
艾司西酞普兰	10～20 每日口服	
米氮平	15～45 每日口服	
精神兴奋制剂		
哌醋甲酯	2.5～5 每日或分次口服，可高达 20/d。已有使用高达 60/d	起效快；对生命末期预期寿命短的患者可能更有效；可导致焦虑和不安

其他用于治疗抑郁症的辅助药物可能有效。睡前用低剂量的曲拉唑酮(Trazodone)，对抑郁症患者的失眠有益。已经发现，不具有抗抑郁活性的抗焦虑药——丁螺环酮，有增加抗抑郁药的效果，其剂量为 2.5mg，一天 2 次，它的禁忌证是已知有抽搐或有癫痫发作高风险的患者。吲哚洛尔是一种突触后受体拮抗药，剂量为 2.5～7.5mg/d，最多可用至 6 周，此药可使 SSRIs 类药物的起效加速。因为新型的抗抑郁药，包括许多在这里未提及的制剂，频频出现，生命末期关怀与姑息性治疗的专业人员应基于研究的证据，准备在临床上应用这些新药。

外源性甲状腺激素、T₃(碘塞罗宁钠，三碘甲状腺氨酸钠)和 T₄(左旋甲状腺素)，可以增加用三环类抗抑郁药，和选择性 5-羟色胺再吸收抑制剂(SSRIs)在治疗的第 2～3 周时的疗效，但其确切的作用机制仍不明，可能与增加去甲肾上腺素的活性有关。T₃ 似乎比 T₄ 更为有效。

(2)抑郁症的非药物治疗：在疾病终末期患者，无论是什么原因导致的抑郁症，其治疗不应该仅限于药物，也应包括各种非药物的干预措施(表 10-7)。除了生命末期关怀或姑息性治疗的医师外，跨学科团队的所有成员，包括牧师、社会工作者和护理人员都应在各自专业的领域，评估各种可能导致患者抑郁症状的原因。导致病人抑郁症最常见的非医疗问题包括：个人或家庭的问题，以及金融、社会和宗教/精神上的苦恼。除了为确定抑郁症状的可能病因，这些评估往往是治疗的第一步，因为患者和专业护理人员之间的对话有助于缓解焦虑和压力。

表 10-7 抑郁症的非药物治疗

发现患者的个人和家庭问题
考虑会诊
对于疾病和治疗的考虑
评估治疗的等级
了解患者宗教和精神方面的信息

通常，长期存在的个人或家庭问题，在死亡前不可能解决。然而，医师和生命末期关怀团队的成员应对此类问题有所了解，并考虑如何与患者讨论有关的问题。讨论中，除了良好的意愿，在探索个人关系时，可能会增加对患者的压力。如果此种压力过大，须请临床心理学家或精神顾问专业咨询，另外由生命末期

关怀的牧师和社会工作者提供持续的支持。

生命末期过程几乎总是有经济问题。即使是经济情况很好的人，也会考虑医疗消费造成的负担。如果患者为其家庭的主要经济来源，稳定的家庭经济将受到威胁。病人可能会因医疗费用而感到内疚。收入的损失和依赖性影响患者的自尊，而可能出现自杀的意向以及抑郁症。医师和专业人员可以利用社区的人力资源，共同帮助加强患者的自我形象。

姑息性治疗的重点不同于急性医疗，但没有经验的人可能不清楚，而不了解其中的区别。某些患者认为转诊到生命末期关怀机构，意味着"放弃"，并可能将不再提供治疗。有必要强调，虽然不可能治愈，但治疗将持续，并且症状将得到控制。聪明和有爱心的医师应意识到，非药物治疗措施，如倾听，与患者和家属对话，对病人的关心，认识和加强患者的自我适应机制，虽然耗费时间，但是为抗抑郁和焦虑治疗的一个重要组成部分。

（3）药物治疗：为了治疗疾病晚期患者的抑郁症，有许多不同的药物（表10-6）。除了已发表的对精神兴奋剂的小样本、前瞻性研究之外，已有关于生命末期患者抗抑郁药物的没有对照组的研究。

①三环类抗抑郁药（TCAs）：抑郁症伴有大脑中神经活性化学递质的相对下降。三环类抗抑郁药为氯丙嗪的衍生物，抑制在神经突触连接处的血清素和去甲肾上腺素的摄取，使神经间的传递活性增加，从而提高神经元的活性。这些制剂包括阿米替林、丙咪嗪、多虑平和去甲替林，多年来一直是标准的抗抑郁症治疗药。

详细信息请参考生命末期关怀治疗，有抑郁症的晚期癌症患者，对三环类抗抑郁药的有效剂量，往往比身体正常者所需的剂量低。食欲缺乏和失眠的症状常常迅速改善。在疾病晚期或癌症的患者，三环类抗抑郁药物治疗常常对抑郁症并发的神经性疼痛也有效。因为治疗神经性疼痛的剂量要比治疗抑郁症的剂量低，当神经性疼痛的患者发生抑郁症时，仅需增加三环类抗抑郁药物的剂量，而不需要加用其他不同类别的新抗抑郁药。此药的其他优点包括：可用于口服、直肠、胃肠道外的途径，并能够监测药物的水平，以鉴别镇静作用和毒性反应。

镇静性三环类抗抑郁药，如阿米替林，尤其在睡前用，对抑郁症患者的焦虑和失眠特别有效。地昔帕明，镇静作用较少，更适合于精神萎靡性抑郁症患者和精神运动迟缓者。抗胆碱能的不良反应如口干、视物模糊、便秘、尿潴留和眼内压增高，可能使中

老年或体弱患者特别痛苦，并可能增加药物的相互作用引起其他问题。在这些患者中，去甲替林或去甲丙咪嗪（地昔帕明）是优选的药物。三环类抗抑郁药物也可引起体位性低血压、心脏毒性、癫痫发作、锥体外系反应和过度镇静。由于这些原因，许多临床医生喜欢应用较新的、毒性较小的抗抑郁药物，如选择性5-羟色胺再吸收抑制剂。

②选择性5-羟色胺再摄取抑制剂（SSRIs）：选择性5-羟色胺再摄取抑制剂（氟西汀、帕罗西汀、舍曲林、艾司西酞普兰和米尔塔扎平），现在经常被用于疾病终末期患者，主要用于有数周或数月预期生命者。与三环类抗抑郁制剂相比，此类药物的不良反应更少，而且起效更快。所有对三环类抗抑郁制剂无反应的患者，换用SSRIs类制剂后，有30%～50%的患者，将获得积极的效果。此外，由于化学结构的不同，在各种选择性5-羟色胺再摄取抑制剂中，药物的"交叉抗药性"比三环类抗抑郁制剂少见，从而使不良反应的患者可在组内交换。然而，因为SSRIs类制剂有相对较长的半衰期，在开始另一种SSRI之前可能需要一段洗脱期。突然停用SSRIs类制剂，可能导致戒断症状，包括头晕、头痛、恶心和情绪变化，所以临床医师应警惕，特别是对已不能口服药物治疗的生命末期患者。

帕罗西汀和舍曲林，具有较短的半衰期，比氟西汀的代谢产物少，不良反应也更少，其中可能包括恶心、头痛、嗜睡、失眠、短暂地增加焦虑、厌食和短暂的体重减轻。艾司西酞普兰和舍曲林之间发生药物相互作用的可能性较低，已注意到氟西汀与可待因之间有配伍禁忌。米氮平有类似苯海拉明的抗组胺样的作用，可能引起自身镇静作用的增加，也可能使阿片类镇痛药和苯二氮䓬类的镇静作用增加。当用镇静或嗜睡相关的药有问题时，中枢神经系统兴奋剂可能是一个更好的选择，特别对于嗜睡的患者更为有用。

③兴奋剂：通常，治疗慢性抑郁症的兴奋剂（哌甲酯、右旋安非他明和匹莫林），已由单胺氧化酶抑制剂的取代（MAO）抑制剂、三环类抗抑郁制剂与选择性5-羟色胺再摄取抑制剂所取代。然而，起效快的精神兴奋剂，在生命末期关怀治疗中特别有价值。哌醋甲酯特别适用于预期寿命很短的终末期患者，但晚期不稳定的心脏病患者除外。通常即使是老年、体弱的患者也能良好地耐受，并能迅速地增加体力和食欲。哌醋甲酯能对抗阿片类制剂引起的疲劳和嗜睡，而且具有辅助镇痛的作用。精神兴奋制剂

也可用于治疗艾滋病患者的认知功能障碍。非持续释放型的制剂，可以在1～2小时起效，持续3～6小时。持续释放的制剂可能需要4～7小时开始起效，但作用持续时间约为8小时。哌醋甲酯开始可以与长效型抗抑郁制剂联合应用。当长效抗抑郁制剂开始生效时，可停用精神兴奋剂。

④单胺氧化酶抑制剂（MAOS）和电休克治疗（ECT）：在生命末期关怀治疗中，不推荐用单胺氧化酶抑制剂和电休克治疗（ECT）。

⑤抗抑郁药物的"安慰剂效应"：鉴于非药物治疗在抑郁症（其他症状也一样）治疗中的重要性，有关抗抑郁药物对患者症状的主要影响，是药物本身的作用，或为专业护理人员与患者的言语互动，或患者认为是服药后的疗效等其他外部因素的影响，换言之"安慰剂效应"，一直是个问题。在姑息性治疗医学文献中，Bruera等（2003，2006）关于用哌醋甲酯治疗晚期癌症患者虚弱无力等症状的研究中，这种安慰剂效应已得到很好的证实（更详细的讨论见第3章对虚弱无力的研究）。

在最近的一项荟萃分析中，Rief等（2009）复习96项用各种抗抑郁制剂与安慰剂对照、随机临床试验研究中的安慰剂效应。得出的结论是，在用抗抑郁制剂治疗的患者中，有68%的症状改善是由于安慰剂效应。虽然试验由观察者评级得到的安慰剂效应比患者自我报告的安慰剂效应高，但是，不管是谁评级其反应，在药物治疗组安慰剂效应使症状改善者，为66.5%。有严重抑郁症状患者的安慰剂效应明显高于抑郁症状不太严重的患者，因而在某特定的研究中，应用抗抑郁制剂的类型，不影响安慰剂效应的发生率。

从以上的分析中，人们不得不得出这样的结论，即药物在治疗抑郁症中的作用，可能是次要的或辅助性的。基于新近发表的荟萃分析中发现的"安慰剂效应"的影响力看来，在病人生命末期的时候，医疗护理专业人员在病床边与患者交谈和聆听，是生命末期关怀和姑息性治疗的标志，是治疗抑郁症最重要的措施，同样，也可用于处理生命末期患者中，许多其他难控制的显著影响患者的症状。

（二）焦虑

1. 原因　接近生命末期患者焦虑的原因列于表10-8。虽然焦虑与抑郁症有许多共有的根本原因，但也可由于，如疼痛或呼吸困难的恶化促使焦虑症的急性发作。此外，慢性焦虑和抑郁症常同时存在。因此，评估和治疗终末期患者的情绪反应时，最好是预先处理这两个症状。疼痛被形容为"患者主诉疼痛，就是真的痛"。在某种程度上，这一格言也可以应用于焦虑和抑郁。患者诉说焦虑或抑郁需要认真对待，医师必须警惕那些否认有症状，但实际有焦虑和抑郁症的患者。

表 10-8　生命末期患者焦虑的原因

生活中的变化
控制力丧失
丧失自尊
独立性丧失
环境的改变
晚期疾病的直接或间接影响
缺乏与疾病有关的知识
未处理或未控制的症状
药物相互作用或药物的影响
谵妄、抑郁
低氧血症
脓毒症
即将发生的心脏或呼吸衰竭
预先存在的情况恶化
适应障碍
精神疾病

焦虑应被视为是对生活变化的否定或抵抗，导致的生理和情感的压力，而抑郁症体现在认命和绝望的态度。焦虑可能由对疾病及其预期过程和症状知识的缺乏触发。如患者了解有相同疾病的大多数人有类似变化的经验，可能会得到一些安慰，医务人员努力治疗的态度甚至可使患者得到更大的安慰。有时，倾听病人诉说其担忧，可能是最佳的治疗形式，不仅是对生命末期关怀或姑息性治疗的医师、护士，社会工作者和牧师也应努力安慰患者。

低氧血症、败血症、心肺和全身器官功能衰竭，可能伴有急性焦虑，此种情况常伴随有谵妄。由于疾病终末期的恶化可能激发或使潜在的或已经存在的病理心理状态恶化，如适应障碍或其他精神情况，可能是导致难以控制的焦虑的原因。临床症状治疗的延误或控制不佳，致使症状难以控制，也可导致患者出现焦虑。特别易于产生焦虑的症状是疼痛、呼吸困难、恶心、呕吐等。有些用于治疗终末期症状的药物，如抗精神病制剂、类固醇类和精神兴奋制剂可能有焦虑的不良反应。尤其是使用多种处方药时，药物的相互作用，剂量的频繁改变，或迅速撤药，特别是可引起生理依赖性的制剂,如阿片类,在诱发焦虑中也可能起到一定的作用。

2. 诊断 焦虑的心理学表现包括失眠、烦躁不安、应对技能差、注意力不集中(表10-9)。注意力不集中应当与方向障碍区别,是谵妄的一种表现。注意力不集中是指思想随环境转移和无法集中。焦虑的患者不会失去自我意识和他们对环境的意识。

焦虑的身体表现包括心悸、出汗、过度换气、厌食和恶心。这些身体的表现是心理压力的反应。压力的累积可能导致病人日常生活的能力下降。虽然功能障碍通常是疾病终末期进展的指征,在某些情况下,可能是由于未被诊断的焦虑所致。

3. 治疗

(1)非药物治疗:与抑郁症一样,在许多接近生命末期的患者,非药物治疗措施是缓解焦虑的关键。生命末期关怀治疗团队的社会工作者、牧师、医师和护士及所有的工作人员应咨询心理和精神专业人员,以辅助性交流、开放式的问答和仔细地倾听的方式,对患者进行评估。通过让患者练习呼吸使身体放松,听喜欢的音乐,进行意象导引,或使用各种干预措施,使病人能更放松,可能非常重要。

(2)药物治疗:由于焦虑和抑郁症常同时存在,而且用抗焦虑制剂可能使抑郁症恶化,在有混合症状的患者,最好是先开始用抗抑郁药治疗。如果抗抑郁治疗没有成功,或不存在抑郁症,苯丙二氮通常

为治疗焦虑症的首选药物(表10-10),虽然,迄今为止,在医学文献中还没有关于它们疗效的临床证据。苯丙二氮制剂可分为短效(血浆半衰期短于5小时)、中效(血浆半衰期为5～24小时)和长效(血浆半衰期为24小时以上)。短效苯丙二氮类,如三唑仑和咪达唑仑治疗焦虑的临床价值不大。中效制剂劳拉西泮、替马西泮、奥沙西泮是优选的药物。劳拉西泮趋向为优选之药,因为与其他制剂相比起效快,不良反应少。典型的开始剂量为0.5～2mg 每天3次或4次。此药有片剂或者是液体制剂,包括高浓度的液体制剂,在有吞咽困难的患者,可以放在"舌

表 10-9　焦虑的诊断

心理反应
失眠
烦躁
无法集中精力
应对技巧减退
症状和身体特征
厌食症
恶心
过度换气
心悸
出汗

表 10-10　焦虑症的药物治疗

药物	剂量(mg)	临床因素
苯丙二氮		
劳拉西泮	口服 0.5～1,2～4/d 静脉注射 0.5～1,2～4/d	片剂,浓缩液体,和静脉注射使用 可能是昂贵的
替马西泮	最初为 10,2/d,递增至有效剂量。每日最大剂量为 60	无活性代谢物的积聚 引起嗜睡和镇静尤其是中老年患者
奥沙西泮	10～30,口服,2～4/d 递增至有效剂量。每日最大剂量 1～80	中等长的作用 可用于戒断酒精
地西泮	2～4,口服,2～4/d;静脉注射 2～10,q3～4h PRN,每日最大剂量 40	长效制剂有积累的活性代谢产物 可用于控制发作
阿普唑仑	0.25～0.5,口服至 3/d	长期使用可能会造成依赖性 用作有限制的 PRN 药物
比妥酸盐		
戊巴比妥	口服,50～100,2～4/d,每日最大剂量 400 直肠 30,200,2～4/d,高剂量仅用于生命末期紊乱	用于生命末期紊乱 口服剂量不适合时直肠应用以控制发作
甲硫达嗪	25,3/d	用于生命末期紊乱 口服剂量不适合时直肠应用以控制发作

下含化"。虽然通常用于治疗失眠的替马西泮剂量为 30mg，已发现因其无活性代谢产物，可以减少嗜睡和镇静的不良反应，可给予较低的剂量 10mg，一天 2 次，并已被世界卫生组织及其他组织接受为替代性的用药。长效苯丙二氮䓬类，如地西泮有积累性的活性代谢物，结果使血液中的浓度在几周，可能也无法达到稳态。因此，不能作为日常用药，而且停药后不良反应往往持续存在。然而，在焦虑和癫痫发作的患者，地西泮有用。

因为患者焦虑的强度并不一定每天都相同，如果认为疾病终末期的病人，因为疾病进展而需要镇静药，是错误的假设。临床医师应针对焦虑的原因，只有当焦虑不能消除时，才考虑给予长时间的镇静药。

苯丙二氮有显著的不良作用如镇静和意识模糊。必须逐渐加量至理想效果的出现。也应该尽量避免突然停药，因为可能会发生急性焦虑发作或戒断综合征。苯丙二氮千万不可与酒精同时用，因为作用会增强。

有文献提示，不建议在疾病终末期的患者应用阿普唑仑，因为可能发生严重的依赖性和突然发作的严重戒断反应。但是，有限度的，在需要时使用，这些反应不太显著，因此，可用于某些选择性的患者。

如果患者使用苯丙二氮无效，巴比妥类制剂如苯巴比妥和戊巴比妥可能有用。由于苯丙二氮与内啡肽有竞争的结合位点，而巴比妥类制剂没有，对疼痛难以控制的患者，它可能是一个更好的选择。戊巴比妥对失去吞咽能力的患者特别有用，因为它有栓剂可用。

吩噻嗪类药物（Phenothiazines）也有治疗焦虑症的作用。硫利达嗪是一个较老的产品，其疗效是利用其镇静的不良反应。与此相反，氟哌啶醇可以给予口服、静脉注射或皮下注射，它不是镇静药。可用于谵妄伴有焦虑的患者。

参 考 文 献

Lonergan E, Britton AM, Luxenberg J, Wyller T: Antipsychotics for delirium. Cochrance Database Syst Rev 2: CD005594, 2007.

Marks J: Mirtazapine(remeron) drug information on Medicine Net. com. Accessed online on 9/2/09 at http://www. medicinenet. com/mirtazapine/article. htm. Assessed September 2, 2009.

Morita T: Hydration in the palliative care setting. J Supp Oncol 9: 456-457, 2006.

Omudhome O, Marks J: Lexapro(escitaloprim) drug information on Medicine Net. com. http://wwwmedicinenet. com/escitaloprim/article. htm. Assessed September 2, 2009.

Ozbolt LB, Paniagua MA, Kaiser RM: Atypical antipsychotics for the treatment of delirious elders. J Am Med Dir Assoc 9: 18-28, 2008.

Paice JA: Managing psychological conditions in palliative care: Dying need not mean enduring uncontrollable anxiety, depression, or delirium. AmJ Nurs 102(11): 36-42, 2002.

Rief W, Nestoriuc Y, Weiss S, et al: Meta-analysis of the placebo response in antidepressant trials. J Affect Disorders 2009, in press. [ePub ahead of print], Feb 25, 2009. http://www. ncbi. nlm. nih. gov/sites/entrez? orig db = PubMed&db = pubmed&cmd = Search&TransSchema = title&term= 2009[pdat]%20 AND%20Rief [author]%20AND%20 metaanalysis%20 of%20 the%20placebo%20 response. Accessed September 2, 2009.

Teunissen SCCM, Wesker W, Kruitwagen C, et al: Symptom prevalence in patients with incurable cancer: A systematic review. J Pain Symptom Manage 34: 94-104, 2007.

Wilson KG, Chochinov HM, Skirko MG, et al: Depression and anxiety disorders in palliative cancer care. J Pain Symptom Manage 33: 118-129, 2007.

第 11 章

生命末期患者的伤口护理及其他皮肤病

Andrea M. Adkins,Joel S. Policzer,Domingo Gomez   杨兴生 译 孙静平 校

■ 口腔黏膜的疾病	口腔念珠菌病
口干症	口腔病毒感染
口腔感染	口腔炎

一、引　言

护理接近生命末期病人的皮肤和黏膜具有很大的挑战性。皮肤是病人和照顾者能全面看到的区域,通常新的病灶可立即发现。这些病变可能导致患者非常不安,干扰了患者的舒适度、人际互动、饮食和排泄。皮肤损害可引起的症状,从轻微的刺激、反复的出血到持续的疼痛和瘙痒。接近生命末期患者由于缺乏活动,可导致皮肤皲裂,从继发感染的伤口排出恶臭的脓水,而可能导致与医务人员和家庭成员保持距离。

特别重要的是,确认接近生命末期患者皮肤和黏膜疾病可能的原因,在开始治疗之前,不要等待诊断测试和从实验室活检的报告。因此,治疗计划是基于临床鉴别中最有可能的诊断,并制定治疗方案尽可能迅速而有效地缓解患者的不适。

本章的目的是讨论压迫性溃疡(压疮)的预防和治疗,以及发生在接近生命末期患者的其他皮肤和黏膜常见的病症。首先讨论常见而且具有挑战性的压迫性溃疡(压疮),然后讨论肿瘤性疾病如瘘管的形成和蕈状肿块并发症的治疗,以及可以导致瘙痒的各种皮肤损伤,包括皮肤感染、药物反应以及皮炎。最后,讨论影响口腔黏膜的各种病变。

在疾病终末期患者中,极为罕见的近似肿瘤的皮肤病(即黑棘皮病、坏死性移行性红斑)和其他特异性皮肤损害(即,大疱性天疱疮或类天疱疮)未在本章内讨论。相反,不论其诊断,本章的重点是检查发生在接近生命末期患者的所有皮肤疾病。对特异性皮肤病,感兴趣的读者可以参考任何好的医疗或皮肤病教科书。

二、压迫性溃疡(压疮)

压疮是由于一个区域的皮肤被长时间压迫导致的皮肤组织损坏。根据组织损伤深度的压疮分期,见表 11-1,并将进一步讨论。

在接近生命末期的患者中,压迫性溃疡(压疮)的患病率较高。在生命末期关怀治疗的病人中,有 1/3 的患者有皮肤创伤。Ⅰ 期压疮的发生率,在家中接受生命末期关怀医疗的患者中为 14%～19%,在长期护理机构的生命末期关怀患者的发生率高达 28%。在家庭护理的生命末期关怀患者中,Ⅱ 期压疮的发生率约为 8%,在私立养老院护理的生命末期关怀患者中发生率为 11%。已经明确的压疮风险因素,包括许多接近生命末期患者中的常见情况列于表 11-2。

表 11-1　压疮的分期

第一期	皮肤完整有苍白红斑
第二期	部分表层皮肤破损,涉及表皮、真皮,或两者。可表现为擦伤、水疱或浅陷石坑
第三期	全层皮肤受损,或皮下组织坏死;损伤延伸到筋膜,但没有穿透筋膜
第四期	全层皮肤受损,广泛破坏或损害肌肉,骨骼或支撑结构
难以分期(Unstageable)	溃疡床有焦痂和(或)腐肉难以评估其损伤的深度
深层组织损伤	完整的皮肤病变区域变色,或有血性水疱

表 11-2　发生压疮的风险因素

年龄的增加
男性
脑血管意外史
糖尿病
意识水平的改变
组织灌注不良和低血压
皮褶厚度变薄
挛缩
尿和大便失禁
血清蛋白和白蛋白降低
营养摄入不足

压迫性溃疡伴有相当高的发病率和病死率。感染是最严重的并发症。感染可能是局部的,也可能扩散导致皮下蜂窝织炎,甚至蔓延到下面的骨骼造成骨髓炎,或者可能导致败血症。事实上,有压疮和菌血症的患者,其中一半患者的病原体就是来源于溃疡本身,败血症并有压疮的病死率在 50% 以上。

疼痛是并发于压疮的另一个主要症状,大约一半的患者能够自我报告,并能指明疼痛的区域。

皮肤受到短时间的高压或长时间的低压均可导致压迫性溃疡。在大多数患者,是由于疾病的发展导致活动能力的下降,使皮肤长时间受压的结果。导致活动能力下降的主要情况包括:功能失调、麻痹和疲劳所致的肌肉无力。活动能力的下降也可能发生在有一定的活动能力,但不愿意改变位置的患者,如,活动会加剧疼痛,患者就会主动减少自己的活动。抑郁症的患者,往往也会保持在一个位置,是疾病的一种症状。最后,由于压迫性损害激发的疼痛感丧失,导致患者不能因避免压迫的疼痛而移动肢体,从而使压迫继续损伤皮肤。接近生命末期患者发生压疮的情况包括:中枢神经系统或外周神经结构的损伤,以及应用使感觉中枢功能降低的镇静药或镇痛药。

(一)压疮的预防

压疮治疗的关键是防止其发生,鉴于在生命末期的患者中有大量的风险因素,防止压疮是艰巨的任务。可以降低发生压疮风险的活动概述于表11-3,并讨论如下。

1. 翻身　仍然认为,翻身-转动患者身体是最好的预防措施,而且必须经常做。标准是每2小时为患者翻身一次,根据观察性的研究表明,按2小时翻身一次,患者的压疮发生率明显低于不经常翻身者。但是,在生命末期关怀的患者,执行此标准时,需要考虑护理的各个方面,根据每个患者的情况,个性化地实施。有些患者将需要更多次的翻身,而另一些患者可能在可活动的阶段,他们选择自己处理,不愿意被翻动。

2. 皮肤护理　预防压疮的第二个关键性措施是良好的皮肤护理。这种保健的目标是保持和提高组织的耐压力。完整的皮肤表面,特别是骨的突起区容易因压力产生损伤,必须每天检查。皮肤应该用温水、非干性肥皂清洗,然后用润肤品;应避免使用热水和干性的肥皂。皮肤污染后应尽快清洗,防止长时间地与酸性的身体废物接触导致损伤。虽然,必须保持皮肤湿润,但水分过多也会影响皮肤的屏障能力。湿润、潮湿的皮肤更具渗透性,刺激物和细菌更容易侵入这样的皮肤。因此,应用防潮层防止过多水分的堆积。

3. 改变体位　改变身体容易受压而发生压疮的各个部位,是预防性护理的另一个重要方面。足后跟是发生压迫性溃疡最常见的部位,应将腿抬起放置于枕头上,使足后跟悬空,而避免受压。尽量减

少患者在床上向下滑落时的剪切力对组织的损伤,床头部的升高不应大于30°。让患者侧卧,可减少骶骨和尾骨发生压迫性溃疡的风险,但侧卧位置不应该将患者的身体垂直于床面,因为在90°的侧卧位置,太多的压力在髋关节大粗隆上,而有导致溃疡的风险。

表 11-3 压疮的预防

动 作	说 明
翻身	次数:通常每2~3小时一次
皮肤护理	温水,用非干性肥皂清洁皮肤
	每天检查皮肤,报告有无变化
	尽量避免皮肤潮湿,出汗,或沾染伤口引流液
	保持皮肤滋润干燥
	避免使用热水与干性肥皂
	避免体内水分过多
改变体位	至少每2小时重新改变体位一次
	使用体位设备,如枕头
	足后跟:腿抬高使足后跟悬空
	骶骨和尾骨:侧位时小于90°
	限制床头升高大于30°的时间
	考虑医疗条件和其他限制的情况下,尽可能使床头保持在最低的位置
	避免使用有孔的垫圈
抬起患者时避免滑动	被单
	机械升降机
降低身体表面的压力	空气床垫
	水床垫
	低放气垫
营养的支持	鼓励尽量进食流体
	尽可能地少量多次进食
	以喂养协助

4. 抬起身体时避免滑动　防止拖动患者身体时造成皮肤表面的擦伤是另一个重要的预防措施。每当需要抬起和移动患者时,应该用设备,从简单的被单至全机械性的升降机。

5. 减小身体表面受压　将高危患者放在减压的表面,如空气和水床垫或全空气床垫或水床,是另一种帮助预防压力性溃疡的方式。研究表明,上述设备的功能相似,所有这些床垫都能使一些患者获

益。通常,高密度泡沫床垫比标准的医院用的床垫要好,应优先使用。然而,在接近生命末期患者为减少压疮风险,没有一个装置能替代至少每 2 小时重新改变体位一次,以及适当地护理脆弱的皮肤。

6. 营养的支持　最后,改善营养状况被认为有助于预防和治疗压疮,虽然,在现有的文献中,不支持这个概念。有人建议某些食物,比如柑橘类水果、绿叶蔬菜、谷物、肉类、鱼类和鸡蛋,可能有助于促进伤口的愈合。然而,在接近生命末期患者中,营养状况差是常态,不可能扭转患者营养不良的状态。因此,在这些患者中,为了防止压疮或促进压迫性溃疡的愈合,用积极的营养支持,很可能无效,更多的可能是一种负担而不是有益。

(二)压疮的分期

尽管有预防措施,但对已发生的压迫性溃疡,必须确定其分期,因为进行治疗需根据压疮的分期。压疮的分期见表 11-1,主要是根据组织损伤的程度和伤口的外观。国家压迫性溃疡咨询小组最近修改了分期系统,并且在典型的四个分期之外,补充了一个侧重于深部组织受伤的额外期,及一个难以分期的压迫性溃疡。但应注意的是,生命末期患者的压疮,不总是从低到高呈线性阶段发展,三期或四期病变可能是第一个迹象,皮下组织的坏死可能发生在真皮坏死之前。甚至一个小溃疡也应该被看作是一个潜在深溃疡的“冰山一角”,可能有潜在的深基。

1. 第一期　第一期病变的特征是局部区域的皮肤呈非苍白性红斑,通常在骨突出区表面,皮肤保持完整。与未受影响的邻近组织相比,受影响的区域可能有疼痛、变硬或软,较热或冷。在肤色深的人,第一期的病变可能难以检测到,因为深暗色的皮肤可能不会有明显的发白;但病变的颜色可能与周围区域有所不同。

2. 第二期　第二期压迫性溃疡表面的一部分真皮损失,表现为开放性粉红色浅溃疡,无脱落。也可以表现为完整的或开放/破裂的充满血清的水疱,或有光泽的/干而无痂的/瘀青性溃疡(瘀青性溃疡是怀疑有深部组织损伤的指征)。不应该用皮肤撕裂、带状烧伤、会阴部皮炎、坏死或擦伤描述这一期的病变。

3. 第三期　第三期创伤的特点是全层组织受损。可能看到皮下脂肪,但看不到骨骼、肌腱、肌肉。可能长痂,但不能掩盖深部组织的缺损。它可能包括损害和隧道。

第三期压疮的深度可因解剖位置的不同而异。在没有皮下组织的区域,如鼻梁、耳、枕和内踝,即使

是第三期的压疮也可以是浅溃疡。与此相反,在脂肪组织很多的区域,可以发生极其深的第三期溃疡,这种情况下,无论骨或肌腱都可能看到,或直接触及。

4. 第四期　第四期压疮的特点是全层组织缺损伴有骨、肌腱或肌肉的外露。在伤口床的某些部分可能存在腐肉或焦痂,通常有损害的组织和窦道。和第三期的压疮一样,第四期压疮的深度也因解剖位置的不同而异。然而,与压疮的第三期不同的是,这些溃疡可延伸到肌肉和(或)支撑结构(例如,筋膜、肌腱或关节囊)可能发生骨髓炎。受影响区域的骨或肌腱都可能看到或直接触及。

5. 深部组织损伤　深部组织损伤的定义为完整的皮肤区域变色,局部区域呈紫色或栗色,或由于因压力和(或)剪切力导致软组织损害,而出现充满血清的水疱。出现深部组织损伤的明显迹象之前,病变区域的组织有疼痛、变硬、腐烂或者有分泌物,该区的皮肤可能比未受影响的邻近组织热或冷。在深色肤色的人,深部组织的损伤可能难以检测到。病变的发展可包括在暗色的伤口床上有薄的水疱,随后有薄痂覆盖于伤口上。即使有最佳的治疗,病变也可能发生快速发展,进一步暴露深层的组织。

6. 难以分期(Unstageable)　难以分期的压疮的定义是,具有全层皮肤组织的缺损和溃疡被痂覆盖和(或)在伤口床有焦痂的病变。直到有足够的痂和(或)焦痂被除去后,露出伤口基部真正的深度还是不能确定其分期。虽然,通常希望消除足够的焦痂,但病变上稳定(干的、附着的、完好而无红斑或起伏不平)的痂皮有“人体天然的生物覆盖物”的作用,而不应该移除。

(三)压疮的治疗

虽然愈合是治疗压迫性溃疡的一贯目标,但这个目标在接近生命末期的患者,可能不现实。治愈的可能性取决于受影响患者的状态和他们预期的总体生存时间。例如,当患者的预后表明,其预期生存期为数月或更长,则可能有时间使深的溃疡愈合,对此类病人伤口治疗的目标是保持伤口环境湿润,促进表皮细胞再生和愈合。另一方面,如果患者的总体预期生存时间是几周,治疗的目标,即使是对浅表的溃疡,也可能只是简单地保持清洁和预防感染。

当为伤口选择敷料时,应考虑换药后的敷料仍能保持湿润,因此,当移除敷料时,不会干扰新组织的生长。虽然,保持伤口湿润对愈合至关重要,但过多的水分则可能延缓愈合,并可导致进一步的组织

损坏,因此多余的渗出物必须清理。治疗的计划一旦实施,在确定治疗是否成功,以及是否需要修改治疗计划之前,至少应保持 2 周。需根据溃疡的阶段和渗出物的量制定压迫性溃疡的治疗策略,总结于表 11-4,并将讨论如下。

1. 第一期　尽管皮肤是完整的,患者的皮肤有进一步破裂的风险,可能发展到更高阶段的病变。因此,选择的治疗是预防,采用在表 11-3 中描述的技术。水胶体敷料应当用于皮肤受到磨损或有破裂的第一期病变处,以防止病情的进一步恶化。

表 11-4　压迫性溃疡的治疗

分　期	治疗的目标	推荐的治疗
I	保持皮肤的完整性	见表 11-3
	保持该区清洁,无异味,防止进一步的组织损伤	用生理盐水或伤口的清洁剂冲洗创面
		如果经常大小便失禁,应用水胶体或透明胶片覆盖,每 5～7 天换一次,或根据需要
II:浅	保持局部清洁	用生理盐水或伤口的清洁剂冲洗创面
深	保持无感染	应用氧化锌膏绷带(剪成一定的尺寸),盖上纱布,并用胶布固定,每 3 天换一次,或根据需要
	防止进一步的组织损伤	
	增进舒适度	
II,III,IV	保持清洁	用生理盐水或伤口的清洁剂冲洗创面
干的或极少量渗出物	保持无感染	应用亲水性纤维或绳子(如果创面干燥应先淋湿)
	防止进一步的组织损伤	用薄的亲水胶体敷料覆盖
	处理渗出物	每 5～7 天或引流时更换敷料
	增进舒适度	
	增进湿润的环境	
II,III,IV	保持该区清洁	用生理盐水或伤口的清洁剂冲洗创面
中度渗出物	保持该区无感染	应用亲水性敷料或绳子
	防止进一步的组织损伤	用亲水胶体或泡沫敷料覆盖
	处理渗出物	每 3～7 天或引流时更换敷料
	增进舒适度	
II,III,IV	保持局部清洁	用生理盐水或伤口的清洁剂冲洗创面
大量的渗出物	保持该区无感染	应用亲水性敷料或绳子
	防止进一步的组织损伤	采用吸水性敷料或泡沫敷料覆盖,每 3～7 天或引流时更换敷料
	处理渗出物	
	增进舒适度	
II,III,IV	保持局部清洁	用生理盐水或伤口的清洁剂冲洗创面
感染	尽量减少气味	应用亲水性敷料或绳子
	防止进一步的组织损伤	采用吸水性敷料或泡沫敷料覆盖,每 3～7 天或引流时更换敷料
	增进舒适度	一旦感染或症状解除,恢复到根据压疮和渗出液量的治疗建议
难以分期	保持局部清洁	如果焦痂是稳定、干的、无引流液、无臭,不实行清创
焦痂或坏死的组织	保持该区无感染	机械清创:
	尽量减少气味	用 35ml 的注射器和 19 号针头以生理盐水冲洗溃疡床和清理创口应用生理盐水使干敷料潮湿
	防止进一步的组织损伤	每 8 小时换一次
	清创坏死组织	
	增进舒适度	自溶清创术:
		应用透明薄膜或水胶体敷料
		每 5～7 天换一次
		禁忌证为免疫功能低下患者,或病人有感染性溃疡

（续　表）

分　期	治疗的目标	推荐的治疗
		酶清创：
		仔细地将酶用在坏死组织上
		当坏死组织溶解时停止使用
		外科清创：
		用于有可能治愈的患者
临危的患者	保持局部清洁	用生理盐水或伤口的清洁剂冲洗创面
（死亡前数天至 2 周）	保持该区无感染	应用水胶体敷料或透明胶片
	增进舒适度	每 3～5 天换一次，或根据需要
临危的患者	保持局部清洁	用生理盐水或伤口的清洁剂冲洗创面
（创口有感染）	增进舒适度	应用三联抗生素或磺胺嘧啶软膏
	尽量减少气味	用纱布或腹部垫覆盖
		每天更换敷料，或根据需要

2. 第二期　在第二期的压疮，治疗的目的是通过保持病变区皮肤的清洁和不感染，保持湿润和生理的环境，防止周围正常组织的损伤。伤口应使用生理盐水轻轻地洗涤，应避免用力擦洗。保持局部干燥，并盖上敷料旨在使溃疡床面湿润，保持该区清洁，减少疼痛。应该使用亲水性纤维敷料并以薄的亲水胶体覆盖。如果利用亲水性纤维敷料，而伤口又干燥，先用生理盐水将敷料湿润。应每 3～7 天或在引流液从敷料下的边缘渗出时更换敷料。水凝胶制剂、半透明泡沫和聚氨酯薄膜也可以在适当的时候使用。

3. 第三期和第四期　如前所述，第三期的溃疡穿透真皮并进入皮下组织，而第四期的病变破坏皮下组织，已累及筋膜、肌肉、关节和（或）骨骼。因此，治愈这些溃疡是次要的意图，它需要数月，对绝大多数接近生命末期的患者是不切实际的期望。因此，保持伤口的清洁，不受感染和最小的疼痛是对这些患者的更为合理、可实现的目标。

所有第三期和第四期的溃疡都应使用生理盐水轻轻地清洗，并轻轻地拍干。进一步的治疗，取决于伤口是否有引流液，以及引流液的多少，或是否有焦痂或坏死组织存在。

如仅有少量或没有引流液，应使用亲水性纤维敷料或水凝胶敷料覆盖伤口。两者都可以用中等亲水性胶体敷料覆盖。此种敷料也应每 3～7 天或在有引流液从敷料下的边缘渗出时更换。

对于伤口有中至大量引流液的患者，应该在伤口处，用亲水性纤维垫或绳索。然后，伤口用有吸水中心的亲水性胶体或泡沫敷料覆盖。藻酸钙可用于中度出血的伤口。需每 3～7 天更换一次敷料。如果发生渗漏，应立即更换敷料。

4. 难以分期/坏死组织的压疮　当有不稳定的焦痂或坏死组织时，机械清创术是首选的治疗方法。伤口应铺上用生理盐水湿润的干敷料，每 8 小时更换一次。重要的是移除坏死组织，以减少感染的风险，因为坏死组织可以促使细菌的生长。如果焦痂是稳定的，干燥，无分泌物、无臭，不要积极地清创。对于完整的焦痂，很重要的是减轻局部的压力；但是，不需要包扎或清创。

自溶清创术是另一种去除坏死组织的方法。用清洁的密闭式敷裹法或半密闭式敷裹法，如 OP-SITE 透明薄膜敷料或亲水胶体敷料覆盖溃疡的方法，即使引流液的增加，允许组织液的累积，也不要更换敷料。液体中的巨噬细胞和白细胞通过自然过程去除细菌和坏死碎片。也可以利用局部外用的酶乳膏霜剂，如胶原酶或木瓜蛋白酶完成清创术。外科清创术，需用镊子和刀片，应该用于有合理预期寿命，并具有良好愈合潜力的患者，因此很少用于接近生命末期的患者。

5. 临危患者的压疮　在正处于临危或将于几周内死亡的病人，其目标不是治愈伤口，而是减少不适和保持伤口清洁和无感染。在这种情况下，伤口应清洗和用生物密闭式敷料，如亲水胶体或透明膜敷料覆盖。应每 3～5 天更换一次敷料，如发生渗漏等情况时，应立即更换敷料。如果有伤口感染之嫌，伤面应用生理盐水轻轻地洗涤。在伤口创面用三联抗生素或 Silvadene 软膏，然后对伤口盖以纱布或腹部垫，此敷料应每天更换，发生渗漏时随时更换。当病人接近死亡时,改变压迫性溃疡的治疗计划可能是必要的,但可能会使病人和家属难以接受,在这种情况下,继续当时的伤口护理治疗方案可能是适当的,以避免因改变治疗计划引起额外的精神创伤。

三、瘘 管

瘘管的定义是两个中空性脏器之间或中空性器官和皮肤之间有一个异常的交通。接近生命末期病人发生的瘘管,常常是进行性恶性疾病晚期的并发症,不过瘘管偶尔也可见于非恶性疾病的患者。瘘管可以使患者非常痛苦,因为干扰了患者身体正常的功能,并改变了自我形象,以及往往有难以控制的恶臭液体的渗漏,并且可能损坏周围的皮肤。在生命末期的患者,对瘘管的处理与压疮一样,需要有系统的方法和认识,这些病人的治疗往往不是以治愈为目的。

(一)肠外瘘

肠外瘘发生在胃肠道和皮肤之间,通常是进行性恶性疾病影响胃肠道的结果和(或)是以前放射治疗的一种并发症。

由于肠液的酸性性质,通过瘘管排出的肠内容物会造成皮肤破损和伴随的痛苦。需要进行适当保护皮肤的计划,以便安抚受刺激的皮肤,以及预防皮肤进一步受损。应该用温水清洗患处的皮肤,避免用肥皂及刺激性清洁剂。有一种装置,例如造瘘口袋,既可收集漏出的液体,又可保护周围的皮肤。尽可能将造瘘口胶粘剂用在接近瘘管的边界,以取得最大限度地保护皮肤。为了最佳的密封情况,粘接面积必须尽可能地放置在平坦的表面上,当瘘管的部位是位于不规则的解剖区域时可能有困难。在这种情况下,可用造瘘封堵剂填充满解剖折痕。造瘘口袋的形状尽可能地与瘘口形状相似,以便造瘘口袋与瘘口紧密地连接。一旦应用造瘘口袋,应及时清空,并经常更换,以避免内容物过重拉脱粘合剂导致渗漏。

如果瘘管非常大或者皮肤有擦破,无法坚持用造瘘口袋,可应用低压吸引,以控制瘘口排出物,而让皮肤愈合。用羧甲基纤维素或其他防护霜保护漏管部位周围的皮肤。

有大小合适、密封好的装置可防止瘘管的其他并发症——排放恶臭性质的渗液。这些气味让病人感到尴尬,往往限制病人和家属或其他照顾者的接触。用活性炭,每天4～8g,或叶绿素片口服,可有助于控制气味。因为药用炭也可影响其他药物的吸收,因此,必须谨慎使用。此外,如果有必要,在病人

的房间内使用香味蜡烛和香薰油,可以起到掩盖异味的作用。

(二)尿道瘘

1. **膀胱肠道瘘** 膀胱肠瘘是膀胱和胃肠(GI)道之间形成的瘘管,它可发生在肠的任何节段。此种瘘管几乎总是来自胃肠道的病变,如恶性肿瘤、炎性肠病或憩室炎。原始的问题很少有来自膀胱。症状的范围从气尿(尿中有气体通过和尿中有泡沫)至尿有异味,到尿液中有明显的粪便排出。

治疗是依赖于患者的整体临床状态。如果患者的症状相当严重,但其预期存活的时间相当长,患者的临床情况相当好,可能应尝试进行手术矫正瘘管。如果瘘管大或者不能手术纠正,可以考虑简单的襻式结肠吻合粪流改道术(回结肠的近端与瘘管做外吻合)。

不适合手术的接近生命末期患者,则需要给予支持治疗。排尿后尿液应该尽快移除。如果异味是主要的问题,膀胱插管将尿液收集入一个封闭的系统可能是有效的姑息性治疗的办法。

2. **膀胱阴道瘘** 膀胱阴道瘘是妇科恶性肿瘤最常见的并发症,是手术或局部创伤的结果。特征是尿液从膀胱经漏管进入阴道。如果只有小的渗漏,可能用阴道填塞或插入膀胱导管处理。在盆腔器官广泛损害的患者,可能需要从上尿道改道分流尿液,以避免病人持续地大小便失禁。

四、皮肤癌

各种肿瘤性的疾病,都可能累及皮肤。原发性皮肤癌包括基底细胞癌、鳞状细胞癌,以及恶性黑色素瘤。其次为许多实体瘤和血液恶性肿瘤,可直接浸润或转移扩散侵入皮肤。在接近生命末期的患者,进行性的恶性疾病累及皮肤,不论是原发的或是继发的,都是一个麻烦和痛苦的问题。

治疗

通常,在接近生命末期的患者,对恶性皮肤病变的治疗是对症治疗。因此,对无症状、生长缓慢的病变常常可以持保留的态度。有血液系统恶性肿瘤而累及皮肤的患者,口服小剂量的抗肿瘤制剂,如羟基脲或皮质类固醇,可减小肿块足以使其延缓进展,并防止肿瘤发生溃疡和(或)导致疼痛。

迅速扩大而痛苦的病变,随着时间的推移往往发生溃烂或真菌生长,这种患者则更难以治疗。如果病灶局限,而患者可能耐受外科手术,可考虑局部切除术。如果是对放射敏感的恶性肿瘤,可以试用

放射治疗。偶尔,全身化疗可能有效。然而,往往患者已不能耐受手术,其他抗肿瘤药疗法已经失败和(或)病变的位置和大小,妨碍做边缘明确的局部切除术。在此情况下,病变局部的护理是唯一的治疗方法。治疗的建议列于表 11-5。

表 11-5　真菌病变的治疗

- 换药之前 1/2～1 小时给镇痛药
- 如果敷料黏附,用温生理盐水浸湿后去掉敷料
- 用 35ml 的注射器和 19 号针头使用生理盐水或伤口清洁剂冲洗患处
- 如果病灶没有感染:
  - 应用非黏附纱布或氧化锌敷料
  - 如果有中度至大量的渗出物,用吸水非黏附的亲水性敷料轻轻包上
  - 用伤口垫或活性炭敷料覆盖。可能的时候用管状的弹性网保持敷料位置
- 坏死组织:
  - 酶清创可能有用。当坏死组织溶解时停止使用
- 如果出现病灶感染:
  - 应用外用的抗生素
  - 如果出现严重的感染,使用全身性抗生素
- 如果有出血,在出血处用浸有 1:1000 肾上腺素或阿托品溶液的纱布
- 如果病变是红色、发炎和(或)恶臭,可应用下列方法中的一种:
  - 甲硝唑凝胶
  - 甲硝唑溶液、天然酸奶
- 非药物措施,以控制气味:
  - 将木炭垫放在网下吸收任何气味
- 将有冬青油的棉花球放在病人的房间内将干燥剂放置在病人房间的通风口处

如有可能,应保持病变处干燥和不受感染,必须经常更换敷料。由于换药可能导致疼痛,因此建议在换药之前 1/2～1 小时时给予镇痛药。病变应用温生理盐水冲洗。如果有出血,可以使用用含 1:1000 肾上腺素溶液的纱布放在患处。(报告表明,根据出血的严重程度,确定肾上腺素溶液的浓度,从肾上腺素的原液到稀释到 1:200 000 均有效。如局部应用肾上腺素,全身性吸收很差,因而不良反应的风险最小)。如果病变是红色的、红肿,并有恶臭,用甲硝唑液冲洗,或应用无菌甲硝唑凝胶可能也有用。凝胶是首选,因为它可保持舒缓皮肤,并有助于减少感染和任何异味。也可以使用天然(即,无味)酸奶,

因为它可舒缓和减少厌氧菌感染。口服甲硝唑,500mg,一天 3 次,可有助于减少细菌过度生长引起的任何气味。

如果病变大或深,有局部感染的迹象,可以局部应用抗生素。如果感染比较严重,用全身性的抗生素可能会有所帮助,抗生素的选择取决于微生物或微生物培养的结果。如果病灶没有被感染,可以尝试酶清创,如果有显著的渗出物,可以放置吸水性非黏附亲水性敷料。

经治疗之后的病灶,应该用一块非黏附性敷料覆盖。如果有渗出液,所有的敷料应该是由吸水性的材料制成。敷料应用管状弹性网固定,为帮助减少气味,网下可放置木炭垫。

五、物理因素引起的皮肤病变

(一)皮肤撕裂

由于长期的慢性疾病的影响和营养不良,接近生命末期患者的皮肤往往呈弹性差、缺乏润滑性的状态。在许多慢性疾病,常使用类固醇导致皮肤支撑结构的退化。由于这些变化的结果,患者在床上移动时,床单和床上用品对皮肤的任何剪切力,都可引起皮肤的浅表撕裂。

皮肤撕裂的治疗总结于表 11-6。治疗皮肤撕裂最好的方法是预防。因为主要的原因是天然皮肤油脂的润滑性损失,沐浴后用润滑作用的润肤剂将阻止水分的散发,非常有效。劣质的清洁剂可以使皮肤进一步干燥,要避免使用。需要移动病人时,必须尽量谨慎小心,抬起病人后再移动,而不是拖动病人。

一旦发生撕裂伤,要清洁皮肤和轻轻地拍干。对于小的微创性撕裂,应用非贴附的纱布或透明薄膜敷料。对于有中等量渗出液的多个皮肤撕裂,使用氧化锌浸渍的纱布,其外用整合绷带包好。用筒状弹性绷带网以保持敷料在原位,防止周围组织进一步的损伤,每 3 天或根据需要更换敷料。对有大量渗出液的大的皮肤撕裂,应该用有吸水中心的非贴附的亲水性敷料或泡沫敷料覆盖包扎,并且应当每 5～7 天或根据需要更换敷料。皮肤撕裂,也可像浅表烧伤的治疗一样,用外用药膏和敷料(见下文)。由于这些患者的免疫系统已受损,撕裂很容易感染,如果有继发疼痛可能需要口服抗生素。

(二)烧灼伤

生命末期患者常常伴有疼痛,通常,照顾者用加热垫作为非药物的形式缓解疼痛。但患者因精神状态的改变,可能不会诉说温度,患者脆弱的皮肤已不

能耐受原本健康的皮肤可以耐受的热度,而易发生热灼伤。此种灼伤通常为一度,涉及表皮的表面,并伴有压痛及红斑,或者是二度,涉及表皮和不同厚度的真皮。

表 11-6 皮肤撕裂的治疗

皮肤撕裂的类型	推荐的治疗
预防	保持局部清洁
	保持局部无感染
	防止组织进一步的损伤
	增进舒适度
所有的皮肤撕裂	用生理盐水或伤口清洁剂冲洗创面,轻轻拍干
	进一步的治疗取决于渗出物的量
微量渗出液	应用非黏附的纱布敷料或透明薄膜(移除时需谨慎)
	为安全考虑,用筒状弹性绷带网
	每天或根据需要更换敷料
中度渗出液	应用氧化锌膏绷带(剪成一定大小)
	用较大的纱布盖上包好,并用弹性管状网
	每3天或根据需要更换
显著的渗出液	用有吸水中心的非黏附的亲水性或泡沫敷料覆盖
	确保敷料为1¼in(1in=2.54cm),比伤口边缘更宽
	用纸带或管状弹性网
	每5～7天或根据需要更换

治疗的重点是伤口的护理,缓解疼痛和预防感染。对于浅表的烧伤,在受影响区给予冷敷,然后盖上一块封闭式的敷料。如果烧灼是在受压的位置,使用水胶体敷料。通常约1周可治愈。可给予有或没有非甾体抗炎药的对乙酰氨基酚镇痛药。通常不会发生感染。

破坏了上皮的烧伤非常痛,通常需要阿片类镇痛药控制疼痛(见第6章)。治疗包括用肥皂清洗伤处和用无菌水去除松弛的皮肤和碎片,以防止它们成为可能的感染源,然后应用外用的抗菌制剂。常用的是1%磺胺嘧啶银盐,如果患者对磺胺类过敏,可以用杆菌肽或复方多黏菌素(含多黏菌素B、杆菌肽锌)(polysporin)。经典的处理是使用大的纱布敷料,封闭式的敷料是优选,因为它可直接止痛,并可防止伤口干燥,促使快速愈合。在必要时应该更换

敷料,一旦上皮开始生长,应用建议治疗一度烧伤类似的方式处理病变。

六、瘙痒症

疼痛和瘙痒的发生是由于末梢神经无髓鞘的C纤维的激活。相同的化学物质、组胺、蛋白酶以及前列腺素可介导疼痛和瘙痒的感觉。然而,患者对这两种感觉都有不同的感受。疼痛可能诱发戒断反应,而瘙痒引起搔抓;阿片类药物能减轻疼痛,但可导致继发于组胺释放引起的瘙痒。疼痛可以发生在身体的任何地方,但瘙痒只限于皮肤,因此,引起瘙痒感觉的途径很可能与引起疼痛感觉的途径不同。

病因和治疗

与任何其他的身体症状相同,瘙痒的治疗主要依赖于首先识别潜在的原因。在接近生命末期患者中,导致瘙痒的原因见表11-7。可能与患者的原发性疾病、伴发的情况、药物过敏及其他物质、感染有关,或者也可能是起源于心理因素。

表 11-7 皮肤瘙痒的原因

原　因	举　例
原发性皮肤病	干燥症(皮肤干燥)
	许多其他疾病
代谢性	肝功能障碍
	肾功能不全
	甲状腺功能低下症或甲状腺功能亢进症
血液	缺铁
	真性红细胞增多症
癌症	淋巴瘤(尤其是霍奇金病)
	白血病
	由于许多实体瘤转移引起的胆汁淤积性黄疸
药物	阿片类镇痛制剂
	过敏性药物反应
寄生虫	疥疮感染
感染	念珠菌
过敏反应,荨麻疹	洗涤剂和肥皂
心理因素	

一旦瘙痒症的病因确定,应该制定适当的治疗规划。如果皮肤瘙痒的原因是皮肤感染或寄生虫感染,或者是继发于药物过敏,最有效的策略是处理主要的原因。治疗瘙痒各种原因的具体建议见本章的

其他部分。

在接近生命末期患者，许多情况下，不可能仅通过处理原发性疾病缓解皮肤瘙痒，因此，必须有效地缓解症状。皮肤干燥，可能是瘙痒症的主要原因，也发生在大多数由其他原因引起瘙痒患者。因此，保湿是对于有瘙痒患者重要的基础治疗。将湿巾放置在瘙痒的部位，使表皮保湿是非常有效的方法。

可以帮助控制瘙痒的药物列于表 11-8。非特异性的外用制剂，如薄荷醇（0.5%～2.0%）霜剂，是有益的舒缓剂，也可以作为一种温和的麻醉药或抗刺激剂。另一种方法是使用外用的类固醇，特别是对有炎症成分的皮肤瘙痒。提供外用的类固醇软膏，而不是霜剂，有保持皮肤的湿润，往往可缓解干燥，并且避免了应用霜剂有时发生的刺痛感。

表 11-8　治疗瘙痒症的药物

药　物	推荐的剂量
外用霜剂和软膏	
薄荷	根据需要，涂于患处每天 3～4 次
氢化可的松	根据需要，涂于患处每天 2～4 次
口服药物（抗组胺）	
羟嗪（安泰乐）	25～50mg，每天 3～4 次
苯海拉明	25～50mg，每 4～8 小时，需要时
二苯环庚啶	4mg，每天 3～4 次
对于胆汁淤积性黄疸	
消胆胺	4g，饭前及睡前口服

然而，对于大多数有瘙痒症的患者，口服抗组胺制剂如苯海拉明或羟嗪（安泰乐）是经验性治疗的主流。困倦是需要关注的不良反应，在同时用阿片类镇痛制剂的患者，可加重其不良反应。由于胆汁淤积导致的瘙痒，用消胆胺可能减少患者瘙痒的症状。

七、皮肤感染

几乎所有接近生命末期的患者，由于免疫功能受抑制，极易发生感染，包括相当严重的皮肤感染。在出现感染之前，往往有局部的皮肤损伤，但并非每一例都如此。在疾病终末期的患者，发生皮肤感染的常见病变包括：压迫性溃疡、恶性病变和淤滞性溃疡，甚至在病变区域的皮肤是干的，也可以作为感染的起始点。

感染的微生物可能包括细菌、真菌和病毒，以及任何固有的或从外部获得的微生物。虽然，对接近生命末期患者有关感染的抗生素治疗决策，需根据个体的情况，但多数情况用的是常用于治疗皮肤感染的抗生素，因为有效的抗生素治疗可使感染导致的炎症和肿胀消退，能显著缓解疼痛和不适。

（一）细菌性皮肤感染

1. 蜂窝织炎　蜂窝织炎是在受累区有疼痛和肿胀的一种皮肤急性炎症。它可以由固有的皮肤菌群引起（通常为葡萄球菌群），也可以由范围广泛的外源性菌群引起。细菌通过在皮肤上的擦伤裂缝、割伤、虫咬伤和导管进入表皮。

金黄色葡萄球菌引起的蜂窝织炎是由于局部感染，如脓肿或受感染的异物扩散所致。下肢复发性蜂窝织炎通常是由于链球菌感染，与慢性静脉淤血或慢性淋巴性水肿有关。

蜂窝织炎的主要治疗是用抗生素。在接近生命末期的患者，对抗生素的选择常常需要在经验的基础上，考虑可能致病的微生物，因为通过培养以确定微生物的可能性非常低，组织穿刺培养的阳性率太低，而几乎无用，引流脓液的量也不总是足以获得阳性的培养结果。

2. 脓疱疮　脓疱疮是一种比蜂窝织炎更为表浅的细菌感染，通常是由 β 溶血性链球菌或金黄色葡萄球菌引起。主要的病变是脓包，它破裂后形成蜂蜜色的痂皮。脓疱疮可能会出现在正常皮肤，或者在其他有病变的皮肤区。

鉴于皮肤病变的性质，脓疱疮的治疗包括局部浸泡清创，以及外用抗生素。通常，全身应用抗生素（口服），可获得良好的效果。

3. 丹毒　丹毒是突然发病的面部和四肢的火红肿胀，通常有清楚而硬的边缘，进展迅速。它伴有剧烈的疼痛。致病微生物是 β 溶血性链球菌。丹毒常见于年老、体弱的患者，在接近生命末期的患者发生皮肤感染时，必须考虑丹毒的可能。用青霉素治疗有效，使疼痛和其他症状迅速缓解，随后受影响的皮肤脱屑。

（二）皮肤真菌感染

在正常人群中，可以发生皮肤、毛发和指甲的真菌感染，但是，与其他类型的皮肤感染一样，免疫功能低下的患者更易于感染。因此，常见于接近生命末期的患者。常见的皮肤癣菌病，如足癣、股癣、头癣和花斑癣，超越了本讨论的范围，但可能出现在接近生命末期的患者，读者可以参考皮肤科的教科书中，有对这些常见病变的进一步讨论。

白色念珠菌

发生在接近生命末期患者中，最常见和最麻烦的真菌感染是由白色念珠菌引起的病变。念珠菌是存在于正常人胃肠道中的一种真菌,但可由于抗生素治疗、糖尿病、慢性间擦疹和其他免疫缺陷导致真菌过度的增生,而发生感染。此种真菌对于长期处于潮湿和浸泡的地区有亲和力,如乳房下皱褶部位或会阴。念珠菌引起的皮肤病变通常有水肿、红斑、鳞屑,并有散在的"卫星脓疱"。其他癣菌导致皮肤感染的炎症很轻,但在念珠菌感染,经常有显著的炎症反应。

治疗包括去除诱发因素如湿润,以及在受影响的区域,用局部抗真菌药,如制霉菌素或克霉唑乳霜,每天2~3次。如果有显著的炎症反应,皮肤可用氢化可的松霜剂或润肤露治疗,或用抗真菌/类固醇药膏联合使用。在皮肤念珠菌病复发,或是难治性的病例,需用口服抗真菌制剂全身性治疗,例如氟康唑150mg 1次(结合酮康唑2%霜剂,每天2次持续2周)或使用伊曲康唑每天200mg,7~10天。口腔念珠菌病的治疗将在本章讨论。

(三)病毒感染

1. 水痘-带状疱疹

(1)水痘:水痘-带状疱疹病毒会导致两种截然不同的临床疾病。首先,病毒的感染引起水痘,是一种急性疾病,其前驱症状为突然发热,随后发生瘙痒的水疱性损害,通常为弥漫性分布。损害的皮肤往往有非常严重的瘙痒,如果抓伤,可能会留下明显的瘢痕。水痘是儿童期一种典型的病毒性疾病,其耐受性良好,但在以前未曾患过水痘的成年人,其过程也可能很严重,特别是有免疫功能低下的患者。因此,虽然很不寻常,但如果疾病终末期的患者,以前没有接触过水痘-带状疱疹病毒,而被暴露在有水痘病毒的环境中,如一个带有孵育期或有活动性疱疹病毒的儿童来访,患者就处于发生严重水痘的风险中。在这种情况下,在没有发生活动性疾病之前,应给予水痘球蛋白注射。如果发生活动性疾病,可用阿昔洛韦治疗,每天4000mg分次服用,共5天。

(2)带状疱疹:在接近生命末期的患者,与水痘-带状疱疹病毒有关的更普遍的问题,是感染的再激活,被称为带状疱疹。带状疱疹表现为一种非常痛的水疱,典型的是按皮节分布;最常发生在60~80岁的人。虽然病毒再激活的明确机制仍未知,显然是与免疫功能低下相关,因此,可能是接近生命末期患者的显著问题。已有报道,在以前有水痘-带状疱疹病毒感染者,再次暴露在活动性水痘环境中,也是发生带状疱疹的风险因素。

实际上,带状疱疹的疼痛可能发生在皮肤损害前几天到1周,皮肤损害的持续时间通常为3~10天,有时,也可能需要数周,皮肤才能恢复到正常。最令人痛苦的并发症是带状疱疹后的神经痛,可发生在50%以上的50岁以上患者,需要辅助性的药物,为患者提供足够的镇痛药,以便有效地治疗神经性疼痛(见第6章如何治疗神经性疼痛的建议)。活动性感染的治疗包括,每天用阿昔洛韦800mg,共7~10天。虽然,阿昔洛韦的治疗,可加速皮损的愈合,但对带状疱疹后疼痛的发病率没有影响。

2. 单纯疱疹

可能导致接近生命末期患者痛苦的另一个病毒是单纯疱疹病毒。该病毒有HSV-1和HSV-2两种亚型。该病毒与水痘-带状疱疹一样,通常发生在婴幼儿,在接近生命末期的患者,主要是感染的再次激活,通常发生在口咽部、会阴区和(或)直肠周围。在免疫功能低下和疾病终末期的患者,感染可能很严重,可延伸到黏膜和皮肤的深层,在临床上病变的表现与化疗,真菌或细菌感染引起的黏膜病变类似。全身用阿昔洛韦治疗,可以加快病灶的愈合和减轻症状。

(四)皮肤寄生虫感染:疥疮

疥疮是世界各地瘙痒性皮肤病最常见的原因,是由螨、疥螨引起的皮肤病。人与人接触是传播的常见途径,医疗卫生人员是疥疮的高风险人群。由于居住在养老院和医院的病人之间疥疮暴发频繁,可能成为在医院或住在收容所、成人家庭或护理之家中接近生命末期患者的重大问题。

疥疮的瘙痒和皮疹是过敏反应所致。因此,即使划伤破坏了螨虫,甚至已没有螨虫,症状也可持续存在。

患者诉说有非常显著的瘙痒,在夜间或沐浴后更明显。螨虫的洞穴可能很难找到。表现为珍珠泡样的波浪线形,长2~15mm。常见于腕掌侧表面、手指之间、肘部和阴茎。以丘疹、小疱、脓疱和结节的形式出现在上述部位,以及乳房下、肚脐周围、腋下,沿皮带线的腰部、臀部、大腿上部和阴囊。但不会出现在面部、手掌和脚掌。

推荐的治疗是局部用5%苄氯菊酯霜剂。与更常用的1%林丹乳膏相比,氯菊酯霜剂的毒性更小。将药薄薄地涂布于耳后和自颈部以下的部位,8小时后洗掉。虽然,在治疗1天内,患者即可成为非感染者,但瘙痒的症状和皮疹可能会持续数周至数月。瘙痒的对症治疗概述于表11-8。

八、皮肤的药物反应

在接近生命末期的患者,常用多种药物。因此,这些患者易于发生对帮助控制症状的多种药物的不良反应。在接近生命末期的患者,新出现伴有荨麻疹或斑丘疹的瘙痒时,应高度考虑药物所致的皮肤反应,必须对所有应用的药物进行全面的检查。

荨麻疹性药疹典型的描述如瘙痒、红色风疹块,其大小可以从针尖样到很大的团块,通常持续不到24小时。可能累及真皮和皮下组织,导致全身性的皮肤水肿,称为血管性水肿。通常,荨麻疹(urticaria)发生在一种新的药物治疗的初期。发生荨麻疹的原因可能是过敏,或者在用阿片样药物、阿司匹林与非甾体抗炎药(NSAIDs)(在接近生命末期患者,常用的药物)的病例,发生荨麻疹,可能是由于非过敏性的组胺释放或其他血管活性介质所致。

药物引起暴发性斑丘疹,往往出现在开始用新的药物治疗后的1~2周。红斑和(或)丘疹通常开始于躯干、或受压、或以前有创伤的区域,病变经常是对称性的,并可能汇合成团块。

各种药物所致皮肤反应的治疗,主要是停用有问题的药物。然而,暴发性斑丘疹的病例,发作也可能会逐渐消失,即使继续使用药物。没有血管神经性水肿的病例,主要的治疗应包括抗组胺药(表11-8)、舒缓性沐浴和润肤剂。如果发生血管神经性水肿和(或)过敏性反应,为制止过敏性反应,根据需要,可用包括肾上腺素和(或)皮质类固醇治疗。

光敏感

当药物导致皮肤对光的敏感性增加时,可能发生一种不太典型的皮肤药物反应。可导致光敏感性增加的药物有磺胺类、四环素类、噻嗪类利尿制剂、磺脲类和其他降糖制剂、吩噻嗪和抗组胺制剂。此种皮肤反应与晒伤的红斑非常相似,但偶尔可能会出现水疱。

主要的治疗方法根据患者的需求和目标,停止药物治疗或者避免皮肤暴露在太阳光下。皮肤损伤的治疗与一度或二度烧伤治疗相同(见以上)。

九、皮　炎

(一)过敏性皮炎

过敏性皮炎是一种非常常见的皮肤疾病,表现为浅表性、炎症性、红斑、瘙痒和皮疹。在成人,通常为局部的慢性病变。它是一种以多种方式为表现的循环性病变,开始为持续的皮肤瘙痒引起搔抓,而搔抓又可导致皮疹,使瘙痒更重,周而复始形成恶性循环。虽然,认为环境中存在不能耐受的刺激物,可能是其致病因素,但目前,过敏性皮炎的原因还不清楚。在接近生命末期患者中,可能引起过敏性皮炎的常见的情况包括:情绪紧张、温度的变化和皮肤的细菌感染,因此,在这些患者中,重要的是考虑这些可能导致皮炎的因素。

治疗包括避免皮肤的摩擦,尽量减少划伤,减少暴露于有触发性刺激的环境。应保持皮肤良好的润滑。减轻症状的药物与治疗瘙痒症的药物相似(表11-8),包括羟嗪、苯海拉明和外用类固醇。如果经有经验的治疗后,病变仍存在,可能有叠加性感染。对于此类患者,应用针对金黄色葡萄球菌的抗生素治疗可能有益。

(二)接触性皮炎

接触性皮炎是直接接触皮肤的药物伤害皮肤引起的一种炎症过程。它是一种抗原-特异性免疫反应,可以是急性(水肿和潮湿),也可以是慢性(干燥、增厚、鳞屑)。急性接触性皮炎可表现为轻度红斑或者是更明显的皮疹伴有小疱和溃疡。诊断接触性皮炎的重要线索是皮肤的反应累及的面积有明确的边界,并且可能是单侧。在接近生命末期的患者,发生接触性皮炎可能是由于接触到某些物质,如用于清洗床单、毛巾的洗涤剂。

治疗包括移除有问题的物品,提供物理屏障以避免接触,使用高浓度含氟皮质类固醇。通常,在开始治疗后的2~3周,皮炎消失。

(三)郁积性皮炎

郁积性皮炎是由于血管功能不全和慢性水肿而发生在下肢的一种反应。在接近生命末期的患者中,可能发生郁积性皮炎的疾病为,晚期充血性心力衰竭、晚期慢性阻塞性肺疾病(COPD)——肺心病,以及晚期的恶性肿瘤,由于肿瘤或辐射导致的纤维化,造成下肢血流阻塞。

在郁积性皮炎病程的早期,可发现红斑和瘙痒的搔抓痕迹。通常情况下,开始于足踝的内侧面,在静脉扩张的部位。最终,由于外渗的红细胞所致的含铁血黄素沉积而局部变色,然后该区域可出现急性发炎伴有渗出物和结痂。慢性郁积性皮炎与纤维化相关,所谓严重肿胀的水肿(brawny edema)。严重肿胀的水肿区极易受感染,发生叠加性接触性皮炎。在严重的病例,可发生溃疡。

早期郁积性变化的治疗是用润肤剂和中效(midpotency)的外用类固醇以减轻炎症,以及抬高患肢,使用至少为 30～40mmHg 的弹力袜以减少慢性水肿。

郁积性皮炎的溃疡难以治疗。在生命末期的患者,最佳的目标是保持溃疡的清洁,避免感染,包括轻轻地进行坏死组织的清创与应用半透膜敷料。抗生素仅适用于有明显感染的患者。

十、口腔黏膜的疾病

(一)口干症(xerostomia)

口干是接近生命末期的患者一种很常见的主诉。在这些患者中,口干症最常见的原因列于表 11-9。口干症患者通常主诉需要不断地保持口腔的湿润,在晚上也需要不断地喝水,并且讲话有困难。如果有严重的口干症,患者也可能诉说在舌尖或嘴有灼热感。与口干症有关的其他症状包括口臭、味觉降低、咀嚼和吞咽食物有困难。咀嚼和吞咽的困难有时可能会由于义齿而加剧,因为在唾液不足的情况下,义齿与口腔黏膜不密合。

表 11-9 口干症的原因

病 因	举 例
药物	阿片类镇痛制剂
	三环类抗抑郁制剂
	抗组胺药
	吩噻嗪
	抗胆碱药
脱水	局部:张口呼吸,氧气的使用
	系统的
减少唾液流量	局部恶性肿瘤,放射治疗或手术的并发症
口腔的侵蚀	感染(病毒或真菌),口腔炎
抑郁	
焦虑	

减少口干的措施包括使用冰块、硬糖,或最大限度地刺激唾液流量的口香糖。经常饮冷的液体,用自来水冲洗口腔,使用唾液替代品也有帮助。如果有任何证明口腔有感染的证据(见下文),应遵医嘱进行适当治疗。应尽可能保持口腔清洁,可以用牙刷、泡沫棒或用清水浸泡的清洁棉签,尽可能地多次应用,如果需要每 1～2 小时一次。应该避免用含醇的漱口水和收敛剂以防止黏膜组织的进一步干燥。

口干症是由于以前放射治疗所致者,可以用毛果芸香碱片,5mg 每天 3 次,可能有益。

(二)口腔感染

疾病终末期患者最常见的口腔感染是真菌(口腔念珠菌病)和病毒。

1. 口腔念珠菌病 口腔念珠菌病可能会有不同的表现。可出现易轻松擦去的典型的黄白色斑块,广泛的红色病变,或弥漫性红色表面。疼痛程度可重可轻。治疗可用局部和全身两种形式。经典的局部治疗是用制霉菌素混悬液 40 万 U,用喷雾和吞咽(swish and swallow)的技术接触到感染的黏膜,每日 4 次。治疗往往令人失望,因为抗真菌的作用仅限于药物与真菌接触时。每天使用 5 次的克霉唑含片常常有效,并且具有与受感染的黏膜增加接触时间的优点。如果局部治疗无效,则是全身性治疗的指征,可用氟康唑每天 50～150mg,有效而且不良反应少。其半衰期长,允许每日给药一次。

2. 口腔病毒感染 最常见的口腔黏膜的病毒感染是单纯疱疹及带状疱疹,也可以由巨细胞病毒、EB 病毒引起。通常,表现为很容易从黏膜擦去的黄色病变,并有异常的疼痛,往往需要用全身性阿片类药物控制疼痛。无环鸟苷,每天的剂量为 1000mg,分次服用。有助于舒缓黏膜的外用制剂包括:有黏性的利多卡因溶液,常与同量的液体抗酸制剂混合,以便使麻醉黏膜的作用更好和更长。

(三)口腔炎

口腔炎表现为弥漫性红斑、炎症和口腔黏膜溃疡,是化疗和放疗最常见的并发症。在化疗和放疗之前的口腔卫生和口腔健康情况差是主要的危险因素。炎症过程常常影响口腔黏膜的非角化层,包括颊、软腭、嘴唇、舌头和口腔底部。

口腔炎的治疗包括,尽量减小黏膜的创伤和很好地控制疼痛。积极的口腔护理以保持黏膜表面的清洁,可用柔软的刷子和过氧化氢或洗必泰漱口液。应以油为基质的果胶保持口唇湿润。可以用漱口水清洗口腔,但应特别注意是避免用酒精为基础的制剂。冰块或冰棍可以很好地舒缓疼痛,应用局部麻醉剂也有益。

一种创新的技术是使用含有辣椒粉的硬糖。虽然,最初含此种糖可能会增加燃烧感,但辣椒粉中的辣椒素很可能具有镇痛作用。有时,疼痛可能严重到需要用全身性的阿片类制剂。

参 考 文 献

Miller H: Vitas Wound Care Best Practice Guidelines. Miami, FL, Vitas Healthcare Corporation, 2007

Ovington L: "Wound care products: How to choose. " Adv Skin Wound Care14: 259-266, 2001.

Pearson AS, Wolford RW: Management of skin trauma. In: Zuber TJ, ed. Primary Care 27(2): 475-492, 2000.

Remsburg RE, Bennett RG: Pressure-relieving strategies for preventing and treating pressure sores. In: Thomas DR, Allman RM, eds. Clinics in Geriatric Medicine 13 (3): 513-541, 1997.

Thomas S: A structured approach to the selection of dressings. World Wide Wounds, published 7/14/97 and accessed on 8/24/10 at http://www. worldwidewounds. com/1997/july/Thomas-Guide/Dress-Select. html.

Types of wound debridement. Wound Care Information-Network http://www. medicaledu. com/debridhp. htm. Published 1995 and accessed August 24, 2010.

Frequently asked questions. Wound infection and infection control. National Pressure Ulcer Advisory Panel July 28, 2000: 1-3. http://www. npuap. org/woundinfection. htm. Accessed July 2, 2001.

WOCN society's CMS-reviewed wound care guidelines. Home Health Line EXTRA September 7, 2001: 1-4.

第 12 章

在最后的日子里：生命末期的患者

Barry M. Kinzbrunner, Vincent D. Nguyen, etc 　　杨兴生 译 孙静平 秦速励 校

一、引 言

> "在天堂所有的事都有特定的时间，凡事都有适当的时候。生有时，死也有时"。
>
> 　　　　　　　　　　　　传道书 3:1-2

死亡是不可避免的；垂死是生命到死亡的最后阶段。对于许多人来说，尤其是在生命末期关怀和姑息性医疗领域的工作者，将死亡看作是生命自然周期的一部分，并能友善地接受。正如当人们拥抱离开母亲子宫的新生儿，感到的喜悦一样，姑息性医疗护理提供者，因有权照顾在生命结束时的生命末期患者而感到满意。

能在患者疾病终末期的整个过程中，尽心地治疗和关怀患者是值得欣慰的事。在患者生命的最后日子，即将结束生命走向必然的结果时，能特别集中注意力，保证患者舒适和有尊严地故去，是医务工作人员最大的安慰。在生命的最后日子里，患者和家属往往经历多种情绪的变化，从希望到失望，从恐惧到勇敢，从宽慰到内疚。某些患者和家属，在第一时间里就认识和承认死亡过程的现实。生命末期关怀的照顾者，同样面临很大的挑战，往往既须处理其负责的病人不断变化的需求，同时也应在整个生命末期的过程中支持患者的家人。

鉴于在生命最后日子里的特殊性，本章讨论的重点是垂死患者的症状。还将提供处理患者和家属在面对即将死亡过程中，最常见的难以面对症状的当代姑息性医疗护理方法。

二、濒死患者的临床症状

多数患者的死亡过程是平静的。该过程通常描述为静静地避开外界的刺激，进入很深的睡眠过程。患者在死亡之前，通常有一系列明显的事件包括功能、认知、营养和生理功能的下降。

将死亡的过程分为两个阶段，即"活跃前期"（开始于死亡之前 7～14 天）和"活跃期"（通常处于生命的最后 2～3 天）。各个阶段最重要的临床特点概述见表 12-1。并将详细描述如下。

表 12-1　死亡过程中两个阶段的特征

活跃前期	无力和嗜睡
（死亡前 7～14 天）	对照顾者的依赖增加
	以前活动的病人处于卧床状态
	睡眠增加
	渐进性的迷失方向
	注意力降低或消失
	躁动
	食欲下降
	吞咽困难
	膀胱或肠道失控
活跃期	意识模糊
（死亡前 2～3 天）	对外界刺激的反应降低
	目光呆滞，瞳孔不聚焦
	食欲下降
	呼吸模式异常
	血压和脉搏很难测到
	低血压
	渐进性的四肢变冷，出现斑点
	濒死的喉鸣
	死亡期前的"能量激增"

（一）活跃前期

由于患者进入濒死的活跃前期，他们开始出现进行性的无力和嗜睡，日常生活的基本活动越来越依赖照顾者。以前曾一直活跃的患者可能卧床不起，睡眠占据了他们的大部分时间。在认知方面，患者可能逐渐变得迷失方向，注意力有限。部分患者可能脱离周围的环境，与外部不存在的事物或与人讲话。躁动也常见。

关于营养状况，由于食欲减退和吞咽困难导致进食严重受限。因尿量减少，不随意肌失控，可能导致原来肠道和膀胱功能正常的患者，发生大小便失禁。

（二）活跃期

患者处于死亡前几小时的生命特殊阶段。在死亡过程的最后阶段，患者会有相似的临床症状和体征。例如，他们通常都卧床，完全失去食欲。意识模糊，身体对外界的刺激不再有反应。目光呆滞，瞳孔似乎聚焦在远处看不见的物体。四肢从远端开始逐渐出现斑点，变得湿、冷。血压、心音、脉搏往往难以测到。出现不同的呼吸模式，从速度缓慢、深沉、规则至较迅速和不规则。常常可见到上下气道的阻塞。发生呼吸暂停，并可能会逐渐延长，直到最后呼吸停止。

根据任何特定的体征或症状的发展，很难预测死亡的确切时间，这个过程可能是几个小时到数天。众所周知，有时，一些患者在死亡的过程中，偶尔因为不能解释的原因，可有身体、认知或功能情况的一过性改善。生命末期关怀和姑息性治疗的员工称这种现象为"能量激增（回光返照）"。此时，患者没有垂死的表现，相反，他们似乎从深度睡眠中醒来，有充满活力的感觉。这种短暂的情况可持续几小时到几天，然后又返回到垂死的状态。这种"能量激增"的表现，常使家人和照顾者困惑，使他们经历希望和绝望的"情绪过山车"。有时候，导致他们会怀疑患者死亡的真实性，并可能期望需要用针对疾病的干预，能使病人的情况逆转。专业护理人员的重要性，是协助家庭成员了解这个特征性"能量激增"，而将它视为垂死者给予他们的一种珍贵的纪念。并向家人解释，任何企图延长这种暂时现象的医疗干预，都不会有益，事实上，可能是在自己亲人生命即将结束时，增加患者的痛苦和不必要的干扰。

然而，如前所述，大多数患者的死亡过程是安静的。现场的成员常常记得的是平静的过程。在一系列生命末期病人的研究中，高达 98% 的患者的死亡是平静的，65% 的患者在死亡之前的 48 小时是安静的。然而，有一些患者，在最后的日子里，可以发生新的症状，先前控制良好症状中的一种或多种，也可能出现复发或恶化。疼痛、烦躁不安、意识混乱、躁动、幻觉、肌阵挛性抽搐、癫痫发作、出血、恶心、呕吐、呼吸急促和呼吸困难是垂死患者常见的症状。通常，这些症状对于在现场的朋友和家人是可怕的刺激。最后时刻的回忆往往会萦绕在现场朋友和家人的脑海和心中很多年。因此，很重要的是医疗专业人员应该知道如何识别和治疗这些生命末期的症状。

三、临近死亡患者症状的处理

(一)生命末期时疼痛的处理

生命末期患者疼痛处理的最重要原则是,在早期阶段确定正确处理疼痛的办法,在死亡过程中而不需要做任何改变(见第6章)。意识水平的下降并不意味着早期的疼痛水平有所缓解。虽然有一些迹象表明脱水和营养减少导致的代谢变化可能有镇痛作用,但它不能假定是因临近死亡,而致疼痛消退。实际上,在死亡的这一阶段,疼痛可能会增加。因此,在疾病过程中,应维持以前建立的疼痛处理的方法。

在生命最后阶段,有关疼痛处理应反复考虑的问题是评估药物给予的途径,阿片类药物毒性的风险增加,怕因为持续使用阿片类药物,或一直在用阿片类药物处理的患者,因停用阿片,加速死亡。

1. 评估 疼痛处理的基础是需要找出疼痛的病因,提供解除疼痛原因的干预措施。在思维和口头反应清楚的患者,对疼痛的评估方法不需要改变。然而,在思维迟钝或者不能用言语表达的患者,临床医师必须依靠患者的表现,如面部痛苦的表情、不停的躁动,以及可能暗示身体不适的呻吟等进行评估。为了协助照顾者对可能有疼痛,而无法进行有效沟通患者的客观评估,根据所观察到的、患者不适的各种视觉和听觉的线索,已经开发出不同程度的计分。其中之一,FLACC行为计分表(图12-1)使医疗护理人员,通过观察到的下列情况,对疼痛的严重程度计分:患者的面部表情(F),腿部动作(L),整个身体的活动(A),是否哭泣(C),以及是否可以获得安慰或舒适(C)。

FLACC 行为计分

类 别	计 分		
	0	1	2
面部表情(F)	没有特别的表情或微笑	偶尔有怪相,或皱眉,沉默寡言,无表情	频繁不断地皱眉,咬紧下腭,下颌颤抖
腿部动作(L)	正常位置或放松	不安,焦躁不安,紧张	踢腿或腿向上抬
身体活动(A)	静静地躺着,正常位置,移动轻松	蠕动,来回移动,紧张	拱形、僵硬或痉挛
哭泣(C)	没有哭泣(清醒或入睡)	呻吟声或呜咽,偶尔的抱怨	不断地哭泣,尖叫声或呜咽,经常抱怨
可否安慰(C)	满意,轻松	由偶尔的抚摸、拥抱或交谈而分心	很难安抚或安慰
五个类别中的(F)面部、(L)腿、(A)活动、(C)哭、(C)可安慰的得分为从0~2分,总分在0~10			

图 12-1 使用 FLACC 行为计分,加至总和为 10 分(自 0～10 分)
可用于评估疼痛的严重程度,引导临床医师选择治疗(经许转载,from Merkel S, Voepel-Lewis T, Shayevitz J, Malviya S. The FLACC: A behavioral scale for scoring postoperative pain in young children. Pediatr Nurs, 1997, 23: 293-297.)_ⓒ 2002, The Regents of the University of Michigan. All Rights reserved)

在已进入垂死的阶段的患者,护理人员和医疗专业人员常可观察到与活动相关的疼痛。这种疼痛被形容为"干扰性疼痛"和"事件性疼痛"。此种类型的持续时间短暂,而且明显在病人被移动或干扰时出现。病人可能会哭出声、呻吟或表现怪相。虽然研究人员将其形容为"报警反应",在盲、聋和困惑的患者尤其明显,可能是由于长期不能移动导致的僵硬所致。

"干扰性疼痛"是家人或照顾者的痛苦,使他们觉得触摸患者会造成亲人极度的不适。因此,必须教会家人和照顾者认识这类疼痛的反应,使他们在移动患者时,确保患者的舒适。为此,患者的照顾者必须接受适当的指导,以便了解正确移动患者的技术。即使是对无反应的患者,也应鼓励家庭成员与患者的沟通。干扰性疼痛的处理包括仔细解释要执行的方案,实施前谨慎的治疗,按计划小心地移动患者。对于耗时较长的操作或执行某些处理时(即伤口护理或导尿管插入),应给患者用短效镇痛药,如液体吗啡,约在这些操作之前半小时给予。

在接近生命末期的最后几天里,身体不适的其他常见原因可能与泌尿生殖系统和胃肠道以及体壁肌肉骨骼系统有关。尿潴留导致膀胱扩张或促进感染可引起疼痛。可能发生的便秘，使患者痛苦，事实上由于许多照顾者误认为患者摄入的食物少，不需要肠蠕动，而增加了便秘的复杂性。由于行动不便及大小便失禁，使压疮的发生率增加。虽然止痛制剂在处理这些症状时很重要，但要记住用非药物的干预措施也非常重要。适当的皮肤护理、翻身、轻柔的运动，放置 Foley 导尿管进行膀胱引流，维持肠道运动的计划，以上所有的方法都可以改善生命末期患者的舒适性和减少疼痛。

2. 给药的途径

(1)口服途径：在某些病例，口服途径仍是在生命末期阶段，给予镇痛药的最佳选择。浓缩的液体吗啡或羟考酮(20mg/ml)每 4 小时(如果需要可更经常)给药一次是安全有效的非侵入性的方法。实际上，可将此类液体性药物放在舌下或颊部，通过咽腔后涓流到胃肠道而被吸收。而许多照顾者错误地认为这些药物是通过黏膜直接吸收的。然而，据我们了解芬太尼是唯一真正通过舌下和黏膜(见下面口腔黏膜途径的讨论)吸收的可口服阿片类镇痛药。有少数的报道认为，少量用这些口服药物，不会有助于减轻症状。特别是对需要口服浓缩液态吗啡或羟考酮每天少于 120mg 的患者。

(2)直肠途径：在生命仅有几天的生命末期患者，直肠途径给药是一种有效的替代方法，前提是有照顾者乐意用这个途径为患者给予药物治疗。最常选择药物是吗啡和氢吗啡酮，因为它们容易以栓剂的形式提供。

如直肠穹隆内存在粪便，可影响直肠途径的阿片类制剂的吸收，在栓剂完全吸收之前排便，可导致对疼痛的缓解不可靠。经直肠途径给阿片类制剂与口服同等剂量的阿片类制剂吸收后的血浆浓度可能不同，因为尽管大多数患者经口腔与经直肠的阿片类制剂的比例为 1：1，但经直肠给药的首次通过效应是减少的。应仔细地评估意识水平、疼痛相关的行为，以及患者报告的有效性，如有可能，必须确定用直肠给药替代口服镇痛药物的功效。

已有用于直肠给药，制成栓剂的缓释吗啡和羟考酮制剂。坊间有少数报道认为，这些制剂可有效地维持患者的舒适性，前提是阿片类制剂的栓剂需留在直肠。理论上，直肠中的血液供应足够满足药物的吸收，但很少有研究，比较口服缓释吗啡和羟考酮制剂与直肠使用口服的缓释制剂的疗效，血浆的

水平以及吸收的情况。

直肠给药对有恶心和呕吐以及有部分性或完全性肠梗阻的患者尤其有用。然而，直肠途径不能长时间使用，因为它会刺激直肠黏膜而导致不适。有腹泻、痔疮、肛门裂和中性粒细胞减少的患者，绝对应避免直肠给药，或者必须慎重考虑。在这些情况下，使用其他的方式可能更为合适。

(3)口腔黏膜途径：芬太尼是亲脂性(脂溶性)药物，使它成为理想的经口腔黏膜途径的用药。市售提供的有两种产品，其主要指征是已经接受阿片类制剂治疗疼痛的患者。其中一种，称为 Actiq，是用枸橼酸芬太尼做成菱形的"棒棒糖"，并称为"ora-let"，然后将"oralet"放置在口腔内颊部或对着颊部摩擦 15 分钟，使药物溶解后被吸收到血液。据报道，以这种方式经黏膜使用芬太尼，在 5～10 分钟后疼痛缓解。但必须注意的是，实际上只有 25% 的药物是通过黏膜吸收，而其余 75% 的药是被吞下，通过胃肠道吸收。

第二种产品，被称为芬妥瑞(译者译，Fentora)，是芬太尼的颊片制剂，放置在口腔内颊部，需保留 15 分钟以便溶解。约 50% 的药物是经黏膜吸收，而其余的 50% 被吞下，通过胃肠道吸收。鉴于这些药物与用浓缩液体吗啡比较，不符合成本效益，而且，其中 1/2～3/4 的活性药物需要被吞咽后吸收(和浓缩液体吗啡一样)，因此，在生命末期患者疼痛的处理中，与浓缩液体吗啡比较，用这些药物并没有任何显著的优势，因而，此种给药方法的作用非常有限。这些制剂的进一步讨论见第 6 章。

(4)经皮的途径：在生命末期患者的最后时刻，芬太尼经皮贴剂已使疼痛获得控制者，应继续使用。然而，在生命末期患者很少选择经皮芬太尼为开始的药物或用药途径。因为，芬太尼经皮贴剂需要 12～24 小时才达到血浆峰值浓度，将不得不使用其他附加的疼痛处理的手段，直到峰值血药浓度达到要求。使用本方法的另一缺点是很难快速地调整用量。芬太尼经皮贴剂的讨论，请见第 6 章。

(5)非肠道的途径：虽然无创给药的途径通常是可取的，特别是仅有很短存活时间的患者，但有时，可能有必要通过非肠道途径给予镇痛制剂。对于已经有静脉通路的患者，静脉内(IV)途径给药最适当，而对于大多数没有留置静脉内输液管的患者，皮下途径是有效的给药途径。

①皮下注射的途径：已证明，在生命的最后阶段，一个剂量的镇痛药连续皮下输注，能为剧烈的疼

痛提供良好的缓解作用,并有稳定的血浆浓度,以及能迅速调整药量的优点。皮下注射的途径,其疗效和血浆浓度都能与经静脉内途径媲美,而没有经静脉内途径固有的复杂性。

虽然,吗啡是经皮下的途径治疗疼痛的制剂,实际上,优选的制剂可能是氢吗啡酮,因为它有与吗啡相似的缓解疼痛作用,而且其效力和血浆浓度比吗啡高,因而可以给予较小的剂量。这对于需要大剂量阿片类制剂才能充分控制疼痛的患者尤为重要。美沙酮、芬太尼和二醋吗啡(海洛因)(dimorphone)也可以经皮下给药。虽然,已经有报道,经皮下注射的途径使用美沙酮可引起显著的皮肤不良反应,如硬结和红斑。但也有报道称,通过经常更改注射点或同时使用地塞米松或透明质酸酶可使这些并发症降到最少。最近的两个案例报道还表明,可通过皮下输液给予美沙酮,而避免皮肤毒性。也已有报道,在某些病例皮下给芬太尼也有效,但没有用药期间的药动学的研究。二醋吗啡(海洛因),像氢吗啡酮一样有较高的效力,可以用较小的剂量,但在美国没有。

皮下输注处理疼痛的最大缺点是,能吸收而不产生不适或不良反应(如皮下组织损伤)的输注量有限。虽然使用透明质酸酶可显著提高皮下组织吸收液体的容量,皮下组织能吸收的液体量,仅为 2～3ml/h(见下面有关生命最后阶段输液的作用)。

采用皮下输注的途径,进针部位的不舒服不是个问题。通常使用蝴蝶针,但也有用专门设计的为皮下输注用的针。典型的皮下输注方案建议,针和进针点每 72 小时更换一次以减少感染的机会,并促进液体的吸收。

虽然,由皮下输注药物处理疼痛有效,但患者必须有足够的皮下组织。因此,恶病质的病人不宜用此方法处理疼痛。相反,有严重水肿的病人也不宜用此方法处理疼痛。在有免疫抑制和有凝血障碍的患者,需仔细权衡皮下输注的利弊,以防可能增加不良反应。

②经静脉的途径:经静脉用药处理疼痛是非常有效的途径,可提供稳定的血浆浓度,快速地调整,并可用一次的剂量达到缓解疼痛。用于皮下输注的药物同样可用于静脉内给药。对已有中心静脉通路的患者,静脉内给药是一条理想的替代性途径。当需要以大剂量的阿片类制剂维持控制疼痛时,它往往是首选的途径。在没有中心静脉通路的患者,尤其在生命末期的最后几小时,建立静脉途径可能很

困难,往往不合逻辑。皮下途径给药常常是一种更好的替代方案。

3. 阿片类制剂的毒性　由于临近死亡的患者,肾功能往往会迅速下降,可增加阿片类制剂神经毒性代谢产物积累的风险,从而明显增加阿片类制剂毒性。由阿片类制剂毒性引起的最常见的表现为,谵妄或肌阵挛。因此,正在使用阿片类制剂治疗的患者,出现这些症状时,应高度考虑阿片类制剂的毒性可能是上述症状的原因。如果,不是垂死的患者,应该考虑尝试轮换应用不同阿片类制剂和(或)使用皮下输注的方法,以改善情况。如果是垂死的患者,最好的替代性治疗,可能是用氟哌啶醇与利培酮对症治疗谵妄,或用苯二氮䓬类治疗肌阵挛。见第 6 章中阿片类制剂毒性的处理。

4. 害怕过早死亡　如第 6 章中所述,害怕过早死亡是有效控制疼痛的主要障碍。即使在接近生命末期,已用阿片类制剂控制疼痛很长时间的患者,预示即将生命末期的意识水平改变,以及其他一些变化往往被家人解释为是由镇痛药引起的。因而,家庭成员可能不愿意给病人按预定给予镇痛药的方案给药,或要求专业护理人员停止用药。虽然,这种情况的发生,也许比卫生保健工作者在改善生命末期关怀治疗的教育中所提到的少见。据传,在医院里有因害怕使用阿片类镇痛药导致过早死亡,而停用阿片类制剂的报道。如前所述,在大多数情况下,这些恐惧是没有根据的,家人可以放心,应该继续用镇痛药。如果家人坚持停止给药,至少可以给予少量的阿片镇痛药,以防止发生痛苦的阿片戒断症状。

5. 阿片类制剂的戒断　在已控制疼痛的患者,暂停使用阿片类制剂将会导致疼痛的复发以及发生令人痛苦的戒断症状(即烦躁不安、情绪激动、震颤或癫痫发作)。如上所述,在家人或其他照顾者因害怕阿片类制剂导致患者过早的死亡,而不给服药的患者,则可能发生戒断症状,生命末期患者会变得对外界的事物很少有反应,无法吞下大量的口服药物。对于无法吞咽的病人,可以选择另一条使用阿片类制剂的途径(即经直肠、皮下或静脉),以保持达到控制疼痛的水平。另外,如上面所讨论的,为了保持控制疼痛和避免戒断症状,可用浓缩的吗啡或羟考酮制剂(20mg/ml)放入舌下或颊部给药的方法(放舌下或颊部,然后吞下)可使患者有效地控制疼痛,并可避免戒断症状。如果害怕过早死亡或发现病人的意识水平改变是继发于阿片类制剂时,重要的是让患者至少继续接受原阿片类药物 25% 的剂量,以避

免戒断症状。

(二)呼吸困难

呼吸困难是一种伴有气短的喘不上气的感觉,是接近生命末期患者在最后几天最常见和最可怕的症状。呼吸困难可表现为大量分泌物、咳嗽、疲劳、缺氧、焦虑、激动、呼吸急促和(或)胸痛。一些数据表明生命末期患者发生呼吸困难的可高达 70%,其中发病率最高的是肺癌、头颈部癌和退行性神经系统疾病。

生命末期时的呼吸困难往往有多种因素,在生命的最后阶段,要治疗呼吸困难的根本原因,几乎不可能。因此,治疗的目的是为了减轻呼吸困难的感觉和伴随的症状。在生命末期患者,治疗呼吸困难可能有效的干预见表 12-2。

非药物的措施包括有护理人员的护理,平静的声音,加以温柔的触摸,使患者放松和缓解忧虑,特别是对与焦虑相关的呼吸困难。在某些情况下,使用风扇或打开窗户,使凉爽的空气吹到脸颊和鼻部可有效地缓解呼吸困难,因为有观点认为,呼吸困难的感觉是由三叉神经支配的区域受刺激所致。简单的风扇通常可充当良好的工具,通过鼻导管提供尽可能多的氧气可缓解某些患者的症状,但在文献中很少有证据证明,对低氧血症的患者,提供氧气有益。发

绀患者可能会受益于使用非介入性的面罩正压供氧。

药物治疗常常是生命末期过程中处理呼吸困难的重要部分,虽然支气管扩张药(β₂激动药和黄嘌呤)和类固醇可能有效地治疗有气道阻塞和炎症的患者,特别是在疾病较早期的呼吸困难,呼吸镇静药如苯二氮䓬类、吩噻嗪和阿片类制剂则是接近垂死患者,治疗呼吸困难的主要药物(见表 12-2 适当剂量的信息)。此类药可以单独使用,或者与支气管扩张药和类固醇一起用以增加其疗效。

阿片类制剂,尤其是硫酸吗啡,在呼吸困难的治疗中,通过抑制呼吸的意识和同时提高呼吸的效率,有重要的作用。已证实在相对“健康”的患者,吗啡可以改善运动耐力。但其精确的机制仍未知。

过分强调呼吸抑制的不良反应,以及加速死亡的可能性,造成许多卫生保健专业人员不愿意用吗啡治疗呼吸困难,特别是对于有肺部疾病(即慢性阻塞性肺疾病、肺癌)的患者。这种担忧是不合理的,因此,不应该怕用吗啡。但是,应当针对呼吸的频率调整剂量,以达到每分钟 12～20 次的呼吸速率。对于已经使用阿片类制剂控制疼痛的患者,为了很好地控制呼吸,剂量需要增加 50%。通常建议用口服的途径,然而,在生命末期的患者,皮下(SQ),经静脉,以及最近多用的雾化的形式,都可用于治疗患者的呼吸困难。

表 12-2　在生命最后的阶段呼吸困难的治疗

非药物	干预		
	照顾者的护理		
	恬静平和的声音		
	温柔的触摸		
	放松的技巧		
	通过使用风扇或打开窗户空气流通		
	氧气		
药剂	药物	途径	剂量
苯二氮䓬	劳拉西泮	口服,注射	0.5～2mg q4h PM
	阿普唑仑	口服	0.25～2mg q4h PM
	地西泮	口服,注射	2～20mg q4h PM
吩噻嗪	氯丙嗪	口服,直肠,注射	30～100mg q4h PM
	硫利达嗪	口服,注射	30～100mg q4h PM
阿片类制剂	吗啡	口服*	5～10mg q2～4h PM
		注射*	2～5mg q2～4h PM
		已用阿片类药物	增加原有剂量的 50%
		雾化	5～20mg q4h PM

*:阿片类耐药者,PM:餐后

已经发现在支气管树和沿迷走神经的感官纤维有阿片受体，是使用雾化吸入吗啡的理由。如果有效，雾化的吗啡起效很快，在吸入吗啡后2～5分钟，就对呼吸困难发挥作用。此外，吗啡很难通过肺吸收，如果担心阿片类制剂的全身毒性反应，使用雾化吸入的途径特别有吸引力。无论是肠道外或口服，开始的剂量是5～10mg的吗啡，稀释于2ml生理盐水中，如需要每4小时一次，推荐用雾化吸入的途径。最常见的不良反应是支气管痉挛；因此，第一次治疗应在可控制的环境中应用。

评估吗啡雾化对呼吸困难治疗功效的研究喜忧参半。一项荟萃分析，包括9个以吗啡雾化进行治疗晚期慢性肺部疾病患者呼吸困难的疗效研究，表明没有足够的证据支持雾化吸入吗啡在这些患者中的作用（Brown等，2005）。然而，最近对患者进行姑息性治疗的一项研究（Bruera等，2005）表明，在11例双盲交叉方式的研究中，雾化吸入吗啡如同皮下使用吗啡一样能有效地缓解呼吸困难。由于此研究是小样本，建议进一步研究。本研究以及一些分散的个案报道，已为吗啡雾化治疗生命末期患者呼吸困难提供了某些支持。

当即将死亡患者的呼吸困难不能由任何干预所能控制时，如前面已经描述的，应考虑姑息性镇静。该技术将在下面讨论。

(三)终端拥塞(生命末期喉鸣)

终端拥塞表现为嘈杂而湿润的呼吸音或"发出嘎嘎的响声"，常在患者接近死亡时听到。虽然，生命末期喉鸣往往使家庭成员和照顾者感到困扰，但患者已不被此嘈声所困扰。

这种拥塞，也称为"生命末期喉鸣"，可以简单地描述为，气管内的黏液分泌物聚积在生命末期病人口咽部，无法清除，在吸气和呼气时发出的声音。富有同情心地向患者解释和安慰，轻轻地翻动患者的身体，以及合理地使用抗胆碱能药物，偶尔轻轻地吸出分泌物，通常可以使这种症状减轻。建议用硫酸莨菪碱、硫酸阿托品、甘罗溴铵和东莨菪碱，可以口服、皮下和经皮的形式给药。由于大多数有生命末期喉鸣的患者无法下咽，已观察到，用液体形式的莨菪碱和胃长宁，以及阿托品滴眼液通过舌下(SL)途径给药有效(请参阅表12-3适当剂量的信息)。当使用上述任何一种药物时，必须警惕可能有显著的抗胆碱能的不良反应，最值得注意的是出现谵妄或谵妄加重。虽然在此类患者中的谵妄是多因素所致，但不应该忽视这些药物潜在的作用(有关生命末期期谵

妄的处理，以下将进一步讨论，充分的讨论见第10章)。吸痰，只能作为最后的措施，应尽可能避免。

表12-3 生命末期患者终端拥塞的治疗

药 物	途 径	剂 量
莨菪碱	口服,舌下(液体)	0.125～0.25mg q4h PM
阿托品	口服,舌下(滴眼液)	1～2滴 q3h PM
	注射	0.4mg q1～2h PM
甘罗溴铵	口服,舌下(液体)	1～2mg q4h PM
	注射	0.1～0.2mg q4h PM
		0.4～1.2mg /d,滴注
东莨菪碱	经皮贴剂	1贴 q3d

PM:餐后

重要的是要注意这种类型潮湿的呼吸与肺水肿相关的充血不同。抗胆碱能药物对与心力衰竭相关的充血其效益极微，乃至无效。对这些病例，用吗啡和用呋塞米或布美他尼轻微地利尿往往是必需的。

(四)口干症

某些人认为口腔干燥是生命末期患者不舒服的一个主要原因，也是在生命末期患者，因无液体摄入希望输液的主要原因(见下文)。然而，仔细地口腔护理，可缓解口干症的不适，从而避免输液。适当的口腔护理与治疗包括：①用过氧化物和水或甘油拭子清洁和擦拭口腔；②通过提供液体或使用喷雾瓶，喷雾润滑口腔黏膜；③用唾液替代品；④嘴唇上用保湿剂或凡士林；⑤给予维生素C、柠檬滴剂，或毛果芸香碱刺激唾液的分泌(有关口干的进一步讨论请参见第11章)。

(五)困惑、情绪激动和生命末期谵妄

在生命末期的最后几小时中，高达10%的患者发生困惑。其表现往往有很大差别，从定向力障碍、身体躁动不安和激动至明显的谵妄。困惑的原因包括环境变化、焦虑、痛苦或身体不适，便秘或膀胱扩张、脱水、电解质紊乱,感染和药物(有关谵妄详细的讨论见第10章)。

困惑、情绪激动和生命末期谵妄的处理应先通过评估，然后针对其原因进行治疗。非药物的治疗包括保持合适的卫生，翻动身体，平静的安慰，以及保持室温的舒适环境。停用不必要的药物治疗也是非常重要的。由于脱水往往是生命末期躁动谵妄的一个主要因素，为病人静脉提供液体的问题，即使在接近生命末期时，仍继续在生命末期关怀与姑息医学的专业人士中进行辩论(此将在下面进一步讨论)。已经尽一切努力纠正了全部可纠正的原因仍

没有改善症状,根据患者的短期预后和医疗护理的目标,药物的给予常是必要的。对于症状较轻的患者,苯二氮䓬类如劳拉西泮,或吩噻嗪制剂如氯丙嗪,是经常使用的药物。当躁动较为严重,或有明显的谵妄时,氟哌啶醇或非典型抗精神病制剂中的一种,如利培酮可能是必需的(表 12-4)。如果症状仍未能控制,可能需要考虑姑息性镇静(见下文)。

表 12-4 接近生命末期时的困惑、情绪激动和生命末期谵妄的治疗

药 物	途 径	剂 量
劳拉西泮	口服,注射	1～2mg q4h PM
氯丙嗪	口服,注射	25～50mg q4h PM
氟哌啶醇	口服,注射	1～2mg q4h PM
利培酮	口服	0.5～1mg 1～2/d

PM:餐后

(六)出血

有时,可能发生难以控制的出血导致死亡。虽然,在癌症的生命末期患者中,只见到 6%～10%,而且,在生命末期关怀和姑息性治疗的非恶性疾病生命末期的患者中,发生出血的比例很小(即,继发于肝硬化终末期门静脉高压的食管静脉曲张大出血);这种类型的死亡,通常不引起患者身体上的痛苦,可是对家人以及意识清楚的生命末期患者的精神是极大的打击。

在某些生命末期时有大出血高危的患者,最初可能有慢性出血期,在此期间,可试图通过使用止血敷料以控制出血,如果患者有合理的短期预后,可以考虑第 18 章中描述的各种介入性干预措施,或第 19 章中所描述的放射治疗。但是,在确定有大出血的高风险的患者,无论是否有慢性出血,应该告知患者及其家人有大出血的可能性,并做好会发生这种情况的准备。

用于难以控制的出血的干预措施见表 12-5。很重要的是用深色的毛巾覆盖出血区,以避免病人和家属看到令人痛苦的血液。也应迅速和经常地清洗出血区,因为血液常常会产生独特的恶臭。以冷静的态度说话以安抚患者,使他或她不感到孤单。如果病人清醒,并出现明显的痛苦,可考虑给予镇静药,推荐用咪达唑仑,因其起效快。由于此种情况常导致家庭成员的极度哀伤,需要有医疗护理专业人员给他们极大的关注和支持。

(七)生命末期患者的输液

虽然,缺乏证据表明为接近生命末期患者补液

显著有益(详细的讨论见第 24 章),但家庭成员和医疗专业人士,常常感到不得不在患者最后的几天提供流体。其中有很多的原因,对于家人,希望为患者提供饮食,对于临床医师,这是基本的"标准"的医疗服务;中止输液似乎是在切断医患关系之间神圣的纽带。允许患者死于脱水和(或)饥饿,被视为是医生无作为的行为。因此,对于所涉及的各方,不用或停用现有的胃肠外输液的治疗性干预可能会导致内疚、无奈,以及对死亡"失去控制"。

表 12-5 对难以控制出血干预措施的建议

- 出血区盖上深色(即蓝色或绿色)毛巾以避免看到血液
- 尽可能地保持出血区干净
- 以冷静态度的说话以安抚患者,使他或她不感到孤单
- 如果病人清醒并有明显的痛苦,考虑用速效镇静药
- 为家庭成员提供关注和支持

医师和家属想给接近生命末期患者提供液体的另一个主要的理由是,因脱水而死亡会引起患者疼痛和痛苦的概念。这种痛苦被假设是由口渴、口干、乏力、嗜睡、恶心、呕吐、神志不清、躁动,以及压疮和便秘的风险增加所致。在肾衰竭、阿片类制剂代谢物的积累、困惑、肌阵挛、抽搐、肌肉痉挛,进而可能加速死亡。并可能会发生电解质紊乱如高钠血症,并引起困惑、虚弱、嗜睡,最终发展为迟钝、昏迷和死亡。

然而,一些对生命末期患者的脱水与疼痛和痛苦的问题的研究,驳斥了上述的某些论点。脱水不会引起疼痛或不适,因为脱水过程中产生的酮类,可作为一种天然的麻醉剂使人欣快。酮也可导致意识水平的下降。此外,生命末期患者对脱水感到的不适,比接受医疗性的输液更少。

胃肠外给予液体的不良反应会持续很长时间,包括:因渗透或自行拔除,而需要反复静脉穿刺,限制了病人的活动、充血、增加呼吸道的分泌物和胸腔积液导致咳嗽,以及常见的痛苦的表现是窒息和溺水感。进一步的不良反应包括:液体超负荷导致充血性心力衰竭的体征和症状;增加腹水的风险;排尿量增加可致使皮肤破裂,如果放置介入性导尿管可能减少这种情况;胃肠液的增加可导致恶心和呕吐发生率增加,为减少胃肠液,而可能需要用鼻胃管抽吸;外周水肿的加重,可增加压迫性溃疡的风险;补充营养可加速肿瘤的生长;并加重与肿瘤大小相关的症状。因此,静脉输液有许多负面的影响,没有数据表明脱水引起生命末期病人的疼痛或不适,导致

多数姑息性治疗专家不再推荐用静脉输液的途径预防脱水。

1.皮下输注　皮下输注(HDC)是通过皮下输注提供肠胃外的液体的技术,可避免许多生命末期患者提供静脉输液所遇到的困难。

在接近生命末期的患者,皮下输注液体的方法有:每小时 40ml 的速度,连续 24h;每小时 80ml 连续 12h;或者为每天 3 次,每次在 1h 内输液 500ml。推荐使用的液体应含有电解质(即生理盐水,或 2/3 的 5%右旋糖和 1/3 的盐水),因为非电解质溶液可导致液体流入组织间隙,往往可导致水肿和肿胀,并引起组织的脱落。每升溶液内含 150U 透明质酶,或在 3 次 500ml 的第 1 次 500ml 输液之前加入,可促进液体的吸收。

研究人员发现,在使用皮下输注的研究中,多数患者对这种输液的方法耐受性良好。如果针头放置不当,患者也没有任何不适,有些患者未意识到针头的存在。用于皮下输液和药物的针头是蝴蝶针,另有聚四氟乙烯套管。采用蝶形针皮下输液部位的平均持续时间为 5.3 天和使用铁氟龙套管的平均持续时间为 11.9天。然而,据报道套管的成本是蝴蝶针的 10 倍。

为接近生命末期患者提供皮下输注的易用性和可用性,已让生命末期关怀和姑息性治疗提供者可满足生命末期患者的需求,并可能改善某些症状,如谵妄或阿片类制剂的毒性。来自不同的文化、种族或宗教背景的患者和家人,相信即使患者已临近死亡也必须提供水分,皮下输注是尊重这些信念安全和适当的方式,而没有液体超负荷引起不良反应的风险,可能导致用更多的皮下输注替代传统的静脉输液。最后,皮下输注的液体量易于管理,许多姑息性治疗的临床医师已经提出:为降低因脱水导致不适的风险(具体而言,是生命末期焦虑和谵妄的风险),是否对多数患者在生命末期时应该用此方法给予液体的问题。

正如在第 10 章所述,Bruera 等的研究(2005)报道,接受的皮下输注 2 天的患者,改善肌阵挛和镇静的症状,与一组用安慰剂患者比较,有显著的差异。在皮下输注的患者,幻觉-谵妄的标志性症状,改善的百分数,比安慰剂组高,但无统计学上的差异。虽然研究者主要结论是,需要进行更多的研究。但该研究对皮下输注的评估,没有特别针对生命末期患者的补液。因此,皮下输注对生命末期患者的疗效,仍没有结论。所以,在生命末期的患者,是否需要输液的决定,应该继续根据患者的症状和治疗目标,个体化进行。

2.直肠滴注法　在文献中已有描述,直肠滴注法是通过直肠的途径输入液体,似乎是另一种用于输入液体的安全方法。是基于发现在正常的志愿者灌肠后液体可被吸收的事实提出的技术。虽然,大多数患者宁愿用皮下的途径,但是,无结肠肿瘤的患者,不能接收任何其他路径提供液体,直肠滴注不失为有效的方法。

直肠滴注法:要求插入 22 French 鼻胃管到直肠 40cm 处。给予生理盐水或自来水每小时 100～400ml,每天 4～5 次。两种最常见的不良反应为泄漏和里急后重(肛门括约肌痉挛)。

(八)生命末期患者的姑息性镇静

对生命末期患者的基本医疗目标是缓解痛苦的症状和身体上的疼痛。而生命末期患者的症状往往很顽固,对前述的干预无效,使临床医生很困惑,常常需要用镇静药,以获得病人症状的缓解。

围绕姑息性镇静的伦理问题将在第 23 章中讨论。此处针对生命末期患者,有经姑息性干预无效的症状,用姑息性镇静可能是合理地控制症状的另外一种治疗的选择。

在生命末期的患者,可能需要镇静的难治性症状包括顽固性疼痛、呼吸困难、烦躁谵语、多灶性肌阵挛、出血、顽固性呕吐。至关重要的是,在考虑为患者用姑息性镇静时,或决定尝试镇静之前,已用过一切适当和合理的治疗方法。

在已经用阿片类镇痛和处理呼吸的病人,阿片类制剂的剂量可递增到镇静的水平。如果患者没有用阿片类制剂,或增加用量后无反应,或已发生神经兴奋的不良反应,如肌阵挛或躁动性谵妄(可能促进决定用姑息性镇静),用滴定法加用麻醉剂、巴比妥类、苯二氮䓬,或吩噻嗪可获得显著的效果(请参阅表 12-6 推荐的药物和剂量的信息)。

四、照顾者的支持

在电视上描绘死亡的情况很少发生。现实中,死亡前的过程是短暂的。在此期间,家庭和照顾者需要信息和感情上的支持,以及对由于患者的疾病和死亡造成负担的精神和物质上的具体帮助。

(一)信息和教育

首先,最重要的是要告诉家庭成员患者即将死亡,通常,让他们了解大概什么时候发生。对这段时间的描述可以考虑用"天与周"或"小时与天",使他们知道患者可能发生死亡的时间。虽然,医疗护理人员往往很难预测患者确切的死亡时间,标志着接

表 12-6　生命最后几天的姑息性镇静

药物的类别	药　物	用药途径	剂　量
巴比妥类药物	苯巴比妥	直肠	30～60mg q 4h
	戊巴比妥钠	直肠	2～6mg/kg q 4h
		注射用药	2.5mg/kg q 15min
苯二氮䓬类	苯甲二氮䓬	直肠	10～20mg q 4h
	咪唑二氮䓬	注射用药	0.02～0.1mg/(kg·h)
麻醉药	氯胺酮	注射用药	0.1～0.5mg/(kg·h)
	异丙酚	注射用药	1mg/kg 首剂
			0.05～0.1mg/(kg·min)

近死亡的症状和体征则是容易识别的。重要的是需要识别死亡的先兆，因为大多数患者及家属需要在情感上能相互说"再见"。应告知家庭成员和照顾者，即使是反应迟钝的患者，仍可能听到和理解他们的声音。

在此期间，应该给予家庭成员什么样的教育。照顾者需要指导家人参与亲人身体的护理，控制预期症状的干预措施等。并根据患者家人此时的身体和情绪困扰的情况，可能需要对他们行间断性的或全天的照顾。这种照顾可以由生命末期关怀或姑息性治疗团队成员、聘请照顾者，以及家人和朋友提供。

(二)感情上的支持

当患者即将离去时，患者、家属和护理人员都需要更多的感情上的支持。在患者死亡前的几小时，家人可能有强烈的感情激动，并会在病人死亡后的很长时间持续留于记忆中。对生命末期症状的正确处理会明显减少病人的痛苦，也对患者家人和照顾者提供在丧期间良性的回忆。患者、家人和照顾者可以安心地、按预期的计划行事，病人感到舒适，家人和照顾者也认为在"做正确的事"，让病人在所选择的环境中度过生命末期。通常，对于家庭成员对患者尽力地照顾，应经常给予积极的肯定与鼓励。例如，家人常常对患者的死亡感到内疚，为此，应该向他们解释，人的死亡是自然的过程，也是患者的痛苦和因疾病导致家庭混乱的结束。家人和亲友们应该感到安慰的是，在最后的日子里，他们亲手为患者提供了护理。

(三)精神

精神(灵性)是个人的概念。当他们心爱的人接近生命末期时，患者和家人可能会，或可能不会欢迎精神上的支持。然而，患者及家属所担心、顾虑的精神方面可能的问题，可由牧师的服务解决。牧师，结合社会工作者的协助，也可以提供结构性的情感支持和葬礼，火化和安葬服务的具体援助。为患者事先规划好最终的安排将有助于减少在死亡时的情绪波动。

(四)死亡的时间

在患者死亡的时候，家庭反应的方式，往往取决于文化或民族的行为规范或期望。这些内容超出了本章的讨论范围。对生命末期关怀和生活护理提供者而言，重要的是以同情心、理解和支持家人度过这段时期。确保以关爱和尊重的态度，根据患者的文化或宗教习俗，并遵守家庭的要求适当地处理遗体。如果需要，允许家庭成员有私人时间向遗体告别，并肯定他们给自己亲人的照顾是适当的。如果在去世前不久，一个家庭成员曾给予患者一定剂量的镇静药，应让他放心地认识到服药不会导致结束患者的生命。如果有必要，协助家庭联系殡仪馆或其他机构。

五、有尊严地死亡

死亡是预期的事件，可以给家人和亲友们正面的经历，对逝者是个安息的过程。通过富有同情心、严格的科学态度，以及努力用我们的知识和技能对病人和家庭成员的照顾，可以确保我们的病人会在平静的状态中有尊严地逝去。在生命的最后日子不一定是可怕、痛苦或孤独的，而是一个成长、记忆和总结的机会。

参 考 文 献

Baydur A：Nebulized morphine：A convenient and safe alternative to dyspnea relief? Chest 125：363-365，2004.

Bennett M，Lucas V，Brennan M，et al：Using antimuscarinic drugs in the management of death rattle：Evidence-based guidelines for palliative care. Palliat Med 16:369-374,2002.

Booth S,Wade R,Johnson M,et al:The use of oxygen in the palliation of breathlessness. A report of the expert working group of the Scientific Committee of the Association of Palliative Medicine. Respir Med 98:66-77, 2004.

Brown SJ,Eichner SF,Jones JR:Nebulized morphine for relief of dyspnea due to chronic lung disease. Ann Pharmacother 39:1088-1092,2005.

Bruera E,Sala R,Rico MA,et al:Effects of parenteral hydration in terminally ill cancer patients:A preliminary study. J Clin Oncol 23:2366-2371,2005a.

Bruera E,Sala R,Spruyt O,et al:Nebulized versus subcutaneous morphine for patients with cancer dyspnea:Apreliminary study. J Pain Symptom Manage 29:613-618,2005b.

Fentora package insert. http://www. fentora. com/pdfs/Pdf 100 prescribing info. pdf. Published in December,

2009 and accessed August 24,2010.

Ferris FD:Last hours of living. Clin Geriatr Med 20:641-667,2004.

Ferris FD, von Gunten CF, Emanuel LL:Competency in end-of-life care:Last hours of life. J Palliat Med 6:605-613,2003.

Foral PA,Malesker MA,Huerta G,et al:Nebulized opioids in COPD. Chest 125:691-694,2004.

Hum A,Fainsinger R,Bielech M:Subcutaneous methadone—An issue revisited, Letter to the editor. J Pain Symptom Manage 34:573-575,2007.

National Cancer Institute:Last Days of Life(PDQ®):Care during the final hours. http://www. cancer. gov/cancertopics/pdq/supportivecare/lasthours/Health Professional/page3. Modified September 3, 2009. Accessed September 9,2009.

Wildiers H, Menten J:Death rattle:Prevalence, prevention, and treatment. J Pain Symptom Manage 23:310-317,2002.

第 13 章

接近生命末期患者其他常见的症状

Barry M. Kinzbrunner, James B. Wright　　杨兴生　译　孙静平　校

一、引　言

　　生命末期患者的主要症状在本书的前几章已经讨论。本章将讨论疾病终末期相关的其他常见的症状：乏力、失眠、呃逆、泌尿系统疾病、静脉血栓栓塞性疾病和外周性水肿。

二、乏　力

（一）乏力的定义

　　乏力是指能量的损失或疲劳，而无法维持以前工作或活动的水平。乏力的患者通常主诉感到全身无力。恶性疾病患者的乏力，被描述为"乏力综合征（AFS）"，其特征可能有身体的病理程度和心理性的疲劳，耐久性差，无法开始活动，以及认知功能受损。据估计70％以上的癌症患者在其病程中有此综合征，而且许多人认为这是与他们的恶性疾病相关的最痛苦的症状。

　　为了理解乏力，应该了解相关的内容，但需要与厌食症及恶病质区别（图13-1）。厌食症可以被定义

为食欲缺乏，而恶病质是严重的肌肉萎缩伴有体重损失相关的身体消瘦。厌食症有时是可逆的，但很少见于疾病终末期的患者。恶病质是细胞因子介导的无法维持肌肉蛋白，并且不会因增加食物的摄取而逆转。肿瘤产生的异常蛋白中的恶病质素，可能

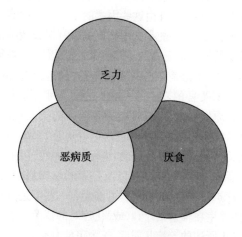

图 13-1　乏力、厌食和恶病质相互间的关系

与导致恶病质有关(厌食和恶病质,厌食-恶病质综合征的讨论见第 24 章)。关于乏力,虽然食物的摄入量减少可引起乏力,但矫正营养的损失,通常也不能改善虚弱乏力。虽然发现,在乏力的患者,非特异性炎症标志物如 C 反应蛋白和铁蛋白的水平增高,因此,被认为可能与乏力有一定的关系,但不像恶病质,没有发现与乏力有关的特异性标志物。

因为乏力伴有全身性的无力,可能表现为肌肉组织的异常。在乏力的癌症患者,虽然摄取的热量正常,仍会有肌肉、功能的损失和身体消瘦,但不一定有乳酸升高。有研究显示,在晚期乳腺癌的患者,有拇内收肌的二型肌纤维的萎缩,提示此肌肉功能异常可能是乏力的癌症患者潜在的特征。

最近,为了更好地了解炎症标志物和乏力的肌肉异常之间的关系,进行了一项检查性研究,旨在定义虚弱-疲劳综合征,要比只依靠患者用 0~10 的评分报道的疲劳(AFS)更客观。研究人员发现,97.7% 的患者有下列变量中的一种或多种变量异常:血清白蛋白水平低于 3.8g/dl(91.6%),C 反应蛋白水平高于 0.5mg/dl(79.3%),血红蛋白水平低于 12g/dl(78.6%)和(或)身体质量指数(BMI)下降超过 20kg/m^2(15.3%)。多变量分析未能建立任何与患者报告疲劳的程度有关的独立变量。然而,分析表明运动功能受损是唯一的与患者报告的疲劳 0~10 评分水平相关的独立变量(Scialla 等,2006)。此项研究似乎证实,虚弱-疲劳综合征的非特异性的性质和(或)对有关炎症蛋白质的作用缺乏了解,同时证实,在研究中表达的运动功能受损的肌肉无力与病人报告的疲劳程度具有良好的相关性。

(二)乏力的原因

乏力的原因见表 13-1。任何患者的无力通常都是多因素引起的,并由这些因素的相互作用决定症状的严重程度,重要的是试图找出是否有引起疲劳的任何可逆的原因。乏力的不可逆转的原因通常与原发疾病有关,无论是恶性的还是非恶性的,通常伴有特定的终末器官的功能衰竭,如心脏、肾脏、肾上腺和肝。在原发病过程中,可能导致乏力的继发性原因,如贫血、低钙血症、低钠血症、低钾血症、Addison 病、库欣综合征,可能是可逆的,也可能是不可逆的,取决于患者主要疾病的性质,以及患者的临床病程,预后和医疗护理的目标。最后,可能会有一些可逆性的乏力,如发生在辐射治疗和(或)化疗时的疲劳。此种情况,停止所述的治疗几周后,乏力可能减轻。

在疾病终末期服用的药物可能会导致乏力。用

多种药可能会导致全身性的无力,如阿片类制剂、抗抑郁药、抗精神病药、苯二氮䓬类、利尿制剂、降糖药,特别是降压药更易导致乏力。其中的许多药物,常常被用于控制疾病终末期患者的症状。例如常用的阿片类制剂,精确地直接影响网状激活系统,产生疲劳的感觉。因此,药物引起患者虚弱的症状是否可逆,主要取决于患者是否可以不用导致乏力的药物。

表 13-1 乏力的原因

不可逆转的原因	可能逆转的原因
原发性疾病的病程	Addison 病(肾上腺皮质功
合并症和继发性疾病的	能不全)
病程	贫血
终末器官衰竭	化疗
厌食-恶病质综合征	库欣(Cushing)综合征
营养不良	低钙血症
尚未很好描述的神经体液	低钾血症
因素	低钠血症
	多重用药
	放射治疗

已有报道,在诊断为非癌症疾病的终末期患者中,有 75% 患者的乏力与焦虑、抑郁、适应性障碍有关,很多是可以治疗的(第 10 章)。营养不良或饥饿也可能导致乏力,但如前所述,加强营养并不能扭转疾病终末期患者的乏力。如上面所提到的厌食-恶病质综合征,癌症和艾滋病(AIDS)晚期的患者中,是由糖类、脂肪和蛋白质代谢的紊乱,与内分泌功能失常和贫血导致的衰弱,并常常促使患者的死亡。

(三)治疗

可用于治疗乏力的方法见表 13-2。由于乏力是由多因素所致,而且很难与基础疾病的病程区分,因而治疗常常是一般性的,没有特殊具体的方法。然而,合理的治疗步骤,总是首先评估患者是否有任何可逆性的原因,如果考虑的治疗适当,并与患者的临床状况和医疗目标一致,可考虑扭转其病因。如果有可能,纠正电解质或其他代谢异常是适合的治疗。如果贫血是患者乏力的主要原因,应考虑输血。如果患者正在接受抗肿瘤治疗,而乏力非常严重,在适当的情况下可能有必要停止治疗。但是,重要的是必须意识到,在这些情况下,想通过治疗扭转这些异常,可能无效,即使可纠正这些异常,可能也不能改善患者虚弱乏力的程度。

可能时,应停用降压药、镇静药、催眠药和任何

其他不必要的药物。糖尿病患者,可应用标准的医疗方案治疗,尽可能地避免口服降血糖药。有规律的运动有帮助,但应限于维持功能的活动范围。但是,运动量不宜过度,太剧烈的运动可能会导致肌纤维损害或疲惫。

表 13-2　乏力的治疗

非药物的治疗
　评估患者是否有任何可逆性的原因,如果考虑的治疗适当,并与患者的临床状况和医疗目标一致,可考虑扭转可逆的原因
　停止不必要的药物治疗
　经常运动
药物治疗
　口服类固醇
　　强的松 40～100mg/d,口服
　　地塞米松每天 16～96mg,分 2～4 次给予
　孕激素制剂
　　醋酸甲地孕酮 160～240mg,口服,2/d
　有抑郁症者用抗抑郁制剂
　哌醋甲酯(Methyphenidate)5mg,q2h PM,最多每天 4 个胶囊

PM:餐后

治疗乏力未来的发展可能是取决于更好地理解细胞因子的相互作用。目前,基于乏力的一般症状药物治疗的选择是有限的。类固醇是最常用的制剂,特别是对预期寿命仅有几周或几个月的患者。对于预期寿命较长的患者,类固醇类的不良反应可能成为显著的问题。可以试用精神兴奋剂,如哌醋甲酯,即可发挥抗细胞因子的效果,刺激食欲,并可增加幸福感。

抗抑郁药,无论是三环类制剂或选择性 5-羟色胺再吸收抑制剂(SSRI),对乏力都没有多大的作用,也没有刺激食欲的作用,除非患者同时有抑郁症。精神兴奋剂,如哌甲酯可引起兴奋和减轻乏力,但在治疗乏力中,是否有任何作用仍值得怀疑。最近,一项在一组癌症晚期有抑郁症的患者无对照组的研究提示,哌醋甲酯 5mg,每 2 小时一次,如需要每天可多达 4 个胶囊,可改善疲乏及整体情况(Bruera 等,2003);而以哌醋甲酯与安慰剂对照的随机试验显示,治疗组和对照组中的患者的乏力,均得到改善,此结果提示此种改善不是由于哌醋甲酯的效果,是由一些其他因素所致。研究人员推测,研究护士每

天对哌醋甲酯治疗与安慰剂对照患者电话访问的资料,可能对乏力改善的作用有影响。目前,已进行另一项临床试验(Bruera 等,2006)。

三、失　眠

失眠是睡眠差的主诉。包括睡眠不足、入睡难或维持睡眠难、睡眠中断,或睡眠质量差。在姑息性治疗的患者中,报告失眠的发生率为 23%～70%。

(一)失眠的原因

与生命末期患者的许多其他的症状一样,失眠是多因素的。比较常见的原因见表 13-3。在一项研究的报道中表明,导致失眠不能控制或控制不佳最常见的身体症状是疼痛(36%)、尿频(29%)和呼吸困难(13%)。导致睡眠不足的非身体的症状包括:焦虑、抑郁、精神错乱。在姑息性治疗中,一般常用的可导致失眠的药物包括:类固醇制剂、抗高血压药、利尿药、拟交感神经制剂、抗胆碱能制剂、中枢神经系统兴奋剂和选择性 5-羟色胺再吸收抑制剂。咖啡因也可以导致失眠。

表 13-3　失眠的原因

不能控制的症状	药　物
身体的症状	类固醇制剂
疼痛	抗高血压制剂
尿频	利尿药
呼吸困难	拟交感神经制剂
腿抽筋	抗胆碱能制剂
恶心	中枢神经系统兴奋剂
非身体的症状	选择性 5-羟色胺再吸收抑制剂
焦虑	咖啡因
抑郁	
精神错乱	

(二)治疗

治疗失眠方法的建议见表 13-4。与生命末期关怀患者的症状一样,在以药物干预改善症状之前,首先应试图找出原因,并针对原因给予合适的治疗。针对具体原因的干预措施比常规给予睡眠处方药效果好得多。例如,对即将死亡的惧怕,不能用替马西泮消除,而做心理评估更合适。

有鉴于此,审查患者的治疗和停止任何可疑的、控制其他症状没有必要的药物。并需要评估和治疗难以控制的身体症状,以及焦虑、抑郁和(或)谵妄的原因。由于疼痛、僵硬或盗汗不能睡眠的患者,睡前

1～2小时加用非甾体抗炎制剂可能有帮助。在正常的睡眠时间恢复后,尽量不要常规地给予催眠药物。许多药物都有长效的制剂,可以在就寝前服用。如果已用短效的阿片类制剂治疗疼痛,增加睡前用药的剂量,可以控制疼痛使睡眠时间延长数小时。对有抑郁症的患者,抗抑郁制剂有效。特别是在有失眠的患者,多虑平及阿米替林可能是更好的选择,因为它们有镇静的性能。

表13-4 治疗失眠的方法

- 检查药物和停用任何不必要的药物
- 评估和治疗身体难以控制的症状
- 评估和治疗焦虑、抑郁和(或)谵妄
- 鼓励病人尽量保持白天清醒
- 只有当必要时才使用药物治疗(表13-5)

鼓励患者尽量在白天保持清醒。通常情况下,可能很困难,因为在家庭环境中,白天很少有刺激,可能造成久坐而无所事事的患者,全天打瞌睡,甚至没有意识到已睡了多久。对于这样的患者,需要充实白天的活动,小睡、打盹常常是需要的,但应减少次数和缩短时间。

可尝试的其他措施,包括推荐在睡前做些休闲活动,如读书或听听轻音乐,喝一杯温牛奶,或舒缓的背部按摩。如果夜间尿频影响睡眠,应让患者避免在睡前大量饮水或其他饮料。也应避免饮酒和咖啡。

只能在应用上述治疗方法无效的时候,才考虑用镇静/催眠药物,同时要注意,疾病终末期本身并不需要镇静。推荐的药物见表13-5。虽然,没有医学证据表明哪种药物最好,最常用于治疗失眠的制剂是苯二氮䓬类,在此类制剂中,优选的药物是劳拉西泮和奥沙西泮。如果患者已经用苯二氮䓬类制剂治疗焦虑,不须添加另一种治疗失眠的药物,而是建议增加夜间用药的剂量。通常,应该避免用于失眠的某些苯二氮䓬类制剂包括:羟基安定(temazepam)、氟西泮和三唑仑,因为它们的效果持续时间较长,而且有反弹的效果,与劳拉西泮(lorazepam)或奥沙西泮相比,有增加焦虑或早上嗜睡的情况。如果由抑郁症或神经性疼痛引起的失眠,可以用阿米替林。苯海拉明,是人们常用的非处方药物;然而,已发现它对中老年人有过度镇静的作用,可能应该避免。唑吡坦是另一种常用的催眠制剂,但难以调节剂量,并且与其他制剂相比,价格较贵。

四、呃 逆

呃逆是由膈肌痉挛引起的一种特征性的病理性逆呼吸反射。其结果是突然吸气(是"呃"的部分),然后声带闭合(是"逆"的部分)。

(一)原因

呃逆反射是膈肌、膈神经、胸或上腰脊神经,或腹腔神经丛受刺激的结果。在生命末期的患者,可能发生呃逆的原因有多种,可能与各种恶性肿瘤相关,包括食管癌、胃癌、结肠癌、肺癌、胰腺癌,来自各种肿瘤的肝转移癌,以及胸部或颈部相关的放射治疗。引起呃逆的代谢异常包括尿毒症和肾衰竭,未控制

表13-5 失眠的药物治疗

药物	剂量	临床	不推荐
劳拉西泮	0.5～4mg,口服,睡前,最大剂量12mg	可大剂量使用,作为每日常规抗焦虑药物时应睡前服用	替马西泮:起效慢 氟西泮:积累代谢物
奥沙西泮	15～30mg,口服,睡前,最大剂量180mg		三唑仑:出现停药的症状
阿米替林	25～50mg,口服,睡前,最大剂量300mg	也有利于抑郁症和控制疼痛	
苯海拉明	25～50mg,口服,睡前,最大剂量200mg	可能在老年人中过度镇静	
唑吡坦	10mg,睡前,最大剂量10mg	无法递增量至有反应。成本高是一个限制的因素	
多虑平	75mg,口服,睡前,最大剂量150mg/d		

的糖尿病,以及各种电解质失衡。中枢神经系统病变包括脑肿瘤,脑血管病变。心血管疾病,包括心肌缺血和心包疾病,各种肺疾病,以及胃肠道功能障碍,包括消化性溃疡,有报道胆囊疾病或胰腺炎也可引起呃逆。

(二)治疗

如有可能,治疗应注重于基础疾病。一般原则包括避免胃过度负荷,促进胃排空,并避免产生气体或刺激的食品和饮料。刺激咽部可以中断痉挛和抑制反射性呃逆。快速地喝一杯冷水,快速地摄取砂糖或酒类,将冷的物体置于颈后,吞咽干面包和用口或鼻导管刺激咽部可能使呃逆停止。屏气或重复呼吸以提高肺和血液中的二氧化碳含量可能也会有所帮助。

可能用于治疗呃逆的药物见表 13-6,包括加巴喷丁、巴氯芬、氯丙嗪、甲氧氯普胺(metoclo-pramide)、强的松、二甲硅油、氟哌啶醇、硝苯地平、苯妥英和卡马西平。在这些制剂中,只有氯丙嗪已

被美国 FDA 批准用于治疗呃逆。多年来,在生命末期关怀和姑息性治疗中,巴氯芬已被许多专家选择用于治疗呃逆,但用于中老年人必须谨慎,因为本制剂有增加镇静作用的风险。继发于累及上消化道疾病的呃逆,甲氧氯普胺可能有效,而强的松可能对胸部或腹部炎症性或破坏性病变引起的呃逆有效。

最近的研究表明,加巴喷丁可能是治疗呃逆另一种有效的制剂。在 15 例继发于缺血性脑干病变的难治性呃逆患者,用加巴喷丁治疗,剂量为400mg,每天 3 次,共 3 天,继而,每天 400mg,共 3天,然后停药,使呃逆停止,只有一例患者需要重复治疗(Moretti 等,2004)。由于大多数患者都能很好地耐受加巴喷丁,已广泛地用于治疗神经性疼痛,也表明它可能是治疗难治性呃逆的优选药(Marinella,2009)。然而,必须注意的是,还没有用加巴喷丁与任何其他治疗呃逆的制剂比较的随机试验,故最佳的给药方案仍未知。

表 13-6　呃逆的药物治疗

药　物	剂　量	临床注意点
加巴喷丁	400mg 3/d,3d,继而 400mg/d,3d	无随机试验。最佳的给药剂量和时间仍未知
巴氯芬	5~10mg 3/d,口服	许多姑息性治疗的医师选用,老年人有增加镇静的风险
氯丙嗪	10~20mg 2/d 至每 6h,口服	镇静中枢神经系统反应,美国 FDA 批准用于治疗呃逆唯一的药
甲氧氯普胺	10~20mg 2/d 至每 6h,口服	促进胃排空,用于由上消化道疾病引起的呃逆
强的松	10mg,每 8h 口服	恶性肿瘤并有的炎症性病变引起的呃逆
二甲硅油	40~120mg 饭后口服,需要时,最大剂量 500mg	减轻胃胀
氟哌啶醇	3~5mg,每 8h 口服	镇静中枢神经系统的反应
硝苯地平	10mg 3/d 口服或最大剂量 30mg/d	如果没有心脏的禁忌证时使用
苯妥英	300~500mg/d,分次口服	减少神经的刺激
卡马西平	200~1600mg/d,分 3~4 次口服	减少神经的刺激。长时间大剂量可引起骨髓功能障碍

五、泌尿系统疾病

(一)引言

在接近生命末期的患者常常发生与泌尿系统相关的并发症。在疾病终末期病程的早期,病人的整体功能情况和表现往往很好,其预期的寿命虽然有限,但也还是比较长的时间,多数有尿路问题的患者,可用非疾病终末期患者传统的干预措施治疗。在疾病终末期的患者,如果不治疗会显著缩短寿命,在和患者及其家人讨论后,甚至介入性的治疗,如对于上或下泌尿道梗阻的手术或放射介入,或对肾衰

竭的透析,都可能是适当的考虑。在疾病终末期的后期,在患者已虚弱,功能情况下降时,泌尿系统的并发症,如大小便失禁、尿潴留、膀胱痉挛、感染和血尿常常导致患者的不适,并降低生活质量。本节将讨论此类问题的处理方法,特别是有关已接近生命末期患者的一些问题。

(二)尿失禁

尿失禁(常常同时有大便失禁)是在生命末期关怀治疗中,影响恶性及非恶性疾病终末期患者的最常见的情况之一。对于思维仍敏锐的患者,尿失禁不仅是身体上,也是心理上令患者痛苦的问题,对患

者而言意味着控制身体的功能和独立性的丧失。尿失禁是由影响从膀胱到尿道括约肌压力阶差的病理性、解剖性或者生理因素所致（表13-7）。通常，患者经历的是逼尿肌收缩不受控制，括约肌功能不良（尿失禁），或不能排空膀胱（溢出性尿失禁）。在恶性肿瘤的患者中，多种病变可引起这些异常，包括脊髓压迫和肿瘤直接侵犯膀胱，中断膀胱的神经供应，影响肌肉功能。肿瘤侵犯膀胱及周围组织也可能会导致与外部相通的瘘管，有尿液漏出。

表 13-7　尿失禁的原因

病理因素：
恶性肿瘤
解剖因素：
年龄老化
前列腺肥大
膀胱移位
生理因素：
药物
创伤
刺激

年龄老化会导致括约肌松弛，这种现象更常见于衰弱、退化性疾病如阿尔茨海默病或终末期脑或心血管疾病的患者。多种药物也可以通过几种机制引起尿失禁，为适当地评估潜在的原因必须认真地审查用药史。强烈的非随意逼尿肌的收缩（膀胱过度活动症）可能是特发性，也可能是由于膀胱内肿瘤，外源性压迫，放射性或化学性膀胱炎，或细菌，或真菌感染导致膀胱受刺激。前列腺增生会影响排尿的动力学。溢出性尿失禁的原因包括神经性膀胱功能障碍；由于放射性或化学性膀胱炎导致的膀胱萎缩，导致膀胱出口或尿道梗阻；药物，如抗胆碱能制剂、吩噻嗪类、抗组胺药与阿片类制剂。

适当的治疗护理计划取决于疾病终末期的阶段。对于预后相对较长的患者，一般的诊断评估如尿液检测和（或）尿培养简单实用，而其他可能获得更多的信息，有助于具体指导治疗的检查，包括膀胱镜、超声、电脑断层扫描和（或）流动性膀胱测压仪，多为介入性的检查应根据患者的情况慎重考虑。

对于接近生命末期的患者，这些检查弊大于利，应该用经验性治疗和针对症状的治疗为主。对于有些患者，停止刺激性的药物可能有帮助。对对"膀胱过度活动症"和膀胱痉挛的患者，可以用抗胆碱能制剂如奥昔布宁（oxybutynin），用量应限制在以不产生抗胆碱能不良反应为度。较新的制剂，如托特罗定，全身性抗胆碱能的不良反应较少，可能是老年人，体弱者优选的药物。然而，须注意可能发生口干、便秘、头痛等症状，尤其在已接受其他姑息性抗胆碱能药物的患者。在可活动的压力性尿失禁的患者，可以试用可增加尿道括约肌张力的药物，如伪麻黄碱和苯丙醇胺，通常可与失禁垫或成人尿布一起使用。对于有溢出性尿失禁的患者，通常导尿管是必要的，尤其不能活动或卧床和（或）垂死的患者。重要的是要记住，显著膨胀的膀胱用导尿管时不可使膀胱突然排空，以避免发生低血压和心动过缓。适当地应用导尿管治疗非常重要，包括必要时用生理盐水灌洗，以及严格的会阴护理以减少患者不必要的不适。有些患者，即使在意识模糊的患者，也可能感到导管的不适，在用尿布或失禁垫的患者，必须严格做会阴及皮肤护理，包括用皮肤屏障物。在接受生命末期关怀计划的患者，如果家庭成员提供此种护理，前提是需要给予适当的指导和支持。

（三）尿潴留

尿潴留通常伴有无法完全排空的膀胱扩张。可以通过体检、超声检查或排尿后，导尿测量残余尿做出诊断。通常，尿潴留是由于神经损伤性疾病导致逼尿肌衰竭，或由膀胱出口处、膀胱颈部或其远端梗阻所致。与逼尿肌衰竭有关的症状主要包括排尿迟缓、膀胱感觉减退、排尿的时间间隔延长和紧迫性降低。相反，膀胱出口处梗阻的患者，通常有尿频、尿急、夜尿增多和尿流缓慢。在疾病终末期的患者，有时这两种机制可能会同时存在，两者可能因应用各种药物而加剧，包括阿片类制剂、止吐药、抗组胺制剂、抗抑郁制剂以及生命末期关怀和姑息性治疗机构常用的处方药——其他抗胆碱能制剂。

疾病终末期患者神经性膀胱功能障碍的常见原因，通常包括不可逆的情况如脊髓压迫与浸润性肿瘤伴有骶神经丛病变、放射性脊髓病、长春花生物碱的神经病、与腹部-会阴联合切除术合并的神经损伤、糖尿病神经病变。男性的出口梗阻通常是由良性前列腺肥大或前列腺癌，但也可能是由尿道狭窄或感染导致的狭窄，包括性传播疾病。在女性，下尿路梗阻与宫颈和阴道癌、尿道口狭窄、尿道狭窄以及尿道肿瘤相关。

从务实的角度，对接近生命末期患者的尿潴留，不管病因如何，除了可能通过调整使用的药物治疗之外，主要是通过经尿道或耻骨上的导尿管。对于膀胱出口处有梗阻而能活动,希望不插导尿管的患者,金属的自扩张性尿道支架可能是令人满意的选择。偶尔,并发前列腺增生的疾病终末期,并有较长预期寿命的患者,对保守的措施可能有反应,如用 α 受体阻滞药如特拉唑嗪或多沙唑嗪治疗,使膀胱休息 1～2 周。然而,通常与疾病终末期相关的功能失调及衰弱和排尿问题,似乎不可能恢复,在预期寿命很短的患者,所有手术干预均不适用。在前列腺癌终末期的患者,内分泌治疗也无效。但是,在有与前列腺癌相关,而与疾病终末期无关的膀胱出口阻塞,并有几个月预期存活期的患者,用雄激素阻断治疗可能是合理的。

对于可活动、身体能力尚好的患者,用间歇性的清洁导尿,要比慢性留置性导尿好。不幸的是,多数疾病终末期的患者不适合这种方法。因为,虽然此方法有可能降低感染、狭窄、渗漏、膀胱痉挛等优势,但被患者的预期寿命短和其他并发症状所抵消。无论是用间歇性的或是长期性的导尿管,导致终末期患者的泌尿道感染菌已对所用的抗生素产生抗药性,为了预防泌尿道感染,使用抗生素很少能达到治疗或预防的作用。

(四)膀胱痉挛

膀胱痉挛主要是由膀胱三角区受刺激引起。疾病终末期的患者的刺激可来自放射、感染、血液或血凝块、结石、导管或肿瘤的浸润。起源于膀胱壁的痉挛可由于肿瘤侵袭或放疗所致。肿瘤侵入脊髓的损伤也可以产生对膀胱壁的刺激。

治疗是针对病因。可以将导管撤回或将其气囊放气。尿道感染应用抗生素治疗的目的是为减轻不适。如果出现可逆性原因的出血,有时可能是介入性干预的指征,需根据患者的总体状况和预后而定。否则,非特异性措施有时可有助于降低血尿和血块形成。增加液体有助于减轻来自感染、血液、发炎或残余结石的刺激。如果结石不能排出,可能需要转诊到姑息性泌尿科。

非特异性措施包括抗胆碱能制剂如黄酮哌酯、奥昔布宁(oxybutynin)和托特罗定。除了前面描述的不良反应和药物相互作用的可能性外,这些制剂可导致抗胆碱能不良反应,包括口干、嗜睡、视物模糊,并且,在没有用导尿管的患者,可能会造成尿潴留。非甾体抗炎制剂可能有助于抑制前列腺素有关的膀胱受刺激后痉挛。然而,非甾体抗炎制剂(NSAID)也可能增加血尿的风险,进一步损害肾功能。对于临危的患者,或者无法吞服药物的患者,可

用"B&O"栓剂(阿片/颠茄栓剂),已使用导尿管的患者,灌注 0.25% 乙酸溶液或 0.25% 布比卡因 20ml,每 8～12 小时一次有时有效。最后,于 2003 年,有 1 例用海洛因 10mg 溶于 20ml 生理盐水,膀胱内滴注,每 4 小时一次,可有效地治疗病人难治性膀胱痉挛的报道。

(五)血尿

通常,血尿对接近生命末期患者的影响,在心理上比在生理上更为重要。肉眼血尿,无论是来自上或下泌尿道,常常可能无症状,实际上,即使尿的颜色很红,也仅含有少量的红细胞。然而,往往使患者及家属很不安,甚至在现场就很激动,经常认为患者会因出血而死,尽管事实上,是极不可能的事。因此,为缓解感情上的痛苦,控制血尿至关重要。当然,血尿可能导致显著的身体症状,特别是上尿道的出血,因血块可引起绞痛,下尿道出血可导致排尿困难和膀胱痉挛。虚弱的生命末期患者,持续性肉眼血尿也可能导致贫血的症状,尤其是先前用过抑制骨髓的化疗或放疗的癌症患者。

在生命的最后阶段,血尿可能是由于下列的一种或多种原因引起:尿道感染、肿瘤、放疗或化疗引起的膀胱炎、肾结石或获得性出血性疾病。上尿道血尿经常是由于肾细胞癌、移行肾盂和(或)输尿管细胞癌、其他转移性癌症或结石形成所致。下泌尿道的血尿可能是由于感染,先前的放射治疗或化学治疗,或肿瘤所致的出血性膀胱炎。出血也可能来自前列腺或膀胱颈部。如临床上有相关的情况,也应考虑药物诱发的血尿(例如,NSAID 类药物、华法林)。

在整本书中已反复强调,治疗计划是取决于患者的病情和预后,最终是取决于患者的目标和愿望。一些诊断性检查如尿常规和培养或凝血的筛查是微创性的,可以相对简单和快速有效地提示姑息性干预措施,如抗生素或停用抗凝的措施。由于肿瘤所致的出血可能对放疗或电灼术有效,这些干预可选择性地、适当地应用于预后较长的患者。积极的姑息性手术包括肾切除术、膀胱切除术,髂内动脉结扎术很少适用于终末期生命末期关怀的患者。

在接受生命末期关怀治疗中,肉眼血尿,特别是无症状的时候,有时除了需要安慰之外,什么也做不了。当治疗症状性出血性膀胱炎时,应鼓励患者减少体力活动,如有可能,增加液体的摄入。对于持续性出血引起泌尿道血块滞留,可能通过大直径导尿管排出血块。再出血和凝血可以通过膀胱冲洗使其减少到

最小,可用冷却到4℃的生理盐水以3L/24h的速度滴注。控制膀胱出血的经验性治疗,包括酚磺乙胺500mg口服,每6小时或ε-氨基己酸(Amicar)5g口服作为初始负荷剂量,以后根据需要,每1～4小时1g。有弥散性血管内凝血或晚期肝癌的患者禁用ε-氨基己酸,应该避免应用于起源于上尿道的血尿,因为可以由于血栓形成引起肾内梗阻,因而导致严重的肾绞痛以及肾衰竭。也可以用ε-氨基己酸静脉注射或膀胱内给药,虽然,这些用药途径通常不是生命末期关怀患者的优选。用1%的明矾无菌水持续冲洗膀胱是对出血性膀胱炎另一种相对无害的治疗。福尔马林滴注,虽然非常有效,但有高度毒性,并且需要全身或局部麻醉,似乎不适用于生命末期关怀和姑息性治疗的患者。

在有上泌尿道出血和血块绞痛症状的生命末期患者,最好的治疗限于补液导致的利尿和适当的镇痛药。如前所述,ε-氨基己酸可能风险过高,应该避免应用。由于道德的原因,医生有义务与患者讨论姑息性单侧肾切除术的机会,但在接受生命末期关怀的患者,难以预见在何时可选择此方法。

(六)尿路感染

在疾病终末期的患者,尿路感染可能难以识别。许多年老体弱的患者,虽然有显著的感染,但可能没有发热。老年人的基础体温可能会低于一般健康人,实际上,在生命末期患者,正常的温度可能已是发热的温度。此外,对感染反应不敏感的患者,可能在发生感染的一天或几天后才出现体温升高。

接受生命末期关怀治疗的病人,感染的其他症状也可能模糊或不明显;可能表现为食欲缺乏、疲劳或困惑相对加重、血压降低、尿量减少、心动过速。因此,医生对此类患者,最好是对可能存在的感染和败血症有高度的怀疑指数。

通常,长期住在护理机构的患者的泌尿道中,可能存在导致感染的一种或多种微生物。因此,如果患者没有泌尿系感染的症状或体征,即使尿培养为阳性,可能并不需要积极的处理,否则可导致对抗生素耐药的微生物生长。有严重衰弱和(或)痴呆症的患者,在制定整体的医疗护理计划时应与患者家人讨论有关积极治疗泌尿系统感染的利弊。如果治疗的主要目的是减轻刺激性的排尿症状,饮用红莓汁酸化尿液,或用镇痛药如非那吡啶(Pyridium)即可。加用抗胆碱制剂也可能有助于缓解症状。

如果需用抗生素,在等待培养的期间,只能用经验性治疗。合理有效的口服药物包括阿莫西林、甲氧苄啶/磺胺甲噁唑和环丙沙星。另外,有时可能有

静脉注射抗生素的指征,取决于确定的姑息性治疗目标。

六、外周性水肿

在接近生命末期的患者,下肢水肿是一种较常见的症状,是许多患者的主诉,包括下肢无力和(或)沉重感,局部不适或显著的疼痛、液体渗出、皮肤损伤和感染。通常,这些患者的外周性水肿是由多因素所致,可能包括心力衰竭和液体潴留的其他原因、低蛋白血症、活动力下降、神经功能障碍、继发于深静脉血栓形成的静脉血流受阻(在下一节将讨论),由于腹股沟或盆腔淋巴结转移性疾病诱发的淋巴管受阻或放射线导致的纤维化。某些患者的水肿可能是由于感觉神经的神经肽释放,使血管渗透性增加导致血浆外渗进入双腿。

在接近生命末期的患者,多数外周性水肿的原因与原发疾病的病程有关,是不可逆性,因而,外周性水肿的治疗非常困难。首先需抬高双腿,必要时仅用药物治疗。如果水肿局限于腿的下部,抗栓子(弹力)长袜或即使是普通的袜子也有益,需注意的是,由于袜子仅可以改变液体的位置,在袜子的终端可出现肿胀。良好的皮肤护理极为重要,以减少形成淤滞和压迫性溃疡的风险。

如有由水肿导致的症状,必要时,可用药物治疗,虽然,在姑息性治疗中,尚无临床资料证明用利尿药治疗水肿的疗效,利尿药仍是治疗的主要药物。通常,用小剂量噻嗪类利尿药或呋塞米。被治疗的患者,需要定期监测血清电解质,通常需要补充钾,或加用小剂量的保钾类利尿药——安体舒通。由于在多数接近生命末期患者发生水肿的原因,不是液体超负荷,尽管有水肿,用利尿药时,也应注意盐和液体消耗的显著风险。因此,在可以坐起或者能走动的患者,应监测血压,如果出现低血压,应停用利尿药。在继发于低蛋白血症水肿的患者,有时可用输白蛋白结合利尿治疗,但常常无效,通常认为不适合用于接近生命末期的患者。对于利尿药治疗无效,症状严重的顽固性水肿,在姑息性治疗的文献中建议应用两种方法。其中一份报告建议,输注少量的高渗盐水加大剂量的呋塞米,可能显著改善难治性水肿患者的下肢无力症状和沉重感(Mercadante,2009)。在第二项研究中,在8例有难治性水肿接近生命末期的患者,用小的蝴蝶针插入下肢的皮下做皮下引流,可减少腿部的肿胀及相关的症状(Clein和Pugachev,2004)。虽然这些治疗方法可能有效,

但不应该常规使用,应仅限于有选择的、有严重症状的难治性外周性水肿的病人。

七、静脉血栓栓塞症

已知,接近生命末期的癌症患者,有发生静脉血栓栓塞性疾病的高风险,据估计,有 50% 以上晚期癌症患者有此风险。在非癌症的疾病晚期的人群中,深部静脉血栓形成可能是隐匿性肿瘤的首发症状,在非恶性疾病终末期患者的亚群中,可能是由于疾病的进展,导致患者不能活动所致。由于接近生命末期患者水肿为多种因素的性质(如前所述),致使难以确定下肢肿胀的体征和症状是否由于静脉血栓栓塞性疾病引起。在晚期癌症患者的线索回顾性分析中发现,双侧非对称性的下肢水肿,是深静脉血栓形成的线索,其发病率很高(Kirkova 等,2005)。

决定是否以及如何最好地治疗这些病人仍然是一个难题。除了腿部抬高和热敷以减轻局部症状之外,抗凝始终被认为是主要的治疗。在过去,一般认为华法林是治疗所有患者可选择的药物。但是,要求不断地监测患者的 INR,有许多药物之间相互作用影响华法林的剂量,在姑息性治疗的患者中,出血性并发症的发病率很高,加之患者有不适,以及药物不良反应的风险,都给此药的应用造成很多困难。

随着低分子量肝素(LMWHs)的出现,这种情况发生了改变,因为它不要求监测 INR,没有像华法林那样难以管理的药物之间的相互作用。因此,对于许多患者,特别是在不是接近生命末期的患者,低分子量肝素已经取代华法林作为首选的治疗用药。

然而,对于接近生命末期的患者,使用低分子量肝素的问题仍一直存在争议,认为虽然用华法林时,需要实验室监测,但它是口服制剂。而低分子量肝素,只能通过每天皮下注射给药;显然,需要每天注射是对患者非常繁重的负担,生命末期关怀和生活护理的提供者认为,口服华法林,可减少静脉穿刺的次数,而优于低分子量肝素。尽管,在照顾者之间有这些问题,但在 40 例姑息性治疗患者的定性研究表明,对于大部分患者,因为低分子量肝素无须进行血液检测是一种可以接受的治疗。这些患者还发现用华法林治疗对生命质量有负面影响(Noble 和 Finlay,2005)。相同的研究人员,对接受姑息性治疗的 62 例患者的另一项研究中发现,使用低分子量肝素安全、有效(Noble 等,2007),无药物之间相互作用的证据,或显著出血的并发症。关于在接受生命末期关怀治疗的患者,最佳的给药方案和治疗的持续时间还有待确定,看来,至少在有选择地接近生命末期患者,低分子量肝素可能是静脉血栓栓塞性疾病的适当治疗。

参 考 文 献

Harris A: Providing urinary continence care to adults at the end of life. Nursing Times 105:29, 2009. http://www. nursingtimes. net/nursing-practice-clinicalresearch/specialists/continence/providing-urinarycontinence-care-to-adults-at-the-end-of-life/5004035. article. Accessed August 24, 2009.

Hospice Pharmacia Pharmacy and Therapeutics Committee. Hospice Pharmacia Medication Use Guidelines, 7th ed. Philadelphia, PA, ExcellRX, Inc. , 2005.

Hugel H, Ellershaw JE, Cook L, et al: The prevalence, key causes, and management of insomnia in palliative care patients. J Pain Symptom Manage 27:316-321, 2004.

Kirkova J, Oneschuk D, Hanson J: Deep vein thrombosis (DVT)in advanced cancer patients with lower extremity edema referred for assessment. AmJ Hosp Palliat Med 22:145-149, 2005.

Lee A, Levine M: Treatment of venous thromboembolism in cancer patients. Cancer Control 12(S1):17-21, 2005.

Levine M:Comment:Home-treatment of deep vein thrombosis in patients with cancer. Haematologica 90:150a, 2005.

Mercadante S, Villari P, Ferrara P, et al:High-dose furosemide and small-volume hypertonic saline solution infusin for the treatment of leg edema in advanced cancer patients. J Pain Symptom Manage 37:419-423, 2009.

Noble SIR, Hood K, Finlay IG: The use of long-term low-molecular weight heparin for the treatment of venous thromboembolism in palliative care patients with advanced cancer:A case series of sixty two patients. Palliat Med 21:473-476, 2007.

Scialla SJ, Cole RP, Bednarz L: Redefining cancerrelated asthenia-fatigue syndrome. J Pall Med 9:866-872, 2006.

第 14 章

生命末期患者的心理和精神问题

Sarah E. McKinnon,Bob Miller　　　杨兴生　译　孙静平　秦速励　校

一、引　言

我们处于否认死亡的社会,很少有关于经历死亡过程的著作,只有每天照顾生命末期患者的医疗工作者才会为此发声。虽然,对生命末期患者的疼痛和身体其他症状治疗的专注已显著增加,但关于患者的社会心理和精神需求,以及其对患者的疼痛和症状的影响的关心还远不足。因此,在这一章中,我们的目标是提供生命末期关怀的心理和精神问题的基本概述,并为讨论这些问题提出一个框架。讨论的方法不完全是临床性质,而是提供我们个人的观察、分享生命末期患者及其家属的意见,并总结了复习的文献。

通常,了解生命末期患者的社会心理和精神问题,对于仅经过短期训练的医生和临床护士极其重要。在 Buckman 的《报告坏消息》(1992)一书中,他描述了发生在医疗保健中的矛盾现象。那些有许多关于心理和精神问题知识者(如精神科医师、心理学家、社会工作者和牧师)"在日常实践中,没有实施他们的任务",相反,是由医生代做。患者和家属对于

医师向他们报告病情预后态度的描述包括"冷淡"或"不敏感","匆忙"或"根本不在乎"。

> 在绝大多数情况下,这些医生不是冷淡或不敏感(大部分医师都不是),但他们是感到不舒适、紧张和尴尬。他们很可能已经意识到,不知道如何有效地与家人沟通和给予帮助,因此可能退缩,企图迅速结束沟通以减少他们自己的不适和笨拙。他们也很可能过度地应用医疗术语,而影响了沟通的效率和专业处理的过程,从而可能给患者和家属无动于衷的感觉。

此问题在很大程度上可以归因于医师培训的问题。在电影 *Patch Adams* 中,Dr. Hunter "Patch" Adams 医师记述了他在医学院现实生活中的许多经验。有一次,医学院院长,在给所有一年级医学生公开的演讲中,告诉他们"我们的使命是对你们进行严格和无情的训练,是为了让你们变得更好。我们要你成为医师"。客观性是好医师在医疗实践的现实中所必需的;重点是治疗疾病的症状和过程。此外,实践中,医师对患者的过于情绪化,可能无法有效地治疗。因此,困难的

是医师必需有一定的主观性,能够确定何处与何时"什么是真正对患者最好的",生命末期关怀和姑息性治疗就是疾病终末期患者最需要的。

另一个难题是,试图填补医师专业的作用和生活中个体作用的人性之间的间隙。在最近的一次社区医师聚会中,关于丧亲之痛问题的讨论;经常处理垂死患者的医师,为未能挽救患者而感到悲伤。我们常常太受所谓"神医"神话的影响。多年来,医师甚至要为此神话做出贡献。现在,不只是医师的职责要打破这一观点,而且广大的市民也有责任将医师搬离神坛。

医师面对的另一个挑战是,妥善解决生命末期患者涉及医疗行业性质变化的心理和精神上的需求。

> (Sarah):我认识一位癌症患者,她告诉他的朋友"我的医师是我一个月见他 15 分钟的好朋友",这不是对医师人道的反映,是对当今医疗实践的简单评论,现实中医师也需要谋生(和还清医学院的贷款)。
>
> (Sarah):最近,我作为一名志愿者,在为上述的癌症患者服务时,当她问医师是否需转生命末期关怀医院时,医师说:"不要吓我"。进一步讨论后发现,是他错误地认为,如将患者转入生命末期关怀医院,就不是他的患者了。事实上他仍是联系和参与患者医疗,需要时进行家访的医师。她告诉他,原来的家庭医师总是能够继续照顾已接受生命末期关怀服务的患者,并可为他的服务得到报酬。最终志愿者,使医师和他们的患者获得双赢的结果。

积极的一面是医师对影响生命末期患者的心理和精神问题的意识正日益增强。然而,医师似乎需要努力的是,当问题出现的时候如何处理。更可喜的是,生命末期关怀医疗计划制定出的标准,其中包括生命末期关怀治疗的哲学心理和精神的需要。生命末期关怀医疗护理团队包括受过训练的社会工作者和牧师也可帮助解决这些问题。由团队成员提供的支持使医师确保患者得到适当的心理和精神上的关怀。

二、生命末期患者心理和精神上的挑战

虽然,从此章的标题看,在心理与精神方面有区别,事实上,从人类的范畴和深度是难以区分的。因此,社会心理和精神关注的问题是连续性的。负责治疗照顾疾病终末期患者及其家人时,可能遇到哪些潜在的心理和精神上的问题?可能有处理症状的

困难,有的症状是由家庭功能失调或病人需要自主权导致。医师还需处理患者/家属对疾病终末期和接近生命末期相关的情绪反应:在这些情况下,恐惧、抑郁、否认、愤怒和焦虑是很常见的。实际上,可能无法有效地处理生命末期患者精神方面的问题。

增强对严重疾病患者常见的心理问题的认识,不仅可以改善对患者的临床医疗,同时也提高了医师照顾生命末期患者的意义和满足感。

三、垂死固有的机会

对生命末期患者主要和最有帮助的建议是,用新的模式看待死亡,即死亡就是重构社会的观点,在生命末期过程中带来光明的机会。如于 1986 年,Dr. Ira Byock 在他的《生命末期关怀治疗的实质在发展》论文中所述:

> 死亡体现了许多问题可以解决。它代表了一个特别的机会。是一个为检讨、修正赔礼、探索、开发和洞察力的机会。总之这是一个成长的机会。

而不是将生命末期时的心理和精神护理看成为亟待解决的问题,生命末期的过程,应该被看作是给患者、家庭和照顾者提供了机会。这些机会见表 14-1。

表 14-1　生命结束时心理和精神的机会

死亡重构社会的观点:成长
扩大我们生命质量的定义
关注个人,不是关注疾病
将身体的疼痛、心理和精神问题作为整体处理
从恐惧到平静的经历
从困惑到有意义的经历
从绝望到有希望的经历
从孤独感到有群体关怀的经历
接受您的身体状况
从迷失到解脱
适应新角色
让你的事务有序

(一)机会——死亡重构社会的观点:成长

将生命的结束重新定义,即从将死亡视为问题转变为人类发展中的一个可识别的阶段。Byock 建议将人类的成长、衰老和死亡,定义为我们是长大、变老和成长。

> 成长发生在老人和在疾病终末期与他们的家

人中。虽然要患者和家人普遍地认为死亡是生长型、重要和积极的，可能不容易。事实上，如果将死亡的过程展现为生产的方式，有许多的障碍必须克服。

有鉴于此，将死亡过程中可以看作为一个既定的经历，归因于生命过程本身展现的特定任务。培育这种理念将是对已建立的文化和宗教教义的挑战，教义认为死亡是敌人，是一个人失败的标志，对身体的背叛，或由医学科学提出所承诺的不足。曾经历过垂死过程的人，了解这个故事的另一面，即死亡的过程可能是伟大成就之时。

具有讽刺意味的是，虽然疾病和死亡会出现在每个人的生命中，我们却倾向于抗拒把此过程看作是"常规"或者是学习的机会。这一事实说明许多评估生命质量的工具往往认为"意味着良好的生命质量就是没有任何问题的生活，而不是反映积极与消极影响之间良好的平衡"。与任何新的经验一样，在这方面似乎是出现了问题，当你开始解决这些问题时，通过"问题"本身所创造的语境会使你更舒适和理解。

（Sarah）：记得在我六年级的数学课上，班里"聪明"的孩子兰迪问老师：我们班上的其他人完成一个问题大概要多长时间。老师默默地走向黑板，写了一个数学题，要兰迪（Randy）来解。我将永远不会忘记兰迪的表情。"但是朗茨先生，我不知道如何解这个问题！"朗茨先生走向黑板在1分钟内写出了答案。然后他看着兰迪说，"当你知道如何做某事时，就很容易了。困难是学习新的东西。你会解班上的其他同学的问题，正是像我知道如何解决这道题一样。很快，班上的其他人将学会如何做你某天已经学到的东西，就像你将学会如何做我现在知道如何做的东西一样"。

死亡中的挑战不像其他的经验，是在此之前你根本没有任何实践的过程！但是如何将死亡的过程看作是像人生发展中其他阶段一样的一个阶段，内在所包含有好的和不好的，使我们能在一个框架内舒适地探讨这一自然和预期的事件。我们才能够将死亡中的心理和精神体验视为机会而不是问题。

（二）机会——扩大我们对生命质量的定义

在成年的早期，所谓生命质量（QOL），典型的就是想通过工作、家庭、朋友和个人的活动在世界上获得成功。在他们的生命质量中，很少有关健康的描述，除非他们有不健康的经历。健康被有危及生命疾病的人定义为"完整的自我意识包括身体、心理/情感和精神领域"。当人的健康受到损害时，生命质量的定义必须有较大的拓展。虽然，许多功能状态的下降将伴随生命质量的下降，但并非总是如此，因为评估是主观的，"患者生命质量的评估是随着时间甚至情况的变化而动态多变的"。

当第一个医疗遗嘱出现时，其内容通常包含语言描述，就是患者希望在"生命质量"明显下降时，撤除生命支持设备。很快，人们认识到，需要更多的信息，具体来说，这意味着独特的个体生命的"质量"。每个人对生命质量的认识，将根据每个人在生命中对某个方面的要求或活动的重要性和满意度的不同而异。例如，对某人而言，每天能起床和到高尔夫球场活动，就感到满意；而另一个人，认为有能力与亲人互动和沟通很重要，也有人感觉他们仍然需要为社会做一些贡献。生命质量的定义需根据每位患者的认识。"对于垂死的患者，适当的护理必须符合患者的主观需求，以及因经历而变化的质量和需求"。

Missoula-VITAS生命质量指数 Missoula-VITAS生命质量指数是一种非常有价值的工具，它可探索患者生命质量的主观经历和疾病对认知的影响；也可帮助专业人员和家庭照顾者使与生命质量相关的广泛理念概念化。此工具从五个方面评估生命质量：症状、人际关系、功能、幸福感和超越，其中的每一项都涉及生命末期时的心理与精神护理（Missoula-VITAS生命质量指数和生命质量更深入的探讨，请见第5章）。

在症状一节中概述了患者因疾病的发展所经历的身体不适和痛苦的程度。例如，在喜欢社交及与他人交流的患者，但在每次说话时都会咳嗽，导致他生命质量的降低。但这种情况可能不会影响更喜欢安静的人。

功能是指习惯性日常活动的能力（如穿衣、进食和自己沐浴）的感知能力，以及基于个人期望的情绪反应。

（Sarah）：我的祖父，曾是一个大公司的副总裁，生活中每天穿着西装、打领带，熨好的布手帕。而现在他的病日益加重，连穿衣服都很困难，去浴室也需要人帮助。直接的对比是，我经常和我的朋友说，一个女人一旦经历分娩后，在她的身体内，已无任何隐私的意识，对母亲而言，任何类型的帮助，无论多么基本的帮助，都值得极大的赞赏。

人际关系的好坏在于个人在关系之间投入的程度，以及与家人和朋友互动的质量。疾病可能是力量，或提供显著改变人际关系的机会。在个人看来，这些变化可以是正面的，也可以是负面的。在这一领域的感知满意度可能依赖于个体的重新定义和对重要的人际关系重新定义的能力，以及处理与在他生活中重要的人做同样的事的能力。

一个人的幸福感是通过人感到健康或是"病"的内在感觉的自我评估而定的，对权衡在每一个确定的领域内是满意或不满意极为重要。一个人的幸福感取决于个人对内部健康或疾病的自我评估，以及对于每一个特定区域的满足或缺乏满足感相关重要性的判断。

最后是超越，它是指与一个持久的结构连接所经历的程度，以及其在生活目的中产生的意义。在接近生命末期患者生命质量的评估中，精神的问题是个固有的问题。"数据表明，在确定生命质量方面，精神领域至少与身体、心理和支持领域一样重要，因此不能被忽略"。超越是指与某种超越自己的"什么"的连接，人们把它定义为"什么"。"什么"就是"上帝"，对某些人而言简单的意识为宇宙，对于另一些人，可能是他们生活中留下的遗产。

回顾这些方面，因为在生命末期，对于每一种程度的超越都有具体可用的机会。虽然此内容不会形成本章其余部分的概述，但可作为应遵循的信息的基础。

在这一点上需要"声明"。很多治疗接近生命末期患者的专业人士像每一个患者和家属所希望的那样，希望每位患者都能经历"完美的死亡"。然而，现实情况是有许多因素，包括身体和心理的因素影响着是否能实现"完美的死亡"。如前所述，在大多数情况下，患者将会以与他们的生活方式一样的态度死去。这种现象被称为"剩余的性格"。

通常情况下，一个善良关爱家庭的男人，在他的死亡过程会被家庭成员的支持和喜爱包围，是对他人生的反映。如果是一个很愤怒的女人，在她自己的一生中充满了伤害和怨恨，除非在死亡过程中，她有所醒悟，她生命末期的过程，同样将反映出她的人生。患者在疾病终末期之前，对生活改变适应性的技能，将对接近生命末期时生命质量改变的适应能力有很大影响。对于许多人而言，需要对构成真正问题的事与小事之间的对比，重新定义。

（三）机会——关注个人，不是关注疾病

如我们所知，身体不是我们的唯一。心灵-身体的连接、应激唤醒和关注"整体"本身，成为我们理解

自己的一部分，而不是所谓"新时代"运动的时尚部分。然而，在传统的医学模式中，这种整体观，继续有很大的阻力。在传统的模式中，我们的身体和心灵是"分裂的"。当某人有身体问题时，我们在处理此问题时，很少考虑身体之外其余的情况。如果身体痊愈了，但情感或精神领域对疾病影响尚未愈合时，如果他们愿意，才进行此方面的工作。然而，据我们的经验，此后大多数人又回到以前"原有的"方式。治疗中忽略了身心的问题，疾病可使身体和心理都发生变化，而让患者疑惑为什么我不能恢复到以前一样的"正常"。面临的挑战是让他们接受，事实上，现在对"正常"有新的定义。

在传统的医疗保健模式中，往往只强调要重视疾病在生理方面的结果，因而忽视了疾病是多维性质的过程，而仅用单一的标准去衡量。一例患者失去了他原有的身份，变成为"203 病房的肺癌患者"。他会感到异常的恐怖，只知道患了严重或生命有限的疾病，好像是随着与医疗机构关系的建立，使他们的人性被削弱。因而，担心会因疾病，使他们与医生、护士，甚至他们的家人和朋友之间的关系也会被削弱。

因此，当医疗护理疾病终末期（甚至慢性长期的疾病）患者时，医师必须确保将重点转移到对患者的全面关注，而不是只对疾病。至关重要的是，在制定生命末期关怀和姑息性治疗程序时，应将患者家人作为医疗护理的一部分。通过观察患者和家属，从这个角度来看，医师会更好地认识到一个人的社会心理和精神需求作为治疗方案基本要素的重要性。

当然，将患者视为整体的医疗理念，没有理由只适用于生命末期的患者。然而，许多人只是在死亡过程中，才第一次获得这种认识。通过检查这段时间的需要控制疼痛和其他症状之外，可以了解很多有关日常生活中最紧迫的问题在本质上是心理还是精神的问题。通过这一次的体验，通常在生活中可学到很多，除了需要控制疼痛和其他症状外，非常紧迫的问题在本质上与心理和精神有关。

（四）机会——将身体的疼痛、心理和精神问题的关注作为一个整体处理

Maslow 的需求层次理论认为，"更高"的需求，如自我实现不能满足，到更为基本的需要，如食物和住所的满足。例如，一个没有吃饭的孩子，将很难在学校学习伦理学。虽然生活远非如此简单或成线形，但这种动力也适用于处理疾病终末期的患者。例如，当患者有身体疼痛时，他可能很难将注意力集中在心理或精神问题上。如 Cella 所说"患者有严重

或极度的疼痛时,经常无法关注一般的问题如情绪、社会,甚至不太严重的症状"。然而,不可错误地认为要等到身体问题解决之后,再关注心理或精神问题。如在经历痛苦时,患者可能想知道"我做了什么要受这种罪?"或"谁能帮助我渡过这难关?"或"为什么上帝要这样惩罚我?",在危急期间,患者可能会说或可能不会说,但当身体的疼痛控制后,是解决心理和精神问题的机会。

虽然,当病人身体的疼痛没有很好地控制时,可能不关注心理和精神问题,但同样重要的要记住的是,未解决的心理和精神问题对身体疼痛的感觉可能有的重大影响。

> (Sarah):我记得在疗养院的一个患者,她因身体上的疼痛整天在呻吟。疗养院的工作人员告诉我,已用很多药物治疗她的疼痛,但她继续如此。由于我是一个学心理学的学生,她吸引了我的注意。当我每天访问"史密斯"夫人时,我总是在大厅里听到她在"呻吟",我去看她。通常需要约10分钟。但此次,当她意识到我并不会这样进来和马上出去,要留在她那里一段较长的时间(1小时),她停止了呻吟。事实上,她只是希望有人能与她在一起。她"身体疼痛"的主诉起源于"心理"因素。只要我们生命末期关怀医护团队与她合作,我们能够完全控制她的呻吟声。

有时,身体上的疼痛导致心理或精神的症状。

> (Sarah):记得有一次,我需对待未诊断的医疗情况,经过8个多月也没有缓解。一个朋友对我说:"我想我知道是什么问题,你很抑郁",我记得告诉她:"当然很抑郁,我有慢性疼痛"。

Welk在他的《用于解释生命末期关怀服务的教育模式》中,阐述了发生在生命末期前身体上的疼痛与心理和精神问题之间的相互作用。他用"痛苦"这个词描述了许多疾病终末期患者的经历,尽管"疼痛经常可与痛苦互换使用"但应该将痛苦与疼痛加以区别。Welk使用疼痛这个词来形容只是身体上的疼痛,并指出,有人可能会有身体上的疼痛,但并没有痛苦,真是精彩绝伦。事实上,一个人可以没有身体上的疼痛,但可以有痛苦。痛苦领域需要解决的是那些感性的、社会的和精神的问题。如果没有情感上的支持,人们可能会体验到恐惧,没有社会的支持,有可能会发生冲突和与社会脱节,没有精神支柱,很多人会失去希望的源泉。虽然我们可以分别

处理这些问题,但唯一的办法是通过全面地解决所有的问题,即在身体、情感、社会和精神上的问题,才可以真正成功地缓解生命末期前的"痛苦"。

(五)机会——从恐惧到平安

在生命末期的过程中,我们有机会看到从恐惧到平安的全过程。与生命末期患者的对话显示,在生命末期过程有许多"未知"的可能发生的事情而产生严重的焦虑和恐惧,其中最大的是知识的缺乏,不了解在接近生命末期时身体将会发生什么。在这种情况下,描述疾病的过程,使患者及照顾者知道身体将会发生什么改变,可能是必要的。例如,生命末期患者的照顾者可能要求解释生命末期过程食欲下降和干渴的原因,或者期望有一个较暗的环境。患者和家属可能害怕症状不能控制,如疼痛的加重或接近生命末期时的窒息感;应该让患者及其家人了解,此种担心是不必要的。事实上,这些在生命末期过程中的症状,将继续得到处理和控制。因为可能需要努力劝阻家人为患者烹饪大餐,只要提供简单的餐食或皮肤护理即可。以温柔体恤的方式为患者和家人提供指导,以及处理上述有关及其他类似的问题,将会减少恐惧,使患者及家属得到支持与安慰,能安详地走向人生的终点。

Paul Tournier,在他的《活到老学到老》书中,探讨人生要完成的任务。人生任务中的矛盾,就是永远不能完成的任务,和真正的最终变为"接受未达到的事实,对未完成的承诺"。他认为,难以接受的未履行任务之一是处理死亡;接受是一种主动的选择,一个决定,而不是被动的到达。"接受是选择现实,在现实与虚构之间自由选择。接受现实使你的生命统一"。对于许多人而言,这种统一有助于带来平安的感觉。

安慰患者及其家人唯一的办法,是倾听他们关注的事,并尽可能直接和真诚地解决这些问题。通常,只有在了解充分的信息后,才能更好地安慰患者。患者及家属需要了解在当时的情况下,什么是"正常"的过程。请记住,对每个人而言,死亡的过程是一种全新的体验,不会有人有此经历。

"未知"是存在于自然界中的另一个方面,在这个世界上没有人"到过那里,或想去"。没有人能超越死亡,再回来告诉你。没有人能最后了解"未知"。不同的人的"信仰"系统,可能提供安慰或制造恐惧,取决于他们对其信仰的取向。面临死亡的危机可能导致一些患者更愿意接受外界的帮助,为他们提供可以改变他们不快乐信仰体系的机会。应当指出的

是,对患者而言,发生这种转变往往需要坚强的意愿和欲望。

在这种情况下,专业照顾者所能做的就是陪伴和倾听。了解什么是对患者真正重要的,如果有可能,尽最大可能使患者感到舒适和安慰。即使患者已达到伊丽莎白-罗斯所描述死亡的五个阶段中的"接受"阶段,也总是希望陪伴着他们度过最后的瞬间。

> (Bob):我有一位患者,Fran,她似乎不能正视她的病,认为上帝抛弃了她。她不断地说"我失去了我的信仰"。在我照顾她的几个月期间,她认为我没有为她提供任何安慰。然后,在她临死前告诉我,她现在了解上帝并没有抛弃她,因为我没有放弃她。有时,只要我们能陪伴患者,就能让事情变得完全不一样,你永远不知道患者将会与你建立什么关系。在 Fran 的案例中,可看出患者得到安慰与我所说的话无关,只是我和她在一起。

Kathleen Dowling Singh 在《生命末期中的恩典》一书中,建立了在死亡过程处理精神性问题的 Kubler-Ross 模式。她描述了死亡过程的三个阶段:混乱、放弃与超越。她提供了"与深刻的内在变化性质的理论结构不同的理论,认为死亡是反映超越个人力量更深层次的人格重构"。越来越多的人看到人类是存在于自己的精神生活中。Singh 描述了丧失"人性"的过程,就是放弃与世界连接的过程。机会代表是认识到精神和永恒是自我的一部分。而导致超越,一个自我与世界统一的意识。死亡过程呈现出新的意义,病人可以看到超越身体的极限,体验到在这奇异的生命中他是谁的感受。这些阶段从为疾病坚持斗争中得到释放提供了一个框架,而在死亡过程中找到安宁。

(六)机会——从困惑到有意义

能"平静地死去"的一个关键性因素是人关于疾病含义的信念。是否将疾病视为是神或是"报应法则"对过去罪行的惩罚?探索内疚的来源可能是有帮助的,特别是如果和解是可能的话。

> (Bob):对我而言,作为一个照顾患者的人,最困难的情况之一是,努力使他脱离对其疾病的内疚感,而能建立一种健康的形式。他试图去了解他的疾病是不是上帝对他的惩罚。他对我说的最后一句话是:"我几乎相信了"。经过几个月后,我才脱离了作为一名照顾者的内疚感,我认识到,虽然他的旅程不像我希望的那样结束,重要的是我同样地参与他的旅程。

也许把生病视为是一种命运,是在冷漠的宇宙中,随时都会发生的客观结果。探索爱和使命的感受可能会有所帮助。只要以开放的心态,例如,对于人的痛苦上帝可能感到心痛,可能会产生一个意想不到的启发,或者至少产生一种值得探讨的反应!

疾病是否是某些人失败的标志?比如吸烟的人导致肺气肿,或有人认为,他们的愤怒导致在身体内部形成肿瘤?向患者及其家人解释疾病的性质及原因,有助于减轻患者对自己疾病须负责任的感觉。在这些方面的问题有很多变异;处理的方法也需要多样化。

Walter Wanger 在他的《哀哭变为舞蹈》著作中,观察了有关悲剧的本质及其意义。他指出经历绝望后,意识到"为了对新生活感到惊讶,患者不得不经历绝望"。Walter Brueggemann,圣经学者,描述了类似的情况,在所谓的教牧关怀的基础上,他将其描述为,为了帮助人们有流亡的经历,必须先将他流放,然后再使他离开流放地。他指出,虽然过程不是像我们希望的那样快或容易,"只有悲伤后,才有新鲜感"。

Victor Frankl 在他的作品《人类探索的意义》中描述了痛苦的意义。他将痛苦描述为一种发现生命意义的方法,认为人主要关注的不是获得快乐或者避免痛苦,而是要了解生命中的意义。这就是为什么男人在一定条件下,甚至准备受苦,可以肯定的是,他的痛苦是有意义的。并不是说痛苦是必需的,但痛苦使人们有机会通过附加的意义超越它。

> (Sarah):我将永远不会忘记一个女人——安娜。安娜死于癌症。我第一次见到她时,她告诉我,癌症是她一生中遇到的最好的事情。现在,癌症使她变成一个乐观的人。她与我分享她的经历,以前她从来没有花时间去"闻玫瑰香"。但被诊断患有癌症后,她学会了做许多事情,与孙子玩,与女儿深情地交谈,整理花园,听歌剧,进行小睡。在没有生病时,这些事情她肯定是不会做的。她真正用自己的"痛苦"创造了生活中新的意义。

(七)机会——从绝望到有希望

患者如何找到希望,完全是一种独特的体验。对于某位患者而言,生命的意义在于他能够参加一些重要的家庭活动。而对另一位患者而言,生活的意义,可能是她对世界或对她很重要的人做出的贡献。另一个患者,可能希望在他死后,这个世界中的错误将被修正。不管是什么希望,重要的是,当患者发现、探讨、重新定义,或是改变他们的希望,有时在一种疾病的病程中有几次改变(或在一天当中有几次改变)时,我们都要支持他们。

让患者率先识别其独特的和首选的希望并不总是那么容易,或许我们倾向于用我们自己的价值观通过提供或暗示帮助替代病人的价值。

> (Bob):我的一位患者,Otis,他因癌症晚期在本地的生命末期关怀医院接受医疗。Otis告诉我,他的哥哥曾越来越虚弱,昏昏欲睡,发展到无胃口,不久之后就死于癌症。他问我,他自己是否也患有癌症。他说,医师告诉他有个肿瘤。很显然,这并不一定意味着Otis患了癌症。
>
> 然后,Otis接着告诉我,医师把"管子"放入他的喉咙后,已经做出诊断。我说,"那一定是一个不舒服的过程",他说,"他们为我进行了检查,但是当我醒来时,我的喉咙很痛"。然后他停下来,闪烁着眼睛说,"想起来了,我的直肠也痛,我认为他们把管子放进直肠,是为了从另一侧观测肿瘤"。他的目光盯着我,板着脸说,"当然,我希望他们先把它放进我的喉咙!"。
>
> 我们笑着一起经历了那个神圣的时刻。我现在说那个时刻是神圣的,因为在那之后,Otis开始告诉我,经常感到虚弱和困倦,而且失去了食欲。他是在让我知道他已经知道他将死于癌症,因为他有与他的死于癌症哥哥同样的症状。他以这样的方式与我间接地交流,而没有直接说出"癌症"或承认自己患了癌症。我们曾有机会去笑,在他和他的肿瘤之间让幽默占据了一些空间。我相信让他这样做,可增强他的希望。

(八)机会——从孤独感到有群体关怀的经历

Welk描述的社会冲突是指自发生疾病到人生的终止发生在我们之间关系的变化。在一个完美的世界中,所有的人死后,将与他们一生中所有相关的人都终止了联系。然而实际上,许多人到死时,在他们的生活中仍有许多没做的事。通常,家庭成员之间已经互相不往来。其中许多人在疾病终末期之前,已经多年没有考虑到和解。经常听到患者说,他们已经忘记了最初的争论是什么。当重新联系之后,患者和家庭内部的冲突可能得到和解。

反之也是有的。

> (Sarah):我最近听说有一个患者,他与儿子失去了联系。生命末期关怀的社会工作者找到了他的孩子,但他儿子在电话中明确地说"不",甚至连访问或在电话上与父亲交谈也不愿意。患者是一个酒精滥用者,曾以暴力对付他的妻子,并在他们都很年轻时抛弃了他的家人。

有时,在生命末期时,其任务到底是来接受生活中的不如意,还是生活的意义。有时可能确实没有办法修复或补偿已经发生过的事情。当没有任何机会和解时,照顾者可能需要协助患者找到修复关系的方法,也许帮助患者写一封向被伤害的儿子的致歉信,或是父亲"忏悔"的记录。即使不能导致和解,也可能有机会以简单的忏悔行为抚慰儿子的伤痕,也可能得到对以前罪行的一些宽恕,甚至建立先前未实现的相互间的交流。

在上述情况下,有时人们选择的社区没有能力持续地支持患者。令人心碎的是听到那些由于疾病(即使是"慢性"癌症)而被朋友或者他们的公寓或邻居遗弃的患者。这种强制性的隔离会导致患者感到生病就会被遗弃。需要让有能力的人与患者交流,不要害怕,不应该将疾病视为是对人的一种威胁;应该有人帮助患者了解到他们没有错,生病的人更在乎朋友间的距离。也可能,朋友们都担心自己脆弱、受损失或可能会得病,或者说他们该说些什么,或者因为恐惧不知道做什么。支持的"人"通常是亲属,或最好的朋友,或有时是医疗专业人士。

(九)机会——接受您的身体状态

如前面所讨论的,慢性或疾病终末期相关的身体变化经常"意味"着患者的主观经历。如果是一个自我独立或自我控制人,在家庭中放弃个人应起的作用的过程,则有损个人的自我感觉。更糟的是,如果互换了这种珍惜的角色,如曾是"养家糊口"的人,而因病需要他人或父母的关心照顾,导致家庭系统失去了平衡。通常,其结果则取决于家庭或个体的适应能力。

累及身体的形象可能是严重的问题,尤其是当疾病引起容貌损毁时。我们的社会,将庆祝年轻和美貌视为拒绝死亡的一部分。女人总是有一个衡量自己可望而不可即的标尺。很多人无法接受治疗方法如手术造成的改变,即使手术可能挽救他们的生命。

> (Sarah):我知道有一个女人,在她乳房切除术前一天晚上,她的丈夫走了,因为他无法面对。

一个人,处理自己身体形象的变化是很难的。当你周围的其他人也很难处理他们同样的问题时,可对你有负面影响。

（Sarah）：在一个癌症支持社区工作时，教会我如何超越这种心态的能力。通过与许多有同样变化和困难的人聚会和生活，创建了一个新的模式。我看到她们一起去浴室，同一时间有五个人，一起看对方的手术结果，笑着欢乐地聚集成为一个集体。其中一个成员用笑脸文（文身）在她重建的乳房上，而不是乳头上。她每周带来饼干支持集体，你猜对了，是笑脸形式的饼干。

还有一个问题是一个人对自己（她或他）的身体感觉。

（Sarah）：我的祖母身体的某些部位出了问题，是以前没有讨论过的。她，77 岁，指着她的耻骨区说"那里"有问题，当她的癌症需要治疗、换药和"下导管"时出现了困难。

以有教养和无偏见的态度对待这些患者，会有显著不同的结果。应提醒他们，他们的价值远超越他们的身体，用轻松和温柔的态度将有助于获得新经验。依赖其相互间的关系，幽默往往能解决最尴尬的事。

（Sarah）：我妹妹有囊性纤维化，在这方面，她是我的一位非常重要的老师。她必须依靠轮椅和氧气筒生活，一直到她的生命结束。有一次，在电梯上一个女人（显然她不知道我妹妹有慢性不治之症），在妹妹咳嗽之后，严肃地对我的母亲说"哎呀，我想这是我放弃每天吸两包香烟习惯的时间了"。她对现实的反应对我们其余的人来说是个榜样。

（十）机会——从迷失到解脱

一个人对死亡的反应和对他们周围人的反应，通常与他们如何处理以前生活中的损失有关。某人在经历丧亲之痛时，仅掉几滴泪，随后说"我很好，没问题"，但在 3 个月后，他们的狗死了，她的情绪崩溃了。宠物的死，使她公开地表现出对失去亲人和宠物的悲痛。

（Sarah）：我听说过生活在一个小房子里的老人，她的孙子和孙媳妇住在后面的一栋大房子。孙子住进了生命末期关怀机构，因为孙媳妇和奶奶之间发生过摩擦，老奶奶没有参与照顾她的孙子。然而，当她来看他时，与生命末期关怀机构的护士交谈，有一天，问她是否有任何有关死亡和生命末期的材料。在她下一次访问时，

护士拿来一些丧亲之痛的材料，老奶奶带回自己家里去读。两天之后护士来看她时，奶奶跑出她的房子来迎接她。她用蹩脚的英语说，她是多么感激护士给她的材料。原来，她有一个孩子 50 年前死于突发性婴儿猝死综合征（SIDS）。她从来没有为这种损失悲伤过，也不了解这样做的重要性。生命末期关怀机构的护士确信有一天，这位老人能够处理好那时的损失，并能在家庭中起作用，最终使她与孙子的关系有所不同和更好。

与损失相关的问题已作为解决发生在死亡过程中的许多变化的一部分进行了讨论。已经讨论了以前的损失和对现在的可能影响。另一个领域的损失是关于未来的损失。通常，当亲人去世时，大多数人，在生活中都会很伤心，并会回忆与死者之前共享时的生活情景。而在现实中，亲人确实已离去。有时，可能被忽略的损失是，人们失去了曾希望与亲人一起体验的未来。死者——他或她越年轻，这类损失的机会就越大。为某人精心计划的未来梦想和愿望，而他却在年轻时逝去，失去的未来可能使人悲伤多年。为失去的亲人假设未来"如果……"和"我不知道他会怎样做"，对失去孩子的父母，特别困难。

我不知道她一直会有"成长"的机会。我想知道如果他不是病了，是否去了我的母校？"她永远不会再有 16 岁或得到她的驾照"。"我永远不会去陪她走下过道"。

许多父母，尤其是那些失去孩子的父母，看到自己一生生活在"可能发生什么？"的悲伤中。

（Bob）：我记得曾与一位妇女交谈，她已成年的儿子曾接受我们的生命末期关怀服务。她对我说，"一个母亲是不应该去埋葬她的孩子的，很不应该"。在我们的脑海中，死亡的自然秩序是父母在前，然后才是孩子。

尽管人们从来不可能从失去一个孩子中完全恢复过来，但可以继续前进，继续有自己的生活。

（Sarah）：一位母亲，现在我知道她谈及失去她 14 岁的女儿后经历的"意义"，作为母亲曾教女儿珍惜生命，爱别人，并保持她的信仰。她每天生活在对女儿的记忆中。

这些家长希望利用自己的经验，提示其他未失去儿女的家庭，更尊重他们孩子的生命。

"预期性哀痛"定义为预期的不幸事件的伤心，死亡发生之前的悲伤，可能会影响疾病终末期的患者及家属。对于一些人来说，疾病终末期的诊断本身，就可导致患者感情上的伤痛，与对家庭生活的干扰，或两者立即同时出现。很多人，将疾病终末期的预后，比喻为一个立即死刑的判决，对患者而言是"失去希望"，不再是"活的"世界的一部分。正如前面所述，在一般情况下，人们不到生命的最后阶段，不会认识到生命的重要性，"生活，直到我们死去"。家庭成员，试图保护自己垂死的亲人，因为觉得患者太脆弱不能处理激烈的情绪反应，可能会导致家庭成员不仅隐瞒信息，也隐瞒感情的流露。

> （Sarah）：我听到很多家人说，他们不能在患者面前哭，因为他们不想让他心烦。有时，病人焦急地等待那些作为爱的泪水，以及验证他们之间的紧密关系的标志。

在这种情况下，使人感到好像相互间的关系已提前结束，并看不到未来需要继续的重要性，尽管也许是关系的最终阶段。这种情况，经常会失去进行最后道别的绝好的机会。

损失的另一个方面是"如果那样就好了"。

> "如果我们早一点抓住它"。"如果他在 10 年前戒烟"。"如果我们用的是这种治疗，而不是那种治疗"。"如果我们完全没有治疗就好了"。

此时，最好的建议是不提供意见。在这些情况下，无论你说什么，即使是经历过类似情况的人，在悲痛中的人很难听进去。对于许多人而言，这些都是需要问他们的问题，让他们以自己的方式度过悲伤的阶段。人们只有倾听，提供支持，如可能，帮助他与有过类似经历的人联系。

最有经验的生命末期关怀服务的提供者的重要认识，是没有人能改变某人的拒绝或应对的模式。简单的是加入患者的生活模式，并提供无条件的支持。照顾者必须信任病人和家庭会以他们自己方式处理好此过程。

（十一）机会——适应新的角色

很多时候，人们根据他们所做的事情和起的作用来确定自己与他人和世界的关系。第一次见到某人时，询问他们的名字和来自哪里之后，一个最常见的问题是："你做什么工作的？"我们的社会强调的是"做"什么多于"你是"何人，社会结构往往根据"做"什么评估价值，而不是根据他们是什么人。如前所述，患者被确诊为疾病终末期时，他或她可能会问，"如果我的身体不能再履行这些任务，我该怎么办？"我们大多数人履行多个角色。

> （Sarah）：我是一个母亲、女儿、姐妹、朋友、义工、精神病学的学生、运动员、员工和个人。在这些角色中，有的很重要，有的不太重要，但都是至关重要的角色。

疾病可能导致在社会、家庭和性生活中的变化。如同在所有领域中讨论的那样，每个领域都会联系到其他人。身体的变化可能会影响到在社会中的作用。那些在社区很活跃的人，生病后可能无法参加家庭以外的活动，包括去教堂或犹太教堂，俱乐部或买彩票，打高尔夫球或网球。在家庭中的作用也发生变化。举例来说，一个诊断为慢性阻塞性肺部疾病的人，最终会变得无法工作，不再能保持挣钱养家的地位。他也可能不再能够履行他的其他角色，如自己开车，支付账单，甚至遛狗。他不再是妻子的丈夫。在长期的合作关系中，其中许多角色已无法实现，只有合作多年伙伴的另一方去实现。妻子现在可能需要起到比她丈夫更多的作用，而有一些她可能没有能力去处理。随着时间的延长，他的妻子可能产生怨恨，而对他们的亲密关系产生负面的影响。

虽然，亲密可有多种形式，性接触是许多成年人亲密关系的一个组成部分。长期疾病将给两人之间的性生活带来许多变化。很多时候，有顾虑可能会伤害体弱的人。他们以通常的方式做爱患者是否会太脆弱？会不会感觉太累？有时，对感染疾病强烈的恐惧，即使性伙伴是非传染性疾病。一个简单的事实是，少数人生病的时候，还是会有性冲动和希望有性生活，并有精力从事性生活。许多夫妻患病多年一直生活在一起，停止身体接触是由于涉及病程和治疗而分心。如果这对夫妻是"守旧派"，没有讨论性和性行为的习惯，将发生进一步的差距。弥合这一差距意味着发现新的方式重建亲密关系。对最后诊断结果的选择是不再追求积极的治疗，夫妇双方应该把注意力集中到对方，并远离疾病。虽然可能不能性交，而有无数的方法适合夫妇之间的接触：聊天、牵手、搓背、洗澡，以及患者能力所及的任何性活动。

有些是我们可以提供给家庭最好的支持，其作用是迅速训练实用的"生存技能"。一个 80 岁的男人可能要学会煮鸡蛋或使用微波炉。另一个照顾者可能是第一次需要学习如何平衡收支。

> （Sarah）：我知道一个照顾者，他第一次单独到杂货店，不确定买哪一种人造黄油，因为他不知道他的妻子一直选择使用的是什么样的人造黄油。后来，没有买任何人造黄油就离开了商店。

在这种情况下，可以具体地一步一步地指导他去做，而且，最重要的是在最初的几次需要带他一起做。

对垂死者而言，非常想知道有人会继续给予他的家人实际或情感上的支持，也非常重要。这样，垂死的人可能可以放心地逝去，因为他知道有人承担照料他亲人的责任。

许多家人和朋友需要得到安慰，并了解这些改变，将如何影响他们和他们与垂死者的关系。在这种情况下，对健康的人要比对垂死的人有更多的机会。恐惧死亡的过程是可以理解的，但人们需要有勇气跨越此门槛，应该到患者的家里去拜访。有时候，面临的挑战是由于中断了习惯性的相互来往。例如，你看到某人在商场穿着半截的短裤和 T 恤，但他在上班时穿的是西装，你可能，往往需要一段时间才能将他认出。访问正在生病的朋友或家庭成员，开始同样会感到不舒服，因为这同样是一个新的和不同的体验。不过，可以放心的是，一旦习惯了，即可探索不同的方式接触患者。反思，如果是你病了，难道你不想有人来拜访你？

想象这些变化对于配偶会是多强烈的经历。例如，妻子曾经做了很多美食，在吃饭时她和她的丈夫可能长时间在一起讨论关于政治和世界大事。而现在，也许生病的丈夫已不能吃太多饭菜或很长时间的谈话了。这对夫妇现在可能在一起一边听新闻一边吃少量的晚餐。

如果你是生活在州外的家庭成员，你的亲人不再使用手机时，可能需要建立新的联系方法。或许用电邮让护理人员读给你生病的亲人听以保持联系。由于死亡过程的继续，重要的是应尽可能地保持更多的联系。最终，最简单的，但最持久的连接方式是，家人牵着病人的手，直到他/她最后的一次呼吸。

我们作为个体，也存在反映互相之间关系的方面。假设，如果我是一个富有同情心、关怀、承诺支持团队的人，团队成员与我共同经历了患者整个死亡的过程，我必须做所有下列的事情：富有同情心、爱心、承诺和支持。不过，如果我不做，又会怎么样呢？我们中的许多人认为会得到来自受我们影响的

人的帮助，特别是在我们需要的时候。但是，通常情况并不都是这样，因为我们不是对所有的人，尽我们的能力做了所有的事。很多患者已被他们的家人和朋友遗忘，在他们活着时再创建新的支持关系是不太可能的。另一些患者虽有亲密的朋友和家人，但在外州生活，或已病得无法照顾患者或提供支持。在许多情况下，有些垂死的病人已生病多年，一直无法保持联系。

有可能是没有办法在他们的生活中添加新的人，使他"过得更好"，但我们可以花时间和他们一起回顾以前曾有过的合作关系和值得纪念的时间与乐趣。这是以一种美好的方式来实践讲故事的艺术，同时回忆患者有趣的历史和信息。也使病人重温美好的回忆，实际上"是"让过去的人回到现在。

对生命的回顾在实际中已有悠久的传统。在某种意义上，生命回顾是讲故事的古老传统的一部分。在犹太人的信仰中，这个过程是公认的个人遗产的一个部分，被称为"道德遗嘱"。在 Jack Riemer 和 Nathaniel Stampfer《如何准备你生活的价值观和道德遗嘱》一书中，为道德遗嘱做了精彩的概述，创建了一个历史上与现代的道德遗嘱和指南。他们指出，不一定需要书面的道德遗嘱，可用声音或视频记录，可能是留给后人惊人的遗产。

（十二）机会——让你的事务有序

> （Sarah）：最近有位妇女告诉我，肿瘤专家告诉她"让你的事务有序"。因为她被诊断出患有三期卵巢癌症。一年半以后，她的癌症消失了。

虽然这是一个成功的故事，人们喜欢听的故事，经常是当医师告诉患者："现在是让你的事务有序的时候"，也就是通常需要这样做的时间。"事务"在这方面包括财务和医疗问题，以及更多的实际问题如葬礼的安排，以及患者去世后，有关其亲人的决定。

有时，面临的困难是需要解决这些"实用"的事，同时还要处理对患者有极其严重障碍的最终预后。一个人可能不得不面对现实，继续努力对抗疾病。很难简单地用几分钟、几小时，或更短的时间决定他想要什么，或是愿意被埋葬或火葬。再者，由于我们是"否认死亡的社会"，很少有人在健康的时候花时间考虑这些问题，如果能在健康的时候讨论这些问题，情感的创伤较轻。

在今天的医疗环境中，许多患者和家庭面临的巨大压力是相关的治疗费用以及官僚制度，这可以称为"官僚性痛苦"。与支付相关的困难是令人难

以置信的昂贵的治疗费用，这可能是首先不要抱有成功的希望，再加上通过保险公司的繁文缛节的谈判，医师办公室、医院与身体、社会和对身患绝症者情感上的挑战的综合，被定义为"总的或压倒性的痛苦"。

> （Sarah）：最好的例子是一位死于肺癌的女性。她担心她生病后几年的账单，所有的公司要求她支付，使她已紧张的生活更焦虑。现在她笑了，他们已无法"从岩石里榨出血"，因为她快死了。这是一位病前一直在工作，为了要治疗疾病，她按时、足额、用她的一切支付自己的账单。通过她的经验，教育了我，我们每个人都必须尽力做到最好，但有些时候我们已尽力，仍然不是"足够的好"。

处理"官僚性痛苦"方法之一是通过"整体"来处理，不管它是多大。如果一个问题似乎太大，以致难以处理，把它分成各部分处理。即使是经济上的问题，随着时间的推移，分成小金额的支付而总计达到付出大部分的钱款（少量的欠款）。除此之外，我们也只有控制能做的事，如祈祷文建议的，接受我们不能改变的和改变我们能做的，两者之间的区别是明确的。

四、超越 Byock 的机会

Julie Patton，在她的文章《荣格的精神》（*Jungian Spirituality*）中描述：生命后期成长发展的内容优于 Byock 的"成长的机会"理论，比较和对比了其他的发展理论。她说，当我们所知道的关于 Jungian 理论和 Erik Erikson 的人类发展阶段理论相结合时，我们可以看到"成长走向智慧为中年和老年的一种自然运动"。按 Byock 的机会，能够整合自己有意义部分的人，能接受死亡，而"不失去完整感和意义"。Erik Erikson 的最后发育阶段，第 8 阶段，确定心理危机（从心理或精神和社会或人际关系）是一种自我的完整性与绝望的对比。是否可清晰地回顾自己的一生？拥抱快乐，尊敬挑战，找到他们一生中成就的意义和目的？一生的作为是否有价值？作为结果的贡献是什么？你的遗产是什么？如果我们对这些问题的结果的反应是成就感和满足感，然后形成一个更完整的自我的认同。我们的力量来自于生命的"大画面"的说法，我们是一个更大的世界整体的一部分，即使我们离开了它，也与它同在。其结果是智慧。如果不是，认为我们的生活是失败者。如果

对"是否值得？"的回答是否，其结果我们可能充满绝望，而不是将死亡看作是一种美好生活的高潮，那就会害怕。

这种"智慧"可以开始于死亡过程之前。它被看作是成年人的结果，因为他们年龄的增长，将重心从外部转向内心的发展，他们开始减少认同自己的身体而更多地注重灵魂或精神。这个理论被称为超越老化感，这个术语，与 Lars Tornstam 的小说同名：《超越老化：积极老龄化发展的理论》。他认为，"人的衰老，是生活步入老年的过程，包括潜在意识的成熟……从世界的唯物主义的理性观到更多的宇宙和超越的人，通常伴随着生活满意度的增加"。Joan Erikson，Erik 的妻子，在她丈夫的分期系统添加一个第 9 阶段，并称它为超越老化。这一阶段的内含是一种"宇宙精神与宇宙交融的感觉，并重新定义了时间、空间、生命和死亡"。这一过程是否能够顺利地进行，基于自己的家庭、朋友、文化或生活经历。Patton 认为此阶段是"宇宙或原型变化之间的桥梁"，Jung 认为是中年人的特点，而 Byock 则认为是"最后成长的机遇"。

既然我们已经探索了一些涉及死亡过程的心理和精神的理论问题，让我们进入到这个知识的一些实际应用。

五、疾病终末期患者及其家人共同的精神需求

当一个人临危，如疾病终末期时，个人和家庭面对身体、情感、社会和精神上的变化导致很多心理上的需求。患者在面对疾病终末期有很多挑战。不仅要控制身体的症状，也要处理情感/心理上的需求。在生命末期关怀医院和姑息性医疗机构的心理护理目标是，积极协助和帮助患者/家属度过和解决他们表达的个人的心理需求。

表 14-2 比较了短期与长期疾病患者，一些常见的可能存在的心理动态。识别这些差异很重要，因此，专业的医护人员可以更有效地关注他们医疗护理的病人和家属的心理需求。

接下来的几个表列出了确定接近生命末期患者及其家人的一些更常见的心理需求：保持缄默的协定（表 14-3）；隔绝和疏远（表 14-4）；接近生命末期的意识（表 14-5）；恐惧（表 14-6）；损失（表 14-7）；性欲的丧失（表 14-8）。对于每一种需求，理想的结果是有几个特征性的体征和症状，可帮助医护人员认识某些特定的情况。还可能提供一些干预措施，但医

护人员不应该仅限于清单上建议的干预措施,相反,应该随时为每个患者及其家人有创造性地实现可能最好的结果。

表14-2 短期与长期疾病患者的动态变化

短期疾病	长期疾病
适应疾病的时间短	适应疾病的时间较长
说"再见"和安排的时间短	说"再见"和讨论安排的时间较长
由于震惊/否定可能有混乱感	由于长时间的角色颠倒增加患者或照顾者的怨恨情绪
感到"未能按时完成事业"的压力	照顾者可能有应激障碍
支持系统可能尚未建立	由于人际关系失去平衡而被虐待/忽视
由于病程短少了"摩擦"	继续"忽高忽低"的波动令家人很痛苦
家庭的财务流失较少	增加家庭的财务困难

SOURCE:VITAS Innovative Hospice Care:Job Preparation Training:Social Worker Compass Guide. Miami,1995.

表14-3 心理的需求:保持缄默的协定

结果	便于有关疾病和死亡过程的交流
可能的体征/症状	患者/家庭/朋友避免讨论疾病终末期或死亡的过程
	患者/家人/朋友保持沉默,因为他们不想让别人伤心
	患者/家庭/朋友,关于死亡的事件只涉及一半事实或彻底撒谎
	家庭/朋友应避免过度忙碌而引起患者的怀疑
可能的干预措施	鼓励表达内心感受和恐惧,可降低情感隔离
	对要做的事进行讨论,有助于减少误解和愤怒
	鼓励情感封闭的讨论,最后的愿望/家庭传统/最喜欢的故事/问题
	帮助安排后事,当患者死亡时家庭更容易度过

SOURCE:VITAS Innovative Hospice Care:Job Preparation Training:Social Worker Compass Guide. Miami,1995.

表14-4 心理的需求:隔离和疏远

结果	识别动态变化和尽可能减少隔离和疏远感
可能的体征/症状	社区的隔离——由于疾病减少了与社区的接触
	去工作、聚会、教堂、会议等的欲望/能力减少
	减少社会的刺激——朋友疏远了不知道该说什么或做什么
	自我隔离——停止与他人的接触
	对外面的世界不再有兴趣
	与家人和朋友的联系最终下降到只有与家人
	患者将进一步为自己准备死亡
可能的干预措施	帮助家人和朋友了解隔离和疏远的动态变化
	帮助患者与家人沟通

SOURCE:VITAS Innovative Hospice Care:Job Preparation Training:Social Worker Compass Guide. Miami,1995.

表14-5 心理的需求:接近死亡的意识

结果	更好地了解和倾听病人的体验,为了患者及其家人能够更好地准备走向死亡
可能的体征/症状	对病人的描述:
	与已故的人打招呼(使用各种非语言的暗示:微笑、挥手和点头与他们沟通)
	需要准备旅行或改变
	只有他或她可以看见的地方
	生动的梦境
	病人的状态:
	需要见某人或某事,继而故去
	渴望调和个人、欲望、精神或道德的关系
	渴望清除障碍以实现平安
	需要验证和批准死亡
可能的干预措施	让对方知道你在听
	注意生命末期的人说的一切
	深入分析理解逝者所说的是什么?想说什么
	生命末期的人与家人沟通时,知道自己正在走向死亡
	鼓励沟通——你能告诉我发生了什么事
	接受和验证生命末期的人告诉你的事
	不要争论或挑战,就无法理解的事要诚实

（续 表）

不要干扰谈话,让病人控制谈话的
　节奏

向患者灌输自豪感——告诉他"我
　很自豪,你能与我分享这些想法"

通知家人,有时患者会选一位是他
　或她感到情感上安全的知己,去
　通知家人,也不要生气或慌乱

如果你不知道该说什么,就什么也
　不说,只是让他们知道有你在即
　可

SOURCE:VITAS Innovative Hospice Care:Job
Preparation Training:Social Worker Compass Guide. Mi-
ami,1995.

表 14-6 心理的需求:恐惧

结果	承认并减轻病人的恐惧程度
可能的体征/症状	对未知的恐惧
	害怕疼痛
	害怕失去控制
	对被隔离的恐惧
	害怕对身体的护理不周
可能的干预措施	提供舒适和不断的安慰,他们不会被单独留下,探讨即使没有他们,家庭成员也可以处理得很好
	消除非理性的恐惧
	承认合理的恐惧
	提供真实的安慰

SOURCE:VITAS Innovative Hospice Care:Job Prepara-
tion Training:Social Worker Compass Guide. Miami,1995.

表 14-7 心理的需求:损失

结果	协助患者和家属应对损失
可能的体征/症状	感到极大的损失:患者丧失存在感的应对机制,感到永远失去了无忧无虑的健康态度
	作用的丧失:家庭成员将开始分担濒死患者的作用。患者的作用越大(母亲、姐姐、沟通者、调停人、付款人等),对疾病与死亡的情绪反应越大
可能的干预措施	诚实地倾听
	鼓励对任何可能出现的问题进行讨论

（续 表）

鼓励讲故事,将他们亲人的好事写
　入日志

鼓励和期望的反思

考虑用互补性或创造性难以感情表
　达的接触性干预,如:按摩、冥想
　和艺术、音乐疗法

SOURCE:VITAS Innovative Hospice Care:Job Prepara-
tion Training:Social Worker Compass Guide. Miami,1995.

表 14-8 心理的需求:失去性欲

结果	理解和探讨可能失去的性欲
可能的体征/症状	因疾病改变身体形象
	药物
	身份的丧失隔离和疏远
可能的干预措施	鼓励对性问题的探讨
	协助患者夫妇建立新的方法
	讨论触摸(除了身体护理)可能有重要的作用
	讨论提高自我形象的方案协助寻找新的和有意义的性沟通形式

SOURCE:VITAS Innovative Hospice Care:Job Prepara-
tion Training:Social Worker Compass Guide. Miami,1995.

六、疾病终末期患者及其家人常见的精神需求

精神是每个人所渴望的意义,即完整、美丽、尊严、希望、爱和接纳(VITAS"灵性")。

生命末期关怀团队的每一位成员都需要具备基本的精神评估和干预技能(心理和精神评估的详细讨论参见第 16 章)。虽然,生命末期关怀的牧师应进行精神评估,团队的每一个成员都应为实现最有效的跨学科的护理计划做出贡献。

根据生命末期关怀医院的经验,大多数患者,不论他们是否有宗教信仰,都有以下的精神需求:意义(表 14-9);希望(表 14-10);最终精神来源的意义(表14-11);爱和被接纳(表 14-12);尊严和人性(表 14-13)。除了结果、体征和症状,以及可能的干预措施之外,每个表还包括提出的问题,它可以协助照顾者识别和获取患者需求的根源。

表 14-9 心理的需求:意义

结果	认识有意义的需要、目的和价值,协助患者寻找生命的意义

	（续　表）
提出的问题	人际关系对你的意义有多大
	什么样的困难让你"感觉"发生了什么事
	你认为生命的意义是什么？你在何处找到目的
	什么会让你的生活更有意义
可能的体征/症状	失去了活下去的意志
	对生命的意义和目的产生疑问
可能的干预措施	认真地倾听，避免提供建议
	无条件地接受患者
	鼓励病人发现他/她自身的生命和死亡的意义
	鼓励讨论过去的成就
	肯定病人的成就/见解的价值

SOURCE：VITAS Innovative Hospice Care；Interdisciplinary Spiritual Care Compass Guide. Miami，1995.

表 14-10　心理的需求：希望

结果	认识对希望的目的和价值，协助病人发现事情是有希望的
考虑提出的问题	当你生病/受损失时，可以依靠或依赖的是什么
	你会如何形容你充满希望的能力
	疾病/受损对你的幸福感影响有多大
	当你生病/受损失时，如有可能，以什么样的方式改变你的希望
可能的体征/症状	失望
	失去幸福
	绝望
可能的干预措施	鼓励患者和家庭探讨幸福
	探讨保留患者现在和未来幸福生活的方式
	鼓励讨论在疾病中改变希望的方法，例如：治愈或缓解已不现实，因此，可以将希望改变为不受痛苦
	讨论可能的矛盾，"放开做不到的事，争取最可能的希望"

SOURCE：VITAS Innovative Hospice Care；Interdisciplinary Spiritual Care Compass Guide. Miami，1995.

表 14-11　心理的需求：终极精神来源的意义

结果	无论她或他的愿望是什么，协助患者发现最终的精神源泉的意义

	（续　表）
提出的问题	你有什么信仰，是上帝吗
	当生病/受损失时，你认为上帝能帮助你到什么程度
	你挣扎着控制某些事物吗
	什么将有助于你"放心"
可能的体征/症状	担心失去控制
	感到内疚和羞耻
	希望结束与家人/朋友的精神源泉
	对上帝或其他的精神源泉的愤怒
可能的干预措施	探讨病人最终精神源泉的观念
	认识到除"上帝"之外可能有许多可用的其他名称
	讨论信念，超越自己提供的方向和意义的某些东西
	承认可以找到内心深处的，或自己之外的源泉
	讨论想要控制的努力
	讨论与家人和朋友告别的过程

SOURCE：VITAS Innovative Hospice Care；Interdisciplinary Spiritual Care Compass Guide. Miami，1995.

表 14-12　心理的需求：爱和被接纳

结果	帮助患者及家属更深入地感受到爱和被接纳
考虑的问题	感到有人孤立你吗
	你觉得自己被别人爱和重视到什么程度
	你觉得与你自己、其他人、上帝感到相处的好吗？有什么会帮助你获得平安？你是否感到有什么"未完成"的事
	你想说什么，或你和你的家庭/朋友之间发生了什么
	你是否觉得你可以信任别人，别人也会把你放在心上
	你觉得对谁有义务，如果有的话，是上帝、你的家人或朋友
可能的体征/症状	不能信任
	感到被疏远和孤立
	怕被遗弃的恐惧
可能的干预措施	无条件地接受患者
	公开和诚实地与患者沟通以培养信任
	帮助患者/家属表达自己的爱和情感

（续 表）

向病人保证,工作人员会随时为他
们提供帮助

教导家庭成员尽可能继续与患者保
持亲密的关系

SOURCE: VITAS Innovative Hospice Care: Interdisciplinary Spiritual Care Compass Guide. Miami, 1995.

表 14-13 心理的需求:尊严与人性

结果	帮助患者达到和保持有尊严的人
考虑提出的问题	你是否感觉到被尊重和有尊严的对待?什么会让你感觉更受人尊敬
	让你可以做出自己的选择到什么程度
	什么会帮助你更独立
	你想自己做什么吗
	疾病/损失对你的自我价值感与士气的影响是什么
可能的体征/症状	丧失自我
	失去控制
	觉得不受尊重
可能的干预措施	使患者尽可能多地自治和独立
	尽可能地让患者自己多做选择
	对患者承认,你已尽最大的可能,帮助他们实现自主性和独立性

SOURCE: VITAS Innovative Hospice Care: Interdisciplinary Spiritual Care Compass Guide. Miami, 1995.

七、生命末期患者的人权法案

生命末期关怀申明一个生命末期的人仍然是人,不能因为他们正在走向死亡就不是一个完整的人。控制感是身患绝症患者的一个重要因素,为的是想继续成为生活的一部分。Dame Cicely Saunders,现代生命末期关怀运动的创始人极其生动地说:

> "你是重要的因为你是你。你是重要的直到你生命的最后时刻,我们将尽我们所能,不只是要帮助你安详地逝去,也要帮助你更好地活下去直到你逝世。"

"生命末期患者的人权法案"是提醒患者和医师涉及提供生命末期关怀所有的事项的"大画面",见表 14-14。专业工作人员可以根据表 14-15 建议的步骤实施"人权法案"。

表 14-14 生命末期患者的人权法案

- 我有权被视为一个活着的人直到我死
- 我有权保持有希望之感,但其重点可以改变
- 我有权让那些能保持乐观的人对我的关注,但这可能会改变
- 我有权以我自己的方式表达我对即将到来死亡的感受和情绪
- 我有权参与我医疗护理的决定
- 我有权要求对任何问题如实回答
- 我有权接受家人的帮助和帮助我的家人接受我的死亡
- 我有权利平安和有尊严地逝去
- 我有权保留自己的个性,并不让我的决定被可能与我的信念相反的人评论
- 我有权期望身体的圣洁,死后也得到尊敬
- 我有权讨论和扩大我的精神体验,无论对其他人可能意味着什么
- 我有权被关怀的、敏感的、知识渊博的、努力了解我需求的人治疗,使我将能够获得满意的帮助,面对自己的死亡

注意:此人权法案在"终末期病症Ⅲ期患者和帮助的人"的专题讨论会上发表。Lansing, Michigan, sponsored by the Southwestern Michigan Inservice Educational Council and conducted by Amelia J. Barbus, Associate Professor of Nursing, Wayne State University, in 1975.

SOURCE: Ferrell BR, Coyle N: An overview of palliative nursing care. Am J Nursing, 2002, 102(5): 26-31.

表 14-15 生命末期患者的人权法案:为专业人员建议实施的步骤

- 倾听,而不是提供建议
- 不要将自己的价值观和信仰强加给病人和家属,而是帮助他们探索自己的重要性
- 客观和宽容地对待不同的价值观和态度
- 尊重并理解患者/家属的文化和种族方面的宗教习俗和信仰
- 提供精神支持,但并不试图解决精神问题
- 在帮助人的精神需求时,意识到你的局限性
- 避免回答困难的问题,用"初步"的话语回答问题,这样可以给患者更多的空间,探讨他/她自己的感受和需求
- 通过倾听并从患者那里学习增长你的精神领域
- 病人或家属表达的愤怒往往是被与他们接触的人误导。最重要的方法是倾听,以适当的方式允许个人表达和释放他/她的愤怒而感到舒服

SOURCE: VITAS Innovative Hospice Care: Interdisciplinary Spiritual Care Compass Guide. Miami, 1995.

八、结束语

在本章中,我们探讨了一些影响生命末期患者治疗的心理和精神问题。这些问题可能影响到医师、生命末期关怀护士及病人的主要照顾者。这方面的知识可增加医师有关患者心理或精神问题的意识,并提示早期转诊到生命末期关怀和姑息性治疗机构,以确保用跨学科的方法处理患者的疼痛和症状。生命末期关怀护士可能认识到,患者或照顾者的愤怒,可能与他们令人沮丧的过去及死亡过程有关,仍应无保留地用她的专业技能解决真正的问题和提供舒适的方法,控制患者的症状。照顾关心患者的家庭成员,在患者垂死的过程中,可能会有新的办法理解和缩小分歧。

每个生命末期患者的经历都有其独特性。它可以是一曲美丽的交响乐,无数个音符、乐器和音乐家走到一起,创造出优美的最终的组合,或者也可能像一个二年级学生的第一堂钢琴课。两者之间的差异是我们这些为生命末期者服务的人经常见到的。必须记住,在我们的生活中,如音乐,终曲与序曲同样重要。如 Tournier 所说,"我的生活方式不同,但是不可少。"过去终末期患者的心理和精神需求一直被照顾者视为问题,随着详细信息的完善和同情心的发展而使它成为机会,这个机会将使我们每个人的生活更完整,直到我们说再见。

最后,通过 Henri J. M. Nouwen 的话作为结束语。

> 死亡是我们最好不要思考或谈论的如此可怕和无价值的事吗? 死亡是我们生存中的如此不想要的部分? 如果不是,我们是否有更好的作为? 死亡是我们根本无法面对,是所有思想和行为的一种绝对结束吗? 我们是否可以用开放的生活态度,逐渐地善待死亡,相信没有什么好怕的? 我们是否可能用与父母准备我们诞生同样的注意力,准备我们的死亡? 我们可否用像朋友欢迎我们回家的态度等待我们的死亡?

我们认为答案是肯定的! 希望本章中的信息将帮助你看到这些。

参 考 文 献

Patton JF: Jungian Spirituality: A developmental context for late-life growth. Am J Hosp Palliat Care 23: 304-308, 2006.

Tornstam L: Gerotranscendence: A Developmental Theory of Positive Aging. New York, Springer Publishing, 2005.

第 15 章

内科医师在精神关怀方面的作用

Barry M. Kinzbrunner   王 点 译   孙静平 秦速励 校

- ■ 引言
- ■ 什么是精神治疗
- ■ 精神关怀是否重要
- ■ 与精神治疗相关的健康结果
- ■ 内科医师在精神治疗中的作用
  获取和识别患者的精神和(或)宗教的信息
  HOPE

FICA
SPIRIT
与患者的联系和合作
尊重患者的意见,并遵循他们的引导
保持自身的诚信
确定治疗的共同目标
利用适当的专业资源

一、引 言

正如在本书前几章节中所述,对于疾病晚期的患者,需要一个跨学科的治疗模式。此治疗模式不仅涉及身体方面,而且也包括患者社会心理方面有关的许多症状,他们的家庭以及经历。在不同的学科中,最须关注的是精神治疗。导致医生重点关注具体的治疗,很少注意精神治疗的原因,可能有很多因素,包括难以确定精神治疗的真正含义,以及缺乏客观性,在某种程度上,精神治疗的固有特性。1988年,由著名疼痛和姑息性治疗的专家首次提出,并应用至今的"总体疼痛"一词,也许是对精神治疗缺乏关注的最好说明。虽然,他承认有"心理影响"到患者"身体疼痛"的经验,和许多社会心理问题是"总体疼痛"的"苦难"成分,包括丧失工作、财务问题、个人和家庭的社会功能的改变,唯一易于识别的"苦难"成分是对死亡的恐惧。

为了帮助医师更好地理解精神关怀是生命末期关怀的关键,本章节着重阐述医师在确保生命末期患者及其家人得到合适的精神关怀中的作用。为此,将尝试着更好地定义精神关怀,并进行大量的有关精神关怀对于患者及照顾他们的医生的潜在重要作用的研究。继而,是医师应该参与到对患者的精神评定,以及发现和满足患者的精神需求。

二、什么是精神治疗

精神一词来源于拉丁语的"圣灵",意思是"呼吸"。精神性,字面上的意思是精神问题,是经常用于描述人与精神关系的术语。在生命末期关怀护理方面,杜克大学生命末期关怀研究所的神学和医学实践教授——Keith Meador 将精神治疗的范围定义为"包括从对敏感情绪的人文精神治疗到高度仪式化的宗教关怀,结合具体的死亡仪式及其中的多种可能性"。难以给精神治疗下一个精确的定义,只能用广义的定义,对医师而言,难以接受将精神医疗保健视为主流学科。进一步从文学的观点看,为了获得更加精确的定义,只能强调精神治疗的不确切性。最近的文献综述报道提示,在复习的文献中,至少以 92 种形式描述关于精神治疗的定义。庆幸的是,综述的作者已将 92 种定义归纳为 7个常见的定义(表 15-1),使得人们能更好地描述精神治疗的要素。

这些定义中,有两条最具有争议且有待进一步改善:第一条"与上帝的关系"和第三条"与信仰上帝无关的超越或连通"。换言之,在我们的社会,非常不同的是,当问到某人的宗教或信仰体系时,常常试图精确地解释宗教信仰和信念在精神治疗方面的作用。

表 15-1　精神治疗定义的要素

- 与上帝或超越自我现实的关系
- 并非自我
- 与信仰上帝无关的超越或连通
- 并非物质世界
- 生命的意义和目的
- 人的生命力量，人的综合方面
- 上述要素中的两项或以上的总结定义

SOURCE：Unruh AM，Versnel J，Kerr N：Spirituality unplugged：A review of commonalities and contentions，and a resolution. Can J Occup Ther 69：5-19，2002.

Kearney 和 Mount 分别为精神和宗教下了定义。他们认为"精神属于人格范畴……我们的一部分"，而宗教是"人类为表达精神，并使其概念化而构建的神"。然而，从他们对宗教的定义中可以看出，人们可能会对他们将宗教视为表达精神的一种方式有争议。宗教的概念，不是精神治疗的全部，可能是精神治疗的表达方式之一，苏格兰国家健康服务中心对这一定义给出了最好的描述。在他们的牧师和精神关怀指南中写到：

> 宗教关怀的内涵包括宗教信仰、价值观、礼拜仪式以及宗教团体的生活方式。精神关怀是一对一的关系，是完全以个人为中心，对个人的信念或生活去向没有假设。精神治疗不是宗教，而宗教关怀，往好里说，应该是精神。

通过将宗教看作精神的一部分，而不是将精神限制于宗教，可以解决在当今多元化的社会中潜在的宗教和精神之间的矛盾，可使在姑息性治疗中，精神治疗的定义中立化，如 Cassidy 和 Davis 所提出的：

> 用精神描述人类生活的深度，包括从个人的经历中追求意义，与家人、朋友之间的关系，他人患病的经历，将这些用于治疗和对他们的支持。

通过认识到"宗教"精神关怀是隐晦的定义，可以令以下几种人都满意，即倾向于宗教的人，完全世俗化方式的人，以及介于两者之间不怕冒犯任何一方的人。

三、精神关怀是否重要

尽管美国是个多元化的社会，但在最近的一项研究中显示，绝大部分美国人（约有 84%）认为自己属于世界上主要的宗教之一。此外，有超过 90% 的人相信上帝或宇宙精神的存在。尽管，事实上只有 60% 的人相信上帝和人类有关系。

当人生病时，信仰显著地影响人们的反应。在最近的研究中，两个宗教因素："有 89% 的人认为有上帝同在感到平安"和"祈祷"的人有 85%，以及一个精神因素"感到生命是完整的（80%）"，被生命末期患者认为是在诸多因素中最重要的。在另一项研究中，患者及制定癌症治疗决策的照顾者认为"信仰上帝"是七项因素中第二重要的因素（仅次于肿瘤学家的建议）。最近发表的，关于人们对可能致命的外伤性损伤态度的研究表明，57.4% 的被调查者认为当医师考虑进一步治疗已无效时，他们相信上帝的保佑可以得到挽救。

尽管，对于许多美国人来说精神和宗教是很重要的，但是医师也同样这样认为吗？研究表明，家庭医师和病人对宗教持有相同的态度，和专科医师相比家庭医师的宗教意识更强。

总之，医师对于宗教和精神的态度和他们服务的患者之间有显著差异。1998 年的一项研究，比较了 2005 名美国医师和公众对于宗教的态度，发现医师较少将宗教信仰用于生活行为（58% 对 73%），更多考虑的是精神因素，而不是宗教因素（20% 对 9%），更倾向于处理主要的问题时不依赖上帝（61% 对 29%）。

医师与患者之间的差异被同一项研究在讨论中进一步证实。例如医师认为"有上帝同在感到平安"（66%），"祷告"（56%），以及"感觉人的生命是完整的"（68%），其比例明显少于他们的生命末期患者。尽管癌症患者和他们的护理人员都认为"信仰上帝"在七个决定因素中是第二重要的，但他们的医师将"信仰上帝"排在最后。另外，略少于 20% 创伤专科医师（与 57.4% 的公众相比）相信当医师认为进一步治疗无效时，神的保佑可以挽救创伤患者。

有关医师和患者对于医疗保健中宗教和精神的态度之间差异的实际后果，在最近评估患者的精神需求是否得到满足的研究中得到证实。这项研究中，评估了呼吸科门诊的 177 例患者，有 51% 的患者相信宗教，其中 90% 的患者相信祷告可能会影响到疾病的康复。当患者被问到如果当他们病重时，宗教和精神因素是否影响到他们的医疗决策时，45%（80 例）的患者做出了肯定的回答。在这些患者中，94%（75 例患者）认为他们的医师应该询问有关信仰的问题。事实上，2/3 的被询问者不知道他们的信仰是否影响着医疗决策，表明他们很希望被询问有关信仰的内容，并作为病史的一部分。但是，现实中仅有 15％的患者记得曾被询问。

四、与精神治疗相关的健康结果

早期的数据研究表明,大部分患者认为宗教和精神在他们的健康保健中是很重要的因素。然而医师的看法似乎和他们不一样。当医师进行"循证医学"实践时,为了判断疗效,需要消除精神因素的影响,表明患者健康的改善除了药物的作用外,还有精神因素。

至今,在评价宗教、精神治疗对健康和疾病疗效的研究表明:精神治疗可以对抗生命末期患者的悲伤绝望的情绪。不只一项研究表明,当患者拥有称之为"精神上的幸福",达到这种高层境界后,将减少患者加速死亡进程的愿望以及自杀的念头,较少表达生命末期时的失望情绪。在同一个研究中,缺少"精神幸福"的患者有更大的精神负担,它远远大于悲伤、身体症状或功能异常、社会支持的程度。另一项研究表明,生命末期患者的生命质量,受到精神因素的影响是独立的,与其他的社会心理和应对方式的因素不可相提并论。

有研究表明,宗教和精神治疗对所有患者发病率和病死率改善作用的结果有争议。在健康人群中,定期参加教堂活动的人,不良事件的发生率要低于那些不参加教堂活动的人,而其他宗教形式的增加,似乎与健康改善无关。有研究表明,对于身患疾病的患者,宗教形式对于癌症的过程、病死率的降低、急症的恢复无积极的作用。另外,代祷对健康的结果没有任何明确的客观影响。但是,另外一项研究阐明宗教或者精神与理想的健康状态之间有着可能的生理性关联。最近,评估宗教和精神对阿尔茨海默病患者认知功能减退的疗效的研究提示,高层次的精神境界(依据标准评定)以及参与个人宗教活动,可以减慢患者的认知障碍下降速率。几项研究的荟萃分析评估了125 000例研究对象,同样表明宗教精神与健康状况间存在着有益的关系,虽然各项研究之间存在着相当大的差异,使得得出的结论受到限制。

考虑有效缓解生命末期患者的疼痛,于 2008年,Wiech 等发表的最新的研究提出,在处理生命末期患者,控制疼痛重要性的研究中,应该考虑宗教信仰的潜在影响。这项研究应用了功能性磁共振技术,评估了右外侧前额叶皮质的活性,12 名宗教信仰者疼痛的感知强度,以及进行疼痛刺激干预的 12名无神论者和不可知论者(正常对照组)的疼痛感知

强度。对于信仰宗教者,在受到疼痛刺激之前接触宗教影像,在磁共振显像中,右外侧前额叶皮质活性增加,与没有接触宗教影像者相比,对疼痛的感知强度减弱。但是在无宗教信仰者中,无论其在受到疼痛刺激前是否接触宗教影像,磁共振显示的右外侧前额叶皮质活性、疼痛的感知强度都没有改变。尽管这项研究存在很多局限性,但是提出了一个问题:宗教信仰是否影响着某些患者对于疼痛感知的程度,印证了"整体疼痛"的合理性,构建了在生命末期关怀中需要多学科治疗的基础,以及神经生理水平上对于精神治疗的需要。

最后,关于宗教的精神帮助对于癌症患者生命末期治疗和生命质量上的作用,许多研究的数据已被联邦政府收集,作为支持"癌症治疗"研究基金的数据。88％的研究对象认为宗教在他们的生活中有着或多或少的作用。然而,大约 47％的研究对象感到通过他们参与的宗教团体并不能满足精神需求,或者只能满足最低的需求。然而,72％的人觉得在医疗环境中也同样缺少精神支持;尽管,已证实这些患者的精神需求和生命质量之间存在密切的关系。患者宗教信仰的程度和对延长生命治疗的渴望之间,存在着显著的直接关系。一项随访研究表明,那些将宗教信仰当作是治疗晚期癌症的方法之一的患者,对于生命结束前的几天内进行延长生命的强化治疗的愿望,比实际需要接受者多 3 倍。

五、内科医师在精神治疗中的作用

了解患者认为精神关怀(他们认为的任何形式)是整体治疗不可分割的一部分,关心他们所想,至少有证据表明,这种关心可能是有益的(没有证据证明它有害)。并有迹象表明,精神和宗教信仰可能会影响生命末期患者对医疗决策的决定,传统未能将精神治疗作为医疗重点的医师,对精神治疗应该如何反应? 为了帮助医师更好地满足患者及家属在精神和宗教关怀方面的需求,于 2002 年,"生命末期关怀宗教和精神问题工作组"发表了一系列建议,总结见表 15-2,并将讨论如下。

(一)获取和识别患者的精神和(或)宗教的信息

确保患者得到适当的精神关怀的第一步,是发现他们的需求和问题。此外,重要的是医师应该了解到,患者的精神和(或)宗教信仰体系可能影响其是否接受选择的医疗决策。这就要求医师要将患者对宗教和精神的需求情况,作为病史的一部分。在

已发表的医学文献中,为了帮助医师易于记忆,关于如何采集精神史,提出了许多不同的结构方法,如用助记符号,如 HOPE、FICA 和 SPIRIT。这些结构的详细内容,列于表 15-3,并将详细讨论如下。

表 15-2　内科医师在精神治疗中的作用

获取和识别患者的精神和(或)宗教方面的信息

以仔细倾听和尊重他们观念的态度,与患者协作和建立联系

尊重患者的意见,同意他们的观点,避免讨论神学问题

对于自己的宗教信仰和习俗保持自己的完整性,尽可能避免参与特定的宗教仪式

确定治疗的共同目标

适当地利用支持患者的专业资源,如推荐牧师,或鼓励病人与自己的神职人员接触

SOURCE:Lo B,Ruston D,Kates LW,et al. Discussing religious and spiritual issues at the end of life. A practical guide for physicians. JAMA 287:749-754,2002,and Okun T: Palliative care review. Spiritual, religious, and existential aspects of palliative care. J Pall Med,2005,8:392-414.

1. HOPE　HOPE 模型,是由 Anandarajah 和 Hight 设计的一个开放式的评价体系,使得医师以间接的方式接近患者的精神世界。设计者建议从评估患者的支持资源开始,特别是在某些方面,如希望、力量、安慰和宁静,以确定病人是否有精神信仰体系。在这段时间内,患者还可能愿意讨论上帝和宗教在他或她生活中的重要性。这是 HOPE 模式中的 H。

一旦医师确立了病人是否有精神信仰体系,后两个方面,O 和 P,进一步探究患者在宗教组织中的参与程度和个人实践。例如,医师可能会问:"对于某些人,宗教或精神信仰可以作为处理生活中起伏的安慰和力量,请告诉我这是否真实。"如果患者不认为精神和宗教重要,医师应该确定患者是否曾经有宗教信仰,因为通常人的精神和宗教信仰可能是有改变的。

最后一个字母是 E,指的是人的精神和宗教对处理生命末期问题观点的影响。目标是把话题转回到临床问题,从患者处得到精神或宗教信仰可能怎样影响生活选择的信息。

2. FICA　Puchalski 提出的精神评估模式称为"FICA",比上文提到的 HOPE 模式更为专注和直接。F 指的是信念和信仰,Puchalski 认为直接提问患者关于他的信仰或是信仰系统比在一开始的时候

询问患者什么对他们处理问题有帮助,更加恰当、简单。如果患者既没有精神也没有宗教信仰,医师应该评估生命中其他形式的意义,并且允许患者引导谈话。

表 15-3　采集精神史的记忆法

HOPE*

　H　希望的资源

　O　宗教组织:信任或参与的水平

　P　个人的精神和实践

　E　对生命末期治疗的影响

FICA†

　F　信仰

　I　信仰或精神的重要性/影响

　C　社团:在精神或宗教社团中的身份和参与程度

　A　对待/应用:如何对待患者的精神或宗教问题

SPIRIT‡

　S　精神信仰系统

　P　个人信仰系统

　I　与精神社团的融洽性

　R　仪式的做法,及其限制

　I　医疗的影响

　T　丧事计划

SOURCE:Adapted from Okon TR:Palliative care review:Spiritual, religious, and existential aspects of palliative care. J Palliat Med 8:392-414,2005.

＊.Anandarajah G, Hight E: Spirituality and medical practice. Using the HOPE questions as a practical tool for spiritual assessment. Am Fam Phys 63:81-89,2001.

†. Puchalski CM, Romer AL: Taking a spiritual history allows clinicians to understand patients more fully. J Palliat Med 3:129-137,2000.

‡. Maugans, TA: The SPIRITual history. Arch Fam Med,1996,5:11-16.

在了解了患者的信仰水平后,医师应该评价信仰在患者生活中的重要性,即字母 I。在生命末期患者,关键问题是他们的特殊信仰体系是如何影响他们处理当时所处的状况。有关患者信仰的重要线索,往往可在他们是否参加宗教和精神仪式活动中发现。

字母 C 在 FICA 中指的是社区。医师要评估什么样的社区扶持体系能够帮助患者,特别是与患者的精神和宗教信仰相关的,例如以信仰为基础的机构和社区牧师。获得这些信息后,医师必须基于这

些评估解决患者的精神需求。

3. SPIRIT Maugans 的 SPIRIT 模式共有 6 个步骤,首先通过确定病人的精神(信仰)系统,其教义和信仰,而使医师第一次瞥见病人的精神生活,即字母 S 是第一步。一旦建立了正式的精神信仰体系,医师可以询问患者如何在宗教或精神信仰体系的背景下,表达自己(字母 P)的精神信仰。确保每一个病人的精神信仰都不是在正式的精神背景的基础上做出的假设。医师应该确定患者融入(字母 I)到他所在精神社区的程度,包括评价患者是否与一个或多个他或她信仰的神职人员有任何关系,以便当患者需要时,可以参与为病人提供精神支持。然后,医师应该探索病人在宗教仪式中的作用(R),以及对他的影响(I),这些传统和习俗可能对患者如何看待他或她目前的医学疾病也有影响。最后,医师和患者应该研究在疾病的终末阶段(字母 T),各种各样先进的治疗护理问题(例如,人工营养及补液、复苏等),也与患者的精神和宗教体系内容有关。因为某些宗教惯例可能关系到患者是否能接受或是拒绝上述的介入疗法。

(二)与患者的联系和合作

不论用程式化的方式还是用不太正式的方式询问患者的精神信仰史,重要的是避免可用"是或不是"回答的问题。相反,人们应该使用"开放式"的问题。也必须小心不要打断谈话,请病人们详细说明他们的精神和关注的问题。聆听患者时的经验技巧包括回应患者所涉及的问题,并表示对他们提出问题的关注、理解和认可。询问患者的情绪并且表示同情是另外一种方式,让患者感觉到自己被关注,并参与了讨论。

(三)尊重患者的意见,并遵循他们的引导

当从患者那里了解到精神和宗教的信息后,医师必须认识到患者的观点对于后续的治疗有重要的影响。尤其是对根据宗教信仰做治疗决定的患者,更是非常重要。虽然,患者的选择可能没有医学意义,但是简单地实现那些能够影响结果的宗教和精神问题,对于进一步地研究讨论不是有效的方法。医师试图以宗教讨论的方式说服患者的做法也不合适,换用一种他们的信仰可以接受的治疗,是可行的方法。通过病人的引导,并尊重他的或她的观点,同时采取可靠的凝听技巧,让患者知道他们的观点被理解,医师将能更好地与患者合作,以便完成比较合理的、同时也满足患者的宗教需要的治疗计划。

(四)保持自身的诚信

尽管医师个人的精神和宗教信仰及实践一般被认为是不受限制的(作为他们个人生活的另外一部分)。当患者问到你的信仰时,不应视为被打扰,这是患者表达自己的宗教和信仰问题的一种方式。医师不应该拒绝他们的提问,而是应该问患者为何提出这些问题,可能打开了一个更富有成效的对话的大门,将对病人的治疗有益。

如前所述,有超过 80% 的患者将祷告看作是生命末期治疗的重要部分。在医师看望患者时,有时候患者要求医师和他们一起祷告。这会让与患者不同宗教信仰,或者有相同的宗教信仰但不同惯例仪式的医师感到不舒服。再次强调,不要拒绝患者的任何要求,医师应该根据对问题的熟悉了解程度,选择一种反应。医师对于患者要求祷告应该做出的回应,见表 15-4。医师所提供的任何支持,都应不影响他或她自己的信仰或专业的作用,并取决于医师/患者的关系。医师以深思熟虑的方式,为病人提供精神上的支持,并不觉得会损害自己的信仰系统。

表 15-4 对患者要求祷告应该做出的回应

选 项	举 例
保持沉默不发表任何关于祷告的见解	
揭示医师自己的信仰	我和你的信仰不同
提供被动的支持	我知道祷告对你来说很重要,所以请允许我离开,以便让你可以和其他人一起参与祷告
提供主动积极的支持	我明白祷告对你来说很重要,所以我将安静地支持你
参加与医师自己的信仰一致的祷告	我将以我认为舒适的方式和你一起安静地祷告
主动参加祷告	我会很高兴和你一起祷告

SOURCE: Adapted from Okon TR: Palliative care review: Spiritual, religious, and existential aspects of palliative care. J Palliat Med 8:392-414,2005.

(五)确定治疗的共同目标

医师在了解到对于患者治疗至关重要的精神和宗教问题后,应该像对待身体和心理的症状一样,制订出反映恰当治疗目标的诊疗计划。由于患者的需求决定治疗的目标,重要的是医师应关注患者所赞

成的目标,尤其是在精神和宗教需求及医疗方面,医师和患者间有分歧的时候。

(六)利用适当的专业资源

另外,最重要的是,虽然以上信息强调医师了解和理解患者的精神和宗教问题对生命末期病人的重要性,但医师需要意识到,无论是在他们可以选择的治疗的结果还是医疗决策方面,作为一个跨学科的团队成员,他们都不是孤立的。当涉及满足患者的精神需求的问题上时,医师应该恰当地请牧师为患者提供主要的关怀。如果患者属于一个特殊的信仰

群体,有他们自己的精神领导者,医师应该尽早地请他们加入治疗计划。如果患者没有他们自己的牧师,生命末期关怀的牧师就成为多学科团队中的核心成员,可作为评估专家并且满足生命末期患者和他们家属的精神和宗教需求。虽然,医师认识到精神关怀的重要性,并善于识别病人及其家人的精神和(或)宗教问题。最重要的是需要知道姑息性治疗团队的牧师很乐意去做此工作。采取这样的形式,医师可以更好地保证生命末期患者和家属得到最全面的生命末期关怀服务。

参 考 文 献

Associaton of American Medical Colleges:Report Ⅲ,Contemporary issues in medicine:communication in medicine. From Puchalski and Sandoval,"Spiritual Care"in A Clinical Guide to Supportive and Palliative Care for HIV/AIDS 2003 edition. http://hab. hrsa. gov/tools/pallitive/chap13. html. Accessed January,2008.

Balboni T,Vanderwerker LC,Block SD,et al:Religiousness and spiritual support among advanced cancer patients and associations with end-of-life treatment preferences and quality of life. J Clin Oncol 25:555-560,2007.

Cassidy JP, Davies DJ:Cultural and spiritual aspects of palliative medicine. In:Doyle D, Hanks G, Cherny N, Calman K,eds. Oxford Textbook of Palliative Medicine, 3rd ed. New York,Oxford University Press,2004,p. 954.

Chohinov HM,Cann B:Interventions to enhance the spiritual aspects of dying. J Pall Med 8(s1):S-103-S-115,2005.

Farr AC,Lantos JD,Roach CJ,et al:Religious characteristics of US physicians. A national survey. J Gen Int Med 20:629-634,2005.

Ferrell B:Meeting spiritual needs:What is an oncologist to do? J Clin Oncol 25:467-468,2007.

Guidelines on Chaplaincy and Spiritual Care in the NHS in Scotland SEHD,October 2002 from East Anglia's Children's Hospice. Accessed January,2008.

Jacobs LM,Burns K,Jacobs BB:Trauma death:Views of the public and trauma professionals on death and dying from injuries. Arch Surg 143:730-735,2008.

Kaufman Y,Anaki D,Binns M,Freedman M:Cognitive decline in Alzeheimer disease. Impact of spirituality,religiosity,and QOL. Neurology 68:1509-1514,2007.

Okon TR:Palliative Care Review:Spiritual, religious, and existential aspects of palliative care. J Palliat Med 8:392-414,2005.

Pew Forum on Religious and Public Life:US Religious Landscape Survey, Part 1:Religious Affiliations, Summary of Key Findings. February 25,2008. Accessed January 26,2009.

Pew Forum on Religious and Public Life:US Religious Landscape Survey, Part 2:Religious Beliefs and Practices,Social and Political Views,Summary of Key Findings. February 25, 2008. http://religions. pewforum. org/reports. Accessed January 26,2009.

Phelps AC, Maciejewski PK, Nilsson M, et al:Religious coping and use of intensive life-prolonging care near death in patients with advanced cancer. JAMA 301:1140-1147,2009.

Smith AK,McCarthy EP,Paulk E,et al:Racial and ethnic differences in advance care planning among patients with cancer:Impact of terminal illness acknowledgement,religiousness,and treatment preferences. J Clin Oncol 26:4131-4137,2008.

Wiech K,Farias M,Kahane G,et al:An fMRI study measuring analgesia enhanced by religion as a belief system. Pain 139:467-476,2008.

Williams AL,Selwyn PA,Liberti L,et al:A randomized controlled trial of meditation and massage effects on quality of life in people with late-stage disease:A pilot study. J Palliat Med 5:939-952,2005.

第 16 章

社会心理和精神评估

Rabbi Bryan Kinzbrunner　　徐　旻　译　孙静平　秦速励　校

一、引 言

在生命末期关怀计划中,为了最大程度满足病入膏肓的患者及其家属,通常在患者死亡过程中出现的社会心理及精神上的需要,作为跨学科团队中的活跃成员,社会工作者及牧师的工作,是与这些患者及其家人交流,评估他们非身体方面的需要。已有用于创建评估方法的各种社会心理和精神的理论模式。本章将介绍这些方法,并将讨论如何将这些方法结合用于对生命末期患者及其家人的心理和精神需求的评估中。

二、评估的定义

评估可被定义为：从某人处收集关于某个特定主题或情况的信息，找出其意义，将提出的细节问题转化为序列，指导干预措施的过程。这是一个直接而独特的认知过程，它包含了应用相关的知识（由使用的实践模式决定）和行使明智的判断。除了是一个过程，它也可以被看作是一个产品，是探索数据结果的陈述，也是推断和待处理问题定义的运用。

三、社会心理评估模式

根据美国社会工作者协会（NASW）为姑息性治疗和生命末期关怀制定的标准，社会心理评估的目标，是为患者制定一个含有恰当干预手段的个体化处理方案。为了能够制定出最恰当的社会心理治疗方案，要求社会工作者调查分析特定的患者及其家属个人的及社区的动态。特别是在生命末期关怀和姑息性治疗中，社会工作者的评估必须考虑到能反映出患者及其家属需求的各种各样的社会心理因素。这些因素见表 16-1，包含了现在和过去的身体和精神健康问题。需要探讨的家庭问题包括：家庭结构，患者和其他家庭成员在家庭中的角色，对家庭中的事情如何

表 16-1　综合评估中需要考虑的领域

过去和现在相关的健康状况（包括疼痛、抑郁、焦虑、谵妄、活动能力下降等问题的影响）

家庭的结构和作用

家庭的模式，交流和做决定的方式

在生命周期中的阶段，相关的发展问题

精神/信仰

文化价值观和信念

患者/家庭的语言偏好和可用的翻译服务

在姑息和生命末期治疗中，患者和家人的目标

社会支持，包括支持系统，涉及非正式和正式护理人员，可用的资源和障碍

过去有关疾病、残疾、死亡、损失的经验

心理健康程度，包括历史、应对方式、处理危机的技能、自杀/杀人的风险

难民、移民、儿童、患有严重而持久的心理疾病者和无家可归者等特殊人群的独特需求和问题

跨学科的团队与患者/家属的社会心理沟通的需求

来源：National Association of Social Workers：NASW Standards for Palliative and End of Life Care. Washington, DC, 2004.

做出决定，以及在姑息性治疗和生命末期关怀中，患者及其家属的目标。文化的问题很重要，包括语言偏好（如果要求，可提供独立的翻译）、种族、精神、信仰。以往对疾病、残疾、死亡和损失的经验，以及家庭成员应对危机的能力，都是至关重要的信息。

（一）生态系统理论和社会心理评估

大部分社会心理评估模式的著作，有其社会工作理论的基础，具体应用的方法取决于患者遇到的问题。当前的社会工作实践衍生于生态系统理论，是包含人的一生中所有元素的统一理论。接近社会现实的生态系统理论的特性见表 16-2。正如社会学家 Max Siporin 在 1980 年发表的有关社会工作中的生态系统的论文中所陈述。

> 生态系统理论是社会工作知识的一般性的核心要素，它是以普通人的情况和辩证的观点，以及其帮助的方法，支持社会工作者评估和干预的重点。

表 16-2　基于生态系统理论评估的特征

环境是环境-行为-人的综合体，组成一个连续关系的连锁过程，不是任意的二元论

人、行为和环境间相互依存

系统的概念被用以分析整个生态环境的复杂的相互关系

行为被认为有地点特异性

应通过自然，完整地直接观察，原生态、自然有机体-环境系统，进行评估和评价

生态系统中各部分间的关系是有序的、结构化的、正当的和确定的

人和多元环境间的介导交易导致行为的结果

行为科学的中心任务是发展环境的分类系统、行为、行为和环境的联系，并确定其在自然界的分布

来源：Meares PA, Lane BA：Grounding social work practice in theory：ecosystems//Rauch JB, ed. Assessment：A Sourcebook for Social Work Practice. Milwaukee, WI：Families International Inc. , 3-13, 1993.

Based on Sells SB：An interactionist looks at the environment//Moos RH, Insel PM, eds. Issues in Social Ecology：Human Milieus. Palo Alto, CA, National Press Books, 1974; Moos R, Brownstein R：Environment and Utopia：A Synthesis. New York, Plenum Publishing, 1977; and Schoggen P：Ecological psychology and mental retardation. In：Sackett GP, ed. Observing Behavior：Theory and applications in Mental Retardation Vol 1. Baltimore, MD, University Park Press, 1978.

因此，根据生态学系统，或称生态系统理论，评

估过程中采集患者的个人史是社会工作者了解患者社会心理需求的最重要的窗口。患者的个人史包含成长的重要时刻,生命中的重大事件,家庭生活,以及当前所面临的挑战出现的时期。了解患者生命中的重大事件,能够帮助社会工作者更好地理解当前情况下病人及家属的反应,而能确定其当前的需要,因为他们对既往事件的反应,常常能够为社会工作者更好地理解患者目前的状态提供线索。

除了利用个人史和家族史理解患者及家属处理当前问题的方式,为了确定这些因素的交互影响,社会工作者必须综合所收集的信息,不仅包括生活史,社会-文化生态学,环境压力和资源,还包括病人的情感、认知、行为能力和功能。确定病人和家属对于当前情况是否适应及适应的程度也很重要,因为,通常患者之所以来社会机构、诊所或其他帮助中心求助,是因为他/她的社会心理功能已有问题,或无法处理自己生活中的某些方面的问题。在长期护理和生命末期关怀中的社会心理评估,其独特之处在于,获得的信息可以从心理和技术两方面帮助病人和家属处理死亡和濒死过程中的问题。这其中包含了对于可以帮助患者和家属处理死亡过程所伴随的多种压力,以及各种资源的评估,从社区团体到葬礼财务规划,从保险面临的挑战到处理遗物。

在评估目标与患者及家属直接需求的基础上,进行社会心理评估的社会工作者,需要评估所含数据的相关性,因为已知的全部信息对于制订治疗计划的重要性不在同一水平上。目的是评估病人及家属对于"环境状况"如何反应中的关系。相关的问题由社会工作者和服务对象共同决定。例如,社会工作者可能不会鼓励患者回顾人生,因为他所讲述的故事对于目前所需要的支持无重要的作用。可让社会工作者将重点放在处理当前的问题上,而不需要超出他/她的界限。

在进行社会心理评估时,时间始终是重要的因素。在生命末期关怀中,评估过程的速度可能取决社会工作者,患者和家属遇到的潜在因素——病人的临床状态和短期预后的影响。因为,鉴于生命末期关怀患者的平均住院时间很短,社会工作者也许只有一次拜访患者的机会。

Carol Meyer 介绍了一个社会工作者遇到此种情况突出的示例。目标一般是短期的,必须特殊地基于患者的愿望,或基于预期寿命短暂的患者及其和家人的情况和可能的常见结果,预先制定。这种短暂性迫使患者/家属和社会工作者双方都必须专注于鉴别出相关和非相关信息,并迅速做出推论。基于社会心理评估,某些治疗计划可在访问期间完成,时间的缺乏及患者的病情可能需要专业人员根据患者的遭遇制定进一步的干预措施。

MoisheTalman 描述了另一种短期治疗模式——单次会话治疗。在"单次会话"期间,专业人员专注于挖掘患者现有及潜在的自信和独立水平,以及可用的支持系统,启发病人的自主意识,此后自己能够处理所遇到的问题。这种方法显然仅能用于仍有独立能力、必要的机会和个人资源的病人,然而,在生命末期患者中,上述患者的人数有限。专业人员同时也受到需避免高估患者解决问题的能力挑战。

(二)老年人的多方面评估

Nancy Morrow-Howell 认为,对于老年人的社会工作评估需要融合生理学、心理学、社会学因素,因为老龄化使人的生活发生巨大的变化。Howell 精简了美国社会工作者协会(NASW)所描述的社会心理评估的多个因素(表 16-1),提出了一种包含身体和情感七个方面的评估模式。见表 16-3 及下文的讨论。

表 16-3　老年患者的多方面评估

身体健康
心理健康
社会支持
物理环境
功能
应对方式
使用正式服务

来源:Morrow-Howell N:Multidimensional assessment of the elderlyclient//Rauch JB,ed. Assessment:A Sourcebook for Social Work Practice. Milwaukee,WI,Families International Inc.,,pp. 123-139,1993.

1. 身体健康　由于老年人一般都愿意讨论身体的弱点,一次有关身体健康的讨论能够构建出患者/家属和社会工作者之间的舒适氛围,而将比较容易过渡到更私密的心理社会及情感问题讨论。这意味着社会工作者必须熟知老年人的常见病及其表现。了解患者及其家人能否适当地利用健康保健系统,是身体健康评估的一部分。社会工作者需要评估患者是否遵医嘱服药,若不能遵守,要弄清原因。

虽然在生命末期关怀中,可能不需要由社会工作者进行身体健康评估,因为通常已经由跨学科团队中的护士完成,但社会工作者应该了解和熟悉护士收集的信息,并能将这些信息应用于心理社会评估和后续的干预建议中。

生命末期关怀包括照顾者和患者家属组成的单位,所以,在医疗人员评估患者身体健康及制定治疗方案的过程中,社会工作者也必须考虑和鼓励照顾者参与其中。特别真实且常见的情况是,患者及其照看者都是老年人,通常,因为照顾者将注意力都放在患者身上,而忽略了自身的健康。

2. 心理健康 心理健康评估始于对患者认知状态的评估,因为情绪紧张可能显著地影响患者在人群中的认知障碍。换言之,一位患者存在不可逆转的记忆丧失和混乱,是否仅由器质性原因造成,或者至少一部分是一种潜在的情绪问题导致的认知状态受损? 虽然,通常对生命末期患者进行正式的认知功能评估很困难,但若患者能够完整地回答问题,社会工作者也许能利用各种现有的心理状态检查工具之一完成评估。举例来说,如简短便携式心理状态问卷(SPMSQ)(表 16-4)。

在确立了患者的认知障碍的程度后,社会工作者应该评估患者的心理健康,主要是寻找符合抑郁症的迹象和症状,包括但不限于自闭、缺乏活力、悲伤、内疚和(或)绝望。生命末期患者常常因为悲伤、功能丧失或感到生命即将走到终点,而常发生这些症状。与认知功能一样,已有评估患者抑郁症状的工具,广泛应用的工具之一为老年抑郁量表(GDS),如表 16-5 所示。必须提醒的是,鉴于许多生命末期患者的一般情况,完成心理评估往往是通过观察患者而非询问患者,并可通过评估照看者对于患者行为和情绪反应的感知,收集到额外的信息。

3. 社会支持 社会工作者评估的第三个方面是患者的主要社交结构,同时包括患者社交联系人的数量和质量。社会支持的数量的评估包括,询问有关患者生活安排的问题,若主要照顾者需要代班人,谁能提供帮助,患者/家属是否为任何可能提供额外援助的外部机构(如宗教或社会机构)的成员。另一方面,当评估社会支持的质量时,专业人员必须确定病人与提供支持者互动的方式。例如,患者是否满意提供帮助的人和他所提供的帮助,或病人的需求是否得到满足? 患者是否感到孤单,或认为自己是帮助提供者的负担?

社会工作者同样需要询问照顾者,如何看待他们在照顾患者时的特定角色,确保患者和照顾者都参与评估,且有同样的期望。同样需要确定照顾者

照看患者的愿望,确保照顾者对约定的角色感到舒适,而不仅是出于义务。同样需要纳入考量的是,患者是否被很好地照顾,而非被忽视或虐待。Lubben 社交网略指数(LSNS)是评估社会支持有用的工具,见表 16-6。

4. 物理环境 社会心理评估中,一个常被忽视但非常关键的部分是物理环境,包括患者的居所以及周围的邻居。确定患者的居所的环境是否安全,是否为有利于提供适当治疗护理的场所,这些问题很重要。例如,凌乱的房子或没有支撑栏杆的浴室显然会增加摔倒的风险。房间通风不良或没有空调会导致呼吸困难患者的症状加重。如果需要医院用床,必须确保家里有足够大可容纳它的房间,且能从门口方便地搬运到房间。

也须评估房屋周边环境的安全性,特别对于有户外活动的患者。因为患者常常急需药物或其他用品,所以应该知道距离最近的药房和杂货店的位置,他们的工作时间,以及照顾者能否方便地到达该处。还应评估街坊邻里的安全性,包含日间及夜晚,以确定在常规和紧急情况下,一位专业护理人员能否独自拜访。

表 16-4 简短便携式心理状态问卷(SPMSQ)

1. 今天是何年、何月、何日?

2. 今天是星期几?

3. 这里是哪里?

4. 你的电话号码是多少?

5. 你今年多大年纪?

6. 你哪一年出生?

7. 现在的总统是谁?

8. 他的前一任总统是谁?

9. 你母亲婚前姓什么?

10. 你是否能以每次减 3 的方式从 20 倒数?

评分*:

0~2 个错误:正常心理功能

3~4 个错误:轻度认知受损

5~7 个错误:中度认知受损

8 个或以上的错误:重度认知受损

* 若患者受教育程度在小学或以下,应允许多一次错误;若患者受教育程度在中学或以上,应允许少一次错误

来源:Pfeiffer E. A short portable mental status questionnaire for the assessment of organic brain deficit in elderly patients. J Am Geriatr Soc,1975,23:433-441.

http://www. npcrc. org/usr _ doc/adhoc/psychosocial/SPMSQ. pdf.

表 16-5　老年抑郁量表(GDS)

根据你上一周的感受选择最佳答案

圈定是或否

* 1. 你基本满意你的生活吗？	是/否
2. 你是否放弃了很多兴趣和活动？	是/否
3. 你是否感到生活空虚？	是/否
4. 你是否常常感到厌烦？	是/否
* 5. 你是否对未来抱有期待？	是/否
6. 你是否受到某些无法从脑海中去除的想法困扰？	是/否
* 7. 你的精神状态是否在多数时间良好？	是/否
8. 你是否担心很快有不好的事情会发生在你身上？	是/否
* 9. 你是否能在多数时间感到快乐？	是/否
10. 你是否常常感到无助？	是/否
11. 你是否常常感到不安和烦躁？	是/否
12. 你是否宁愿待在家里,不愿意外出和尝试新的事物？	是/否
13. 你是否常常为未来担忧？	是/否
14. 你是否感觉自己最大的问题是记忆力？	是/否
* 15. 你是否感到现在活着真好？	是/否
16. 你是否常常感到消沉和忧郁？	是/否
17. 你是否感到自己现在毫无价值？	是/否
18. 你是否为过去忧心忡忡？	是/否
* 19. 你是否感到生活很令人兴奋？	是/否
20. 你是否感到开始一项新计划很困难？	是/否
* 21. 你是否感到充满能量？	是/否
22. 你是否感到自己的情况毫无希望？	是/否
23. 你是否认为大多数人都过得比你好？	是/否
24. 你是否常因为小事生气？	是/否
25. 你是否常常有想哭的感觉？	是/否
26. 你是否很难集中注意力？	是/否
* 27. 早晨你是否喜欢起床？	是/否
28. 你是否有避免社交聚会的倾向？	是/否
* 29. 对你来说做决定容易么？	是/否
* 30. 你的思路是否像以前一样清晰？	是/否

带 * 问题的适当答案(不抑郁)=是,其他=否;或计算字体加粗的答案(抑郁)

得分:＿＿＿＿＿＿＿＿＿＿＿("抑郁"答案的数量)

评分规范

正常 5±4

轻度抑郁 15±6

非常抑郁 23±5

经作者授权,评估患者时可自由使用老年抑郁量表。

来源:http://www. acsu. buffalo. edu/～drstall/gds. txt.

Yesavage JA,Brink TL,Rose TL,et al:Development and validation of a geriatric depression rating scale:A preliminary report. J Psych Res,1983,17:27.

Sheikh JI,Yesavage JA. Geriatric depression scale:recent evidence and development of a shorter version. Clin Gerontol,1986,5:165-172.

表 16-6　Lubben 社交网络评分-18(LSNS-18)

家庭:与你有血缘和婚姻关系的人

1. 和你见面或通话一个月至少一次的亲属有多少位?

　　0＝没有　　　　1＝一位　　　　2＝两位　　　　3＝三或四位　　　　4＝五到八位　　　　5＝九位或更多

2. 与你联系最频繁的亲属见面或通话的频率?

　　0＝从不　　　　1＝很少　　　　2＝有时　　　　3＝经常　　　　　　4＝很经常　　　　5＝总是

3. 你有多少可以轻易谈论私事的亲属?

　　0＝没有　　　　1＝一位　　　　2＝两位　　　　3＝三或四位　　　　4＝五到八位　　　　5＝九位或更多

4. 你有多少亲近到可以向其寻求帮助的亲属?

　　0＝没有　　　　1＝一位　　　　2＝两位　　　　3＝三或四位　　　　4＝五到八位　　　　5＝九位或更多

5. 当你的某位亲属需要做出一项重要决定时,是否愿意和你谈论?

　　0＝从不　　　　1＝很少　　　　2＝有时　　　　3＝经常　　　　　　4＝很经常　　　　5＝总是

6. 当你需要做出一项重要决定时,是否会和某位亲属谈论?

　　0＝从不　　　　1＝很少　　　　2＝有时　　　　3＝经常　　　　　　4＝很经常　　　　5＝总是

邻居:住在你家附近的人

7. 和你见面或通话一个月至少一次的邻居有多少位?

　　0＝没有　　　　1＝一位　　　　2＝两位　　　　3＝三或四位　　　　4＝五到八位　　　　5＝九位或更多

8. 与你联系最频繁的邻居见面或通话的频率?

　　0＝从不　　　　1＝很少　　　　2＝有时　　　　3＝经常　　　　　　4＝很经常　　　　5＝总是

9. 你有多少可以轻易谈论私事的邻居?

　　0＝没有　　　　1＝一位　　　　2＝两位　　　　3＝三或四位　　　　4＝五到八位　　　　5＝九位或更多

10. 你有多少亲近到可以向其寻求帮助的邻居?

　　0＝没有　　　　1＝一位　　　　2＝两位　　　　3＝三或四位　　　　4＝五到八位　　　　5＝九位或更多

11. 当你的某位邻居需要做出一项重要决定时,是否和你谈论?

　　0＝从不　　　　1＝很少　　　　2＝有时　　　　3＝经常　　　　　　4＝很经常　　　　5＝总是

12. 当你需要做出一项重要决定时,是否会和某位邻居谈论?

　　0＝从不　　　　1＝很少　　　　2＝有时　　　　3＝经常　　　　　　4＝很经常　　　　5＝总是

朋友:不住在你家附近的朋友

13. 和你见面或通话一个月至少一次的朋友有多少位?

　　0＝没有　　　　1＝一位　　　　2＝两位　　　　3＝三或四位　　　　4＝五到八位　　　　5＝九位或更多

14. 与你联系最频繁的朋友见面或通话的频率?

　　0＝从不　　　　1＝很少　　　　2＝有时　　　　3＝经常　　　　　　4＝很经常　　　　5＝总是

15. 你有多少可以轻易谈论私事的朋友?

　　0＝没有　　　　1＝一位　　　　2＝两位　　　　3＝三或四位　　　　4＝五到八位　　　　5＝九位或更多

16. 你有多少亲近到可以向其寻求帮助的朋友?

　　0＝没有　　　　1＝一位　　　　2＝两位　　　　3＝三或四位　　　　4＝五到八位　　　　5＝九位或更多

17. 当你的某位朋友需要做出一项重要决定时,是否和你谈论?

　　0＝从不　　　　1＝很少　　　　2＝有时　　　　3＝经常　　　　　　4＝很经常　　　　5＝总是

18. 当你需要做出一项重要决定时,是否会和某位朋友谈论?

　　0＝从不　　　　1＝很少　　　　2＝有时　　　　3＝经常　　　　　　4＝很经常　　　　5＝总是

Lubben 社交网络评分-18 的总得分是这 18 个分题目的相等加权总和,分数范围从 0~90 分。

来源:http://www2.bc.edu/~norstraj/LSNS-18.htm。

5. 功能 功能评估的定义,是对患者在日常生活中,社会心理及物理环境交流的内在能力。对社会工作者来说,在与护士一起工作时,对患者日常生活能力缺陷的评估,是基于此种缺陷对患者功能的影响的了解,包括患者是否对于自身能力的限制有现实的认知。请病人和(或)照顾者描述典型的一天的活动,是执行功能评估的好方法,因为这能更好地了解患者在环境中的功能。因为患者及家属对于患者的功能常常持有不同的看法,社会工作者通常扮演二者间调解人的角色,以帮助确定患者希望照顾者提供的支持的方法。

6. 应对方式 也许,此项是心理社会评估中最具有挑战性的部分,需要了解患者及家属怎样应对导致患者生存期有限的疾病。关于可稳定患者情绪的人力资源,是否有宗教或信仰? 患者如何处理面对疾病终末期的压力? 可能是引导的机会,例如回顾生活,可能使患者能更好地理解处理压力和危机的方式。

7. 常规服务的应用 在标准的社会工作评估中,社会工作者也会调查患者的具体需求。是否需要帮助患者申请额外的医疗保险,例如国家补助医疗保险、送餐服务或退伍军人福利金,照顾者在照看生命末期患者时,是否需要休息或支持? 社会工作者会将评估中的特殊部分,用作为帮助患者及家属需要的常规服务以外额外照顾的方法。

四、精神评估

精神评估的目的是,研究在可提供精神治疗且能够制定包含非物质部分及疾病进程相关因素的治疗计划的各种不同场合,人们的精神需求及资源。根据 Reverend Richard Gilbert 的理论,精神评估中应该了解的四个结果是:了解患者关于神及宗教活动的信仰;确定患者在宗教实践中的程度,患者的宗教活动及精神理解作为信仰及生活资源;评估患者的希望及力量的来源是否基于现实;给予患者接受精神支持的机会。

George Fitchett 描述了建立精神评估的八个重要因素。根据 Fitchett 的建议,评估应该提供:行为、交流、协议、个人责任、质量保证、研究的基础,以及个人专业身份的建立(每个因素的进一步描述见表 16-7)。

Simon Robinson 牧师提出需要精神评估的另外四个原因。首先,他提出精神可以影响疾病,精神是可能有助于预测患者对疾病处理方法的变量。他将精神视为患者生命经历的重要组成部分,并相信可通过疾病对信仰体系的影响发现信仰的意义。他注意到,精神功能是动态的,因此监测精神反射能显示出患者如何处理和调整自己的疾病。最后,他坚持精神能为处理问题的合适方法提供指导。

(一)精神评估的特殊方法

Fitchett 描述了九种在精神治疗师进行精神评估时可能用到的方法,但他和 Handzo 均声明不论哪种精神评估法,都需通过半结构性或开放式交流收集重点问题。这九种方法列于表 16-8,并将在下文讨论。

1. 内隐式评估 顾名思义,内隐式评估是一个互动的过程,在此期间评估双方均默认评估正在进行,但没有任何一方表面上承认。换句话说,患者和精神治疗提供者进行一种非正式的谈话或讨论,在此期间精神治疗提供者了解病人的必要信息,但没有一般评估过程的正式程序。

表 16-7 关于精神评估重要性的八个因素

因 素	解 释
行为的基础	指导临床医师通过制订个体的治疗计划帮助患者
交流的基础	将谈话的重点放在收集及建立治疗计划所需的相关信息
协议的基础	建立一种双方都同意的能够最大程度满足病人特殊要求的协议
评价的基础	建立帮助精神治疗提供者,在每次拜访患者时重新评估患者,判定各种干预是否成功的参数
个人责任的基础	精神治疗人员与患者双方均应对共同制订的治疗计划和治疗的成败负责
质量保证的基础	共同制定的治疗目标可转化为可以量化的结果,且可以评估达到目标的程度
研究的基础	治疗的结果可以被用于评估特定治疗的效果,并与业内人士分享
专业身份的试金石	精神评估是一个确定精神治疗师自身敬业精神的工具

来源:Fitchett G:Assessing Spiritual Needs:A Guide for Caregivers. Lima,Ohio:Academic Renewal Press,2002.

表 16-8　精神评估的特殊方法

内隐式评估
灵感式评估
直觉型评估
特异型评估
基于传统牧师行为的评估
基于标准牧师立场的评估
整体评估
心理评估
明确的精神评估

来源：Fitchett G: Assessing Spiritual Needs: A Guide for Caregivers. Lima, OH, Academic Renewal Press, 2002.

2. **灵感式评估**　灵感式评估包含精神治疗顾问识别特定情况，并立即提供必要精神或宗教关怀的内在的能力。Fitchett 举例，一位担任精神治疗提供者的牧师为一位垂死的患者服务，并为其进行了"生命末期涂油礼"仪式。灵感式评估通常有时效性，允许精神治疗提供者掌握情况、积极主动。在生命末期关怀中，牧师通常仅在这些关键上为患者及家属提供支持。在这些情况下，精神治疗提供者必须具备必要的技能，即决定哪些方面需要立即注意，哪些方面可以留至患者去世后的丧亲支持。

3. **直觉型评估**　顾名思义，直觉型评估是基于，常被精神治疗者称之为"一种直觉"的评估。精神治疗提供者通过主要访问目标之外的语言或非语言的线索了解情况。通过直觉式地解读这些线索，精神治疗提供者能够更好地理解患者的需求，然后根据以前未发现的问题，调整治疗和干预计划。

4. **特异型评估**　Fitchett 确认，精神治疗提供者常常有意不使用某种特定的询问和分析的评估模式，他称这种缺乏正式的提问为"特异型评估"。在生命末期关怀中，患者和（或）家属常不愿意讨论有关患者终末期病情的问题。此时，精神治疗人员可通过随意的谈话，而不是正式的提问，收集所需信息。虽然特异型评估与前文所述的内隐式评估有类似的特征，但本评估中患者和（或）家属方不知道评估的意图，此为这两种评估方法的差别。

5. **基于传统牧师行为和（或）标准牧师立场的评估**　因为大多数精神治疗提供者是某公认的宗教的神职人员，基于传统牧师行为和（或）标准牧师立场的评估，是精神评估的两种最常见形式。在生命末期关怀中，当精神治疗人员接触到正处理垂死的至亲的家庭时，通常，患者和家人能从他们传统的祈祷和特殊的宗教仪式中获得安慰。通过提供和安排合适的神职人员，可为患者及其家人提供此种传统的服务，精神治疗人员能够评估此种服务对患者及家属精神安慰的水平。

在其他的时候，精神治疗人员通过自身对曾遇到情况的预想概念，开始对患者及家属的评估，诸如"在场"及"可用"。这种想法是，若患者和（或）家属知道有精神治疗人员"在场"或"可用"，而提出要求，精神治疗人员须评估基于患者/家人要求性质的需求。

6. **整体评估**　整体评估是精神治疗人员用一种或两种广泛的诊断分类，支持患者或家属需求的评估方法。例如，如果精神治疗提供者，确定一名患者存在与孤独及焦虑相关的精神困扰，应使用更普遍的鼓励方法，而不是深入评估这种精神困扰的严重程度。

7. **心理评估**　有时精神治疗提供者，为了提供心理和精神支持，需要进行心理评估，当然，精神支持是他们的主要责任。Fitchett 及其他人发现，为了提供更全面的治疗，对于接受过心理训练、拥有评估患者及家属心理需求技能的牧师的需求日益增多。在另一方面，Paul Pruyser，《牧师的诊断》(*Minister as Diagnostician*)一书的作者，试图劝阻精神治疗人员使用心理学类别，因为他相信接受精神治疗的患者/家属和治疗提供者，对接受心理治疗和支持的目标不同。在生命末期关怀中，因为精神治疗提供者，需要对患者及家属做心理学评估的知识和技能，而精神治疗提供者，常常主要的是丧亲辅导员。如丧亲护理一章所述，丧亲咨询服务是建立在对于精神辅导和心理辅导综合的基础上，同时需要关于宗教仪式和能够分辨一般的悲伤与复杂悲伤的知识。

8. **明确的精神评估**　Fitchett 描述的最后一种方法是明确的精神评估。精神治疗提供者用自身的技能，通过评价宗教信仰和非宗教问题，评估患者及家属的需求。可能包括从患者到上帝（或他/她信的任何神）的任何事项，包括用纯粹世俗方法发现生命的意义、痛苦和（或）死亡，但不包括患者及家属认为长期被关照的、他们信仰系统的神。

（二）精神评估模式

现在，精神评估的重要性更易理解，精神评估提供者可以用各种评估方法，已经开发出来的特定精神评估模式将被检验。虽然有许多不同的模式可供精神治疗人员应用，三种特定的模式——Paul Pruyser 的"牧师诊断指南"模式、Fitchett 的"7×7"模式和 Hay 的生命末期关怀精神评估模式——将在本文详述。必须指出的是,虽然已证实这些评估模式在许多情况下有用,精神治疗人员必须认识到,仍有一些场合需要让精神评估更加非正式化,使用一般的叙事和(或)生活回顾的方式,而非评估模式。在拟定治疗计划中,精神治疗提供者根据哪种个体治疗计划可能对患者及家属更有效,决定选用正式或非正式的评估方法。

1. Paul Pruyser 的"牧师诊断指南"模式 Paul Pruyser 在他的著作《牧师的诊断》(*Minister as Diagnostician*)中,提出关注精神评估的首个深入的方法——"牧师诊断指南"。他的主要目的是对神职人员表明,需要深入了解教友的精神需求。此外,因为他相信精神支持有别于心理支持(如前所述),还因为许多在非教会机构工作的牧师,在教堂以外的场所工作时,诊断情况时是基于标准的心理术语,他开发这个工具是作为改变这种行为的媒介。这个模式将评估分为 7 个不同的类别,见表 16-9,并将在下文详述。

表 16-9　Paul Pruyser 的牧师诊断指南

类　别	内　容
神圣的意识	什么事是神圣的、受人尊敬的、不可触碰的或神秘莫测的? 在什么情况下,何时曾有过敬畏和幸福感? 是否有被造者(被上帝创造的生物)的感受、谦卑、意识到自身的局限性? 是否有任何崇拜的偶像,错误地崇拜不当的象征
上帝	上帝对我的意图是什么? 上帝许诺过我什么? 与信心相关的能力。希望和祝福的程度
信仰	肯定与否定生命的立场。能够将自身托付给上帝去掌管。对世界开放或封闭
恩典和感激	善良、慷慨、给予和接受的美。没有需要恩泽或感激的感受。在任何环境下被迫感恩。有抗拒祝福的欲望
忏悔	改邪归正的过程。作为自身问题或对问题反应的代理人的感觉,作为受害者与对有争议的罪恶表示非常抱歉。感到忏悔、悔恨、遗憾。是否有忏悔的意愿
交流	感觉整个生物链的血缘关系中的亲属感情。融入或疏远的感觉,融入世界或被分离,患者在其信仰团体和机构中的关系
使命感	愿意愉快地参与创造性的工作。热情、活力、活泼、奉献的标志。与神的慈爱和恶意一致。以幽默和有创意的方式参与生活而非固执己见

来源:改编自 Fitchett G, Handzo GF: Spiritual assessment, screening, and intervention//Holland JC, et al., eds. Psycho-Oncology. NewYork, Oxford University Press, pp. 790-808, 1998; Pruyser PW: The Minister as Diagnostician: Personal Problems in Pastoral Perspective. Philadelphia, PA, Westminster Press, 1976.

(1)神圣的意识:第一个目标是描述病人所具有的特定超然关系(如果有的话)的特征所提供的意义,不论是什么关系。其次的目标是确定并理解关系的特征。因为 Pruyser 的参考框架是基督教的牧师,他同时包括了患者的关系或"神圣的感觉"是否"可能被误导"的问题。常见的评估问题可能包括:此人在生命中是否有感到任何神圣的事? 此人是否灌输了生命有至高无上的意义?

(2)上帝:有关上帝讨论的问题是,病人是否感知上帝对他/她的作用。患者是否寻找生命中的神圣意义? 或表达他对生命意义的感受与现实的冲突感? 包括神的慈爱和教养的特殊经验。通过精神治疗提供者的工作,检查患者是否真正信任上帝。还须探讨病人的希望,了解病人是否相信上帝已经向他承诺了某事。

(3)信仰:检查患者关于自身和上帝的关系的感受。患者是否能接受与上帝的关系,还是质疑上帝的存在? 病人仅是声称"我的信仰",还是以开放的方式表达自己的想法? 对于精神治疗提供者来说,如果仅以精神治疗为目标,不包括判定患者的信仰,或企图将自身的信仰强加给病人,则很难对开放或封闭状态做出评估。相反,我们的目标是帮助患者了解或认识到,他/她的信仰在特定情况,怎样起到帮助或阻碍具体情况的作用。

(4)恩典和感激:在建立了患者的上帝和信仰态度之后,精神治疗提供者仔细了解,患者认为他与上帝及他人的相互关系(对上帝和他人的感恩或接受恩典)。在评估的这一部分,Pruyser 包含了恩典和宽恕的问题,换言之,患者是否能够原谅他人和(或)感觉被宽恕? 当评估某人的宽恕感时,往往有一个潜在的自豪感或自我显示感。

有时,某人觉得需要表达感恩,或被迫表示感恩,甚至在被某种情况或某事激怒而需要精神咨询时。另外,Pruyser 鼓励精神治疗人员在许多情况下应用祝福,因为,可使患者以更好的视角感受恩典。一些患者可能以眼泪或微笑的形式接受祝福,而另一些患者,因为他质疑祝福在信仰中的力量,对别人主动提供的祝福反而会表示愤怒。

(5)忏悔:患者是否知道自己有需要解决的问题? 是否意识到自己有"原罪"? 是否感到悔恨,或需对过去的错误负责任? 在临近生命终点、有限的时日内如何纠正这些或生活中其他的"错误"? 当人面临生命中的挑战时,常有反思的倾向,其结果可能是忏悔,或改变过去的行为。行为是否改变是基于精神和信仰的传统,一系列的行为准则支配某人怎样生活,或悔改是否是基于人与人之间的相互作用,不是基于精神或信仰,精神治疗提供者主要目的之一是,基于每个患者对精神和宗教信仰体系(如果有)表达的愿望,指导其度过忏悔和行为改变的过程。

(6)交流:交流的范畴是评估患者可能得到额外精神支持的社区资源,将有助于确定患者在信仰团体或机构内的关系,是感到已融入或被疏远,是融入世界或被分离感。精神治疗提供者还需评估什么仪式(如果有),能帮助病人和家属融入社区。

(7)使命感:最终,精神评估最后评价患者的"使命感"——某个尊重神的人,关于自身在世界中的作用和精神感受。对生活是否充满热情和活力? 虽然和"上帝"部分有一些重叠,但"使命感"检查的是某人在生活中的真实和实际的目的,而不是评估某人对神在生命中的思考和认知。

2. 精神评估的7×7模型　在20世纪90年代,George Fitchett 研发出了一种被他称为"功能性方法"的精神评估。他认为精神治疗提供者,应在关注生活的意义和目的的同时,也关注患者经历的一般行为问题和情绪问题。Fitchett 的方法是多维的,涵盖了精神系统的广泛领域,但不包含精神上已确定的定义。而为患者提供了分享信息的机会。为此,患者能自己选择精神治疗提供者。这个他称之为"7×7"的模式,将精神评估分为两个区块,一套整体层面评估和一套精神层面评估,其内容列于表 16-10,并将在下文深入讨论。

(1)整体层面

①医疗:专业人员在处理精神问题之前,必须先了解患者的身体健康情况。在疾病终末期的患者,显然,他们的身体状况对精神治疗提供者的精神评

估有显著的影响,患者是否存在急性身体症状对精神评估也有明显潜在的影响。因此,在大多数情况下,精神治疗提供者的作用是辅助者。有时,若患者的身体情况需要关注,专业人员可以作为患者的支持者或帮助的来源。此外,因为处理绝症患者时,有关终末期病情讨论常常很困难,精神治疗提供者可在评估的阶段,利用机会谈起这些问题。

表 16-10　精神评估的 7×7 模型

整体层面	精神层面
医疗	信仰和意义
心理	使命和结果
家庭系统	经历和情感
心理社会	勇气和成长
种族和文化	仪式和实践
社会问题	社团
精神	权威和指南

来源:Fitchett G: Assessing Spiritual Needs: A Guide for Caregivers. Lima,OH,Academic Renewal Press,2002.

②心理:第二个方面是评估患者的心理构成,以便获得对患者性格及一般生活方法的理解。应寻求以前的心理问题知识,因为通常这些可能会显著地影响一个人的精神健康。应当寻找患者以往心理问题的信息,因为,通常以往的心理问题可能明确影响患者的精神健康。Fitchett 提倡必要时精神保健提供者应准备好与心理健康专家合作。

③家庭系统:对于患者和家人的互动以及患者的家庭角色的评价,是了解患者精神需求的另一扇重要的窗户。不管患者是孩子、父/母、配偶,还是其他重要的成员,他/她情绪和精神的问题,有时源于患者的家庭关系。评估患者过去和现在的家庭动态,有时能为精神治疗人员在患者目前的心理-精神问题上,提供重要的线索。

④社会心理:与评估特定患者的家庭动态不同,社会心理方面的评估是对于患者的生活和人生经历的广泛评估。患者在何处出生和成长? 患者的受教育水平? 从事过什么职业? 目前的生活和经济状况如何?

虽然这主要是社会工作者的专业知识,但是对于精神治疗提供者来说收集相关事实的数据有助于更好地理解患者的个人动态。

⑤种族和文化:人的行为受到种族、族群和文化的影响。因此,评估这个方面很重要,须确定是否存

在可能有助于或有碍于处理患者精神问题的种族和（或）文化的问题。通过认识患者特有的文化和族群动态，精神治疗工作人员可以具备更好地引导和体谅患者的能力。

⑥社会问题：通常人们没有意识到社会和文化系统功能失常导致的苦恼。患者的痛苦是不是由于民族、性别、经济阶层导致的"权利缺失"感？他人如何看待患者的疾病？是否他人受先入为主的观念或想法拒绝支持这个家庭？有些情况下，个人处理特殊情况的能力受到其民族、性别、经济阶层或其他社会分类的显著影响。正如 Fitchett 对于社会问题方面所陈述的："我们在整体评估中纳入社会问题视角，作为尽可能充分地了解患者整体情况的方法，而避免仅从个人层面解释社会和文化问题的诊断性视角。"

⑦精神：最后的一个类别，精神或称精神方面，与 7×7 模式相连，因为精神治疗提供者的主要作用，是评估和处理在其治疗下的患者和家属生活中的精神方面问题。和整体方面一样，Fitchett 将精神方面分成在其自身权利中 7 个不同的类别，因此，被命名为"7×7"模式。

（2）精神层面

①信仰和意义：在评估的精神方面，最初的重点是确定患者是否有生活的意义或目标。此"意义"能否用宗教的语言描述，甚至可能与任何传统上涉及的精神无关，比如祖传的遗物或一本喜欢的书。有些患者也许不能直接说出他/她生活的意义，但是可能通过他的叙述更好地表达。另有些人可能会谈及他们的信仰机构和出席宗教服务，作为描述他们信仰意义的方法。有关的问题如下：患者的信仰是否为其提供了生活的意义？患者的信仰体系是什么？该体系是如何表现在患者生活中的？

此外，在聆听意义的同时，精神治疗提供者应该意识到患者怎样描述他/她的信仰，因为通常表述的内容与真实的意义并不一致。在谈及生活目标时，患者用的是什么语言？患者的信仰是否与其现状显著相关？他的长期信仰是否是由于传统宗教的灌输？专业人员还必须观察患者，而不是仅听取他/她所分享的内容。患者说话时是否精力充沛、振奋或不卑不亢？关于患者信仰程度的重要线索不仅听患者所说的内容，还需看他/她是如何表达的。

②使命和结果：这一部分的考查是，了解患者认为自己在生活中的责任和义务。通过评估患者对于责任的想法和感受，可使精神治疗提供者，对患者的困难保持敏感，而这由生活变化引起的困难，可能会干扰患者履行其义务。Fitchett 还在这一部分包含了关于患者是否认为疾病是作为一种精神赎罪的问题，这种想法可能引导患者相信为了在死后获得更大的回报，经历疼痛和痛苦是一种责任。对于使命部分的进一步细化分类是，患者的信仰传统规定和禁止的行为是什么，这种规定和禁止行为对个人产生什么影响？

③经历和情感：精神方面的第三部分，是评估患者是否有过任何有关宗教的直接经历，无论是神的还是魔鬼的，是否对患者有关生命意义的情感期待造成影响。也许某人已经有过濒死的经验，或一些其他的核心精神体验，尽管此类事件有重大的影响，而患者因为惧怕被评论，而抗拒讨论精神的遭遇。因为这一部分检查患者对生活意义的情感反应，与之前讨论过的"信仰和意义"部分有交叉的部分，可以问以下类似的问题：当与神联系时，有着怎样的情绪或情感？与神的联系如何涉及你生活中的总的看法？

④勇气和成长：评估一个人精神上的勇气，可以通过此人如何处理精神上的疑问，以及此疑问如何影响他的成长。患者是否能在不知道先前已建立的上帝和宇宙的信念的情况下，表明自己的疑问？勇气也包括经历改变的能力。患者对挑战现有信仰的新的生活经历如何反应？在评估过程中，精神治疗提供者应当尽力了解，哪些事件和感情引发患者生活的改变，患者是否能从这些改变时期中获得经验，而能适应当前的情况。

⑤仪式和实践：人们常常通过诉说这些经历意义的形式，积累重要的人生经历。这些经历可能从个人和（或）家人信仰背景下的实践中，或是从输入到对个人和（或）家人有重大意义的特定事件创建的实践活动中获得。在评估患者的有意义的仪式时，特别是在生命末期关怀的情况下，重要的是评估现在的情况，是否有迫使患者希望保持的重要仪式发生一种或多种改变，或目前的情况是否可适应患者希望的做法，而能继续保持他的做法？

⑥社团：这一方面是评估患者在各种"社团"中的参与性。此处的社团包括信仰机构、退伍军人协会、当地老年团体、社会或政治俱乐部、任何其他将人们聚集在一起的组织或只是一群目标一致的朋友。精神治疗提供者应当确定患者在这些社团中正式和非正式的参与程度，以及这些社团在危机时刻可能为患者和家属提供的支持。

⑦权威和指南：精神评估方面的最后一个部分，是审查患者和家属是否能够服从精神治疗人员给予

的指南及顺从的程度。当然,专家需要先确认患者和家属是否会接受牧师/精神的支持,而后需要确定为患者(在一些案例中为家庭)提供的治疗是否达到他们所希望的水平。需要回答的问题如下:患者在何处找到自己的信仰、生活意义、使命、仪式和实践的权威?在面临疑问、困惑、悲剧或矛盾时,患者向何处寻找指导?一些人能从他们神圣的信仰中,或从他们信仰的神职人员处找到权威,其他人能从他们自己内心找到权威,虽然对许多人来说,是从经典宗教仪式和自身对信仰系统的解读中获得。

3. 生命末期关怀的精神评估模式　最后,特别为生命末期关怀患者所开发的一项精神评估模式将深入讨论如下。在 1989 年,此模型是由一位圣地亚哥生命末期关怀的牧师——Milton Hay 开发,它是帮助生命末期关怀社会工作者,决定患者是否需要额外精神支持的主要工具,虽然,此模式是为精神治疗提供者用于初始精神评估的工具。

Milton Hay 评估的 5 个主要原则。第一,精神治疗者必须认识到精神评估应包含宗教和非宗教系统两方面,以避免可能将特定的信仰强加于某家庭的潜在危险。第二,精神评估中,应该结合宗教和心理学的语言,创立一种精神的诊断语言。第三,应该评估患者的社会心理学观念,首先因为一些患者不认为精神需求与社会心理问题有区别,因此他们认为不需要由护士或社会工作者提供的特殊精神治疗服务。第四个原则体现了在疾病中,人的整体概念,身体、精神、社会心理可共同为治愈工作。最后,精神评估应当说明,在人生经历中的三个特殊领域中,精神是如何成长的:在患者归属于的社团中;处理生活中存在的困难(包括垂死)时,他的内部资源;对他有何现实意义。

用这些原则为指导,Hay 将精神评估分为 4 类:精神的痛苦、内部资源不足、信仰系统问题和宗教的需求。这些类别和评估每个类别的建议,见表 16-11。

表 16-11　生命末期关怀的精神评估模型

问　题	定　义	评　估
精神的痛苦	人际关系和不明来源的内心痛苦	1. 对于个人发展因素的自觉意识
		2. 精神支持系统崩溃的性质和原因
		3. 人际交往行为和信仰体系间的关系
		4. 痛苦是因为目前的环境,还是因为长期内疚和(或)冲突的问题
		5. 宗教历史的原因,如:社区冲突、精神领袖的关系
		6. 探讨个人经历的内疚、自责、责怪和宽恕的问题
内部资源不足	精神力量减弱	1. 对驱动、赋予要素的意识水平
		2. 为了达到目标的强烈愿望的水平
		3. 开展个人、社区和治疗计划目标的意愿
		4. 过去和现在的学科及自适应技术,如:冥想、祈祷的可视化、放松、意象导引、阅读、分享、接触自然、大笑/幽默、艺术、音乐和诗歌
信仰系统问题	对个人意义系统缺乏清醒的意识	1. 赋予生命意义的信仰体系性质、哲学或世界观
		2. 从诊断和预后意义的视角
		3. 信仰体系和人际关系间的一致性
		4. 过去和现在参与的反映信念系统的社团
宗教的需求	特别表达了信仰的需求	1. 宗教信仰系统的名称和来源
		2. 本地教会资源是否能满足患者的需求
		3. 本地神职人员是否能满足患者的需求
		4. 是否有地方教会的支持系统

来源:Hay M:Principles in building spiritual assessment tools. Am J Hosp Care,1989,6:25-31.

4. 其他精神评估模式 在 1990 年，Gregory Stoddard 根据 Pruyser 的评估模式设计了一个精神评估工具，如表 16-12 所示。Stoddard 将 Pruyser 的 7 个分类压缩成 4 个主要评估领域：上帝的概念、疾病的主观意义、希望的方式与支持系统的关系。

表 16-12 Stoddard 的精神评估工具

类别（与 Pruyser 等价）	内容
上帝的概念（神圣的意识）	在你的生活中什么最重要？在过去一年中，你认为什么事情最有意义
疾病的主观意义（上帝、恩典、忏悔）	所患疾病对你意味着什么？在你的经历中，什么事对你有意义
希望的方式（信仰、使命）	过去你是否抱有希望？现在，希望对你有何意义
与支持系统的关系（交流）	自从你生病后你觉得家人做的怎么样？此时，你觉得谁能够给你最大的支持

来源：Adapted from Fitchett G, Handzo GF: Spiritual assessment, screening, and intervention//Holland JC, et al. eds. Psycho-Oncology. New York, Oxford University Press, pp, 1998:790-808.

2006 年，Erin Moss 和 Keith Dobson 发表了一篇关于为了生命末期关怀评估的需要，整合心理和精神的论文。在这项研究中，Moss 和 Dobson 发现的证据表明，在生命末期关怀的情况下，有更强信仰/精神意识的人，对于通常疾病晚期导致的不断增长的疼痛和痛苦，具备更强的忍耐力。他们还证明，在临危患者中，精神状态好的患者，有自杀或加速死亡意愿者减少。基于他们的发现，为了"在现代医疗保健的背景下、道德上提供服务。"开发了七方面的精神评估法。虽然，他们的主要受众是心理社群，此模式也可作为精神治疗提供者的另一种有用的评估指南，说明见表 16-13。

2006 年，Karen Skalla（护理学硕士，高级注册执业护士，高级肿瘤学注册护士）和 J. Patrick McCoy（神学硕士，哲学硕士，美国药学教育委员会）提出了另一个专为癌症患者设计的精神评估模型——Mor-VAST 模式。Mor-VAST 模式的命名是由道德权威（Moral Authority）、职业（Vocational）、美感（Aesthetic）、社会（Social）和超然（Transcendent），是由 Moral Authority 中的 Mor 及其后 4 个词的每个词的首字母缩写组成，此评估的五个主要领域和与每个领域相关的例题见表 16-14。

表 16-13 精神评估的七个方面

宗教
精神上的认同感
精神的应对和支持
解决问题
幸福感
需求
评估

来源：Dobson KS, Moss EL: Psychology, spirituality and end-of-lifeCare: an ethical integration? Can Psychol, 2006, 47: 284-299.

表 16-14 Mor-VAST 精神评估模式

方面	主要问题
道德权威	你做事的感觉从何而来？你判断对错的指导原则是什么
天职	什么给了你生活的意义？这些意义有变化么？哪种工作对你重要
美感	你喜欢做什么事？现在仍然做么
社会	你是某个宗教或精神社团的成员么？是否有你喜欢花时间与其共处的其他团体或人
超然	在艰难时刻支撑你的是什么？谁在掌控

来源：Sample Clinical Assessment Questions Based on the Model. Skalla KS, McCoy JP: Spiritual assessment of patients with cancer: the moral authority, vocational, aesthetic, social, and transcendent model. Oncol Nurs Forum, 2006, 33: 745-751.

五、小 结

正如 Fitchett 所说，社会心理和精神评估的目标之一，是在患者治疗的非身体部分的支持中，建立一种职业的意识，心理治疗与被广泛接受的医疗和护理学科应处于同等地位。由于其本身的性质对生命末期关怀医疗跨学科的团队尤为重要。

因为生命末期关怀医疗的跨学科性质，为了让治疗者能最有效地了解患者在疾病终末期遭受的身体、情感、社会、精神的挑战，以及患者家属的遭遇；需对接受此种治疗的患者，进行多种不同的评估。本章介绍了精神治疗提供者和社会工作者可能利用的各种评估方法，选择的决定部分是取决于第一次接诊和评估病人专业照顾者的学科。

因为大多数情况下,已有护士对患者进行了综合评估,精神治疗提供者和社会工作者常常具有能够使用已收集信息的优势。因此,在此情况下,精神治疗提供者的评估能够更集中于需关注的问题。然而,在少数情况下,社会工作者或精神治疗提供者可能是患者和家属的首诊人员,此时有责任进行更加全面、多元化的评估。如前文所述,社会心理和精神治疗专家需要工具,以便于做出既全面又有重点的评估,为疾病终末期患者和他们的家人提供整体性和多样化的治疗。

参 考 文 献

Anandarajah G, Hight E: Spirituality and medical practice. Using the HOPE questions as a practical tool for spiritual assessment. Am Fam Phys 63:81-89,2001.

Dobson KS, Moss EL: Psychology, spirituality and end-of-life care: an ethical integration? Can Psychol 47:284-299,2006.

Fitchett G: Assessing Spiritual Needs: A Guide for Caregivers. Lima, Ohio, Academic Renewal Press,2002.

Fitchett G, Handzo GF: Spiritual assessment, screening, and intervention. In: Holland JC, et al. , eds. Psycho-Oncology. New York, Oxford University Press, 68: 790-808,1998.

Gilbert Rev R: AChaplain's perspective: The challenge for today. In: Gilbert Rev R, ed. Healthcare and Spirituality: Listening, Assessing, Caring. Amityville, NY, Baywood Publishing,2002.

Morrow-Howell N: Multidimensional assessment of the elderly client. In: Rauch JB, ed. Assessment: A Sourcebook for Social Work Practice. Milwaukee, WI, Families International Inc. ,1993, pp. 123-139.

National Association of Social Workers: NASW Standards for Palliative and End of Life Care. Washington, DC, 2004.

Okon TR: Palliative care review: Spiritual, religious, and existential aspects of palliative care. J PalliatMed 8:392-414,2005.

Power J: Spiritual assessment: Developing an assessment-tool. Nurs Older People 18:16-18,2006.

Robinson S, et al: Spirituality and the Practice of Healthcare. Basingstoke, UK, Palgrave Macmillan,2003.

Skalla KS, McCoy JP: Spiritual assessment of patientswith cancer: The moral authority, vocational, aesthetic, social, and transcendent model. Oncol Nurs Forum 33: 745-751,2006.

第 17 章

悲伤和丧亲之痛

Robin Fiorelli　　徐　旻　译　孙静平　秦速励　校

一、复杂性悲伤的定义

许多后现代理论家试图描绘什么是复杂性悲伤（或称病理性悲伤、异常悲伤），以及造成了复杂性悲伤的因素。虽然悲伤理论家们对于如何定义复杂性悲伤可能存在分歧，但他们一致认为复杂性悲伤通常为以下二者之一（或两者）。

● 复杂性悲痛，是存在可致异常悲伤经验的特殊高危因素，同时缺乏健康调整的结果。

● 复杂性悲伤，是正常悲伤中出现的特殊症状，其强度和持续时间均超出正常的结果。

正如 Strobe 和 Gergen 所述，大家都同意"后现代的观点认为丧亲之痛悲伤的经验和表达存在多样化"。我们知道，有一些因素会使得悲伤复杂化，但悲伤反应复杂与否，更多地取决于哀悼者自身的悲

伤体验和丧亲后恢复的能力。临床医师应从评估患者是否能从专业人员的帮助中获益的有利位置开始。鉴于这种评估和后续治疗，对复杂性悲伤是否应该被归类为"疾病"的诊断与统计手册中或归类为精神障碍的争论特别重要。

为复杂性悲伤定义的困难如下。

● 它不是一个有明确诊断标准的综合征。

● 很难确立正常与复杂的分界点。

● 很难区分病理性悲伤与其他相关疾病，如抑郁症、焦虑症、创伤后应激障碍（PTSD）。

● 对正常悲伤和病理性悲伤的定义不断变化。

二、复杂性悲伤的患病率

专家对丧亲者中经历复杂性悲伤者的百分比的估算，有显著的差异，从 3%～25%。Marcia Lattanzi Licht,在描述她评估丧亲之痛风险的最先进工具时指出,在对 261 例已去世一个月的生命末期关怀患者的家属进行评估后发现,5％的家属为复杂性悲伤的高危者,22％为中危,70％为低危。

三、与悲伤相关的误解

为了了解哪些因素会导致悲伤复杂化,必须首先了解"正常"悲伤的构成。为此,首先需弄清什么"不是"悲伤。

白种人、盎格鲁-撒克逊、犹太和基督教文化倾向于认为,悲伤本身就是对失去亲人的一种异常反应。在美国,人们倾向于回避或否认情绪上的痛苦,因此我们未能公开地讨论有关死亡、濒死、丧亲之痛的需求和恐惧,因而对丧亲者缺乏足够的安慰。

在我们的文化中设想,从悲伤中愈合和从流感中康复一样。首先认为,悲伤是可以完全"克服"的,其次,如果休息几天,可能再服用一些"神经类"的药物,而后我们即将能"治愈"。应当用和处理轻微感染性疾病相同的方法处理悲伤,这样的看法是许多文化中有关悲伤的传说之一。为了能够更好地了解这些传说对于我们理解复杂性悲伤的影响,将其列于表 17-1。

表 17-1　与悲伤相关的误解

误解一:所有丧亲者悲伤的方式相同

误解二:"克服"一次有重大意义的丧亲需要大约一年时间

误解三:最好不要思考或谈论痛苦

误解四:悲伤的强度和时间反映了对于去世亲人的感情深度

误解五:也许应该让丧亲者独处,不要谈及他/她丧亲的事

误解一:所有丧亲者悲伤的方式相同。

真相:尽管悲伤是一种普遍的体验,人与人之间在悲伤的方式(作用、表现),悲伤的时间和强度,以及基于不同文化规范的悲伤习惯上,均存在着巨大的差异。悲伤的表现方式没有对或错,也没有丧亲后自我调适的规定时间。如今,众所周知,一部分人在丧亲后能相当快速地适应(通常在丧亲后一年内),另一部分人可能需要数年。

误解二:"克服"一次有重大意义的丧亲需要大约一年时间。

真相:一位长期患有阿尔茨海默病的患者去世后,他的亲人悲伤反应的时间可能相对较短,因为他们可能认为自己亲人的"人格"在数年前已经"去世"。相反,一位多年前失去孩子的家长可能从未真的"度过"这次丧亲之痛。

误解三:最好不要思考或谈论痛苦。

真相:相反地,已知对于悲伤相关疼痛的回避会导致消极的后果,包括身体不适、焦虑和抑郁。重要的是,对于失亲者,尊重他/她需要的悲伤时间,试着不要受到内部期待和外部压力的影响。

误解四:悲伤的强度和时间反映了对于去世亲人的感情深度。

真相:如前所述,每个哀悼者悲伤的方式存在巨大差异。

误解五:也许应该让丧亲者独处,不谈及他/她丧亲的事。

真相:研究表明,无论是不是复杂性悲伤,社会支持都是最重要的因素之一。

确定什么"不是"悲伤,可能有助于定义一些用于描述丧亲之痛的常用术语。丧失亲人(bereavement)通常被理解为某人失去重要的人或物的客观情况或事件;而悲伤(grief)指的是丧亲者对于丧亲这件事的内部情感反应和主观体验。哀悼(mourning)可以被定义为对外的、公开的、文化的、宗教的对悲伤的表达,如在某个特定日子扫墓。它也可能是更私人的表达,如写日记,翻阅相册,寻找新的和逝者相关或回想逝者的方法,寻找健康的方法把损失与现在整合。

四、正常的悲伤反应

正常的悲伤,也称典型的或不复杂的悲伤,是描述大多数丧亲者悲伤类型的术语。在失亲前及之后给予足够的支持和时间,大多数人最终能够适应这种失去,即使这种失去可能会使生活产生显著的变化。

通常在丧亲后初期,丧亲者会感到麻木,或对发生的死亡产生怀疑。然而,这通常是暂时的,很快丧亲者会开始体验各个方面的悲痛,既有情感性和社会性的,也有身体上或认知上的。

丧亲者的情绪和社会反应列于表 17-2,并将深入讨论。

悲伤:当哀悼者真正接受了失亲的现实后,通常会感受到深切的悲伤和疲惫。他/她无法想象没有了深爱的亲人的生活,可能会怀疑甚至再也不会好了。许多人会无征兆地哭泣,或无理由地烦躁。许

多人因感觉不好而感到尴尬。

表 17-2 悲伤的情绪和社会体验

悲伤
孤独
身份认同的问题
对从前失亲的回忆
内疚
愤怒
嫉妒
理想化

孤独:哀悼者可能因梦想无法实现而感到绝望。他们可能会感到极度的孤独,感到自身的一部分也随亲人逝去。与他人相处困难很常见;闲聊似乎没有价值。改变了和家人及朋友间的关系。

身份认同的问题:死亡动摇我们自己的信心。配偶的死亡迫使丧亲者建立单身的身份,并需承担起配偶的角色/任务。死亡动摇了信心。

对从前失亲的回忆:在面对当前的失亲时,会重新回忆起既往的失亲(甚至是因为离婚、失去宠物等)的经历,也很常见。

内疚:一些失亲者想知道如果他们能做更多,是否就能避免亲人的死亡或死前的痛苦。一些人会因把亲人安置在养老院,或在亲人死亡时不在身边而感到内疚。他们可能会因自己的幸存感到内疚。他们可能会因为自己对于亲人的死亡感到松了一口气或不感觉悲伤而内疚。丧亲者也可能因与逝者关系中曾发生或未发生的事而感到内疚。

愤怒:几乎所有的丧亲者都会在某种程度上感到愤怒。他们可能对逝去的亲人,可能对医师,也可能对自己感到愤怒;可能对家人和朋友感到愤怒;甚至可能因为上帝让至爱之人死去而对上帝感到愤怒。

嫉妒:对于他人的快乐感到嫉妒很常见。

理想化:有时丧亲者会将死者理想化,可能是为了验证失去的痛苦或对于那些无法重新获得的事物的向往。

身体和认知的症状与丧亲者对死者的悲伤情绪的心痛一样真实。

这些症状可能持续数日至数月,但一般不会超过一年。常见的身体和认知的悲伤反应列于表17-3,涵盖了各种症状,包括气短、焦虑、食欲缺乏、睡眠不佳、困惑、幻觉、古怪或可怕的梦境,或极度烦躁或冷漠。

表 17-3 正常悲伤的身体和认知反应

烦躁、焦虑、头晕、气短

入睡困难或睡眠过多,食欲缺乏或暴饮暴食

困惑、偏执、记忆缺失、注意力集中困难、听和(或)视幻觉(通常与失去的亲人有关)

古怪或可怕的梦境(通常是与失去的亲人有关)

极度不安或完全相反,完全静坐不动

寻找行为,几乎是潜意识地寻找逝去的亲人

五、使悲伤经历特殊化的因素

根据 Alan Wolfelt 所说,可以影响人们悲伤方式的一些因素,列于表 17-4,并将讨论如下。

(一)与死者关系的性质

失亲者和死者的关系,在丧亲后的悲伤反应中起着非常重要的作用。失亲者和死者间关系的强度,是强、模棱两可还是弱? 这种关系中的矛盾是如何解决的,是否仍有未解决的冲突? 是否有其他未完成的事业?

已经有许多探索失亲者和死者关系如何影响悲伤反应的研究。显示失去配偶和失去孩子,悲伤的反应形式和强度有所不同。结果显示,丧子者比丧偶者的反应更强烈,而丧偶者比丧亲儿童的反应强烈。男童受到丧父/母的影响大于失去兄弟姐妹的影响,而女童似乎受后者影响更大,特别是失去姐/妹的影响,大于失去父/母。1/3 的丧父/母儿童在重新适应阶段表现出高度的心理困难,而复杂悲伤反应往往在丧亲后的第二年才会被证实。有趣的是,一项研究发现,和父母双全的孩子相比,丧父/母的儿童没有任何明显的学校问题,这表明对于所有丧亲儿童均需要相同程度干预的假设,必须谨慎对待。

(二)死亡时的周围环境

以下环境可影响丧亲者的反应:死亡是可以预期的还是突然发生的;死者的年龄;是否死于慢性疾病、意外事故或可避免的原因。已经证实,例如,那些猝死的家人,比有足够时间准备亲人死亡的人,恢复起来更困难。然而,一位因年事已高而发生意外猝死的老人,可能不会给亲人带来很大的创伤。经历了亲人猝死的年轻人,比经历了可预期的亲人死亡的年轻人,在丧亲后的一两年中恢复更加困难,因为照看长期患病后逝去的父母,常常令人太过劳累而无法陷入完全的悲伤。除了患病的时间长度,死亡的地点也影响悲伤的经历。

(三)文化、宗教或精神背景

与来自于不同文化、不同宗教或不同精神信仰的哀悼者共事时,重要的是应尊重并愿意了解他人的悲伤习俗、行为和他们治疗价值的潜能,以及不可假设每个人会以可预期或期待的方式反应。最重要的是具有文化意识和敏感度,并避免种族主义和刻板印象。

(四)性别

通常,男性和女性在丧亲后的悲伤反应不同。鼓励男性应压抑悲伤并"坚强",而女性可能很难表达愤怒。这可以被翻译成男女表达悲伤的真正差异。女性似乎更多地表达情感,接受暂时的回归,并更常信任他人。据报道,男性丧亲者更不愿意参加支持小组和咨询,或一般来说,不愿意承认自己有悲伤相关问题。期待男性丧亲者哭泣或公开表示悲伤,可能适得其反。相反,被男性丧亲者接受的探索性实践也许能有助于他对悲伤的表达。

丧亲者可得到的支持,丧亲者的基本人格和死者的人格属性,丧亲者参加葬礼或纪念仪式的经验,是否存在与丧亲同时发生的生活危机,都属于可使悲伤经历独特化的其他因素。这些因素及其进一步描述见表17-4。

表 17-4 使悲伤经历特殊化的因素(Alan Wolfelt)

因素	
与死者关系的性质	关联(强、模棱两可、弱);矛盾以及是否解决/如何解决;任何未竟之事特殊回忆/回忆的事件
死亡时周围的环境	独特的环境:事故、凶杀、自杀;感到万能/刀枪不入;死者的年龄;死亡的突然性;对避免死亡能力的关注
文化、宗教或精神背景	国家——国家对于死亡和悲伤的反应;种族和民族有关死亡和悲伤的传统;对信仰团体关于死亡和悲伤学说的投入;从信仰团体处可获得的支持
性别	男人和女人被区别对待;鼓励男人们压抑悲伤并"坚强";而女人可能有难以表达愤怒的时间
丧亲支持	稳定的支持系统——善解人意、照料;来自于家庭、朋友、悲伤群体、本地和信仰社区持续不断的社会支持
丧亲者的人格/特性	基本性质——安静、喜怒无常、吵闹、外向;过去的处理技巧——面对危机的能力;既往曾失去亲人——开放性地表达感受和想法;自尊的水平;价值和信念;精神和身体的健康史
死者的人格/特性	温和的、稳定的、困难的、破坏性的;死者在丧亲者生命中扮演的角色——最好的朋友、伴侣、孩子等
参加仪式或葬礼的经验	对葬礼的满意程度可阻碍或促进悲哀;协助策划葬礼的能力;出席葬礼;形式化的死亡仪式的持续机会
其他危机/压力	次级损失——财政不安全,与世隔绝,额外损失——死亡,其他危机

六、症状与导致复杂性悲伤因素之间的关系

为了评估一位丧亲者的悲伤是否是复杂性的或为"异常",重要的是,首先应当认识到所有前述的症状/因素都在悲伤经历的"正常范围"内。当这些因素中的任一(或联合)变得非常激烈,持续时间过长,使得丧亲者不适和(或)引起显著的功能障碍时,应考虑该丧亲者的悲伤变得"复杂"。在此种情况下,专业人员的帮助是必要的。

七、主要的后现代主义悲伤理论家

自20世纪80年代初开始,有了很多关于悲伤的作品。一般来说,会有一个转变,从将悲伤视为每一位丧亲者为了"完成"他/她的"悲伤工作"所必经的阶段性过程,到将悲伤视为一个周期性的过程,在此过程中丧亲者不需要完全"切断"与逝去亲人的联系,而更多的是改变他们之间的关系性质。基于一些已提出的有效理论,两位悲伤理论家——Stroebe和Gergen认为,为了达到对丧亲者的最大效果,临床医生应该"将各种理论进行有意义的合成,认识到文化的丰富性,以建立一个能够应对高度个人化悲伤反应的理论集合"。因此,在探索复杂性悲伤的概念之前,也为了帮助我们更好地理解治疗复杂性悲伤的方法,应先研究一些后现代主义关于悲伤的理论。

(一)William Worden

William Worden 在他开创性的作品《悲伤辅导

和悲伤心理治疗》中,举例证明,为了完成悲伤的过程,丧亲者需要经过一些明确的步骤,他称之为"哀悼的四项任务"。意味着悲伤的不同"阶段"或"分期",可能在潜意识水平,"任务"的概念指出,接受发生的不幸需要付出努力。

第一个任务是接受失亲的现实,丧亲者开始认识到亲人死去并不会再回来。如果不接受死亡的现实,丧亲者就无法开始进入哀悼的过程。第二个任务是解决悲伤的痛苦。一旦承认丧亲,失亲者必须认识到失去会伴随痛苦,以及必须处理这种痛苦,因为逃避或压抑只能延长哀悼的过程。

第三个任务是适应失去亲人后的环境。例如,这包含了寻找和调整对自我和身份的感受,如开始正视自己是寡妇或单身人士,而非"夫妇"。在完成了前三项任务后,丧亲者的最后一项任务是,在感情上将死者重新定位,并在生活中继续前行。在不必被迫完全放弃与死者的关系的同时,丧亲者必须开始建立新的人际关系。这意味着丧亲者需要"将逝者放在他/她的感情生活中合适的位置",从而能使丧亲者在世界上继续实际的生活。同时,丧亲者必须放弃对逝者的依赖,才能形成新的人际关系。Worden 将复杂性悲伤定义为"悲伤激化至不堪重负的水平,诉诸适应不良的行为,或停留在悲伤中无法自拔,哀悼的过程没有尽头"。Worden 将复杂性悲伤视为失亲者的无法适应。他认为"这些哀悼者通过强化自己的无奈,不发展他们需要应对的技能,或退出世界和不面对环境的要求。复杂性悲伤与反应的强度及持续时间有较强的相关性,而不是是否有某个特定行为。"

(二)Therese Rando

在 Therese Rando 的书《悲伤、濒死和死亡》中,她将悲伤视为一个人解决并完成的过程。在描述正常的悲伤时,她首先讨论的是对悲伤的回避,这种回避可以表现为震惊、否定或质疑。她将悲伤过程的第二个阶段描述为面对。一旦失亲者能面对并认识到了悲伤,会感受到强烈的情绪体验。最后,失亲者会经历重建的(或称适应)阶段,特点为悲伤反应普遍下降,开始在情感上重新融入社会。

与这三个阶段一致,她认为丧亲者经历了六个主要的丧亲过程,她将其称之为"六个 R 过程:承认(recognize)丧亲、分离反应(react)、回顾(recollect)并重温和死者的关系、放弃(reliquish)旧有的关系和旧的假设的世界、在不忘记旧世界的同时重新建立(readjust)新的世界,以及重新投入(reinvest)新生活"。

Rando 认为复杂性悲伤是这些"R"中的一个或多个过程发生了损害、扭曲或失败的结果。她将"复杂性悲伤综合征"定义为悲痛的缺欠,包含:完全性否定或完全震惊状态(非常少见);延迟或推迟悲痛;压抑悲痛(或部分悲痛),使悲痛过程受限;扭曲悲痛,放大悲痛的某些方面导致其他方面受压抑;矛盾的悲痛,发生在丧亲者和死者的关系存在高度混乱和矛盾时;意外的悲痛,发生于突然的意外死亡时;以及慢性悲痛,也被称为持久的或延长的悲痛。

Rando 认为"复杂性悲痛意味着死亡发生后的时间里,悲痛的过程里有一个或几个发生了受损、扭曲或失败"。这种复杂性悲伤模型的例子包括,否认或逃避没有死者的痛苦生活,好像死者还在世,或各种不能自动消退而需要主动干预的症状。

在过去的 10 年中,对悲伤过程的看法已经逐步远离"放开手,继续前进",一个原因是悲伤没有明确的终点,另一个原因是没有足够的经验性证据支持"解决悲伤"比不解决是更有效的方法。而且,对悲伤的定义也不再是复杂性的(有症状的、病态的)或非复杂性的。Neimeyer 认为"对悲伤和失亲的通用综合征重视度下降,并重新聚焦在失去亲人的家人的特殊类别的具体做法"。

(三)Stroebe and Schut

Stroebe 和她的同事们对传统的"悲伤模式"假说提出的质疑,导致另一种悲伤模型。称之为"悲伤的双过程模式"认为,在反复的痛苦情绪和对失亲后社会适应的注意力之间存在一个振荡的过程。前者,称之为"损失取向",包含沮丧、纽带的断裂和拒绝修复性的改变。后者,有时被称为"修复性取向",包含尝试改变生活、做新的事情、分散注意力和逃避,以及发展新的角色和身份。此模式是基于一个前提,即悲伤者尝试用其他的压力源来暂缓其悲痛,并同时经历着"在处理过程中的注意力的起伏"。

Stroebe 和 Schut 将病理性悲伤定义为"一种在悲伤的时间、过程或症状强度上,对于文化规范的偏差(可根据特定极端的丧亲事件预测)"。

(四)Robert Neimeyer

Neimeyer 侧重于悲痛过程中认知的重要性,而非情感过程。他的观点的主要原则包括重建意义,重建先前所持有的假设,以及创造或恢复连续性的生活。他还观察到,丧亲者努力调整自身的人际情感,并评估逝者的生活和死亡,对其现有关系的影响。悲伤被视为是对个人自我认同的重大损失，但也可以是"创伤后的成长"而能增强生命的本质。

（五）Martin and Doka

Martin 和 Doka 开创了可鉴别两种截然不同悲伤的理论：一种是以悲伤的情感表达为特征的直觉性反应，另一种是有帮助的悲伤，后者往往是失亲者更加认知性的、积极的反应。这些作者也看到了一种包含直觉型悲伤和有帮助型悲伤的混合模式。

（六）Monica McGoldrick

Monica McGoldrick 在她的著作《超越死亡的生活——家人去世(Living Beyond Loss—Death in the Family)》一书中首次描述了死亡对家庭的影响。她描述了即使家庭成员们共同经历了一次失亲，但对于各个家庭成员的影响不同，这取决于他们在发育周期中所处的阶段。她描述了一个家庭为了适应失亲如何重组，并寻找新的互动方法。家庭成员们承担起（或被赋予）死者所留下的不同的角色。

（七）George A. Bonanno

Bonanno 没有将关注的重点放在丧亲后的创伤性痛苦和病理性反应上，而是将注意力集中在对丧亲反应有韧性的能力上。他认为"韧性是对于逆境与需求的积极调整过程，要求在各种情况下有评价积极面的能力，面对消极面的意愿，以及能够有效利用支持的能力"。他认为并不是每一位丧亲者都经历悲伤和痛苦，而这样的丧亲者不应被视为悲伤缺乏或悲伤延迟。他的社会性/功能性观点认为，当消极的悲伤相关情绪被控制和（或）最小化，同时积极的情绪被促发和放大时，丧亲者可能有更好的结果。

（八）Selby Jacobs

Selby Jacobs 等将这个情况称为"创伤性悲伤"。他们认为这个术语可以避免和以前的一些含有消极意义的术语，如病理性悲伤、神经质性悲伤、病态悲伤等相混淆。他们还认为创伤性悲伤这一术语比复杂性悲伤或未解决的悲伤等术语更好，因为他们相信后两者在意义上较为模糊和狭隘。他们认为，创伤性悲伤抓住了这种失调状态的两个潜在方面，即分离痛苦和创伤痛苦，二者是痛苦的两个清楚的界定区域。这个新的术语中，"创伤"一词指的是这种失调状态的现象而非病因，因为这种失调可以发生在并无客观的创伤性死亡时。Jacobs 提出了创伤性悲伤的四项诊断标准，用以区别其他的疾病和正常悲伤。

（九）Holly Prigerson

Prigerson 和同事们为复杂性悲伤开发了一个包含创伤性和非创伤性丧亲经历的框架结构。他们为《精神疾病诊断与统计手册 V》建立了分类的标准，将复杂性悲伤视为一种精神障碍，不同于正常悲伤、丧亲相关抑郁、焦虑和创伤后的应激障碍。Prigerson 认为"复杂性悲伤包含某些与悲伤相关的症状，其持续时间超出应有的适应时间。我们假定这些症状存在近半年后，让逝者个人承受社会、心理和医疗损害的风险增加"。

Prigerson 指出，一个人在丧亲早期如何应对，是反映出他/她在后期将会如何应对的指征。她还试图区分是否存在复杂的悲伤会预测未来的功能性障碍。她确定了构成复杂性悲伤的七个症状，分别为：寻找、向往、对逝者的关注、哭泣、对死亡的怀疑、被死亡震惊，以及不能接受死亡。她发现，复杂性悲伤的评分与整体功能、情绪、睡眠和自尊的损伤有明显的相关性。

八、复杂性悲伤的评价

在评估一位哀悼者是否存在复杂性悲伤时，理论家们和医师通常会使用两个独立的要素：危险因素和症状。

Stroebe 和 Schut 将危险因素定义为"在个人行为，或生活方式和暴露的环境，或先天性或遗传性特征中，被称为与健康有关的条件，认为重要的是预防。"他们将危险因素分为：与丧亲情况相关因素（如，死亡形式），个人因素（如，人格、宗教、年龄、性别），以及人际关系背景因素（如，社会支持、亲属关系）。

医师注意到，有许多易患复杂性悲伤的特定危险因素，列于表 17-5。这些因素是充分但非必要的，它们必须出现在某人的特定生物-心理-社会-文化和精神模式中。例如，基于有精神病史而有异常悲伤高度危险性的患者，如果在治疗过程中，应用积极的处理机制，并有强大的支持系统，则能降低风险。此外，异常悲伤的风险与近期内发生的负面生活事件有直接的联系，也有证据表明积极事件也可能增加异常悲伤反应的风险，因为任何的改变，不管是积极的或消极的事件都是压力，需要个体的适应和调整。

能够识别出丧亲者何时处于复杂性悲伤的高风险中，使医师能够警惕复杂性悲伤伴随的各种症状，这些症状列于表 17-6。早期认识到这些症状，医师就能更好地为失亲的患者提供适当的支持和干预，特别是有身体症状者，可能与内科疾病混淆。

表 17-5 复杂性悲伤的潜在危险因素

过去未解决的失亲	谋杀/自杀/事故引起的暴力致死
突然的意外死亡	生活中同时发生的其他改变/压力
死于持续时间过长的疾病	哀悼者的感知损失是可以预防的
失踪者/未找到遗体	和死者间有矛盾,依赖,或冲突的关系
无意行为	死后发现秘密
丑闻/新闻报道	以前存在的精神疾病和(或)物质滥用
孩子的死亡	无法忍受精神压力的极端情况
认为缺乏社会支持	自我概念、角色、"坚强"的价值
被发现所震惊	社会上"不可说"的死亡(如,自杀)

表 17-6 复杂性悲伤的潜在症状

言语表达自杀的想法	自毁行为或表演性行为
物质滥用	将死者极端理想化(或模仿)
持续的麻木	冲动性决策
慢性的机体症状(甚至模仿死者的症状)	丧亲后精神障碍(如,偏执)
极度专注于死者	长期向往/寻找死者
极度惧怕自己的疾病和(或)死亡	小事引发强烈的悲伤反应
长时间/极度的抑郁、焦虑、愤怒、内疚和(或)降低自尊	大多数讨论的主题都是有关丧亲
感到失控	不愿移动物质财产的人(Worden,1992)
长期的功能障碍	无法体验典型的损失的情绪反应
夸张的、时间过长和强烈的悲伤反应	自毁性的关系;对性行为的极度恐惧
对自我照顾的明显忽视	自我或与他人的隔离
表达自杀的想法	假性欣快感

九、复杂性悲伤的评估

哀悼者的悲伤视角能够同时反映出其更广阔的社会背景(包含家庭、宗教、文化影响)和其经历过的失亲历史。根据 Stroebe 和 Shut 的观点,社会背景不仅影响面对失亲时的态度和行为,它还是失亲的集体社会反应(如,仪式)可能发生的场合,可能提供

或不提供支持。

在评估复杂性悲伤时,医师应重点思考以下问题。

＊失亲者过去是否有很好的处理逆境的经验,因此其可能存在某种程度的天然的韧性?

＊他/她是否身体健康?

＊他/她的个性是积极、乐观的还是消极的?

＊丧亲者有哪种类型的支持系统?

＊是否同时存在影响丧亲者的其他压力,如财务困难?

＊丧亲者是否从某种形式的精神中获得力量?

Therese Rando 使用了类似的方法评估复杂性悲伤。她指出,评估复杂性悲伤时应考虑的因素如下。

＊失亲的性质及其周围的环境。

＊失亲可否预期。

＊死者对失亲者的意义——影响他们生活的程度。

＊丧亲者以前的丧亲经验,以及他们的应对方式。

＊丧亲者目前的生活环境——有什么有效的资源/支持。

Worden 解释说,一般情况下,正常的悲伤者和现实保持的联系比复杂性悲伤者多。正常的悲伤者可能希望去相信失去的能够恢复,但他们知道是不可能的。与之相反,复杂性悲伤者像死者仍在世那样生活,一直存有和死者团聚的希望和(或)避免会提醒他们丧亲的情况。

国家生命末期关怀和姑息性治疗组织,在《丧亲治疗指南》中,概述了评估某人的复杂性悲伤危险性时应该关注的指标,被分为六个特定的方面:身体、情感、社会、精神、经济和自我认识(表 17-7)。

评估丧亲者的社会经济和实际需要的重要性,怎么强调都不为过,应作为丧亲评估的一部分。因为逝者的收入中断和生活花费升高所带来的丧亲后经济后遗症,至少 1/3 的丧亲者主诉存在经济困难。特别是在失亲后的数月内,丧亲者常对处理丧偶后收入的损失,或接管本来由死者负责的事情(如付账、烹饪、打扫、驾车)非常忧虑。对许多人来说,处理这些问题的需求可能和心理需求一样重要,而后者传统上被看作关注的重点。

十、导致复杂性悲伤的哀悼方式

过去的 20 年中,一些悲伤理论家,包括 Kenneth Doka、Therese Rando 和 William Worden,已经确认了一些常常导致复杂性悲伤的行为模式。

首先,这些通常被称为慢性悲伤,指的是持续时

间过长而并未达到满意结局的悲伤。慢性悲伤通常伴随着矛盾或依赖的关系、对放弃悲伤的不情愿或对死者的强烈向往。慢性悲伤的典型行为可能包括：执迷于扫墓，频繁整理死者的遗物，或不断地回忆死者或谈论死者。通常，有慢性悲伤的人，即使在很长一段时间后，仍不能成功地将失亲整合进自己的生活并恢复正常活动。

表 17-7　国家生命末期关怀和姑息性治疗组织对复杂性悲伤风险的评估

方面	因　素
身体	目前的健康状况和对悲伤的影响
	照顾自己的能力和进行日常活动的能力
	滥用物质导致的损伤
	睡眠、饮食习惯和能量水平的改变
情感	情感表达的能力
	感到失落、悲伤、绝望、矛盾、挫败、愤怒、烦躁、内疚、自责、恐惧
	有自杀的意向和风险
	精神健康问题的病史
	过去经历的丧亲/悲痛
社会	家庭的互动和功能
	和患者的关系
	丧亲后对生活的满意程度
	支持系统
	社会媒体、工作、有意义的活动
	文化/种族因素
精神	精神压力的水平
	生活的观点(态度)、方向和目的
	交流的意识
	信仰和精神的作用
	获得对未来的希望的能力
经济	财物的稳定性
	就业情况
	家属
	债务情况
自我认识	自尊、自我价值、自信和对于能力的自我认知
	独立性与依赖性
	适应新的角色/责任的能力
	个人的优点和弱点
	处理资源和处理策略

来源：Reprinted with permission from National Hospice and Palliative Care Association：Guidelines for Bereavement Care。

延迟性悲伤通常发生在丧亲事项处理不充分的丧亲者。悲伤被刻意推迟，并常常由其他事件或损失促发。至少有一项研究表明，长期承担照顾者角色的丧亲者，因为疲劳，可能没有足够的情感或精神能量来度过他们的悲伤过程，因而将其推迟。延迟性悲伤也可见于在死亡发生时还有其他责任的丧亲者。存在延迟性悲伤者，可能由其他事件或损失促发悲伤综合征的表现，也可能否认向往或追忆死者。

被剥夺性悲伤的特点是，因为不能公开承认失亲或不能公开表达悲伤，丧亲者对于失亲的确认和认识遭到剥夺。可能与被剥夺性悲伤相关的情况包括：非基于传统家庭和关系纽带的人际关系，如朋友、同居者、伙伴；不被社会认可的关系，如同性恋人或婚外情；社会所不接受的疾病引起的死亡，如艾滋病；过去存在的关系，如前妻/夫；不被重视的死亡，如流产、死产或宠物的死亡；得了阿尔茨海默病的亲人人格的死亡；或被社会误认为不能感到悲伤的丧亲者(儿童、老人和发育性残疾人)。

夸大性悲伤发生在丧亲者经历了正常悲伤反应的激化并感到不堪重负时，通常会导致情感的痛苦。夸大性悲伤的常见症状包括：紧张并频繁的噩梦；频繁爆发的焦虑，甚至惊恐发作和恐惧症；愤怒或犯罪行为；和丧亲相关的强烈内疚感；或抑郁。

当丧亲者存在难以处理的症状和行为，但他们不能将其与丧亲事件相关联时，称这种悲伤被"掩饰"。患有掩饰性悲伤的人可能表现出与死者相似的症状，可能表现出其他的身心情况，也可能表现出精神病性症状，如不明原因的抑郁或偏执。有时，这类丧亲者通过适应不良或犯罪行为来表达他们的悲伤。

最后，当死亡几乎没有预警的发生时，丧亲者可能经历突发性悲伤。在突发性悲伤中，丧亲者几乎没有准备的时间，这增加了对于死亡的否认和麻木的发生率。突发性悲伤者可能因为没来得及说的话或做的事，或没能避免死亡的发生，而感到更大的后悔。他们可能因为感到无助和脆弱而变得对他人生气。也可能会经历长时间的悲伤，这种悲伤因需要理解和发现死亡意义被加重。当突发性死亡的情况属于创伤性时(例如，暴力、偶然或遗体残缺不全)，丧亲之痛反应会更为严重和复杂，有时可导致创伤后应激障碍。

(一)悲伤和抑郁

临床医师在评价哀悼者的复杂性悲伤证据时，重要的是区分悲伤和主要的抑郁。抑郁症可能和复杂性悲伤共存，患有其中之一(或两者)的人可能经历一些相似的症状,包括情绪低落;宣泄性表达,如哭泣;躯体表现,如饮食和睡眠模式改变,注意力集中困难、疲劳或过度活跃。尽管如此,有一些显著性差异(表17-8),使观察力敏锐的临床医师能够区分复杂性悲伤和抑郁症。

(二)对复杂性悲伤丧亲者的干预

正常悲伤的有效治疗,需要帮助丧亲者渡过由失亲导致的危机。正常悲伤工作一般需要有持续性支持关系,以及丧亲者恢复所需的足够时间。通常,即使需要有经验的专业人士的干预,也只是最小程度的干预。

相比之下,经历复杂性悲伤的丧亲者,常常需要有经验的悲痛顾问的大量干预,包括社会工作者、牧师和其他健康治疗专家。对于有复杂性悲伤的丧亲者,已发现许多有效的干预措施,包括常规干预和特殊干预。这些干预措施对于寻求专业支持的悲伤反应正常的丧亲者也可能有帮助。常规的悲伤干预措施列于表17-9,特殊的悲伤干预措施列于表17-10。其中的某些技术总结性讨论如下。

首先,重要的是倾听丧亲者叙述自己对于失亲以及失亲对于他/她的意义。通常,丧亲者会表述他/她希望能如何应对生活环境的改变。应用各种干预措施的目标,应基于此目的。专业人员工作时重要的是需记住,哀悼者可能表达的是对感情和生活的回顾,消极的沉思和健康处理之间的区别。区别综合的韧性和表面的适应性,对专业人员也很重要。

一旦选择了干预方式,必须仔细地评估和持续地监测,以确保所选的干预措施能实现预期的结果。

表 17-8 抑郁症和悲伤间的差异

方面	抑郁症	悲 伤
自尊	自尊会随时间推移逐渐减少	自尊似乎突然减少,并与丧亲时间有关
社交	患者对社会交往没有需求,从互动中无法获得满足	悲伤者通常需要社会交往的帮助,对患者有利
自杀意向	抑郁症患者可能有积极的自杀计划,因为认为"不值得再活下去"	丧亲者为了逃避失亲的痛苦或为了与亲人重逢,可能会有模糊的自杀想法,但通常并无有效的计划
情绪	抑郁症患者常常情绪低落,并可能存在外观的退化	悲伤者在悲痛过程中经历典型的情绪起伏,很常见
痛苦	抑郁症患者遭受的痛苦和情绪上的痛楚通常是慢性的。很难确定痛苦的来源	悲伤者的痛苦通常可以直接追溯到丧亲经历

表 17-9 常规悲伤干预

提供有关"正常"悲伤过程的教育	建议他们不仅对他们自己,也对可能不理解他们感受的其他人有耐心
提醒丧亲者,许多丧亲者表示悲伤的剧烈痛苦最终会减退	提醒他们,对于从悲伤的痛苦中恢复的速度,应有现实的预期
确认他们有能力熬过当前的失亲导致的悲伤	建议他们通过开始做习惯的家务活,如购买食品,有助于慢慢恢复他们的一般日常活动
确认他们目前的优势,强调他们过去曾经成功地处理困难	为他人做些事有助于他们将注意力从丧亲的悲痛中转移
帮助哀悼者围绕确定的问题设置合理的目标	向他们保证,对他人设限和说"不"也是可以的
在谈论涉及死者时,使用的名词如死亡等词汇时,用过去时态	确认丧亲者已开发新的技能、承担了新的角色
你可以请他们告诉你关于这场死亡的事——那天/晚发生了什么	确认他们有权感到愉快和希望,并最终拥有另一段关系,而不应将其视为对死者的不忠
向他们询问任何有关葬礼或追思礼拜的事情	在处理关于"放手"的恐惧时,帮助他们理解与逝者的联系只是改变而非分离
向他们询问死亡发生后又发生过什么;他们怎么运转的、与他人交往得如何	建议他们不仅对他们自己,也对可能不理解他们感受的其他人有耐心
询问他们和死者的关系	提醒他们,对于从悲伤的痛苦中恢复的速度,应有现实的预期
帮助丧亲者看到他们令死者喜欢的特殊品质和才能	

表 17-10　特殊悲伤干预

鼓励使用可回忆逝者的标志"过渡物品",如照片、磁带或录像带、衣物或首饰、或特殊的收藏品

建议给死者(上帝、他人)写信

建议记录有关悲伤的经历、特殊想法、诗歌、回忆的日记

阅读悲伤相关的资料常常有助于将其正常化,书店、图书馆、生命末期关怀机构和网络中都有好的资源

家庭成员可以共建一本回忆录,里面包含了家庭事件的故事、照片、诗歌、绘画等。也可以制作一个记忆盒子,用来保存
　并分享特殊物品

建议用艺术作品表达悲伤

一位悲伤治疗专家建议丧亲者在脑中上演和死者间"未完成的事",并试着解决它。将有助于丧亲者专注于他们能为死
　者做什么,而不是后悔他们本应该做什么。

在一种称为"空椅子"的方法,让丧亲者想象死者就在那里,并鼓励他们表达任何想要说的话,是针对"未完成的事"的另
　一个有效方法

有时,帮助丧亲者开始认识到症状和最近的丧亲之间的联系,本身足以起到补救措施的效果。

Robert Neimeyer 已经确定一些丧亲干预措施的有利结果,包括促进了对持续连接的适应,寻找对适应性有意义的支持,鼓励丧亲者发展新的目标。他相信"被失亲所扰乱的生命故事,必然被重组、被改写,以在过去与现实之间找到新的连接桥梁"。

William Worden 描述了悲伤咨询和悲伤治疗之间的区别。根据 Worden 的理论,悲伤咨询是由受过训练的专业人士或自助团体提供的具有支持和教育的性质,可帮助复杂性悲伤的丧亲者度过哀悼期的各种任务。他认为,悲伤咨询应帮助丧亲者愿意谈出他们的损失,识别和表达他们的感受,了解正常的悲伤以及丧亲者间悲伤方式的差异。咨询还能帮助丧亲者学习在没有死者的情况下在生活中做出决策,学习在重要的节日和纪念日期间处理悲伤的策略,理解他们自己个人的处理方法,辨别那些可能不正常的处理策略。

与悲伤咨询相反,Wordon 认为悲伤治疗(个体或团体)可能对经历更复杂悲伤反应的丧亲者有效。他指出,悲伤治疗往往更注重"心灵内部的冲突"。悲伤治疗的目标是帮助丧亲者开发体验、表达、调整损失的能力;找到处理艰难改变的有效方法;建立和死者间的持续性关系;保持健康的自我形象;继续行使职责和重建与他人的关系。

对于被剥夺性悲伤的人,确认他们损失的重要性,向其反复保证会提供支持,帮助他们从能理解他们悲伤性质和强度的人们处获得支持至关重要。当一个突然的、毁灭性的丧亲事件发生时,失亲者常常感到脆弱和失控。这些失亲者需要专业人员的帮助,后者可以为他们提供稳定和控制,而非宣泄,能

帮助他们承认失亲,并能提醒他们,在他们"虚拟的世界(Therese Rando 语)"中已经发生显著的变化。

最后,于 2005 年,由《美国医学协会杂志》发表的文章中,Shear,Frank 等进行了一项临床对照试验,比较了复杂性悲伤治疗和人际关系心理治疗。他们发现,虽然两种治疗都能改善复杂性悲伤的症状,但是接受复杂性悲伤治疗的患者有效率(51%)明显高于接受人际关系心理治疗的患者(28%,$P=$0.02)。当接受复杂性悲伤治疗时,得到积极反应的速度也比较快($P=0.02$)。

他们对复杂性悲伤的治疗分为三个阶段。第一阶段,或称引导阶段,包括提供正常悲伤和复杂性悲伤的信息,描述二者适应性处理(交替关注损失和恢复)过程的模式,重点关注丧亲者建立个人的生活目标。在中间阶段,治疗人员合力解决引导阶段确定的全部过程。最后阶段,称为终止阶段,治疗人员和失亲者共同回顾治疗的过程、将来的计划,以及对结束治疗的感受。

通过复述死者的故事处理类创伤性症状,包括练习面对曾回避的情况。将故事录音,并要求丧亲者定期报告他感到的压力程度。用想象的对话和完成记忆问卷促进和死者联系感的技术,使得丧亲相关的痛苦(向往、渴望、幻想、惧怕永远失去死者)定向化。对于个人的生活目标,可询问丧亲者如果他们的悲伤不那么严重自己会想要什么。治疗人员向他们表明现在用的方法正是为达到他想要的目标,继而,讨论具体的计划并付诸实践。

(三)支持系统的使用

在丧亲调节中,支持系统非常重要。在帮助丧亲者感受到被爱、被接受、被支持中,家庭、朋友、教会、社区组织、同学和同事,都起到重要的作用。支

持系统也能够帮助丧亲者回到正常生活中。在为丧亲者服务时,重要的是鼓励他们利用支持系统的成员,特别是那些能够聆听他们关于死者的故事和回忆的人。鼓励丧亲者寻求帮助,并接受他人提供的帮助,可将要求具体化。提醒他们不要与别人隔绝,即使他们要做短暂的访问。让丧亲者了解可能在死亡发生时或之后不久,有些人的来电减少,可能是因为他们不知道说什么好,或可能觉得会打扰到丧亲者。教育失亲者他们不需要试着保护他人或向他人提供支持。若有其他人出于想帮忙的好意告诉丧亲者怎样去感受或应该做什么,丧亲者应对此种错误的尝试设限。

(四)药物的使用

关于丧亲过程中的药物的应用已有大量著作。因为丧亲者通常存在长期和强烈的焦虑和(或)抑郁,开具抗焦虑、抗抑郁药的需求很强烈。然而,公认的是,这些药物应作为辅助手段,而不是其他干预的替代品。此外,对这些药物应该有保留的应用,既为了避免依赖性,也为了避免对必要悲伤过程的抑制或逃避。开处方的医师需要认识到丧亲者有可能用拿到的药物自杀,以及丧亲者可能过量使用其他处方药、非处方药和酒精。

抗焦虑药可能对经历急性应激者有帮助,包括丧亲后早期表现出创伤后应激综合征的人,药物治疗是必需的。另一方面,抗抑郁药一般不用于急性悲伤反应,尽管有时会被用于发生重症抑郁发作的丧亲者。

Reynolds 等,在对 50 岁以上的 80 例,有丧亲相关性重症抑郁发作患者的研究中发现,应用抗抑郁药物去甲替林缓解发作的效果优于安慰剂。然而,药物结合心理治疗的有效率最高,故强调在药物治疗的同时需用悲伤治疗(或精神病治疗)和其他支持措施,对有效控制复杂性悲伤的重要性。

(五)关于自杀

丧亲者有自杀的想法并非罕见。死亡的愿望表现了丧亲者和亲人团聚的渴望。死亡的想法也是一种从悲伤的痛苦中获得宽慰的想象的方法。然而,当丧亲者开始接受丧亲的事实,自杀的想法通常会消失。

当丧亲者表现出一些特定的行为,可能是有自杀风险的指征。这些行为包括:"将个人事务安排有序",将私人物品送给别人,请求他人照看自己负责的人或宠物。此外,可能会询问关于死后的问题,表达绝望或无助的过激言论,或态度突然发生改变(通常变得反常的快乐)。

自杀风险低的丧亲者可能有关于自杀的模糊想法,但没有具体的计划。他们可能会说"我只是觉得不再值得了"。表达自杀意向的中等风险者,其自杀计划的方法和时间是模糊的,或自杀计划是因某些事件而定。他们可能说"如果我三个月还没从悲痛中走出来……"。高风险者有具体的自杀计划和有效的方法。

对被评估为具有自杀风险的丧亲者,重要的是尽可能地用受限制最少的方法干预,基于风险的程度确定干预的水平。

十一、小 结

不论将复杂性悲伤视为导致的异常悲伤体验和不健康悲伤反应的某些高危因素,还是视为发生在正常丧亲者的不正常的强度和持续时间的悲伤症状,所有人都认同,对悲伤反应是否正常的定义,更多取决于丧亲者对悲痛的自身经验,以及丧亲后行使职责的能力。如果之前描述的任何危险因素或症状变得非常强烈,持续时间过长,和(或)使丧亲者感到不适,和(或)导致明显的功能障碍,应认为丧亲者的悲伤已变得更加复杂,并应寻求专业人员的帮助。重要的是记住,不管是在失亲前或之后,给予足够的支持和时间,绝大多数人都能从失亲中最终调整过来,即使失亲可能在其生活中引发显著的变化。

参 考 文 献

Jeffreys J: Helping Grieving People: When Tears Are Not Enough: A Handbook for Care Providers. New York, Brunner-Routledge, 2005.

Neimeyer R: Lessons of Loss: A Guide to Coping. Memphis, TN, Center for the study of loss and transition, 2006.

Stroebe M, Schut H: Complicated grief: A conceptual analysis of the field. Omega 52(1): 53-70, 2005-2006.

Walsh F, McGoldrick M: Living beyond Loss: Death in the Family, 2nd ed. New York, W. W. Norton and Company, 2004.

第三部分

诊断和介入性治疗

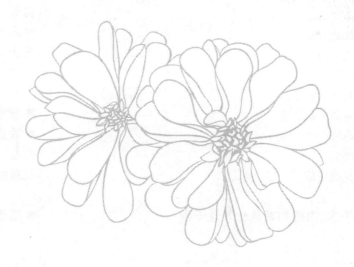

第 18 章

生命末期关怀治疗中的诊断性检查和介入性治疗

Barry M. Kinzbrunner, Neal J. Weinreb　　徐　旻　译　孙静平　校

一、引　言

　　一位 77 岁的老年男性患者，因晚期胰腺癌和梗阻性黄疸，为接受生命末期关怀姑息性治疗入院。除了厌食和疲劳，他还患有对药物治疗无效的顽固性瘙痒。患者因痛苦而想要自杀。在生命末期关怀跨学科团队的讨论中，内科主任建议行内镜或 X 线胆道支架置入术。生命末期关怀护士提出"我以为，对生命末期关怀的患者不宜使用积极的、有创的、延长生命的操作！"然而，在进一步的解释和讨论之后，仍将可能的治疗推荐给患者及其妻子。令所有人惊讶的是，患者快速而直接地回绝说"我只想尽快死掉。医师，为什么不让我睡过去？"

　　这个故事强调了现代医学中的一个奇怪并令人沮丧的悖论。姑息性治疗已经迅速成为一个临床专业知识广泛需要的领域，在适当的时候，相关从业人员能获得快速发展的先进医疗设备，对症干预能够真正提高舒适性，即使是生命末期患者。另

一方面,医师协助自杀的合法化在全美似乎获得公众支持,表明公众对于现代医学控制或减轻疼痛和痛苦的能力及意愿深度地不信任。并且,对终末期患者而言哪些结果是真正重要的认识仍不完整,而且如何明确和分析所给予干预措施对症状带来的疗效十分困难。几乎没有研究明确关于发病的基础;缓解的程度和持续的时间;症状的改善、控制和预防方面的标准。

常用生命质量(QOL)评估干预的益处和负担间的平衡。然而,即使是评估生命质量的工具,与健康状况的其他指标的相关性也不佳。很多有明显身体和(或)心理症状的患者,报告的整体生命质量良好,其中51%的患者有严重的疼痛。相反,那些身体和心理症状不太严重的患者可能认为自己的生命质量差。一项用疾病症状作为临床终点的新指标——临床获益反应,可能也与患者和医师对生命质量的主观评价相关性不佳,此种为诊断或研究设计的标准可能不适用于其他情况。

因此,患者对于介入性姑息性治疗手段的"积极"态度,有很大的差异和不可预测性。研究表明,一些晚期疾病患者愿意接受有意义的、有期限的、毒性的治疗措施,如姑息性化疗、静脉用抗生素、有限的机械通气,以期获得一定的好处。事实上,如果可能,许多患者愿意用数月身体更加虚弱,换取一个月的"有质量的时间"。然而,其他的患者可能认同之前故事中患者的想法,拒绝一切有创性治疗。更多人无疑同意由医师提供预立遗嘱模板中所写的声明:"……如果基本没有希望恢复至我以前的健康状态,或如果有希望但要求长期的和介入性的治疗,宁愿接受致力于令我舒适的治疗,而不是致力于延长我生命的治疗。"

本书及之后几章的目的,是确定对于终末期患者可能有效的各种诊断方法和有创性治疗手段;检查这些干预措施对于接近生命末期患者是否有姑息性治疗价值的证据;并考虑这些干预措施能够被适当地推荐给患者或其代理人的临床环境。将从生命末期治疗整体角度,检查这些干预措施,并不会超出国家医疗保险生命末期关怀的福利(例如,预后为6个月或以下),而不需要任何参考或经济成本效益分析。[一部分介入性干预措施会单独成章,包括姑息性化疗和放射治疗(第19章),心脏介入治疗(第20章),呼吸辅助设备如持续气道正压通气(CPAP)、双水平气道正压通气(BiPAP)和呼吸机(第21章),人工营养及补液(第24章)]。

二、一般原则

世界卫生组织将生命末期姑息性治疗的目标定义为,尽可能地使病人及其家人达到最好的生命质量。控制疼痛、身体症状、心理、社会、精神问题是最重要的。此目标包括使患者在有生之年的功能最佳,生活得最好。但不会妨碍其他的目标,如缓解甚至治愈,有些患者可能希望寻找针对原发疾病终末期的积极的或试验性的治疗措施直到最后。显然,这些要求最佳控制症状的患者,不比仅寻求舒适方法的患者少,但遭受由介入性干预措施的不适和风险明显高于后一组患者。为此,本章针对将生命末期主要治疗目标定为,尽可能长时间地控制患者的整体症状和保留最大功能。

为追求此目标,提出了"姑息性治疗必须包含所有能加强生命末期患者和家人治疗的高科技的、昂贵的、积极的方法"。为了帮助临床医师确定这些姑息性治疗措施对生命末期患者是否适用的某些关键因素列于表18-1,并将详述如下。

表 18-1 确定生命末期"积极"姑息性治疗措施的适用性

提出的干预措施、目标或预期结果是什么?
计划的干预有疗效的概率是否高?
潜在毒性、不良反应、并发症、干预后不适的影响多大?
患者功能的基础水平怎样?
患者的预期寿命多长?
患者想要什么?

(一)提出的干预目标或预期结果是什么?

例如,假设一位晚期转移癌的患者有病理性股骨头骨折,推荐的治疗是通过髓内针固定达到矫形稳定而能恢复行走,或是单纯减轻旋转时和某些体位时的疼痛?治疗的目标是恢复行走,或者纯粹是为了缓解转动时的疼痛?如果是前者,这个目标现实么?此患者能够完成术后的康复计划么?如果是后者,比较小的治疗是否能达到同样的目标?

(二)计划的干预有疗效的概率是否高?

疗效需要通过起效的速度、缓解的程度和反应的持久性定义。疗效的评估可被应用于一般推荐的治疗,也可应用于特殊的患者,而后者也许更为重要。因此,在文献报道中缓解骨痛有效率达80%的化疗药物,似乎是合理的姑息性治疗,然而,对于已经用过多种药物并已对多种药物耐药的患者,这些药物的疗效可能相对比较差,而其毒性的风险大于其任何可能的益处,特别是对疼痛缓解不完全或缓解时间短的药。

(三)潜在毒性、不良反应、并发症、干预后不适的影响多大?

显然,治疗的不良反应会影响患者的生命质量。为了评估治疗措施的效益和风险,必须对不理想、负面的、甚至是危及生命的可能后果有充分的了解。例如,已经接受过化疗和外放疗的广泛骨转移肿瘤患者,若行放射性锶治疗,治疗后可能发生有贫血症状、血小板减少的全血细胞减少症,是否还有用放射性锶治疗的机会? 为了解除胆道梗阻,内镜下支架置入术后,发生复发性感染和败血症的可能性有多大? 为此目的,选用金属支架是否优于塑料支架? 为缓解恶性腹水引起的不适而行穿刺术,引起内脏穿孔的概率多大?

(四)患者功能的基础水平怎样?

在功能已经严重受损的患者,即使用效果好、风险低的介入性操作和干预措施可能不会好转,也不可能提高患者的整体幸福感和生命质量。因此,这些操作的姑息性治疗价值似乎不大,尤其是可以通过创伤更小的方法有效地控制症状时。例如,一位患转移性乳腺癌并有继发于肺淋巴管转移癌的呼吸困难患者,纵使高钙血症很容易处理,是否有必要做检查确认是否有高钙血症? 对于一位肝硬化晚期伴不可逆肝性脑病的患者,是否应该建议其行硬化疗法治疗食管静脉曲张? 对于一位极晚期的、终末期痴呆并有肺炎的患者,是否需要静脉使用抗生素?

(五)患者的预期寿命多长?

除非患者有足够实现从治疗中获益的可能生存时间,否则开始任何治疗性干预都是不合逻辑的。尽管如此,即使在死前很短的时间内,许多患者仍旧继续遭受各种类型的积极治疗。在一项对某大城市学术医学中心的 200 名死者的研究中,病故前,仅有 13% 的患者撤除机械通气,19% 的患者停止人工营养和补液。在一间以色列的重症监护室,没有患者停用抗生素、营养或补液。在美国退伍军人管理局的一家医院中,生命末期前 48 小时内,有 27% 的患者接受机械通气支持,18% 的患者被制动。另一方面,另一些研究表明,转移性肿瘤患者,在生命末期仍继续用抗生素治疗,而做腹部急症(如梗阻、出血、脏器破裂)的介入手术者罕见。尽管如此,即使在上述情况下,大多数患者仍继续接受输血和静脉补液。

正如第 1 章中所述,预测患者的预后极为不易。然而,通过审慎地应用临床指南和充分的临床判断,

医师们能够越来越娴熟地预测患者的生存期,特别是对垂死的患者。通过评估,医师能够帮助患者及其家属做出治疗的决策,这些决策能帮助生存期相当长的患者从推荐的治疗中获益,同时避免将不当的治疗应用于生存期短暂的患者。

准确预测评估先前积极干预的潜在的晚发型的不利影响的意义也非常重要。例如,因为怕放射性危害,许多放射肿瘤学家一直对终末期肿瘤患者使用长期、低分割放疗,即使预计这种危害发生的时间远迟于患者的死亡时间。

(六)患者想要什么?

根据自治的原则允许有自主能力的患者可以要求或拒绝任何推荐的治疗,无论其看上去有效或无效。在道德上,医师有义务提供充足的信息以便患者做出明智的决定,并以专业并负责的态度向患者推荐和强烈支持确实对患者有益的治疗,同时确保已向患者提供了所有可能的选择。一旦患者做出了决定,即使这个决定与医师推荐的不同,成熟并通情达理的医师应当接受患者的最终决定,特别是在生命末期关怀治疗中,需确保患者不会感到被拒绝或被放弃。然而,必须记得,医师也同样有自主权和职业操守,如果患者做出的决定是医师认为从医学上无效或有害的,或是道德上违背了医师的价值观,医师应知道他/她无义务开始或加入患者所决定的治疗,而是应该帮助患者找到一位能安心提供这种治疗的医师。

三、诊断性检查

在生命末期关怀治疗中,能帮助医师为控制症状的治疗做决定的检查,诊断性实验室检查和影像学检查是适当的。另一方面,通常用以监测患者情况为目的的常规检查,没有必要。

例如,一位清醒、可走动的胃癌患者,已失去手术切除的机会,没有明确的消化道出血,主诉厌食、体重减轻和慢性疲劳,医师因考虑到若患者血红蛋白浓度低于 8g/dl 就有必要输血,而为其开具每周进行全血细胞计数。这种类型的检查,仅基于单纯的实验室数值而不是基于患者的症状考虑治疗性干预,特别对疾病终末期的患者,没有意义。相反,若同一位患者发现有黑便,伴头晕、心悸、气促加重,此时测量血红蛋白浓度以确定患者是否存在重度贫血是有意义的,当然,患者也会乐意接受所提供的治疗(如输血)。

有时,生命末期患者为了明确一个怀疑但先前未能明确的诊断,可能需要接受高度有创的操作。

患者会基于影像学检查的异常而相信恶性肿瘤的诊断，却怀疑细针穿刺或其他检查的结果，有时会拒绝为了确诊需要组织学诊断的活检操作，并为自己选择非手术的治疗方法。此患者没有按照预期的诊断过程，但是，患者可能需要新的诊断评估，包括重复成像研究，甚至组织取样活检。

当患者的病情从常规状况或功能水平发生了突然或急性的改变时，诊断性检验的作用最大。在这些情况下，检验作为病史和体格检查的辅助手段，可能不仅能明确改变的病因，还能指出改变的可逆性和恢复原状的可能性。在生命末期患者，需要诊断性研究的最可能的事项列于表18-2并将详述如下。

表18-2 在姑息性治疗中可能有用的诊断性干预

症 状	病 因	诊断性干预
精神状态的急性或亚急性改变	高钙血症	血清钙水平和白蛋白水平
	低钠血症或其他电解质紊乱	血清钠和(或)其他电解质水平
	甲状腺功能减退	血清 T_4 和 TSH 水平
	药物毒性	血药浓度(如果可能)
		肝肾功能检查(如果合适)
	脑转移癌	脑 CT 扫描
新发的骨痛	骨转移癌和(或)即将发生病理性骨折	X 线
		骨扫描
伴或不伴神经系统症状的背痛	脊髓压迫	脊椎 MRI
呼吸困难	胸腔积液	胸部 X 线
	腹水	血红蛋白和血细胞比容水平

(一)精神状态改变

急性和亚急性的精神状态改变可发生在癌症终末期患者或非癌症终末期患者，后者可能和代谢性疾病，感染和败血症，药物毒性反应和相互作用，原发性中枢神经系统事件(包括栓塞、栓塞性脑梗、出血、转移癌、谵妄、精神障碍)有关。

1. **高钙血症** 高钙血症是最常见的与肿瘤相关的威胁生命的代谢性疾病。全部肿瘤患者中，高钙血症的发生率为 $10\%\sim20\%$，由体液机制导致的高钙血症，可能发生于无骨转移的患者。一旦诊断为高钙血症，通过补充生理盐水和静脉用双膦酸盐(如氨羟二磷酸二钠)通常能快速纠正。其他有效的药物包括降钙素、糖皮质激素、硝酸镓和光辉霉素。对于新发或加重的疲劳、嗜睡、困惑、神志不清、肌无力、癫痫，特别是伴有便秘、恶心、呕吐、肠梗阻、厌食、口渴、多尿、体重减轻、皮肤瘙痒症状的癌症终末期患者，除非是濒死状态或一般状况过差并且症状顽固者，均应检测血清钙。

2. **低钠血症** 低钠血症的症状可能和其他可纠正的代谢紊乱相关，如重度低钠血症，有时与抗利尿激素分泌异常综合征(SIADH)相关。终末期患者低钠血症还可能是由肾上腺功能不全(如部分晚期艾滋病患者)、慢性肾衰竭、肝硬化、肝病终末期、甲状腺功能减退、药物(如利尿药、氯磺丙脲、阿密曲替林、硫利达嗪、长春新碱、环磷酰胺)相关的耗盐状态所致。需要记住的是，当处理终末期患者的低钠血症时，患者及其家属可能无法接受严格的限制液体。对于抗利尿激素分泌异常综合征(SIADH)患者，去甲金霉素可以改善低钠血症症状，使液体摄入有更多的灵活性。

3. **低血糖** 在糖尿病生命末期的患者，低血糖是常被忽视的精神状态紊乱的原因，特别是已经进行了一段时间常规降糖治疗的患者。随着患者病情的恶化，进食的减少和代谢的变化可能导致患者对每日胰岛素或口服降糖药物需求量较前减少。如果患者家属或照顾者没有认识到这一点并适当调整患者的用药方案，就会导致低血糖。因此，只要生命末期的糖尿病患者出现意识混乱或反应迟钝，即应给予口服(如果允许)或静脉用葡萄糖，同时应检测血糖水平。

4. **其他代谢异常** 此外，潜在的、可逆的、有症状的代谢异常，包括钾和镁离子代谢失调，可表现为意识或精神功能改变，可能是医源性的，由对患者原发疾病或共发病的治疗所致。除了这些，进行过癌症治疗的患者常发的迟发性不良影响——甲状腺功能减退，药物毒性或尿路梗阻导致的氮质血症,以及肝性脑病,都是进行干预性治疗时应该考虑的。

5. 药物毒性 在接近生命末期时,药物引起的精神和意识水平的改变很常见。需要控制多种症状所使用的药物,其相互作用几乎总是会增加药物反应,并增强药物相互作用的概率。肝肾功能的衰退,与异常的药动学增加有关,导致药物累积或其代谢产物增至毒性水平。有时,经验性剂量调整可能是有效而适当的,常用于阿片类镇痛药剂量的调整。但是,当需确认多种药物中哪个是导致毒性反应的原因时,有必要测量血药浓度。当存在疑问时,必须在调整药物的前后都进行血液浓度测定,例如抗惊厥药物,因为维持其有效药物浓度范围很重要。

6. 神经系统异常 发生嗜睡、乏力、混乱、头痛、记忆丧失、精神状态改变、精神错乱、局灶性神经功能缺损、癫痫、恶心、呕吐等症状,或加重,可能说明存在脑转移、感染性脑病、脑梗死或脑出血。放疗和激素治疗能够使 70%～90% 脑转移患者的临床症状缓解,尽管治疗后的中位生存期仅有 4～5 个月,在第 19 章即将讨论。

因为有意义的、姑息性治疗的疗效,并可能使症状逆转,即使是生命末期但尚有合理的功能状态的患者,也应考虑进行影像学检查,以确定诊断并排除脑梗死或脑出血。另一方面,若影像学检查表明可能为癌性脑膜炎,或怀疑的临床指标高,可能不需要做腰椎穿刺确诊,因为姑息性鞘内治疗一般反应不佳。

影像学检查对于评价晚期艾滋病患者的神经精神功能障碍也有重要意义。系统性治疗可减轻脑弓形虫病所致的症状,而对于原发性中枢神经系统淋巴瘤、进行性多灶性白质脑病和艾滋病痴呆,即使是姑息性改善,预后仍很差。

7. 感染 对于生命末期患者,感染和败血症是精神状态改变的常见原因。是否应评估和处理感染的问题将在下文中讨论(见"败血症和合并感染的抗生素治疗")。

(二)疼痛

症状控制良好的晚期癌症患者,出现新发或重度疼痛的加重,几乎总是证明存在进展性的实质性组织、软组织或神经侵袭性疾病,或预先存在骨转移的位置出现病理性骨折。通常,仔细的身体评估能够确定病因(如,疼痛性肝肿大和进展性肝转移相关)。而有时,为了识别和处理骨转移的新部位,以及即将发生或明显的病理性骨折,有必要做 X 线或

放射性核素检查(如,骨扫描)。

对于能够走动的患者,特别值得一提的是,难治性肿瘤会导致进展性的、令人苦恼的、顽固性的背痛。此类患者,除非垂死,需立即评估是否有脊髓压迫。如果等患者出现了运动、感觉或自主神经功能紊乱,则可能会截瘫。确诊时,还能走动的脊髓压迫患者中,放疗后可使 79% 的病人仍能走动。但在确诊时,已有无力并不能行走的患者,放疗完成后,仅有 45% 的病人能走动(脊髓压迫的治疗将在第 19 章讨论)。除了体格检查和神经系统检查外,怀疑脊髓压迫的患者,需要进行的检查包括,脊柱平片、骨扫描、磁共振和脊髓 X 线对比造影(现在已不常用)。影像学检查也用于非癌症终末期患者摔倒或骨质疏松导致的病理性骨折的诊断和治疗。

(三)其他评估

在生命末期患者,可能需要选择的其他诊断性检查包括,如 X 线胸片为有症状的胸腔积液的诊断和治疗,超声心动图为缩窄性心包积液的检查,心电图检查为有症状的室上性心律失常,超声静脉造影为深静脉血栓,凝血酶原时间/国际标准化比率(PT/INR)检测抗凝,腹部 X 线检查为机械性小肠梗阻。事实上,假如在个体情况下,符合上文所述对姑息性症状治疗适用的测试,而且为患者所接受,任何某种检查或研究都不应被排除。

四、手术、内镜和其他介入性干预

尽管一般认为,有创性治疗不在生命末期关怀和姑息性治疗计划所提供的服务范围内,慎重选择的手术、内镜和其他有创治疗在确保患者接受国家的最先进的生命末期关怀治疗中起着一定的作用。可能的介入性治疗见表 18-3,并将在下文讨论。

(一)姑息性外科手术

除了上文所述的疼痛管理和可能的神经损伤问题,进行性骨转移性疾病常并发行动障碍、步态和姿势不稳定、摔倒导致独立功能丧失,特别是早期的病理性骨折。此外,此种并发症并不局限于晚期肿瘤患者。重度骨质疏松和骨软化症在虚弱者和老年患者中发病率也很高,尤其是在慢性心血管、肺、肾、神经系统疾病的终末期患者,同时存在营养不足或激素治疗的时候。这类患者摔倒的发生率每年高达 80%。摔倒常常导致骨折和其他致残性伤害,并严重影响患者余生的生命质量。从前可走动的患者而需卧床,如没有强力的支持性服务(如生命末期关怀团队),因无法独立生活而需转至养老院或其他类似

机构度过余生。在适当情况下,姑息性外科治疗可以避免一部分这种悲惨的结果,甚至对预期寿命已有限的患者。

表 18-3　手术、内镜和其他介入性治疗

病　情	处　理
骨科病情	
髋部骨折	切开复位-内固定术
长骨骨折	切开复位-内固定术
椎体压缩性骨折	经皮椎体成形术,伴/不伴球囊扩张椎体后凸成形术
肢体坏疽	选择性患者姑息性截肢
伴有疼痛、出血、感染的肢体蕈状肿块	选择性患者姑息性截肢
肠梗阻	激光治疗
	支架置入术
	腹腔镜
	肠造口分流术
	胃造口引流术
恶性吞咽困难	支架置入术
	酒精注射
	激光治疗
	光动力学治疗
	氩等离子凝固术
	机械扩张
胆道梗阻	内镜下支架置入术
	经皮支架置入术
上尿道梗阻	膀胱镜下支架置入术
	经皮肾造口术
支气管阻塞	支架置入术
	光动力学疗法
	激光治疗
血管阻塞	支架置入术
胸腔积液	胸腔穿刺或胸腔引流管,伴/不伴硬化治疗(强力霉素、博来霉素、滑石粉)
	留置胸腔引流管
	有 Heimlich 瓣的胸腔引流
腹水	穿刺引流
	留置引流管
	选择性患者行腹腔静脉分流术
心包积液	心脏超声引导下心包穿刺
	硬化治疗(多西环素、博来霉素)
	心包开窗术

1. **髋关节和其他长骨骨折**　在决策过程中的重要因素包括,骨折情况、基础诊断、并发疾病、精神状态、功能状态、预期寿命、骨折前行动状态,以及患者/家人的目标和希望。预期寿命短,骨折前就不能行走,但不能行走和骨折位置无直接联系的患者,不应行手术治疗。由旋转和活动引起的疼痛可以通过机械固定和适当使用止痛药控制。对于预期寿命不足一个月、原先可以走动的患者,可以采取类似的方法。应该认识到,部分此类患者可能倾向于外科治疗,而能更快下地活动;然而,应告知患者及其家人,预期寿命如此短暂,通常很难承受手术。

虽然石膏固定对许多年轻、非肿瘤的股骨骨折患者是很好的方法,但治疗过程中需花费 8～10 周时间。而对于生命末期患者,这种时间往往不现实。因此,对于终末期患者,不论基础诊断是什么,通常推荐股骨粗隆间骨折和股骨干骨折行髓内针固定,而股骨头和股骨颈骨折行假体重建手术。对于病理性骨折的患者,通常为了进一步加固会使用骨水泥,并依据整体预后加用术后放疗。长骨骨折固定的失血及并发症都很少,患者术后次日即可承重,96%的患者在内固定后疼痛明显减轻。

相反,髋臼骨折需要广泛的关节重建,但手术的并发症发生率高,控制疼痛的疗效差。因此,这种广泛的手术很少适用于接受生命末期关怀治疗的患者。

除股骨外最常见的长骨骨折部位是肱骨。和髋部骨折一样,必须基于个别患者特点(如前所述)决定是否手术,选择手术技术、骨折的部位及受累骨的质量应被考虑在内。肱骨骨折所致的疼痛和不适,通常能通过固定患肢控制,特别是对于无法走动,但整体功能状态差的患者。

2. **椎体骨折**　接近生命末期患者发生椎体骨折可能是由于癌性病理性骨折或骨质疏松。疾病终末期患者很少行椎体压缩性骨折手术修复,但即将发生脊髓损伤的患者需考虑。在这种情况下,做出的决定必须考虑到所有的因素,包括患者基础疾病、合并症、精神状态、体力状态、预期寿命、骨折前行动状态、和患者/家人的治疗目标和希望。此外,若患者为病理性骨折,而这种恶性肿瘤对放疗敏感,则可考虑放疗作为手术修复的替代疗法(脊髓受压的放疗将在第 19 章充分讨论)。

然而,在过去的数年中,已经开始应用一种较新、创伤较小的治疗椎体压缩性骨折的方法——"经皮椎体成形术",在姑息性治疗中起到越来越大的作用。此技术是向塌陷的椎骨体中,注入骨水泥以稳定和加强骨折的椎体。因为，这项技术不能恢复椎体的原形和高度；为此，已开发出一项称为"椎体后凸成形术"的辅助技术，首先将一枚高压气囊放置于椎骨，气囊扩张后可恢复椎体的高度，而后注入骨水泥稳定椎骨。

在骨质疏松性和肿瘤性椎体压缩性骨折患者中，行椎体后凸球囊成形术后有效性的两项研究中显示（不考虑预后），绝大多数患者治疗后一周内疼痛明显减轻（一项研究中大于90%），一项研究显示在术后2年内疼痛维持明显缓解状态。尽管伴/不伴椎体后凸球囊成形术的经皮椎体成形术在生命末期关怀治疗中的作用尚未明确，一篇近期发表的文章中，介绍了3例晚期肿瘤患者，均因继发于单发/多发椎体压缩性骨折的顽固性疼痛，接受了经皮椎体成形术（未行椎体后凸球囊成形术），3例患者的疼痛均在术后24小时内得到明显缓解，术前需用的大剂量镇痛药可明显减量。3例患者分别存活了3周、1个月、7周。尽管作者适当地指出缺乏姑息性治疗中经皮椎体成形术作用的随机试验，但仍认为，对于患有继发于椎体压缩性骨折的顽固性疼痛的生命末期患者，以及无法忍受控制疼痛所需的大剂量镇痛药物不良反应者，这种技术在姑息性治疗中有一定作用。

（二）姑息性截肢

在疾病终末期患者的治疗中，对于截肢的建议常常是患者和家属间，患者/家属和医师间，以及对怎样才能最好地帮助患者持有不同看法的医师间矛盾的来源。这种分歧的可能在慢性、非恶性疾病终末期的患者最显著，常与多种合并症相关，多为患血管损害的下肢坏疽。此类患者如无急性事件，不被视为临危的病人。在这种情况下，许多医师认为拒绝遵从患者的愿望行手术治疗，违背职业道德、有利和不伤害原则的伦理原则。也有医师相信，截肢可能是控制疼痛和最有效的姑息性治疗手段，即使对于预后相对较短的患者，尽管"干性坏疽"并不一定都有重度疼痛或感染。再者，生命末期患者截肢后不可能康复。

尽管有上述的问题和担忧，医学文献已经确定，对于"晚期肢体缺血"患者，应考虑姑息性非手术治疗方法。因为，此类患者通常存在一个或多个主要的并发症，包括心脏病、脑血管疾病、晚期肺病、糖尿病或肾功能不全。在一项包含30例患者的研究中，全部患者应用非手术方法治疗，其中半数有三个或更多的合并疾病，半数存在严重心脏疾病，2/3不能

行动，近半数曾有卒中。这些患者在决定不做手术后，生存期从不足24小时（30人中的7人）到42天不等，中位生存期为3.5天。

和做出所有决策一样，令人满意的决定取决于对患者基础身体、精神、心理功能的细致、严格的评估，在总体预后的情况下，截肢后的目标的严格定义和功能恢复的潜力。还必须有坦诚的知情同意过程，最终，尊重患者的意愿，无论是通过预立遗嘱直接表达，还是通过适当的授权的医疗保健代理表达。在这种情况中，可向有经验的伦理委员会咨询。

对于局部晚期恶性肿瘤的患者，即使存在广泛转移，对于姑息性治疗中的非手术方法已经无法解决的局部疼痛、真菌感染、出血、感染、坏疽或重度淋巴性水肿，姑息性截肢可能是必要的。文献中一般建议可考虑姑息性截肢的患者应符合，预期生存期大于3个月，有能耐受截肢的合理医疗条件，体能状态大于50%。

尽管对于已经缺乏抵抗力的患者，截肢常被视为无明显益处，但在文献中已有一些小样本、精心选择的患者截肢后体能状态和疼痛控制明显改善的报道。

（三）肠梗阻

肠梗阻最常发生于终末期难治性卵巢癌、结直肠癌、胃癌患者，其次常发生于转移性乳腺癌、肺癌和恶性黑色素瘤患者。小肠梗阻通常是由癌细胞在腹腔内多发种植所致，而大肠梗阻则单变更为常见。梗阻症状加重通常是由于炎症性水肿、便秘、癌症或治疗所致的纤维化、肠蠕动异常、肠道酶和分泌物减少、肠道菌群改变或药物的不良反应所致。其中的一部分，如有炎症性水肿、便秘和药物不良反应所致者，有时可以被纠正，但在考虑任何手术治疗前，应先用药物治疗。

在广泛全身性癌症的患者，肠梗阻通常在部分性和完全性间波动，这种肠梗阻通常与多发腔外转移癌相关。因此，即使在技术上可行，手术也很少能达到较长时间的缓解。在一项研究中，仅有略高于半数的患者在手术后生存超过60天，而这其中近一半患者直到死前都有间歇性梗阻症状。预示手术结果差的临床特征包括：广泛腹腔内癌转移、可扪及的腹部肿块、复发性腹水、恶病质（特别是在老年患者）、营养状态差、低蛋白血症、恶性胸腔积液和广泛肝/肺转移。对此类患者，药物控制通常是首选的方法，包括奥曲肽、阿片类、抗胆碱能药物、糖皮质激素、止吐药（如氟哌啶醇）和动力增强药物（仅用于不伴绞痛者）（详见第8章：胃肠道症状），而对没有不

良后果高危因素,且预期生存期至少数月的患者,姑息性手术为首选治疗。

若考虑手术,手术的方式应取决于梗阻的性质。若梗阻局限于单一位置,如大肠疾病患者,可考虑切除术。若病灶无法切除,或是由癌扩散造成的多发梗阻,则最好的选择通常是绕过梗阻位置行肠造瘘或肠造口术,若患者无法行造口术,可放置一个粗大的胃造口管引流。

目前,腹腔镜治疗在恶性肠梗阻的患者中,正被日益广泛应用,其潜在优势包括减少痛苦和缩短住院时间。不幸的是,腹腔镜不适用于癌扩散或致密粘连的患者,限制了其在许多终末期肠梗阻,如广泛腹腔内疾病或有多次手术史,很可能有粘连患者中的应用。目前的研究有限,腹腔镜的理想作用尚无定论。

内镜治疗可以有效地缓解梗阻,并且并发症较少。内镜激光凝固法可使 85%～95% 的患者有效缓解,而病死率很低,治疗并发症的发生率小于10%。光动力疗法(PDT)和卟吩姆钠(光动力治疗药物)可以进一步提高疗效。

荧光镜或内镜引导下肠内自膨胀式金属支架的发明大大改善了胃出口梗阻患者的预后。据报道,与传统解除梗阻的方法相比,支架置入术后患者能够更快地进食,更快地耐受固体食物,住院时间更短,成本-效益比更高。早期的并发症包括支架错位及穿孔,已报道的晚期并发症包括肿瘤向支架内生长或过度生长、支架移位、出血和穿孔。

通常认为扩张性支架治疗大肠梗阻也有效,支架置入当时梗阻的有效缓解率达 80%～90%。和上消化道一样,支架在荧光镜或内镜引导下置入。临床性成功被定义为支架置入后 48 小时内结肠压力降低,在一些研究报道中约 90% 的患者达到临床性成功。最严重的并发症是穿孔,发生率略低于4%,常需要手术治疗。其他的并发症包括轻度直肠出血、腹痛、粪便嵌塞导致的假性梗阻、肿瘤向支架内生长引起闭塞。据报道,支架功能有效的持续时间从数周到 1 年以上,往往比患者的生存期长。与结肠造口术相比,支架置入术所需住院时间较短,其成本-效益比更佳。适当的时候,支架置入可以作为多方式姑息性治疗计划的一部分,可以和激光治疗、局部放疗、近距离放疗联合应用。

(四)恶性吞咽困难

和肠梗阻一样,与内镜联合的外放疗和近距离放疗是姑息性治疗恶性吞咽困难最有效的方法。其他一系列已被证实的有效技术包括:人工支架、酒精注射、激光治疗、光动力治疗、氩等离子体凝固和机械扩张。

自膨胀覆膜金属支架治疗对吞咽困难有良好的、立即的作用,可能是目前对恶性吞咽困难和气管食管瘘的内镜姑息性治疗最大的进展。与放疗和化疗后约 50% 的缓解率相比,支架置入后,吞咽困难的完全缓解率达 80%～90%。覆膜可阻止或延缓肿瘤向支架内生长。并发症包括胸痛、出血、穿孔、远端移位和纵隔炎。

内镜引导下无水酒精注射,已被应用于治疗食管各水平的外部大型病灶。尽管在一项研究中,81% 的患者吞咽困难最终改善,但取得成功平均需要治疗 2次,其中 2/3 的患者吞咽困难复发的平均时间为35 天。并发症包括治疗后 12～24 小时胸痛和发热,以及很小一部分患者会发生纵隔炎或败血症。

内镜下行姑息性 Nd-YAG 激光治疗似乎对其他技术,如扩张、支架置入、放疗,有补充作用。如作为独立的治疗手段,通常激光治疗需每周应用一次,80%～90% 的患者在 3～4 周后,吞咽困难改善。在激光治疗后加用外放疗后,可对进一步内镜检查次数的需要大幅降低。

光动力治疗中,需让患者服用血卟啉衍生物,通常是卟吩姆钠,沉淀于恶性肿瘤组织内,然后通过内镜光传输导管活化,光动力治疗对向外部生长的或平坦的病灶有效,特别是对于那些很长的、激光治疗困难的病灶和向扩张性金属支架内部生长或过度生长的肿瘤。这种技术的疗效在某种程度上比激光治疗持续的时间长,其并发症包括胸痛、吞咽疼痛、发热、胸腔积液、气管食管瘘(发生率为 10%～30%)。此外,可能有继发于阳光照射、其他辐射热源、甚至强荧光灯照射的皮肤损伤,发生率为 60%～70%;因此,在治疗后的 30～45 天,需限制患者的活动。此外,光敏药物的费用高,其治疗的成本-效益比低于其他治疗。

氩等离子凝固术是一种烧蚀技术,用一种电子"等离子弧"通过肿瘤,破坏组织。在一项包含 83 例无法手术的食管癌患者的研究中,58% 的患者在一个疗程之后获效,而 26% 的患者需要第二个疗程,16% 的患者没有积极的疗效。2/3 的患者需要每3～4 周重复治疗一次,直到去世,1/3 的患者最终需要支架。因其与激光治疗的相似性,氩等离子凝固术的作用尚无定论。

吞咽食物和唾液的能力是生命质量的重要部分,即使对于预期寿命很短暂的患者,内镜支架置入术可能是最合适的姑息性治疗手段。另一方面,贲门梗阻的患者放置支架存在技术性困难,而机械扩张、激光、光动力和放射治疗,有助于此类患者的治疗,对于预期寿命足够长的患者可能起到互补的作用。

(五)胆道梗阻

发生于胰腺癌、胆管癌或广泛肝脏转移癌患者的胆道狭窄或梗阻,几乎总是伴随着极为痛苦的黄疸、瘙痒、厌食、消化不良、恶心、呕吐和消瘦。除非患者预期寿命极短,通过内镜、经皮或手术搭桥治疗缓解这些症状,能够确实地改善患者的身体和心理状态。目前,外科搭桥术仅用于行开腹手术继而发现病灶无法切除的患者。胆囊肠道搭桥和胆肠搭桥术同样有效。对于疾病终末期的患者,两种手术和搭桥术的发病率都很高,部分患者再也无法恢复到术前的身体状态。因此,因为内镜下支架置入术和外科手术相比,两者的缓解期至少相等,而内镜下支架置入术的发病率明显较低,总是更适合用于接近生命末期的梗阻性黄疸患者。对于同时存在胃出口梗阻的患者,腹腔镜胃空肠吻合术可改善功能,对生命质量的损害也最小,似乎可替代传统手术。

内镜下支架置入术包含胆总管逆行插管、括约肌切开术和放置塑料/金属内支架。有时,这项治疗技术上可能很困难、耗时,使病人精疲力竭。当梗阻病变累及胆总管远端时,(通常见于胰腺癌患者)此项技术的成功率更高(95%)。当梗阻部位更接近近端、接近肝门时,治疗的成功率下降至仅50%,而发病率和病死率上升。对于这些病变,经皮支架置入(无论是向内还是向外排液)可能是好的选择,成功率更高,虽然即刻严重并发症的发生率也更高。

支架置入术最常见的长期并发症是再阻塞,塑料支架通常发生于术后3~4个月,而金属支架维持的时间较长。因此,支架的选择应取决于患者的预期寿命。影响预后的两个最重要的独立危险因素是肿瘤的大小和是否有远处转移。肿瘤大小超过3cm的患者中位生存期是3.2个月,而肿瘤体积更小的患者中位生存期为6.6个月。存在远处转移的患者中位生存期为2.5个月,而没有远处转移者中位生存期为9个月。

除了阻塞,其他造成黄疸复发的原因包括肿瘤向支架内生长或过度生长,肿瘤侵犯导致十二指肠梗阻,支架影响胆管壁。胆管炎的发生率为20%,有时会导致败血症。致病菌常有高度抗生素耐药性。和所有生命末期危机一样,决定治疗阻塞/感染的积极程度,取决于对患者整体情况、预后、希望的仔细评估。

(六)上尿路梗阻

双侧尿路梗阻不可避免的结局是肾衰竭和尿毒症。未经治疗的尿毒症的临床表现包括逐渐加重的疲劳、厌食、感觉迟钝、最终昏迷,导致对疼痛和痛苦的感觉减少,而能"平静地"走向生命的终点;据报道,其中位生存时间为3~7个月。此种临床情况传统上被认为是极晚期有症状的癌症患者的福分,就像肺炎被认为是高龄老年人的"朋友",对于终末期疾病并存在上尿路梗阻的终末期患者,积极干预无益。旧的、过时的开放造瘘技术,严重威胁生命的并发症的发生率为50%,超过40%的患者再也不能出院,30%的患者术后52天内死亡。整体中位生存期仅为3.3个月。

研究表明,在恶性肿瘤终末期患者中,使用现代的膀胱镜输尿管支架置入术和经皮肾造瘘术的治疗结果略有不同。在一项包含约100例晚期恶性肿瘤患者的研究中(平均年龄68岁),姑息性膀胱镜输尿管支架置入术后的中位生存期为3.5个月,其中1.5个月在医院度过。

经皮肾造瘘术和支架植入术的并发症包括,发热性尿路感染的风险很高(65%),肾造瘘管脱落(10%)和肾周脓肿(8%)。经皮导管插入过程中有3%的大出血风险,这些患者也存在尿液渗漏和皮肤表皮脱落的风险,而据报道,此并发症明显影响生活质量。一项研究特别评估了经皮肾造瘘术后的生命质量,17个患者中仅有11人可接受两个月或以上的结果。

最近一项有一定希望的技术是,皮下肾盂膀胱搭桥术,其优势在于不存在经皮肾造瘘管。应用此方法的早期研究显示有改善的结果,没有管子移位的报道,患者能正常地排泄,大多数患者报告生命质量提高。然而,这项技术的作用尚未确定,在其作为常规应用前尚需进一步地研究。

虽然,与此项技术类似的其他新的输尿管搭桥技术正在被开发,以减少并发症,目前为止报道的并发症高度风险和生命质量差表明,是否行输尿管梗阻搭桥术的决定应个体化,基于患者的希望,而且,总的来说,很难推荐这些治疗作为对大多数生命末期患者合适的疗法。

(七)支气管梗阻

除了放射治疗外(见第19章),对于恶性气道狭窄的患者,系统性气管-支气管气道狭窄的内镜治疗可达到显著的姑息性治疗效果。多学科治疗包括激光治疗、放射治疗、可扩张性金属支架置入的结合，可以提高完全性恶性支气管梗阻患者的生存期和生命质量。金属支架甚至能够缓解隆突分叉处的梗阻，几乎没有证据表明并发症和支架有直接相关性。使用卟吩姆钠的光动力治疗最近被批准用于完全性或部分性梗阻性支气管内非小细胞肺癌的姑息性治疗。经过一个月以上的光动力治疗后，约有 25% 的患者呼吸困难和咳嗽的症状缓解，而咯血的缓解率接近 80%。光动力治疗似乎比 Nd:YAG 激光治疗更有效，特别是对于咯血症状。光动力治疗不能和放射治疗同时应用，但二者可以顺次应用。此方法不能用于气管-食管瘘或肿瘤侵及大血管的患者。治疗后患者将有至少 30 天的光敏感期，必须避免阳光直射，也不能让皮肤和眼睛在没有保护下暴露于明亮的室内光线中。一些患者在光动力治疗后可能有剧烈的胸痛。

(八)血管阻塞

除了用于闭塞冠状动脉和外周血管病的治疗外，扩张性金属支架越来越多地应用于恶性肿瘤相关的血管闭塞性疾病，如上腔静脉综合征。在一项包含 12 例上腔静脉综合征患者的研究中，多数患者存在晚期支气管肺癌，11 例患者在 X 线引导下自释放金属支架置入术后梗阻立即缓解，没有严重的并发症。仅一例患者 3 个月后出现上腔静脉梗阻复发。其他患者 1~10 个月的生存期内没有复发。

在一项包含 76 例较大系列上腔静脉综合征患者的研究中，比较了支架置入与放疗的疗效，结果显示支架缓解症状的速度更快，而且对于症状的缓解程度更高。支架置入后出现症状复发的患者明显少于放疗后的患者，放疗后患者的并发症是支架治疗后的 3 倍。因此，建议将经皮支架置入术作为恶性上腔静脉梗阻的首选姑息性治疗。

扩张性支架同样可用于缓解局部胆管癌或肝转移癌晚期患者由于门脉高压导致的症状。经颈静脉肝内门体静脉支架分流技术治疗后，可使包括张力性腹水、肠系膜充血、静脉曲张出血的门脉高压的症状消失。患者的体能状态有明显改善，能够早期下床活动。

(九)胸腔积液

在终末期恶性肿瘤患者(见下文)恶性胸腔积液比心包积液更为常见。典型的症状包括进行性加重的呼吸困难、端坐呼吸、持续的咳嗽和胸痛。即使是对于生存期很有限的患者，这些症状也在很大程度上影响生命质量，通常，治疗总是能成功地缓解症状，因而姑息性治疗几乎是必需的。

经典的治疗方法通常是反复行胸腔穿刺术，或用大口径胸导管做胸腔闭式引流，通常可与硬化剂合用。对于整体预期寿命很短的患者，留置小的胸腔导管能够成功地排出胸腔积液，即使是对住在家中的患者。此治疗方法比反复胸腔穿刺或胸腔闭式引流术的发病率要低很多，气胸的发生率低于 5%。

对于预期寿命更长一些的患者，通常推荐胸腔闭式引流术和硬化剂治疗。传统的大口径胸导管胸腔闭式引流术的导管，一端与胸壁连接，另一端与密闭的水瓶连接管口必须置于水下，为排液装置，患者需要住院治疗，因而患者的活动受限，不仅费用昂贵，而且会导致患者不适。研究表明，使用小口径导管连接至封闭的重力引流袋系统的门诊胸腔引流是安全、有效、对患者更方便的替代方法。一项研究表明，半数患者使用小口径导管和硬化剂治疗，其完全缓解期至少 30 天。在另一项随机对照研究中，比较了 18 例分别应用大口径和小口径导管的患者，全部患者认为大口径导管有些或非常不适，而仅有 2 例使用小口径导管的患者报告不适。对于胸腔穿刺的需要，小口径导管效果不比大口径导管差。基于公认的初步证据，小口径导管的使用率已增加，特别是在接受生命末期关怀治疗的患者中。

尚无一种完美的硬化剂。最广泛研究的药物是四环素，但在美国该药已不再能用于胸腔内注射。在一项研究中，用多西环素(500mg)很有效，92% 的患者注射后至少 3 个月内胸腔积液没有复发。不良反应包括，多数患者会有疼痛、发热，有时会发生顽固的咳嗽。患者在使用多西环素硬化治疗前，应预先使用阿片类镇痛药。也可用博来霉素(60U)胸腔内注射作为硬化剂治疗。此药无痛，但可引起短暂的发热，且价格昂贵。对于老年和肾功能不全的患者应调整剂量，避免全身毒性(脱发、黏膜炎、皮肤溃疡)。

也可将滑石粉调成糊状通过胸引流管注入，据报道有效率为 80%~90%。滑石粉价格便宜，但要求药剂师有特殊的无菌技术的知识，并且此药可引起明显疼痛、发热，且有时可引发呼吸窘迫综合征。滑石粉可能凝固，特别是小口径胸引流管，也可能导致残余的包裹性胸腔积液。也可以通过胸腔镜喷洒滑石粉(撒粉法)。这种微创的方法可能适用于常规胸腔闭式引流失败，预期寿命较长的终末期患者。这项技术可能对顽固性乳糜胸也有价值。

对于无法用硬化剂治疗，或有持续漏气的胸腔引流患者,可以通过带 Heimlich 瓣的胸腔引流管在门诊或家中成功地控制胸腔积液。

(十)腹水

在接受生命末期关怀治疗的患者中,有两类不同病理生理学原因导致的大量张力性腹水,一类是肿瘤终末期患者,通常为妇产科、乳腺或结直肠癌,另一类为终末期肝病患者,通常为肝硬化。由神经体液机制介导的非恶性腹水、钠潴留,导致体内钠和水的总量增加,腹水和总体液量是平衡的。相反,由肿瘤种植和侵及正常静脉、淋巴管引起的液体渗出导致的恶性腹水,其累积量与体液总量无关。区别两种不同机制导致腹水的临床意义是在治疗上完全不一样;对于控制非恶性腹水,饮食上限制水、钠摄入并合理应用利尿药有效,但此种方法对于恶性腹水几乎没有作用,有时反而是禁忌。

在生命末期期,治疗腹水的唯一目标是减轻典型症状,包括腹胀、早饱、厌食、消化不良、胃食管反流、恶心、不能移动和呼吸窘迫。无症状的患者治疗无益。

1. 非恶性腹水 对于非恶性肝病终末期患者,限制盐和水的摄入并应用利尿药(常用安体舒通或阿米洛利),控制液体过剩的有效率达 90%。但需要指出的是,过于积极的利尿治疗,可导致因电解质失衡使疲劳加重,体位性低血压导致摔倒,以及频繁夜尿和尴尬的尿失禁,频繁的夜尿影响睡眠更增加了患者的不适。最近的文献报道表明,奥曲肽和米多君(α_1肾上腺素受体激动药)对于顽固性腹水的治疗可能有一定作用,但目前为止仅有零星的数据,在这些药物能被合理加入生命末期患者的治疗方案前还需要进一步地研究。

对于药物治疗后仍有症状的患者,腹腔穿刺大量引流一般是安全有效的,单次引流量可达 5L。对于无水肿的低蛋白血症患者,有时可以在穿刺引流的同时输注血浆容量扩充药,以避免症状性低血压。对于预期寿命超过数周的患者,留置导管可能改善患者的舒适度,但有感染的风险。X 线引导下放置 port-a-cath 设备或肾型管,可能是手术放置 Tenckhoff 腹膜透析管的令人满意的替代治疗。但可能导致败血症、弥散性血管内凝血、分流闭塞,而使围术期死亡率(10%~20%)的风险增加。故腹腔静脉分流术很少用于生命末期关怀治疗的患者,特别是对于肝病终末期的患者。

2. 恶性腹水 如前所述,限制液体和利尿药对于控制恶性腹水基本无效,并可能促进症状性血管

内容量不足。腹腔穿刺引流是控制恶性腹水最常用的方法,并被认为非常有效。对于恶性腹水在穿刺引流术后,一般没有必要使用血浆扩容剂。

如果液体重新累积速度快,导致患者需要频繁进行治疗,则和良性腹水一样,可在 X 线引导下放置 port-a-cath 设备,可能是重复穿刺引流的合理替代治疗。虽然,可用博来霉素或强力霉素进行硬化疗法,可以延缓液体的重新累积,但仅对 30% 的患者有效,特别是对于预期寿命短的患者其价值不可靠。同样,腹腔内注射放射性同位素或化疗药物(如顺铂),对于接近生命末期患者的症状控制,既无必要,疗效也不可靠。于 1997 年,一项使用腹腔内注射肿瘤坏死因子作为腹腔穿刺引流辅助治疗的随机对照试验,尽管在一期和二期的一些试验中有初步的阳性结果,但最终并未获得确定的疗效。

虽然,对于预期寿命在数周内的患者,腹腔静脉分流术并不适宜,但一项包含 19 例预期寿命为数月的恶性腹水患者的研究中表明有疗效。全部患者都经历过重复腹腔穿刺引流和利尿药,但疗效不满意。分流管需在全身麻醉下置入,住院的平均时间为 6 天。16 例患者分流管的功能相当好,腹水和相关症状得以缓解。5 例患者出现迟发性分流管阻塞,腹水复发,但其中 4 例成功再通。这些患者的中位生存期为 5.5 个月,其中 14 例患者的腹水没有复发,直至死亡。

(十一)心包积液

尽管心包转移癌和恶性心包积液并不少见,特别是在乳腺癌、肺癌、淋巴瘤的患者,但大多数患者没有和这些并发症直接相关的症状和体征。若有症状,患者一般的主诉为运动或静息性呼吸困难、胸痛或胸部沉重感。症状的严重程度取决于液体的累积速率。因此,早期相对液体量较少,而累积速度快的患者可能发生心脏压塞的症状;发生在较晚期的症状,是因为心包积液量远大于心包的膨胀性,引起心包内压力升高,损害心室舒张期充盈。心脏压塞的症状和体征包括颈静脉扩张、低血压、静息时心动过速和奇脉。外周水肿比较少见,但如有水肿,可能导致医生错误地使用利尿药,则可能使病理生理学基础恶化。

心脏压塞常常是患者生命垂危的表现之一。然而,即使是顽固性疾病终末期的患者,一旦发生心脏压塞,若无其他癌症导致患者马上会死亡的临床表现,治疗性干预能立刻提高患者的舒适度和生命质量。选择的治疗是心脏超声引导下心包穿刺术,尝试用强力霉素或博来霉素心包内硬化治疗。控制复

发的成功率一般可达到 70%～80%，同时毒性最小。对于多西环素，可能有必要多次灌注。博来霉素的经验还很有限。也有少量的关于白介素-2和干扰素-2b的成功报道，但没有证据表明这些药物比传统药物更优越。对于有血流动力学受损、整体体能状态尚可、预期寿命超过 3～4 个月的患者，心包穿刺随后行剑突下心包切开术（心包"开窗"）是一个更持久的姑息性治疗方法。此种治疗的前提是对化疗无效的患者。然而，对于预后时间更长、并未对放射敏感的肿瘤、之前未做过胸部和纵隔放疗的患者，也可以考虑放射治疗。

五、败血症和合并感染的抗生素治疗

败血症是老年人和虚弱的终末期患者的常见并发事件。除了发热，败血症的症状还包括精神状态改变、谵妄、呼吸困难、疼痛和乏力。

多项研究表明，除了非常晚期的转移性癌症患者以外，即使是垂死的患者几乎直到死亡也仍然在接受静脉输注抗生素。在这类患者中应用抗生素治疗是否有益的研究结果混乱。在一个姑息性治疗单位中，尽管 72% 的患者是在已知有感染后应用抗生素治疗，大多数患者仍在相同的住院期内死亡。另一方面，另一个姑息性治疗单位的一项关于应用胃肠外抗生素的研究表明，用抗生素治疗包括泌尿道、下呼吸道、软组织/皮肤或创伤的各种感染的患者中，62% 是有帮助的。阳性结果最常见于终末期（在数日内死亡）或稳定期患者的泌尿道感染，而非被认为是恶化或急性期的患者。

因此，对接近生命末期患者的感染是否应用抗生素的决定，和其他姑息性治疗一样，需要个体化处理。如败血症是由于导管、中心静脉通路、或支架感染或阻塞，或排泄物累积，或疼痛性的蜂窝织炎所致，可能有必要使用抗生素，取决于患者发病前的情况和功能水平。当患者出现并发的局部感染（如尿路感染）时，可能需要用抗生素治疗。在这些情况下，即使在生命末期关怀治疗中，进行适当的生物学和影像学检查可能是合理的，因为，即使有人可能坚决主张终末期患者应完全经验性选择抗生素，持续并日益加重的抗生素耐药性问题表明，即使在生命末期也不应放松合理选择抗生素的规则。

六、输血和造血生长因子

（一）贫血

无论最终诊断是什么，可引起症状的非常严重

的贫血是生命末期关怀治疗中的一个重要的问题。在终末期患者中，可导致贫血的因素包括，并发的衰弱和营养不良、失血、肝肾功能不全，放、化疗相关的骨髓抑制，或"慢性疾病"导致的贫血。目前的治疗方法包括输注红细胞，以及皮下注射促红细胞生成素。

通常，患者对输注红细胞耐受性良好，在血库的合理安排下，能够在家中安全地应用。最近瑞典的一项研究支持这一观点，141 位接受"高级家庭治疗"的患者中，82 位（58%）成功地在家中输血。在同一项研究中报告，在总共 174 例患者中，117 例（68%）因输血受益，并与输血时患者所在的位置无关。

尽管文献证明输血有其益处，但是也有潜在的严重并发症，包括严重的过敏反应，可能导致液体过量。此外，在疾病终末期患者，明显疲劳、呼吸困难、心悸、头晕等症状可能是由于多种贫血外的病因所致，在输血后不能明显改善症状。因此，医师必须始终牢记，不能武断根据一些血红蛋白浓度和血细胞比容的预设值就建议输注红细胞。相反，应根据症状的风险评估、患者的行动能力和功能状态、以前对输血的反应做出决定。

在生命末期关怀治疗中，应用促红细胞生成素有几项指征。和间断性输血相比，促红细胞生成素的主要优点在于，起效后，患者的血红蛋白浓度波动更小，并且可以避免输血反应的危险。于 2004 年，瑞典对一组未经选择的恶病质癌症患者，应用促红细胞生成素预防贫血的一项研究，发现治疗后生化指标好转，但患者的感受并未随之好转。最近的研究显示，在应用促红细胞生成素血红蛋白水平维持在 12g/dl 或更高时，癌症患者的生存率降低，发生心血管事件和血栓栓塞事件的人数上升，此结果对促红细胞生成素的应用有严重的负面影响。

因此，除了一些经过选择的终末期顽固性贫血，并已经从治疗中获益的患者，在接近生命末期患者的治疗中，促红细胞生成素的作用似乎非常有限。

（二）粒细胞减少症和血小板减少症

主要在血液病或艾滋病终末期的患者，粒细胞减少和血小板减少是生命末期关怀治疗中的问题。粒细胞减少可能是治疗艾滋病的机会性感染所用的各种抗生素和抗病毒药的显著不良反应。虽然，明确的抗反转录病毒治疗不应包含在生命末期关怀治疗中，对于顽固性疾病的患者，积极预防威胁生命质量的机会性感染，是姑息性治疗的合适目标。经常用粒细胞集落刺激因子（G-CSF）与这些治疗联合应用，以减少并发粒细胞减少的风险。然而，没有清楚

的证据表明粒细胞集落刺激因子可降低重度感染的概率，或预防性应用时能降低感染的死亡率，因此，它不应成为终末期患者的"常规"治疗。

对于血小板减少，血液病终末期（白血病或骨髓增生异常）或其他原因所致的骨髓衰竭，生命末期患者输注血小板几乎总是无效。因此，除非在特殊情况下，输注血小板没有明显的姑息性益处，不应推荐使用。同样，静脉用丙种球蛋白，此方法有时会用于治疗艾滋病患者的自身免疫性血小板减少症，一般不适用于疾病终末期的患者。血小板生成素在美国尚未被批准使用，而且即使其在生命末期关怀中有作用，也尚未明确。

七、结束语

"你认为为国家而死是光荣的，战争使我们变得更坚强，实际上，最好没有死亡！"

——《西线无战事》

将治疗的技术描述为"介入性的"或"侵入性的"

似乎是矛盾的，这些词汇让人想起屠杀和破坏的形象。尽管许多人难以接受死亡的必然性，然而每个人都希望"善终"。有人将医疗的经验比作战争，虽清除了门前的危险，但难免被友军误伤。作为姑息性治疗的战士，我们的态度是选择和应用最好的武器治疗患者，但绝不可忘记，我们所帮助的人的总体兴趣和期望。

我选择用血液产品在姑息性治疗中的作用作为结束语。多种情况下，圣经将血液比作"nefesh"，有时也称之为灵魂，最好的翻译是"生命的精华"。假如，我们仅仅将注意力集中在特殊的症状，而忽视了患者总体的痛苦，尽管我们用了最有效的治疗措施，也只能像19世纪的英国前辈，而不是一个治疗者，也不强于一个"身体掠夺者"。反之，假如我们不仅关注患者的身体的症状，也关注他们心理和精神的症状，努力理解患者的诉愿，最积极的姑息性治疗的方法是恢复生命，甚至不是延长生命。如 Maimonides 所言"在患者身上，让我在更大的程度上认识人类"。

参 考 文 献

French EJ, Adler DG: Endoscopic therapy for malignant bowel obstruction. J Support Oncol 5:303-310, 319, 2007.

Kalambokis G, Fotopoulos A, Economou M, et al: Effects of a 7-day treatment with midodrine in nonazotemic cirrhotic patients with and without ascites. J Hepatol 46:213-221, 2007.

Kalambokis G, Fotopoulos A, Economou M, et al: Octreotide in the treatment of refractory ascites of cirrhosis. Scand J Gastroenterol 41:118-121, 2006.

Kouba E, Wallen EM, Pruthi RS: Management of ureteral obstruction due to advanced malignancy: Optimizing therapeutic and palliative outcomes. JUrol 180:444-450, 2008.

Krouse RS: Surgical palliation of bowel obstruction. Gastroenterol Clin North Am 35:143-151, 2006.

Schmidbauer J, Kratzik C, Klingler HC, et al: Nephrovesical subcutaneous ureteric bypass: Longtermresults in patients with advanced metastatic disease—improve-

ment of renal function and quality of life. Eur Urol 50:1073, 2006.

Martinson U, Lundstrom S: The use of blood transfusions and erythropoietin-stimulating agents in Swedish palliative care. Support Care Cancer 17:19-203, 2009.

Osterweil N: Higher hemoglobin targets for chronic kidney disease linked to heart complications. Med-Page Today, http://www. medpagetoday. com/Product Alert/Prescriptions/4540, Published November 16, 2006. Accessed February 11 2009.

Peck P: Black box warning ordered for aranesp, epogen, and procrit. Med Page Today, http://www medpagetoday. com/ProductAlert/Prescriptions/5231, Published March 9, 2007. Accessed February 11, 2009.

Remuzzi G, Ingelfinger JR: Correction of anemiapayoffs and problems. N Engl J Med 355:2144-2146, 2006.

Singh AK, Szczech L, Tang KL, et al: Correction of anemia with epoetinalfa in chronic kidney disease. N Engl J Med 355:2085-2098, 2006.

第 19 章

姑息性化疗和放射治疗

James M. Sinclair，Gaurav Mathur，Neal J. Weinreb　　　胡作英　译　孙静平　校

第一节　姑息性化疗

一、引　言

目前，美国国家食品药品监督管理局已批准 100 种以上化疗药物，用于"向癌症宣战"。这些药物包括多种生化类的细胞毒素、激素相关的活性制剂、细胞因子、靶向药物、疫苗、单克隆抗体、阻滞或降低毒性的细胞保护药物，以及旨在促进主要化疗药物疗效的辅助药物。不幸的是，尽管随着对癌症筛查的不断改进，局部癌症的控制及辅助治疗，癌症的治愈率和生存率已显著提高，但是癌症复发和转移仍然经常发生，一旦出现，通常是导致致命的结局。

因此，很多癌症晚期患者，特别已接受标准疗法，但疾病仍继续进展时，难以决定是否应该选择继续接受细胞毒性化疗以延长寿命和（或）试图保持生命质量（QOL）为主的治疗。为减轻症状往往需要积极的支持性治疗，其毒性远远小于细胞毒性的化疗，延长生存期通常是大多数晚期癌症患者决定继续接受细胞毒性治疗的主要原因。事实上，研究表明，与以前医师自我报告的数据相反，目前在有关修改或终止姑息性化疗的决定中，考虑健康相关的生命质量所起的作用很小。在肿瘤科，与身患绝症的患者讨论有关癌症其他治疗的风险和获益，是最具挑战任务之一。有些肿瘤学家可能不依据任何特定的科学数据，只是根据自己的个人经验主观地预计生存

期,导致医师和患者都过于乐观地相信,姑息性化疗具有避免死亡的焦虑以及维持控制癌症的价值。最新的研究已证实,癌症晚期患者在生命最后的几个月,可能因为对化疗疗效的期望过高,而接受了过度治疗,但是通常化疗不能达到延长寿命的目标。

尽管前面描述了数量众多的医疗设施,对于大多数癌症来说,转移性癌症是无法治愈的,随着疾病的进展将引发全身各系统病变以及不可避免的死亡。然而,众所周知有个别例外,如睾丸癌、霍奇金病、某些类型的非霍奇金淋巴瘤、急性白血病,目前被认为治疗转移肿瘤的姑息性疗法,可能会延长这些类型肿瘤患者的寿命。

晚期转移性恶性肿瘤患者,通常遭受多种逐渐恶化的症状,包括伤害性疼痛、神经性疼痛、疲劳、焦虑、肠功能紊乱、抑郁、不适、厌食、恶心、吞咽困难、呼吸困难和咳嗽。然而,奇怪的是,从多数已发表的研究报告看,临床试验研究设计一直忽视将症状缓解作为治疗终点,而是集中分析客观可测定的肿瘤反应或延长寿命。事实上,尽管这些研究终点对医学研究者来说具有科学意义,但对患者来说,这些研究终点远不如缓解症状和提高生命质量重要。例如,在对癌症患者假定可选择支持治疗或化疗的一项研究中,22%的患者选择化疗,是因为可能获得超过3个月预期寿命,而有68%的患者表示他们会选择化疗,只要化疗能显著地缓解症状,而不管它是否能延长寿命。

在许多随机研究中,比较治疗组和对照组患者的生存率,对照组患者接受概念上的"最佳支持性治疗",通常包括抗生素、止痛药、输血、糖皮质激素,或包括心理治疗的任何其他可缓解症状的治疗。极少数的研究表明什么样的支持性治疗的标准是"最佳"。例如,一项研究将"最佳支持性护理"定义为"由主治医师根据每个医疗中心标准所评估的最佳的可执行治疗"。根据所发表的调查,即使医疗肿瘤学家也承认,癌症患者的疼痛和症状管理仍不理想,令人不安的是,在已发表的临床试验中,无论是治疗组还是"最佳支持治疗"组,都很少重视症状管理和疗效的细节。此外,包括评估生命质量的试验,对常用于化疗患者的辅助治疗如止吐药、糖皮质激素和常用的造血生长因子的疗效评估的研究很少。加之,这些研究往往无法控制两组的患者/卫生保健专业人士之间的差异,治疗组的患者通常每周到医师的办公室或门诊接受注射或输液,而"最佳支持治疗"组的患者,可能只是每月在收集数据时拜访专业

人员。缺乏对这些影响患者身体状态,甚至生存率的因素的控制,必定给这些研究的可信度带来质疑,而这些研究往往提示接受化疗患者的生存率略显优势,并具有统计学意义。

重视肿瘤的客观反应和生存分析,而忽视改善症状已形成了另一个悖论。为了检测到具体数字小、但具有统计学意义的生存差异,又要避免致命的毒性反应,大多数对晚期转移性肿瘤的临床试验,均排除了临床功能差、病情危重、症状多、迫切需要姑息性治疗的患者。例如,用伊立替康治疗晚期远处转移的结直肠癌患者的研究,排除了合并巨大的肝或肺转移、腹部的巨大包块或未解决的肠梗阻的患者。从逻辑上讲,可以预计真正有效的姑息性治疗,用于症状最严重的患者获益最大。显然,在晚期患者生命后期,考虑药物毒性反应对生命质量产生的负性作用是合情合理的,而且在任何一个姑息性治疗的研究中,分析药物的毒性反应是研究的一个重要组成部分。研究包括临床表现不佳的患者可能影响疗效或生存率,因而影响到希望获得的药物批准。然而,任意排除状态差和症状严重的患者,可能会导致:重症患者如果不接受化疗,而从接受姑息性治疗中获益,并且没有发生毒性反应;或者相反,病人接受了化疗,却出现了严重的毒性反应,又没有缓解症状;并且,在临床表现相对较好、症状相对较轻患者中,取得的疗效并未在重症患者中验证。

最近,有关症状控制和生命质量评估的结果已被融入肿瘤临床试验研究中。通常认定,未缓解症状、不适感增加和致残,意味着生命质量恶化。相反地从逻辑上来说,症状缓解和功能改善应该与生命质量评分高相关。然而,正如先前指出,在以前的研究中,控制症状和生命质量的相关性较弱,有时甚至没有。因此,良好的研究设计应包括症状疗效和生命质量评估两个因素。一项症状改善的评估称为"临床受益反应"(表19-1)。受益的定义为显著的持续的疼痛、体能状态、体重或其他相关症状均改善,而不伴其他症状恶化。例如,在疼痛反应评估中,通常,将阿片类药物使用量减少或世界卫生组织(WHO)镇痛药阶梯治疗的阶梯降低,作为一个重要的终点和有效的疗效积分。然而,尽管减少镇痛药的使用与疼痛减轻、增强功能和体质的相关性可能是一个有用的重要结果,很好地改善疼痛控制的替代指标,然而,减少阿片类药物使用量不应该成为主要目标,除非患者对阿片类药物的不良反应显著地超过了姑息性化疗的疗效。将镇痛药的剂量减少

作为一个独立的终点，无意地加重了"阿片类药物恐惧症"，即毫无根据地恐惧阿片类药物，成为应用阿片类药物的障碍，而此药可以很好地控制疼痛，特别是对生命末期患者。

表 19-1　化疗的临床疗效

疼痛的持续缓解
疼痛减轻但镇痛药用量未变
疼痛水平不变但镇痛药用量减少
功能状态改善
体重稳定或改善

许多报告已经证实，化疗对不同的晚期恶性肿瘤有效。尽管如此，调查提示很大一部分医师建议，对广泛转移性肿瘤患者只进行支持性治疗，使患者免受化疗不良反应之苦，希望患者平静地度过他们短暂的余生。显然，化疗并不适合每一个病人。应该小心地选择区分那些从化疗中获益小的患者，使他们免于无效治疗的不良反应。然而，正如下面的研究所建议的，姑息性化疗有时可明显增加患者的舒适度，即使对生命末期的患者。

二、支气管肺癌

许多肺癌晚期的症状和临床表现直接与肿瘤转移的解剖部位有关。例如，散在的骨转移或侵犯胸壁引起的躯体疼痛，与神经丛病变相关的神经性疼痛，与支气管内肿瘤相关的顽固性咳嗽及咯血，上腔静脉(SVC)综合征或大脑转移引起的头痛和心理状态的变化，恶性的胸膜腔积液导致的呼吸困难。局部区域的干预措施如放射治疗也许会减轻这些症状，可以被选用。少数报道全身系统性化疗能成功地减轻转移性肿瘤的临床表现。而姑息性化疗通常被描述可能提高生命质量，但此参数不总是参考特定的症状，比如全身疼痛、疲劳、呼吸困难、食欲减退、消瘦、焦虑和抑郁。

(一)小细胞肺癌

即使存在许多合并症，小细胞肺癌患者仍可以从全身化疗中获得显著的姑息性疗效。大多数研究充分证实了一线治疗的有效率大于50%，包括症状改善和生命质量的提高。无症状存活率相应地大幅度提高，提示大多数小细胞肺癌患者在开始就应该选用化疗，而不应该认为是生命末期关怀治疗中才开始使用的药物。另一方面，不幸的是，小细胞肺癌患者初始治疗后，也常发生复发，二线化疗客观上很

少获益。然而，如果初期治疗和复发之间的时间间隔至少有几个月的话，再次使用最初的化疗方案，或依托泊苷口服和伊立替康静脉注射，有时可使肿瘤暂时缩小和改善症状。

(二)非小细胞肺癌

75%的肺癌组织学成分是非小细胞，用新药如顺铂、卡铂、吉西他滨、紫杉醇、多西他赛、培美曲塞、埃罗替尼、贝伐单抗和长春瑞滨等药物联合应用的化疗试验显示，Ⅳ期患者的1年生存率可达35%～40%。对于身体状态良好的患者，大多数肿瘤专家提出了许多双重化疗的实验，如吉西他滨与顺铂、卡铂和紫杉醇、顺铂与多烯紫杉醇、顺铂与长春瑞滨。不幸的是，这些联合治疗几乎都缺乏改善症状疗效的实验数据。尽管这些组合被认为是标准的治疗措施，但是问题是，生存率的轻度增加和临床表现改善的疗效，是否足以抵消治疗所致的毒性反应。因此，来自不同专业的众多医师，包括家庭医师、呼吸科、肿瘤学、放射肿瘤学和心胸外科的医师，建议对Ⅳ期非小细胞肺癌患者，尤其是有严重症状、一般状态差的晚期患者，仅推荐支持治疗。

虽然，尚无明确的研究数据，但有些研究提示对转移性和不可切除的Ⅲ期肿瘤患者，接受联合化疗后其生命质量可能会改善。然而，1997年发表的基于11个随机、对照试验研究，涉及1190名患者的荟萃分析，发现没有一个研究成功地应用生命质量量表评估生命质量。几个化疗试验中的大多数参与治疗的患者，记录了癌症缓解相关的症状，如疼痛、咳嗽和咯血，但是我们对这些研究结果应该持保留态度；除了一项研究之外的所有上述研究中，全身状态比较差的患者被除外，导致对化疗相关毒性反应的评估不确切。而在一项包括了老年和一般情况差的患者研究中，研究结果提示某些患者适度受益。

每周使用长春瑞滨的单药姑息性化疗获得了适度的正效应，有25%～40%患者的功能状态得到改善，或者如咳嗽、咯血、呼吸困难和疼痛等多种癌症相关的症状得以减轻。在这项研究中，化疗后症状获益的多数患者，均有客观的疗效反映，提示症状的减轻可能取决于肿瘤的缩小。埃罗替尼是一种作用于目标生长因子受体的口服药物，毒性强，治疗肺癌有效的临床数据不足。

总之，在非小细胞肺癌的治疗方面，越来越多地重视以症状缓解为标准评估疗效，对身体功能状态良好的生命末期患者来说，姑息性化疗的作用可能有限。

三、乳腺癌和前列腺癌

这两种发病率高的癌症在生命末期关怀方面具有某些类似的特征。患者患有其中任何一种广泛转移性癌症，通过相对无毒性的激素治疗，均可显著地缓解症状，使肿瘤缩小，以及延长寿命。

另一个共同特点是，全身转移乳腺癌和前列腺癌患者，可能经历长期的、慢性的病程，特别是当疾病仅局限于骨转移。因此，有效的姑息性干预措施，如放疗和双膦酸盐，经常用于治疗这两种疾病，甚至在患者生命末期前，众所周知，这些措施的疗效，还可减轻疾病终末期患者的症状。

乳腺癌和前列腺癌的不同处在于，对当前可供使用的细胞毒性药物的敏感性，这些药物通常被认为可延长生命，然而，它们纯粹以缓解症状为目的的作用很少被报道。

（一）乳腺癌

多种化疗药物作为单一用药或用于联合用药，治疗转移性乳腺癌。最常见的"经典"组合包括环磷酰胺、阿霉素、5-FU（氟尿嘧啶）（有效率60%）和环磷酰胺、甲氨蝶呤、5-FU（有效率60%）。其他化疗药物包括多西他赛、长春瑞滨、紫杉醇、表阿霉素、卡铂、贝伐单抗、米托蒽醌、蛋白结合纳米紫杉醇、脂质体阿霉素、长春新碱、长春碱、5-FU灌注、5-FU类似物、卡培他滨。曲妥单抗、拉帕替尼，单独或联合化疗，能改善25%的乳腺癌（HER-2/neu阳性）患者的生存率和（或）改善肿瘤反应。尽管大多数晚期转移性乳腺癌患者，在被认定化疗抵抗之前，均接受了几个疗程的治疗方案，但尚无有关缓解症状的资料。然而，有一项实验研究报道，对于耐受氨蒽环霉素、紫杉醇的乳腺癌患者，卡培他滨作为姑息性替代治疗，可使20%的患者临床获益，另外30%临床状况稳定。

（二）前列腺癌

与乳腺癌相反，男性激素非依赖性前列腺癌往往耐药。二线内分泌治疗、化疗（单剂或组合）或各种临床实验疗法如单克隆抗体不能产生持久缓解。然而，一些化疗方案被描述有姑息性作用。有一项随机试验，对比米托蒽醌/强的松（M+P）组合与强的松的疗效，接受M+P组合的患者仅29%获得良好的疗效，疗效的定义用6点尺度评估疼痛的患者，疼痛减轻两点或以上，至少持续6周。单独使用强的松患者中，12%的患者获得类似的疗效（P=0.011）。其他患者疼痛强度稳定，但镇痛药物使用减少至少50%。对于激素抵抗的前列腺癌，多烯紫杉醇的疗效优于米托蒽醌，可提高生存率和生命质量。可惜的是，这些研究没有对比化疗药物或强的松的姑息性治疗，与作为替代的同位素和放疗的疗效。其他已经被证实能够改进主观症状（同时减少前列腺特异性抗原水平）的药物包括紫杉醇、雌氮芥、依托泊苷、长春碱以及雌氮芥和紫杉醇联合用。

四、胰腺癌

直到最近，认为化疗对胰腺癌无效。然而，近年来，有数据表明不同的化疗药物可以改善晚期患者的症状。

晚期胰腺癌的一项单中心的对比研究发现，在改善患者生存期和一般临床状况方面，吉西他滨比氟尿嘧啶更为有效。更重要的是，这次调查促进了评估临床获益方法学的改进，如本章在前所述，见表19-1。3000例以上晚期胰腺癌患者（80%为第四阶段肿瘤）经吉西他滨治疗的结果，显示在接受治疗后的约20周有临床获益的患者为18.4%，客观上肿瘤有效率为12%。中位数生存期是4.8个月，12个月生存率为15%。只有5%的患者因为不良反应中断治疗。虽然该研究缺乏真正的对照组，研究人员声称，这些结果表明相关的肿瘤症状得到改善，尤其是对迄今为止的标准治疗无效的胰腺癌患者。这项研究也没有分析对胰腺癌的其他症状或临床表现，如梗阻、黄疸和瘙痒的疗效。基于此项研究，吉西他滨被美国食品和药物管理局批准用于晚期胰腺癌的姑息性治疗。

五、结肠直肠癌

结肠直肠癌晚期的常规姑息化疗，总的来说仅限于氟尿嘧啶及相关的药物，以及常与甲酰四氢叶酸（亚叶酸）联合使用。研究报道，与"支持性治疗"相比，此种联合用药能更好地提高患者的生命质量。最近，对氟尿嘧啶无效患者，用伊立替康和奥沙利铂治疗，与只接受支持性治疗的患者相比的研究，结果显示接受两者之中的任何一种药物治疗，均能延长生存期，缓解肿瘤相关的症状，以及提高生命质量。使用5-FUDR进行肝动脉内化疗，可能缓解广泛的肝转移患者的症状。

贝伐单抗、西妥昔单抗和帕尼单抗用于治疗转移性结肠癌，但尚无姑息性治疗获益的报道。

六、其他恶性肿瘤

接受过顺铂化疗的泌尿道晚期移行细胞癌患

者,用吉西他滨治疗,可缓解疼痛、膀胱炎、排尿困难、血尿和外围水肿等主观症状。据报道其毒性较轻,包括流感样症状和骨髓抑制。其中位生存期为5个月。

也有报道,吉西他滨对药物抵抗的生殖细胞肿瘤有效,然而,尚未见其影响症状或生活质量的报道。

对于体质虚弱、老年骨髓增生异常难治性贫血患者,或显性急性粒细胞白血病的处理极其困难。这些患者中的大多数,经强力的诱导化疗后体质变差。除了可用输红细胞缓解的贫血症状,患者还经常出现反复感染和出血等并发症。支持性治疗的预期寿命通常是 1～2 个月。然而,一项研究显示,每周使用低剂量阿糖胞苷和硫鸟嘌呤,持续至少 6～10 周的治疗方案,可使大多数患者缓解长达 2 年,在此期间不需要输血小板和红细胞。这种治疗的耐受性很好,而且适合门诊姑息性治疗。

七、生命末期前姑息性化疗作用的总结

上述研究的客观评估,有些令人失望。虽然,不只一项研究显示,治疗可使临床症状发生真正的戏剧性逆转,但是,对于这种晚期肿瘤患者抱有这样的期望,是毫无疑问地不切实际。现在有研究证实,医师和患者过于乐观地相信,姑息性化疗能消除对死亡的焦虑,并持有能控制癌症的信念。然而,随着越来越多的关注集中在化疗对缓解症状的效果,显然应该更加发现有助于生命末期患者整体的舒适度的治疗。虽然应该谨慎,但数据表明,对于某些特定的恶性肿瘤患者,有时,化疗不失为一个恰当的姑息性干预措施。生命末期关怀和姑息性治疗团队有义务使自己以及患者和其家属,明确规定姑息性化疗的治疗目标。积极的支持性治疗常可缓解症状,其疗效较化疗好,毒性小。总体考虑必须结合患者的体能状态、资源和意愿,以与患者的需要和意愿一致的方法处理毒性反应。

第二节　姑息性放疗

一、引　言

与化疗相比,放疗的姑息性治疗作用非常明确。适当的放射治疗可以有效地控制局部恶性病变所引起的疼痛、出血或梗阻的症状。当考虑用姑息性放疗治疗生命末期患者时,生命末期关怀和姑息性治疗的临床医生,应记住第 18 章所列的介入性治疗的原则,因为这些因素在决定干预治疗的疗效中有极重要的作用。

(一)放射治疗的概述

放射治疗可治疗多种不同的肿瘤。其主要作用是电离辐射时,破坏肿瘤细胞的 DNA,如光子束,可打击细胞核内的遗传物质。

这种基因损伤导致癌细胞繁殖变慢,甚至中止。如果充分损伤了遗传物质,辐射本身就可杀死细胞。因为所有癌细胞不断繁殖(s 期),在繁殖期的癌细胞易受辐射损伤,而在繁殖期的 DNA 更易受损伤。此外,癌细胞通常无法像健康细胞一样,以聚合酶与其相关酶的方式修复损伤。

历来,辐射以两种方式中的一种发放。近距离放射疗法是辐射治疗的放射性源,放置在需要治疗的区域内或附近。通常用于治疗头颈部癌症、前列腺癌和宫颈癌。在外照射放疗(EBRT)中,直线加速器可产生高能电子束的亚原子粒子。辐射束是从几

个角度辐射到肿瘤,使肿瘤能吸收到比周围的健康组织更多的剂量。可减少健康组织的损伤,有助于预防放疗的不良反应以及预防肿瘤复发。除了传统的提供线性加速器的外照射放疗,还有更新的技术,其中包括立体定向放射外科(或射波刀放射外科)和伽玛刀放射外科。有别于传统外照射放疗,可通过磁共振成像等技术(MRI)和计算机断层扫描,更精确地确定目标区域。例如,伽玛刀放射外科治疗脑瘤,结果很好;而传统的外照射放疗,照射野可能太大。

测量辐射的国际标准单位是戈瑞(Gy)。一戈瑞是指 1kg 物质吸收一个焦耳的电离辐射。总剂量是指患者身体接受放疗辐射的总量。一个典型实体肿瘤的治愈总剂量可能为 60～80Gy。姑息性放疗的总剂量通常较少。治愈性放疗的总剂量不能一次性应用,因为一次性的剂量毒性非常强,在许多情况下可致命。相反,总剂量要在一定时间内分次、小剂量地给予。需要小剂量分次放疗有几个非常重要的原因:可使受辐射损伤的健康细胞修复,虽然肿瘤细胞往往无法修复,但可使肿瘤细胞在下一个放疗周期更敏感。放疗周期的设定,使肿瘤细胞在放疗周期内处于抗放射性的细胞周期,到下一个放疗周期前,转化为处于细胞周期的敏感期。此外,一些肿瘤细胞由于缺乏血供慢性缺氧,具有抗放射性,如果它们在放疗间期再氧化,到下一个放疗周期,可恢复对放疗的敏感性。

由放射肿瘤学家和接受专门培训的放疗医师执行和监督评估、评定和治疗。通常，患者在诊所里接受评估，然后制定放疗方案或模拟治疗。患者躺在直线加速器里的一个适当的位置，在皮肤上标记出放疗准确的位置。患者的头部使用一种特殊的热塑性面具固定，这种模具模拟患者的头和脸的形状。然后计划疗程，包括总剂量和放疗周期的次数。一次放疗剂量本身是无形的、无声的、没有痛苦或任何感觉。

（二）放射治疗的不良反应

放射治疗的不良反应一般分为急性和晚期。急性的不良反应（表 19-2）往往发生在放疗的数天内，是由于健康组织损伤所致。急性不良反应通常在疗程完成后很快消失，不产生持久的影响。当患者接受了多个疗程，即使每个疗程放疗的剂量很小，急性反应也会被延长。晚期或迟发效应通常在 6～12 个月不会出现（表 19-3），但一旦发生便是灾难性的，对身体的损伤是不可逆的。这些迟发效应的并发症往往由单次高剂量的放疗所致，为避免严重的放疗毒性反应，基本措施就是将放疗的总量分次给予。

表 19-2　放射治疗的急性不良反应

不良反应	治疗
红斑和皮肤破损	氢化可的松/伤口护理
脱发	保证可再生长
恶心、呕吐	止吐治疗
腹泻	预防，止泻药
排尿困难	摄入液体，苯基偶氮二氨基吡啶
黏膜炎	局部麻醉，治疗鹅口疮
疲劳	安慰，情感支持

表 19-3　大剂量放射治疗的迟发反应（6～12 个月）

器官	潜在的影响
皮肤	萎缩，纤维化，毛细血管扩张，坏死
胃肠道	狭窄，毛细血管扩张，出血，穿孔，吸收不良，肠炎，结肠炎，直肠炎
膀胱	少尿，血尿，尿道狭窄，瘘
口咽	黏膜萎缩，毛细血管扩张，出血，龋齿，坏死
肺	肺炎，纤维化
中枢神经系统	脊髓炎，坏死
眼	白内障，眼干，眼睑内翻，眼睑外翻

因此，只要患者的预后超过 6 个月，放射肿瘤学家为病人制定治疗性、长期改善性或姑息性的治疗方案时，需要将高的总辐射剂量分多个疗程给予，避免晚期毒性反应。

二、终末期患者的放射治疗

正如上文所述，对晚期癌症患者，姑息性放疗显然可以有效地控制症状。然而，对于任何介入性姑息性治疗，临床医师必须仔细地为每个病人考虑最大限度地提高放射治疗有效的机会。

例如，患者的功能状态与放疗疗效的程度和持续时间相关。与功能状态好的患者相比较，功能状态差的患者往往疗效不佳，疼痛缓解持续时间短。疲劳的程度是另一个需要考虑的关键因素，疲劳是一种常见的，几乎普遍存在的放射治疗的不良反应。因此，当因原发病已经非常疲倦的患者，放疗一个疗程的净效应可能使全身状态更差，而不是症状改善。最后，切记研究已证实只有疗程在 2～4 周的放疗才有效。基于上述因素，只有预期寿命超过 1 个月以上的患者，才可进行姑息性放疗。

关于治疗方案，要考虑到接受生命末期关怀的患者的预期寿命不超过 6 个月。因此，与接受治疗性或长期改善性治疗的患者不同，生命末期患者很少会出现放疗的延迟不良反应。许多情况下，治疗方案被称为少疗程放疗，允许减少放疗疗程数，增加放疗剂量。因放疗次数减少，患者到放疗中心的次数也相应减少。患者也可避免需每天乘汽车或救护车到放疗中心的奔波所带来的疲倦，而是可以花更多的时间做他或她想要做的事情。放疗次数的减少可降低急性不良反应的风险。最重要的是，因为放疗需要治疗 2～4 周方见效，治疗完成越早，症状缓解越快。显然，尽快起效对所有患者都至关重要，特别是对那些已没有时间奢侈地等待起效的患者。

2004 年的一项调研显示，大多数生命末期关怀专业人员感到，在晚期癌症患者的姑息性治疗中，放疗非常重要。然而，根据数据显示，在这些接受生命末期关怀患者中，接受放疗的患者不到 3%。阻碍姑息性放疗最常见的原因，包括：生命末期关怀患者的预期寿命短、转运困难、放射治疗的成本高，以及放射肿瘤学家与生命末期关怀/姑息性医学医师之间的缺乏专业知识的交流。高分次剂量治疗模式或单次放疗方案，可能会解决大多数的问题，最后一个问题除外。放射肿瘤学家常纠结于的困境是：如果病人的寿命比预期时间长，大剂量照射的高分次剂量治疗模式可能造成延迟毒性反应，摧毁患者的体质。因此,他们不愿意使用高分次剂量治疗模式。许多年前,一项对 2500 名美国放射和肿瘤治疗学协会成员的调查研究显示,90％的医师提倡传统多疗程放疗方案。虽然大多数传统疗程放疗方案的提倡者是老年放射肿瘤学家,在非学术、私人、社区医疗实践机构的工作人员,但是这带来的问题是,如何在放射肿瘤学家和生命末期关怀/姑息医学医师之间实现信息共享,以一个公平方式给晚期癌症患者,获得最优化的放射治疗。

需了解放射治疗及其在生命末期关怀中所起的全部作用的基本知识,姑息性放疗的特殊适应证列于表 19-4。

表 19-4　姑息性放射治疗的适应证

骨转移继发的骨痛
即将发生或进展期的脊髓压迫造成的背痛
脑转移瘤相关的神经功能障碍
原发性或转移性肺肿瘤引发的咳嗽、咯血、呼吸困难、疼痛
有症状的上腔静脉梗阻
阻塞性肿瘤所致的恶性吞咽困难
疼痛性肝肿大
盆腔肿块造成的疼痛、梗阻、出血
巨大脾脏造成的症状
葡萄膜转移癌造成的视觉障碍

(一)骨痛

1. 外放射治疗　骨转移性疼痛异常剧烈,是姑息放疗最常见的指征之一。放疗后有 50％～80％的患者症状改善,症状完全消失的患者多达 35％。疼痛缓解多在治疗后 2 周起效,最大缓解高峰在治疗后的 4～6 周。

早在 19 世纪 80 年代初开始,一系列的大型试验,对比了每个疗程照射剂量为 8Gy 或 10Gy,分 2～3 周完成,标准疗程照射的总量为 30～35Gy 的疗效。这些研究综述表明,疼痛缓解的持续时间在单一疗程和多疗程治疗两组之间没有显著差异。70％的患者疼痛缓解持续 3 个月,37％的患者持续 6 个月,20％的患者持续 12 个月。单剂量有效性的研究表明,单次剂量 8Gy 放疗比单次剂量 4Gy 缓解疼痛的效果好,提示推荐的照射剂量应为 8Gy,作为最佳的最低单次剂量。

最近,一项肿瘤放射治疗组(RTOG)前瞻性随机试验,入选超过 900 名乳腺癌或前列腺癌伴骨转移的患者,对比 30Gy 分 10 次疗程和 8Gy 单次疗程的疗效。同样,两组的 3 个月疼痛缓解率没有显著差异,疼痛完全消失的比率分别为 15％(8Gy 组)和 18％(30Gy 组),疼痛部分缓解率分别为 50％(8Gy)和 48％(30Gy)。在 3 个月时,1/3 的患者不需要镇痛药,有意义的是 30Gy 组的毒性(17％)多于 8Gy 组(10％)(Hartsell et al.,2005)。

基于上述及其他研究,美国放射学学院(ACR)最近建议,并作为"骨转移瘤治疗指南"的一部分,"较短的放疗方案,比如单次疗程,有利于存在预后不良因素的患者"(尤其适用于生命末期患者)。他们为此建议列举了 4 个理由:单次疗程易被体质状态差的患者耐受;单次疗程和多次疗程治疗的 3 个月反应和生存期相似;这些具有预后不良因素患者的中位数生存期不到 6 个月;一个疗程后的再治疗可以作为定期减少肿瘤负荷的一种手段;单次放疗性价比佳。然而,他们也注意到了可能累及相邻的结构如喉、食管和胃的毒性风险,虽然单次放疗应当用于治疗非脊柱转移肿瘤,但应避免用于脊椎病变(Janjan et al.,2009)。

2. 全身放射性同位素治疗　全身放射性同位素也能有效地治疗骨转移的疼痛,据报道,在乳腺癌或前列腺癌患者中,可使 60％～80％的患者有效地缓解骨转移引起的疼痛,持续时间超过 6 个月。因为可以在门诊给予一次静脉注射,也方便管理。其主要优势是选择性限制了正常组织的吸收,从而减少毒性反应,理论上增加了治疗比例。因此,全身放射性核素治疗,可能也适用于已接受大范围外部照射治疗(EBRT)的患者。然而,以前已进行过大剂量化疗的患者,再接受同位素治疗,有骨髓抑制的风险,包括严重的血小板减少症。全身放射性同位素对溶骨性病变几乎无效,骨扫描没有放射性核素吸收。因此,应该通过核素骨骼扫描评估是否适合放射性核素治疗。尿失禁不能遵循放射性安全事项,严重肾功能不全,同样是放射性核素治疗的禁忌证,因为放射性核素必须通过肾脏排泄。

当今,最常用的两个放射性同位素是[89]锶和[153]钐。锶的局限性之一是缓解疼痛需要大约 4 周,据报道钐缓解疼痛仅需要 2 周。这两种制剂都可致潮红反应,以及在治疗的第一个 24～48 小时有短暂的疼痛增强。应该告知患者可能发生的不良反应,并给予额外剂量的镇痛药以控制严重程度增强的疼痛。因为[89]锶控制疼痛起效时间相对长,大多数准备放疗的生命末期患者,因前期治疗已发生了显著的骨髓抑

制,所以,放射性药物对生命末期患者的作用有限。

3. 双膦酸盐类药物　虽然双膦酸盐是药物治疗,而不是以放射的形式治疗,但是由于它们可用于治疗骨痛,所以将它们列入本节讨论。现在,此类可用的药物有很多,包括:注射用氨羟二磷酸二钠、唑来膦酸、伊班膦酸盐和口服的伊班膦酸盐、氯膦酸盐(在 2009 年,口服的氯膦酸盐在美国仍不可获得)。它们主要是用于治疗伴广泛骨骼转移的乳腺癌、多发性骨髓瘤、前列腺癌患者。主要指征是,通过减少破骨细胞活性,减少继发肿瘤转移所引起的骨破坏。这些药物已被证明可减少继发于骨转移所引起的各种"骨骼相关性事件"的风险,包括病理性骨折和血钙过多。已证实,这些药物也可适当地控制骨痛,尽管当前的指南建议,它们应该只能用于对适当镇痛药物和放射治疗无效的患者。

关于双膦酸盐对生命末期患者治疗作用的多数研究中的大多数患者的预后,比通常对生命末期患者的预期好。一篇关于磷酸盐对乳腺癌作用的综述(Gainford,2005),特别地指出双膦酸盐的疗效表现有时间依赖性,仅在治疗开始 6 个月后显示疗效。然而,尚无用这些药物治疗预后差患者的正式研究,似乎可以合理地推论,如果有的话,在生命末期关怀的患者使用这些药物,获益也有限。在另一方面,可想而知,已接受并受益于双膦酸盐的患者,应将此类药推荐到生命末期关怀和姑息性治疗计划,希望继续接受这种药物治疗,以期减少转移性骨疾病并发症的风险。再者,尚无评估双膦酸盐的最佳治疗时间,或对预后不佳的患者使用双膦酸盐的潜在获益的正式研究,因此,是否应该继续使用这种药物,应根据每个患者自身基础和第 18 章所讨论的一般原则决定。

4. 背部疼痛和脊髓压迫症　脊椎是最常见的肿瘤骨转移部位。由于硬膜外的肿瘤生长,5%癌症患者发生脊髓压迫,在美国估计每年有 20 000 例患者受累。最常见发生脊椎转移的肿瘤是淋巴瘤和乳腺癌、肺癌及前列腺癌。

剧烈背痛是最常见的症状。疼痛的特征是逐步加重和难以缓解,通常平卧时加剧。可以将患者从睡眠中痛醒,尽管患者已经使用了适当剂量的阿片类镇痛药,疼痛始终持续。疼痛通常可以通过脊椎触诊定位。病情进展有时非常剧烈和迅速;患者可能会失去运动功能和出现感觉功能障碍,包括麻木、感觉异常或丧失触觉。可能发生自主神经功能障碍,包括尿和大便失禁。鉴别诊断包括硬膜外或硬膜下脓肿、血肿、椎间盘突出、癌性的脑膜炎、辐射或

化疗所诱导的脊髓病,以及脊髓髓内转移。

诊断的工作流程应该包括完整的体格检查和神经系统检查,脊柱的放射平片和完整脊柱的磁共振,因为可能有多个水平的脊髓压迫。如果行磁共振(MRI)检查,很少需要做对比脊髓造影术。

经放射治疗,近 80% 的初诊时尚能行动的脊髓压迫患者,在完成治疗后仍可保持活动。不幸的是,只有个别患者得到早期干预。一系列研究报道显示,在放射肿瘤学专科初诊的患者中,有 78% 的患者就诊时已经不能行走。已经截瘫的病人不大可能使神经恢复,然而,他们可能需要治疗以缓解疼痛。通常,一旦怀疑有脊髓压迫,就需要开始用地塞米松(首先静脉使用 10mg,然后每 6 小时口服 4mg),在以后的放射治疗过程中持续使用。放射治疗的疗程结束后,如果可能的话,地塞米松将逐渐减量和停用,以避免类固醇的毒性反应。一般不推荐手术减压,特别是有全身难治性疾病并已到终末期的患者,除非脊髓病变不稳定、脊髓受骨骼压迫,或者以往失败的放射治疗等极少数情况,患者的整体情况和预后可证实手术干预的合理性。即便如此,也应该牢记状态不佳,尤其是生命末期关怀的患者,手术预后不良,死亡率高。

治疗范围应包括病变上下的椎体。尚无数据支持使用单疗程大剂量的放射治疗脊柱压迫,就像上述骨痛一节所描述,这种疗法可能对邻近组织如喉、食管和胃产生毒性,美国放射学院不建议对椎体使用单疗程大剂量放疗。

尽管脊髓压迫是神经科的急诊,临床医师必须给予患者个性化治疗。放射治疗不适用于濒死患者。不适当的放疗可能产生比瘫痪更严重的后果,包括加速死亡。尽管医师本意良好,但是功能状态很差,尤其是已不能行走的患者,不可能从放疗中获益。

5. 即将发生的病理性骨折　在病理骨折的预防和治疗中,放疗主要为手术固定起辅助的作用(见第 18 章)。在 X 射线片上,疼痛性病变的大小超过 3cm 或管状骨皮质的损伤至少约 50%,在放疗之前应考虑手术固定。通常,为了防止肿瘤导致的骨溶解,允许新骨合成,建议术后放射治疗。通常的剂量是 20Gy 分 5 个疗程,虽然单剂量放疗也可能有效。因体质差或生存期短,无法手术的患者,单疗程放疗可能会减轻疼痛,如上所述,使用体重支撑设备或固定患肢,可以减少骨折的机会。

(二)大脑恶性病变

由于可能给精神状态、体质功能和总体生命质

量带来严重的不良后果,进展性脑转移可能对患者和他们的照顾者都是灾难,即使面对已有广泛的、治疗无效的转移性癌症的患者。由于组织损伤和颅内压增加所导致的症状,可能包括厌食、恶心、呕吐、疲劳、虚弱、嗜睡、混乱、头痛、记忆力减退、精神状态的改变、精神疾病、局部障碍、癫痫及昏迷。然而,晚期疾病患者的脑转移常表现为多发病灶,而不是单一病灶。而且残疾的程度往往与肿瘤的大小不成比例。

新发或复发孤立的脑转移瘤,并且无颅外肿瘤的证据,手术切除或立体定位放射外科,有时是可选择的疗法。然而,对于不具备上述条件的难治性、晚期肿瘤,这些治疗方法均不适合生命末期关怀患者的治疗。事实上,已证实对于孤立的脑转移瘤合并活动的颅外病变,手术加放疗并不优于单独放疗。

全脑放疗可有效地减轻70%～90%的孤立或多发脑转移瘤患者的临床症状,可使75%～80%的患者的神经精神状态,在剩余的生存时间里改善或稳定。20Gy 5个疗程是非常有效、持久的治疗方案。单次10Gy超短疗程,在神经症状完全消失率和症状持续缓解这两个方面,均占劣势。

全脑放射治疗的急性毒性反应,通常局限于头皮的红斑、干燥、脱屑和脱发,应常规同时使用糖皮质激素治疗。颅脑放射治疗后期的不良反应,包括痴呆症,对于生命末期患者,已不再重要。

对于一些转移性脑瘤、全身病变严重及预期寿命只有几周的患者,最好的姑息方法可能是避免放疗,使用如糖皮质激素和抗惊厥药物以控制症状等药物的支持措施。在事实上,糖皮质激素对症状无效的转移性脑瘤患者,损伤可能是不可逆的,不太可能从诸如放疗等更激进的治疗措施中获益。

(三)肺部恶性病变

原发性或转移性胸内肿瘤的患者,可能表现为逐步加重的局部症状,包括胸痛、咳嗽、咯血、呼吸困难、吞咽困难、嘶哑、疲劳和焦虑。外部照射放疗广泛用于控制症状,值得庆幸的是,最近的一些研究支持高分次剂量方案。特别是16Gy或17Gy分两个疗程的方案,与传统20～25Gy疗程一样,能缓解患者症状,但生存期无改变;此外,不良反应少。改善的症状包括:呼吸困难、咯血、咳嗽和疼痛,控制症状通常可持续到50%的剩余生存期。外部放射可能是,在激光治疗、光动力治疗和(或)支架术等内镜干预措施后,有用的辅助技术,这些疗法都可以快速缓解症状。

胸腔内实质性病变可能会导致上腔静脉受压。与实质病变相关的症状,包括呼吸困难、端坐呼吸、咳嗽、声音嘶哑、声带麻痹、吞咽困难、胸痛和晕厥。典型的体格检查结果,包括呼吸急促和心动过速、颈部和手臂静脉固定性扩张、胸壁侧支循环扩张、发绀、面部充血,结膜、面部和上肢水肿,颅内压增高。尽管传统上,上腔静脉阻塞综合征被视为急症,但通常发病是渐进性的,只有很少数发病迅速并发展到危及生命。然而,发病急剧者通常疗效不佳。

快速处理上腔静脉阻塞综合征,包括使用氧气、利尿药和抬高头部。糖皮质激素常被使用。传统的放射治疗方案是20～30Gy分5～10个疗程,但是有证据表明,24Gy的3个疗程,每周8Gy共3周同样有效。虽然放射治疗是上腔静脉阻塞的标准治疗。最近的研究建议血管内支架也是一个可行的选择(见第18章)。

(四)恶性肿瘤导致的吞咽困难

严重的晚期食管癌患者,除了放疗,姑息性治疗包括皮质类固醇、化疗和内镜手术,单独或联合使用。外照射放疗有效、无创,但4～6周后才起效。因此,放疗不适用于预期寿命少于一个月,或者功能状态严重受损的患者。

近距离放疗法能更快速地缓解症状,与外照射放疗联合应用于身体状态良好的患者,疗效更持久。对预期寿命少于3个月的患者,通常近距离放射治疗有效。外照射放疗可增强激光内镜治疗恶性吞咽困难的疗效,减少为维持终身缓解,而需再次行内镜治疗的必要性。然而,尽管最佳的姑息性治疗恶性吞咽困难的方案尚待确定,自膨胀金属、覆膜支架(在第18章中讨论)可能是一个有效的选择,预计超过95%的病例能快速起效和成功地缓解症状。

(五)疼痛性肝肿大、盆腔软组织实质性包块和其他适应证

由于肿瘤转移到肝脏引起包膜膨胀所致的疼痛,完成全肝放射治疗可以使75%～90%患者的肝痛缓解。在治疗后的10～12d(中位时间),大约一半患者的疼痛可完全缓解。每次2～3Gy共10个疗程,治疗后患者的预期寿命为4～6个月,平均疗效持续时间约3个月。不良反应相对较小,20%的患者出现恶心和呕吐。虽然理论上可能出现晚期肝脏毒性,但对预期寿命短的患者已不重要。

复发性妇科和结肠直肠癌往往导致盆腔疼痛、阴道或直肠出血和分泌物。单剂量(10Gy)骨盆照射可以有效地缓解疼痛或出血症状。这种方法也能

有效地缓解化疗无效的卵巢癌患者的疼痛和出血症状。通常的不良反应主要是腹泻。有证据表明，以一个月的间隔重复两次同等剂量的治疗能增加疗效，但是在那些存活时间比预期长的患者，很可能会产生晚期的肠道毒性反应，包括严重腹泻。这种不良反应大约发生在治疗后的 9 个月。

晚期患者，难治性骨髓和淋巴组织增生性疾病，可能出现严重的脾大。症状包括严重间歇性腹痛、脾功能亢进、门脉高压症、"胃挤压"综合征、高输出量的心力衰竭。90% 的患者经过超过 5Gy 多疗程的脾照射，能有效地缓解疼痛，并持续几个月，使脾大减少 60%。先前的脾梗死灶和继发的纤维化常常限制使脾脏体积减少的反应。

广泛转移的乳腺癌、肺癌、前列腺癌患者，可能发生继发于肿瘤转移到了眼色素层导致的视力丧失。因为即使到生命末期时，保护视力也是非常重要的生活质量问题。眼色素层的肿瘤转移也应考虑姑息性放疗。大多数患者对短期、多次疗程的外照射放疗有效，照射中尽量减少晶状体的暴露，可使视力改善或稳定。

参 考 文 献

Matsuyama R, Reddy S, Smith TJ: Why do patients choose chemotherapy near the end of life? A review of the perspective of those facing death from cancer. J Clin Oncol 24:3490-3496,2006.

Shanafelt TD, Loprinzi C, Marks R, Novotny P, Sloan J: Are chemotherapy response rates related to treatment induced survival prolongations in patients with advanced cancer. J Clin Orthod 22:1966-1974,2004.

Tannock IF, de Wit R, Berry WR, et al: Docetaxel plus prednisone or mitoxantrone plus prednisone for advanced prostate cancer. N Engl J Med 351(15):1502-1512,2004.

Cross CK, Berman S, Buswell L, et al: Prospective study of palliative hypofractionated radiotherapy(8.5 Gy 3 2)for patients with symptomatic nonsmall-cell lung cancer. Int J Radiat Oncol Biol Phys 58:1098-1105,2004.

Gainford MC, Dranitsaris G, Clemons M: Recent developments in bisphosphonates for patients with metastatic breast cancer. BMJ 330:769-773,2005.

Hartsell WF, Scott CB, Bruner DW, et al: Randomized trial of short-versus long-course radiotherapy for palliation of bone metastases. J Natl Cancer Inst 97:798-804,2005.

Janjan N, Lutz ST, Bedwinek JM, et al: Therapeutic guidelines for the treatment of bone metastases: A report from the American College of Radiology appropriateness criteria expert panel on radiation. J Pall Med 12:427-431, 2009.

Kramer GW, Wanders SL, Noordijk EM, et al: Results of the Dutch national study of the palliative effects of irradiation using two different treatment schemes for non-small-cell lung cancer. J Clin Oncol 23:2962-2970, 2005.

Roos D, Turner S, O'Brien P, et al: Randomized trial of 8 Gy in 1 versus 20 Gy in 5 fractions of radiotherapy for neuropathic pain due to bone metastases(Trans-Tasman Radiation Oncology Group, TROG 96.05). Radiother Oncol 75:54-63,2005.

Senkus-Konefka E, Dziadziuszko R, Bednaruk-Mynski E, et al: A prospective, randomized study to compare two palliative radiotherapy schedules for non-small-cell lung cancer(NSCLC). Br J Cancer 92:1038-1045,2005.

Sundstrom S, Bremnes R, Aasebo U, et al: Hypofractionated palliative radiotherapy(17 Gy per two fractions) in advanced non-small-cell lung carcinoma is comparable to standard fractionation for symptom control and survival: A national phase III trial. J Clin Oncol 22:765-768, 2004.

Wong RKS, Wiffen PJ: Bisphosphonates for the relief of pain secondary to bone metastates. Cochrane Database Syst Rev(2):CD002068,2002.

Yuen KY, Shelley M, Sze WM, et al: Bisphosphonates for advanced prostate cancer. Cochrane Database Syst Rev (4):CD006250,2006.

第 20 章

心脏介入性治疗

Barry M. Kinzbrunner　　胡作英　译　孙静平　校

一、引　言

近年来,接受生命末期关怀和姑息性治疗的晚期心脏病患者越来越多,仅 2007 年一年,大约有 168 000例心脏病终末期患者接受生命末期关怀治疗。此外,于 2005 年,美国心脏病学院和美国心脏病协会(ACC/AHA)对成年人慢性心力衰竭的诊断和治疗的指南中,也推荐患有难治性心力衰竭的成年人在生命终末期,接受生命末期关怀或姑息性治疗等适当的干预措施。

生命末期关怀治疗的实施者所面临的挑战是,在这些晚期心脏病患者中,很多患者在患病早期就采用了各种各样的干预措施,患者及他们的医师们,认为这些干预措施有利于缓解症状,在有些患者可能延长寿命,即使是延长寿命的时间有限。例如,由于病情的需要,在远远没有达到生命末期关怀或姑息性治疗的标准前,安装了埋藏式自动复律除颤器的心脏病患者日益常见。这些患者中,有些是为了心律失常,或是用于心脏再同步治疗。此外,当充血性心力衰竭真正到达不可逆的程度时,患者经常使用静脉注射的正性肌力药,如果不是心脏移植的适应证,可能会选择植入心脏辅助装置以期达到改善症状的目的。许多患者在等待心脏移植期间,也需要生命末期关怀或姑息性治疗。姑息性治疗和生命

末期关怀计划旨在为移植前或移植不成功的病例提供治疗,因为并不是所有的患者都能移植成功。

因此,对于实施生命末期关怀和姑息性治疗的医护人员们,很有必要掌握这些心脏介入性治疗的相关知识以及如何处理已植入心脏装置的患者。

二、埋藏式自动复律除颤器

(一)背景

埋藏式自动复律除颤器是通过外科手术植入,电池供电的装置,它可以通过识别终止致死性的室性心律失常(例如室性心动过速和心室颤动),同时心腔内给予 40J 的电击来自动复苏患者。此装置最初在 1985 年获得 FDA 批准。植入埋藏式自动复律除颤器的指征包括:在接受最佳药物治疗后的纽约心脏协会心功能分级 2 级或 3 级、预期寿命超过一年,缺血或非缺血性心肌病左室射血分数低于 35%者、有过严重的室性心律失常或心脏停搏病史的患者,同时这些装置也适用于有心源性猝死家族史的高危患者,以预防猝死。

对埋藏式自动复律除颤器的研究表明,安装埋藏式自动复律除颤器可以提高伴有左心室功能障碍和严重室性心动过速或心源性猝死复苏后患者的生存率,而与是否合并冠状动脉疾病无关。此外,无论有无心律失常、心肌梗死后 30 天或以上、左室心脏

射血分数低于30%的患者,预防性植入埋藏式自动复律除颤器均可显著地提高生存率。

在一项比较植入埋藏式自动复律除颤器的患者和接受胺碘酮或安慰剂等抗心律失常药物治疗患者的生命质量的研究中表明,在最初的3～12个月中,装有埋藏式自动复律除颤器的患者心理满意度明显提升,但到30个月时消失,从而得出结论,埋藏式自动复律除颤器治疗,在30个月后,对任何可检测的降低生命质量的因素没有影响。尽管这些装置可以提高患者的生存率,但是文献报道明确地提示,埋藏式自动复律除颤器的电击会给患者带来明显的疼痛和焦虑。因此,一旦患者体验过埋藏式自动复律除颤器电击,其按月定期评估的生命质量将大幅度下降的结果,不足为奇(Mark et al.,2008)。下文将要讨论,有关这个发现与装有埋藏式自动复律除颤器的终末期心脏病患者有重要的相关意义。

(二)埋藏式自动复律除颤器的失活

尽管不可能要求生命末期关怀和姑息性治疗的医护人员,为患者植入埋藏式自动复律除颤器,但是由于这些装置的广泛应用,他们会被要求去治疗护理装有这些装置的患者。埋藏式自动复律除颤器电击导致的疼痛、焦虑和明确的生命质量降低的问题,对患者、家属及专业的医护人员最大的困难是,可否考虑停用埋藏式自动复律除颤器,如果决定停用,在疾病什么时候停用较为合适。因为在濒死的终末期患者,如果不关闭埋藏式自动复律除颤器,在垂死阶段一次或多次的电击会令患者非常不安,特别是当他们还是清醒状态时,也给他们的家属造成困扰。

互联网上护理学相关的博客曾报道,有关患者或家属在患者垂死时遭遇电击时极度痛苦经历的描述。这些报道被发表在2004年的一项回顾性研究所证实,并附加了27个患者家属描述亲人在生命最后一个月遭受电击的经历的记录,8名患者在死前几分钟内还遭受至少一次的电击(Goldstein et al.,2004)。

埋藏式自动复律除颤器自身失活的正式程序相对简单,第一步就是联系一位能解除此装置功能的技师。在某些情况下,患者本人需要了解相关信息,包括埋藏式自动复律除颤器的制造商及与厂家代表的联系方式,如果患者不知道这些信息,可以从帮他安置埋藏式自动复律除颤器的医生那里获得。另外一种情况,心血管医师办公室里直接有专业知识的医务人员和解除装置功能所需要的设备。在获得可以解除埋藏式自动复律除颤器的医嘱后,技师将会带着埋藏式自动复律除颤器的程控仪,到患者的家

中对除颤仪的程序进行必要的改变。在患者不想彻底使埋藏式自动复律除颤器失活,但电击又会带来极大的困扰的情况下,可以通过程控改变触发装置启动的参数。对患者,解除装置功能的过程是没有痛苦的,改变程控的过程,也不可能诱发室性心律失常,关于立即引起患者死亡的担心是毫无根据的。值得我们注意的是,如果患者的埋藏式自动复律除颤器同时具有起搏功能,解除复律-除颤功能后,并不会影响到起搏功能。

不幸的是,正如下文中所述,有时患者在遭受过一次电击后,希望使埋藏式自动复律除颤器失活时,技师不可能立即到达患者家中,特别是在夜晚或周末,在这些情况下,可以通过磁铁来临时地解除埋藏式自动复律除颤器的作用,磁铁可以通过抑制埋藏式自动复律除颤器感知室性心律失常,而不会发生电击。磁铁本身具有医学作用,在埋藏式自动复律除颤器中有很好的体现,关于不同埋藏式自动复律除颤器的敏感程度及需要多大的磁场强度的信息可以通过制造商获得,磁铁要一直用束带固定在自动复律除颤器装置表面的胸壁上,直到正式完成解除。

在患者终末期使埋藏式自动复律除颤器失活问题的最大挑战,是患者与家属以及医师们要有充分的沟通,在2004年的调查中发现,采访的100个家庭中只有27个对解除装置曾进行过讨论,其中的21个家庭决定解除装置,大多数要求在临死前几天或几小时解除装置的功能。其中仅有9个家庭在患者遭受电击后,讨论过对解除装置功能的事宜,9个家庭中,有6个家庭决定解除装置(Goldstein et al.,2004)。

2008年,两项关于患者和照顾他们的医师对自动复律除颤器失活态度的研究,进一步地证明患者与医师之间缺乏有效的沟通。在15个装有埋藏式自动复律除颤器的患者中,有些患者已经植入一年以上,其中有些已经体验过至少一次的电击,但没有人与他们进行过有关解除埋藏式自动复律除颤器的讨论,他们甚至不知道可以解除埋藏式自动复律除颤器的除颤功能,当他们知道可以使其失活的时候,大多数患者向医师表达了解除装置除颤功能的意愿,同时有一位患者认为解除装置功能等于是"自杀行为"。虽然,患者表示对电击的担忧和了解更多信息的愿望,但所有患者还是坚信这些装置的功能对他们是有利的(Goldstein et al.,2008:7)。

在一项包括对12名医师的采访研究中,采访了4名电生理专家,4名心脏病学专家和4名药学/老

年病学专家。尽管很多医师了解在晚期患者治疗的计划中,应该包括关于埋藏式自动复律除颤器解除除颤功能的讨论,但是他们承认很少这么做。他们认为埋藏式自动复律除颤器装置的性质与其他生命末期关怀治疗的决策不同。关于解除埋藏式自动复律除颤器功能缺乏有效沟通的主要原因包括:埋藏式自动复律除颤器本身很小,不引起注意而未能引发讨论,缺乏与患者之间的联系,以及患者自身对放弃治疗的担忧(Goldstein et al. ,2008:2)。

另外一项关于调查专业的医护人员如何看待解除埋藏式自动复律除颤器的伦理道德学研究显示,52%认为这些装置是"支持生命的装置,但仅有2%的受访者认为解除装置功能等同于安乐死或协助自杀"。然而,89%以上的受访者认为患者对电击不恰当的恐惧,或是对电击的忍受性差(Goldstein et al. ,2008:2)。

尽管这些研究是医护人员与终末期患者及家属对埋藏式自动复律除颤器失活的讨论是一个好的开始,但目前仍存在问题,应该将主持此种讨论定为生命末期关怀和姑息性治疗专业人员的责任。因此,国家生命末期关怀和姑息性治疗组织发表一项关于治疗装有埋藏式自动复律除颤器的生命末期患者的声明。此声明包括了指南(列于表 20-1),此指南有助于生命末期关怀和姑息性治疗的医护人员,教育患者和家属对埋藏式自动复律除颤器失活的性质、生命晚期关闭埋藏式自动复律除颤器的影响,以及在什么情况下选择使埋藏式自动复律除颤器失活等方面有更好的认识。同时,这些指南也保证了专业医护人员,当患者或家属提出正式或紧急停用埋藏式自动复律除颤器时,做好准备。

三、起搏器

(一)背景

起搏器已被广泛使用多年,估计每年至少植入600 000台。植入起搏器的指征是各类缓慢性心律失常,以及难治性心房颤动经射频消融术后。对于NYHA心功能3级或4级、左室射血分数小于35%或已有心室不同步的证据[QRS间期大于120ms和(或)左束支传导阻滞]的患者,双心室同步起搏的再同步化治疗,可提高心排血量。至少有一项研究证明,可以改善患者的生命质量,提高活动耐受性及减少症状。

(二)起搏器的失活

与埋藏式自动复律除颤器一样,生命末期关怀

或姑息性治疗的医护人员极少面对入院后需要植入起搏器的患者。但有一种情况例外,有极少数难治性心力衰竭患者,心血管专家会认为心脏的再同步治疗会使其症状改善,此种情况,一般要根据患者的短期预后考虑其价值,症状改善的机会以及患者预期治疗的目标。

表 20-1 美国国家生命末期关怀和姑息性治疗组织对有埋藏式自动复律除颤器患者的指南

所有植入埋藏式自动复律除颤器的患者,在入院时应有正确的记录
当植入埋藏式自动复律除颤器的患者入院后,应尽早向病人及生命末期关怀的医务人员详细解释在生命末期过程中除颤器可能继续释放电脉冲
当植入埋藏式自动复律除颤器的患者入院后,应尽早告知患者及生命末期关怀的医务人员自动复律除颤器可以失活
应该教育患者及其家人、生活照顾者和医务人员自动复律除颤器失活不等于自杀或协助自杀,也不会加速死亡
应该告知患者及其家人、生活照顾者和医务人员有关自动复律除颤器失活的所有信息和失活的方法
关于自动复律除颤器验证的知识,对有关人员的教育、治疗目的的讨论及有关自动复律除颤器可能发生的事项均应顺利地融入生命末期关怀和姑息性治疗的实践

终末期患者可能要求使起搏器失活。这种要求至少部分源于患者及家属错误的认为,在患者濒死状态下起搏器将持续地维持心脏搏动,延长患者死亡进程,因而增加患者及家属的痛苦。这种观念明显是错误的,起搏器的失活很少会导致患者立即死亡,即使是100%依赖起搏器的患者,在濒死状态常常表现为心动过速,而不需要起搏功能。然而,与埋藏式自动复律除颤器不同的是,起搏器的失活会给患者带来即刻的不良反应,例如由于心动过缓引起的疲劳、眩晕及呼吸困难等症状,或进行性心力衰竭。

在评估起搏器失活的专业伦理问题的研究中,证明了上述的负性后果。此研究中63%的参与者认为起搏器的失活与埋藏式自动复律除颤器的失活在伦理道德层面上有差异,大约有90%认为起搏器有维持生命的功能(埋藏式自动复律除颤器:52%),有18.5%认为移除起搏器等同于安乐死或协助自杀(埋藏式自动复律除颤器:2%)(Kahn,2006)。

关于失活技术,老式起搏器的失活类似于上文提到的埋藏式自动复律除颤器的失活方式,可以通

过磁铁使其失活,而新型起搏器是屏蔽磁场的,需要介入性心脏病专家或其他技术处理。当有移除起搏器的需求时,是否决定实施,重要的是需与患者及其家属对治疗目的及起搏器的失活进行充分沟通。

(三)电池的置换

所有的心脏装置,包括起搏器和埋藏式自动复律除颤器,都是电池供电的自我维系的单位。目前,大多数的起搏器电池可以维持5～8年,而埋藏式自动复律除颤器一般是3～5年(这种持续时间会受到将来技术的改变而变化)。脉冲发生器与心脏连接的导线更耐用,可使用20年或更久。起搏器更换电池是外科的小手术,主要包括移除旧电池,将新电池的脉冲发生器重新连接到原来同一导线上。这个手术通常在局部麻醉下实施,可用镇静药但患者保持清醒状态;埋藏式自动复律除颤器换电池时,为确保装置的功能是否正常,需要做电击测试,因而需用使患者失去意识的镇静药。

由于不同的原因,植入心脏装置的终末期患者,即使知道电量已明显不足也不需要更换电池。影响是否更换电池决定的主要因素包括:患者当前的医疗条件、短期的预后、患者对手术的耐受程度以及起搏器停止工作后心源性症状加重的危险,当然,还有患者的治疗目标。

四、左心室辅助装置

左心室辅助装置是植入在左心室和主动脉之间的机械泵,用以辅助衰竭的心脏。它的电脑控制器和供电部分在身体外,需要每晚充电。它最主要的作用是维持心脏功能,以便患者能过渡到心脏移植。然而,最近发现左心室辅助装置的另一个用途是用于非心脏移植适应证的顽固性心脏病,心脏病文献中称之为"最终治疗(destination therapy)"。

在一项评估左心室辅助装置对非心脏移植适应证心脏病患者作用的主要研究发现,与"最佳药物治疗"相比,左心室辅助装置可明显提高患者1年和2年的生存率(1年生存率为52%对25%,2年为23%对8%),然而,左心室辅助装置治疗的患者中,感染、出血及卒中的发生率是药物治疗组患者的2倍。

由于左心室辅助装置治疗患者的发病率及病死率很高,它在生命末期关怀及姑息性治疗中的使用受到极大的限制。然而,就像其他类似的治疗措施一样,终末期患者的医护人员应该评估像左心室辅助装置这一类设备在个别患者中的疗效,权衡患者目前的医疗条件及需要,当然,最重要的还是患者达到预期的治疗目标。

五、非口服的正性肌力药

正性肌力药可以增加心脏的收缩功能,对急性或慢性心力衰竭患者产生有利的血流动力学作用。这些药物可以暂时性地改善心脏功能以过渡到心脏移植,此外,虽然没有强有力的证据,但静脉输注正性肌力药,可以改善非心脏移植适应证的严重心力衰竭患者的临床症状和功能状态,降低住院率,虽然,在不同的报道中,其病死率为40%～95%。接受生命末期关怀和姑息性治疗的患者(至少部分患者),用胃肠外正性肌力药是合适的,至少使用药物后症状得到改善的患者应继续应用此类药物。

此类药中最常用的是多巴酚丁胺或米力农,药物的用量不同,尽管有增加死亡的风险,但在家中或门诊有用间歇性输注此类药的趋势。一项关于评估难治性心力衰竭患者间断性输注正性肌力药物效果的研究表明,73名患者中有44名在输注若干次后症状改善,不需要输注正性肌力药,并且在此后201～489天,也不需要急诊或住院。在研究期间,有18例患者死亡,4例患者需要连续地长期输注以改善症状,6名患者由于各种原因退出研究(Lopez-Candales et al.,2004)。

只要患者愿意承受增加猝死的风险,对于难治性心力衰竭患者在门诊间断静脉输注正性肌力药可以作为一种姑息性治疗。在生命末期关怀和姑息性治疗计划中,如果要提供此项治疗措施,需要确保患者和家属获得相应的教育,患者的选择要基于其治疗目标,也要培训相关的医护人员如何管理此类患者。

六、心脏移植

关于生命末期关怀和姑息性治疗项目对等待心脏移植的患者的作用,一直是大家争论的热点。支持方认为这些患者中并不是所有患者都能活到可以接受心脏移植。所以他们在等待移植期间需要支持治疗,患者可能在心脏移植之前死亡,而应该被适当地治疗。另一方面,反对方则认为那些想要得到心脏移植的患者,与生命末期关怀和姑息性治疗的哲理不同。

从另一角度看,生命末期关怀或姑息性治疗的计划是否适合于等待心脏移植的患者,需要根据每个患者的预期治疗目标决定。对于主要想减轻症状的患者,他们愿意接受心脏移植但需等待供体,并明确表明在等待心脏移植期间,不想因为反复心力衰竭重复住院;或曾因心脏骤停复苏后的患者,接受生命末期关怀和姑息性治疗是合理的选择。然而,另外一些等待心脏移植的患者,在等待期间愿意接受任何治疗措施维持生命,包括再入院、心肺复苏和机械辅助装置;对此类患者,更合适的医疗环境应该接受传统的治疗措施,而不是生命末期关怀和姑息性治疗。

当遇到心脏移植、非口服的正性肌力药、心脏辅助装置、起搏器和(或)埋藏式自动复律除颤器等问题时,应该以患者期望的治疗目标,以及在生命末期关怀和姑息性治疗计划中如何以及何时使用这些干预措施的决定为中心讨论。

参 考 文 献

Allnurses. com. Implantable defibrillators/pacers. http://all-nurses. com/hospicenursing/implantable-defibrillators-pacers-319889. html. Accessed August 21,2008.

Arnsdorf MF,Knight BP:Patient information:Implantable cardioverter-defibrillators. http://www. uptodate. com/patients/content/topic. do? Accessed November 13, 2009.

Beattie J:British Heart Foundation:Implantable Cardioverter Defibrillators in Patients Who Are Reaching the End of Life. London,British Heart Foundation,2007.

Publications Search Results/Download File. aspx? Implantable＋Cardioverter＋Defibrillators＋(Icds)＋In＋Patients＋Who＋Are＋Reaching＋The＋End＋Of＋Life&resource＝M105. Accessed August 21,2008.

Boston Scientific LifeBeat Online:Cardiac device replacement:What to expect. http://www. boston scientific. com/templatedata/imports/HTML/life beatonline/spring2006/recovery. shtml. Accessed November 13, 2009.

Christensen SA:Turning off your pacemaker. When terminal illness intervenes,a cardiac pacer can be deactivated. Suite101. com. suite101. com/article. cfm/turning off your pace maker. Accessed November 12,2009.

Cleveland Clinic:Implantable ventricular assist device (VAD). http://my. clevelandclinic. org/heart/disorder/heartfailure/lvad. aspx. Accessed November 13,2009.

Cleveland Clinic-Heart:82 year old refusing pacemaker battery replacement. Heart disease(expert forum). Medhelp. Heart-Disease/82-Year-old-refusing-pacemaker-battery-replacement/show/917671. Created April 6, 2009. Accessed November 13,2009.

Fogoros RN:Pacemakers—What you should know. About. com. http://heartdisease. about. com/cs/arrhythmias/a/pacemakers. htm. Created November 27, 2003. Accessed November 13,2009.

Goldstein NE,Mehta D,Siddiqui S,et al:"That's like an act of suicide. "Patients' attitudes toward deactivation of implantable defibrillators. J Gen Intern Med 23 (suppl 1):7-12,2008.

Goldstein NE, Mehta D, Teitelbaum E, et al:"It's like-crossing a bridge. "Complexities preventing physicians-from discussing deactivation of implantable defibrillators at the end of life. J Gen Intern Med 23(suppl 1):2-6, 2008.

Goodlin SJ,Kutner JS,Connor SR,et al:Hospice care for heart failure patients. J Pain Symptom Manage 29:525-528,2005.

Harrington MD, Luebke DL, Lewis WR, et al:Cardiac pacemakers at end-of-life. Fast Facts and Concepts. http://www. eperc. mcw. edu/fastfact/ff 111. htm. April, 2004. Accessed November 12,2009.

Mark DB, Anstrom KJ, Sun JL, et al:Quality of life with defibrillator therapy or amiodarone in heart failure. New Engl J Med 359:999-1008,2008.

McDonagh TA:Challenges in advanced chronic heart failure:Drug therapy. http://www. medscape. com/viewarticle/580107. Accessed October 21,2009.

National Hospice and Palliative Care Organization:Position Statement on the Care of Hospice Patients with Automatic Implantable Cardioverter-Defibrillators. Alexandria,VA,NHPCO,2008. http://www. nhpco. org/files/public/NHPCO ICD position statement May08. pdf. Accessed November 12,2009.

Otto CM,Weitz HH,Benitez RM,et al:Arrhythmias. In:MKSAP 15:Cardiovascular Medicine. In:Alguire PC, ed,Philadelphia,American College of Physicians,2009a, pp. 49-61.

Otto CM,Weitz HH,Benitez RM,et al:Heart failure. In:MKSAP 15:Cardiovascular Medicine. In:Alguire PC, ed,Philadelphia,American College of Physicians,2009b, pp. 29-41.

WebMD Heart Disease Health Center:Heart disease and the left ventricular assist device. http://www. webmd. com/heart-disease/treating-left-ventriculvardevice. Accessed November 13,2009.

第 21 章

呼吸系统介入性治疗

Freddie J. Negron, Joel S. Policzer　　　胡作英　译　孙静平　校

第一节　介入性呼吸干预措施

Freddie J. Negron

自 20 世纪 90 年代中期,在肺部疾病的治疗中,无创通气支持设备的应用显著增长,其原因包括:睡眠呼吸障碍的治疗,提供更安全的医疗转运,以及在急诊室取代气管插管。

此项技术已经成为生命末期关怀领域可选择的另一项治疗,为患者和家属在家中适当的环境下,提供安全而有效的方式缓解症状。如所有的治疗技术一样,需要根据患者及其家属已经明确的治疗目标,权衡此治疗的性价比。

值得注意的是,美国胸科医师学会在涉及急、慢性心肺疾病的患者的意见书(胸科,2005)中声明,胸肺科医师应当"寻求预防、缓解、减轻或缓和疾病或功能紊乱的症状,而不影响治疗……在广义上,姑息性治疗并不仅局限于垂死的患者和接受生命末期关怀计划中的患者。"在本章节中,我们将进一步探讨无创正压装置在姑息性治疗中的作用。

一、供氧治疗

因为实际上,所有对于缓解呼吸功能不全的处理措施中,都必然包括供氧治疗,所以简要回顾供氧治疗非常必要。对于绝大多数患者,供氧是一种无任何确切、积极的生理作用的安慰性措施。虽然供氧有益的证据尚不确定,但它仍常被用于减轻呼吸困难。吸入氧气与室内空气的随机对照试验的样本量小,不能成为供氧能够更好地缓解气短的证据。然而,即便它的效果主要是心理作用,也不可否认供氧能提供安慰性疗效,何况使用面罩供氧既安全、简单,潜在并发症又少。需要向患者及其护理者解释吸氧的作用,因为他们根据以往在医院"供氧可能使患者恢复"的经验,而对于吸氧抱有潜在好处的期望。

在生命末期关怀过程中,供氧主要是为了安慰,使用脉搏血氧饱和度指导调整氧气流量不仅没有必要,而且实际上可能使决策复杂化。如果给患者提供氧气使他感觉呼吸困难症状好转,但测得的氧饱和度没有变化,如何解释氧饱和度能增加患者的舒适度? 相反,如果通过补充氧气使氧饱和度正常化,但患者症状没有改善,又作何解释? 似乎最佳的方

法是通过仔细地观察和检查患者,以确定最合适的流量,而不是依靠于症状和症状缓解不相关的随意测量的脉搏血氧饱和度。

只要有可能,最好是通过鼻导管供氧。虽然使用氧气面罩可以提供更准确和更高流率的氧气,但是面罩可使患者感到受约束或感觉"窒息"。为避免患者不适的感觉,可用鼻叉式输氧管,同样可保证氧气进入气道,使患者更容易接受。

众所周知,通过鼻导管的氧气浓度是一个近似值,然而,这对于接受姑息性治疗的生命末期患者来说,通常不是问题。如果患者需要的氧流量超过2L/min,应该使氧气湿化避免鼻咽干燥导致的出血。

二、无创正压通气

如果激励肺活量测定法、胸部物理治疗、深呼吸运动及气道正压通气技术(噘唇呼吸)等标准的无创缓解症状的措施,治疗呼吸窘迫不成功的患者,是无创正压通气的适应证。

无创正压通气的发展,始于18世纪中叶。Drager和Barack分别将这样的设备用于溺水患者的复苏和急性肺水肿的治疗。铁肺(人工呼吸器的一种)在20世纪50年代和60年代脊髓灰质炎流行期间成为主体疗法,其后在越南战争中用于治疗外伤后急性呼吸衰竭和急性呼吸窘迫综合征(ARDS)。

无创正压通气(NPPV)是一种比完全机械通气更方便、更经济有效的通气支持治疗形式。它可以允许一些依赖呼吸机的患者在家中或其他非医院的环境得到治疗。在过去的10年里,在无创正压通气机与患者的接口方面已经有显著的改善,如鼻面具、鼻枕式面罩,可提高患者的依从性和长期应用的可接受性。

使用无创正压通气装置可获得较大的肺容量。此装置通过降低呼吸的负荷,改善肺泡通气,同时使呼吸肌得以休息。在一组对晚期肺癌患者的研究,用无创正压通气支持治疗,避免了急性呼吸功能衰竭。意大利的Pavia组(Cuomo,2004)用无创正压通气治疗23例患有晚期实体癌伴有急性呼吸衰竭的患者,通常这种情况下的这些患者的病死率高达87%。这些患者呼吸衰竭的原因,为预先存在的慢性气道阻塞加重,或者因急性肺炎导致。23例患者中有13例出院,其余10人在无创正压通气试验失败后死亡。此研究表明,存在导致呼吸衰竭可逆因素的晚期癌症患者,可能受益于无创正压通气呼吸机的支持治疗。

这项研究表明,曾被认为不适合于生命末期患者的干预措施,实际上在某些情况下有益。对这些羸弱患者的治疗必须个体化,并且通过逐个仔细评估他们的潜在获益和预计的负担来扩大选择的范围。通常,治疗不仅要与医疗状况、患者的预期生存期一致,而且更重要的是要与患者自己或患者的决策者所建立的治疗目标一致。

目前有各种类型的无创正压装置,包括间歇正压通气装置(IPPV)、持续气道正压通气装置(CPAP)和双水平气道正压通气装置(BiPAP)。设备的选择通常取决于各医疗中心使用的偏好及何种设备类型最容易获得,而不取决于各种类型设备的优劣。

(一)间歇正压通气

间歇正压通气(IPPV)是在"二战"后期及战后得以完善,并应用于航空医学的一种通气模式。它扩张自主呼吸病人的呼吸道,从而瞬间提高肺容量,减少呼吸工作负荷,缓解难治性肺不张,而且在理论上,至少可以改善通气-灌注失调。它是由大气压力或氧气压力驱动,而且压力驱动可导致不同的最大值,例如$3\sim5cmH_2O$是可耐受的压力。在20世纪90年代初关于其有效性的激烈辩论后,如今,间歇正压通气的作用仅限于β-肾上腺素能药和黏液溶解剂同时使用时。

(二)持续气道正压通气

Poultron于1936年,首先描述了持续气道正压通气(CPAP),通过在整个吸气和呼气过程中不断提供正压给氧。结果是增加肺活量和功能残气量,而降低每分钟通气量。持续气道正压通气是通过面罩以$5\sim20cmH_2O$的压力提供氧气。在急性呼吸窘迫和严重肺水肿的患者,它可以作为气道内吸引清洗的辅助治疗,并能减轻呼吸困难。它被认为是睡眠呼吸障碍的标准治疗。当使用持续气道正压通气装置时,也可以同时使用药物,比如支气管扩张药。

持续气道正压通气的最主要缺点是,患者必须用力呼气以对抗阻力,而可能促发并加剧膈肌无力,并使患者感觉到整个呼吸道不适。

(三)双水平气道正压通气

双水平气道正压通气(BiPAP)设备通过提供一组吸气压力对抗较低的呼气压力起作用。新型双水平气道正压通气设备允许临床医生为病人提供定时呼吸周期以及由时间触发的呼吸(自发和定时通气)。该双水平气道正压通气设备通过鼻导管或面罩提供空气,这不仅使用户更容易使用双水平气道正压通气,而且使神经肌肉疾病的患者也能成功地应用该装置。由于双水平气道正压通气设备允许为吸气和呼气设置不同的压力,患者不需要很多自身肌肉力量就能够使更多的空气在肺里进出。用 BIPAP 能改善气体交换结果使肺泡通气量增加。外加的呼气末正压(PEEP)减少呼吸肌的做功,因此,患者形成更低的负力吸气,使他们能够更容易地开始一个新的呼吸周期。

在生命末期关怀中,双水平气道正压通气被用于高碳酸血症、低通气的呼吸衰竭,如肺水肿,慢性阻塞性肺疾病伴有睡眠呼吸障碍,肌萎缩性脊髓侧索硬化症(ALS)和其他运动神经元疾病,特别是那些伴有延髓症状的疾病。适应证为减轻呼吸困难使呼吸更舒适,改善氧合从而提高舒适度,同时避免机械通气。就像所有的治疗措施一样,当干预措施的潜在获益与病人和家属的目标一致时,方可以考虑应用此治疗措施。

(四)其他辅助设备

在治疗慢性运动神经元疾病,如肌萎缩性脊髓侧索硬化症,肌肉萎缩症,胸壁畸形和多发性硬化症中,其他一些辅助呼吸的设备已经发现了稳定的市场。这些设备包括激励性肺活量计,手持式正压通气装置和机械 Insuflattor-Exsuflattor 设备。

激励性肺活量计是模仿打哈欠或叹息的肺膨胀技术。肺活量计设备包含一个可以随患者吸气而上升的球,它可以为患者提供视觉反馈并作为达到预定的通气量需要的呼吸深度的指导。而有些人认为,类似的结果,可以通过独自深呼吸练习完成,不需要经肺活量计所提供的视觉引导。

小型的手持式气道正压通气装置(例如,Flutter®和 Acapella®)是在患者呼气时,在气道的压力下形成震荡从而发挥作用,可协助清除黏液。这些装置可与提供支气管扩张药物的雾化器结合使用。

机械 Insufflator-Exsufflator 设备是一种可携带、电动、带有阀门、可对呼吸道施加正压和负压的设备,可帮助清理存留于呼吸道的分泌物(例如,Cough-Assist®)。

三、便捷式容量呼吸机

在急性缺氧性呼吸衰竭患者复苏的过程中,呼吸机几乎没有作用,但在家庭接受生命末期关怀的患者中,便捷式容量呼吸机有支持治疗的作用。许多欧洲和加拿大的患者,近年来包括美国的患者,都已经使用这种方式治疗。有报道显示,在家庭环境中使用这些便携式容量呼吸机,既可以提高病人的满意度,又能提高患者的生命质量,而且与传统的治疗相比,效价比更高。便携式容量呼吸机长期使用的适应证包括:无创通气无效或低效,不能耐受无创通气的不良反应,或者患者希望把继续通气支持作为治疗目标的一部分。在接受生命末期关怀治疗的患者,尤其是当患者的临床情况正在逐步恶化时,利用这些呼吸机设备还可以给患者和家属有更多的时间,关注制定的治疗计划,以及再次评估治疗的目标(Moss 等,1996)。

有许多不同的便携式容量呼吸机可供家庭使用,包括:Puritan Bennett Companion 2801,Lifecare PLV-100/102,以及 Intermed Bear 33。Lifecare 和 Intermed 模型能够提供浓度超过 21% 的氧。此模式的操作装置允许操作者选择控制、辅助控制或同步间歇指令通气。有些模型能够提供呼气终末正压(PEEP)。在写这篇文章的时候,关于可以获得的最新呼吸机的详细描述,请参考 2004 年 Mosby 的 Mosby 呼吸护理设备。

四、结 论

综上所述,通气支持设备的作用有限,但对于某些特定呼吸功能不全的濒死患者起到重要的作用,能为患者在生命末期获得最大的生命末期关怀治疗。因此,跨学科团队的医师和护士应该熟悉该技术和设备,以提高为遭受痛苦的生命末期患者,提供多方面、具有同情心服务的能力。

第二节　移除机械通气支持设备

Joel S. Policzer

虽然,在生命末期关怀计划中,极少有需要依靠呼吸机的患者;但是目前无论是在生命末期关怀还是姑息性治疗计划中,已用呼吸机的病人日益增多。这些患者日益增多的原因是,医学治疗日益复杂,机械呼吸支持设备能更好地维持患者的生命,为其他治疗提供扭转其他危重状态的机会。如果相关的疾病没有改善,或者引起呼吸衰竭的病因无法逆转,此时需权衡维持呼吸机的利弊,以人道和富有关怀的方式与患者及其家人讨论,有关移除呼吸机装置的问题,使病人免于继续遭受缺氧和呼吸困难的痛苦。

以下描述的方案,假定医护人员已经完成了所有的谈话,并帮助患者和家属做出了撤除呼吸机的决定,而且,每一个人都认为,根据病人的状态,此时去除呼吸机是合适的选择[参见第 3 章如何与患者和(或)患者家属讨论此类问题]。同时,假设包括所有讨论的内容已记录在病例中,并已经审查、签署了一切所需的适当的法律文件。

一、准备步骤

一旦同意停止呼吸机,就要开始准备将其移除。第一个问题是要决定在什么地方移除呼吸机。通常情况下,在重症监护病房,但要与家人讨论决定重症监护病房是否为移除呼吸机的最佳位置。因为重症监护室是非常忙碌的地方,工作人员要密切关注患者,很难有隐私。此外,工作人员照顾其他患者的噪声,监护设备的响声,电话铃声以及明亮的光线增加了压力,所以它几乎不可能提供一个安静、平和的环境。如果有可能,并与患者所在机构的政策一致,可让患者维持使用呼吸机,并被转移到一个相对安静和私人的空间,或者到有同样设备的生命末期关怀或姑息性治疗单位,再停用机械呼吸支持设备。

有时,长期使用呼吸机的病人会要求在移除呼吸机之前回家。此外,当然也有在家里使用机械呼吸机的患者。在医疗机构外,停止机械呼吸机的特别注意事项在下面将会分别介绍。

一旦决定了移除呼吸机的合适的地方,下一步就是确定哪些人应当在场。如果家人和朋友都要求在场,负责的医务人员需要决定多少人可以留下,避免房间里太拥挤,而能使得环境保持安静,医务人员更容易接近患者。

应该仔细与家人讨论家庭牧师是否应该在场,或者家庭牧师是否应该在停止呼吸支持之前拜访患者。如果患者没有私人牧师,应该为他们提供牧师的服务。此外,即使患者家属表示他们能够很好地应对,也要强烈建议医务社工在场帮助他们,因为不知道会发生什么事情。

其他需要做的决定还有移除呼吸机的时间,需要最后拜访患者的人,是否要见宠物,是否需要播放特别的音乐等。这里的基本考虑是,尽可能地满足使她(或他)能与亲近者交流,并能感受到带来快乐的事情(如音乐)的最后机会。在终止呼吸机之前,我们需要在可能的范围内,尽最大的努力去让患者见到想要拜访的人,体验想要体验的事,是非常重要的。

二、移除呼吸机的方案

用来指导呼吸机移除方案的目标是基于以下原则:患者最大的舒适度,尽可能在患者无意识下去除呼吸机,获得最大限度地症状支持以缓解呼吸困难。

启动方案时,还应让病人和(或)家属对决定进一步完整的审定,并验证此方案已可执行。即将在场的每个人都应仔细审查这份方案的每个细节,并了解即将出现的症状、体征以及要做些什么。所有文档记录应核实并保留在病案里,包括撤除呼吸机的医嘱,患者不施行心肺复苏术的诉求以及以适当形式签署的文件。

尤为重要的是,需要专门告知患者和家属撤除呼吸机后,患者可能不会立刻故去。传统观点认为由于患者不能自主呼吸,才需要呼吸机支持,但也可能因为患者的呼吸功能不佳而需要呼吸机支持。呼吸功能可能稍有恢复,但不足以让患者恢复到他或她以前的生活和日常活动。需要强调的是,患者被撤下呼吸机后恢复呼吸并不意味着呼吸机不是首要位置,也不意味着移除呼吸机是错误的决定,更不表明患者将继续好转。需要提醒家属当患者自己无法充分呼吸时,呼吸机是一个提供支持的工具。因为在有些患者,家属不希望她/他总是依赖于机器呼吸。必须告知患者的亲人,在基本医疗的问题没有改善的情况下,没有呼吸机的支持,患者将不能够和往常一样自己呼吸得很好;在呼吸机移除后,对伴随的气短或呼吸困难的症状,都应该积极治疗。

建议在场的临床工作人员至少应包括有经验的医师、呼吸治疗师、有类似经验的护士和临床社会工作者。如果患者的主治医师,呼吸专科,重症科医师不参与生命末期关怀治疗方案,或患者已经转交给另一位为生命末期关怀或姑息性治疗服务的医师;应该规定,在决定停止呼吸机之前,应由涉及移除呼吸机程序的专科医师,亲自检查患者后,下达停止呼吸机的医嘱。

有关停止机械通气方案的建议见表 21-1。不同的医疗机构所选用的方案不同。其主要的差异在于镇静和缓解症状药物的选择。正如前面所讨论的,所有方案的共同点是在整个移除过程中,提供安静舒适的环境,满足亲人希望在场的要求,用药充分以确保患者能达到最大的舒适度。

三、呼吸机撤除后的治疗

在呼吸机撤除后的期间,除了用来保证患者舒适的医药治疗外,如果患者已恢复自主呼吸,家属也需要强有力的支持。据预计,如果患者存活超过1～2天,家属将开始怀疑原来关于撤除呼吸机的决定。他们需要受到有关教育,即呼吸恢复并不意味着基础病或相关疾病的改善,不管有没有使用呼吸机,延长生存期的可能性不大。

表 21-1　停止机械通气方案的建议

1. 移除所有限制性和不必要的医疗设备。停止监测生命体征和脉搏血氧饱和度,以及所有报警设备的报警声

2. 为床边愿意在现场的家属保留空间

3. 保持呼吸机运行状态

4. 保持静脉用药通路。保持静脉通畅率流体或用生理盐水静脉留置针维持静脉开放。如果静脉通路被损坏,病人及其家属拒绝重新建立静脉通路,可通过皮下途径给药。此种情况下口服或舌下给药途径不适合

5. 保证在改变任何呼吸机的设置之前,患者无意识。目标是达到 Ramsay 镇静评分 5 分(对眉间轻微刺激或高响声反应迟钝)或 6 分(对同等的刺激无反应)

　　A. 原本使用阿片的患者:给予硫酸吗啡 10～20mg 静脉注射,之后以 50％的初始剂量每小时输注硫酸吗啡

　　B. 对硫酸吗啡过敏的患者:二氢吗啡酮 5mg 静脉注射,之后以每小时 0.5～1.0mg 静脉注射

　　C. 已接受阿片类为镇痛药的患者:吗啡的单次剂量应该比基础剂量增加 50％

　　D. 为了维持和达到适当的 Ramsay 评分,调整输注的速度和剂量

　　E. 苯二氮䓬类药物可代替阿片类药物或作为其补充剂。咪达唑仑或劳拉西泮可用首次剂量(0.04mg/kg),之后 1～2mg/h 输液

6. 一旦病人适当镇静,设置呼吸机的吸氧浓度为 21％,观察呼吸窘迫的征象。如果有呼吸困难,可用补充剂量的吗啡,雾化吸入支气管扩张药和(或)类固醇(适当时)

7. 在停用机械通气后,患者可能发生"快速戒断"或"缓慢戒断"反应,可以每 2～4 分钟以 2 个呼吸周期的间歇,用间歇性指令通气(IMV)辅助呼吸,其后,以达到 0 间歇 15～20 分钟的目的

8. 拔出气管插管,清除气管切开或气管内的分泌物

9. 拔管后仔细评估呼吸困难的征象并进行必要的治疗

　　A. 呼吸窘迫:如需要,用负荷剂量吗啡或吗啡酮每 10 分钟一次

　　B. 焦虑:如需要,用负荷剂量苯二氮䓬类药物每 10 分钟一次

　　C. 分泌物过多:偶尔吸痰,或使用 1％的阿托品滴眼液,舌下每小时滴 1～2 滴,根据需要

10. 如果病人开始自主呼吸,吸入加湿的氧气(2L/min)使患者舒适,确认呼吸窘迫和焦虑的医嘱,阿片类药物和(或)苯二氮䓬类药物的剂量,如有发热用对乙酰氨基酚,止吐药,分泌物过多需用阿托品

　　此外,需要讨论关于是否提供水分或营养的问题。家属看到患者无呼吸机的支持下也可以自己呼吸,并已存活了数天,他们很自然地不愿意看到患者被"饿死"。如果患者的临床症状没有改善,也没有恢复自主警觉,仅是可持续浅而慢的呼吸,此种情况即使补充水分和营养也不可能改善患者的状态。此时,家属应该回顾他们的治疗目标,并且了解基础疾病没有好转。在这种情况下,患者不可能耐受肠内或肠外补充营养,反而促使出现呼吸急促,临床情况进一步恶化。很显然,如果有迹象显示患者的基本临床情况改善,则需要实行积极措施,以支持患者,并以其病程决定。

四、在家里撤除呼吸机的考虑

　　有两种情况可能需要在家撤除呼吸机。当然,第一种情况是居住在家中的患者已长期应用机械通气;第二种情况是生命末期关怀或者住在其他医疗机构的病人要求在移除呼吸机前回家。这两种情况,必须做出计划,以便考虑到在家中撤除呼吸机的一切细节。

　　首要的考虑因素是人员。是否有足够数量的临床经验丰富的人可以参与在家中撤除机械通气?应该向参与的人员说清楚,撤除机械通气的过程可能耗时数小时。如果需要,在撤机时,医生愿意不愿意以及能否照顾病人,并留在撤机现场?在整个过程,是否有足够的护士照顾病人?如果病人开始自主呼吸,是否有护士能留在病床边继续照顾患者?

　　其次,必须考虑物质需求。如果居住在家里的患者,原本未用呼吸机,临时呼吸机从何而来?谁负

责管理呼吸机的装置? 应该提供哪一种实际上能通过患者居室门的模式? 现在已经有简洁的可移动呼吸机,是否可以使用其中的一种? 患者家中是否有接地线的插头,供呼吸机所需? 如果不能立即停机,万一发生后备电源故障,是否有替代计划? 是否在电源故障的情况下,对病人将发生快速戒断反应做出决定?

最后,在启动方案之前,确保所有家中使用的药物、医疗用品和设备完好并可用。建议在病人回家前,创建检查清单,以便负责的临床团队确保包括:氧气、吸痰装置、管子、导管和插管所有必要的物件齐备。应当拥有预期需要的合适数量的药物,包括肠道阿片类药物、苯二氮䓬类、雾化支气管扩张药和类固醇,以及阿托品滴眼液。我们建议:应准备 24 小时用药的双倍药量。虽然药物看似过多,但是要记住,在病人的住所,无法"呼叫药房或集中采购中心,让他们立即供货"。

所有上述注意事项,都是在医院条件下撤除呼吸机之前需要注意的事。除非工作人员、基础设施、医疗设备和药物的每一个细节/药物都已完全准备好,并且都可使用,否则不可在家中撤除呼吸机。避免在撤机过程中造成患者病情恶化,使痛苦的患者遭受意识清醒并发生呼吸窘迫的风险,这是应该尽一切可能避免的。

参 考 文 献

Deheny L,Berney S:The use of positive pressure devices by physiotherapists. Eur Respir J 17:821-829,2001.

Gilani A,Hinn A,Jacobson PL:Fast Facts and Concepts #73:Respiratory Failure in ALS, 2nd ed. July 2006. End-of-Life/Palliative Education Resource Center:http://www. eperc. mcw. edu. Accessed November 10,2008.

Leach R:Palliative medicine and non-malignant, endstage respiratory disease,Chapter 10. 4. In:Doyle D, Hanks G,Cherny NI,Calman K,eds. Oxford Textbook of Palliative Medicine, 3rd ed. Oxford, Oxford University Press,2005,pp. 895-916.

Marrr L,Weissman DE:Withdrawal of ventilator support from the dying adult patient. J Support Oncol 2:283-288,2004.

Nava S,Cuomo A,Maugeri S,Selecky P:Non-invasive ventilation and dyspnea in palliative medicine (correspondence). Chest 129:1391-1392,2006.

Removal of Mechanical Ventilation in the Dying Patient:VITAS Standard:_c VITAS Innovative Hospice Care:2008.

Selecky PA,Eliasson CA,Hall RI,et al:Palliative and end-of-life care for patients with cardiopulmonary diseases:American College of Chest Physician Position Statement. Chest 128:3599-3610,2005.

Sharma S:Non-Invasive Ventilation. http://www. emedicine. com May 15,2006. Accessed November 10,2008.

Szalados JE:Discontinuation of mechanical ventilation at end-of-life:the ethical and legal boundaries of physician conduct in termination of life support. Crit Care Clin 23(2):317-337,2007.

第四部分

道德困境

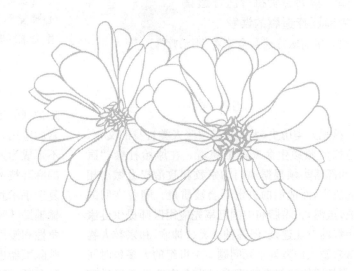

第 22 章

生命末期预立医疗遗嘱及心肺复苏

Barry M. Kinzbrunner，Domingo Gomez　　　胡作英　译　孙静平　校

一、引　言

　　纵观人类历史，大多时候按照人类自身的文化，决定如何照顾生命末期的患者。在原始社会，"医人"和部落头领根据他们的宗教和政治权力做出相应的决定，而他们的决定不会被质疑。随着文明的进展，虽然，古希腊和中国已率先应用医师提供健康和疾病的专业建议，但各种神灵、"神谕"和宗教人物仍常常被人们咨询生死问题。中世纪的大多数时间里，宗教团体始终在给重病或生命末期患者提供建议中保持重要地位。然而，到了中世纪末，地中海地区的犹太和阿拉伯医师逐步发展并掌握广泛的医疗知识，以至于虔诚的基督徒在身患重病时也求助于他们。在文艺复兴时期，医疗知识的发展远远落后于艺术，宗教领袖又不以医师作为治疗病人和病患家人面对各种疾病和死亡的主要力量。

　　从 19 世纪后半叶及进入 20 世纪时，感染性疾病自然病程的发现和隔离技术的发展大大地延长了

人们的生命，人们重新认识到医师应当成为健康医疗护理的重要建议者。19 世纪 40 年代，随着抗生素的应用，诸如梅毒、肺结核、肺炎和霍乱这些疾病不再成为死亡的某种先兆。19 世纪 50 年代，新型的麻醉技术使病人可接受机械辅助呼吸，而能耐受复杂手术和术后恢复，增加完全康复的可能性。机械辅助呼吸的应用发展到创伤患者，以及最终成为急性和慢性的失代偿患者的生命功能支持治疗。心脏除颤器进一步提高支持治疗的能力，并可延长心脏和呼吸暂停患者的生命。

　　随着机械辅助通气和其他形式的高级生命支持应用的增加，医疗机构逐步发展了重症监护病房（ICU），确保患者在适当的环境中接受治疗护理。同期，肠内和肠外营养支持方法的改善，可以让医师也能给无法自己进食的患者提供营养支持。这些技术的精细化和广泛的应用，让医师能够有效地支持和延长身患以往被认为严重危及生命的疾病患者的生命。

同所有新型治疗模式一样,高级生命支持和人工营养支持的广泛应用,不仅带来益处,也带来了不良的后果。有些原来已经死亡的患者,却被赋予了新的生命,另一些毫无恢复希望患者的生命却被人为地延长了数周和数月。越来越多的患者和家属意识到,在某些特定的医疗情况下,高级生命支持毫无价值,某些人开始维护自己的意愿,不希望通过各种人工手段延长垂死过程。这种医疗护理哲学的开始只是一场草根运动,但在经过诸如昆兰、克罗伊和其他等人具有里程碑意义的法律诉讼个案先例后,形成了法律程序,让患者有权拒绝在生命终末期接受延长生命的治疗。这最终导致了预立医疗遗嘱的发展。预立医疗遗嘱,是在患者生命末期建立的医疗法律文件,当患者已不能自己表达对治疗的意愿时,可指导医疗工作者对某个具体患者生命末期前的治疗做决定。

为了鼓励所有患者在他们能够做出医疗护理决定时制定医疗遗嘱,美国国会于1990年11月,通过了"患者自决法案(PSDA)"。此立法最初于1991年12月生效,其主要特性列于表22-1。本质上,患者自决法案强制要求国家医疗和医疗补助保险提供者,告知患者有权以书面的形式建立医疗遗嘱,如果患者愿意,应该帮助患者书写医疗遗嘱。病人自决法案还强制要求国家医疗和医疗补助保险提供者,不能基于患者的预立医疗遗嘱拒绝他们获得卫生保健服务。

表 22-1 患者自我决定法案(PSDA)的特征

- 1990年11月通过;1991年12月1日起效
- 要求国家医疗和医疗补助保险服务提供商,给每个成年个体在住院或门诊登记时,提供所在州法律许可下的患者权利的信息,预立遗嘱,包括:
  - 有权参与和指引自己健康的医疗决定
  - 有权接受或拒绝医药或手术治疗
  - 有权准备医疗遗嘱
- 该法案还禁止机构歧视无预立遗嘱的患者,或拒绝基于患者遗嘱的指令

本章的主要目的是,回顾医疗遗嘱相关事宜,其定义是什么,探索其发展的原则,并了解它们的功能。本章还将评估有关医疗遗嘱的历史发展的驱动力,例如在生命生命末期期心肺复苏术(CPR)的选择。其次,第24章还会阐述预立医疗遗嘱,有关生命终结阶段的人工营养支持和补液选择的相关事宜。

二、预立医疗遗嘱

预立医疗遗嘱是为严重疾病患者事先准备的特殊指导,可作为将来患者无法表达其医疗决定时,直接指导某种特定的具体的医疗处理。此法案允许患者参与自身的卫生保健决策,即使患者到了无法表达自己意愿的时候,他们也能接受自己愿意接受的抉择。目前在美国,存在着几种不同类型的预立医疗遗嘱,详见表22-2和下文。

表 22-2 预立医疗遗嘱的类型

- 医疗遗嘱
- 医疗授权委托书
- 生前遗嘱和医疗授权委托书的结合
- 口头的预立遗嘱

(一)医疗遗嘱

生前医疗遗嘱是在其他见证人在场情况下,书写和签署的个人法律文件,是为了表达身患绝症或某些其他不可逆转疾病的患者(因不同的州而其定义也有所不同,参见"生前遗嘱和州法律"章节部分),表达对生命末期卫生医疗措施的意愿,而又不能通过口头的表达所期望或不期望的医疗措施的文件(这个文件不应当与死后分配财产的最后遗嘱相混淆)。生前医疗遗嘱通常被认为仅限于类似于心肺复苏、营养和水分支持等基本干预治疗,而实际上还包括比较广泛的其他干预措施,例如在表22-3中所列出的项目。

表 22-3 有关治疗措施的生前遗嘱

- 心肺复苏术
- 除口服以外的营养支持
- 除口服以外的液体补充
- 抗菌药物
- 输入血制品
- 介入性措施和诊断研究包括,但不限于
  - 血液测试
  - 脊椎穿刺
  - X射线和扫描
- 住院或留在家里的意愿

(二)医疗授权委托书

医疗授权委托书是一个法律文件,允许个体指定一个负责任人(通常是医疗代理人),在被代理人

不能做出医疗决定或交流时,被授权人有权为患者做出医疗决定。这个文件的权利仅限于制定与医疗相关的决策,并不赋予代理人做出法律或金融决策的权利。而医疗代理人通常为家庭成员,或任何个人,如亲密的朋友、神职人员或者医师,只要经过许可,都可被指定为患者的代理人。医疗委托的关键责任就是届时做出医疗决定,这个医疗决定的建立不是基于代理人自己会选择什么,而是基于如果患者能够表达他或她自己的愿望所做出的选择。生前医疗遗嘱仅对遭受绝症或某些其他不可逆转疾病的患者发挥作用,而医疗委托书,允许被委托人在委托人无行为能力做出选择时,为委托人做医疗决定,不论疾病是否已到晚期,是否为不可逆或最终被矫正。

(三)生前医疗遗嘱和医疗授权委托书的结合

医疗授权委托书权益的最主要问题,是确保被委托人确实知道(或者充分了解)委托人在能够表达他/她自己愿望时可能做出怎样的选择。希望是通过谈话或书面交流指定医疗委托人。有一种方法可以确保执行人为一个人,即将生前医疗遗嘱和医疗授权委托书结合。医疗授权委托应当依据无行为能力人的生前医疗遗嘱的指导做出医疗决定。

(四)口头医疗遗嘱

许多人与亲人交流时会提及有关生命末期的医疗意愿,但并没有在丧失医疗决定能力之前,预立书面的生前医嘱。或者,某些人因精神心理上的原因,不能亲自签署涉及生命末期医疗的文件。对于这些人来说,根据他们的口头指令,他们的医师和医务人员(如生命末期关怀)足以建立一个有法律权益的预立医疗遗嘱。实际上,这些是如今最常见的预立医疗遗嘱。

口头预立医疗遗嘱可由患者本人,或者在某些州可由患者近亲以同样的方式成为被委托人。近亲作为代理人为患者做决定的权限,在州与州间不同(将会在生前遗嘱和州法律部分讨论)。

口头预立医疗遗嘱的关键在于文档。信息来源于患者还是亲属至关重要,病案应当清楚地以对话的形式记录在医疗文件中,包括患者病情状态、所提供的医疗措施以及针对不同情况可能采取的干预措施的讨论。

(五)不复苏的医嘱(DNR)

不复苏抢救的医嘱就是当心跳、呼吸停止时不启动心肺复苏流程。从技术上讲,它并不是一个生前遗嘱,而是由于尊重患者或患者委托人(书面或口头)的生前遗嘱中的不希望心肺复苏的意愿,医师下达不复苏的医嘱。应该注意,虽然从理论上而言,在医师认为适当的情况下,可以给任何患者下这样的医嘱。但是,已成为常见的做法是,如果没有患者的口头或书面的生前遗嘱或其委托人许可,医师不能开出不复苏的医嘱(已在许多机构的政策和州的法律中立法)。

另一种类型不复苏抢救的医嘱逐步增多,并已在许多州运行,名为"院外不抢救医嘱"。如果有目击证人和医师在场,有患者自己或医疗委托人(如果患者无行为能力)签署的文件,当患者心跳呼吸停止时,急救的医疗人员,不需进行心肺复苏。

三、生前医疗遗嘱和州法律

"患者自决法案(PSDA)"是一个联邦法令,预立医疗遗嘱和管理它们法律的特性具有州的特定性,每个州的法律变化很大,包括术语释义、决策范围、限制和执行生前医疗遗嘱的程序。例如,为了建立医疗遗嘱,不同州对疾病终末期的定义不同(也可能不同于生命末期关怀的定义为 6 个月,或由"医保生命末期关怀和福利"所定义的少于 6 个月,曾在本书的第 1 章讨论)。对不同的医疗状态的定义,州与州之间也有差异(如不可逆的神经学方面状态、持续性植物状态、终末期状态),如果有任何情况,应尽量根据患者生前医疗遗嘱做医疗决定。州法律也明确医疗授权委托人的权利,但可能根据建立委托人的决定所需要证据程度(口头的或书面的)的不同而不同,各个州关于确定委托人定义的法律也不同。例如,佛罗里达州的定义是,由患者指定的"委托人"就是合法的,当患者行为能力受损时,可代替患者采取行动。"委托人"是一个从不同层次的众多人中挑选出来的志愿者,最能代表患者权益的人。如上所述,并不是所有的州都同意这些定义。为了便于讨论,这些名词可能会交替使用。然而,在建议患者签署这些文件时,最重要的事是,确保患者遵守他们所居住州法律的特殊条款。各州特定条款信息可以从"州医学协会""州护理协会"或"律师协会"等组织获得。大多数医院、医疗中心和生命末期关怀也能够提供适当的信息。州特定生前医疗遗嘱的另一个很好的来源就是从互联网上获得,网站名为"生命末期关怀的链接(caring connections)",由"国家生命末期关怀和姑息性治疗组织"(NHPCO)赞助,可以链接50 个州中的任何一个州的生前医疗遗嘱文档模板

（http://www.caringinfo.org）。

关于各州之间的生前医疗遗嘱的有效性，许多州均承认其他州的生前医疗医嘱，只要这些条款满足制定条款所在州，或满足做出治疗决定所在州的法律即可。而有些州对这些问题保持沉默。然而，即使从技术性来说生前医疗遗嘱不符合州法律，医疗人员也应鼓励重视生前医疗遗嘱的价值，作为评估患者意愿的重要证据。

在缺乏书面的生前医疗遗嘱的情况下，许多州规定允许记录口头指示或医疗委托人的口头指示。在某些州，可以依据主治医师的话；而在另一些州，有不同的要求，包括一个或多个证人的证词，确定患者终末期的诊断，或当前住院或治疗过程设定的限制。对于某些无法做出自己的决定，也无书面或口头生前医疗遗嘱的患者，大多数州建立了替代生前医疗遗嘱决策的规定。通常包括建立患者的亲属层次结构，为丧失能力的患者优先做出医疗决定（因所在州的不同而不同，在有些州还包括医疗保健专业人士）；通常，还包括为既无亲属又无书面的医疗遗嘱的患者，准备一位法庭指定的监护人为患者做出医疗决定。但仍有少数的州不允许医疗委托人，在缺乏书面的生前医疗遗嘱的情况下，为患者做医疗决策。

四、生前医疗遗嘱的优点

应用生前医疗遗嘱具有许多潜在的好处，见表22-4，其中最主要的好处是尊重患者的自主权。

表 22-4　生前医疗遗嘱的优点

患者的优点	健康机构和医疗管理机构的优点
表达自主权	了解患者的意愿
减少个人忧虑	减少不必要治疗和诊断的干预
减少家庭顾虑和罪恶感	减少医疗费用
	减少医疗法律的顾虑

自主权来源于道义学派，强调责任和意图行事的权利。其中的一个意图的权利涉及以尊重的态度治疗患者，直接导致了自主权的概念，或者涉及尊重自我决定的能力和具有理性的个人的权利。在医疗机构里，自主性被定义为，患者面对不同的治疗方案有权做出自己的选择。通过选择执行生前医疗遗嘱（一种自主性的表达），患者向家庭护理者和专业医疗护理者提供必要的信息，以便在生命终末期，做出需要尊重和遵循的医疗选择。自主性的书面表达，

就是医疗委托人以书面形式表达的医疗遗嘱，并假设医疗委托人为患者所做出的医疗决定，是基于委托人知道患者要做的决定。

有生前医疗遗嘱的患者的优点是，很少担心会接受自己不愿接受的治疗。对家属的好处是，有生前医疗遗嘱，他们不必被迫为心爱的人的生死做出抉择而焦虑和背负罪恶感。医疗工作者也将从知道患者在生命末期前想要或不想要的干预措施而获益，能够以适当、有益以及效价比高的方式照顾患者，并尊重患者的自主性，减少法医学影响的风险。

五、如何辅助患者执行医疗遗嘱

医生本身有很大的责任授权并鼓励患者立医疗遗嘱。医师应该与所有患者在治疗期间讨论医疗遗嘱。对医师来说，尤为重要的是与患有慢性疾病、进展性精神疾病和丧失躯体功能的高风险患者讨论此事宜，在患者丧失行为能力之前立医疗遗嘱。

讨论的时机很重要。多数情况下，医师、患者以及家属往往倾向避免讨论预立遗嘱，直到患者已接近生命末期，决定生命终末期是否需要进行心肺复苏，已成为实际问题。正如第3章所述，许多执业医师都是直到患者已接近临危的时候，否则很难启齿与患者及其家属谈及生命即将结束的有关事宜。关于预立医疗遗嘱的讨论和决定，对于患者及其家属来说太沉重，难以理解和消化，特别是同时还要面对许多"坏消息"。因而，建议医师和患者讨论有关预立医疗遗嘱的事项最好在"坏消息"之前，比如慢性病患者，不要等到最后时刻。可以减少在关键时间段给患者及其家属带来毁灭性的打击，也让他们有时间充分考虑后做出决定。

讨论的内容也非常重要。医师需要复习了解的一些事项列于表22-5。应当根据患者及其家属的意愿，给予患者制定生前遗嘱和确定医疗委托人，或两者的机会。应当向患者及其家属深刻地解释这些文件的结构和功能，包括州法律的特殊要求。建议向多名愿意立生前遗嘱患者解释，可以建立联合的生前遗嘱/医疗委托人。如前所述，生前遗嘱仅对疾病晚期或患有某些不可逆疾病的患者起效（各个州之间不一致）。如果患者身体状态不符合州的特殊法律，而后者已缺乏在关键时刻做出医疗决定的能力，允许事先明确的医疗委托人，根据患者已表达过的意愿，做出必要的医疗决定。

虽然，最好是预立书面的生前医疗遗嘱，口头指令仍然很重要，可作为书面医疗遗嘱的补充，或直接

作为医疗遗嘱。患者可能因身体因素无法制定预立医疗遗嘱，或因精神心理因素不愿意将他们的意愿写在纸上。不论哪种情形，在缺乏书面的预立医疗遗嘱的情况下，通过患者的医师或其他医疗工作者简要地写下来口头遗嘱，也足以提供患者期望在生命末期时提供何种治疗的充分信息。

表 22-5　生前医疗遗嘱讨论的内容

- 预立医疗遗嘱的类型
  - ◆ 生前医疗遗嘱
  - ◆ 委托代理人
  - ◆ 口头医疗遗嘱
- 有关医疗遗嘱的州法律
- 具体的干预措施的利弊（表 22-3）
- 生前医疗遗嘱中用于选择治疗的特定的语言
- 回顾患者的意愿，并及时更新
- 生前医疗遗嘱不是不可更改的

通常在生前医疗遗嘱中，有关治疗抉择方案涉及的干预措施（表 22-3）需要进行充分讨论。医师应该向患者及其家属交代每一种干预措施的潜在益处和潜在危害，以便他们了解每一项干预措施，而能做出明智的决定。必须敦促患者将他们围绕特殊治疗选择所做出的全部决定，并都清晰地记录在病历和生前医疗遗嘱的医嘱文件里。

特别重要的是，医师必须向患者及其家属强调，一旦医疗遗嘱开始执行，就是不可改变的文件。因而，患者及其家属应当以适当频率不断地回顾检查和更新相关文件，并反映医师和患者及其家属关于患者对生命末期治疗意愿持续谈话的相关内容。

六、生前医疗遗嘱的误解

关于预立生前医疗遗嘱，有许多错误概念影响其执行。这些错误概念列于表 22-6，并将讨论如下。重要的是医师应当熟悉这些事项，以便准备在患者及其家属提及相关事宜时给予答复和讨论。

（一）预立生前医疗遗嘱意味着"不治疗"

当患者制定医疗遗嘱，特别是医疗遗嘱中包括不进行心肺复苏，而误认为不再给予治疗。事实远非如此，预立医疗遗嘱的内容是完全根据患者的特殊意愿和价值观而制定的。有关患者对任何特殊治疗方式的选择，均应当清楚地记录在预立医疗遗嘱和先期讨论的文档中。甚至在某种情况下，患者留下预立的医疗遗嘱，不接受任何形式的延长生命的

治疗措施，但应提供对疾病终末期患者标准化及必须的适当治疗，控制疼痛和症状，安慰性治疗，以及对人尊严的尊重。

表 22-6　预立医疗遗嘱的误解

- 预立医疗遗嘱意味着"不治疗"
- 指定医疗委托人意味着放弃控制权
- 必须请律师执行预立医疗遗嘱
- 医师和医疗机构不必尊重预立医疗遗嘱
- 缺乏预立医疗遗嘱时，家属可以随意做出决定
- 预立医疗遗嘱只适合老人或重症患者

（二）指定医疗委托人意味着放弃控制权

关于预立医疗遗嘱，特别是有关特殊的医疗委托人的另一种误解是，误认为指定医疗委托人，等于放弃了自己做医疗抉择的权利。实际上是，只要患者具备做决定的能力，医疗措施就必须征得患者本人的同意。医疗委托人仅仅在患者丧失行为能力时，才能直接为患者做出医疗决定。在患者有能力并选择自己做决定时，从法律上医疗人员不能以委托人取代患者。事实上，在许多州，只有到了患者丧失了做出医疗决定的能力时，预立医疗遗嘱才会生效。极少数州允许患者在尚有能力自己做出医疗决定时听从委托人的意见。然而，患者始终有权更换委托人或更改已经预立的医疗遗嘱。

（三）执行医疗遗嘱需要律师

虽然有些人认为法律建议非常有帮助，但是通常不需要律师参与预立医疗遗嘱。为了便于患者及家属以最容易的方式预立医疗遗嘱，医师办公室和其他医疗机构应当为患者提供书写的格式。在有医疗遗嘱法规的州，应当能够提供给患者及其亲属医疗遗嘱或医疗委托人的"官方"格式版本。各个州特殊的格式版本均可在多个网站上找到，国家生命末期关怀和姑息性治疗组织（NHPCO）赞助的网站（http://www.caringinfo.org）是其中的一个。

（四）医师和生命末期关怀服务者不必尊重医疗遗嘱

这种说法是错误的。所有医务工作者都应当尊重预立医疗遗嘱。法律非常清楚表明，医务工作者不能违反患者的意愿进行治疗。如果医生的行为有悖于患者的预立医疗遗嘱或患者医疗委托人的决定，医师就冒着一定的法律责任的风险，等同于违背了有行为能力患者的口头医疗遗嘱。然而，需要告诫的是，书面预立医疗遗嘱对于某些特殊状态处理

的阐述应当非常清晰。如果缺乏明确的指示，在许多情况下，医师将运用他们的最佳判断，而有可能违背患者在预立医疗遗嘱中表达的意愿。

不幸的是，有许多情况尽管有医疗遗嘱，患者仍然可能接受在文件中所表明的不愿意接受的治疗。例如，发生多次这样的现象，医师或生命末期关怀工作者不知道有预立的医疗遗嘱。为了避免这种情况的发生，病人自决法案要求当患者被送至医院、护理机构、家庭健康机构或生命末期关怀医院时，医护人员必须询问患者是否有预立医疗遗嘱（同时给患者执行预立医疗遗嘱的机会）。如果有医疗遗嘱，机构或服务单位有责任确保使医疗遗嘱成为医疗文档的一部分。不幸的是，这并不常发生。然而，患者或医疗委托人应当确保将医疗遗嘱提供给医疗机构和单位，并将所有适当文件的复印件放在医疗病案中。

另一个重要问题是恰当执行医疗遗嘱，正如早先提到的，文件缺乏详细的指示，仅仅应用通俗的语言表示拒绝"冒险措施"或"只是延长死亡时间的治疗"，不能提供更多的指导，使对治疗决定出现解释偏差。因此，医疗遗嘱应当具体细致地界定患者希望或不希望获得怎样的治疗。因而，当患者通过医疗委托人，应当向委托人特别交代自己希望被怎样治疗。

从职责上抵制医疗遗嘱，是不能遵循医疗遗嘱的另一个重要原因。在大多数州，如果一位医疗人员（无论是医师、机构或服务提供者）基于职责上的原因违背了预立医嘱，州法律允许医师或机构拒绝遵循医疗遗嘱。然而，医疗人员有义务在时间许可的情况下，向患者或家属告知他们对预立医嘱的反对意见。在医疗服务提供者不能接受患者或卫生委托人的医疗医嘱情况下，患者应转移到另一个愿意遵从患者或其委托人指示的医疗单位。

最后，濒临死亡的患者住在家里，如果发生紧急状态，呼叫了急诊医疗服务（EMS），可能接受不想要的心肺复苏，尽管预立医疗遗嘱已表明不要，因为没有"院外不做心肺复苏（DNR）的医嘱"的文档在家里。因此，重要的是医师和其他卫生保健提供者确定，患者在接近生命终结时已预立医疗遗嘱，患者通过医疗遗嘱或通过医疗委托人，已表示不愿意进行心肺复苏术。

（五）在没有医疗遗嘱时家属可随意做出决定

许多人相信预立医疗遗嘱实在没有必要，指望在患者无行为能力时，由其亲属为他们做出决定。不幸的是，仅在一部分州，当发生需要的情况时，是可以让家属做决定的，但家属往往不总是能担任决策者。在许多州，如果没有预立医嘱，州法律指定一位默认的委托人，并允许其作为家庭成员代表，做出一些医疗决策。近亲属层次结构的医疗委托人的权力在各州间不同，这样有助于当家庭内部发生冲突时，家庭成员能获得彼此的支持以及对病危人员的照顾。如果没有亲属，一些州允许卫生保健专业（即社会工作者）或"亲密朋友"代理患者做医疗决策，而在其他一些州，没有家庭成员的患者，促使法院指定监护人作为决策者。这样会导致在这些情况下很少或根本没有接触过患者或不知道患者意愿的人为他们做医疗决策，大大增加了患者接受他们不期望的医疗护理的风险。

（六）预立医疗遗嘱仅限于老人或病重患者

预立医嘱不仅仅只适用于老年人、体弱者。虽然，死亡和垂死的自然性质与老年人相关，年轻的患者及其家人也可能面临关于生命末期关怀抉择的困难。值得借鉴的、最著名具有标志性意义并解释了生命末期患者权利的个案（Nancy Cruzan, Karen Ann Quinlan 以及最近的 Terri Schiavo），他们均为相对年轻的患者。对于年轻人，决定是否撤除支持生命的治疗，其风险可能会更高，如果悲剧发生，支持生命的治疗可能使他们在不期望的状态下生活，维持数年甚至数十年。因此，所有成人都需要预立医疗遗嘱，以便他们的近亲、医师和其他健康保健提供者做出符合患者愿望的抉择。

七、怎样很好地执行预立医疗遗嘱

在 2003 年，患者自我决定法案生效超过 10 年，美国卫生保健研究和质量管理局（AHRQ）回顾了当时的医疗文献，为了明确法规对预立医疗遗嘱执行的影响，确保预立医疗遗嘱执行和尊重患者的意愿。其主要发现列于表 22-7。

不幸的是，美国卫生保健研究和质量组织管理局发现，执行预立医疗遗嘱还有很长的路要走。在本章第 1 版的报告中，执行预立医疗遗嘱的患者人数从 7% 增加到 8%，几项回顾性研究显示，在危重或生命末期患者的病案里，有预立医疗遗嘱者少于 50%。更令人不安的是，医师本人收到患者的医疗遗嘱仅仅占 12%，有 65%～76% 的患者有预立的医疗遗嘱，但医师不知道有此遗嘱而未放入医疗文档中。已经有对终末期患者决定治疗非常有用的医疗遗嘱，还不到一半被临床利用，往往要到患者已"丧失行动能力""抢救无望""濒临死亡"时，才开始寻找医疗遗嘱,其部分原因是因为医疗人员和委托人很难知道何时是停止治疗的最佳时候,通常一直等到生命垂危时,才启动预立医疗遗嘱。医疗遗嘱的非专业化的语言不足以提供清晰的指导,特别是当委托人不在现场或过于悲伤导致心烦意乱不能做出决定时。委托人通常为家庭成员,往往要求过多的不必要的治疗,即使在患者临危前,曾经讨论过有关患者生命末期治疗的意愿,真到临危时,家人仍会提出违背患者意愿的治疗。

表 22-7　美国卫生保健研究和质量管理局(AHRQ)关于预立医嘱有效性的发现

- 在危重或生命末期患者的医疗记录中,保存预立医疗遗嘱者不足 50%
- 医师本人收到患者的医疗遗嘱仅占 12%
- 有 65%~76%的患者有预立的医疗遗嘱,但患者的医师不知道有此遗嘱而未放入医疗文档中
- 有医疗遗嘱但未将患者的意愿写入医疗记录中
- 有预立的医疗遗嘱,但在生命末期治疗中,依据遗嘱做决定者不足 50%
- 通常医疗遗嘱直到病人丧失行为能力和"绝对地、无可救药"时才被应用
- 医疗提供者和患者的委托人很难知道什么时候停止治疗,往往等到患者临危时,才启动预立医疗遗嘱
- 预立医疗遗嘱的语言通常不太专业,导致指导性不明确
- 预立医疗遗嘱中,指定的委托人不在现场或因过度悲伤不能做出决定
- 准确遵照患者医疗遗嘱做治疗决定的医生仅有 65%,导致治疗不足的错误,即使回顾了病人的医疗遗嘱
- 委托人通常为家庭成员,往往要求过多的不必要的治疗,即使在患者临危前,曾经讨论过有关患者生命末期治疗的意愿,真到临危时,家人仍会提出违背患者意愿的治疗
- 生命末期医疗有时可能与患者希望放弃维持生命治疗的意愿不一致,而可能会接受他们不愿意的治疗

这些发现的结论是,生命末期医疗有时可能违背患者希望放弃维持治疗的意愿,而可能接受他们不愿意的治疗。为了弥补这种情况以及保证患者更有效地执行预立医疗遗嘱的计划,美国卫生保健研究和质量组织管理局建议,医师负责启动和指导预立医疗遗嘱的讨论,包括分五步结构化的过程(表22-8),包含的许多概念已在"如何帮助患者执行预立医疗遗嘱"章节中讨论过。

表 22-8　美国卫生保健研究和质量管理局关于提高医师有效地执行医疗遗嘱的建议

- 在患者临危前启动引导性的讨论
- 介绍医疗遗嘱的主要内容并提供相关的信息
- 准备和完成医疗遗嘱计划的文件
- 定期回顾患者的医疗遗嘱并及时更新
- 使患者的期望得到切实的执行

八、生命末期患者的心肺复苏

如前所述,患者自决法案要求所有接受国家医疗保险和国家医疗补助保险的医务工作者,在患者进入医疗机构或服务单位后,应提醒并帮助患者以书面形式制定医疗遗嘱,如果他们愿意的话。病人自决法案还强制要求接受国家医疗保险和国家医疗补助保险的医务工作者不能拒绝执行患者根据他们的预立医疗遗嘱的治疗。

后者的法定的要求,可能引起在濒临死亡时,接受生命末期关怀或其他形式生命末期治疗患者的重大问题。终究,通常假设患者选择生命末期关怀,也认可生命末期时不接受心肺复苏术。然而,患者自决法案的解释是要求生命末期关怀提供者(以及任何其他姑息性治疗提供者)必须照料符合预后资格条件的患者,即使遇到的预立医疗遗嘱声称患者希望心肺复苏。当然,以这种方式解读患者自决法案,引发了严重的关于生命末期关怀者怎样以既适当又负责任的方式照顾这些患者的伦理难题。

为了进一步了解,生命末期关怀者在照顾这些希望生命末期进行心肺复苏术的患者所面临的伦理方面的问题,将以四种主要的伦理价值为背景来审核:自主、道义、无伤害,以及两种公正,即分配公正(资源可供给)和社会公正(对整体社会的利益是什么)(见本书引言中关于伦理价值的定义)。事实上,当前患者的自主性超越了伦理价值,有关患者自决法案的驱动力将在后面介绍。

(一)心肺复苏和道义

心肺复苏的基本程序发展于 19 世纪 50 年代后期和 60 年代,主要是恢复心脏或呼吸停止的患者(例如,急性心律失常或溺水)的心跳和呼吸。通过多年的应用,复苏技术已有改善,心肺复苏已广泛应用于几乎任何急性或慢性疾病。事实上,心肺复苏已经成为"默认"的程序,并被假定所有人均期望接

受,除非那些特别要求不希望执行心肺复苏术的人。

总的来说,需要心肺复苏的患者大约为 15%,依据不同的特定患者的研究报道,其存活率的变异很大。表 22-9 列出了根据几个关键变量分层,接受心肺复苏术的老年患者(通常定义为≥70 岁)的存活率。这些变量包括心跳和呼吸停止发生的地点,是否被目击,最初是否检测到生命体征,以及合并慢性疾病。而有关一组老年心脏病人的报道显示,心肺复苏的生存率达 39%,但在其他所有研究报道中,心肺复苏的结果令人沮丧。能走动的和仍然可检测到生命体征的老年患者,所报道的生存率可达 10%。而那些在医院发病或被目击的患者的存活率为 5%～7%。没有被目击、发生在院外和(或)启动心肺复苏时没有生命体征的患者的生存率仅为 1% 或更小。

表 22-9　因心跳呼吸骤停行心肺复苏的老年患者的存活出院率

特　征	存活出院率(%)
院外骤停	0.8
院内骤停	6.5
有目击者的骤停	5.2
无目击者的骤停	0.9
有生命体征	10.2
无生命体征	1.1
可活动的老年人	10
选择性的住院心脏病患者	39
患有慢性疾病的老年人	<5

尽管没有关于疾病终末期、慢性病的老年患者,包括恶性肿瘤、神经系统疾病、肾衰竭、呼吸系统疾病心肺复苏后存活率的研究,但败血症患者(至少他们中的某些人可能会接受生命末期关怀)的研究,心肺复苏后约有 5% 的出院存活率,但是这些患者在许多研究中心跳呼吸停止后如果不复苏生存率约等于零。

(二)心肺复苏和无伤害

心肺复苏术并非没有潜在的伤害,不管最终的结果患者是生还是死。尸体解剖研究显示心肺复苏后可能出现肋骨和胸骨骨折、骨髓栓塞、心外膜出血、纵隔内血肿、吸入性肺炎、出血流向心脏和呼吸系统其他组织结构。幸存的患者也可能经历许多类似的并发症,以及电除颤后继发的胸壁灼伤。心肺复苏术也可能造成永久的神经损伤,包括但不仅限

于脑死亡、持续植物状态、癫痫以及高级智力损伤。

(三)心肺复苏和公正

根据分配公正性的原则,人们可凭直觉得出结论:在生命终结时进行心肺复苏的代价远高于不做。虽然缺乏关于心肺复苏的过硬的特定数据,已证实有生前医疗遗嘱的住院病人,所消耗的医疗资源不到无预立医疗遗嘱的住院患者的 1/3。

根据社会公正性原则,心肺复苏技术应该使社会最大获益。但是,基于前面所提到的事实,心肺复苏已被视为默认的程序。问题是,将心肺复苏作为默认的程序是否将使社会整体最大获益? 这是一个比人们想象还复杂的问题,尤其是从道义和无伤害的观点来看。对这个问题的回答已超出了本章的范围,因为它是影响社会整体,必须认真对待的问题,心肺复苏作为患者在生命末期时默认处理方法是否符合整体社会资源。

(四)心肺复苏和自主性

在患者自决法案章节部分,非常清楚地阐述了关于生命末期进行心肺复苏的自主性是卓越的价值观。生命末期关怀和其他生命末期服务机构的医务人员必须为符合条件、并要求心肺复苏的患者服务,进一步强调了这一领域的自主权。生命末期关怀医院和其他生命末期关怀机构的医务人员应尊重病人在这一领域的自主权,大多数生命末期关怀提供者执行患者自决法案,将允许患者有权获得治疗和心肺复苏术。通常,医师支持允许病人做出倾向性决定,生命末期时是否执行心肺复苏;虽然,在执行中,对于期望心肺复苏意愿的尊重,多于不希望心肺复苏者。

然而,在尊重患者自主权正常功能时,需要警示的是,必须让患者充分了解有关的信息,以便他们做出适当的选择。文献表明,至少到目前为止,主要的问题是,总体而言,在患者做出生命末期是否需要进行心肺复苏等事宜上,没有很好地被告知相关信息。

公众对心肺复苏的性质有很大的误解。有一项研究评估人们对心肺复苏了解情况,94% 参与者知道心肺复苏包括胸外按压,只有 43% 的人知道可能会需要"胸部电击板"(尽管由于已有和广泛应用的"自动体外除颤器"后,现在知道的比例增高),只有 36% 的人知道它可能包括放置"一根管道在气管里"。大众媒体严重影响公众对心肺复苏的成功的看法,电视节目所展示的和电影经常描绘的成功率远高于医学文献所报道的成功率。

帮助患者获得正确适当的信息,对于帮助患者表示自主性至关重要,一项评估患者掌握关于心肺

复苏后生存率,和患者的偏好有关知识作用的研究,再次强调此观点。当患有急性或慢性疾病的患者,被询问到心肺复苏的倾向,在被告知心肺复苏的生存率后,患者希望进行心肺复苏术的百分比明显降低(急性病患者:41%~22%;慢性病患者:11%~5%)。经证明大多数患者在得知心肺复苏的生存率后,不再希望进行心肺复苏,这项研究证实医师为患者提供所需的信息,对帮助患者表达他们的自主权非常重要。

不幸的是,尽管患者有能力结合所需的信息,做出有关生命末期心肺复苏的知情和自主的决策;然而,仅有大约25%的患者曾与他们的医师进行有关问题的讨论(医师/患者沟通的全面的讨论可见第3章)。更重要的是,首先有超过50%没有与他们的医师讨论过有关生命末期时心肺复苏问题的患者,他们

并不想讨论。不足为奇的是,由于患者和医师之间严重缺乏沟通,导致许多患者接受了无益的心肺复苏,以维护他们的自主权;然而,如果他们适当地了解有关的信息后,对他们自主权的表达可能明显不同。

(五)生命末期时的心肺复苏:道德价值和最终想法的结合

表22-10总结了有关心肺复苏与核心道德价值相关的突出问题。分析这些信息表明,如果任何医疗措施获益较小,而可能存在显著的医疗伤害,如生命末期心肺复苏,显然触犯了道义和不伤害的伦理价值。分配公正也表明生命末期进行心肺复苏是可以避免的。社会的公正与心肺复苏的关系尚不明朗,仍是持续辩论的话题。最后,自主法规明确规定,如果患者希望,医疗工作者就应当根据患者的要求提供心肺复苏。

表22-10 关于生命终结时心肺复苏的伦理问题

伦理价值	优 点	缺 点
自主性原则	1. 通过患者自决法案立法 2. 受到生命末期关怀提供者和其他生命末期关怀机构的尊重 3. 医师更多支持-选择生命末期心肺复苏 4. 如果适当告知有关信息,患者可适当地选择心肺复苏	缺乏信息的患者做出知情自主决策的决定,受下列因素的影响: 1. 公众对心肺复苏性质的错误理解 2. 公众对心肺复苏成功率的错误理解 3. 只有25%的患者与医师讨论过心肺复苏的选择问题 4. 超过50%的患者不愿意与医师讨论心肺复苏的问题
道义原则	慢性病或严重疾病终末期患者无益	1. 整体生存率约15% 2. 无目击者的骤停、院外或无生命体征的患者,生存率仅为1%或更少 3. 慢性疾病老年人的生存率<5%
无伤害原则	无报道	1. 尸检研究表明骨折、出血或吸入性肺炎 2. 生还者面临胸壁灼伤和永久性神经系统并发症
分配公正性	无报道	无预立遗嘱患者最后住院的平均费用成倍高于有预立遗嘱者
社会公正性	心肺复苏是被默认的情况	尚无证据显示在生命末期时提供心肺复苏符合社会最佳利益

权衡所有上述因素,四个主要的伦理价值中的三个建议,生命末期时可以避免心肺复苏,另一个将引发伦理的案例,自主权不能承担为生命末期病人提供心肺复苏,将违反医学伦理的原则。

然而,现实完全不同,在当今的社会,自主权显然是占主导地位的道德价值,在这个问题上心肺复苏,实际上超越所有其他价值。因此,联邦法律强调,希望获得心肺复苏的患者,有权在生命末期时得到心肺复苏,尽管有医学证据表明心肺复苏在生命末期时无效,也违反大多数其他的医疗道德价值。

在等待社会价值观的转变或立法的改变时,生

命末期关怀提供者应该如何处理?显然,良好的自主决策需要信息协助。医师需要与患者和家属讨论心肺复苏的选择,向他们披露相关的医学事实,关于生命末期心肺复苏的收益、风险和结果。同样的,生命末期关怀提供者和其他生命末期关怀机构应该与接受姑息性治疗的患者和其家人,在入院时就仔细和深入地讨论这些问题。如果这些对话是全面的话,大多数患者和家属可能会以口头或书面医疗遗嘱的形式,选择生命末期时不行心肺复苏。

困难的是如何妥善处理渴望获得心肺复苏的患者。医师通常解决这个问题,只是默许患者或家人

的意愿,同时保持继续沟通的可能性。生命末期关怀提供者和其他生命末期关怀机构面对患者进行心肺复苏的愿望,意识到既是一个挑战,又是一个机会。尊重患者的自主权和患者自决法案,生命末期关怀提供者应接收这些患者入院。整体生命末期关怀和姑息性治疗计划,对这些患者和家属是适当的教育,其目的是让这些患者或医疗代理人,在患者持续病情的基础上评估其对心肺复苏的决策,并根据患者临床状态的不断变化评估其治疗目标。通常,患者或委托人将做出心肺复苏不再适宜他们目标的决定。对患者或家属这样的教育不会导致患者选择放弃心肺复苏,却总是让生命末期关怀计划选择患者所期望的治疗。

在与人相处时,尤其是与在生命即将结束的人,没有完美或理想的环境。总会有特殊的情况,尽管已做了最好的努力,心肺复苏显然无效,个别病人或者家庭仍将会选择心肺复苏。通过更好地了解如何帮助患者提供合法和具有法律约束力的预立医疗遗嘱,并适当地将这些指令记录在医疗文件内;最重要的是,通过教育患者和家属熟悉诸如心肺复苏术等医疗过程,医师、生命末期关怀和其他为生命末期患者的服务者可以使上述这些情况降到最低。

参 考 文 献

Caring Connections: National Hospice and Palliative Care Organization. http://www. caringinfo. org. Accessed February 23,2009.

Kass-Bartelmes BL, Hughes R, Rutherford MK: Advance Care Planning: Preferences for Care at the End of Life. Rockville, MD, Agency for Healthcare Research and Quality, 2003. Research in Action Issue #12. AHRQ Pub No. 03-0018.

Steinbrook R, Low B: Resuscitating advance directives. Arch Int Med 164:1501-1506,2004.

Teno JM, Licks S, Lynn J, et al: Do advance directives provide instructions that direct care? J Am Geriatr Soc 45: 508-512,1997.

Teno JM, Lynn J, Phillips RS, et al: Do formal advance directives affect resuscitation decisions and the use of resources for seriously ill patients? J Clin Ethics 5(1):23-30,1994.

Teno JM, Lynn J, Wenger N, et al: Advance directives for seriously-ill hospitalized patients: effectiveness with the Patient Self-Determination Act and the SUPPORT intervention. J Am Geriatr Soc 45:500-507,1997.

Virmani J, Schneiderman LF, Kaplan RM: Relationship of advance directives to physician-patient communication. Arch Intern Med 154:909-913,1994.

第 23 章

医师协助自杀、安乐死和姑息性镇静

Joel S. Policzer, Richard Fife, Richard A. Shapiro, etc.　　　张　波　译　孙静平　秦速励　校

一、引　言

由于先进和延长寿命科技的发展和普遍应用,尤其是针对慢性的,不可逆的以及致残性的疾病,导致医学实践中在临床、道德、法律和政治方面的困惑。随着人们对生命质量的关注日益增多,而不仅仅是寿命;此概念导致医患关系由原来专业的家长式作风转向由患者全权自主决定。因而产生"到底是谁的生命?"的问题,延伸到病人要求结束生命。因此,在美国医师协助自杀和安乐死一直是医学伦

理最前沿的问题,并将继续成为公开激烈辩论的焦点。虽然原来的"医师协助自杀"仍然常用,本文中也用此名,但许多权威和组织已经开始用较少批判性的名词"医师协助死亡"替代"医师协助自杀"。

医学界,有关医师协助自杀的关注和争议是由匿名文章"别了,Debbie"(JAMA,1988)和由其支持者 Timothy Quill 博士报道的令人深思的案例所引发。在密歇根州,Jack Kevorkian 博士参与的协助自杀将此争议的话题公布于众,并被呈现于法庭。虽然 Kevorkian 的行为似乎违反法律,因为他声称他的参与仅限于协助自杀的程度,陪审团成员一再拒绝给他定罪。然而,当他播放协助生命末期患者死亡的录像,并声称为"安乐死"时,密歇根州的陪审团认定他犯有谋杀罪。这表明,至少在当时,公众对于尚无法接受的安乐死和协助自杀之间仍然保持明确的区分,在全国各地区,似乎有越来越多的民众支持此看法,只是程度不同。

医学界一些国家机构,其中具有代表性的比如美国医学会,对于医师协助自杀并不赞成。美国生命末期关怀与姑息医学会是医生及其他照顾生命末期患者医务人员的专业机构,于 2007 年的报道:尽管已有各种可能的选择,仍有部分患者还是坚持他们的特殊要求——医师协助死亡。美国生命末期关怀与姑息医学会认为有关医师协助死亡的道德观仍存在较深的分歧。在这场辩论中的任何一边都是真诚、富有同情心、有良知的人。美国生命末期关怀与姑息医学会对于医师协助死亡是否合法化或禁止的问题采取"中立"立场,认为对那些已接受最好的治疗,但因为仍然有难以承受的痛苦而要求协助自杀的患者,工作人员不应该继续仅关注此要求合法与否。无论"医师协助死亡"能否合法化,美国生命末期关怀与姑息医学会都强力支持,以最大的努力减轻患者的痛苦和减少要求"医师协助死亡"的患者。

调查表明,公众对医师协助自杀、安乐死和医师的态度不同。公众中有 1/3 的人认为,无论医疗状况如何都支持此种干预措施;另 1/3 的人则坚决反对;其余的 1/3 通常在患者有顽固性疼痛的特定情况下会支持。这也显示,至少在本研究中,公众已不再区分协助自杀和安乐死。然而大多数医师认为上述任何干预都是不道德的。只有 40% 的医师会支持医师协助自杀,但是必须在法律明确为合法或完全禁止的前提下。即使那些可能支持干预的医师,也很少亲自参与。医师对协助自杀和安乐死之间有明确的区分,反对安乐死。

虽然,于 1997 年美国最高法院的法官们一致裁定没有协助自杀的制宪权,但法院明确授权州立法机关解决此问题,即个别州可以适当地"试验性"试行医师协助自杀,以了解所产生的影响。尽管如此,1997—1998 年,已有 26 个州否决了将医师协助自杀合法化的提议,而加利福尼亚、密歇根和华盛顿州的选民拒绝对医师协助自杀合法化的倡议投票,但仍然有少数人(30%~40%)赞成。1996 年,俄勒冈州以 60% 的大多数选票通过了"俄勒冈州尊严死亡法案"。俄勒冈州反对医师协助自杀合法化的人士试图通过联邦管制药物法的惩罚威胁参与的医师,达到避免实施该项州法律。于 2006 年,医师协助自杀的做法最终被美国最高法院否决。

于 2008 年,华盛顿州以 58% 的多数选票通过了仿照美国俄勒冈州的尊严死亡法案。此外,于 2009 年 12 月 31 日,蒙大拿州最高法院发布了一项规定,支持 2008 年下级法院的决定,根据该州的宪法隐私权和人类尊严权允许疾病终末期患者"尊严死",这使得蒙大拿成为美国承认医师协助自杀合法化的第三大州。然而,38 个州仍把医师协助自杀视为犯罪,而只有少数州(北卡罗来纳州、犹他州、怀俄明州、俄亥俄州)不认为这是犯罪行为,但也不纵容和鼓励。

无论司法、立法和政治立场如何,医师在生命的延长和终止问题上的个人判断仍发挥着重要作用。他们仍将对于延长生命、评估生命质量和减轻病痛苦难的抉择做出判断和建议。医师协助自杀进一步合法化的可能性,将是医疗保健专业人员更大的责任与负担,并且是对传统观念上医师使命的挑战。

本章的目的是帮助对生命末期医疗有兴趣的医师,掌握在何种情况下选择或者是否该选择协助自杀,作为绝症患者疾病的治疗方法。

二、定　义

(一)医师协助自杀(PAS)/医师协助死亡(PAD)

根据患者提出的请求,医师提供用于结束他/她生命的方法。通常情况下,医师提供咨询服务、专业知识和指导意见,为所需的药物开处方(有时是提供),但不能参与最终实施行为。自杀过程中有时鼓励医师在场,但主要为患者和医师间的共同决定(医师协助自杀在俄勒冈州、华盛顿州和荷兰合法或为法律所容许,将在下文讨论)。

(二)安乐死

Euthanasia 这个词来自希腊语的 Eu(好)和 Thanatos(死亡)。虽然帮助晚期患者实现"好死"是每个人的目标,也是生命末期关怀和终末期医疗的目标,但现代的安乐死,是由医师或第三方有意为承受巨大痛苦的患者结束生命所采取的行动。

"自愿安乐死"指的是医师和极度痛苦的患者共同协商,以签署知情同意书的形式,结束此患者的生命。非自愿安乐死是常用的兽医程序("把动物处死"),同时可以被理解性地应用于失去决定能力的终末期患者,可由授权的医疗代理人提出终结生命的要求。尽管荷兰曾报道过罕见的案例,是由医师或其他第三方(例如一个丈夫枪杀了他严重痴呆症的妻子)采取独立的行动,而不是安乐死,即使似乎是患者的最佳选择,在法律上也被认为是谋杀。安乐死意味着医生的积极作用。"被动安乐死"是根据患者的意愿停止或撤销治疗的同义词,也是用于区别最好避免使用的结束生命的代名词(见下文)。

(三)姑息性镇静

对于某些临近自然死亡的晚期患者,用常规治疗手段无法缓解由于疼痛、呼吸困难、出血或其他症状带来的不适。因为这些患者不仅遭受身体的痛苦,并有情绪和与激动伴随的精神上的压力,医师在得到患者或家属的同意后,可以用足以使患者失去意识的镇静药,直至死亡。此种治疗通常被称为"生命末期镇静或姑息镇静"。详细讨论请参阅下文(实际应用生命末期镇静作为生命末期治疗干预手段的具体指征和技术在第12章中已讨论)。

(四)双重效应

在医师协助自杀过程中,常用的巴比妥盐不是瞬时起效的,甚至偶尔可能会要将近 24 小时,因此姑息性镇静和医师帮助自杀有同样的法律问题。已证明,医师协助自杀的目的是为了帮助患者脱离痛苦导致的死亡。姑息性镇静反映在药物的选择和剂量上,医师的目的是缓解痛苦,而不是加速死亡,尽管死亡是迟早会发生的结果,但姑息性镇静更易于被家属和医师所接受。这种伦理上的原则是区别医师协助自杀和姑息镇静的"双重效应"。

双重效应是指一种举动产生两种不同的作用,一种是计划和期望的,另一种是可预见的,但是为负面的。例如为癌症患者进行化疗,所期望的效果是肿瘤消退并延长寿命,而潜在不希望的不良反应包括中性粒细胞减少和致命的败血症。双重效应原则告诉我们,如果行为的主要目的是得到某种期望的效果,应该让患者了解潜在的负面结果或不良反应,如果提供的医疗干预中没有疏忽,当不利的结果发生时,就不应该苛求道德责任。

虽然,双重效应原则产生于中世纪的经院哲学家,其起源于晚古,在塔木德的推理和法学中被反复应用。该原则的合理应用不仅取决于行为者的意图、负面作用的直接必然性,也取决于此行为的评估,即权衡行为的利弊,并衡量此方法是否为最佳的选择。例如,不能为了降低噪声就杀了一只喔喔叫的公鸡,然后以双重效应的原则拒绝对公鸡的死负责。

双重效应学说应用在生命末期关怀医学中,被一些医学伦理学家指责为"说好听点,不够坦诚,或者说难听点,是伪装为姑息用于治疗的临床医生,实为安乐死秘密从业人员的肤浅的、毫无意义的口头禅而已"。

(五)意图

人类的意图通常是复杂又模糊的,经常变化无常又难以确定,并且容易受到操纵。因此,有人建议应该对刻意不提供在"停止生命支持治疗"和"医生帮助自杀"(两者行为非常相似)之间,以道德为基础的区别者起诉。Marcia Angell 博士认为意图在刑法中很重要(例如区分误杀和谋杀),"富有同情心的医师有时会采取任何可能的方式减轻生命末期患者的痛苦,这种情况需另当别论"。但是其他人则反驳,意图的评估并不仅仅是所有的法律和司法系统的关键,更是社会交往最起码的要素(例如,对于狮子的意图可能变幻莫测,它的外出到底是餐后散步还是餐前徘徊,这值得去探究吗)。

因为几乎所有人类的行为均可被赋予道德意义,而且结果不一定能证明方法,所以难以评估的意图就不应该被轻易驳回。即使非语言能表达的意图有时也有道德甚至法律上的意义。因此,合理的做法是当处理感情用事的生命末期问题时,谨慎的医生会比平时更重视病历记录,尽量详细地记录医患互动,以便将对各方意图的怀疑降到最低。

(六)职业道德

正如病人的自主权和自决权必须得到尊重一样,医师也有权行使"符合他人伦理和道德观念的专业行为,避免行使违背他人信念的行为"(俄勒冈州尊严死法案)。这项被称为良心实践/良心的抗拒的权利,允许当病人的意愿与临床医师自己的道德信念相冲突时,医师可以退出这段医患关系。这一原则的应用取决于患者的永不放弃的持续需求,可转诊给另一个医师进行医疗。

三、关于医师协助自杀的辩论仅仅是语义上的事情吗？

在医师协助自杀合法化的支持者和反对者中，有些人声称这一辩论无非是语义上的问题。有些人认为，在患者知情并有行为能力的情况下，指示停止延长生命的治疗和提供患者足够药物以成功自杀的请求之间，在道德上没有本质的差异。对于没有行为能力的患者合理地执行生前医疗遗嘱，为什么要区分根据指定代理人提出的停用维持生命仪器的指令，和同一位代理人请求医师注射致死药的指令？除外提前写明的遗书之外，生前医疗遗嘱是否可避免积极地延长生命的治疗？那么如何看待有行为能力的患者决定通过拒绝饮食加速死亡，或者医师为了减轻疼痛、呼吸困难或其他不可避免出现的症状给予大量的镇静药，虽非有意但却加速生命终结的情况？

虽然看似不合理，但当前我们的社会除了医师协助自杀和安乐死外，制裁上述所有的行为。美国第二巡回上诉法院的法官在推翻纽约州禁止医师协助死亡的立法时，推进了有关的争论。然而，美国最高法院否决了第二巡回法院的想法，最高法院坚定地认为拒绝不想要的治疗和医师帮助自杀之间有很大的法律差别。虽然，语言的细微差别与意图的评估一样受到同样的法律审定，但它对于功能性法律制度，实际上对所有的社会交往都是同样必不可少的。任意差别的制定有时是在多样化、多元化的社会中实现妥协和共识唯一的机制。

对于患者自决权（包括拒绝不想要的治疗在内）的普遍支持，并不是所有种族和宗教群体都易于接受，如果它与自杀的区别被模糊或摒弃便可能会带来危害。此外，停止治疗和医师协助自杀之间的区别不一定是完全武断的。拒绝饮食和治疗等同于患者或他们的代理人的自主行为，他们可以只是接受医师的建议，并不是得到医师的同意。虽然，医师不同意患者的决定可以停止负责该患者的治疗，并转给同事，但如果没有合适的替代医师，医师将别无选择只能遵从患者的意愿。

另一方面，协助自杀的前提是医师根据职业诚信及尽职尽责实践，而自愿的原则，没有道德或法律义务参与。即使没有医师的参与，患者仍可以寻求其他方法自杀。所有这些让我们有足够的理由认为，拒绝治疗和医师协助自杀/安乐死之间具有实质性的，而不仅仅是语义上的区别。

四、协助自杀与安乐死的历史和背景

（一）古希腊和罗马

协助自杀和安乐死事件在古典文学和古代历史来源中已有记载。有大量的证据表明，在古希腊和古罗马这些行为曾被经常应用。当然，古代并不一定会考虑这些行为是否合乎道德，就像在古代文明中，为控制人口还采取过人献祭和杀婴。试想一下下面的例子："为了国家的人口固定在限制的数量，必须有一个法律规定不健全或残疾孩子不能被抚养成人，以避免人口过量，有些孩子必须被抛弃"（《政治学》第七卷，亚里士多德）。"我们将生下来虚弱、畸形的孩子溺死，不是愤怒之举，而是优胜劣汰的智慧之举"（《论愤怒》，塞内加）。

（二）圣经

在《圣经》和《犹太法典》中，关于停止治疗、协助自杀和安乐死的描述，与如今辩论的案例报道有较大的相关性，是基于犹太教-基督教-伊斯兰教肯定生命的传统，也在很大程度上塑造了美国的民族精神。以色列的第一位君王——撒乌尔，战败被敌人包围时，预料如被捕将受羞辱、折磨致死，便让拿兵器的人用他自己的剑杀了他。拿兵器的人拒绝执行，撒乌尔刎颈自杀。甚至现代，还会有这么做的士兵。无论这种自杀被圣经评论家们认为应该受到谴责，或认为是为了避免亵渎神明应受到赞美，都一直被宁愿选择自杀也不愿被迫违背自己信仰原则的一代代烈士所效仿。在撒乌尔故事的后记也与本章有关。一位信使想讨好撒乌尔的对手和接班人——大卫，把国王死亡的消息告诉他。他绘声绘色地叙述了如何发现撒乌尔死于自杀。使他惊讶的是，大卫没有善待他并下令处死使者，但目前尚不清楚这是否代表反对安乐死或者仅仅是冒犯了君主。

（三）犹太法典

《犹太法典》通过对多个案例的描述提示，比起承受持久的身心折磨，自然死亡应当是可取的。进而，法典认为对遭受痛苦的患者可拒绝或不用延长生命的各种方法，并列举了拉比犹大王子的故事，故事中，饱受死亡威胁和折磨的患者的女仆，因为意识到死亡对主人是种解脱，而打断患者的同僚和学生为他祈祷而受到赞扬。

在被罗马人实施火刑致死的 Rabbi Hananiah-ben Tradyon 牺牲的故事中，安乐死被提及并且受到殉难者协会的赞同。其中一个护卫，得知死刑不可

避免,希望能够阻止更残酷的行为,便挪开了一块可以削弱火焰的海绵,从而加速了 Rabbi 的死亡过程,使得 Rabbi 能够安然地步入天堂。

最终,法典中还有一章讲到由代理人实施安乐死的情节,或与协助自杀有关。Rabbi Ulla 在从巴比伦到以色列的途中,曾与两个争吵的人一起露营。两人的争执变成暴力,其中一个人切开另外一人的喉咙。受害者的血流满地,犯罪人问 Ulla 他是否做了一件正确的事情。由于同样担心自身安危,Ulla 表示同意,心里是希望能够减少这个垂死的受害人所承受的痛苦,因而建议应当延长切口,直接切断气管,使受害人迅速死亡。问题是,这样 Ulla 自己是否就成为了共犯,后来他就这一事件请教了他的导师 Rabbi Yochanan。Yochanan 认为 Ulla 的行为出于自我保护是十分必要的。由于不会被认为是不必要或者过分防卫而受谴责,人们也许会推测"协助自杀"是一种受到批准甚至是被期望的行为。

当然,这些奇闻逸事与当时不同于平常的情境有关,它们很大程度上并不适用于日常生活。一般而言,西方的宗教传统十分强调生命的尊严,尽管他们坚定地认为人有来世,他们还是强调延长生命的重要性,鲜有例外。所以,自杀和安乐死被世界上主要的宗教视为可憎的事物。此外,从宗教的视角看,医师是神授权的治疗者和生命的修复者。因此,医师参与自杀或者安乐死便产生了双重问题。另一方面,又有世俗主义者认为"生命"是人类不可剥夺的权利之一,同样的还有"自由"(自主性),以及"追求幸福",并认为这三种权利是同等重要的,与宗教观点相比较——后者认为"自由"和"追求幸福"并不是绝对的,而是导致有关"安乐死"和"协助自杀"争论的哲学梯度。

(四)美国和英国

Ezekiel Emmanuel 于 1994 年回顾了美国和英国安乐死的历史。人们在 Sir Thomas More's Utopia 中发现"安乐死"首次被英语语言所引用:"他们以聊天的方式安慰患者,并尽一切可能减轻病人的痛苦。假若生命对于这些无法治愈的患者来说已经难以忍受,地方法官和牧师则会毫不犹豫地考虑对患者实施安乐死……"

在 18 世纪后半叶,美国宪法的制定者们废弃了用造成痛苦煎熬教育人的过时观念,即通过禁止残忍和不寻常的惩罚而使人获得有教育性、威慑性的以及赎回的价值。虽然有关死刑的道德和社会效用的争论仍然十分激烈,但认为即使是最应当受到谴责的罪犯,也有权免受身体上的痛苦折磨,是大趋势。用注射含致死性药物的医学方法(处理死刑罪犯的方法),导致人们关注于为什么对死刑犯比对生命末期病人的同情心更大。

1846 年以后,随着乙醚混合氯仿的麻醉术在手术过程中被广泛应用,提示可用这些麻醉剂解除晚期患者的痛苦。在 1870 年,Samuel Williams 建议将吗啡和普通麻醉剂联合使用以终结病程晚期患者的生命。在此后的 35 年当中,有关安乐死伦理学方面的争议一直不休。社会功利主义者用达尔文"适者生存"的理论参与争议,进一步地加剧争议的热度。在 1906 年,俄亥俄州的立法机构否决安乐死合法化的法案。在 20 世纪,安乐死和协助自杀在美国以及世界上绝大多数国家和地区都非法。

(五)纳粹德国

纳粹德国例外,国家批准的安乐死促进了他们政权中的种族主义、优生权和社会纯化等扭曲观念的滋生。即使在当今,那些为了宣传纳粹主义扭曲观点的电影,也使得德国人民很容易上当受骗,而认同剔除身体上或者心理上残疾的人,不仅对于保卫和发展祖国十分必要,即使对于那些受害者自身也有一种人道主义的好处。这一方案中体现的道德泯灭与纳粹在种族灭绝中所做的惨绝人寰的医学试验之间有抹不去的关联,并一直与现在关于对病程终末期患者是否使用安乐死或者医师协助自杀的争辩相关。

(六)当代

公众对于医师协助自杀和安乐死的认知及兴趣的增长,似乎与近 50 年来,先进的医学知识发展及其导致的预期生命延长相矛盾。先进的技术、人工设备、延长寿命的设备和无视临床适用性的技术的常规使用,已经取代了自然死亡的经验,将死亡的过程从家庭转向医院和专业的医护单位,因而改变了死亡的定义。

延长生命的概念逐渐从感染性疾病转向恶性肿瘤和慢性的、不可逆的器官功能衰竭。许多医生在患者和家属的压力下,继续过分强调对成功治愈抱有短暂的希望,而忽视和弱化由于生命支持治疗引发的症状和不良反应。

另一方面,公众虽然越来越习惯于期望医疗奇迹的发生,但也充分意识到,随着慢性疾病的进展,生命的正常功能和生命质量也不可阻挡地减弱,疾病症状也会越来越严重。患者及其家人希望医务人员不仅能延长重症末期患者的寿命,而且能改善生命质量。公众对生命末期患者治疗态度的改变不仅促成了生命末期关怀和姑息性治疗的发展和增多，也给那些安乐死的支持者增加了压力。

数十年来，特别是在两篇关于医师加速忍受痛苦患者的死亡进程的文章发表后，关于医师协助自杀和安乐死的争论加剧。其中一篇发表在 JAMA 上名为《别了，Debbie》的匿名文章，此文中描述了一位年轻的住院医师和一例 20 岁女性的晚期卵巢癌患者。患者的体重不足 80 千克，相貌看起来不止 20 岁，恶病质，忍受着持续的疼痛和顽固的呕吐。这名住院医师将这一情境描述为遭受"绞刑"样的痛苦，患者对他讲的唯一一句话就是"让这一切结束吧"。随后他有意地用了致死剂量的吗啡，加速了患者的死亡。

第二篇发表于 New England Journal of Medicine 的文章，作者为 Timothy Quill——内科生命末期关怀医疗主任。文中描述了一例他长期治疗的患者——Diane，她患有急性粒单核细胞白血病。虽然 Diane 很年轻，是积极化疗的适应证，如果接受化疗，长期存活的机会为 25%。但是在与她的家人和医师讨论她的医疗方案后，她决定放弃根治疗法而选择了姑息性治疗方案。她自己选择接受姑息性治疗，但是她在精神上和身体上的主诉日益增多，其家人及生命末期关怀的工作人员都不能完全控制她日益增重的骨痛和情绪上的痛苦。她向自己的医师请求结束病痛折磨，在经过深思及与 Diane 详细地讨论后，Quill 开出了药方，并且教会 Diane 怎样摄取致死剂量。

而医疗界普遍对"别了，Debbie"持不赞成态度。这名住院医师与患者的关系是简单职业关系，与患者家属也没有联系，并且也没有明显的迹象表明他曾考虑或者提出其他医疗选项例如姑息性治疗，或者在单方面采取行动前申请会诊。的确，也有人怀疑这些文章中所叙述的故事是为了引起争议而杜撰的。相比之下，Quill 是冒着中断自己医师职业生涯的风险主动暴露事件，他对自己病人的心态和患者家属情况有详细且专业性的了解。在与患者经过多次详细的有时甚至是情绪紧张的讨论之后，他可以凭良心说自己了解、尊重并且钦佩 Diane，她是如此渴望自主掌控自己的生命。虽然 Quill 的个人品质、职业道德和聪慧的资质得到广泛的认可，然而，他认为医师协助自杀是宪法的基本权利的观点，目前尚未得到美国绝大多数医师的支持。

五、荷兰的医师协助自杀/安乐死

荷兰有近 1600 万人口，其中 65 岁以上人口占

14%。荷兰的死亡率为 8.69/1000 人，每年共有约 13.9 万人死亡。其中医师协助自杀人数占总死亡人数的比例，从 1990 年的 2.1% 上升到 2001 年的 2.6%。最近的研究表明该比率已经降至 1.2%，造成此数据变化的原因将在下文中讨论。

与美国医师的态度相比，大多数荷兰医师对医师协助自杀持赞成态度。许多荷兰药剂师也支持安乐死和医师协助自杀，而愿意为这类处方出药。

荷兰于 2002 年将安乐死合法化。然而安乐死在技术层面仍然被视为是一种刑事犯罪行为，法律又编写了另一项 20 年的公约，其中将安乐死作为特殊情况而不起诉协助安乐死的医师。《荷兰安乐死法案》指出如果参与的医师严格按照医疗标准实施安乐死或者协助自杀，不会受到惩罚。这些条款均考虑患者的诉求和痛苦（无法承受和无望），并将治疗可选择的方法、与其他医师会诊的意见，以及选用结束生命的方法等相关信息提供给患者。为了证明将要进行的安乐死符合标准，法案规定医师需要向审查委员会报告。在执行安乐死中如有下列情况，法律允许医疗审查委员会暂缓起诉医师。

● 患者的痛苦是无法耐受的，而且没有改善的可能。

● 患者对安乐死的要求必须是自愿且长期坚持的（此请求必须不是在他人、心理疾病及药物影响下）。

● 患者必须完全了解他的疾病，疾病的发展和治疗的选择。

● 必须有至少一位其他独立的医师会诊，并需后者证实以上情况。

● 必须以适当的医学形式由医师或患者执行安乐死或协助自杀，医师必须在场。

● 患者至少 12 岁（12～16 岁的患者可由其父母提出请求）。

2006 年，一项荷兰的调查显示多数安乐死都是由全科医师报告的。在荷兰的医学实践中，多数安乐死都在家中实施，而非在医院。患者平均年龄在 63 岁，其中 88% 的患有癌症。要求安乐死最重要的原因是不能减轻的痛苦（82%），丧失尊严（63%），乏力虚弱（43%），毫无意义的受罪（37%），疼痛（36%）以及生活不能独立（33%）。其中，因抑郁而要求的仅占 1%。

2005 年，荷兰皇家医学协会（RDMA）发布了一项关于姑息镇静的指南，从那时起，选用此方法的人数稳步上升，而安乐死的人数开始下降。荷兰皇家

医学协会指南的标准为身体极其虚弱的患者需自己参与决策,在不停止对症状的治疗的情况下实施镇静,治疗期间不推荐输液,预期生命不超过 1～2 周的患者。在 2007 年的调查报告中,提示荷兰患者将姑息性治疗、持续性镇静与安乐死区分后,患者要求安乐死的比例下降 50%,参与决策的比例显著上升。因为衰竭的症状而要求安乐死的报告增多,此种症状可能是由于终末期疾病恶化导致身体上的症状,也可能是由于社会上的压力和对未来的恐惧导致的精神症状。

六、美国的医师协助自杀:俄勒冈州经验

1997 年 10 月美国俄勒冈州通过《俄勒冈州尊严死法案》将医师协助自杀合法化。根据此项法令,符合资格的条件为:18 岁以上、患有终末期疾病(预计寿命少于 6 个月)、有自主决策及沟通能力的俄勒冈州居民,并且要求在有 2 次口头请求,其间隔时间为 15 天,并有书面请求及证人(俄勒冈州与荷兰指南的比较见表 23-1)。要求患者的首诊医师及会诊医师确认最终诊断及预后,并决定患者是否具有能力做出决策。如果有医师认为患者的选择是受到抑郁情绪或其他精神心理疾病的影响,患者必须接受

表 23-1 荷兰与美国俄勒冈州医师协助自杀/安乐死指南的对比

指 南	荷 兰	美国俄勒冈州
医师行为	安乐死/医师协助自杀	医师协助自杀
谨慎拒绝	是	是
要求年龄	成人	成人
法律居住地	无	申请时要求
自主行为能力	是	是(需医师确认)
仅自愿	是	是
多次要求	是(重复、持续、有记录)	是(口头 2 次,15 天间隔,书面 1 次,有证人)
指征	不能容忍的痛苦	终末期疾病
必须咨询	是	否
精神疾病并存	选择咨询	必须咨询
精神疾病	是	否
提供可选项	不要求	必须
必须报告	是	是
合法性	技术上合法	合法
免于起诉	高度可能	是

心理咨询。医师必须告知患者所有可选择的方式,包括控制疼痛、生命末期关怀及姑息性治疗,以及服用致死量药物的风险及后果。医师必须报告所有给予患者的致死药物。如果违背医师的道德标准,不可强迫医师参与协助自杀,并保护医师免受犯罪指控。

于 1998 年,医师协助自杀合法化的第一年,23 名患者接受了致死量的处方药物,其中 15 人死亡(所有患者都用的是巴比妥类药物,通常都包含止吐药)。另外 8 名选择死亡的患者中 7 名死于终末期疾病,1 人在 1999 年自杀。15 名死亡患者中 13 人患有癌症,8 人大于 69 岁(尽管没有陈述,上述荷兰的患者给人的印象并非都是濒死的病人)。从服用药物至失去意识一般为 3～20 分钟,从服用药物至死亡一般为 15 分钟至 11.5 小时。未见呕吐及抽搐的报道。8 名未死亡患者接受了处方但没有服用药物,其中 6 人死于疾病。其余 2 人存活至 1999 年 1 月,其中 1 人死于本身疾病,另一人选择了自杀。没有报道关于医师在场的次数。

至 2008 年最新数据显示,1998－2007 年,医师总共开具 541 个巴比妥类药物致死处方,司可巴比妥或苯巴比妥,其中 341 人服药后死亡。其余 200 人中,13 人在 2007 年末仍然存活,其余死于疾病。服药患者的年龄中位数为 69 岁,多数为受教育程度良好的白种人(与俄勒冈州种族人口统计的数据相符)。大约有 86% 的患者接受了生命末期关怀服务,且几乎全部死于家中。

虽然要求协助自杀的患者中,有近 82% 为癌症,但是在肌萎缩侧索硬化症(25‰)和艾滋病(23‰)的患者中要求自杀率比癌症患者(4‰)更高。超过 80% 的人选择协助自杀最常见的原因是丧失了自主的能力、尊严以及无法享受生活。只有 1/5 的人是因为无法忍受的疼痛,以及极少数因经济原因选择医师协助自杀。

关于医师的参与,大多数俄勒冈州医师从来没有开过致死剂量的药物处方。2007 年的 85 张处方只是由 45 名医师出具的。

在俄勒冈州的立法中,关于是否有抑郁症未被认识或未报告的问题,主要是根据患者是否患有不治之症,而非根据患者希望结束生命的要求。以前,对生命末期患者的研究,抑郁症发生率的范围在 59%～100%,而在 1998－2006 年,在要求协助自杀的患者中,有 12.6% 的人得到了精神评估。在 2007 年,没有患者被精神评估。然而,也认识到在要求协助自杀者中,抑郁症的发病率很高,是否需要做进一

步验证,是否所有请求协助自杀的患者都应该做精神评估的问题,存在争议。

很显然,《俄勒冈尊严死法案》的通过使得医师协助自杀成为少数人的一个选择,并未因医师协助自杀造成意想不到的道德滑坡。该法案的另外一点好处是改进了俄勒冈州的姑息性治疗和对医师姑息性治疗的培训,为生命末期患者的治疗提供了更好的交流,并增加了生命末期关怀的转诊率。

华盛顿州的经验值得关注,因为它与俄勒冈州相比人口总数多、种族多;而蒙大拿州法院的判决将会对这个问题产生怎样的影响,尚无结论。类似的提议已经递交给佛蒙特州、夏威夷州和加利福尼亚州的立法机构,但至少目前仍未通过。

七、争议:正反观点

在美国,医师协助自杀作为生命末期患者一种治疗选择的合法化与法制化仍然是有争议的问题。人们在基本道德问题和社会价值观上的严重分歧导致了鲜明的对立立场,几乎没有中间观点。临床上很少有分歧的事实,促使一些人将医师协助自杀的问题置于公共舆论中。有关医师协助自杀的争议围绕着是否违反专业和社会基本准则,而足以使其完全不可接受。

(一)赞成医师协助自杀

将医师协助自杀作为生命末期患者治疗方案的支持者,从他们的立场提出四条令人信服的理由(表23-2)。从俄勒冈州的经验中,病人和家属都对医师协助自杀有了相对清晰的认识(见上文)。

表 23-2　促使考虑医师协助自杀的条件

条　件	表现形式
身体的痛苦	疼痛和病症的治疗不足或难以控制
情感的痛苦	永久丧失控制力和独立性
社会的痛苦	终末期疾病造成的社会经济负担
生存的痛苦	改善无望的生命质量下降

1. 控制不满意或不能控制的疼痛和症状　美国文学中最令人难忘和不安的画面之一是 Thomas Wolfe 对自己弟弟死亡的描述,正如在他的小说《天使,望故乡》中对 Ben Gant 死亡过程的描写:"Ben 仿佛受到酷刑和被绞死一样抬起薄薄的嘴唇,他令人难以置信的、响亮的、沙哑的喘息声每时每刻充满整个房间,令人恐怖"。虽然写于 70 年前,如同当代对一个患艾滋病、慢性阻塞性肺疾病或癌症的治疗不

足的垂死病人的描述。大量的研究表明,在垂死患者的所有症状中,不能控制的疼痛和呼吸困难的发病率也较高。所以有些患者宁愿选择加速自己的死亡也不要经历长期无情的肉体痛苦,哪怕只是想象还没有经历过。在这种情况下,如果一个理性的人选择死亡而不是悲惨地活着,难道社会应该有权说不吗?

2. 自主权和隐私权:患者选择的权利　即使症状达到充分缓解,俄勒冈州的经验仍表明垂危的患者更加强调控制他们自己的身体和自决权。自主权是临床伦理的标志性原则。有权拒绝不想要的治疗和宪法隐私权是先前案例的关键要素,分别是 1976 年 Quinlan 有关非自愿下人工通气的决定和 Cruzan 涉及停用长期植物状态患者的喂食管的决定。法院已经扩大了患者拒绝治疗的权利,甚至包括不符合终末期条件的患者。1986 年加州高等法院的观点认为:"死亡的权利是我们权利的一个组成部分,我们有权控制自己的命运,只要不影响他人的权利。"如今,患者可以拒绝任何维持生命的方法或治疗,通常无协助的自杀不违法。既然如此,为什么一个人不能自由选择不危及他人的任何一种"最终退出"方式呢?或者又为什么不能取得另一方(比如医师)的合作呢?

3. 成为负担的认知　由于终末期患者逐渐失去独立性,自我形象毁坏及自我价值丧失的痛苦。通常,他们认为总是带给别人沉重的经济负担,不仅是在医疗花费方面,而且不断加重家人和朋友的时间、精力和金钱的负担。美国一项针对安乐死和医师帮助自杀态度的研究表明,60% 的受访者选择"经济负担"作为实行医师帮助自杀的理由,相反只有 20% 的受访者选择了"避免痛苦"。虽然俄勒冈州的结果表明,经济负担不是请求医师帮助自杀的主要原因,但此项发现是否适用于美国或世界其他地域仍不确定,特别是经济差距非常明显的地区。无论如何,社会是否有权拒绝生命末期患者选择医生协助自杀作为缓解"社会的苦难"的最好方式?不得而知。

4. 生存的痛苦　即使患者没有身体上的痛苦及沉重的经济负担,疾病带来的心灵创伤及抑郁也不可忽视。如果患者认为生命质量非常差,坚持让其延长生命是否不道德?疾病给患者带来绝望和抑郁,处于这种情绪状态的患者是否还有能力做出生死攸关的决定?一例 42 岁的心理学家罹患疾病最终瘫痪在床,生活无法自理。她的家人亲眼目睹着

她的生命逐渐走向死亡……她的疼痛可以得到完全的控制,但她仍然承受着深切的痛苦,她提出要求医师协助死亡,但此为违法行为。而她接受了姑息镇静治疗。医师认为,姑息镇静的方法如果维持清醒状态,无法缓解患者身体和心理上的痛苦。从伦理道德的角度来看,镇静治疗真的与医师协助自杀有区别吗? 真的是一个更好的选择吗?

(二)反对医师协助自杀

关于医师协助自杀立法的法庭辩论总结见表23-3,可参考上述俄勒冈州报道的文献。

表 23-3　反对医师协助自杀合法化的理由

1. 改进生命末期关怀和姑息性治疗的质量,可避免医师协助自杀
2. 个别患者的自主权必须服从于社会大多数人对生命神圣性的认同
3. 医师协助自杀可能造成道德滑坡,最终导致社会不公正和堕落
4. 医师协助自杀与医师救死扶伤的天职相违背

1. 改善生命末期关怀和姑息性治疗使患者不再需要医师协助自杀　医生协助自杀是否合法化不应该再成为人们争论的问题,因为现在已经有有效地针对生命末期患者实行的高质量生命末期关怀模式。目前应该关注的主要问题在于如何更好改进生命末期关怀和姑息性治疗。目前,全美有超过4500家生命末期关怀机构,但医疗质量参差不齐,美国仍有数百万人没有得到生命末期关怀服务。由于资金的限制,医疗保险规定预期生存期为6个月的患者才能接受生命末期关怀服务,国家医疗保险的规定十分严格,限制了生命末期关怀的作用,实际上大多数患者在去世前2周才能得到生命末期关怀服务。随着教育和法律的完善,生命末期关怀和姑息性治疗将显著减少大多数生命末期患者的痛苦,而不再需要医师协助自杀。当然,也可能有极少数患者因不能缓解的痛苦而坚持要求医师协助自杀。另外,值得关注的是,在俄勒冈州选择医生协助自杀的患者中,有86%的患者已接受生命末期关怀服务。

2. 患者的自主权不是无限制的　Bouvia决议(具体见前)强调人可以控制自己的命运,但前提是不能影响到他人的权利。Daniel Callahan认为,因为医师协助自杀需要其他人的帮助才能完成,因而不是个人行为,而是共同行为。反对协助自杀的医师可能是出于良心的原则而不愿参与,他们认为协

助自杀贬低和玷污了生命的价值,而对脆弱的社会造成威胁。生命是神圣和无比珍贵的,通常但不总是基于宗教的坚实的核心观点,无论质量如何,关键是维持道德的准则。因为社会最重要的责任是保护生命的神圣不可侵犯,个人的行动自由,如医师协助自杀,应当被禁止,以维护整体社会的利益。

3. 医师协助自杀是一种倒退行为,将导致社会的堕落　一些支持医师协助自杀者也支持安乐死。"不足为奇的是,医师协助自杀的反对者很早以前就曾预言,如果协助自杀合法化,安乐死合法化也将指日可待。"在一定程度上因为有了荷兰的前车之鉴,医师协助自杀的反对者们预测,没有知情同意书的安乐死,可能导致精神疾病患者、残疾人、老年人、痴呆症患者、无家可归者,甚至是所有对社会无用的或是不受欢迎的人都可能遭到安乐死。有些人认为如今文明的社会绝不能支持这样的行为,"滑坡效应"言论者便举出阿道夫·希特勒、约瑟夫·戈培尔、约瑟夫·门格尔及其追随者的例子。总之,对国家在此方面的浪费,已引起足够的关注,所有党派的政客们已认识到需要给患者某种形式的"付账权利",若医师协助自杀广泛合法化,谁能确保患者不是出于无名的压力而提出要求? 到目前为止俄勒冈州未发现上述情况,但我们能自满吗?

4. 医师协助自杀违背了希波克拉底誓言　医师的作用是治疗者和生命的保护者,医师协助自杀显然违背了医师的最基本职责 primum non nocere,即"首先,不要造成伤害"。而故意造成患者死亡显然是典型的伤害行为,任何加速患者死亡的行为都是伤害。支持医师协助自杀的医师,如 Sherwin Nuland 则认为希波克拉底誓言及类似的观点有些过时,有必要对指南进行适当的解读和修改,使其符合医师对患者的需求和意愿的评估,并与医师本身的良知一致。"以古老格言作为掩护否认医师协助自杀,等于是拒绝了将自己生命托付给医师的患者的需求。"调查研究表明美国大多数医生反对医师协助自杀合法化,并表示即使合法也拒绝参与,这表明在大多数医师看来,"不伤害原则"仍是职业精神中重要的组成部分。

八、医师应如何应对患者提出的协助自杀的要求

关于这个话题的争辩仍没有最终定论。在公众支持的暗潮下,协助生命末期患者死亡在将来的社会将可能付诸现实。除了根据个人的良心和宗教信仰的指导外,还能够为医师如何应对患者协助自杀

的要求做出什么建议？美国宾夕法尼亚大学生物伦理学中心的协助自杀共识小组提供的建议发表在内科医学年鉴，并列于表23-4。

表 23-4 关于医师如何回应医师协助自杀意愿的建议

1. 验证、了解、明确患者的要求
2. 了解患者所关注的问题，解决患者所有的痛苦
3. 在治疗目标上与患者达成共识
4. 如果没有达到预期的治疗效果，寻找可替代协助自杀的办法
5. 如果患者坚持要求自杀，应明确医师可参与的程度，以及良心可接受的程度
6. 应该提供所有知情同意书有关的信息，包括一切可能的选择
7. 毫无犹疑地寻求同事在精神上的支持

（一）验证、了解并明确患者的要求

以开放式的态度与患者交流（见交流技巧的章节），使患者自愿分享他们的想法和感受。如果患者明确提出医生协助自杀的要求，应直视此问题。如果患者有意回避协助自杀的问题，医师需要谨慎地确认，协助自杀是否为患者真正考虑的问题。如果患者未直接提出协助自杀的要求，就不应该将其作为治疗的选择。

（二）了解患者所关注的问题，解决患者所有的痛苦

试着确定促使患者决定加速自己的死亡的痛苦因素。如前所述，通常包含失去独立性、丧失身体功能、病情持续恶化、不想成为家人和朋友的负担等。深入的讨论后，患者可能愿意考虑自杀以外的方法。

（三）在治疗目标上与患者达成共识

提出姑息性治疗后，医师和患者需就实际的目标和治疗的结果达成一致。姑息性治疗的关键部分在于，使患者找到继续生存的意义，恢复生的希望。通常，通过将关注焦点放在特别重大的生活事件或里程碑上，即使短期治疗方案可以确保患者恢复能控制自己的生活。

（四）如果没有达到预期的治疗效果，寻找可替代协助自杀的办法

如果治疗效果不佳，医师应寻求其他专家的会诊。在极少数情况下，当所有常规及非常规的姑息性治疗方法都不能缓解痛苦，患者再次提出医师协助自杀的请求，医师应和患者讨论更能被普遍接受

的方法，包括撤除维持生命的设备，如透析、生命末期镇静或自愿停止饮食。

（五）如果患者坚持要求自杀，应明确医师可参与的程度，以及良心可接受的程度

尽管主治医师和会诊专家尽了最大努力，部分患者仍会坚持要求医师协助自杀。此时医师必须面对协助患者自杀的问题，遵从自己的信仰和信念做出决定。本着良心的行为原则，当患者选择了使医师道德上反感的治疗方案，医师有权退出治疗。似乎，即使没有直接将患者转诊给愿意参与协助自杀的同事，医师仍有权利拒绝参与协助自杀。但是，医师需特别注意，不能放弃其他必要和适当的治疗，除非有特殊要求。

（六）应该提供所有知情同意书有关的信息，包括一切可能的选择

必须让患者充分了解法律上可能的选择及医师协助自杀过程的所有细节，包括可能的并发症。必须与患者签署协议说明在自杀过程中医师必须在场，在不顺利的过程中医师的作用。必须让患者和家属知道，从服药到死亡的时间有差异，偶尔可延长至数小时。应该制定自杀失败或患者中途改变想法的应对方案。应邀请家庭成员参与讨论，因为他们很可能在协助自杀过程中发挥积极作用，之后又必须面对情绪产生的影响。

（七）毫不犹豫地寻求同事在精神上的支持

许多医师被要求协助患者自杀时，会有挫折、失败、空虚和放弃感，在患者自杀后此种感觉更加强烈。医师和其他卫生保健专业人员彼此间应互相照顾，来自同事的支持在肯定医师的自我价值感和作为医疗人员的使命上至关重要。

九、关于医师协助自杀的最终思考

关于医师协助自杀的辩论，比它坚定的支持者和反对者愿意承认的更微妙和敏感。终末期患者的主管医师一直被置于声名狼藉的道德"滑坡"的位置。真正的难题在于如何确定我们所能采取的立场，在这种非常艰难的任务中，使医师处于高度的压力和可能被批判的位置。

最终，医师无非是用自身所受的教育、人格和信念所能允许的尽可能多的智慧和慈悲，处理协助自杀的请求或任何医患关系的问题。一位化名为Dr. Walter J. Kade 的亲身参与协助自杀的医师，详尽地描述了面临的挑战："尽管我们在生命末期患者的治疗中应该作为安慰者，但在协助患者死亡的过

程中,我们没有挣扎,也没有找到积极作用的解决方案。我很感激这个经历对我的情绪是个极大的冲击。这种行为绝不是件容易的事或成为常规,而应该是医师做出的最困难和令人不安的决定之一。"问题是:当 Dr. Kade 在为第二位、第五位、第二十位患者执行过协助自杀后,他能否再写下相同的句子?至此(写于 2010 年 1 月),此问题尚悬而未决。

十、姑息性镇静

尽管医师试图积极地在技术上缓解生命末期患者的症状,部分患者因为无法完全缓解症状仍然经历痛苦。在此种情况下,也许有必要考虑将患者镇静至不能感受自身症状。姑息镇静和其他治疗手段一样,需要充分考虑患者的意愿、疗效与不良反应及道德伦理问题。

(一)定义

这种干预手段曾有数个命名,最初被称作"生命末期镇静"。本意是对濒临死亡的生命末期患者使用镇静药物,但字面上容易使人联想到其目的为"终止患者生命",故而被废弃。Quill 等曾提出镇静药物的三级分类。常规镇静类:适用于缓解焦虑、抑郁,当患者意识状态下降时予以减少镇静药的量。姑息性镇静发生比例:用镇静药物与其他治疗合用,控制症状的剂量逐步增加时,在清醒和睡眠时,镇静药的作用不同,从而减少顽固的躯体痛苦,如疼痛或谵妄。目的是以最小镇静剂量,使症状控制到患者可以接受的程度。姑息性镇静的无意识状态:干预的目标是使患者丧失自主意识,适用于疼痛持续、无法控制的濒临死亡的患者。通常使用快速镇静,不给予其他补液或营养支持,直至死亡。这一类型的镇静在道德伦理上还存在争议,以下将讨论。在欧洲文献中,这一类型的镇静被称作"有意识的深度镇静"。最终,Rousseau 定义为"缓解镇静",意思是在预订的某一时间内用镇静药,比如用药 24~48 小时,之后使患者恢复意识。这种镇静可打破焦虑、躁动、失眠的恶性循环,患者可能不需要进一步调整意识水平。

Lo 提出了关于合理应用镇静治疗的三个概念。

1. 替代无法缓解症状或患者无法耐受治疗的不良反应的治疗。相信大多数临床医师遇到过这种情况:即已用了最大剂量的阿片类药物,患者疼痛仍不能缓解,或是无法耐受阿片类药物的不良反应;罹患肺部疾病的患者因呼吸困难而经历持续的窒息感;难以控制的恶心呕吐等。对此类情况,大多数人认为采取镇静治疗,使患者丧失意识从而减轻痛苦,

这种做法可能并不仁慈和人道,但却是可取的。

2. 镇静治疗的目的在于减轻痛苦,绝非加速死亡。关于这一概念的道德伦理问题以下将讨论。

3. 镇静治疗已处于濒死状态的患者,不会加速死亡。2009 年,在肿瘤学杂志发表了一篇文章,研究对象为癌症中心的癌症患者,作者比较了接受镇静治疗和未接受镇静治疗患者的生存期,发现两组的生存期中位数均为 10 天。可以推测,镇静治疗应用于濒临死亡并承受巨大痛苦的病人时,对其生存期无影响。

(二)此种干预的普遍程度如何?

大多数对姑息镇静/连续深度镇静的研究都来自欧洲,因此,医师协助自杀和安乐死在欧洲更容易被接受,在许多国家已合法化不足为奇。

在 2007—2008 年,英国有 16.5% 的人在死亡之前用过这种镇静形式。此人群的特征多为年轻被诊断为癌症的患者。在一份英国医师问卷调查中,近 20% 表示他们已经参与了连续深度镇静(CDS),他们还表示这些患者中有 12% 的人请求加速死亡,要求镇静是由于许多其他情况,比如控制顽固性症状,或作为辅助撤除维持生命的措施,如呼吸机或透析机。据统计,自愿报告他们的经历的医师中,那些实施过连续深度镇静和支持安乐死的医师都无宗教信仰。

据荷兰医生报道约有 10% 垂死的患者用过镇静治疗。此种干预能够明显缓解患者的症状,如疼痛(51%)、谵妄(38%)和呼吸困难(38%)。在 60% 的病例中,曾与患者讨论过镇静治疗,没有与患者讨论的原因是患者的意识,即不能参与或半清醒的患者。在这种情况下,多数患者被停止补充水分和营养。

(三)伦理问题

姑息镇静无论叫什么名字,或是如何完成的,是否为积极安乐死的一种形式,仍然是主要的伦理问题。从荷兰的经历中可以推断,据报道那里有非常少的医师,建议用这种干预措施有意识地加速患者的死亡。此外,少部分患者在被执行这种干预措施之前,医师并没有与患者或家属商讨,提示镇静比直接安乐死更易于被"接受"。

在美国,医师对镇静和安乐死之间有明确的区别,实施镇静是其主要的差异化因素的意图。在有顽固性症状、预期生命短暂的患者,镇静可以被接受。而在不会立即死亡的患者,要求加速其死亡不可接受。

道德的困境是,是否能对正在接受镇静治疗缓解症状的患者,继续人工给予液体和营养。停用这种营养方式不是加快患者的死亡吗?然而,如果考虑到大多数患者已经在死亡的进程中,就已自行停止正常的饮食量,对意识不清的患者和对意识清醒的患者停止补充液体和营养有何差别?

有趣的是,大多数接受姑息性镇静的患者是以疼痛为主要症状。普遍认为,大于90%的患者,疼痛是可以控制的,因此提出:如何积极和严格治疗这些患者的疼痛?如果姑息镇静已成为公认治疗"顽固"症状的方法,"顽固性"的定义是否可能会变得越来越宽泛?是否有可能,在想到可以更好地控制生命末期患者疼痛的方法之前,就用镇静治疗?

按规定的伦理基础,这种干预是双重效应的原则,这种干预是道德的,因为镇静的意图不是结束患者的生命。然而,有些研究已经表明医师经常并不是只有一个目的,不只是欧洲的医师,也有美国医师曾说过,少数医师提供镇静药不仅作为控制顽固性症状的干预措施,也作为加速死亡的一种手段。侧重于"意图"可以逃避为此种行为的后果负责,如"我不是故意这样做"。

关注于剂量与症状相应的比例可以看出临床医师做了什么,而不是在乎他(她)说了什么。用以控制症状的初始镇静剂量应为最低剂量,增加剂量应明确说明,此剂量对于其他临床医师也应该是合理的。

最后要关注的是在什么情况下用镇静药不合适?如上所述,临床医师可能同意镇静药为治疗有顽固性症状、生命垂危患者的方法。然而,对于濒死患者,镇静是否合适?此种患者离死亡有多近?如果是疾病晚期的患者,不是濒死状态,但承受着心理、生理及精神上的痛苦,镇静药可能缩短患者的生命。此问题有待回答:姑息镇静治疗是否为伦理道德所接受?寿命缩短多少可被道德所容忍?患者需要承受多少痛苦?这些问题期望在未来的指南中得以解答。目前,是根据每个临床医师的临床判断,以最大限度满足每一个患者及家属的需求,基于上述的适应证和伦理考虑,以适当的方式使用姑息镇静治疗。

参 考 文 献

Hasselaar JGJ, Verhagen SCAHHVM, Wolff AP, et al: Changed patterns in Dutch palliative sedation practices after the introduction of a national guideline. Arch Intern Med 169:430-437,2009.

Maltoni M, Pittureri C, Scarpi E, et al: Palliative sedation-therapy does not hasten death: Results from a prospective multicenter study. Ann Oncol 20:1163-1169,2009.

Quill TE: Legal regulation of physician-assisted death—The latest report cards. N Engl J Med 356(19):1911-1913,2007.

Quill TE, Lo B, Brock DW, Meisel A: Last-resort options for palliative sedation. Ann Intern Med 151:421-424, 2009.

Rietjens JAC, van Delden JJM, van der Heide A, et al: Terminal sedation and euthanasia. Arch Intern Med 166:749-753,2006.

Rietjens JAC, van Delden JJM, Onwuteaka-Philipsen B, Buiting H, van der Maas P, van der Heide A: Continuous deep sedation for patients nearing death in the Netherlands: Descriptive study. BMJ 336:810-813,2008.

Rosenblatt J: Montana becomes third state to legalize doctor-assisted suicide. Bloomberg. com, 1/1/2010. http://www. bloomberg. com/apps/news? pid = 20601103&sid = ax-sJmWgpz0dE. Accessed February 23,2010.

Rousseau P: Palliative sedation in the management of refractory symptoms. J Support Oncol 2:181-186,2004.

Seale C: Continuous deep sedation in medical practice: A descriptive study. J Pain Symptom Manage. 39(1):44-53,2010.

Steinbrook R: Physician-assisted death—From Oregon to Washington State. N Engl J Med 359(24):2513-2515, 2008.

Van der Heide A, Onwuteaka-Philipsen BD, Rurup ML, et al: End-of-life practices in the Netherlands under the euthanasia act. New Engl J Med 356:1957-1965,2007.

第 24 章

人工营养及补液

Lyra Sihra, Barry M. Kinzbrunner　　张　波　译　孙静平　校

一、引　言

　　在生命末期关怀及姑息性治疗领域中,对终末期患者的营养支持及补液,牵涉到医疗、伦理及文化,是少有的复杂问题。近代史中有关患者 Terri Schiavo 的处理使此问题扩大至公众化。此病例的复杂性显示出关于这个问题的两个极端观点,并且说明了对于终末期患者是否给予营养支持及补液的复杂性。

(一)患者 Terri Schiavo

　　Terri Schiavo 在 1990 年 2 月 25 日突发呼吸心

跳骤停。复苏后为持续性植物状态。她和丈夫 Michael 及她父母开始时关系良好,但在为了是否继续管饲的问题上出现了分歧。Michael 作为 Terri 的法律代理人,在 1998 年向法院申请停止 Terri 的管饲,而她的父母反对,并以多种理由向法庭申诉反对停止管饲。由于媒体关注度的增长,导致大众的参与,对此问题持不同意见的人分为两派。

　　于 2003 年 11 月 2 日,佛罗里达州州长 Jeb Bush 发布了一项法令,称为"Terri 法令",决定重新开始之前被法官命令停止的管饲。但是,佛罗里达最高

法院废弃这一条法令,认为其违背宪法规定的权利分立。其后,此案例进一步上诉,在此期间 Terri 继续接受管饲。

在第三次停止 Terri 的管饲之后,于 2005 年 3 月 20 日美国国会特别针对 Terri 通过了一项特殊的法令,命名为"Theraesa Marie Schiavo 父母的安慰法",总统中断假期签署了这一法令,为美国历史上的第一次。这项法令需经联邦司法审查,但美国最高法院拒绝审理此案。

(二)Terri 死于 2005 年 3 月 31 日

这是唯一一次激起政府立法、司法及行政机关共同关注的生命伦理事件。此案引起了多个利益群体的公开抗议,并引起生物伦理学方面的困惑(法院以前曾处理过类似的问题),甚至导致加利福尼亚医学会于 2005 年 3 月 20 日做出决议,题为:"坚定:加利福尼亚医学协会对国会干扰医疗决定表示强烈愤慨。"

我们的社会仍然有部分人认为对于无自主功能的终末期患者给予营养及补液是必要和有益的。其他人认为这些治疗负担繁重、没有益处,甚至是一种浪费。很强的民族和文化信仰认为,食物是维持生命和幸福感必不可少的。此外,许多疾病终末期患者的体重下降会导致身体显著的改变。身体显著的改变提示疾病在恶化,将导致患者及其家人的严重焦虑。

当然,案例法不认为停止或撤销营养支持及补液就是安乐死、自杀或医师协助自杀。法院基于自主权原则,确定有自主能力的患者有权利决定拒绝饮食。我们面临的挑战是为患者及其家人在不同文化、社会及宗教信仰的情况下所做出的决定提供指导。

(三)伦理问题

1. **医疗遗嘱**　尽管在第 22 章中已经讨论过医疗遗嘱的问题,然而关于生命末期患者如何做出伦理决定及直接与营养及补液相关的医疗遗嘱是必需的。有关生命末期患者是否需要营养支持及补液的争论,主要围绕在此问题是"医疗"还是"基本生命支持"。在 1990 年的 Nancy Cruzan 案例中,最高法院认为未经患者同意给予营养及补液属于侵犯个人自由。然而,对此案例争论的中心是,需要哪些证据支持无自主能力的患者不接受人工营养及补液。Nancy 案例的结果是:对于认知能力欠缺的患者,保留或取消营养支持及补液比其他生命支持措施需要更强有力的证据。

许多州已经立法规定单独的标准,对无自主能力的患者做出保留或停止营养及补液的决定,需要更明确和有说服力的证据。事实上,伊利诺伊州排除了"拒绝人工营养及补液",因为"由于脱水及饥饿本身就可能引起死亡,而不是死于终末期疾病"。该州关于医疗遗嘱的说明中提出:"如果患者不想接受营养支持及补液,必须在医疗遗嘱中特殊声明。"

事实上,仍有少数患者虽完成了医疗遗嘱,但关于饮食的问题只是口头请求或倾向性,而常常被忽视。近期,对 80 岁以上住院患者维持生命的治疗研究发现,70% 的患者希望得到舒适的治疗而非延长生命,但仍有 18% 的患者接受管饲。另一项对 154 例住院接受胃管治疗患者的研究发现,92% 由法律代理人签署知情同意书(其中 22% 通过电话)。然而这些患者中有 33 人(21%)有自主行为能力足以自己做出决定。在这 154 名患者中仅有 1 人有关于这项操作程序、益处、风险讨论的书面文件。因而,在死于美国医院的患者中,有 70% 的患者是否用生命支持治疗是由别人决定。

当讨论到关于营养及补液的医疗遗嘱时,提供获益而避免伤害的伦理原则通常会被文化及社会信仰所掩盖,后者认为食物及液体对维持生命是必需的,并且提供幸福感及有助于疾病的康复过程,甚至在疾病的终末期。不幸的是,临床医师通常将决定权留给患者及家属,并没有提供任何必要的指导,因此,在很多时候,患者、家属、法律代理人及医务人员并不是在充分了解、思考及客观的前提下对这一重要问题做出决定。虽然,看似将决定权交给患者及其家人,也假定患者及其代理人了解治疗的选择及有关此决定利弊的信息,这些都是做决定的重要因素。在不确定的情况下,证据显示人们选择延长生命。在没有临床医师支持下做出的决定,之后会导致家人十分痛苦、后悔、负罪感以及焦虑。

2. **决策模板**　如何最好地帮助患者及其家人做出涉及信仰、宗教及文化的,关于营养支持及补液的决定是主要问题。当患者无自主能力做出决定时,这一问题变得更为复杂。一项由 David Fleming 提出的包括五个步骤的模板可以作为指导,帮助临床医师做出决定。

(1)了解事实——考虑到医疗情况、患者的愿望及利益。

(2)确定伦理问题——患者自主还是家长主义,是否有意义,继续或撤销,明确谁是做决定的代理人,以及他们如何做出决定(判断的标准与利益的对比)。

（3）确定问题——用通俗的语言，谁，用什么标准做决定，什么是患者可能接受以及什么是对患者最佳的方案。

（4）识别并解决矛盾——什么是合理的。

（5）做决定。

使用这一模板或其他类似模板能在需要此类艰难谈话时有帮助及指导意义。

二、厌食/恶病质的病理生理

没有任何其他综合征能像厌食及恶病质综合征代表疾病终末期患者的状态（恶病质这个词来源于古希腊语 kakos 及 hexis，意味着糟糕的健康情况）。尽管已付出最大的努力纠正潜在的疾病，疲乏及非主观性的体重减轻是疾病终末期患者的主要痛苦。事实上，最近一项关于终末期患者研究表明，厌食、恶病质及疲乏造成的痛苦更甚于疼痛及呼吸困难。厌食及恶病质的特征是摄入卡路里及蛋白质不足，以及高分解代谢。其显著的特点是全身炎症及其导致的肌肉萎缩，伴或不伴脂肪量减低。常伴有功能极差，往往预示着死亡。

恶病质的诊断标准见表24-1，包括非主观性体重减轻导致的体重指数（BMI）、血清白蛋白水平及无脂肪体重降低。伴随这些改变的有静息能量消耗（REE）的增高，拒绝进食，导致体重进一步下降。这些改变至少在一定程度上是由下列因素介导的，如促炎症细胞因子，如肿瘤坏死因子或 TNF-α，白细胞介素-1、2、6，C 反应蛋白及干扰素。这些物质引起的一系列代谢异常，见表24-2，包括增加蛋白质分解代谢及降低蛋白质的合成代谢，脂蛋白酯酶损伤引起脂质代谢改变，脂肪组织的脂质分解加强，总脂质量降低以及脂质合成减低。TNF-α，由单核细胞及组织巨噬细胞产生，可在体脂降低基础上导致骨骼肌释放氮及氨基酸。重要的是，TNF-α 可通过血脑屏障，产生厌食作用。

表 24-1 恶病质的诊断标准

非意愿性体重减轻（基础值的 5%）
年龄<65 岁，BMI<20；年龄>65 岁，BMI<22
血清白蛋白<3.5g/dl
无脂肪体重低（最低 10%）
细胞因子过量的证据（如 CRP 增高）
静息能量消耗（REE）增高
拒绝进食

表 24-2 恶病质的代谢异常

蛋白分解代谢增高
蛋白合成代谢降低
脂蛋白酯酶受损
脂肪组织的脂质分解增高
脂肪合成降低
总脂质降低

临床上，恶病质的影响显著。终末期疾病包括多种癌症、艾滋病、心力衰竭（CHF）终末期、肾病（ESRD）终末期、进展性慢性阻塞性肺疾病（COPD），以及高龄都符合厌食/恶病质综合征的特点。有80%的癌症及艾滋病患者，40%的肾病终末期患者，20%的进展性慢性阻塞性肺疾病、心力衰竭终末期患者以及养老院患者符合这一综合征的标准。上述每种疾病终末期患者的厌食/恶病质综合征的病理生理特点见表24-3，并将在下文中详述。

表 24-3 恶病质的诊断特征

癌症	细胞因子释放引起全身炎症反应，静息能量消耗增高
艾滋病	进食减少，全身炎症，内分泌紊乱
终末期肾病	炎性细胞因子清除能力降低，尿毒症，胃排空能力降低，饮食限制
充血性心力衰竭	神经内分泌平衡紊乱，肠壁水肿导致营养吸收障碍，组织灌注降低，静息能量消耗增高
慢性阻塞性肺疾病	静息能量消耗增高，全身炎症
老年	全身炎症，静息能量消耗降低

（一）癌症相关的厌食/恶病质

与癌症相关的恶病质（也称为癌症厌食/恶病质综合征或 CACS）。癌症是在恶病质相关疾病中研究最广泛的疾病，恶病质的名称也是在此类研究中得出。癌症恶病质与生存率降低、对化疗药物反应差、毒性风险增加相关。癌症患者的体重减轻的发生率与肿瘤的类型有关，其中胰腺及胃肿瘤发生率最高（83%），头颈部肿瘤其次（72%），肺肿瘤第三（55%~60%），乳腺肿瘤第四（10%~35%）。全身炎症反应是引起癌症患者厌食及恶病质的最为显著的原因。肿瘤自身[部分由于肿瘤引起的蛋白水解诱导因子（PIF）]可引起炎症因子的释放，并启动肌肉蛋白分解相关的基因表达。

恶性疾病的症状可直接导致厌食及体重减轻，包括腹胀、早饱、恶心、呕吐及口干。不能控制的疼痛通常与进食减少相关，气味的改变，继发于机会性感染的黏膜炎，对个别食物产生厌恶。在头颈或胃肠道恶性肿瘤的患者，机械性梗阻可能是引起营养不良的原因，尤其在疾病晚期。吸收不良仅发生在少数恶病质综合征的患者，通常发生在胃肠道或肝胆肿瘤，以及已经有由于小肠绒毛萎缩引起酶缺乏继发的严重厌食及恶病质的患者。恶性疾病的许多治疗措施，尤其是手术及术后阶段、化疗、放疗等的不良反应包括胃肠道黏膜炎、溃疡、恶心及呕吐，导致营养状况变差。

（二）艾滋病病毒感染或艾滋病患者的厌食/恶病质

与恶病质相关的另一种常见病是艾滋病。在高活性抗反转录病毒治疗（HAART）之前，50%～84%的 HIV 阳性患者出现体重减轻的状况，直到今天，80%死于艾滋病的患者中消瘦和营养不良是其并发死因。艾滋病的恶病质（HIV 消耗综合征）被定义为体重减少超过基础体重的 10%，伴有慢性腹泻或慢性虚弱，以及无其他病因的发热。体重减轻更可能是因为进食的减少（其可能是由胃肠道感染引起的），而不是静息能量消耗的增加。肌肉消瘦与全身炎症和内分泌功能障碍有关。自从用高活性抗反转录病毒治疗（HAART）后，最常见的内分泌表现是脂肪代谢障碍综合征，即脸部、手臂和腿部的脂肪减少，但躯干和腹部的脂肪累积。此表现与胰岛素抵抗有关，使心血管病的风险增加。

（三）终末期肾病（ESRD）患者的厌食/恶病质

2/3 血液透析（HD）的患者会在透析后的 5 年内死亡，恶病质在肾病终末期人群中多发。血清白蛋白的降低预测肾病终末期患者病死率，是较高血压或高胆固醇血症更强的因子。透析患者中有一半病人的血浆白蛋白水平符合恶病质的诊断标准。有趣的是，体重的增加与病死率降低相关。肾病终末期恶病质的特征表现是，促炎性细胞因子的清除率下降、尿毒症的毒性、胃排空减慢（导致厌食）、饮食限制、同发病发生率增加等，这些因素均限制了可能的治疗手段。

（四）心力衰竭终末期及慢性阻塞性肺疾病患者的厌食/恶病质

慢性心力衰竭终末期患者恶病质的发生率高达20%，而心源性恶病质患者 18 个月内的病死率高达50%。慢性心力衰竭性恶病质的定义是在超过 6 个月期间，干体重丢失超过 6%，瘦体组织减少 10%。慢性心力衰竭恶病质的独特表现包括神经内分泌平衡的失调，肠壁水肿，营养吸收不良，组织灌注不良，以及静息能量消耗增加。

慢性阻塞性肺疾病终末期，营养不良和蛋白质消耗致呼吸肌肉损失加剧了呼吸困难。体重指数小于 25%的慢性阻塞性肺疾病患者的病死率增高。慢性阻塞性肺疾病恶病质进展的最大的原因是静息能量消耗的增加。

（五）老年人恶病质或厌食

在老年人，体重减轻的主要原因是慢性疾病或系统性炎症。在大于 75 岁的老年人中，有 30%～40%的人比正常体重范围轻 10%以上。不像其他大多数恶病质患者的静息能量消耗增加，老年人恶病质的静息能量消耗降低。

患非恶性疾病的老年体弱者，通常是由于饮食不能自理导致体重减轻和厌食症，而不是代谢性或体液因素所致。但是应当注意的是，老年人也可因恶性疾病终末期导致体重减轻和厌食，而这些表现是继发于癌症相关厌食症。行动能力和认知能力的下降，单一的饮食以及上肢活动障碍、口腔功能减退、没有假牙、口干症、吞咽困难等因素都是造成老年人饮食不能自理的原因。大多数患有下列疾病的老年人都需要营养支持：如慢性神经虚弱、严重脑血管疾病，帕金森病，阿尔茨海默病，以及其他形式的痴呆症等。许多老年患者同时有上述的慢性心力衰竭和慢性阻塞性肺疾病导致的厌食/恶病质综合征。少数患者是由慢性良性梗阻性疾病导致的吞咽困难引起的，如 Zenker 憩室、Schatski 环、食管蹼、消化道狭窄、胸主动脉瘤。

三、厌食/恶病质的评估

对厌食和恶病质患者正确评估的重要信息见表24-4。初步评估包括详细病史和体检。病史不仅要注重疾病终末期的本身，而且要考虑社会心理学的问题。在病史中应获得的恰当信息见表 24-5。需要研究的社会心理因素包括经济条件，护理人员为患者提供的营养是否足够，提供给患者的饮食是否适合食用、变质、质量差或数量不足。导致厌食和恶病质的精神因素可能包括抑郁症、精神病、痴呆和谵妄。没有控制或控制不佳的疼痛、呼吸困难、恶心、呕吐、腹泻、嗅觉丧失、味觉改变、疲劳或不适可能会导致食欲下降和体重减轻。最后，也应该寻找各种身体和机械问题,如口腔卫生不良、口腔疾病、吞咽疼痛、吞咽困难(神经或胃肠道疾病导致)、咀嚼困难(机械的,例如颞下颌关节功能障碍或神经系统疾病)、胃排空延迟或肠梗阻。

表 24-4 厌食/恶病质的评估

详细的病史和体格检查

实验室检查血常规、电解质、尿素氮/肌酐、白蛋白、促甲状腺激素、睾酮、皮质醇炎症标志物(C 反应蛋白和血沉)

间接热量测定(测量静息能量消耗)

生物阻抗(BEI)测量身体成分

表 24-5 体重减轻的历史因素

类型	举例
社会心理因素	贫困、缺乏照顾者
精神因素	抑郁症、老年痴呆症
机械因素	口腔卫生差、梗阻
身体症状因素	疼痛、呼吸困难、恶心、呕吐

体格检查的重点部分见表 24-6。目前的体重应与之前的体重比较,如果无法获得体重的话,可以通过肌肉的萎缩和皮下脂肪消耗的程度来估计,也可以通过上臂中段肌肉的皮褶厚度和周径计算上臂中段肌肉面积(MMA)。外周组织的消耗,如桡骨间肌和颞肌,值得注意的是,衣服变宽松往往是厌食和体重减轻的征象。

表 24-6 评估厌食/恶病质的重要体检

体重

人体测量

肌肉力量和四肢的活动能力

桡骨间肌及颞肌的质量,寻找消耗

口腔和牙齿检查

腹部检查

需要做口腔和牙齿检查评估舌的力量和灵活性、腭高度是否对称、包块或口腔疾病(可能以前未诊断)。进行腹部检查发现潜在的,可能引起部分或完全性肠梗阻的包块,蛋白质热量营养不良的患者,往往存在的肝大或脾大和压痛区。直肠检查非常重要,可排除严重便秘,因为严重便秘可能是引起食欲缺乏的原因。此外,检查如前所述的肌肉萎缩,评估患者的肌力和四肢灵活性,可能会提供患者不能进

食的更多线索。这也有助于降低评估失败的风险。

通常,有助于患者适当治疗的信息可从实验室检查及其他诊断方法中获得。检查包括:身体成分测量、生物电阻抗(BEI)、全血计数(CBC)、电解质、尿素氮/肌酐、促甲状腺激素、白蛋白、睾酮、皮质醇、炎症标志物(C 反应蛋白和血沉)和间接测热法。如果病史提示机械梗阻或其他胃肠道疾病,需做其他检查如吞钡。静息能量消耗可以用间接测热法测定,如果结果大于所计算出的静息能量消耗,证明存在高代谢状态。体重指数的用处不大,因为它无法评价身体成分,在肥胖患者即使有严重恶病质其体重指数仍可能"正常"。

四、厌食/恶病质的治疗

随着对各种疾病终末期的厌食症与恶病质病理生理机制的了解,以及对如何评估每个严重患者导致此综合征的特殊原因知识的增长,使我们可为终末期患者提供可能改善营养的治疗。必须记住,在很多情况下,改善热量摄入的作用是有限的,因为它不能改变厌食和恶病质的基本病理生理机制,它的象征意义在于满足患者的家人试图改善其营养状况,给予其营养支持的需求,不可过分强调。

关于厌食/恶病质综合征的治疗已有许多研究。包括各种药物和非药物治疗,旨在改善经口摄入,包括通过肠内或肠外直接营养支持。

药物治疗

对厌食/恶病质综合征的最显著的进步是对其生理改变的阐明,而可能采用有针对性的治疗。

用于治疗厌食/恶病质治疗的药物研究,见表 24-7。在这些药物中,只有醋酸甲地孕酮、甲氧氯普胺、皮质类固醇被证实有确切疗效,后者的效果不如前两者。重要的药物将详细讨论,其后,简述一些正在研究中的其他药物。

1. 治疗厌食/恶病质推荐的药物

(1)醋酸甲地孕酮:醋酸甲地孕酮,一种合成的孕激素,主要用于癌症和艾滋病的研究中,并作为慢性阻塞性肺疾病患者的食欲刺激剂。其主要作用机制是直接作用于下丘脑,抑制细胞因子的释放,增加食欲。事实上只有 20％的患者,在几周后体重增加。而体重增加主要是由于脂肪量的增加。随后,无脂中间臂肌肉面积及营养的实验室指标(白蛋白、前白蛋白)没有显示出改善。系统性炎症标志物没有显著降低(如 C 反应蛋白)。在过去 10 年的研究中发现,约有 50％厌食/恶病质综合征患者,1～2 周

治疗后,生活质量、食欲缺乏的症状和整体幸福感得到改善。由于姑息性治疗的主要目的是改善食欲,已明确食欲的改善与生命质量有密切的相关性,而不是绝对的体重增加和客观措施的显著改善,醋酸甲地孕酮在这些患者中是可接受的选择。

表 24-7 厌食症/恶病质的药物治疗

已证明有效的药物	醋酸甲地孕酮每日 480～800mg
	糖皮质激素:地塞米松,每日 4～8mg;强的松,每日 20～40mg
	甲氧氯普胺:10mg,每日 3 次,饭前和睡前
疗效有限的药物	非甾体抗炎药
	褪黑素
	沙利度胺
	合成代谢类固醇
	氧甲氢龙
	睾酮
不推荐的药物	大麻酚
	赛庚啶
正在研究中的药物	Pentaoxifylline
	血管紧张素转化酶抑制剂/血管紧张素受体拮抗药
	他汀类药物
	β受体阻滞药
	人生长激素
	二十碳五烯酸(EPA)
	大环内酯类抗生素
	胰岛素

在甲地孕酮和地塞米松的比较研究中发现,甲地孕酮的不良反应少于地塞米松,并显示体重增加更明显。虽然甲地孕酮明显比地塞米松贵(贵 20倍),而且有深静脉血栓形成的风险,但是与地塞米松相比较,它相对更有效,不良反应小,应该作为厌食/恶病质患者的首选,如果患者有合适的预期寿命,要考虑长期使用(数周至数月)。

最佳剂量是 480～800mg(每日),已证明每天的剂量小于 480mg 无明显作用。由于有显著的剂量依赖性的不良反应,包括高血压、高血糖和肾上腺抑制,建议开始剂量为每天 160mg,根据患者的耐受性增加剂量。

(2)皮质类固醇:多种随机对照试验证明皮质类固醇(通常使用地塞米松)对改善食欲和减少厌食/

恶病质综合征患者的疲劳有明显的效果,最典型的是应用于恶性肿瘤晚期患者。在这些患者中,认为类固醇的作用,部分是通过抑制肿瘤坏死因子及肿瘤本身代谢产物的释放。它们也可能通过其止吐和镇痛作用间接改善食欲。

已证实,类固醇可以使 50%～75% 的晚期癌症患者的食欲改善。改善一般发生在用药开始数天后,用药 4 周食欲达到最大刺激效果。不幸的是,食欲改善往往是短暂的,并且大多数患者在未来几周厌食症会复发。类固醇治疗厌食症的推荐剂量为:地塞米松 4～8mg/d,强的松 20～40mg/d。

已报告类固醇的毒性反应包括:约 1/3 的患者发生口腔念珠菌病;水肿和类库欣综合征的患者高达 20%;5%～10% 的患者发生消化不良,体重增加,行为变化或瘀斑;小于 10% 的患者会出现胃肠道并发症,包括食管炎、胃肠道出血和穿孔。因此,虽然类固醇作为食欲刺激剂对终末期患者有一定疗效,但其效果缺乏持久性。考虑此类药物的毒性,仅限用于预期寿命较短(通常少于 6 周)的患者。

(3)甲氧氯普胺:晚期患者厌食的原因之一是因胃排空延迟导致的早饱。已经证明,甲氧氯普胺是一种能增加食管下端括约肌压力和增加胃排空的药,可有效地治疗厌食症,以及用于缓解前面提到的癌症患者相关的消化不良综合征(CADS)的症状——腹胀、嗳气、恶心等。对并发胃轻瘫的糖尿病患者,发生的类似症状也可得到明显改善,使一些本来需要胃肠道插管的患者,甲氧氯普胺可能有利于改善他们的症状而不需要机械治疗。甲氧氯普胺的推荐用法:三餐前＋睡前服用,每次 10mg。

2. 对厌食症/恶病质疗效有限的药物

(1)氧甲氢龙:氧甲氢龙是经 FDA 认证的促蛋白合成类固醇,可促进体重增加,在数项研究中已证明此药可增加肌肉的重量。在一项对慢性阻塞性肺疾病(COPD)体重减轻的患者的研究证实,经氧甲氢龙治疗 2 个月后,显示去脂体重增加。重要的是,该研究发现患者在功能状态上也有改善。在艾滋病(AIDS)及慢性阻塞性肺疾病(COPD)的相关研究中发现,氧甲氢龙对这些患者也可能有益。睾酮也可用于治疗厌食症/恶病质合并性腺功能减退的患者。

(2)非甾体类抗炎药:大部分参与厌食症/恶病质发病机制的异常与炎性介质有关。单独应用布洛芬显示可减少癌症患者静息能量消耗量和急性期反应物。在一项比较醋酸甲地孕酮＋布洛芬和甲地孕酮＋安慰剂给药的试验中,甲地孕酮/布洛芬组显示体重增加显著,生活质量评分提高。

此研究提示甲地孕酮和布洛芬的联合使用,用于生存期有限患者的厌食症/恶病质可能是非常合理的,尤其是对需要使用非甾体类抗炎药镇痛的患者。然而,由于已知非甾体类抗炎药的毒性,在此类患者中应用此类药物很困难,仔细地选择患者非常重要。

(3)褪黑素:褪黑素似乎可以通过降低肿瘤坏死因子(TNF)的浓度抑制细胞因子活性。在数项关于肿瘤患者的研究中,以每晚 20mg 的剂量给药,可以减轻患者的恶病质和乏力。另外,它还能降低化疗相关的不良反应。因褪黑素的主要不良反应是镇静,对同时需要治疗失眠的患者是好的选择。

(4)沙利度胺:沙利度胺对癌症和非癌症相关厌食症/恶病质综合征的作用已经被研究。试验表明可改善食欲、恶心、总体幸福感。一项研究显示食管癌患者去脂体重下降可逆转。在感染人类免疫缺陷病毒(HIV)的患者中,沙利度胺治疗能够显著增加体重,其中一半是去脂体重。

沙利度胺能抑制肿瘤坏死因子-α并且对其他细胞因子有影响。目前尚不知道是否对失眠、出汗、恶心、神经性疼痛的治疗也有效。尽管,目前为止的研究似乎有希望,但没有充分证据推荐此药用作生存期有限患者的厌食症/恶病质的常规治疗。然而,因为沙利度胺有一定的直接抗肿瘤的作用,而可用于晚期多发性骨髓瘤的患者。

3. 不推荐用于治疗厌食症/恶病质的药物

(1)赛庚啶:赛庚啶是一种抗组胺药和 5-羟色胺拮抗药,在儿童哮喘、神经性厌食症等多种临床情况下,有增加体重的作用,对结核病患者还可用作食欲刺激剂。不幸的是,多项研究并没有发现任何明显的体重增加和食欲的改善,提示,最初的阳性结果是安慰剂效应。因此,特别考虑到其严重的不良反应——头晕、增加镇静,此药应避免应用于终末期患者。

(2)大麻类:已有大麻类物质[D-9-四氢大麻酚(THC)、大麻二酚(CBD)]对厌食症/恶病质疗效的研究。屈大麻酚,是已经被 FDA 核准的一种合成的大麻酚类化合物,已作为食欲刺激剂用于艾滋病恶病质患者,以及化疗导致的恶心、呕吐患者。然而近期研究发现,比较了大麻提取物、屈大麻酚和安慰剂的随机、双盲、安慰剂对照的三期试验,发现经 6 周的治疗后三组之间在食欲和生活质量上的主要终点方面并没有差异,提示以前报道的阳性结果可能是

由于显著的安慰剂效应。此外,这些药物有严重的神经毒性,如头晕、嗜睡、人格分裂,严重地限制了其在老年患者中的应用,此类患者的认知功能已受损。因此,由于此药的高风险,又缺乏已证实的疗效,没有充分证据推荐大麻类药物用作终末期患者的厌食症/恶病质综合征的常规治疗。

其他目前正在研究中的药物,包括生长激素、己酮可可碱、β受体阻滞药、他汀类药物、非典型抗精神病药物(米氮平和奥氮平)和大环内酯类抗生素,到目前为止,尚无一种作为厌食症/恶病质的主要治疗药物。

五、非药物治疗

有很多其他简单、经常被忽视的治疗方法可以向厌食症患者推荐,见表 24-8。重要的是发现口腔炎、口腔溃疡,或可能严重妨碍食物摄入的口腔其他病损,如果有感染,给予表面抗生素、表面麻醉剂、细致口腔护理治疗。对有慢性恶心和其他胃肠道症状的患者,需要迅速评估并积极治疗。

表 24-8 厌食症的非药物疗法

评估可治疗的病因	口腔异物
	恶心、呕吐、便秘
	代谢紊乱
饮食咨询,帮助患者调整进食习惯	增加膳食吸引力
	较少的分量
	较小的盘子
	允许患者任何时间想吃就吃
	取消饮食限制,如低盐,美国糖尿病协会饮食
	允许患者吃喜爱的食物
	避免强烈的气味、调味料
	避免热食
饮食咨询,向患者及其家人解释饮食改变的需要	食物需要量少
	取消饮食限制

改良饮食习惯的有创造性建议。在有早饱症状的患者,应采用少食多餐的方法,代替传统的一日三餐。应用小盘上餐的方式可以给患者心理上的暗示,即能吃完饭的成就感。更重要的是,允许患者想吃什么就吃什么、想何时吃就何时吃。许多慢性疾

病的患者常需饮食控制,最好的方法莫过于允许此类患者吃以前不允许他吃的东西。在姑息性治疗中,为鼓励患者多进食,需要增加药物的剂量作为补偿。这些方法都比较简单,并且可以显著提高病人剩余生命的生活质量。

六、直接营养支持

(一)经口营养支持

给患有恶性疾病的患者提供口服营养支持至少可以追溯到 1956 年,当时 9 例患有癌症的病人在代谢病房被强行喂食,并记录营养状况变化。观察的阳性结果包括,一些患者在早期治疗的过程中,体重增加和氮潴留,体重的增加主要是由于细胞内液体积聚,氮的再平衡在短期内从正到负。更重要的是,在大约一半的患者中,有临床证据表明补充喂养引起肿瘤发展加快。

在 20 世纪 90 年代,进行了一项关于口服营养支持效果的随机对照研究,研究对象是患有各种恶性肿瘤接受化疗的患者,结果表明积极地饮食咨询或者具体的饮食指导都没有显著改善患者化疗反应、生活质量或生存率。此外,饮食干预等作为延长寿命的方法,比如在过去很受欢迎的超维生素疗法、鲨鱼软骨,在 20 世纪的后 20 年,没有被证明对治疗厌食/恶病质综合征有效。尽管既往研究数据表明,晚期患者经口补充营养的效果并不理想,但近期有报道称可能存在其他有效的选择。

补充氨基酸,如精氨酸和谷氨酰胺,能有效阻止恶病质的介质,增加体重及骨骼肌重量。鉴于这些研究结果,对于肿瘤相关的厌食/恶病质综合征患者,可以补充包含 β-羟基-β-丁酸甲酯、精氨酸和谷氨酰胺的口服制剂作为辅助治疗。另一种流行的补充剂,是二十碳五烯酸(EPA),已被证明可抑制各种炎症介质的产物,包括细胞因子和蛋白水解诱导因子(PIF)。尽管它仍然流行,但是最新的研究数据表明,这种制剂对于改善患者的营养情况和缓解临床症状并无任何益处。

在很多研究中证明,通常,通过口服补充剂试图扭转体重减轻,如在慢性阻塞性肺疾病患者,非常困难而且疗效短暂。摄取高能量饮食病人的体重稍有增加,同时有呼吸肌力量的改善。但是这些成果,一旦恢复到干预前饮食,很快就会消失。

(二)非经口营养支持

对口咽、食管的梗阻性病变或慢性神经系统疾病导致吞咽困难的患者,胃肠道插管为提供营养支持的选择。非经口肠内营养中最常用的方法是经皮内镜下胃造口管(PEG)。经鼻饲管营养支持向来被认为是最简单易行的方式(在不需要有创操作的前提下),但是肺部吸入发生率高,以及患者自行拔管,可能导致损伤,家人及医务人员需再次插管,促使了经皮内镜下胃造口管(PEG)的发展及广泛应用。

目前,已发表了许多关于经皮内镜下胃造口管效果评估的研究,遗憾的是尚无预期的结果。经皮内镜下胃造口管的适应证包括体重下降、吸入性肺炎、预防压疮溃疡、改善病变的愈合、改善营养指标、减少感染风险等,目前的研究对上述指征没有支持的证据。与经口喂食加之细心抽吸的方法比较,未证明经皮内镜下胃造口管可改进存活率。研究结果一直存在争议,由于复杂的道德问题,没有前瞻性随机对照及类似的研究。

尽管经皮内镜下胃造口管的好处缺乏论证,但已证明有显著的风险。迄今为止,最常见的不良后果是胃内容物的吸入。然而,向家属解释需要经皮内镜下胃造口管的主要理由正是避免吸入。其他并发症包括局部感染、漏、组织损伤、腹痛、腹胀、腹泻、肺水肿和呼吸道分泌物增加。应强调的是,为患者过度喂食是吸入性肺炎和其他常见并发症的原因。尤其对于长期卧床和不活动的患者,如果喂食与此患者同样身高体重的比较健康,活动量正常的患者所需的热量,显然喂食过多,更易造成胃内容物的吸入。所以应当根据这类患者实际所需的卡路里调整喂食量,避免因过度喂食导致的并发症。

最后,有关研究表明,多达 50% 的患者在留管 1 年内死于原发病,提示需更好地选择病人。

尽管存在诸多风险,并且获益可能甚微,但经皮内镜下胃造口管的应用却有增无减,其原因可能是多方面的。患者可能选择经皮内镜下胃造口管,或患者家属可能认为喂食是符合文化价值和宗教信仰的表达。部分公众认为,喂食有尊重和维护生命的价值。从经济观点考虑,经皮内镜下胃造口管的费用,医疗保险可以报销;而经口喂食需要专人照顾,此消费不在医疗保险的报销范围内。最后,插管失败的责任可能影响采用经皮内镜下胃造口管的决定。

最近一项调查表明,经皮内镜下胃造口管使用率增高,在 192 名阿尔茨海默病住院患者中,62% 入院时无胃管的患者,在住院期间接受了经皮内镜下胃造口管。重要的是,此研究排除了入院时已有留置导管的患者。养老院的老人和非裔美国人更易接受经皮内镜下胃造口管。和其他研究一样,该项研究显示留管患者短期内病死率较高,经皮内镜下胃造口管的使用并不能改善生存率。

对养老院中患者使用经皮内镜下胃造口管的研究中,获得了一些重要发现及趋势。在养老院,大约有1/3的认知障碍患者接受了经皮内镜下胃造口管,大部分是由养老院工作人员提出的要求。那些有言语治疗师的养老院、非白种人患者(60%的非裔美国人对28%的白种人)接受经皮内镜下胃造口管的比例较高。置管率存在地理差异,在美国南部使用率较高,北卡罗来纳州为40%,华盛顿特区为64%,相反缅因州只有9%。最后,养老院的调查研究表明,管饲病人都得到很好的照顾,尽可能地保证了患者的营养状况。此类事实帮助医疗机构避免被起诉,因为体重减轻常常被作为忽视和虐待患者的证据。

尽管有大量的负面证据,但是,因口咽部/食管肿瘤阻塞而不能吞咽,但仍有饥饿感的患者,是接受经皮内镜下胃造口管的指征。此外,必须认识到文化和宗教问题对决定的重要性,当患者的医药治疗已很少甚至没有时,家人更希望有肠内营养支持。然而,迄今为止大部分医学证据表明显著的发病率和病死率,与经皮内镜下胃造口管置管有关。因此,必须仔细选择接受置管的患者,经管给予符合患者需要的营养量,避免过度喂食导致的并发症。应该以安全有效的方式保证患者的尊严和生活质量。

(三)全肠外营养

历来,没有证明全肠外营养(TPN)对生命末期患者有益,却与显著的病死率有关。其主要并发症为感染和过量输液。迄今为止,仍没有证据证明全肠外营养有益。最近的研究表明,仅在有恶性肠梗阻的特殊癌症患者(以及其他相关的消化道功能障碍,如短肠综合征、吸收不良),接受全肠外营养有一定程度的好处。选择患者的标准是预期生存期大于2~3个月,Karnofsky功能评分大于50%。此类终末期患者如不补充营养,可能导致死于饥饿,而非疾病本身。

除了在前面提到的具体情况,绝大多数的证据表明,晚期癌症患者接受全肠外营养,不提高存活率(一些研究表明存活率降低),反而增加感染的易感性和其他的并发症。因此,除了极少数例外,全肠外营养不适用于癌症晚期患者。

七、生命末期前补液

尽管有证据表明,补液对生命末期患者无益有

弊,但是,大多数住院患者在逝世前均接受静脉输液。往往是由于情感和文化因素驱使,不管对患者有利或有害,患者及其家属坚持进行肠外输液治疗。此外,医生和其他医护专业人员因考虑到脱水可导致生命末期患者的不适,而给予补液。

(一)生命末期脱水的症状

脱水的症状及其主要治疗见表24-9,包括口渴、口干、恶心、头痛、抽搐、体位性低血压、嗜睡、昏睡和疲劳。口渴常常引起家人和医师的过度关注,然而对于某些患者,更为重要的原因是患者不愿饮水。

表24-9 生命末期患者的脱水表现

症 状	发生率	处理措施
口渴	经常	少量的口服液体或冰片
口干	经常	细致的口腔护理
		少量的人工唾液
恶心和呕吐	很少有报道	对症治疗
		在适当的患者进行肠外补液
头痛		
抽搐		
体位性低血压	偶尔出现于非卧床的病人	可能是肠外补液的适应证
昏睡	经常	或许不用治疗,因为对于长期卧床患者可能起到对疼痛或其他不适症状的保护作用
嗜睡		
疲劳		

事实上,口渴或许不像想象的那么严重。已经证实,如果禁水24小时,对健康老年男性的影响(口渴感轻)小于正常年轻男性。此外,脱水对于大多数生命末期患者甚至是有益的,因为它可能会加速发生饥饿性酮症,进而减少口渴和饥饿的症状,由于酮体的麻醉效果可以缓解疼痛。

临床医师通常关注的是由脱水引起的代谢异常:氮质血症、高渗状态、高钠血症、高钾血症和高钙血症。对仍有一定预期寿命的患者,这些症状应该通过肠外补液或其他措施得到妥善处理,因为这些症状可能引起不适,而导致患者情况恶化。有证据表明,对晚期的患者,即使不给肠外补液,患者的血清钠、渗透压及尿素氮也没有改变。

(二)生命末期脱水的治疗

生命末期患者脱水的处理措施见表24-9。大多

数症状可以不通过肠外补液的方法缓解。家庭成员最关注的口渴症状，大多可以通过少量的口服液体或冰片缓解。显然，液体摄入量减少不足以引起任何代谢的异常，通常，口服少量液体可以满足患者饮水的愿望，同时改善患者口渴的症状。细致的口腔护理可改善口干的症状。昏睡、嗜睡和疲劳的感觉并不少见，但在大多数情况下，对濒死的患者并不是坏事。

然而，最近的研究已经开始表明，肠外补液比以前想象的有更多的作用。虽然随机试验尚未报告，但是观察性研究表明在某些终末期患者，谵妄（尤其是阿片诱发型，阿片类药物代谢物的肾清除率将改善）、镇静、疲劳、体位性低血压和阿片诱导性肌阵挛的症状，经胃肠外补液（通常是每天1L或更少）将得到改善。

必须谨慎避免因肠外补液所引起的不良反应，其中包括外周水肿、呼吸道分泌物、肠胃分泌物增加，这些可能引起恶心、呕吐或气促、腹水和胸膜腔积液日益加重，并且可能延长死亡过程。应该充分意识到，这些肠外补液负面的后果往往被一些濒临死亡患者的家庭成员所忽视。濒死患者，液体需要量减少，适当的调动和整合所补充的液体，是非常困难的。结果导致液体经常进入第三间隙。此外，补液亦不能缓解口渴的症状。

为了减小胃肠外补液相关的潜在风险和患者的不适，生命末期患者补液的常规模式是皮下灌注术，或者更简单的方法是"灌肠"（clysis）。这个词来自于希腊语的灌溉和洗，lysis的定义是非经口的补液。皮下灌注术通常使用一只蝴蝶针（23～25号）插入到上胸部、腹部或四肢的皮下组织。用这种方法，大约每日可补充1L液体（通常为生理盐水）。虽然，已有用透明质酸酶分解间质屏障，提高液体吸收的研究，但是皮下灌注术本身也十分有效。皮下灌注术可降低创伤和出血的发生率，不需要输液泵，在家庭中也易于使用。如果需要，药物也可以给予皮下注射。可以用于皮下注射的药物见表24-10。

曾有专家计划撰写生命末期患者补液指南。最近的一项研究表明，在有外周性水肿、腹水和胸膜胸腔积液的患者，补液量应限制在每天1000ml，过度补液可能使原有情况恶化。此外，对有与呼吸道分泌物相关呼吸困难的患者，补液量限于500ml或更少，甚至可以完全不进行补液。

然而，最重要的是应该明确肠外补液仅治疗某些特殊的症状。关键是与患者或决策者沟通确定补液的预期结果。一旦目的明确，先协商一个试验补液期限，然后重新评估发生的结果。如果没有达到目标和发生希望的结果，应停止补液。要记住，有时一些家庭需要看见输液袋，以满足他们对亲人心理和（或）文化的职责。只要患者可以耐受，缓慢的输液无害，此种"做法"可以减轻家人在患者逝去后的悲痛。显然，如果患者开始表现出与补液有关的呼吸窘迫，必须立即中断补液。因此，在终末期患者胃肠外补液，优选通过皮下注射，应该谨慎用于有症状但通过补液可以改善的患者，以及无创途径无法给药的情况。对于大多数生命末期患者，由于液体摄入量减少的症状会对姑息性治疗（如少量液体、冰片、良好的口腔护理）有效。

表 24-10　可以应用于皮下注射术的药物

症　状	药　物
疼痛	吗啡
	吗啡酮
	芬太尼
	美沙酮
	酮咯酸
谵妄和其他中枢神经系统症状	咪达唑仑
	苯巴比妥
胃肠道症状	甲氧氯普胺
	奥曲肽
	枢复宁
	异丙嗪
呼吸道分泌物	胃长宁

八、自愿禁食禁水

自愿禁食禁水问题是没有引起媒体关注的伦理难题，意指能自行饮食的患者决定通过拒食加速死亡。调查研究表明，选择拒食的生命末期患者的生命质量差，愿以他们自己的方式控制死亡。通常，停止饮食后1～3周导致死亡。

自愿禁食禁水是棘手的问题，因为强迫有自主行为能力拒绝饮食的患者进食违反了自主的伦理原则，可以被认为是人身攻击。事实上，Cantor和Thomas法庭案例介绍纽约提交的两例养老院请求允许对有行为能力的拒食患者强制补充营养及液体。养老院请求的理由是基于纽约授权预防自杀的法规。法官拒绝干预这两个案例。

医师真正的问题是如何应对患者对自愿禁食禁

水的诉求。争议在于医师是否有道德义务告知患者，选择自愿禁食禁水相当于加速死亡的一种方式。有人认为，提供这种做法类似于建议患者自杀。另有人认为不告知患者有这种选择，就是在告知患者所有合法结束生命的选项上存在过失。总之，医师有义务积极倾听患者和他们对自愿禁食禁水的需求。

最终，关于在养老院的患者决定放弃营养和补液的近期研究中，强调了脱水和不适的问题。决定拒食的患者中，半数以上在一周内死亡。在做出决定停止营养和补液之时的症状评分是最高的。在2周内死亡的患者，症状评分逐渐下降，直至死亡。存活时间超过2周的患者，不适感在前5天减少，然后再升高，但未达到基线水平。最后，85%的患者在禁食禁水2周内死亡。

其他的研究已经发现，放弃营养和补液患者的不适比以下两种情况低：①在养老院的阿尔茨海默病和肺炎患者；②在美国长期护理机构且无并发疾病的阿尔茨海默病患者。一项对禁食、禁水患者护理经验的研究表明，此类患者死亡过程的总体质量良好。

九、总　结

姑息医学专业人员所面临的挑战是，确定患者及病人家属设定的治疗目标，了解满足这些目标的可行性选择，并且通过患者及家属可以理解的方式将这些选择解说清楚。在尊重患者的自主权、文化、宗教信仰，以及向患者推荐对患者有益的医学治疗的义务间，取得平衡。

在大多数情况下，翔实的医疗和心理社会史，结合仔细的体格检查，可为治疗厌食症及恶病质提供所需的大部分信息。在预期寿命超过2周，接受药物治疗的患者，应该总是应用非药物治疗。虽然未来可能会有更多的药物选择，但是干预措施的选择将会继续依赖于诊断、疾病的发病机制以及患者的仔细筛选。

很少有指征需要肠外营养与非经口肠内营养，而且有显著的不良反应。虽然没有证据表明这些疗法的益处，但是医生及卫生保健专业人员仍经常使用。而有效的干预措施，如口腔护理、冰片、改善饮食方法、允许患者自行安排饮食、吃自己想吃的食物等常常被忽略。

更棘手的问题是，生命末期患者自己选择或基于文化及道德价值观要求人工营养及补液。虽然基于患者个人所需给予他们人工营养和补液是合理的，但是由于没有根据患者实际的耐受量而给予常规的营养和补液量（常常过量），导致发病率增加、过早死亡以及体液过多或误吸。

总之，为了生命末期患者，人工营养支持和补液，与其他的治疗措施一样，必须要考虑每位患者的个人情况，并秉持自主、行善以及避免伤害的道德原则。非介入性的治疗措施，比如即兴经口摄入、经口喂食以及提供少量液体与碎冰，此类治疗应被认为与介入性治疗同等重要。注重细节、考虑进食减少的可纠正的原因，如果有指征需要人工营养支持，应该避免致命的不良反应，为生命末期患者提供的所有治疗的目的和希望，都是让饱受疾病折磨的患者提高生活质量。

参 考 文 献

Andrew I, Hawkins C, Waterfield K, Kirkpatrick G: Anorexia-cachexia syndrome— Pharmacological management. Hosp Pharm 14:257,2007.

Annas GJ: "Culture of life" politics at the bedside—The case of Terri Schiavo. N Engl J Med 352:1710,2005.

Boyd KJ, Beeken L: Tube feeding in palliative care: Benfits and problems. Palliat Med 8:156,1994.

Andrew I, Hawkins C, Waterfield K, Kirkpatrick G: Anorexia-cachexia syndrome—Pharmacological management. Hosp Pharm 14:257,2007.

Annas GJ: "Culture of life" politics at the bedside—The case of Terri Schiavo. N Engl J Med 352:1710,2005.

Bruera E, Sala R, Rico MA, et al: Effects of parenteral hydration in terminally ill cancer patients: A preliminary study. J Clin Oncol 23:2366,2005.

Caplan AL, McCartney JJ, Sisti DA: The Case of Terri Schiavo:Ethics at the End of Life. Amherst, NY, Prometheus Books,2006.

Casarett D, Kapo J, Caplan A: Appropriate use of artificial nutrition and ydration—fundamental principles and recommendations. N Engl J Med 353:2607,2005.

Del Fabbro E, Dalal S, Bruera E: Symptom control in palliative care, part Ⅱ:Cachexia/anorexia and fatigue. Palliat Med 9:409,2006.

Dy SM: Enteral and parenteral nutrition in terminally ill cancer patients: A review of the literature. Am J Hosp

Palliat Med 23:369,2006.

Finucane TE, Christmas C, Leff BA: Tube feeding in dementia: How incentives undermine health care quality and patient safety. J Am Med Dir Assoc 8:205,2007.

Johnson KS, Elbert-Avila KI, Tulsky JA: The influence of spiritual beliefs and practices on the treatment preferences of African Americans: A review of the literature. J Am Geriatr Soc 53:711,2005.

Lacey D: Tube feeding, antibiotics, and hospitalization of nursing home residents with end-stage dementia: Perceptions of key medical decision makers. Am J Alzheimers Dis Other Demen 20:211,2005.

Mercadante S, Ferrera P, Girelli D, Casuccio A: Patients' and relatives' perceptions about intravenous and subcutaneous hydration. J Pain Symptom Manage 30:354,2005.

Mirhosseini N, Fainsinger RL, Baracos V: Parenteral nutrition in advanced cancer: Indications and clinical practice guidelines. J Palliat Med 8:914,2005.

Modi SC, Whetsone LM, Cummings DM: Influence of patient and physician characteristics of percutaneous endoscopic gastrostomy tube decision making. Palliat Med 10:359,2007.

Morita T, Shima Y, Miyashita M, Kimura R, Adachi I: Japan palliative oncology study group: Physician and nurse reported effects of intravenous hydration therapy on symptoms of terminally ill patients with cancer. J Palliat Med 7:683,2004.

Morley JE, Thomas DR, Wilson MM: Cachexia: Pathophysiology and clinical relevance. Am J Clin Nutr 83:735,2006.

Oh DY, Kim JH, Lee SH, et al: Artificial nutrition and hydration in terminal cancer patients: The real and the ideal. Support Care Cancer 15:631,2007.

Pasman HRW, Onwuteaka-Philipsen BD, Kriegsman DMW, Ooms ME, Ribbe MW, Van Der Wal G: Discomfort in nursing home patients with severe dementia in whom artificial nutrition and hydration is forgone. Arch Int Med 165:1729,2005.

Pasman HRW, Onwuteaka-Philipsen BD, Ooms ME, van Wigcheren PT, van derWal G, Ribbe MW: Forgoing artificial nutrition and hydration in nursing home patients with dementia. Alzheimer Dis Assoc Disord 18:154,2004.

Pirrello RD, Chen CT, Thomas SH: Initial experiences with subcutaneous recombinant human hyaluronidase. J Palliat Med 10:861,2007.

Ritchie C, Kvale E, Bruera E: Cachexia in advanced illness: When to treat and how to treat. AAHPM Annual Assembly, Tampa, FL, February,2008.

Schwarz J: Exploring the option of voluntarily stopping eating and drinking within the context of a suffering patient's request for a hastened death. Pallliat Med 10:1288,2007.

Strasser F, Luftner D, Possinger K, et al: Comparison of orally administered cannabis extract and delta-9-tetrahydrocannabinol in treatment patients with cancer related anorexia-cachexia syndrome: Amulticenter, phase III, randomized, double-blind, placebo-controlled clinical trial from the cannabis in cachexia study group. J Clin Oncol 24:3394,2006.

Tatsuya M, Bito S, Koyama H, et al: Development of a national clinical guideline for artificial hydration therapy for terminally ill patients with cancer. Palliat Med 10:770,2007.

Tsai JS, Wu CH, Chiu TY: Symptom patterns of advanced cancer patients in a palliative care unit. Palliat Med 20:617,2006.

Wolfson J: Defined by her dying, not her death: The guardian ad litem's view of schiavo. Death Stud 30:113,2006.

第五部分

特定人群

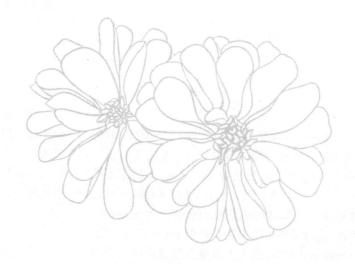

第 25 章

艾滋病患者的生命末期关怀

Alen Voskanian，Michael Wohlfeiler　　　孙　琪　译　孙静平　秦速励　校

一、引　言

在高活性抗反转录病毒疗法（HAART）的时代，对大部分已成为慢性病的艾滋病患者没有公认的预后。尽管艾滋病的治疗已有改进，美国国家艾滋病中心在 2006 年的统计报告，艾滋病导致的死亡人数高达14 016。因此，艾滋病患者代表一种独特的人群，仍然需要生命末期关怀的原因如下：首先，难以精确估计预后，因为大多继发于机会性感染的死亡，至少在某种程度上，曾经是可以治愈的；其次，抗反转录病毒治疗以及机会性疾病预防和治疗的持续改进，继续地延长艾滋病诊断和死亡之间的间隔，相应增加了非艾滋病相关状况死亡的发生率；最后，艾滋病患者存在显著的社会心理和社会经济的挑战，是卫生保健提供者必须密切重视和妥善解决的。感染艾滋病病毒者大多是年轻人，年龄在 20 - 40 岁。艾滋病患者预期寿命的延长，导致 50 岁以上的 HIV 感染患者的数量增加。艾滋病死亡的患者往往是年轻人，生命末期关怀提供者已经学会如何应对心理问题，与生命末期关怀中典型的老年人群完全不同。进一步使艾滋病生命末期患者的心理护理复杂的事实是，因患艾滋病导致的恐惧和耻辱感，许多患者往往被社会边缘化，经常遭受抑郁症和其他精神疾病的困扰，需要进一步评价与治疗。

二、艾滋病预后的判断

为艾滋病患者提供生命末期关怀的最大挑战之一是难以确定哪些患者需要生命末期关怀和治疗。HIV 疾病的性质使得治疗决策困难。过去，艾滋病患者并发机会性感染导致的高发病率与病死率，现在通常已可以治疗，而使患者疾病的进展和预后得以改善。此外，随着治疗方式的改进，使从诊断为艾滋病至死亡的间隔延长。10 年前，一旦并发卡氏肺孢子虫肺炎（PCP）的平均存活期大约是 10 个月。然而，随着抗反转录病毒药物治疗及其后高活性抗反转录病毒疗法的发展，以及机会性感染预防的改

进,生存时间不断延长,现在已无法预测。艾滋病患者预后的不断变化,使临床医生难以确定艾滋病的病程已进展到哪一个阶段,而难以决定患者何时需接受生命末期关怀。基于这些挑战,国家生命末期关怀和姑息性治疗组织(NHPCO)医学指南工作组,于 1996 年出版了用于确定非癌症疾病(包括艾滋病)预后的医学指南。此指南已在第 1 章(表 1-14)中讨论,为了章节的完整性,此处再次印刷,见表 25-1。

表 25-1　确定获得性免疫缺陷综合征(艾滋病)患者 6 个月或更短预后的指南

无急性疾病的艾滋病患者的 CD4$^+$ 细胞计数<25/μl 或 HIV RNA(病毒负荷)持续>100 000

HIV RNA(病毒负荷)<100 000 同时并存:

　病人拒绝接受抗反转录病毒或预防药物

　功能状态下降

　下列的一个或更多的"其他因素"

HIV 相关的机会性疾病	生存预后
中枢神经系统淋巴瘤	2.5 个月
进行性多灶性白质脑病	4 个月
隐孢子虫病	5 个月
艾滋病消耗综合征(净体重丢失 1/3)	<6 个月
未治疗的结核分枝杆菌复合体菌血症	<6 个月
对治疗无反应的内脏的卡波西肉瘤	6 个月 病死率为 50%
拒绝透析的肾衰竭患者	<6 个月
进展的艾滋病痴呆综合征	6 个月
弓形体病	6 个月

与艾滋病患者预后不佳相关的其他因素

　慢性持续性腹泻>1 年

　血清白蛋白持续<2.5g/dl

　滥用药物

　年龄>50 岁

　决定放弃抗反转录病毒治疗、化疗和对 HIV 及相关疾
　　病的预防性药物治疗

　休息时有症状的充血性心力衰竭

转载许可:Reprinted, with permission, from Stuart B, Connor S, Kinzbrunner BM, et al: Medical Guidelines for Determining Prognosis in Selected Non-Cancer Diseases. Arlington, VA, National Hospice Organization, 1st ed. 1995, 2nd ed. 1996.

需要注意的是,表 25-1 所列的因素仅代表指南,而非确定预后的绝对标准。作者认为 HIV 病死率是一个动态的变量,受很多因素影响:新的和不断变化

的治疗,医师治疗 HIV 疾病的技能和经验,以及患者个体耐受治疗的能力。因为起伏的临床过程是艾滋病的特征,指南提出临床过程的早期(前几个月)更能反映出患者的预后。例如,某患者的临床状况与上述指南一致,尽管采用了最佳治疗,身体仍逐步虚弱,功能状态减低,就应考虑给予生命末期关怀。

基于高活性抗反转录病毒疗法时代对于艾滋病终末期的临床研究(Welsh and Morse, 2002),当艾滋病患者并发下列状况时,其预期寿命可能为 12 个月。

● HIV 痴呆

● 进行性多灶性白质脑病(PML)

● 消耗

● 结核分枝杆菌复合体

● 淋巴瘤

● 巨细胞病毒感染

另一项对艾滋病晚期患者姑息性治疗的研究发现,年龄和功能状况的指标对死亡率的预测比传统的 HIV 预后变量更有价值(Shen 等,2005)。

最近的一项 HIV 门诊的研究,是前瞻性、多中心、观察性队列研究,从 1996 年 1 月到 2004 年 12 月,共随访了 6945 例感染 HIV 的患者。该数据分析表明,包括艾滋病相关原因的死亡,从 1996 年的 3.79/100 人年下降至 2004 年的 0.32/100 人年。而涉及肝脏疾病、菌血症/脓毒症、胃肠道疾病、非艾滋病恶性肿瘤、肾疾病的病死率在增加。非艾滋病疾病死亡的百分比从 1996 年的 13.1% 增加到 2004 年的 42.5%。

抗反转录病毒治疗

国家生命末期关怀和姑息性治疗组织医疗指南工作组指出,接受抗反转录病毒治疗的患者预后可以极大改善,因此一般不适合于接受生命末期关怀和治疗。对目前治疗耐药的生命末期患者,高活性抗反转录病毒疗法的疗效仍有争议。持续的高活性抗反转录病毒疗法可对 HIV 病毒产生选择性压力,使 HIV 病毒耐药,并可能导致某些全身症状。由于大多数高活性抗反转录病毒疗法的疗效是长期的,我们可以得出这样的结论:一旦艾滋病患者转到姑息性治疗,继续用抗反转录病毒疗法几乎无益。目前,事实上抗反转录病毒疗法对生命末期患者无效,最可能的原因是由于抗反转录病毒对药物产生了耐药性。因为抗反转录病毒药物的毒性和病人无法耐受,很多姑息性治疗方案需停用抗反转录病毒治疗。尽管如此,因为它直接针对 HIV 感染,可能是患者心理上唯一很难放弃的治疗方法。

三、艾滋病患者生命末期的姑息性治疗

艾滋病姑息性治疗的定义为:连续、特异性地直接治疗艾滋病相关疾病,如感染、恶性肿瘤,以及生命生命末期的治疗,重点是控制症状,使患者舒适。

通常,针对艾滋病相关感染或恶性肿瘤的特殊治疗不被认为是生命末期关怀的一部分。然而,为了使患者在病程中尽早获得生命末期关怀和姑息性治疗,生命末期关怀提供者根据患者的整体临床状况和生命质量,愿意提供这种服务。例如,一个艾滋病晚期合并巨细胞病毒(CMV)性视网膜炎的患者,仍能够阅读或可以与家人、朋友很好地交流,从其生命质量考虑应在生命末期关怀计划中使用更昔洛韦治疗,防止患者失明。然而,如果艾滋病患者已进展至昏睡或严重脑病,持续静脉治疗巨细胞病毒也不可能提高其生命质量。在这个阶段,应在药物治疗引起的不适和毒性及患者的生命质量之间权衡利弊。

同样,对于原发或继发性抗机会性感染的预防,每个预防方案均应考虑到患者的生命质量和药物可能的毒性,权衡利弊。当患者的临床状况下降时,将不可避免地要决定继续或终止治疗。

下文将讨论在生命末期患者常见的艾滋病相关机会性感染及恶性肿瘤的治疗和预防,重要的是记住这些原则。

(一)生命末期患者机会性感染的治疗和预防

艾滋病的症状往往是特殊机会性感染(OIs)的直接后果。由于多数机会性感染对适当的治疗都有部分或完全的疗效,故有时预防或治疗潜在的感染可有效缓解症状。因此,在生命末期关怀计划中,预防和治疗机会性感染的主要目的是缓解症状而非恢复或治愈性的治疗。艾滋病患者生命末期时最常见的机会性感染是卡氏肺囊虫肺炎(PCP)、巨细胞病毒(CMV)视网膜炎和结核分枝杆菌(MAC)。表25-2详细总结了艾滋病患者生命末期各个机会性感染的症状和治疗建议。

表25-2 艾滋病生命末期患者常见的机会性感染的症状和治疗建议

感 染	常见症状	治 疗	剂 量
卡氏肺囊虫肺炎	发热	预防:TMP-SMX	1片每日或每周3次
	咳嗽	治疗:TMP+SMX	2片 q8h×21d
	呼吸困难	TMP+氨苯砜	TMP:5mg/kg+氨苯砜:100mg 口服 1/d,共21d
		克林霉素+伯氨喹	克林霉素 600mg 静脉注射或 300~450mg 口服 q8h+伯氨喹 15mg,基础量口服 q24h×21d
巨细胞病毒视网膜炎	失明	主要预防: 不推荐用于生命末期患者 治疗: 缬更昔洛韦或更昔洛韦眼内置入	缬更昔洛韦 900mg 口服 q24h
结核分枝杆菌	发热 夜间盗汗 消瘦 腹泻 疲劳 细胞减少	生命末期患者应对症治疗 重症患者权衡感染预防和治疗及药物毒性之间的利弊	非类固醇抗炎药 类固醇(地塞米松 2mg 口服 1/d) 镇痛药 抗腹泻治疗

1. 卡氏肺孢子虫肺炎 也称卡氏肺囊虫肺炎,是最常见的机会性感染。主要症状通常是发热、咳嗽和劳力性呼吸困难。咳嗽通常是干咳。在姑息性治疗计划中,考虑到患者的生命质量,对生命末期患者的急性卡氏肺囊虫肺炎仍应给予治疗。治疗卡氏肺囊虫肺炎的口服药物如下。

● 复方磺胺甲噁唑(TMP-SMX)
● 克林霉素+伯氨喹
● 甲氧苄氨嘧啶+氨苯砜
● 阿托伐醌混悬液
● 三甲曲沙与亚叶酸钙

如果患者拒绝治疗或不能耐受治疗相关的毒性

反应,应用控制症状的治疗。吸氧和吗啡可减轻患者的呼吸困难。糖皮质激素通常是有用的辅助治疗,可改善呼吸困难和低氧血症(见第 7 章中生命末期患者呼吸困难治疗的讨论)。糖皮质激素或非甾体抗炎药物,对减少发热和卡氏肺囊虫肺炎引起的不适也有效。

约 80% 的未接受预防的患者可能发生卡氏肺囊虫肺炎。因此,在艾滋病晚期,应给予所有可耐受的患者口服 TMP-SMX 双倍强度片剂,每日 1 次或每周 3 次,作为卡氏肺囊虫肺炎感染的一级或二级预防。所有 HIV 感染患者的 CD4 计数低于 200 个/mm³ 时,均应考虑预防卡氏肺囊虫肺炎。

2. 巨细胞病毒性视网膜炎　巨细胞病毒可引起各个部位的疾病,但最常见于视网膜。如果不及时治疗,巨细胞病毒视网膜炎可以迅速进展,导致失明。保留视力可明显地提高生命质量,因此,应恰当地采用姑息疗法,治疗活动性巨细胞病毒或为既往曾感染者的二级预防。

治疗及控制巨细胞病毒视网膜炎的方法选择包括口服缬更昔洛韦、静脉注射更昔洛韦、膦甲酸钠和西多福韦。静脉注射更昔洛韦用于治疗活动性巨细胞病毒,而口服或玻璃体腔内输注可用以维持治疗。但是,应该指出,口服给药可能有使巨细胞病毒更快速进展的风险。无论是静脉或口服更昔洛韦均可能造成明显的骨髓抑制(主要是中性粒细胞减少症),应在监测下使用。

西多福韦:在每周诱导剂量持续 2 周后,每 2 周给一次药,可能是合理的姑息性治疗。不幸的是,西多福韦具有明显的肾毒性,因此在生命末期患者中很难用。膦甲酸钠具有与西多福韦相似的肾毒性,且维持治疗需要每天注射,更不适合用于生命末期患者。

关于预防性治疗,巨细胞病毒视网膜炎发生在 80% 未接受预防性治疗的艾滋病患者,而接受预防性治疗者,仅有 25% 可能发生巨细胞病毒视网膜炎。通常患者的主诉是怀疑巨细胞病毒视网膜炎的线索,经眼科检查易于确诊。一旦确诊,应马上治疗。因此,通常,巨细胞病毒视网膜炎不是姑息性治疗中一级预防的适应证。

3. 结核分枝杆菌复合体　艾滋病患者的 CD4 细胞计数少于 50 个/mm³ 时,可能发生结核。活动性结核可能引起许多非特异性症状,包括发热、盗汗、体重减轻、腹泻、疲劳和血细胞减少。治疗活动性结核需要 2~3 种抗生素,最常合并使用克拉霉素和乙胺丁醇。有时阿奇霉素可取代克拉霉素和利福布丁,作为第三

种药物合用。对晚期艾滋病患者,上述抗生素的不良反应可能会超过其疗效。因此,在这种情况下,对晚期艾滋病患者可能需中断抗结核治疗。

当抗生素由于其毒性作用而被停用时,治疗重点应该完全转移到对症治疗。治疗腹泻、发热等症状应遵循常规的对症治疗方法(见下)。有研究发现,当患者不能耐受抗结核治疗或症状严重时,每日给予地塞米松 2mg 可以明显缓解许多症状。对 CD4 细胞计数低于 50 个/mm³ 的患者,应开始一级预防,优先推荐的药物是阿奇霉素,每周 1200mg。

(二)生命末期患者 HIV 相关的恶性肿瘤的治疗

评价姑息性治疗 HIV 相关恶性肿瘤的疗效,应考虑药物的不良反应、用药的方便性、缓解症状的疗效及患者的可接受度。艾滋病患者最常见的两种肿瘤为卡波西肉瘤(KS)和淋巴瘤,然而,其他肿瘤如直肠癌的发病率在日益增加。

1. 卡波西肉瘤　HIV 患者中卡波西肉瘤是不同的实体,它不同于主要见于地中海地区和欧洲北部、东部的老年白种人男性疾病的典型形式。HIV 感染时,卡波西肉瘤主要影响同性恋和双性恋男性,是一个发展很快的肿瘤。卡波西肉瘤由人类疱疹病毒 8 导致。表现为皮肤黏膜及内脏病变。自高活性抗反转录病毒疗法问世以来,卡波西肉瘤发病率在北美、欧洲和澳大利亚迅速下降。

黏膜皮肤的卡波西肉瘤因其病变的位置和大小可引起疼痛,还常因淋巴管阻塞导致继发性水肿。内脏病变是否引起疼痛和其他症状,因受累的器官而异。例如,胃肠道的卡波西肉瘤(最常见于黏膜外)常常会引起腹痛、黑便、便血、贫血、腹泻或体重减轻。肺受累可出现呼吸困难和(或)咯血。

卡波西肉瘤的标准治疗能使症状得到最佳缓解,如化疗和放射治疗可使病变的缩小。与所有治疗一样,必须做适当的风险-效益评估,只有当姑息性治疗的疗效超过其不良反应时才可继续。对于不适宜化疗或放疗的患者,应用标准的症状治疗。

2. 淋巴瘤　艾滋病患者中最常见的两种淋巴瘤为:非霍奇金淋巴瘤与原发性中枢神经系统淋巴瘤(PCNSL)。任何一种淋巴瘤都进展迅速,对治疗的反应差。此外,在姑息性治疗中,用于治疗的药物的毒性常常使其应用受限。此时,对淋巴瘤的传统治疗应为糖皮质激素、镇痛和其他对症治疗措施。

(三)生命末期患者的症状治疗

艾滋病患者生命末期时有独特的症状需要直接

治疗。对于所有的患者应该强调的是，症状治疗必须个体化。所有治疗的决定均应权衡治疗的益处及不良反应后确定，如前所述。

1. **发热** 艾滋病晚期患者发热的评价见表 25-3。第一步是评估患者明确的感染源，如静脉通路、导管和压疮。临床医师应考虑到患者曾感染过的合并症（如结核分枝杆菌、巨细胞病毒或卡氏肺囊虫肺炎）并已接受二级预防，但再次复发的可能性。如果是此种可能，只有给予维持或改善患者生命质量的适当经验性治疗。发热非感染性的可能原因，如药物热或肿瘤热也应该考虑。如果考虑为以上原因，要停用致热的药物，给予非甾体类抗炎药。如果发热病因不明确，患者机体状态良好，应该进一步检查，包括 X 线胸片、常规实验室检查、尿液分析。开始可用经验性的广谱抗生素治疗，若 3～5 天后仍无反应应停药。如果已用抗生素治疗后仍持续发热，病因仍不明确，或如果患者机体状态不佳无法检查，也不适于用抗生素经验性治疗，应该用退热药或类固醇如地塞米松（2～4mg/d）对症治疗。

表 25-3 艾滋病晚期患者发热的评价

感染源	推荐治疗
静脉通道或留置导管	去除或替换
压疮	治疗（见第 11 章）
机会性感染结核分枝杆菌、巨细胞病毒或卡氏肺囊虫肺炎的复发	如适当，经验性治疗（表 25-2）
药物	停用导致发热的药物
肿瘤热	非甾体类抗炎药
如上述已排除：	
患者机体状态好	评估后用 3～5 天的经验性抗生素治疗
患者机体状态差或对经验性抗生素治疗无反应	非甾体类抗炎药或地塞米松 2～4mg/d 对症治疗

2. **胃肠道症状** 艾滋病患者可能有各种胃肠道疾病，常与机会性感染或药物相关。尽管生命末期患者胃肠道的症状和治疗，已在第 8 章中充分讨论，但艾滋病病毒患者有其独特性，故专门讨论如下。

（1）吞咽困难、吞咽疼痛、呃逆和口干：吞咽困难、吞咽疼痛和呃逆在艾滋病晚期较常见，常由食管炎所致。食管炎最常见的原因是念珠菌感染。其他病因还包括巨细胞病毒、单纯疱疹病毒感染和口腔溃疡。吞咽困难和吞咽疼痛也可能是肿瘤如卡波西肉瘤和淋巴瘤所致。即使患者食欲仍正常，食管症状也阻碍患者饮食。如果疼痛或梗阻严重，甚至可能无法吞咽正常的口腔分泌物。

评价食管症状，首先应获得详细病史。大部分患者主诉吞咽液体和固体食物时均有疼痛或吞咽困难。通常体检（但不总是）可发现口咽部念珠菌病。与艾滋病病毒感染相关的最常见的三种口腔念珠菌病是鹅口疮或假膜型、红斑（萎缩）型和口角炎。轻至中度口腔念珠菌病应局部抗真菌治疗，如制霉菌素悬浮剂或克霉唑片，每日 4～5 次。严重疾病可用全身三唑类药治疗，如氟康唑或伊曲康唑。可选择的抗真菌药有：氟康唑 200mg 负荷剂量后，每日 100mg，至少 14 天。治疗口角炎的药包括克霉唑、制霉菌素、咪康唑软膏、酮康唑乳膏和曲安奈德软膏或霜。

如果抗真菌治疗后，症状没有改善，应考虑其他原因，如溃疡性疾病。不幸的是，确定溃疡病的诊断及其病因需要介入性诊断技术，如内镜活检。如果考虑是巨细胞病毒或疱疹，可考虑用更昔洛韦或其他抗疱疹的经验性治疗。治疗 7～10 天后，如果症状无改善，应停止治疗，考虑其他诊断。对口腔溃疡，可使用口服类固醇制剂或四环素混悬液口腔局部治疗。对严重或顽固性病例，口服糖皮质激素（如强的松每日 40～60mg）可能有效。另外，还可使用沙利度胺（每日 100～300mg）。虽然，FDA1998 年批准沙利度胺用于治疗麻风结节性红斑，但很多研究已证明此药治疗口腔和食管阿弗他溃疡也有效。

呃逆有很多原因，包括中枢神经系统病变或感染，肿瘤侵犯或炎症刺激膈肌，代谢紊乱或全身性感染。然而，在艾滋病病毒感染患者，食管炎是呃逆最常见的诱因。胃食管反流病导致的食管炎，可予 H_2 受体拮抗药如雷尼替丁或质子泵抑制剂如奥美拉唑治疗。氯丙嗪是最常用的对症治疗药。虽然氯丙嗪是 FDA 批准治疗呃逆的唯一用药，但已有少数用其他药物如巴氯芬治疗呃逆成功的报道。

口腔干燥症可发生于 10%～25% 的艾滋病病毒感染患者。唾液流量降低可继发于感染、药物或吸食冰毒。治疗包括水化技术，如使用冰片和海绵棒、无糖及酸的口香糖或糖果和人工唾液。口干症的全身治疗包括使用毛果芸香碱片或溶液。

（2）恶心和呕吐：评估患者现用的药物，是否为恶心、呕吐的原因，任何不必要的药物均应停用或改变。还应考虑到艾滋病患者中，导致恶心和呕吐的常见原因，如胰腺炎、胃炎、消化性溃疡病和胃瘫。

药物治疗应包括针对可能导致恶心和呕吐的疾病(如 H_2 拮抗药治疗胃炎,甲氧氯普胺治疗胃瘫)和控制症状。最常用的止吐药是吩噻嗪类药物,包括丙氯拉嗪和异丙嗪。可用的辅助药物如类固醇激素(地塞米松)、苯二氮䓬类药物、抗组胺药(盐酸苯海拉明、羟嗪),或抗胆碱能药物可能提高止吐效果。可以试用其他的干预措施,包括改变患者的饮食或少量多餐,直到症状得到控制。如果呕吐严重,患者不能口服药物,应予胃肠外给药或栓剂。慢性恶心可用大麻酚,2.5~5mg,一天 2 次。还需采取适当的预防措施,如抬高床头,以减少患者呕吐发作时吸入的风险。

(3)腹泻:应首先明确腹泻的病因,是突然发病还是慢性。如果是急性的,必须考虑是否由于感染所致,如隐孢子虫病或贾第虫病,或者是否继发于药物的不良反应,如抗反转录病毒药物或抗生素。因此,应仔细审查每一个可能引起腹泻的药物,停用可疑的药。

在某些患者,可短期试用抗寄生虫药物,如甲硝唑或巴龙霉素。为了控制症状可先试用抗动力药物如洛哌丁胺、苯乙哌啶或补充剂如车前子。继发于艾滋病病毒本身引起肠壁变化的严重的慢性腹泻,可能只有阿片类药物,如用阿片酊剂口服有效。常用的起始剂量为 6 滴(0.6ml)溶入 2oz(1oz = 0.028kg)的水中,每 4 小时一次。逐渐增加剂量直到症状控制。阿片酊没有最大剂量的限制。但服用这些药物的患者,必须监测有无便秘或粪便嵌塞,尤其是对液体摄入不足的患者。

奥曲肽是一种人工合成的生长抑素类似物,用于治疗由血管活性肠肽肿瘤及类癌引起的水样腹泻。治疗艾滋病患者腹泻的效果明显,主要缺点是成本高,且需要定期皮下注射。

3. **呼吸困难和呼吸窘迫**　有关呼吸困难和呼吸窘迫已在第 7 章中做了详细讨论。终末期艾滋病患者呼吸困难的原因包括肺炎和社区获得性或机会性病原体导致的急性气胸。通过完整的查体和病史可明确呼吸困难的病因。简单的血液测试如血细胞计数是排除贫血等状况必要的检查。X 线胸片和血氧饱和度等检查仅用于治疗需要时。如果怀疑为细菌性肺炎或卡氏肺囊虫肺炎,可开始用经验性抗生素治疗。吸氧、用阿片类药物、抗焦虑药降低呼吸窘迫和提高患者的舒适度。

4. **精神状态改变,癫痫发作**　对生命末期患者的神经系统症状已在第 9 章中充分讨论。多种原因

可造成精神状态的改变。对精神状态评估或确定癫痫发作的病因,应该限于生命质量及预后有急性变化的患者。实验室检查的重点在电解质异常或其他代谢紊乱。对于高度怀疑患有容易治愈、且能恢复生命质量的疾病(如脑弓形虫病)需考虑核素或放射诊断成像检查。但是,对高度怀疑可逆疾病(如弓形虫)的患者进行短暂的经验性治疗并监控治疗反应,避免影像检查是同样可以接受的。

单纯用于控制症状的药物治疗,通常用苯妥英钠和卡马西平等抗癫痫药预防癫痫发作。频发的癫痫发作可用苯二氮䓬类药物如劳拉西泮和地西泮。艾滋病病毒脑病(也称为艾滋病痴呆)患者,可以考虑用兴奋剂如哌醋甲酯试验性治疗。如果患者发展至焦虑或精神病,吩噻嗪类药物如氟哌啶醇和氯丙嗪可能有效。

5. **虚弱**　虚弱已在第 13 章中讨论。虚弱或慢性衰弱,是患者的常见症状,常与机体功能受损有关。疲劳可能是有些艾滋病晚期患者不可避免的症状,显著地影响生命质量,也是许多患者苦恼的主要症状。预计艾滋病患者中,疲劳的患病率为 40%~50%。一些研究显示,艾滋病病毒感染妇女的疲劳患病率高于男性。其他与疲劳相关的因素包括:疾病进展(由患者的主要症状和对治疗的反应决定)和高度的心理压力。在男性,性腺功能减退是疲劳的主要原因。其他支持性腺功能低下症的症状包括性功能障碍、肌肉重量降低与骨质疏松症。重要的是,疲劳往往是抑郁症的一种症状。在临床实践中,难以区分疲劳的医学和心理病因。由于医学和心理病因往往是多因素且共存,使评价进一步复杂化。终末期艾滋病患者虚弱的治疗包括:类固醇激素(强的松 20mg,每日一次或两次,或地塞米松 2~4mg,每日 2~4 次),以及最大限度地支持治疗。

6. **抑郁症**　抑郁症的详细讨论见第 9 章。毫不奇怪,抑郁症是终末期艾滋病常见的并发症。抑郁症不仅影响病人的生命质量,也可能夸大疼痛及其他症状。因此,识别和治疗抑郁症非常重要。治疗抑郁症的首选药物是选择性 5-羟色胺再摄取抑制剂。用此类药物每日一次口服往往非常有效,通常仅有轻度和可治疗的不良反应。可应用的选择性 5-羟色胺再摄取抑制药种类很多,应根据个体情况选择。

7. **疼痛治疗**　生命末期患者疼痛治疗的详细讨论见第 6 章。艾滋病晚期患者疼痛极为常见。已有研究表明,疼痛是最常见的症状,可影响 75%~

80％的患者。研究也提示,疼痛常被低估和未得到充分治疗。

神经病理性疼痛是治疗艾滋病患者的主要挑战。它可以继发于药物如核苷类似物 D4T(Zerit®)、DDI(VIDEX®)或 DDC(扎西他滨®)所致的中毒性周围神经病,也可能是由于艾滋病病毒感染本身。神经性疼痛严重时可致残。首先出现在足部,并逐渐进展至下肢或身体的其他部分。

不幸的是神经病理性疼痛对阿片类药物反应差。传统上,三环类抗抑郁药如阿米替林曾是用于治疗周围神经病变的一线药物。然而,这些药物在减轻艾滋病患者神经病理性疼痛的作用有限,剂量相关的不良反应如嗜睡和体位性低血压进一步限制了它们的应用。抗惊厥药如加巴喷丁也可用于治疗神经性疼痛。

当患者出现吞咽困难时,应考虑改换止痛药物的给药途径,如经皮贴片或皮下注射。

8. 体重减轻 体重减轻 10％以上,伴腹泻或慢性虚弱,记录到的发热 30 天以上,不能归因于艾滋病病毒感染本身,应定义为消耗综合征。营养不良和体重减轻反映继发于机会性感染、恶性肿瘤或艾滋病病毒本身所致的吸收不良或高能量消耗。男性性腺功能减退也与体重减轻有关。体重减轻和厌食

症的姑息性治疗包括糖皮质激素、屈大麻酚、醋酸甲地孕酮、睾酮和用氧雄龙替代治疗。

9. 皮肤瘙痒 晚期艾滋病病毒患者中瘙痒非常普遍。嗜酸性毛囊炎是艾滋病患者瘙痒的主要原因。嗜酸性毛囊炎的病灶为小疱丘疹和脓疱,直径为 2～3mm。嗜酸性毛囊炎与低 CD4 计数及最低数量相关。这种皮疹的确切原因不明,可能是对致病的毛囊蠕形螨高度过敏。嗜酸性毛囊炎对治疗耐受,局部应用类固醇很少能缓解症状。已证明局部应用氯菊酯(一种抗寄生虫药)有一定的缓解作用。其他口服药物包括伊曲康唑和甲硝唑片。

四、结 论

自 20 世纪 80 年代早期,开始认识艾滋病后至今,对艾滋病患者的治疗和护理已有显著的改善。艾滋病已从主要影响年轻人,迅速致命的疾病,现在成为一种慢性和可控的疾病,不可避免的死亡已明显推迟。不幸的是,所有艾滋病患者仍然面临过早死亡的前景。为了满足他们独特的需求,是对提供生命末期关怀和姑息性治疗者的独特挑战。希望本章中所提供的知识能为此类患者的生命末期关怀和姑息性治疗提供帮助。

参 考 文 献

Crum NF, Riffernburgh RH, Wegner S, et al: Comparisons of causes of death and mortality rates among HIV-infected persons: analysis of the pre-, early, and late HAART (highly active antiretroviral therapy) eras. J Acquir Immune Defic Syndr 41:194-200, 2006.

DenOuden P: AAHIVM Fundamentals of HIV Medicine, 2007 edition. Washington, DC, AAHIVM, 2007, pp. 335-346.

Kinzbrunner BM: Vitas Pain Management Guidelines. Miami, FL, Vitas Healthcare Corporation, 1999.

Krentz HB, Kliewer G, Gill MJ, et al: Changing mortality rates and causes of death for HIV-infected individuals living in Southern Alberta, Canada from 1984 to 2003. HIV Med 6(2):99-106, 2005.

Palella FJ Jr, Baker RK, Moorman AC, Chmiel J, Wook K, Homberg SD; HIV outpatient Study investigators. Mortality in the highly active antiretroviral therapy era: Changing causes of death and disease in the HIV outpatient study. J Acquir Immune Defic Syndr 44(3):364, 2007.

Selwyn P, Rivard M: Palliative care for AIDS: Challenges and opportunities in the era of highly active anti-retroviral therapy. J Palliat Med 6(3):475-487, 2003.

Shen JM, Blank A, Selwyn PA: Predictors of mortality for patients with advanced disease in an HIV palliative care program. J Acquir Immune Defic Syndr 40(4):445-447, 2005.

第 26 章

儿科患者的生命末期关怀

Lynn Ann Meister，Judith Ann Haythorne Macurda　　房　芳　徐　旻　译　孙静平　校

一、引　言

接受生命末期关怀的孩子如同雪花，世上没有两片一模一样的雪花，而我们只能享有他们惊鸿一瞥的美丽。——Diane Majeski，生命末期关怀护士。

一个孩子的死亡对所有相关的人都是一种改变人生的经历。通常，威胁儿童生命的疾病，是对专注于生命和征服疾病的医疗工作者的重大挑战。当他们无法"拯救"孩子时，常常产生挫败感。儿童患绝症对他们的父母和家人也是一种挑战。这些人会感到力不从心，因为他们无法改善孩子的生命质量，或延长孩子的生命。临危孩子最终死亡的结局，对每个与其相关的人包括同学、朋友和邻居都是挑战。濒临死亡的孩子也对健康维护系统提出了挑战，因为他们的需求在现行的医疗保健框架下总是无法得到满足。除此之外，即使在孩子死亡之后，孩子的死

对于家庭成员和其他人的日常生活也是一种挑战，是一种旷日持久、无法愈合的哀伤。

在过去30多年，自从美国生命末期关怀机构建立，成人生命末期关怀已得到改善。虽然，在每年死亡的成人中，仅有将近一半的患者接受生命末期关怀；但是在超过50 000例儿童中，每年只有1/10的患儿得益于正式的生命末期关怀。同样，美国一直缺乏对儿童的姑息性治疗服务，尽管每年死亡的婴儿和孩子超过50 000例，同时有50 000例孩子患有致命性疾病，还有1200万孩子需要特殊的医疗保健。许多这样的孩子和他们的家人可以从姑息性治疗服务中受益。

姑息性治疗是一种源于生命末期关怀的理念，旨在满足患有致命疾病患者的需要；有时可能从诊断时即开始实践，在某些情况下，可以提高患者的生命质量。在第2章对姑息性治疗的定义和原则，做了全面的讨论。生命末期关怀治疗中，控制疼痛和其他躯体症状，以及对社会、心理、精神问题的治疗至关重要。姑息性治疗的目标是尽可能地为患者及其家人提供好的生命质量。姑息性治疗和生命末期关怀计划为帮助家庭应对患者的临危期以及患者逝世后家人的丧亲之痛提供一个支持系统。虽然，在30年前，已有对成年绝症患者姑息性治疗和生命末期关怀的概念，但是对于濒死儿童及其家人的生命末期关怀，仅在近10年才得到最大程度的积极认可。

于2005年，美国28 000例小于1岁的婴儿和25 000名1—19岁的儿童和青少年死亡。死于事故的儿童及青少年人数为42.4%，人身侵害导致的死亡占10.9%。上述孩子中，大多在接受急性治疗过程中死亡，不适宜接受姑息性治疗和生命末期关怀服务。其余46.7%的儿童和婴儿的死因包括：早产、低体重、先天畸形、遗传综合征、染色体异常、恶性肿瘤、心脏病、神经退行性疾病、HIV感染。这些孩子中的多数一经诊断，即为姑息性治疗或生命末期关怀的合适人选。

在美国，每年有超过12 000例儿童被诊断为癌症，这些儿童的病死率为20%。在恶性肿瘤患儿中，与生命末期关怀相关的症状治疗并没有和改善疾病的治愈性治疗以相同的速率进步；然而，从2000年开始，对于濒死儿童以及他们所在家庭的姑息性治疗需求得到广泛关注。于2000年，Wolfe和他的同事在新英格兰杂志报道了对住在波士顿儿童医院/Dana Farber癌症研究所的癌症患儿的家长的访谈结果。有89%的家长表示他们的孩子在生命的最后岁月"遭受了很多痛苦"，儿童的主要症状不仅仅是疼痛、

疲劳、呼吸困难、便秘，而且还有抑郁、悲伤和其他症状，而姑息性治疗团队可使这些症状得到缓解。

正如新英格兰杂志的主编所述：儿童不是"小大人"，具备照顾濒死成人经验的医疗护理人员通常缺乏处理儿童独特的医疗和心理需求的专业知识。家长和医疗人员为了拯救孩子，倾其所能，不惜冒险；不愿意放弃任何治疗性的方法，使儿童癌症的治疗取得了巨大的成功。因此，持续积极的治疗得到鼓励，即使几乎无效的方法，或者对疗效有不切实际的希望。过度推动治愈性的治疗，将意味着更少关注控制症状。通常，不会放弃积极的治疗，直到去世前不久。因此，家人，或者医护人员很少有时间，或没有时间处理患儿的情感、预期的悲痛和参与制定治疗决策。

Morgan ER, Murphy SB.

[Editorial] N Engl J Med 342：347-348，2000.

这些观点引起了国际间对于癌症儿童在生命末期所经历的巨大痛苦的关注，并促进了全国及国家间的跨学科儿科姑息性治疗团队的发展。通过肿瘤学家的教育项目，以及正式的生命末期关怀和姑息性治疗医学培训计划，已见成效。在近10年后的2008年，Wolfe发表了随访研究，在同一机构访问了在1997—2004年（1997年他们建立儿科姑息性治疗服务）死于癌症患儿的家长，家长们表示孩子遭受的痛苦减少，得到的照顾和姑息性治疗的原则更加一致。

二、成人与儿童生命末期关怀的比较

虽然在概念上相似，孩子和家庭对于生命末期关怀和姑息性治疗的一些需求与成人明显不同，而这些需求可能成为阻碍孩子接受应得到的照顾的障碍，其中的某些差异列于表26-1。基本的区别是，孩子没有达到"全面和完整的人生"，因此家庭和照顾者要尽一切可能进行治疗，延长孩子的生命。姑息性治疗应该为孩子提供有质量的生活，无论患儿何时离开，旨在可以使延长寿命的治疗如期继续；同时为孩子提供舒适。但是，如果当这些治疗措施成为沉重的负担，必须修正这些计划。应该帮助家庭认识到在此阶段，他们不是"放弃"，而是"放手"。

另一个主要区别是，孩子处在发育期，在法律上是无行为能力的人。与此形成鲜明对比的是成人对改善疾病和延长生命的治疗，可以自行做出决定，并可能预先制定约束家庭及医疗护理人员遵循他们关于健康的愿望。目前没有关于低于18岁的孩子可以立生前遗嘱的法律依据。

表 26-1 儿童和成人的生命末期关怀之间的差异

儿 童	成 人
患者方面	
● 法律上"无行为能力的人"	● 精神上"有行为能力的人",可能立生前医疗遗嘱
● 处于发育过程,影响孩子对生命和死亡,疾病和健康,上帝等问题的理解	● 理解得更为全面
● 没有经历"全面和完整的人生"	● 通常年事已高
● 缺乏语言技能来描述需要和感情等	● 有良好的语言技能
● 孩子通常会牺牲自己来保护家长和其他重要的人	
● 孩子经常处于高技术的医疗环境	● 通常在家
家庭方面	
● 保护孩子(他/她)的健康信息	● 知道诊断
● 力图做任何事情挽救孩子	● 切合实际的期望值
● 对待兄弟姐妹有一定困难	
● 财政压力	● 财政压力
● 怕在家中的照顾不如医院好	● 通常选择在家接受照顾
● 祖父母在对待孩子和孙辈感到无助	
● 需要减轻家人照料上的负担	● 工作人员的休息是有必要的
医疗人员	
● 力图保护孩子、家长和兄弟姐妹	
● 因无法挽救孩子而有挫败感	● 预后通常可以接受
● 缺乏对儿童认知水平的理解	
● 感到对患儿有"所有权",甚至不惜父母的代价	
● 关于儿童疼痛的想法过时,尤其是对婴儿	
● 缺乏对儿童疾病过程的知识	
● "未竟的事业"影响治疗的类型	
机构方面	
● 儿童收容所/家庭护理的费用报销少,甚至不报销	● 联邦医疗保险,医疗补助计划,私人保险
● 在家照顾孩子的员工,工作强度高	
● 持续对员工必要的支持	
● 对儿童的服务直接暴露于公众	
● 儿童保健需要特殊的能力	
● 没有确定的准入标准	● 已确定可接受生命末期关怀的标准
● 家庭成员不寻常的丧亲之痛的需求	

来源:改编自"2000 年儿童生命末期关怀国际信息化概述"(已经经许可)

另一个区别是态度。医疗护理者,特别是那些主要照顾成人的医护人员,可能在评估儿童疼痛和症状的治疗方面,没有经过充分地培训。此外,专注于治愈模式的医疗护理者,可能对症状控制关注不足,或者没有注重精神神经方面的治疗。家长也常常对他们孩子的死亡准备不足,因为他们常常只专注于治愈的方法。

(一)美国儿童和成人的生命末期关怀

在美国,国家医疗保险已经通过生命末期关怀的福利,生命末期关怀功能上被定义为存活期少于 6 个月并寻求姑息性治疗的患者。国家医疗补助保险和大多数私人保险机构处于自身的利益都批准了相同的范畴。根据定义,许多孩子,特别是患有恶性肿瘤的孩子,可以继续接受改善疾病治愈性或延长生命的治疗,传统意义上不是生命末期关怀适合的人选。另外,由于改善疾病治愈性的治疗可能会成功,很难界定终末预后。因此,医学研究机构已经建议医疗保险和私人保险公司调整儿童生命末期关怀的福利,修改福利政策以限制其他姑息性治疗服务,增加患者/家庭急需服务的福利。

在美国,已经普遍开发了若干儿童生命末期关怀项目,而不仅仅限于传统意义上的生命末期关怀。他们的经费主要依赖慈善筹款,因此应用更具有"创造性",他们的入选标准更宽容,以便更好地满足孩子和他们的家庭的需求。儿童医院也对儿童及其家庭的社会心理需求变得更加敏锐,并且已经增强对症状治疗的关注。自从研究人员发现当生命末期关怀应用得越早,孩子们越能平静地度过他们生命的最后阶段,生命末期关怀和儿科肿瘤学家的伙伴关系不断进展。

最后,在美国,传统的生命末期关怀体系所服务的身患绝症的儿童的诊断组成与成年人不同。虽然,在所有年龄组的终末期疾病中,癌症仍然占主导地位,成年人生命末期关怀多为慢性消耗性疾病,如阿尔茨海默病、心脏病的终末期,退行性病变如肌萎缩性侧索硬化症疾病。相反,在生命末期关怀的孩子中,除了癌症,往往有先天性畸形和染色体异常、进行性神经退行性疾病、神经肌肉障碍、黏多糖代谢障碍和先天性心脏病。

(二)团队合作

一旦孩子被确认为生命末期关怀的适宜人选,应该建议孩子参加医院的相关项目或者当地的家庭护理机构。服务的团队应该由训练有素的主治医师、护理协调员、儿童心理学家、儿童生活专家、经过训练的儿科护士和处理丧亲之痛的专家以及牧师。重点应该集中在患有危疾的孩子和其家庭的医疗和社会心理问题(图26-1)。一旦团队建立,评估和规划是高质量的患者及家庭医疗所需的第一步。针对身体问题,如疼痛及非疼痛症状,应首先应用药物和非药物的治疗计划。其次,应该研究患者精神问题,包括恐惧、应对机制、沟通、以前对死亡的经验,应调查丧亲之痛服务的资源。同时,应该了解和尊重家庭的宗教信仰。先进的治疗计划,重要的是确定决策者和建立治疗的目标。必须评估患者和家庭对疾病的知识,提供生命末期关怀的信息。实际问题也必须得到解决,如医疗护理的地点,家庭和学校的环境,医疗设备的获得和财务问题。

三、小儿疼痛的处理

在开始对疼痛和症状评估时,应该优先评估危及儿童生命的情况。在生命末期关怀中,疼痛是最重要的障碍。从历史上看,对儿童的疼痛治疗一直不足,甚至为新生儿做手术时不用麻醉。尽管事实

上已证明,给予新生儿适当的镇痛药物,可减少发病率和病死率。虽然,在最近几年,对儿童疼痛的处理有很大改善,但仍然经常不足。此种药物治疗的不充分是由于医生缺乏应用于儿童有关药物和非药物的实践知识,以及所谓年幼的孩子对疼痛的感觉不像成年人那样敏感的误解。

尽管,在20年前,许多医疗机构和组织,包括世界卫生组织,已将控制疼痛和姑息性治疗作为优先的方案,但对儿童疼痛的治疗存在着广泛的不足。此事实提示必须强调对控制和改善儿童疼痛的认识。最近发表的一项研究发现,根据一组终末期患儿父母的报告,疼痛是最常见需要处理的症状。然而,76%接受疼痛治疗的患儿中,治疗成功的不到30%。因此,对患儿疼痛的处理仍然有很大需要改进的空间。

关于生命末期患者疼痛处理的详情请参见第6章。本章仅限于疾病终末期患儿疼痛处理的问题。

(一)身体的疼痛

身体的疼痛有2种主要的类型:伤害性和神经性。伤害性疼痛包括躯体疼痛和内脏疼痛。躯体疼痛是骨骼、关节、肌肉、皮肤、结缔组织等周围组织损伤的直接结果。通常描述为疼痛或跳痛,易于定位。此类疼痛对阿片类药物和非甾体抗炎药(NSAIDs)反应良好,尤其是对骨疼痛的病例。内脏器官的疼痛来源于胃、胆囊、胰腺等器官。内脏疼痛的2个主要机制是肿瘤侵犯器官的包膜导致的疼痛,易于定位,或由空腔脏器的梗阻,导致痉挛性疼痛,难以定位。通常,两种类型的伤害性疼痛对非阿片类和阿片类镇痛药物均有效。

神经性疼痛是由外周或中枢神经系统受刺激引起的。通常被描述为烧灼感或刺痛。疼痛通常用辅助性镇痛药,如抗惊厥药或三环类抗抑郁药均有效,可能需加或不加用阿片类药物。

儿童的伤害性系统被描述为"可塑性的",他们对疼痛的感知可能是由不同形式导致一定量的组织受损所致。儿童疼痛的感知量受焦虑、恐惧等情绪因素,如社会活动和身体约束、期望和理解等认知因素的影响。因此,对儿童疼痛的控制不仅需要适当的镇痛药物,也需要非药物的治疗技术。

(二)对儿童疼痛治疗的误解和恐惧

对儿童疼痛的充分处理和成人一样存在多种障碍。一些障碍是相似的,包括但不限于对成瘾的恐惧,担心对镇痛的需要意味着疾病的进展,以及由于阿片类药物引起的呼吸抑制的恐惧。针对儿童疼痛的处理有一些传说,见表26-2,并将在下面讨论。

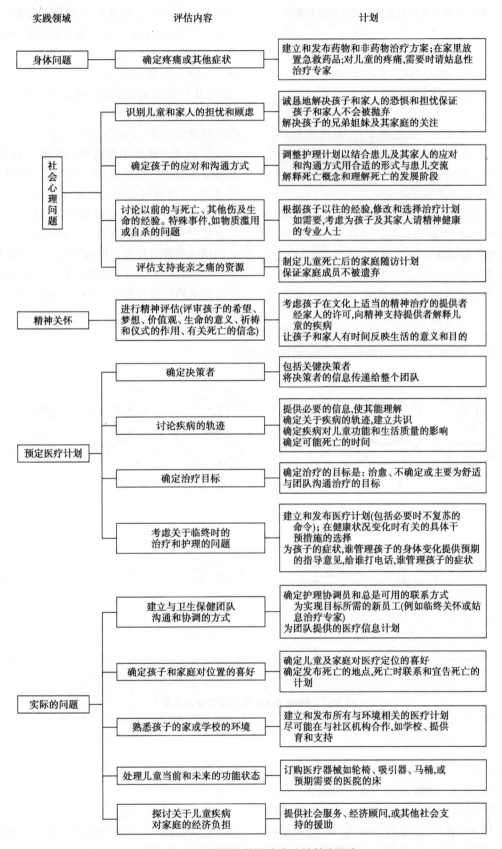

图 26-1　儿科姑息性治疗方法的基本要素

SOURCE：Reproduced，with permission，from Himelstein B：Pediatric palliative care. NEJM，2004，350：1754.

表 26-2　对儿童有效地控制疼痛的误解导致的障碍

婴儿不感到疼痛

孩子忍受的疼痛比成年人好

孩子无法适当地对他们的痛苦进行表达

儿童有痛苦时会告诉照顾者

1. 婴儿无疼痛感　从历史上看,相信婴儿不会感到疼痛。但是,已证明,胎龄 26 周时,中枢神经系统,已有能够感知疼痛的结构和神经化学感受器。在围术期接受镇痛药不足的新生儿、早产儿和儿童,与疼痛得到充分控制者相比的结果显示,应激反应的生化参数升高,发病率和死亡率增加。因为新生儿抑制疼痛的通道尚未发育完全,可能会对疼痛的感受更敏感。

2. 儿童对疼痛的耐受性高于成人　认为儿童

对疼痛的耐受性高于成人,是严重的误解。事实上,儿童对于疼痛的耐受能力是随着年龄的增长而增强。年龄较大的儿童感知手术的疼痛较年龄较小者轻。儿童对疼痛和手术疼痛不会产生耐受性。反之,反复疼痛过程的刺激,将加重儿童的焦虑和痛苦。儿童对疼痛刺激的第一次经历将决定他对未来疼痛刺激的态度,是适当的控制疼痛的关键。

3. 儿童对疼痛不能适当地表达　事实上,儿童能够适当地表达疼痛的部位和程度。即使是 3 岁的儿童,也可以通过适当地应用疼痛量表(图 26-2,表 26-5,见下面的讨论),如疼痛的"脸部表情"计分,并可以根据身体部位图指出自己身体疼痛的部位。可应用特殊的评估技术正确地评估儿童的疼痛。重要的是,必须根据儿童的发育阶段或程度(有的儿童可能由于疾病而发育较晚)选用适当的评估技术。

疼痛评定量表 *

请在治疗前后记录患儿疼痛的程度,以示药物的疗效。

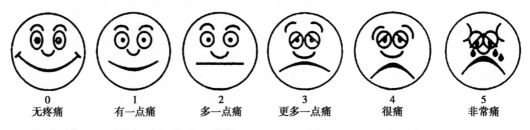

向患儿解释,每一个脸部表情图表示没有疼痛(笑脸),或有疼痛,或者是非常疼痛(哭脸)。用手点图中的每一个脸,请孩子选择他感到疼痛的程度,并记录图中表达疼痛的号码,如果孩子疼痛的程度达到 2 以上,或如果你有关于疼痛的其他顾虑,应让护士或医生知道。

日期和时间	疼痛程度	服用的药物	不良反应:如嗜睡或胃部不适

图 26-2　Wong-Baker 面部表情疼痛定量表

来源:Reproduced,with permission,from Hockenbury MJ,Wilson D:Wong's Essentials of Pediatric Nursing,8th ed. St. Louis,MO,Mosby,2009.

4. 当儿童感到疼痛时会告知照顾者　虽然,通常儿童会诉说感知的疼痛,但不一定总是表达。年幼的儿童可能存在沟通能力不足,年龄较大的儿童可能由于怕治疗(如打针)而不愿报告疼痛。有些儿童可能已经适应慢性疼痛。儿童的活动程度可能反映或不反映疼痛的程度。儿童可能选择看电视或睡觉,而

不是在外面玩,并可能用玩拼图以分散注意力,减轻疼痛。

(三)疼痛的评估

凭借儿童的年龄或行为的非语言交流形式评估疼痛是困难的,因而必须应用许多不同方式的疼痛评估工具。应用儿童疼痛的评估工具和定量表是客观

并且一致的。评估不仅应包括身体因素,也包括社会和情感因素。评估儿童疼痛的缩写表"QUEST"见表26-3。此表促进了使用多个来源的系统和对疼痛的完整评估。

表 26-3 QUEST:对患儿疼痛的评估

Q:问孩子的问题

U:应用疼痛评定量表

E:对行为和生理改变的评估

S:家长参与提高评估的准确性

T:采取行动并评估其结果

来源:Reproduced, with permission, from Baker CM, Wong DL:QUEST:a process of pain assessment in children, Orthop Nurse,1987,6(1):11-21.

医疗团队应准许父母和家人参与,并信任他们对疼痛程度和治疗反应的评估。完整的疼痛评估,是在患儿和家长对疼痛描述基础上的报告。最有价值的信息是从患儿本身得到的,但其父母提供的信息也很重要,因为他们最了解自己的孩子(表26-4)。使用儿童描述疼痛的特定用词(如痛、"owie"、"boo-boo")有助于正确地交流。与成年人的评估一样,身体检查,观察其行为和生理指标等评估疼痛的其他组成部分。

已有多个评估幼儿疼痛的行为量表(图 26-2 和表 26-5)。为了提高评估疼痛的可信度和正确性,同一观察者应该尽可能重复评估。因此,特别是在家里

照顾的患儿,应该对家长进行培训,使其能正确地应用所选择的疼痛定量表,以便他们可以将评估结果以共同的语言,准确地报告给护士或其他临床人员。

在病历中应清晰地记录应用疼痛评估量表对患儿疼痛评估的结果。在常规访问中,疼痛加剧时,以及新的干预措施应用后 1 小时内的反应,都应该用量表进行评估,并记录结果。为了得到最佳的结果,重要的是尽可能让患儿在疾病过程中及早熟悉所用的疼痛评估量表。"面部表情量表"已经成功地用于患儿 3 年。另一种用于确定疼痛的有用方法是使用5 张红色的扑克。将扑克放在患儿的面前,让他选择他所经历疼痛的水平。评估的量表除了用于评估疼痛之外,并用作评估控制疼痛的疗效;在适当的时候,应将结果详细地与患儿及其家人讨论。

(四)疼痛非药物的治疗

在儿科患者,非药物干预措施经常可以有效地控制疼痛。疼痛治疗措施被分类为物理、行为或认知性。通常,物理干预措施包括热敷、按摩和抚摸。行为干预措施包括放松疗法和行为矫正。认知干预包括分散注意力,比如看书或吹泡泡,以及图画引导。当孩子的注意力完全被这些方法之一吸引时,实际上可降低组织损伤引起的神经元疼痛的反应,而不是简单地忽略了他或她的疼痛。

(五)儿童疼痛的药物治疗

在大多数儿童,使用适当的镇痛药可减轻疼痛。和世界卫生组织(WHO)为成人治疗所表达的相同,控制疼痛的四个主要概念如下。

表 26-4 疼痛的历史

儿童形式	家长形式
告诉我什么是疼痛	你的孩子用什么词来形容疼痛
告诉我以前你受过伤么	描述你的孩子以前疼痛的经历
当你感到疼痛时,你会告诉别人吗? 如果是,告诉谁	你的孩子受伤时会告诉你或其他人吗
当你感到疼痛时,你会为自己做什么	你怎么知道你的孩子感到疼痛
当你感到疼痛的时候,你想让别人为你做什么	你的孩子对疼痛的反应是什么
当你感到疼痛的时候,你不想让别人为你做什么	当你的孩子感到疼痛时,你做什么
当你感到疼痛的时候,什么事最能减轻疼痛	当你的孩子感到疼痛时,会为自己做什么
有什么特别的东西,你想让我知道你在受伤害(如果是的话,请孩子描述)	什么能有效地减少或带走你孩子的痛苦
关于你的疼痛,有什么特别的事情是你想让我知道的(如果有,请孩子描述)	什么事最能减轻你孩子的疼痛
	关于你孩子的疼痛,有什么特别的事情是你想让我知道的(如果有,请描述)

SOURCE: BA Joyce, JG Schade, JF Keck, et al: From reliability and validity of preverbal pain assessment tools. Issues Comp Pediatr Nurse 17(3),121-135, 1994. Copyright 1994 Hemisphire Pub. Corp., Adapted with permission.

表 26-5　儿童行为疼痛评定量表

种类	FLACC 评估定量表		
	0	1	2
面部	无特殊表现或微笑	偶尔做鬼脸、皱眉、孤僻、淡漠	下颌经常不断地颤抖,紧咬牙关
腿部	正常的位置或放松	不安,烦躁,紧张	踢腿或腿部制动
活动	安静地躺着,正常体位,活动自如	蠕动,来回移动,紧张	身体呈拱形,僵硬,或痉挛
哭	不哭(醒或入睡)	呻吟或呜咽;偶尔诉说疼痛	持续哭泣,尖叫或抽泣,频繁地诉说疼痛
可被抚慰	满意的,放松的	偶尔可通过抚摸,拥抱,或交谈,分散疼痛	很难安慰或抚慰

种类	RILEY 婴幼儿疼痛评估工具			
	0	1	2	3
面部	自然/微笑	皱眉,做鬼脸	咬紧牙	完全是哭的表情
躯体活动	安静,放松	不安,烦躁	中度躁动或中度活动	抖动,手脚无法控制地乱动,不停地躁动,或极不愿意活动
睡眠	安静地睡眠,呼吸通畅	睡眠不安稳	间歇性入睡(时醒时睡)	睡觉时间太长,忽动忽停的动作无法入睡
语言/声音	不哭	呜咽,不安	痛苦地哭泣	尖叫,高音哭泣
可被抚慰	自然的	易于抚慰	不易被安抚	不能被抚慰
对活动或抚摸的反应	活动自如	抚摸/移动时避开	当被移动或触摸时就哭泣	当被移动或触摸时尖叫或高音哭泣

　　五个类别中面部、腿部、活动、哭泣、可被抚慰,每项的得分从 0～2,总分为 0～10

　　来源:Merkeland S,et al:The FLACC:a behavioral scale for scoring postoperative pain in young children. Pediatr Nurse, 1957,23(3):293-297. Copyright 1997 by Jannetti Co. University of Michigan Medical Center. Reprinted with permission.

　　Slade JG,Joyce BA,Gerkensmeyer J,and Keck JF:Comparison of three preverbal scales for post operative pain assessment in a diverse pediatric sample. J Pain Symptom Manage,1996,12(6):348-359. Copyright 1996 Elsevier Science Inc. Reprinted with permission.

■ 阶梯式

■ 按时

■ 适当的途径

■ 根据个体调节用药

　　1. 阶梯式　儿童疼痛药物治疗的基础和成人相同,是世界卫生组织提出的应用镇痛药的阶梯法(图 26-3)。阶梯法中提出了三阶梯的方法控制疼痛,轻度、中度或重度疼痛,每一阶梯选择适当的镇痛药。第一阶梯,控制轻度疼痛,如果患儿能口服,首选为非阿片类镇痛药,如对乙酰氨基酚或非甾体类抗炎药。如果单用这些药物不能控制疼痛,可加用温和的阿片类药物,通常是可待因。如果疼痛仍然持续,可换用较强的阿片类药物,最好是吗啡。加用吗啡后,对乙酰氨基酚或非甾体类抗炎药应持续应用,但停用温和的阿片类药物。表 26-6 和表 26-7 列出了常用的非阿片类药物和阿片类药物,以及在

儿童的推荐剂量。

阶梯3　严重的疼痛(7~10)
强效阿片类药+非阿片类镇痛药和佐剂

阶梯2　中度疼痛(4~6)
阿片类药物+非阿片类镇痛药和佐剂

阶梯1　轻度疼痛(1~3)
非阿片类镇痛药和佐剂

图 26-3　世界卫生组织镇痛药阶梯用法

来源:WHO's pain ladder. World Health Organization. http://www.who.int/cancer/palliative/painladder/en/. Accessed March 16,2010.

2. 按时服药 止痛的药物应该按固定的时间表定时给药,而不是基于复发性疼痛按需给药。有利于照顾者按常规给患儿服药,并能更好地控制疼痛。其他的"补助"性短效镇痛药可用于间歇性或按

表 26-6 非阿片类药物的开始口服剂量

药 物	用 法	建 议
对乙酰氨基酚	每次 10~15mg/kg,口服/灌肠,每 4~6h 24h 的最大剂量为 4000mg	在新生儿每 6~8h 1 次 不抑制血小板功能 非抗炎药
布洛芬	每次 10mg/kg,口服,每 6~8h 24h 的最大剂量为 40mg/kg	抗炎药 可能导致血小板功能障碍 胃肠道出血 肾毒性

表 26-7 阿片类药物起始剂量

药 物	口 服	建议用量	静脉给药
可待因	每次 0.5~1mg/kg,口服,每 4~6h, 最大剂量为每次 60mg	片剂:30mg 液体:3mg/ml	
对乙酰氨基酚 和可待因	可待因每次 0.5~1mg/kg,每 4~6h	片剂:♯3: 对乙酰氨基酚 300mg 和可待因 30mg 片剂:♯4: 对乙酰氨基酚 300mg 和可待因 60mg 液体:对乙酰氨基酚 120mg/5ml 可待因 12mg/5ml(茶匙)	
羟考酮	每次 0.05~0.2mg/kg,口服/舌下, 每 4h; 缓释:10mg,口服,每 12h	片剂:5mg,15mg,30mg,立即释放 液体:1mg/ml,20mg/ml 缓释片(盐酸羟考酮):10mg, 20mg,40mg,80mg,160mg	
吗啡	婴儿和儿童: 立即释放:每次 0.15~0.3mg/kg,口服/舌下,每 3~4h; 缓释:每次 0.3~0.6mg/kg,口服,每 12h	片剂(立即释放):15mg 片剂(缓释):15mg,30mg,60mg,100mg 液体:10mg/5ml,20mg/ml	新生儿:每次 0.05~0.1mg/kg,静脉/皮下,每 3~4h 婴儿和儿童:0.05~0.1mg/kg,每 3~4h
芬太尼	透皮贴片(>12 岁): 25μg/h,72h 含片 >2 岁或 15~40kg:5~15μg/kg(最多 400μg); >40kg:5μg/kg(最多 400μg)	贴片:12.5μg/h,25μg/h,50μg/h,75μg/h,100μg/h	1μg/kg
氢吗啡酮	每次 0.03~0.06mg/kg,每 3~4h,口服/舌下; 成年人:1~4mg,每 3~4h,口服/舌下	片剂:2mg,4mg,8mg	每次 0.003mg/kg,每 3~4h,静脉/皮下
美沙酮	每次 0.1mg/kg,前 2~3 次为每 4h 1 次;之后每 6~12h 1 次; 最大剂量:每次 10mg	片剂:5mg,10mg 液体:1mg/ml 浓缩液:10mg/ml	0.1mg/kg,每 4~12h,最大剂量 10mg

需性止痛。

3. 适当的途径 用药应采取"适当的途径",原则是采取最简单、有效、对患儿痛苦最少的途径。如果患儿能耐受口服药物(无论是液体还是药片),应为首选途径。有时,在无法耐受口服药物的患儿,为快速疼痛控制或调节剂量,皮下(SC)或静脉(IV)的途径可能是必要的。二者都可以用自控的镇痛泵,如果患儿太小,此方法对患儿及照顾者都有利。特别是在家庭环境中,此给药途径特别有用,因为可避免静脉用药。因为肌内注射可导致疼痛和药物吸收不规则,应避免使用。通常,儿童不喜欢经直肠给药,对药物的吸收也不均匀。然而,如果患儿有呕吐或短暂的昏迷,可能有必要使用直肠途径。

4. 根据个体调节用药 所有的药物都应根据患儿的需要,在特定的时间内调整用量。没有一个单一的剂量适合所有的孩子。强效阿片类药物没有剂量上限,必须调整到完全控制患儿疼痛。虽然大多数常见的阿片类药物不良反应,如疲劳或瘙痒在开始的几天内可消除,如果出现不可接受的不良反应,如持续性严重肌阵挛或无法控制的呕吐,可应用替代性阿片类药物。

5. 儿童阿片类药物的应用

(1)吗啡:吗啡是用于控制儿童重度疼痛的首选药物。是其他阿片类药物的"金标准"。推荐起始剂量为 0.2~0.4mg/kg,口服,每 4 小时 1 次,可调节用量,直至疼痛完全缓解。

在 6 个月以下的婴儿,吗啡的药动学不同。婴幼儿吗啡的起始剂量应为大龄儿童起始剂量的 1/4~1/3/(mg·kg)。因有可能会抑制呼吸,应在可观察和采用干预措施的条件下,给予婴儿吗啡。如果不能口服,可用 0.03mg/(kg·h)的起始剂量,静脉注射或皮下注射,如果孩子已口服吗啡,应做适当的转换。

(2)氢吗啡酮:氢吗啡酮的药动学和效果类似于吗啡,但其不良反应如镇静、恶心和瘙痒可能会比吗啡少。目前,没有口服形式的长效氢吗啡酮。在有吗啡引起难以忍受的不良反应的患儿,可用氢吗啡酮。氢吗啡酮的起始剂量为每次 0.03~0.08mg/kg,每 4~6 小时。氢吗啡酮对新生儿有潜在的中枢神经系统(CNS)的影响,婴幼儿需谨慎,不应用于新生儿。

(3)羟考酮:羟考酮是一种强效阿片类药物,有速效和缓释的制剂,此外还有与对乙酰氨基酚的联合制剂。目前,没有任何胃肠外剂型,初始剂量为每次 0.05~0.15mg/kg,每 4~6 小时。可调节羟考酮的剂量,与吗啡一样,没有上限剂量。

(4)美沙酮:因吗啡和氢吗啡酮引起恶心或镇静不良反应的患儿,推荐用美沙酮。此药为合成的长效吗啡类镇痛药,它的半衰期长而不可预知(在儿童平均为 19 小时,成人平均为 35 小时,从 6~200 小时不等),需要仔细调整剂量。镇痛持续时间比半衰期短,故需要的用药次数频繁。因其半衰期长,美沙酮的积累作用缓慢,在患儿用药后累积至过量可能需要几天,故初用药时多耐受良好。美沙酮可导致呼吸抑制、镇静、颅内压增高、低血压和心动过缓。在有肝肾功能不全的患儿,呼吸抑制作用的持续时间长于镇痛作用,应用低剂量。口服持续时间为 6~8 小时,重复用药需在 24~48 小时以上。直到 48 小时以后按常规调整美沙酮的用量。美沙酮治疗神经性疼痛特别有效。

(5)芬太尼:芬太尼有经皮吸收贴片和口服含片,为短效立即释放药物。贴片仅用在 12 岁以上,或大于 50kg 的儿童,是安全有效的儿科用药。因为贴片需要 12~16 小时才能达到稳定的血药浓度,因而不建议用于急性疼痛。由于起效时间长,在控制疼痛中有难以调节剂量和吸收的问题,因而不建议常规用于儿科患者。在年龄较大,有慢性疼痛的儿童,可用已确定的可镇痛的剂量。

芬太尼含片用于 2 岁以上儿童的剂量见表 26-7。不建议用于 2 岁以下或体重小于 15kg 的患儿。

6. 新生儿用药剂量 由于新生儿和婴儿的药动学和药效学的差异,应特殊考虑用药剂量。只有对乙酰氨基酚的常规推荐剂量(10~15mg/kg)在短时间内没有肝毒性。由于对乙酰氨基酚的吸收速度较慢,半衰期长,用药间隔的时间应该是每 6 小时,而不是每 4 小时。

尽管有这些差异,阿片类药物仍可用于控制新生儿的严重疼痛。6 个月以下的婴儿的起始剂量,应该为推荐剂量的 1/4~1/3。通常,在 6 个月以上的婴儿和儿童,阿片类药物的药动学与成人类似,但是,新生儿对大部分阿片类药物的清除率降低。这种对吗啡和其他阿片类药物敏感性的增加,可能是综合因素的结果,包括肝功能不成熟,肾脏的清除率降低,在身体的分布量小,以及进入大脑的渗透率增加。这些因素加之新生儿对缺氧和高碳酸血症的反应不成熟,即使较低剂量的吗啡,也可能会导致呼吸抑制。这种抑制可用纳洛酮逆转。纳洛酮的推荐剂量为 1~2μg/kg,重复用药的间隔时间为 2~3 分钟,可改善低通气量,但不降低镇痛作用。在婴幼儿用吗啡时,应持续监测呼吸,直至停药后的 24 小时。

7. 阿片类药物的不良反应 虽然,所有阿片类药物在成人和儿童中都有类似的不良反应,但对于儿童的治疗略有不同,用药次数较频繁。其中某些不良反应,如恶心和镇静可能会在用药的前几天得到改善,否则可能需要治疗。应与患儿和家长共同评估可能的不良反应,因为患儿可能不会自动提供有关不良反应的信息。最常见的阿片类药物的不良反应,可能以独立的症状出现,这些不良反应的治疗,将在症状治疗部分讨论。

8. 辅助药物　通常,辅助用药是治疗特定类型疼痛必须的药物,无论是单独应用或与阿片类镇痛药联合应用(见第 6 章)。最常需加用辅助镇痛药的原因是治疗神经性疼痛。肿瘤浸润直接侵犯神经,或化疗的不良反应可能会导致神经性疼痛。这种类型的疼痛,通常被描述为枪击样、烧灼样或刺伤痛。通常,对三环类抗抑郁药和抗惊厥药有效,如果无效,可能需要大剂量强效阿片类药物。对于烧灼样疼痛,三环类抗抑郁药通常有效,然而,许多临床医师将它们作为治疗所有神经性疼痛的一线药物。

阿米替林和去甲替林是最常用的药物。阿米替林的起始剂量为 0.1～0.2mg/kg,睡前。主要的不良反应是镇静,因而应在睡前给药。可能发生口干、视物模糊、便秘、尿潴留。用药前应做心电图,因为有发生心律失常的报道。剂量每 2～3 天可增加50%,至 0.5～2mg/kg,睡前服用,虽然许多患者不能耐受较大的剂量。镇痛的效果一般出现在 3～5天后。抗惊厥药用于治疗枪击痛或刺伤样神经性疼痛有效。应用加巴喷丁治疗神经性疼痛的频率日益增加。其剂量是 5mg/kg,睡前口服。第二天可以增加到每天 2 次,第三天可增加到每天 3 次,最大剂量为 10～20mg/kg,每天 3 次,或 1800mg/d,虽然有些患者的需要量高达 3600mg/d。不良反应包括眼球震颤、思维障碍、幻觉、体重增加、头痛、肌痛。停药后,不良反应逐渐消失,而不是在停药后立即消失。在儿童,辅助性镇痛药的推荐剂量见表 26-8。

表 26-8　疼痛和其他症状的辅助用药

药物类别	药物剂量	指　征	建　议
阿米替林	起始剂量 0.2mg/kg,每 2～3d 加量 25%,至 1～2mg/kg,如果需要	神经性疼痛 失眠	在 3～5d 看到的效果; 抗胆碱能不良反应,心律失常(治疗前做心电图)
抗惊厥药	加巴喷丁:起始剂量每次 2～5mg/kg,每天临睡时,可缓慢增加至每日 3 次,最大每日 20mg/kg	神经性疼痛	
抗精神病药	氟哌啶醇:每次 0.01mg/kg,口服,每 8h,或每次 0.02mg/kg,每 8h,静脉注射/皮下	焦虑	可以引起肌张力障碍,可用苯海拉明 1mg/kg 治疗,或与氟哌啶醇同时使用
镇静药 安眠药 抗焦虑药	劳拉西泮:每次 0.02～0.05mg/kg,口服/舌下/肛栓/静脉,每 4～6h; 地西泮:0.05～0.1mg/kg,口服/肛栓/静脉,每 4～6h	焦虑 肌肉痉挛	
抗组胺药	苯海拉明:每次 1mg/kg,口服/静脉,每 4～6h; 安泰乐:每次 0.05～1mg/kg,每 4～6h	阿片类药物导致:瘙痒/恶心 焦虑 失眠	
兴奋剂	哌甲酯:起始剂量 0.1～0.2mg/kg,如果耐受,可加量至 0.3～0.5mg/kg 的耐受性,每日早晨和中午给药	阿片类药物的镇静作用	可加重焦虑或激动
糖皮质激素	地塞米松:根据临床情况调整用量,通常为每天 6～12mg/m²	颅内压增高 脊髓压迫 骨转移 肠梗阻	不良反应:水肿、胃肠不适、出血、食欲增加、情绪波动,尽量使用最低有效剂量

四、症状的处理

(一)便秘

便秘(见第8章)是阿片类镇痛药预期的不良反应。阿片类药物减少肠蠕动和分泌物,导致便秘。与阿片类药物的其他不良反应不同,便秘并不能因用药时间延长而得到改善。神经系统症状、肿瘤压迫脊髓、腹部肿瘤也可引起便秘。此外,在生命末期患儿,常常不进饮食,不活动,加剧便秘。虽然增加纤维、液体和食物的摄入可能有助于治疗便秘,往往需要用药。用于治疗儿童便秘的药物包括渗透剂(乳果糖或硫酸镁)、大便软化剂(多库酯钠)和兴奋剂(番泻叶或比沙可啶)。渗透剂如乳果糖是液态的,都有很好的耐受性,不会引起痉挛。使用大便软化剂如多库酯钠时,应与兴奋剂如番泻叶联合应用,但兴奋剂可能造成痉挛。然而,如以每日一次的预防性用药开始,儿童通常耐受性良好。推荐剂量见表26-9。

表26-9　儿童便秘的治疗

适应证	年龄(岁)	剂量
多库酯钠	<3	10~40mg/24h
	3~6	20~60mg/24h
	6~12	50~500mg/24h
番泻叶	全年龄	每剂10~20mg/kg
乳果糖	1个月至1岁	55~109mg qhs
		(最大218mg/24h)
	1~5	109~218mg qhs
		(最大436mg/24h)
	5~15	218~436mg qhs ·
		(最大872mg/24h)
	或	或
	<2	2.5~7.5ml,每日2次
	>10	2.5ml,每日2次
	2~10	15~30ml,每日2次

(二)恶心和呕吐

首先应确定恶心或呕吐的病因(见第8章)以便制定有效的治疗。呕吐反射可能是对毒素或药物刺激脑干延髓的化学感受器触发区(CTZ)的反应,或者是由于情绪、胃肠道的机械梗阻、毒素、药物或颅内压增高刺激大脑皮质所致。阿片类镇痛药和其他药物常通过刺激CTZ以及降低胃肠运动引起恶心和呕吐。阿片类药物引起的恶心通常不是很严重,

在3~4天稳定剂量后好转。在难治性病例,通常应改变或换用引起呕吐的药物,但如果此药是必须的用药,则需用止吐药。甲氧氯普胺,低剂量可调节胃肠动力,可能有效。

吩噻嗪类药物是成年人恶心症状最常用的药物,通过抑制CTZ致吐性活动。然而,吩噻嗪类药物可引起锥体外系症状(EPS),在儿童可能导致特别麻烦的并发症。因此,虽然吩噻嗪类是广泛使用的药物,一些儿科专家建议,此类药物只限于在用其他止吐药无效的患儿。丙氯拉嗪、异丙嗪、氯丙嗪是最常用的吩噻嗪类,但前两个药物在2岁以下儿童禁用。

其他用于治疗恶心和呕吐的药物包括灭吐灵、抗组胺药和减少胃酸分泌的药物。灭吐灵的作用机制是通过抑制CTZ的中枢作用和加速胃排空的周围作用止吐。它引起的锥体外系症状(EPS),可用抗组胺药苯海拉明预防和逆转。抗组胺药可能是通过阻断迷路的冲动抑制CTZ。由胃炎导致的呕吐,应采用抗酸剂和组胺(H_2)阻断药或酸泵抑制剂治疗。

呕吐也可能是由于间歇性或部分肠梗阻所致。可以考虑绕过梗阻或胃造瘘的手术,但在某些情况下,这些治疗方法可能无法实行。使用类固醇可能缓解梗阻。抗胆碱能药物如胃长宁可减少分泌物和收缩。奥曲肽也可减少胃肠道分泌物,从而减少恶心呕吐。有些患儿可能需要放置鼻胃管减压。如果是难治性的呕吐,可能需要两个或多个药物的联合应用,以提高疗效。虽然苯二氮䓬类药物如劳拉西泮没有具体的止吐效果,但经常与上述药物联合应用。

喷射性呕吐,通常很少或没有恶心,常与颅内压增高的原发性或继发性中枢神经系统恶性病变相关。用高剂量的类固醇治疗喷射性呕吐可能有效,如地塞米松。

某些化疗药物如恩丹司琼或格拉司琼治疗恶心和呕吐可能有效。虽然这些药物对上述原因引起的呕吐有效,也可有效地治疗阿片类药物引起的恶心和呕吐。对于难治性病例,可以试用巴比妥类药物,如劳拉西泮,以及抗精神病药物,如氟哌啶醇。表26-10列出了用于儿童的止吐药的剂量。

非药物干预措施,可能有助于缓解恶心和呕吐,包括改变患儿的饮食习惯,包括饮料(如姜汁汽水、苏打水、苹果汁和果冻等)。冰棍、冰霜、冰屑、酸奶和其他冷的食物也可能会吸引孩子。

表 26-10　恶心呕吐的药物治疗

药　物	剂　量	建　议
异丙嗪	每次 0.25～1mg/kg,口服,每 4～6h	仅限于年龄＞2 岁,可能导致锥体外系症状,可用苯海拉明对抗
氯丙嗪	每次 0.5～1mg/kg,口服,每 6h 每次 1mg/kg,按需,每 6h	仅限于年龄＞6 个月,不良反应:与上类似
丙氯拉嗪	每次 0.1mg/kg,口服/按需/肌内注射,每 6h	仅限年龄＞2 岁或＞10kg,不良反应:与上类似
地塞米松	10mg/m²,口服/静脉注射	
苯海拉明	每次 1.0mg/kg,口服/静脉注射,每 6h	
羟嗪	每次 0.5mg/kg,口服/肌内注射,每 6h	
劳拉西泮	每次 0.025mg/kg,口服/静脉注射,每 6h	
甲氧氯普胺	每次 0.5～1mg/kg,口服/静脉注射,每 6h 促进胃肠运动剂量:每次 0.1mg/kg,口服,每 6h	使用苯海拉明 防止异常反应
恩丹西酮	每次 0.15mg/kg,口服/静脉注射,每 6h 或每天 0.45mg/kg	
格拉司琼	每次 10mg/kg,静脉注射,化疗或放疗前 30min	最大剂量 2mg 仅限于年龄＞2 岁

常温食品通常比热食品耐受性好。通常应该避免油腻、辛辣、热的,或有强烈气味的饮食。少食多餐或零食比大量进食更易耐受。利用电视或游戏分散注意力也可能有帮助。

(三)呼吸困难和呼吸抑制

肺转移、腹水、心脏病、肺病、肺炎的患儿可能有气短的症状。吸氧、支气管扩张药和吸入或口服类固醇,可以缓解症状。全身性阿片类药物如吗啡可通过抑制呼吸中枢而减轻呼吸急促的感觉。在严重的情况下,巴比妥类药物如劳拉西泮或氟哌啶醇,可以帮助减轻相关的焦虑。用阿片类药物治疗抑制呼吸(见第 7 章)非常罕见。疼痛可刺激呼吸中枢。为了缓解疼痛,可适当调整阿片类药物的剂量,以避免呼吸抑制作用。在呼吸骤停的罕见情况下,用小剂量的纳洛酮(1～2μg/kg,每 2～3min 1 次),可以避免急性、严重的、痛苦的戒断症状。

(四)分泌物过多

在濒死的患儿,不能再吞咽时,口腔内的分泌物明显增多。患儿呼吸时发出的噪声会使家人感到极其不安。噪声是由于在声门处有一层薄的分泌物所致。通常,此时患儿已不感到痛苦。治疗过量分泌物最好的药物是抗胆碱能制剂,如舌下含服莨菪碱或口服格隆溴铵。阿托品虽然有效,但其不良反应往往无法忍受。在超过 15kg 的患儿,可用东莨菪碱贴片置于耳后。

(五)躁动

缺氧时,除了明显的呼吸急促,常会引起躁动和不安。可选用阿片类药物和吸氧治疗。吗啡的剂量为每次 0.3mg/kg,每 3～4 小时,口服,根据需要调整用量。苯二氮䓬类如劳拉西泮的剂量为每次 0.05～0.1mg/kg,每 4～6 小时,口服,可能有效。氟哌啶醇 0.025～0.05mg/kg,每 24 小时,每日分 2～3 次经口给药,也可以作为控制躁动和幻觉的初始用药,可以控制生命末期患儿常有的噩梦。

(六)癫痫

由于癫痫发作(见第 9 章)可能是令家人和照顾者非常痛心的症状,对癫痫的发作及其处理已有讨论。应该强调的是,癫痫发作通常是自限性的,应回顾适当的急救措施。应持续用抗惊厥治疗,尽可能的长时间控制癫痫发作。在家庭中应配备有对癫痫发作,特别是癫痫持续状态的治疗措施。在不能吞咽的患儿,苯巴比妥栓剂有助于抗惊厥治疗。地西泮直肠凝胶也可用于治疗癫痫的急性发作和癫痫持续状态。

(七)睡眠障碍

在邻近死亡的患儿中,睡眠障碍常见。通常,这样的孩子会在白天断断续续地入睡,而晚上醒来。这种睡眠模式常常为需要在晚上睡觉的照顾者造成困难。如果患儿的失眠有可识别的原因,如疼痛、抑郁、焦虑或药物的不良反应,应开始适当地治疗。如果失眠与抑郁症有关,阿米替林 0.5～2mg/kg,在睡前服用,或去甲替林1～3mg/kg,可能有效。如果由于长期使用阿片类药物导致患儿过度嗜睡,而不是由于疾病进展所致,可考虑适当地减少阿片类药物的用量;此外,兴奋剂如哌醋甲酯可能有效,其初始剂量为每次0.1mg/kg,每4小时按需服用,或每天2次(8点和12点)。非药物干预措施,如意象导引,分散注意力和放松技术,也可能有帮助。

(八)焦虑

焦虑是疾病终末期患儿常见的症状。在年幼的患儿,可以很难区分疼痛、焦虑或恐惧。除了生命末期关怀团队提供的支持,非药物治疗措施,如情感和精神上支持和良好的家庭关系,可能有助于缓解孩子的焦虑。如果需要药物治疗,苯二氮䓬类是首选的药物。如果此类药物无效,吩噻嗪类药物可能有效。

五、儿童在家中的生命末期关怀

在美国,儿童的生命末期关怀和非生命末期关怀姑息性治疗方案,一般是在孩子的家中提供。选择在家中提供生命末期关怀,有很多要考虑的问题。首先,尽管绝大多数孩子们都喜欢在家里被照顾,但家人需要承诺在家里照顾患儿,并应对相关的压力,分担任务。

实际上,在家中父母能够为患儿提供更多的关注,同时照顾其兄弟姐妹。父母在医院里照顾疾病终末期的患儿,可能会影响对其他兄弟姐妹的照顾,而其他孩子对患儿的情况又知之甚少。患儿待在家里,他的兄弟姐妹可以协助照顾,并和他一同娱乐,对患儿最好。并会加强家人和患儿之间的沟通,增加父母的控制感,减少孩子的孤独感。研究表明,这种"正常"的家庭生活,可使患儿更平静地逝去,其父母和兄弟姐妹的丧亲之痛也不那么复杂。

(一)人员编制问题

由于相关的复杂问题,整个生命末期关怀团队必须积极参与治疗护理计划。团队应该至少包括,照顾疾病终末期患儿有经验的医师、护士、社会工作者和牧师。虽然,家庭健康援助机构可以提供服务,但父母或主要照顾者需要提供对患儿的日常护理。

如果可能的话,原先负责患儿治疗的医师,应该继续照顾孩子。虽然,可能有困难,特别是如果原先负责的儿科医师,对生命末期关怀和姑息性治疗的原则不了解,但研究已经表明,主治医师继续维持和患儿及其家人之间的关系,有利于顺利过渡到适当生命末期关怀治疗。如果主治医师或儿科医师不熟悉疾病终末期的患儿疼痛和症状管理原则,生命末期关怀或姑息性治疗医学主任应该提供咨询方面的支持,保证患儿和他的家人得到最有效的疼痛和症状的治疗。

患儿及其家人经常需要与生命末期关怀团队中的某个成员(通常是护士)建立关系。当此人不能进行家庭访问时,可通过电话访问,也比换其他人家访更好。如果这种医患关系不良,将影响临危患儿接受生命末期关怀的质量。

(二)与家人沟通关于患儿疾病终末期的信息

在儿童生命末期关怀中,最敏感的问题之一是涉及如何与家人交流有关生命末期患儿病情的问题。孩子,即使是很小的儿童,通常也知道有关自己即将死去的事实。然而,因为父母经常想保护自己的孩子免受他们疾病信息的伤害,而孩子们也想避免父母对他们可能死去的担心,导致双方对最终死亡的结果缺乏有意义的沟通。此时,濒临死亡的孩子会越来越感到孤独,是最需要爱和支持的时候。这样的患儿可能会感到内疚和孤独,而父母和兄弟姐妹经常承受巨大的心理压力。通过以下病例可以说明这种情况。

> Timmy是一个因癌症濒死的10岁男孩。他的家人非常不愿意让他了解他严重的病情,并避免与他讨论有关的问题。因为他有些恶心,而需进清淡的饮食。某日,Timmy想要吃墨西哥卷饼。他母亲说,因为你需要清淡的饮食,不能吃卷饼。他回答:"看在上帝的份上,我是快死的人了!让我吃吧!"最终,暴露了需要交流的主题。

与儿童讨论死亡时,关于讨论的时间和内容,成人需要遵循儿童的引领。交流的内容应简明易懂。应该避免用旅行或长期睡眠比喻死亡,可能使患儿感到混淆。有时,通过艺术、音乐和木偶来进行非语言交流是成人和孩子交流的最容易的方式。

重要的是让患儿了解他/她生命的重要性,以及他/她对家人及社会的影响,而给予他/她一种成就感。患儿和家人都需要知道,面对死亡时,需经历一系列的情感创伤是正常的。对年龄较大的儿童,需要和他/她讨论有关自己死亡的决定,并尽可能尊重他们的愿望。所有的孩子都需要得到保证他们永远是被爱的,除了充分地控制症状,也需要持续的身体的亲密关爱。最后,要知道患儿有需要独处的时候,比如当他们安静或不交流的时候。此时,照顾者应该给孩子们需要的空间,同时让他们知道,照顾者随时都关注他们。

(三)儿童对死亡的理解

随着儿童的成长和发育,他们对死亡概念中的不可逆性、普遍性、非功能性和因果关系的理解逐渐深入(见第 27 章)。不可逆性被理解为已死之人不可复活。普遍性被理解为,所有的生物活到一定时候都会死亡。非功能性指的是一切生命活动的结束。因果关系涉及人死亡的原因。这些概念必须与儿童的发展水平和年龄结合,并列于表 26-11。

从出生到 3 岁的儿童无法理解死亡,但 3 岁的儿童可能认识死亡的事实。从 3 岁到 6 岁的孩子,可能会承认死亡,但并不知道死亡是不可逆的。这个年龄组的孩子可能有幻想和"神奇的想法"。用"神奇的想法"孩子可能会认为他曾有的想法可能导致死亡,从而感到内疚。到 7 岁时,大多数孩子都理解死亡的不可逆性、普遍性、非功能性和因果关系。

六、丧亲之痛

丧亲之痛的详情见第 27 章。

七、结 论

众所周知,儿童的生命末期关怀,有其独特之处。在做有关生命末期关怀治疗计划的决策时,应包括患儿及其家人。允许患儿留在家中,他熟悉的环境里,由其亲人照顾。生命末期关怀计划的目的,除了控制疼痛和症状,给患儿更为平静的死亡过程,也应为患儿的父母和兄弟姐妹提供丧亲之痛的服务。

虽然不能消除孩子死亡带来的痛苦,但生命末期关怀团队可以帮助父母和兄弟姐妹减轻丧亲之痛。不幸的是,只有一小部分的家庭从生命末期关怀服务中获益,但在美国已有改进。在 2000 年,美国儿科学会发布他们的儿童生命末期关怀的建议(表 26-12)。于 2003 年,对儿童生命末期关怀和姑息性治疗的持续挑战,国家科学院医学研究所多学科小组的儿科专家发布一项共识的报告,题为"当孩子死亡时"。指出"患有致命和潜在致命疾病的儿童及其家属,未能得到满足他们的身体、情感和精神需求的足够的、富有同情心的、一致的医疗"。美国儿科学会、全国生命末期关怀和姑息性治疗组织、美国生命末期关怀和姑息性治疗学院、姑息性治疗中心、生命末期关怀和姑息性治疗协会和其他机构呼吁专业教育、政策改革、提高公众意识,关注儿科姑息性治疗的研究,并最终得以实施。在 2004 年,由上述组织共同发表的国家姑息性治疗质量共识方案:姑息性治疗质量临床实践指南,促进所有年龄段患儿和家人得到持续和高质量的生命末期关怀和姑息性治疗服务。现在,需要扩大生命末期关怀和姑息性治疗模式,让更多的孩子和他们的家人接受和获得最佳的生命末期关怀服务。

表 26-11 不同年龄的儿童对死亡的认识

年 龄	理解程度
从出生－3 岁(婴幼儿)	无法区分死亡与暂时性分离
	死亡可能被理解为与父母分离
	对孤独,陌生人,痛苦的自然恐惧
	通过接触熟悉的人,一致性,最喜欢的玩具/物体,而感到最大的安慰
3－6 岁(学龄前)	承认死亡,但不理解死亡的不可逆性。死亡概念的扩展包括爱和保护对象的丧失。认为死亡是暂时的离开,是可逆的
	存在幻想和神奇的思维
	恐惧分离。有内疚的问题
	尽量减少与父母的分离,使用准确的语言,让患儿正确认识疾病不是惩罚,减轻罪恶感
6－12 岁(学龄)	能具体理解死亡及其概念
	认为死亡是从一种物质转换成另一种形式。开始明白死亡是永恒的。死亡与对分离和内疚的恐惧有关
	如果被问及,需评估患儿被遗弃的恐惧,并提供真实的细节,让孩子参与决策
12－19 岁(青少年)	已认识到死亡是最终的、不可逆的事实,但对某人的死亡难以置信。有独立性与依赖性、隔离、愤怒、退缩和身体形象的问题
	需要诚实、信任和尊重患儿的决定

表 26-12 美国儿科科学院生命伦理学委员会：儿童生命末期关怀治疗的建议

1. 姑息性治疗和缓解方案，需要发展和广泛推广，为有致命性或终末期疾病的患儿提供更好的症状治疗，以及促进他们的福利

2. 在诊断为致命性或疾病终末期的患儿，重要的是在疾病继续的过程中提供综合性的姑息性治疗模式，不管结果如何

3. 为了改善儿童及其家人姑息性治疗和生命末期关怀的服务，有必要改变和调整现行的法规。需要修改的项目包括①放宽为有资格接受儿童生命末期关怀和姑息性治疗的预期生存期标准；②通过明确"医疗适应证"，以使患儿能获得姑息性治疗和其他治疗。随着政策的改变也应调整医疗保险的福利

4. 普通和儿科医师、家庭医师、疼痛专家和小儿外科医师需要熟悉和掌握儿童姑息性治疗的原则。住院医师、专科培训和继续教育计划应包括姑息医学、沟通技巧、悲痛和丧亲、不确定性预后的处理、放弃维持生命医疗措施的决定、生命和疾病的精神层面和替代医学的主题。儿科及其分科的资格考试应包括姑息性治疗的问题

5. 必须增加对于有效的儿科姑息性治疗研究，监管和报销，疼痛和症状管理，丧亲之痛辅导的支持

SOURCE：Policy statement：Palliative care for children(RE0007). Am AcadPediatr 106(2)：351-357,2000.

参 考 文 献

Brenner PR：The Volunteer component//Armstrong-Dailey A, Zarbock S, eds. Hospice Care for Children. Oxford,UK,Oxford University Press,2001,pp. 213-231.

Carter BS, Levetown M, eds：Palliative Care for Infants, Children,and Adolescents：A Practical Handbook. Baltimore,MD,The Johns Hopkins University Press,2004.

Davies B, Dorninica, F, Stevens M, Faulkner KW, Pollard B：The development of peadiatric palliative care//Doyle D, Goeffrey WCH, Mac Donald N, eds. Oxford Text Book of Palliative Medicine. Oxford, UK, Oxford University Press,1996,pp. 1087—1106.

Dussel V,Kreicbergs U,Hilden JM,et al. Looking beyond where children die：Determinants and effects of planning a child's location of death. J Pain Symptom Manage 37 (1)：33-43,2009.

Field MJ, Behrman R, eds：When children die：improving palliative and end of life care for children and their families. Institute of Medicine of The National Academies, Report. Washington DC, The National Academies Press,2003.

Friedrichsdorf S,Kang T：The management of pain in children with life-limiting illnesses. Pediatr Clin North Am 54(5)：645-672,2007.

Goldman A, Hain R, Liben S, eds. Oxford Textbook of Palliative Care for Children. Oxford, Oxford University Press,2006.

Himelstein B, Hilden J, Morstad Boldt A, et al：Pediatric palliative care. N Eng J Med 350：1752-1762,2004.

Santucci G,Mack J：Common gastrointestinal symptoms in pediatric palliative care：nausea,vomiting, constipation, anorexia,cachexia. Pediatr Clin North Am 54(5)：673-689,2007.

第 27 章

儿童的丧亲之痛

Robin Fiorelli　　黄国倩　译　孙静平　秦速励　校

一、引　言

心理健康专业人员和父母在帮助失去重要亲属的儿童及少年时,可能发生误导,未能采用最有效的方式帮助悲伤的孩子。Charles A. Corr 系统地回顾了普遍的误解,主要是认为儿童太小还不能理解死

亡,不会有真正的悲伤。事实上,虽然当儿童失去深爱的重要的亲人时,表现出的悲伤和成人不同,但其生理和情感的反应基本相似。

最令人信服的说法是避免儿童接触到死亡和悲伤。成年人很自然地想要保护孩子免受痛苦的经历。尽管愿望良好,孩子还是会以其特有的方式陷

入悲伤;有爱心的成人不应干扰或阻止此过程,这很重要。相反,应允许甚至促使孩子表达悲伤。

另一个说法是葬礼和追思礼拜不适合年幼者,儿童可能会因此类事件中剧烈的情绪波动而受到精神伤害。目前的研究提示儿童应该了解此类事情的信息,并根据自己的想法决定是否参与,成人应该对孩子的决定表示尊重,在下文中将讨论。

另一个常见的误解是认为儿童的天性是在失去后很容易恢复。但事实并非总是如此,取决于各种因素,例如同时发生的应激事件、孩子对死亡的理解、儿童的发育年龄,以及从成人获得的关怀。另一方面,John Bolby 在他的关于依恋和丧失的研究工作中总结道,当失去重要亲人时儿童比成人更易受到深切的情感伤害。如果此可能性确实存在,实际上,仍有赖于上述的因素,最重要的是成年人在儿童生活中的态度和行为。

和成人相比,儿童更易将情感经历表现为身体的症状。很多父母都熟知受情绪困扰的孩子可能出现头痛,孩子在考试前的早上可能会胃痛。存在的争议是,与成人相比,儿童的情绪波动是否更多地表现为身体的感觉,或者因为他们知道在他们生活中的成人更关注他们的身体症状而非情绪。

本章首先概述了不同发育阶段和年龄的儿童对死亡的概念以及悲伤的反应。深度探讨了儿童及青少年最常见的身体、情感、社会以及精神上对丧亲之痛的反应,继而描述了儿童和青少年悲伤反应的并发症。继而,本章将讨论如何让孩子有准备地面对亲人的濒死,当死亡发生时应该告诉他们些什么,在此艰难时刻孩子可能会问什么问题。然后,将讨论如何帮助丧失亲人的儿童和少年表达及应对悲伤,以及何处可以寻找其他救助悲伤儿童和少年的资源。关于悲伤的父母如何处理他们自身哀痛的建议也包括其中。本章还分享了关于儿童该如何参加葬礼以及追思礼拜的指导意见,包括如何和孩子讨论土葬或火化,如何帮助孩子参加悼念活动包括周年祭或逝者的生日。最后,对儿童失去两种最重要的亲属(父/母,兄/弟/姊/妹)的情况进行深入讨论。

二、儿童对死亡的概念以及对悲痛的反应

每个孩子对死亡的理解和对悲痛的反应是独特的。对死亡的理解很大程度上受儿童智力发育水平和年龄的影响。但是,由于儿童和青春期青少年从一个阶段发育到另一个阶段的速度差别很大,因此

不同年龄组之间有很大重叠。

(一)婴儿(＜2 岁)

婴儿没有理解抽象概念如:死亡的认知能力。他们更关注于亲人的存在,当重要亲属死亡时,婴儿明显感受到的是失去和分离。他们会对周围重要成年人的情绪和行为,以及任何哺育习惯和日程安排的中断产生反应。突然的改变会使他们很不适应。

因此,婴儿失去亲人的反应可能表现为寻找逝者,并因分离导致焦虑。通常的表现包括:激惹和逆反,持续哭闹,睡眠和饮食习惯的改变,活动减少以及消瘦。

(二)学龄前(2～4 岁)

> 妈妈什么时候回家?
> 她吃什么或怎么呼吸?

学龄前儿童不能理解"永远"的概念。对这一年龄组孩子来说,死亡是暂时且可逆的。学龄前儿童即使被告知妈妈不会再回来了,她或他在 1 小时后会再问同样的问题。这些孩子很难将死亡视为终身的分离,而非他们通常所遇到的其他情况。学龄前儿童喜欢玩"躲猫猫"游戏,因而认为大人们消失了,然后又会再出现。通过这些游戏,他们慢慢开始理解"永远失去"的概念。

学龄前儿童对事物的反应通常是暂时的,他们对悲伤的反应强烈,但短暂。这些处于发育阶段的儿童正在学会信任和形成基本的附属关系,此时,如果他们生活中的重要成人去世,更多的感受是对分离以及照料方式的改变。此年龄段的儿童通常会对分离产生严重的焦虑,因为不能想象如何控制发生的事情而拒绝接受。

他们也会对身边大人的情绪变化有反应。假如他们感觉到父母在担心或悲伤,可能会哭泣或以发脾气的方式试图分散父母的悲伤情绪。典型的学龄前儿童的悲伤反应包括混乱、噩梦、夜晚烦躁、行为退化例如黏人、尿床、吮指、痛哭、发脾气、甚至独处。他们会不停地寻找逝者,尽管被告知再也不会回来。他们还可能怕生人。

(三)幼儿早期(4～7 岁)

> 是我的错。我曾经生妈妈的气,对她说希望她死,然后她就死了。
> 卡通片里的走鹃(中美、北美产的鸟)总是会回来,所以我知道爸爸也会回来。

4～7 岁的儿童和学龄前儿童一样,倾向于将死

亡视为暂时和可逆的。他们有时候觉得要为亲人的死亡负责，认为他们对死者曾经抱有的负面想法或感觉导致其亲人的死亡。这种"想法"来源于他们相信可以控制围绕他们周围环境中发生的一切。该年龄段的孩子，即使是通过媒体或学校听到过死亡，他们依然相信，只要足够小心，就能避免死亡。

该年龄段的孩子还会把原本彼此无关的事情联系起来。比如，假如一个孩子在姐姐死去的那天买了某个玩具，她就会把她姐姐的死归因于这个玩具，特别是当她不完全清楚死亡的真正原因时。

此年龄段的孩子会和更年幼的孩子一样反复寻找死者或询问他们在哪。儿童经常询问死亡过程的常见问题，如"你死了会发生什么？""死人怎么吃饭？"。他们常常通过游戏而不是语言表达悲伤。失去亲人的主题会表现在孩子与玩偶的游戏或动作中，他们会扮演死亡本身或葬礼。

偶尔，此年龄段的孩子会对死亡表现得无动于衷，就像什么也没有发生一样，但这并不意味着他们忽视或已接受了死亡。这只是意味着在那时他们无法接受令人心痛的事实。因为他们不确定如何表达悲伤，会模仿周围大人的丧痛反应。其他典型的反应还包括愤怒、悲伤、困惑、饮食和入睡困难。

和学龄前儿童一样，这一年龄组的孩子在艰难时段也会发生行为退化，需要更多的照料和关怀。此年龄段的孩子在失去亲人后，会担心其他亲人也会离开他。有时候他们会非常依赖于那些与死者有某些相像的人。

（四）幼儿中期（7～10岁）

死后手指甲和头发还会长吗？
如果我吸烟，会死吗？

尽管7～10岁的孩子想将死亡看成是可逆的，但他们已逐渐开始认识到死亡是生命的终点，并常见此年龄段的孩子有时会将死亡视为有形的，如鬼魂或恶魔。他们对死亡、火化及埋葬的具体细节非常好奇，会问些率直的问题。

即使他们知道任何人都会死亡，许多事都可能导致死亡，但他们仍认为死亡不会发生在他们及其家庭成员身上，而是仅发生于非常病重虚弱的人。他们相信可以靠自己的努力避免死亡。他们还会把死亡看成惩罚，特别是9岁之前的孩子。有时候，他们不能理解死亡将怎样影响他们的生活，此为导致焦虑的原因。

此年龄段的孩子常常关注他人是怎样应对死亡的，因为他们较少关注自身而更关注他人。他们会担心其他亲人也会死去。有时候他们会过度关注于自身的健康，担心身体的伤害和死亡。

此年龄段的孩子有时候会表现出愤怒和悲伤，或者因注意力不集中导致学习困难。另一方面，他们会对死亡采取一种玩笑的态度，表现为冷漠，或疏远并隐藏自己的感情。其他典型的反应包括震惊、否认、抑郁、饮食和睡眠方式的改变，或者退化到发育的早期阶段。

这一年龄组比年幼的孩子具有更多应对的策略，他们会幻想预防死亡再次发生的方式，控制形势。死亡同样也是这一年龄儿童游戏的主题，例如战争游戏，特别是那些口头表达困难的孩子。

这个年龄组的孩子会假扮死者在家庭中的角色或言行。他们还会承担通常由死者承担的责任和家务，比如照料兄弟姐妹。通过这种方式，他们假想逝者仍和他们保持着联系。

（五）青春期前（10～12岁）

我的朋友们没有一个了解失去父亲的滋味。
当我知道奶奶不会再回来时我很想她，我不明白我的妈妈为什么为此这么心烦。

青春前期儿童对死亡的理解，除了与7～10岁的孩子有许多类似之处外，有更多的表现。青春前期儿童正处于建立自我意识的过程中，与父母及家人的联系逐渐减少，但与同龄人的联系逐渐增加。青春前期的少年试图从死亡的生物性和情感过程理解死亡。但是，他们更能理解围绕某人死亡发生的事实，而非他们对于死亡的感受。

青春前期的孩子常常会试图掩盖失去亲人后的感情，尽量表现为与周围同龄人没有差别。他们（尤其是男孩）害怕显露出悲伤的情感会被视为软弱的表现。为此，他们常常表现淡漠或无动于衷。青春前期的孩子也可能以不典型的方式表达他们的感情，如勃然大怒，激惹及暴力行为。悲伤的情感还可能表现为身体的不适，情绪化，睡眠或饮食习惯的改变，对学业不关心，不合群等。他们也会关注到亲人死亡后的实际问题。例如：今后，家人如何继续生活，谁能照顾他们。还会对与死亡相关的宗教及文化信仰提出问题。

（六）青春期（13～15岁）

此年龄组常常以快速的改变为标志。男孩常常比同龄的女孩成熟的稍晚，但是身体的改变总是相同的——从暴发性的生长到面部皮肤问题。这一年龄的青少年正试图建立他们特有的个性,常常独立于家庭和父母。他们开始第一次从真正抽象的意义上考虑精神层面和哲学的观点。他们常常会体验到不被人理解的强烈而深沉的感情。

遭遇丧亲之痛的少年所面临的困难之一是,在他/她当前情绪化的阶段遭受亲人的逝世;可能导致包括身体和激素水平的改变。悲痛的情绪可以表现为频发的头痛、胃痛、伤感或抑郁。对丧亲之痛的其他常见反应包括:情绪的波动或暴怒,有的孩子会躲在一个安全的地方,比如卧室,可以通过捶打墙壁或枕头释放愤怒。有时候愤怒会表现为不得当的社会行为、生气、攻击他人。可能因为失眠导致学习成绩下降,同时伴有抑郁或感到人生无意义。

对此年龄段的少年,不论男孩还是女孩,常常想要个"特殊朋友",如一个可以抱着睡觉的泰迪熊。非常重要的是,照顾孩子者应对此信息保守秘密,不告诉其他家人和朋友,特别是对于男孩子。此年龄的孩子还会穿死者的衣服,或会模仿与死者相关的言行举止或行为,以显示他或她与死者的关系。容忍这些看起来幼稚或不成熟的行为,可以帮助这一年龄段的少年用自己的方式宣泄丧亲之痛。

(七)青春期(15~18岁)

15~18岁的青春期少年正处在发育为成人的阶段,需要用尊重和平等的态度对待他们。对失去亲人的青春期少年提供辅导比较复杂,事实上尽管他们是年轻的成人,但他们并未完全具备成人的经验。同时,他们正处于想独立和远离父母与家庭的阶段。同龄人对他们更具权威性——同龄人如何看待和评判他们对他们而言非常重要。

此阶段的青少年常常会变得阴沉,而不愿交流。他们的愤怒会表现为与父母的冲突加剧,难以理喻。他们可能会对未来无安全感,质疑生命的意义,质疑或摒弃家族的信仰体系。他们可能存在睡眠障碍,比如多梦或梦魇、失眠。有时候会退化,变得不成熟或孩子气,或者用玩笑或讽刺挖苦掩饰他们的恐惧。

有时候,此阶段的青少年可能将死者理想化,模仿死者的言谈举止,习惯和嗜好。他们会穿某些固定款式的衣服,特别是属于他们特别爱的人的帽子、衬衫或夹克。或者他们会有被抛弃的感觉,因未满足与死者间关系的期望深感愤怒。

三、儿童对悲伤的正常反应

我们将详细描述儿童和青春期少年在经历丧亲之痛时的典型和正常反应。有一些丧亲之痛的反应

可能立即发生,其他则发生在较晚的阶段。通常,儿童趋向于以身体和行为的方式表达悲伤而不是语言。

除了发育水平和年龄外,影响儿童表达悲伤的主要因素包括:与死者的关系、死亡的性质(何时,怎样以及何地死亡)、孩子的个性、以往与死亡有关的经历、宗教、文化信仰、媒体的灌输;最重要的是,家人对儿童有关死亡和悲伤的教育,朋友和社区的支持。经历丧亲之痛的儿童最常见的身体、认知和行为的正常反应列于表27-1,并将在下文讨论。

表27-1 儿童正常的悲伤反应

反 应	举 例		
身体症状	头痛	肌肉痛	饮食习惯的改变
	胃痛	喉头紧	呼吸困难
	疲倦	皮肤红疹	睡眠习惯的改变
	乏力	过度活跃	做奇怪和可怕的梦
		过度敏感	
认知症状	注意力不集中		
	沉迷于对逝者的思念		
	专注于思考死亡或死亡的意义		
	携带属于逝者的物品		
	反复看逝者的照片		
	幻觉见到逝者		
	担当逝者的责任或模仿逝者的行为		
行为改变	感情的冲击	愤怒	
	否认	行为退化	
	哀伤、绝望	恐惧、焦虑、惊恐	
	抑郁	嫉妒	
	内疚、羞愧、自责	接受	

(一)身体症状

我不舒服,我胃痛。

昨天晚上,我梦见Johnny回来找我。他长大了,但他看起来好可怕,他想伤害我。

经历丧亲之痛的孩子可能的症状包括:头痛、胃痛、虚弱、没精神、肌肉痛、喉部发紧、呼吸困难(尤其是他们第一次接触死亡时)、皮肤红疹、饮食习惯改变(没有胃口或食欲过度)、睡眠习惯的改变(包括打瞌睡、嗜睡、有时候睡眠时间延长)、做奇怪和可怕的梦、过度活跃或过度敏感(特别是亲人死于创伤的孩子)。这些症状绝大多数是暂时的,当孩子接受到充分的关怀后会随着时间而消失。有时候,孩子会出现与死者所患疾病类似的某些症状。这可能是孩子试图通过这种方式保留和死者的联系,或以此表达

他们对疾病的恐惧。当孩子的症状受到关注时,他们会夸大"疾病"以赢得对他们悲伤的关注。

(二)认知症状

> 今天我不能专心做作业。学过的东西我一件也记不住。
> 我的父亲是世界上最好的父亲。他从不向我发火。
> 昨晚睡觉时,我妈妈来了,就坐在床边的凳子上。

许多刚刚失去亲人的孩子都诉说失去亲人后无法专心。他们的思想被死亡和亲人的逝去所占据。Rabbi Earl A. Grollman 曾描述儿童可能把死者理想化作为应对悲痛的方式。儿童为了对抗不愉快的想法,会专注于死者的正面品质。大一些的孩子会专注于"为何"发生死亡,并想了解所有有关死亡的事实,探究死亡的"意义"。一些孩子会希望找回逝去的亲人,不断地去寻找。他们可能会去从前和逝者一起去过的地方。其他的孩子会暂时专注于有关死者的回忆,要求家人重复地讲述关于死者的故事,将死者的遗物放在身边或者反复地看照片。

出现与死者相关的视幻觉很常见,对儿童而言非常真实。幻觉有时候可使孩子感到安慰,但有时候使他们感到惊恐。以模仿死者的言行举止,或承担死者责任(如管教其他孩子)的方式追思死者,也很常见。所有这些行为都是丧亲之痛中的孩子用以维系他或她和死者关系的努力;应被视为对悲伤的正常反应,除非上述表现持续过久或导致孩子巨大的痛楚。

(三)震惊和否认

> 我不相信你。我妈妈会回来。你错了。
> 即使一年以后,我仍不能相信奶奶已经走了。

当意识到死亡过于沉重时,孩子常常会暂时否认已发生的事实。虽然,儿童对死亡的否认并不少见,但成人难以接受。此行为应视为自我保护的机制,是儿童用他们自己能接受的速度理解痛苦信息的一种方式。在死亡后的最初几个月,否认最常见,但也可再次出现在丧亲过程中的其他阶段。

(四)悲伤、绝望和抑郁

> 我的生命中不能没有父亲。
> 我想妈妈,我要她回来。

失去亲人的孩子有很多种不同的方式表达悲伤和绝望的感情。可以是语言表达,也可能通过非语言的方式,如:情绪低落、哭泣或孤僻、离群或沉默。某些孩子当第一次知道死亡的消息时会彻底绝望,悲痛欲绝。儿童不能立刻充分理解失去亲人的意义;一旦理解,随之表现为哀伤、孤独和抑郁。

(五)愤怒和宣泄行为

> 我恨你,我希望死的是你而不是爸爸。
> 我恨学校,我恨朋友,我恨我的家。我恨我的人生,我恨一切!

对儿童而言更容易愤怒,而非悲伤,他们常常会对自认为最亲近和最安全的人发火。很多原因会导致经历丧亲之痛的孩子发火。他们会对死者、上帝、家庭的其他人生气,或因为医生没有能救回他们所爱的人而生气。他们也会对自己生气,因为他们相信自己导致了死亡或者认为没有做足够的努力防止死亡。愤怒常常源于无助感和无法掌控感。

有些经历丧亲之痛的儿童通过蔑视权威,对抗一切,以及反社会倾向宣泄愤怒。他们的反社会行为常常是为了逃避任何亲密关系,以避免再次被抛弃。需要重视的是男孩的愤怒表现通常较女孩更容易被社会接受。较小的儿童在愤怒时常常有更多身体的表现和针对性。他们扔东西,又踢又打,大发脾气,常常会因为不太重要的原因而勃然大怒。

(六)行为退化

经历丧亲之痛的儿童退化到早期发育水平或较小年龄阶段并不少见。深爱的人的死亡会彻底打乱他们的日常生活及安全感,退回到某个让他们感到更加安全熟悉的阶段,应被视为一种对创伤的健康适应。通常行为退化是暂时的,当孩子接受到足够的关怀后会随着时间而消退。重要的是,孩子身边的成人应在退化行为和耐心地期待孩子恢复到以前的功能水平之间找到平衡点。

行为退化的例子有:尿床、吮指、黏人、需要照顾、从以前的独立退化到需要依赖、难以完成与年龄相适应的任务、愿意睡在父母的床上、需要抱着或摇晃、恢复到年幼时的退想、用婴儿的语言交谈、不恰当的傻笑、能力较同龄人低。

(七)恐惧、焦虑及惊恐

> 今晚你睡着了会象奶奶一样死掉吗?
> 爸爸死了,现在谁送我去学校?
> 我想我也会得癌症。

当孩子失去重要的亲人时,他们常常表现出恐惧和惊恐,会对自己感情的剧烈变化感到害怕。他们会担心其他大人的遭遇。他们还会担心逝者离世导致照料抚育的改变。有些悲伤的孩子会担心身边其他亲近的大人也会死去，使他们再次遭受痛苦。有时候，这些孩子会疏远家庭的其他重要成员以避免再次受到伤害。

经历丧亲之痛的儿童常常害怕自己生病或死亡。他们会怕黑，害怕一个人睡，害怕与其他重要的家人分离或被抛弃。不幸的是，当父母中一方死亡，而另一方由于自己的悲伤而疏远孩子时，将加重他们的被抛弃感。

（八）内疚、羞愧和自责

> Janey 的死都是我的错。她摔坏了我的玩具，我对她说我希望她死，现在她真的死了。
>
> 我一直不喜欢我哥哥，他老是戏弄我。现在，我因为他的死觉得很内疚。

有的孩子有时候认为他们要为死亡负责，特别是曾经有希望死者死掉的想法者。有的孩子会因有对亲人的逝世是一种解脱的想法感到内疚，尽管，这对曾遭受很多痛苦的死者而言，确实是解脱。其他的孩子感到内疚是因为曾经和死者关系不好。自责经常与无助感和无用感相关。丧失亲人后感到无助的孩子，可能想通过做些不同寻常的事改变现状，以增加控制力。

（九）嫉妒

> 我不能参加父女舞会是因为我没有父亲。
>
> 我恨学校的孩子们在一起说父母的坏话。他们应该为他们有父母而感到幸运。

丧失亲人的孩子常常会感到在某方面被人看不起，特别是失去父/母的儿童。在母亲节或父亲节之类的节日、生日、毕业典礼，或当他们受到奖励时会特别难过，因为所有这些事都会促发他们思念逝去的亲人。嫉妒其他双亲健在的孩子是很普遍的现象。

（十）接受

> 最初，当父亲刚刚去世的时候我觉得我的人生也完了。现在，我感到可以开始向前看了。

J. William Worden 是研究丧亲之痛的专家，他描述了儿童接受重要亲人死亡的过程。当儿童理解了死亡是最终的事实后会逐步接受亲人的死亡。多数孩子把开始适应此过程描述为一种"新的正常"。他们仍然会思念逝去的亲人，了解到他们的人生发生了改变，并开始重建没有逝者的新生活。在失去

父/母的儿童，仍能得到照料和满足需求后会开始感到安全。他们意识到其他的亲人可以给予他们帮助。有些较大的孩子说：经历丧亲的痛苦后，让他们学会对其他人更具有同情心，更加能忍受人生中的其他问题和挑战。

另一位研究儿童悲伤的专家——Alan Wolfelt 把悲伤的治愈过程称为"调和"。调和发生于从悲伤中完全恢复健康的人，他意识到重要的亲人逝去后生活会不同。调和是一个缓慢而痛苦的过程，而非可立刻完成的事件。儿童"调和"期最显著的改变包括恢复稳定的饮食和睡眠习惯，恢复体力，感觉良好，感觉已从失去亲人中解脱，提高了思考和判断的能力，提升了享受生命过程的能力，认识到死亡的现实性和建立新的健康的人际关系。

四、青少年正常的丧痛体验

有 20％的青少年，在高中结束的时候，可能失去父亲或母亲；90％的人经历过一位近亲的死亡。加之，每年每 1500 个中学生中有 1 人死亡，可见死亡及其导致的伤痛发生在许多青少年的日常生活中。识别并为这些青少年提供建设性的方法，帮助其疏导悲伤有助于预防时间过长或无法解除的悲伤和抑郁。

每一个人经历的丧亲之痛都独一无二，但有些是我们都能感受到的常见的丧痛反应，被认为是正常或典型的反应。经历丧亲之痛的青少年常见的反应，列于表 27-2。和前文对年龄较大儿童的描述类似。

表 27-2　青少年对丧亲之痛的正常反应

模仿死者的言谈举止、特征或穿着
感情的退化，甚至尿床，这会让 10 余岁的孩子感到特别困扰
需要不断重复亲人的故事
不说话
变得对家中"新"成员过分负责任，通过照料他人分散自己的感情
需要将丧亲之痛融入他们的新生活
可能随时和无故攻击他人或发怒
对死者的逝去感到强烈的愤怒，之后又感到内疚
很小的事情就可以导致情绪的改变，意想不到的愤怒或哭泣
不相信死亡是真的，或觉得亲人根本没有死

青少年可在不同的发育阶段经历死亡，在头两年

最为困难。将丧亲之痛的感受融入发育的现阶段,是正常成长的一部分。此融合过程会在某些特殊日子重现。例如,高中生会穿上死去父亲的衬衫出席他的毕业典礼。19岁的新娘会把烤的第一份面包献给在她的人生中占最重要位置的逝世祖母。

五、儿童和青少年复杂的悲伤反应

在母亲死于肝癌之前,莎拉在学校里表现良好,是体操队的队长,有好几个亲密的朋友。莎拉和母亲非常亲,可以想象她在母亲去世的那段时间有多么艰难,尽管所有人都说她对母亲去世处理的多么好。她的父亲说,"看起来她一切都掌控的很好"。丧事结束后,莎拉很快就回到了学校,很快回到正常的日常生活中。然而,当她理解到母亲真的走了以后,所有的事情都开始崩溃了。她开始逃课,成绩开始下滑。她对体操失去了兴趣,退出了体操队。她不愿意起床,开始说她希望自己死掉。她拒绝了同伴的帮助,拒绝接电话。她的父亲注意到她不修边幅,看起来邋里邋遢的。开始,她父亲还很耐心,认为这会过去的。由于他自身的悲痛,而忽视了莎拉抑郁的严重性。之后,他给学校辅导员打电话,后者把莎拉介绍给了儿童丧亲之痛方面的专家。莎拉开始不情愿,不相信会有任何帮助。最后她同意去,开始表达她的愤怒和悲伤,经过几个月后,她开始回归到正常的活动和功能。

本章描述了儿童和青春期青少年对丧亲之痛正常的情感、身体和行为的反应。他们可能表现出上述中的某些或所有反应,或根本没有明显的反应。但是,如果任何上述典型的反应延长、过度,或严重到影响了孩子的正常功能,比如在学校或与同伴相处的能力、自理能力,就像莎拉一样,就应视为"复杂的"悲伤反应。复杂的悲伤反应列于表27-3。如果丧亲之痛的孩子有任何这样的表现,就需要立刻寻求专业的指导和帮助。有许多社会资源可以对丧亲之痛中的孩子提供关怀,包括学校的辅导员、儿科医师、神职人员、心理健康从业者和生命末期关怀的丧亲服务人员。下文会进一步讨论如何处理儿童和青少年的复杂的悲伤反应。

六、儿童面对亲人死亡的准备

(一)生命末期支持

非常重要的是在亲人逝世之前,预先让孩子或青少年做好心理准备。首先,询问孩子对亲人的病情是否了解,有利于发现孩子可能有的任何误解,帮助大人了解如何开始对孩子做疾病和预后的教育。重要的是,在教育的过程中,大人应采取一种温和而平静的态度,允许孩子提问和表达他们的疑虑。孩子常常一次只能吸收一些信息。

重要的是寻求合适的"教导的时机"——孩子看起来乐于学习的时候。要对儿童解释所有生物都会死去。大人要向孩子演示植物和昆虫都会死去,告诉他们人也是生物,所以也会死。解释季节的转换是生命循环和死亡的另一种例子。必须告诉他们从电视卡通片里看到的死亡不总是可信的,死亡是不能逆转的。向孩子解释通常人可以活很长时间,但有时候当某些人生了严重的病,他或她在老之前就会死去。还需要解释通常医师可以帮助人们健康长寿,但有时候即使医生也不能阻止人们身体的功能异常。用一些形容词"非常非常衰弱"或"非常非常老"可以帮助孩子区别普通感冒的人和患有终末期疾病的人;区别他们的父母、年长者和老年人。应该向孩子保证死亡不是惩罚,不是上帝的错,不是任何人的错,但有时候它就是会发生。要向她或他保证通常死亡并不痛苦,而且总是非常平静的。

如果是较大的孩子,足够理解发生的事,当亲人临死前希望见到孩子,他也愿意,应该允许孩子去见。在此之前孩子应该对她或他可能看见或听见,以及所感受到的一切有所准备。应该告诉孩子亲人可能看起来会怎样,要提及当时的环境,包括使用的医疗设施。根据孩子的年龄,简短的会面会更合适。看望一位濒死的亲人是帮助孩子了解死亡真实性的一种方法,也是孩子和亲人之间进行重要交流的一种方式。关键在于会面必须是孩子自己的选择。假如孩子不想去看望,大人要努力了解孩子为什么会拒绝,但孩子的愿望必须得到尊重。

在整个病程中,当孩子询问时应该告知亲人病情的变化。要允许孩子用自己选择的方式去关心亲人,可以通过写卡片,递一杯水或物品。有时候,照料濒死的亲人可以让孩子少一点无助感。

(二)如何向孩子解释死亡

理想情况下,应该由孩子信任和亲近的人在亲人逝世后尽快地,用温柔和关爱的方式告知孩子。例如:"我有个不好的消息"这样的说法可能有助于让孩子对噩耗有所准备。解释要简明,避免使用诸如"去世""逝世""走了"或"睡觉了"等隐语。这些隐语会让孩子相信死者还会回来或醒过来,或者另一

表 27-3 儿童和青少年复杂的悲伤反应

行 为	举 例
自杀的想法或行为	"我真想杀了我自己"
	放弃财产
	专注于媒体中自杀的题材
	想和逝者在一起
	自我惩罚的想法和行为
长期的睡眠障碍	失眠
	噩梦
持久性人格改变	原本整洁而得体的孩子放弃沐浴、修饰和穿着习惯
	饮食习惯改变：吃太多或太少
	外向转变为内向
	乐观变得悲观
	愉快的孩子变得具有攻击性
	安静的孩子变得焦虑和害怕
攻击性行为	危险的行为
	对他人造成危险的行为
过度或不适当的内疚	反复思考他或她是如何造成亲人死亡的
过度疲倦或在日常生活中长时间感到无力	不能起床持续 10 天以上
与他人过度地疏远或孤僻	不与其他人社交
	绝望
	抑郁
严重的幻想干扰正常的功能	相信死者会回来，特别是他或她乖的时候
因为恐惧而干扰正常的功能	害怕生病
	害怕死去
	逃避任何与死亡有关的事物
超级黏人	不停地查看父亲或母亲是否在
	检查自己和其他人是否有类似于死者曾经出现的症状
	如果亲人死于车祸，会对车辆特别警觉
持续模仿死者的言谈举止	承担超出能力范围的原来由死者承担的家务或责任
想念死者到了影响正常功能的程度	
滥用药和(或)酗酒	

方面会导致孩子害怕，夜里不敢睡觉。建议采用的方式是"爸爸病得非常非常重，现在他死了。爸爸的病使得他非常虚弱，不能康复，现在他不能动，没有感觉，也不能说话，吃东西，也不会再痛了"。这种直截了当的方式，可以打消孩子对死亡所抱有的错觉和幻想。

当孩子被告知亲人死亡后，可能需要一段时间表现出反应和感觉，提出问题和担心。大人和孩子分享自己的感受，可以帮助孩子理解他的感受是正常的。要提醒孩子看到周围人的感觉和想法，理解当亲人去世时悲伤、愤怒和恐惧都是正常的感觉。

告诉孩子葬礼的安排以及接下去发生的仪式也很重要，让他们了解将要发生的事。使他们可以放心地面对将要发生的事，并会得到照顾。

(三)儿童关于死亡的典型问题

非常重要的是根据孩子的发育阶段，对儿童或青春期青少年提出的问题给予专业、直接及简明的回答。当时孩子只能吸收一点信息，非常重要的是关注孩子的提示。了解孩子是否理解所说的也很关键。如果不确定孩子所提出问题的意思，应该进一步问他的意思以及谈话的主题。孩子常常会重复同一个问题，仅仅是为了消化答案。对于不了解的专业性问题,可以告诉孩子不知道。

最常见的一些问题列举如下。

为什么爸爸会死?进一步探寻孩子问这个问题是否是因为对死亡感到悲伤、愤怒或内疚十分重要。如果是这样,让孩子表达出这种想法或感觉至关重要。要使孩子在面对似乎不太公平的死亡中得到安慰。他们可能还会问有关身体的死亡过程。

什么时候妈妈会回来?用温柔的方式告诉孩子死去的人不会再回来;不管他或她多么希望妈妈回来,她也不能回来,因为她已死。有时候可以告诉孩子他或她可以永远保留对亲人的感觉和记忆,这样所爱的人就可以永远和他/她在一起。还可以告诉孩子亲人逝去的悲伤会随着时间而消失。

爸爸现在在哪?回答这一问题前最好先了解一下孩子认为爸爸在哪。大人的回答基于信仰。假如出于家族的宗教信仰,孩子相信父亲在天堂里,此信仰应该被确认。提醒孩子葬礼时,是将死者置于棺材内埋于地下,有助于减少混淆。

你也会死吗?回答这一问题时重要的是让孩子放心,以关爱的态度诚实地回答。比如:"将来有一天会死,我希望能长时间待在这里。我没有什么严重的疾病"。有时候孩子问这个问题是担心再次失去所爱的人,可以挑明了问"你是不是担心我不能在这儿照顾你?"

我能活多久?答案是没人知道能活多久,但没人能长生不死。应该告诉孩子大多数人会活到老年,多数老人并不担心死亡。

七、帮助失去亲人的孩子表达悲伤的指南

一百年前,死亡在儿童的经历中是自然的部分。祖父母常和家族生活在一起,孩子见证了他们的衰老和死亡。现代医疗明显降低了婴幼儿的死亡率,也延长了老年人的预期寿命,因此儿童很少看到死亡。越来越多的老人死在护理之家或医院等家庭以外的场所。死亡脱离了孩子的日常生活导致我们必须明晰地教育孩子什么是死亡和悲痛。

Sigmund Freud表明他对哀悼和忧郁的观点:他认为幼小的孩子不具有哀悼的能力。他相信只有当孩子发育进入到青春期,他们才会自我意识到哀悼的能力。更多的当代研究却发现事实上孩子具有感受并表达悲哀的能力,和成人相比,常常是间断的,持续的时间更长。帮助孩子表达丧亲之痛的一般性的指南列于表27-4,而儿童最常见的特殊情感的指

南则列于表27-5。

表27-4 帮助孩子表达悲伤的通用指南

允许孩子用自己的方式表达悲伤
在孩子准备好之前不要给他们压力迫使其回归正常的活动
允许孩子悲伤,谈论死亡
准备倾听
让孩子知道悲伤和表达情感是正常的
避免压抑情感的表达
如果孩子在承担失去亲人的责任,要温和地劝阻
大人不要在孩子面前掩饰自己悲伤的感情
允许孩子表达信仰和精神层面的关注
让孩子仍处于熟悉的环境。不要把孩子送走

表27-5 处理悲伤特殊表现的指南

表 现	建议措施
悲伤/抑郁	与他人交流关于逝者的回忆
	展示逝者的照片或纪念品
	制作纪念册
	做运动
愤怒	允许孩子用各种活动减轻愤怒
	对孩子的愤怒表示关心
	了解孩子处理愤怒的方式
	继续保持家规和日常家务
内疚和后悔	以写信或画画的形式描述死者的"未完成事业"
	把内疚感写在纸条上,系在氢气球上"让它飘走"
	做两个玩偶,让孩子的玩偶和死者的玩偶对话
恐惧	帮助孩子认识恐惧
	多次安慰孩子使其感到安全
	花时间单独和孩子相处,使他们感到自身的重要和被关爱
身体的症状	了解其他可能的感受、症状或情感
	让孩子了解为什么会发生死亡
	请儿科医生安慰孩子

此过程有助于人们治愈他们的痛苦。当我们失去某个亲近的人时,悲痛是自然的反应。孩子可以直截了当地接受失去亲人的痛苦。如果大人试图保护孩子远离这种痛苦,事实上他们常常只是试图保护自己。帮助孩子应对亲人死亡时,需要谨记,最重

要的是允许他们用自己的方式和时间表达他们的哀伤。非常重要的是，在孩子尚未准备好之前不要迫使他们重新开始正常的活动。

孩子倾向于在"悲伤爆发"后，恢复正常的活动和游戏。儿童通常不能用语言简洁地表述他们的感受，取而代之，他们会通过行为和游戏表达他们的感受。他们可能在成人看来很不合适的时间笑或玩耍。

儿童需要感到谈论死亡和悲伤是正常的。但是，假如孩子不想谈论，成人也要尊重他的需求。大人要让丧痛中的孩子明白任何感受，诸如愤怒、悲哀、恐惧或悔恨，都是正常的，都愿意倾听和帮助他们。拥抱和爱抚有助于让丧痛中的孩子在表达情感时感到安全，还可以让孩子感到是被关爱的，会得到照看。Alan Wolfelt认为如果悲痛中的孩子被忽略，他们会因为亲人逝世而倍感孤独。

对悲痛中的孩子传递"别哭，你需要坚强"，"现在你是家里的男人了"，或者"做个好姑娘，你妈妈现在比以前更需要你的帮助"等信息会压抑他们对悲伤的表达，产生对他们不公平的期望。假如大人觉察到孩子承担失去亲人的责任，要温和地劝阻。如果父母中的一方去世，丧痛中的孩子不应承担失去妻子的父亲或失去丈夫母亲的"红颜知己"或"伙伴"的责任。

大人不应对孩子掩饰自己的悲伤，这很重要。假如掩饰，会导致孩子错误地认为表达这类情感是不对的，是羞耻的，应该掩饰自己的悲伤。但也不应在孩子面前毫无节制地长久地过度悲伤，这会惊吓到孩子，使其感到焦虑。

对于很多丧痛中的成人和孩子来说，信仰是力量的重要源泉。孩子们接受事物比较简单，因此"这是神的意志"或"Bonnie在天堂里很幸福"等解释会让孩子惊恐或困惑，而不是感到舒适，这可能部分由于信仰在孩子的生活中尚未占据重要的地位所致。询问孩子是怎样看待对死亡的解释非常重要。允许孩子表达他们的信仰和精神的关注也非常重要。

当有人死去时，父母可能会尝试"把孩子送走"，既是为了保护他免受痛苦，也可能是当他们处于悲伤之中时难以照料孩子。在悲伤的时期，孩子待在熟悉的环境里维持日常的生活是最合适的，分离会增加他们的被抛弃的恐惧感。

（一）悲伤/抑郁

丧痛中的孩子出现悲伤或抑郁时需要很多支持和关心来帮助他们表达悲伤的情感，度过这一时期。

一位著名的儿童悲痛治疗师，Helen Fitzgerald推荐了许多帮助抑郁儿童的技巧。她建议让孩子描述对死者好的和不好的记忆，并和其他人分享，孩子可以向他人展示照片或纪念品，做记忆剪贴簿。对于亲人逝世后非常绝望的孩子，让孩子想象一下假如不是如此悲伤，生活会有怎样的不同，可能有益。鼓励孩子从事体育活动是针对抑郁儿童的另一项有效的方法。

> 母亲去世后，Johnny有好几个月都非常孤僻和抑郁。最终，他的悲伤咨询师建议他做一个"上帝的盒子"，他可以写下所有悲伤的感情把它们放在盒子里，上帝会帮助他让他感觉好点。他几乎每天都写下新的感情记录。很快，他的父亲注意到他看起来愉快多了。

（二）愤怒

有时候儿童会更容易感到愤怒而不是悲伤或内疚。愤怒并不总是合理的，而且会逐渐增强升级。愤怒需要发泄，但是，大人可以帮助教导孩子怎样通过合理的方式疏导愤怒。未能宣泄的愤怒会转化成为抑郁或转化为失控的愤怒。

孩子通常倾向以生理学方面的方式表达他们的愤怒。与要求愤怒中的孩子"安静下来"相比，允许他们用其他的方式宣泄他们的愤怒会更有帮助，比如跑步、运动、在纸上乱涂乱画、撕纸、唱歌或捏面团等。重要的是不到愤怒的程度有所降低时，不要试图去处理愤怒的原因。大人可以在孩子发怒后，询问其发怒的情况。下列问题可能会有帮助"通常是什么导致你感到愤怒?"或者"你感到愤怒时，身体什么感觉?"通常，检测诱因可以降低发怒的程度，通过了解是什么触发了愤怒可以给孩子一种可以掌控的感觉。

询问孩子他或她认为什么才是应对愤怒的更合适的反应可能会有所帮助。大人为孩子设定宣泄愤怒动作的极限，也是可取的。例如:"不可以打我，但你可以打这个枕头"。维持家规以及家务活动实际上可以使孩子保持常态和增加安全感。

> Stephen曾和他的爷爷非常亲近，爷爷去世后，父母注意到他开始欺负弟弟，在学校里打架，和他的足球教练交流后，后者建议让Stephen在训练后以"击打"人体模型的方式发泄他的攻击性。经过2周的实践后，Stephen对其他孩子的攻击性明显减少。

（三）内疚和悔恨

有些孩子会因为曾与死者关系不佳而感到后悔，或悔恨未能在死者生前向其说明。例如："我从没有告诉母亲我爱她"，"我曾对父亲撒谎，但一直没有告诉他真相"，"妈妈死的那天我还在生她的气"，或者"我都没有机会道别"。

Helen Fitzgerald 描述了可以帮助孩子克服内疚和悔恨感的技巧。建议：给死者写封信或画幅画，描述他们之间的"未竟事宜"；让孩子将他或她感到内疚的事写在便条上系在氢气球上，然后放飞到天上。对年幼的孩子，她建议制作两个玩偶，一个画成像孩子的脸，另一个像逝者，通过两个玩偶交流的方式表达他（她）觉得内疚或后悔的事。

> Emily 的母亲去世后，她父亲发现她心事重重，无法专注于学业。几个月后，他们咨询学校里有与丧亲儿童打交道经验的辅导员。她建议 Emily 通过写信的方式和母亲"沟通"，此后 Emily 似乎得到了安慰。Emily 请辅导员读了这些信。信中充满 Emily 认为可以避免母亲去世的各种方法。辅导员看了这些信后，教育 Emily 让她了解母亲的逝去是由于严重的疾病；此后，Emily 开始放松，并能集中精力学习。

（四）恐惧

重要的是帮助孩子认识他们真正惧怕什么，再分别解决每一种恐惧。通常，有恐惧感的孩子需要反复得到安慰使其感到安全。同样重要的是，父母或亲人需要花时间单独和孩子相处，使他们感到自身的重要和被关爱。

> Anwar 的两个兄弟都在一次车祸中丧生。此后有好几个月，Anwar 都害怕驾驶汽车，也担心身边其他人会死去。在此期间，他的父母和家人给予他大量的爱和支持。他父亲决定帮助他逐步面对驾驶恐惧。首先，他们坐在车内很长时间，让 Anwar 表达了他失去兄弟的悲伤，他用捶打车子的动作表达对肇事者的愤怒。然后，父亲将车驶离车道，让 Anwar 确信他是安全的。第二天，父亲将车开上街道，让 Anwar 确信他曾是熟练的司机。很快，Anwar 就恢复正常的驾驶。

（五）身体症状

通常，悲痛中的孩子会有诸如头痛、胃痛等主诉，询问是否同时伴有其他感觉可能有用。他们可能不能恰当地表达他们的感情，开始在身体和感情之间建立起自己的联系。

如果孩子身体的症状与死者的症状相似，应让他们了解为什么发生死亡，会有帮助。可以请儿科医师向他们解释，确保他们的安全。

> Jose 在父亲死后的几周内，一直感到头痛。他觉得作为长子，为了母亲和弟妹必须"坚强"，因而很少表达感情。在父亲去世 2 个月后，他的叔父带 Jose 去扫墓。在坟前，Jose 开始向父亲哭诉，并和叔父用几个小时共同追忆父亲的过去。此后，Jose 的头痛消失。

（六）针对丧失亲人儿童的支持小组

丧亲支持小组是为丧痛中的儿童提供支持的最成功方式之一，尤其是对较大的儿童。Doughy 中心（处理儿童丧痛问题的专业机构）的执行主任——Donna L. Schuurman 建议，丧痛处理小组应该将儿童按照年龄和发育水平分组；分组中可以不考虑逝者死亡的类型及与儿童的关系，但是不同经历（离婚或死亡）的儿童不应被编在同一组。通常，儿童支持小组较成人支持小组灵活，常常包含游戏的时间。

丧亲支持小组重要的优越性之一是，悲伤的儿童可以在组里发现其他有类似经历的孩子。

同类的孩子们相处，有助于了解他们的经历和反应是正常的，帮助他们理解自身感受也很重要，通过倾听其他已成功应对丧痛孩子的经验能让他们看到希望。在丧亲支持小组中，孩子明白他们可以通过健康的途径表达自己，还可以从别人那里学会如何处理类似的情感和境遇。

（七）学校对丧痛中孩子的支持

儿童有大量时间是在学校里度过，老师和同学是关爱悲伤孩子的重要源泉。老师和辅导员应该有针对性地让有亲人患重病的孩子了解疾病的病程，在其亲人逝世后讲解死亡的过程。老师们应了解孩子对于疾病了解的程度，以便能为他们提供最好的帮助。老师还可以帮助观察丧亲孩子的情感状态和行为。学校可能要改变悲痛中孩子的作业，或为他们提供额外的学习指导和帮助。

老师应该让丧亲孩子的同学了解有关的信息，并指导同学们如何对待和帮助丧亲的孩子。例如："听说你姐姐的事我非常难过"或者"听说你父亲去世了我非常伤心"。欢迎回校的海报或是表示同情的卡片也非常合适。

切记，有的孩子在丧亲后，和同伴在一起的时间多于家人。另一方面，有些孩子，特别是较大的孩子,因为不想与众不同,被孤立,而不愿让同学知道有关的信息。

(八)丧亲之痛儿童的游戏疗法

游戏是丧痛中的孩子,尤其是年幼的孩子,表达悲伤的主要途径。常常可以见到年幼的孩子以举行仪式的方式试图理解死亡,例如埋葬动物或昆虫,或是用玩偶或扮演角色表现死亡和悲伤的过程。儿童常常通过游戏减轻经历的创伤,并以他们感到舒服的方式重复,使其远离现实,并得到安慰。如果父母或老师发现孩子演出的是死板、悲伤或重复的人物,应该开诚布公地和孩子交流他们正经历的事情。

专注于年幼儿童的丧痛治疗师会用游戏帮助孩子接受失去亲人的现实。游戏疗法的优势在于年幼的孩子语言表达感受的能力有限,他们忍受失去亲人痛苦的能力有限,持续的时间短;最终,交流他们的感受、愿望和恐惧,并通过游戏解决他们的问题。治疗的目的是帮助丧亲的孩子简化哀伤的过程,澄清孩子关于死亡认知上的混淆。

八、帮助丧痛中青少年的指南

表 27-6 罗列了"丧痛中青少年权益的清单"。是一位丧痛中的少年所写,此文件实质上是怎样帮助丧痛中青少年的指南。

表 27-6 丧痛中青少年的权益清单

悲伤中的青少年拥有以下权益……

- 了解死亡、死者以及情况的真相
- 其问题获得诚实的回答
- 以尊重的态度倾听他们的意见,可以保持沉默,无需诉说悲伤的情感和想法
- 可以不同意他人的观点和结论
- 可以瞻仰死者或死亡的场所
- 在不伤害自己和他人的前提下,可以用任何方式表达悲伤
- 可以感受他们所有独特的悲伤感觉,想其所想
- 不必遵循高中健康教材中所指出的"悲伤的阶段"
- 可以按照自己特有的,个体的方式去哀悼,无需被认可
- 可以对死亡、逝者、上帝、自己和他人表达愤怒
- 可以保留他或她自己的神学和哲学上关于生命和死亡的信念
- 参与死亡相关仪式的决策
- 在哀悼场合不被利用
- 可以有因未能阻止死亡而产生的不合理内疚

由 Dougy 中心的儿童所写,经波特兰的 Dougy 中心同意

作为照顾失去亲人孩子的成人,最重要的是让他们知道你可以随时提供亲近、无条件、关怀和适当的帮助。让他们知道任何时间都可以和你交谈,你会倾听他们想要说的任何事;这样,可以明显提高你帮助丧亲儿童的能力。不要认为他们会主动和你交流,需要问他们是否愿意交流。假如丧亲之痛的少年问问题,可以问他们"想问什么"。要开诚布公,交流你自身失去亲人的感受及困难。要诚实。交流中,不要用委婉语,比如"离去"或"丢下我们";用死者的名字或家庭角色(如妈妈、奶奶等)。如果他或她问的问题比较难,可以说"我不知道",不要不懂装懂,十几岁的孩子可能会知道你不知道的东西,尽管他们不是立刻就能想起来。你要倾听,询问引导性的问题让他们主动交流。回顾谈话的内容,请孩子总结你们所讨论的问题。据此,可以了解他们是否有误解或错误的观念。

假如你自己无法和你的孩子谈论死亡,就找愿意谈论此事的其他人,比如其他亲属、其他丧亲的少年,或者专业人士,例如社会工作者、神职人员或学校辅导员。

分享你自己的想法、关注和感受。以自身为榜样显示表达悲伤可接受的方式。让他们看到你的悲伤,从而能表达他们的悲伤。讲故事、阅读、写诗或日记都是表达个人悲伤有效的方法。可以和(或)不和别人分享。

和孩子分享并谈论宗教信仰。假如你的孩子有宗教上的疑问而你不能解答,应承认并寻求神职人员(牧师、神父、拉比或阿訇)的帮助。如果你的孩子表达不同于家族认可的信仰,尽量不要给予负面的反应。较大的青少年特别容易产生为将来丧痛做准备的自身的信仰。较大的青少年可能需要进行某些信仰"实验"。把他们介绍给你当地的神职人员。

丧亲青少年的家人,特别是父母,可能会成为他发泄愤怒,以恶语伤害的对象。此时,成人感受着自身的伤痛,特别难以忍受孩子冷酷的态度。要尽量避免采取可能与孩子产生隔阂的处理方法,而应把焦点转移到关注孩子试图掩盖的痛苦。此时,悲痛的孩子可能会不易接近,需要找适当的时机和他交流。

亲人逝去前后的过程对家庭是极大的灾难。丧亲后,应该尽快重新建立日常的生活秩序,包括合理的规划和规则。所有孩子都需要来自于家庭规划和规则的安慰和安全感。对于较大的孩子,区别在于你需要开诚布公地和他们协商适合他们的规划和规则。回忆当你在他的年龄时感到的恐惧和焦虑,可

以帮助你以更灵活的方式和他商讨。

青少年的哀伤可能是间断性的。曾有两个少年在其父亲病故后的 1 小时内，就玩视频游戏。家人认为这是不恰当的行为。幸运的是有生命末期关怀的专业人士在场，向家人保证此现象正常，需要给孩子以自己的方式进行哀悼的空间。有时候，孩子们需要从深重的哀伤中得到暂时的缓解，做某些事分散痛苦。孩子们可能在意外的时间出现情绪波动和情感宣泄。同样，孩子们悲伤的情感可再次浮现在特殊的日子或纪念日，如生日、假日以及逝世周年祭。

成人对所有经历丧亲的孩子真诚地表达理解、关爱和爱抚，将提高他们的应对能力。每个孩子的悲伤都是独特的，让他们说出丧亲对他们的意义，帮助他们用自己的方式从逝去亲人中成长。

大多数情况下，经历丧亲的青少年不需要专业的帮助。朋友、家庭和社会关爱的环境，可以为他们提供必需的支持和学会失去亲人后如何生活的庇护所，使他们能以自己的方式继续日常生活。

然而，在某些情况下，可能需要专业人士的帮助。对非正常死亡，如人为的死亡（谋杀、战争或暴乱），自然灾害（洪水、龙卷风、地震或飓风），常需要有关的家庭医疗保健专业人员的评估。某些情况下，需要考虑到长期的并发症如创伤后应激综合征。

假如孩子出现让你担心的症状，需寻求专业帮助和评估。这些孩子往往通过行为表现悲伤。即使孩子对你有宣泄的行为，也应该表达你对他的关爱。如果是严重或长期的悲伤，应该为你的孩子寻求悲伤咨询。家庭和朋友间信任融洽的关系可以为孩子提供强有力的支持。个别咨询有助于解决个体的问题。儿童及家庭咨询师是丧事期间的整个家庭首要的支持来源。支持小组可以减少孩子的孤独，及不同于同龄人的感觉。通常，同龄人对于青少年的影响大于父母。乐于助人，上进的青少年支持小组对于处理青少年的丧亲之痛有极大的帮助。

如丧亲的青少年需要咨询，首先可从家庭医生处获得帮助。在适当的时候，家庭医生可以转诊给心理健康专家，或推荐其他必要的治疗。还可以帮助获得保险的福利，或公共的卫生资源。

因为青少年的大多数时间是在学校度过，因而，学校是帮助丧亲儿童的另一个重要的资源。如果丧亲的青少年非常悲痛，学校的教职员，例如老师以及辅导员应该提供帮助。他们是帮助青少年无价的支持者。此外，辅导员还了解社会资源。应让学校的辅导员和老师了解有关的信息，以及孩子和死者的

密切关系。并请老师和辅导员将孩子在学校里行为和表现的任何变化及时反馈给家长。观察孩子的学习成绩。丧痛中的孩子常会因为失眠或睡眠规律紊乱而休息不好，他们可能在课堂上不能集中精力，或不能完成作业。学校可以提供帮助，必要时学校可以考虑专门推荐一名导师。

大多数社区有很多资源。具备针对孩子和青少年丧亲中心的社区日益增多。许多社区还有自助的电话号码或帮助热线，能列出孩子所在社区里专为丧亲儿童和青少年设立的服务机构。有的社区有公共心理健康中心，这些中心可以帮助评估和转诊受丧亲困扰的青少年，特别是有抑郁、沮丧和异常愤怒的儿童。可提供丧亲关怀的另一个社区资源是当地的生命末期关怀机构，哪怕死者不是他们的病人。通常，生命末期关怀机构可以免费提供资源或丧亲治疗。

无论是娱乐性的团体，或宗教青年社团，如基督教青年会或童子军，都能成为帮助丧痛青少年的有用资源。参与其中会使青少年获得培育，从悲伤的境遇投入到健康的环境中。其中的某些青年社团甚至可以直接联系到帮助丧痛儿童恢复的顾问。当地的庙宇、教堂或清真寺，以及当地的长老、拉比、牧师、阿訇或其他神职人员是可以寻求帮助的另一个重要的资源。许多地区的宗教团体可以提供宗教咨询，从精神的角度解决丧亲之痛。

互联网也可为丧亲的青少年提供有价值的支持信息。尽管要注意互联网上可能有许多不恰当的信息，信誉好的网站可以提供阅读的资料，也可供撰写个人博客。图书馆和书店也有解决丧亲之痛的读物。

九、悲伤中的父母需要照顾好自己

尽管本章关注的重点是照顾丧亲的儿童，但不可忽视对悲痛的父母的照顾。许多父母发现度过此阶段非常困难，因而需要得到必要的支持和帮助，以使他们能更好地照顾丧亲的儿童。然而，有些家长发现帮助丧亲儿童本身就是对自己的一种特殊的治疗。确保丧痛中的父母和孩子之间建立最好互动关系的建议列于表 27-7。对丧亲成人的照顾已在第 17 章中充分讨论。

十、儿童参加葬礼和悼念仪式的指南

著名的丧痛专家 Therese Rando 有关仪式的解释是：我们人生中必经的重大事件，包括死亡。葬礼为悲伤的人们提供了情感和身体交流的时间和场

所。葬礼仪式是提供社会支持，以及从精神和哲学层面追忆逝者的机会。有朋友和家人参加的个性化的葬礼最有意义。

表 27-7　对悲痛的父母的建议

理清自己的担忧、怀疑和恐惧。不能克服自身恐惧的成人去安抚孩子非常困难
注意身体健康——休息、合理膳食、适度运动、避免饮酒和用药
记日记，阅读有关丧痛的书籍，参加丧亲支持小组。许多丧痛专家建议在此阶段不要急于做出人生中的重要决定
接受他人提供的帮助和支持。可请亲友照顾孩子，帮助安排丧葬事宜。非常重要的是不要使自己孤立
允许孩子关心父母，直到他们感到疲劳
寻找某些能分担为孩子提供情感支持责任的人

　　失去亲人后，成人面对的困难是决定是否让青少年参加葬礼或悼念仪式。通常，根据指南，假如孩子愿意，应该允许他们参加守夜、葬礼和埋葬仪式。孩子也可以参与葬礼计划的制定。和家庭成员共同参加这些仪式，可使孩子从他人处获得支持，为他提供用自己的方式向死者告别的机会。

　　永远不要强迫孩子去参加葬礼和悼念仪式。但更重要的是要了解孩子不想参加的原因，关注他们可能有的恐惧和疑问。有助于大人去了解孩子恐惧和担忧的问题包括："葬礼上你怕什么？"或者"假如让你去追思仪式，你会有什么感受？"

　　对在丧葬仪式中可能发生的各种情况应有所准备。仔细描述丧葬仪式的过程（可能会看到的事、其他人的反应、可能有的感受）可以缓解孩子的焦虑。告知儿童在丧葬仪式中，哭泣与否均可。成人必须对儿童表示出额外的关注和情感，以免儿童感到被遗忘或忽视。对于青少年，要注意不要在同伴面前拥抱他/她。如果孩子希望提前离场，应安排可信任的成人陪伴或接送。

　　永远不要强迫孩子去瞻仰或触摸遗体；应该尊重他们的选择。如果他们愿意去瞻仰遗体，提前解释遗体的样子将有助于让他们意识到最终的死亡。可以这样解释："Sally 会躺在一个叫作棺材的木头盒子里。她看上去像睡着了，其实不是，她死了。她的胸部不再起伏，因为她没有呼吸。"对于某些孩子，触摸遗体可能会满足他们的好奇心，或作为告别或表达爱的方式。假如孩子想触摸遗体，应该告诉他/

她，遗体是冷而硬的。但是，有些儿童并不需要触摸或瞻仰遗体就知道死亡是真实的。应该询问孩子是否愿意将自己的物品和逝去的亲人共同埋葬。在棺材里放置小礼物、图画、信或他们自己的照片常常可以让孩子得到安慰。

（一）向孩子解释土葬和火化

　　如果是土葬，要向孩子解释相关的细节，有助于避免孩子误会他们的亲人只是在那里休息。可以这样解释："棺材会被封闭，运到已埋葬许多其他逝者的墓地（或放置在陵墓的墙洞里）。他们必须被放在那里，因为他们已死去，会像死去的松鼠一样开始腐烂。"

　　有时候孩子理解火化有困难，在描述时，要让孩子了解死者已无感觉，因此不会痛。假如孩子想在火化前瞻仰遗体，大多数太平间都可以安排。对孩子描述火化时可以这样说："火化在火葬场举行，是用热能将遗体转化成骨灰，放在一个特殊的盒子里，家人可以决定处置骨灰的方法。"

（二）和孩子共同悼念逝去亲人的方式

　　悲痛的过程终究会随着思维方式而改变，从另外一个角度去看待死亡和人生，最终能从悲痛中解脱。悼念逝者会促进这一重大的转变。悼念逝者可以是公众或私人的事件，可以复杂也可以简单。重要的是仪式策划时要取得孩子的认同，不能强加给孩子。可以通过分享意见的方式邀请孩子积极参与悼念仪式。

　　有助于悼念死者的方式是去墓地或死者最终的安息地。这也可能是孩子告别或满足其好奇天性的方式。和对葬礼一样，要事先向孩子描述在墓地可能看到或感受到的事物，允许他们问问题。家人常常带着鲜花、图画、小礼品或者便笺放到坟前。扫墓时，大人分享他们感受的同时，也让孩子分享他们的情感非常重要。这将有助于将来关于扫墓的想法和感受的交流。

　　Phyllis Silverman，William Worden，以及其他专家都描述过失去亲人的孩子常常会以某些方式和死去的亲人，比如父母，保持联系。他们相信父母仍会通过某些方式和他们在一起。孩子们会热衷于加强和死者联系的许多仪式或活动。家长要尽可能经常地和他们谈论与逝者有关的事，给丧痛中的孩子更多的机会去分享他们对逝去亲人的回忆。看相册、讲故事、去孩子们和死者一起去过的特殊的场所、保留逝去亲人的纪念品都是重要的悼念活动。

　　还有许多有创意的缅怀方式。如给死者写信，将信件放置在特殊的地方,可以与他人分享,或在坟前焚烧。假如和死者之间存在未竟事宜,尤其是对于年长的孩子来说,焚烧信件十分重要。艺术作品对丧亲儿童有非常好的治疗作用,让孩子以非言语的形式表达自身的感受。要由孩子决定是否和其他人分享他们的艺术作品。有的孩子会把他们的感情和记忆写成诗歌、故事和日记。其他创意还包括制作剪贴簿或相册,制作存放死者纪念品的珠宝盒,栽种纪念树或植物,用逝者的名义做慈善捐款。

(三)节日和特殊纪念日

节日和特殊纪念日对于丧亲儿童特别困难,尤其是在第一年。节日和纪念日都会令他们想起死者以及与之相关的愉快记忆。在节日里,看到他人的幸福会使丧亲儿童感到空虚。特别是在临近节日的日子。

要提前让丧亲的孩子了解在节日或纪念日可能经受的痛苦。提前和他们共同做些减轻在节日中痛苦的事。可以更改过去有逝去亲人参与的节日仪式,制定新的仪式。

母亲节和父亲节会让失去父/母的孩子特别难过。他们可以选择去公墓缅怀死者,或者去与父母的美好记忆有关的特殊地方。如果他们受邀参加需要有父母出席的活动,比如母亲节庆典,他们可以选择带一个"临时母亲"出席。

将近第一个周年祭时,孩子们常常会反复重温逝者最后的日子。在纪念日里,孩子常常需要额外的安抚和支持。家人和孩子分享自身对纪念日的感受以及对死者的怀念很重要。

孩子常常会选择为逝者庆祝生日。他们会为逝者制作生日礼品,或烘焙蛋糕,点亮生日蜡烛。庆祝仪式还包括分享逝者过去过生日时的记忆。去墓地祭扫也是让孩子向逝者说"生日快乐"的一种特殊方式。其他节日也可以采用相似的方式进行悼念,包括赠送礼物、分享关于逝者的记忆、举行特别的仪式。

(四)父/母或重要亲人的死亡

父母天性热爱他们的孩子,孩子的生存和安全依赖父母。Silverman 认为经历丧亲的儿童,如何谈论去世的父/母或重要的家人,如何看待死者在他们生活中的地位,比不同年龄段对死亡的理解更重要。如果父/母或重要的家人是突然死亡,或者孩子生活中缺乏坚强的替代者,会使孩子的境况更加艰难。

有些孩子幻想父母会再回来,另一些会希望自己也死去,这样可以和死去的父母团聚,但这些想法很快会消失,并非真正想自杀。当孩子表达出这种愿望时,要做更深的了解,确定他们是否真的有特别的计划或方式以达到目的。

Silverman 描述了孩子对失去父/母以及重要亲人的适应和接受的过程,可能贯穿其一生。在这些孩子的不同成长阶段,可能重复思考父/母死亡的意义。他们会在毕业典礼、婚礼以及孩子降生等重大事件时再一次回想起失去的亲人。

有的孩子会把逝去的父/母或重要的亲人理想化,回忆他们在世时愉快的事情。这是适应性的反应,除非孩子对父/母的"离去"感到愤怒或和逝者的关系中尚存在"未竟事宜"。父母中在世的一方要允许孩子对逝世的父/母理想化,要向孩子明确表示对他们的关爱,用爱和支持安抚他们。

十一、手足之死

失去兄弟/姐妹的孩子不仅要面对手足之死,还要应对自身和父母因悲伤导致的行为改变。儿童因手足之死的丧痛反应可能比父母更长或更短,他们对死亡可能有不同的理解。孩子会被同伴或其他大人问及大量关于兄弟/姐妹死亡的问题,这可能对孩子造成巨大的压力。

患病的孩子常常会从父母那里得到比健康的兄弟姐妹们更多的关心。活着的孩子常常相信当兄弟姐妹死后,他们可以从父母那里得到更多关心,当期望落空时他们会感到非常失望。活着的孩子还会受到身份和角色问题的困扰。"我还是弟弟吗?"或者"现在由谁出去丢垃圾?"

有时候,悲伤的父母会过度保护幸存的孩子,担心他们也会死去或生病。另一些父母会对孩子寄予不合理的期望或要求,例如,希望他们承担死去兄/弟的责任和角色,或者做出同样的贡献。非常重要的是,无论心里怎么想,父母要避免对幸存孩子的过度保护或过度纵容。注意不要在逝世的孩子和他的兄弟之间进行比较,这会让活着的孩子感到不自信。还要注意,不要把过去由逝世的孩子所承担的责任不恰当地强加在其他孩子身上,特别是与其发育阶段不相称的责任。

出于上述理由,失去手足的孩子需要从父母那里获得更多的安慰,使其确信不管他们是谁都是被深爱的,会得到关心和支持。让孩子了解兄弟/姐妹的死亡不是他们的过错。鼓励他们分享关于逝世兄弟/姐妹的记忆,保留相关的纪念品,参与家族对于逝去孩子的仪式。

十二、结 论

遭遇丧亲的孩子和青少年是特殊的,因为他们比其他人更早地经历了失去亲人的痛苦。这些孩子的特殊性还在于他们还不能充分理解"永远逝去"的真正含义,相反,他们会执着于死亡的内在表现。失去父/母或重要亲人的孩子和其他的孩子有所差别,他们失去了"父母会永远保护他们"这一天真的想法。失去手足的孩子,或者遭遇年轻同伴死亡的孩子被迫对"有时候年轻人也会死"这一残酷的现实。

这一章列举了儿童和青少年遭遇丧亲之痛时典型的情感、身体和行为的表现,为成年人进行干预提供了指南。当成人真正去倾听丧痛中的孩子,从他们的表现中领会到他们的暗示,就会明白孩子们最需要的是无条件的爱、会被关爱的保证、对丧葬过程的参与以及在丧痛的全程都能得到帮助。值得成人欣慰的是,大多数社区已在帮助失去亲人的孩子中起着重要的作用,并获得积极的效果。

当成人用开放、诚恳的态度和孩子讨论死亡时,特别是从未有死亡经历的孩子被直接告知死亡的事实时,他们将开始认识到死亡是生命的自然组成部分,而不是值得害怕的事情,或是只发生在别人身上,永远不会发生在他们或他们家庭的事情。给孩子必要的时间面对死亡的真实性,让他们能恰当地表达悲痛,而使他们的丧痛过程获得一个积极的结果。

参 考 文 献

Bolby J: Attachment and Loss: Loss, Sadness and Depression-Volume Ⅲ. New York, Basic Books, 1980.

Seibert D, Drolet JK, Fedro JV: Helping Children Live with Death and Loss. Carbondale, IL, Southern Illinois University Press, 2003.

Douglas R: Rachel and the Upside Down Heart. New York, Penguin Group, 2006.

Gootman M: When a Friend Dies: A Book for Teens About Grieving and Healing. Minneapolis, Free Spirit Publishing, 2005.

Myers E, Adams K: When Will I Stop Hurting? Teens, Loss, and Grief. Lanham, MD, Rowman & Littlefield Publishers, Inc. , 2004.

Meyers K: Truth about Death and Dying. New York, Facts on File, Inc. , 2005.

第 28 章

生命末期关怀和危急护理：急诊室和重症监护室

Joel S. Policzer, Forrest O. Beaty　　黄国倩　译　　孙静平　校

一、生命末期关怀和急诊室

医院的急诊室有很多作用。其最基本的作用，急诊室被设计为医疗健康体系的转送和分流意外事件患者的场所，在此为急需救治的患者做急救或维持生命的治疗。其次，是为急症、慢性疾病恶化以及创伤患者提供医疗的中心。此外，它也为没有医疗机构支持的终末期患者提供医疗；最后，它是患者从一个医疗机构转运到另一个医疗机构的场所。

（一）容量问题

大多数医院的急诊处于容量饱和或过度负荷状态，特别是有 300 张床位、有Ⅰ级创伤中心的郊区医院的急诊室。导致急诊过度负荷的状态有很多因素，和其他医疗机构过度负荷的原因相似。人口的老龄化，伴随着多种慢性健康问题的累积，势必会导致更多的人在出现一项或多项健康问题恶化时到急诊就诊。住院时间的缩短导致患者转移到院外时尚未充分痊愈，仍旧需要医疗护理；如果出院后没有按计划随访，患者发现并发症，只有看急诊。注册护士短缺对急诊室的影响和其他机构一样；护士越少意味着患者等待诊断和入院的时间越长。由于复杂患者日益增多，造成急诊室医护人员在工作量和工作效率上极大的压力。此外，目前有大量的患者没有医疗费用的支付来源，把急诊室作为初诊的诊所。最后，卫生医疗体系问题增多，诊所的内科医师把非

工作时间出现的，有时甚至在正常工作时间内的疑似急诊的患者转到急诊室，导致急诊的过度负荷。

（二）患者的人口特征

在 2002 年，Sanders 已经注意到了在急诊室就诊的老年人与总体人口不成比例。据报道，65 岁及以上的人群占人口的 12%，但在急诊室的就诊量却占 43%；由急诊收入重症监护室的比例相似。急诊中占首位的诊断为充血性心力衰竭，绝大多数急诊在夜晚和周末就诊，常常由长期护理机构转入。可以预见，此后此种情况将进一步恶化。

这些老人患有多种疾病，不符合"理想的"急诊室患者的构成模式：他们的治疗和预后明确、易于治疗、顺从性好、易于合作。他们都是些理论上不应该，但实际上却是急诊室治疗的患者，如下述的典型病例。

84 岁男性，主要疾病为慢性阻塞性肺疾病及充血性心力衰竭，2 个月内第 3 次因为气急加重到急诊室就诊。患者承认没有遵医嘱吸氧，不能清楚记得口服药物的服用情况，但曾多次使用过喷雾治疗。前一次是于几周前就诊，需要插管，但 72 小时后顺利拔管。之后他很快就被转诊到呼吸系统康复机构，接受教育后回家。患者的家庭医师处于半退休状态，不值班；患者的治疗主要依赖于急诊室医师、住院部医师及肺科会诊医师；患者不能再开车，因而不能进行出院后的门诊随访。患者的妻子患有老年

痴呆,且逐渐加重,患者需负责照料她的生活起居。妻子不喜欢氧气压缩机的噪声,一旦患者使用,她就断开它,从而干扰患者的治疗。这对夫妻有两个孩子,虽然住的很近,但是由于他们自身的医疗和社会问题,未能承担起照料父母的责任;孩子们担心他们的父母不能获得药物,甚至不能获得和准备食物。在急诊室,患者接受了利尿药治疗,效果很好,他不清楚是否需要急诊住院。

该患者有许多需求目前尚未得到充分地解决。针对患者的情况需要采取更多的措施。他的需求包括:更多的支持和监督以确保他得到药物,并正确服用;尽管患者自己的健康状况不断恶化,还需要照料他的妻子,成为主要的照顾者;使他得到充足的食物、充分的医疗救助,即可防止他的主要医疗问题发展到需要急诊的地步。此外,还需要有人陪伴患者和他的家庭,帮助他们制定医疗目标,从而明确其未来的治疗选择,并使之符合患者的自身需求。

(三)急诊室的医疗观念

我们的医疗观念是“救死扶伤”,与急诊室的观念相同。急诊室医生救治的优先权是基于疾病和损伤的严重程度;最严重的疾病或创伤接受最好的治疗和最多的关注。意外死亡风险最高的患者应受到最优先的诊治。正是这种“急救”的观念造成了急诊室的治疗和传统的生命末期关怀之间的矛盾。

首先,生命末期关怀的前提是患者及家人都已接受“尽管已得到了充分而先进的治疗,患者的死亡是不可避免”这一事实。然而,当慢性疾病恶化时想在急诊室得到充分而先进的治疗几乎是不可能的。急诊室的医护人员既没有关于患者足够的临床知识,与患者也无长期的医疗关系,无法用满怀同情的态度来指导患者及家人进行恰当的医疗抉择。

其次,生命末期关怀服务者了解患者疾病的发展过程及慢性疾病进展的过程。而急诊室的疾病是急性的,常因意外就诊,发生死亡的原因无规律。

再次,生命末期关怀服务中,患者在疾病进展到终末期时能有充足的时间来满足其姑息性治疗的需要。而对于急诊室的时间是非常有限的。

最后,生命末期关怀包含医疗不以患者的死亡为终点的理念,患者死亡后,关怀的焦点将转移到患者家属的丧亲之痛。但是,急诊室传统上仅将患者视为治疗的重点,而不是像生命末期关怀提供者那样将患者及其家属作为治疗的单位。急诊室无法在患者死亡后为家属的丧亲之痛及其并发症提供照顾,这同时也可能增加急诊室工作人员的负担。

(四)急诊室和生命末期关怀提供者之间的合作

社区的生命末期关怀服务机构如何帮助急诊室的医护人员照顾此类患者?

急诊室医护人员经常需要面临无其他医疗服务,频繁在急诊室就诊的患者,急诊室成为此类患者主要的医疗提供者。急诊室的医护人员认识到此类患者病情进行性恶化时,需要更多的照顾和更好的安排。

许多机构已有了姑息性治疗服务,可使此类患者的情况有所改善。对因各种疾病的恶化到急诊室就诊的患者,可以请姑息性治疗专业人员会诊,帮助患者及其家属选择治疗方案及决策。患者常会不断要求自认为可以改善疾病的过度治疗,因为他们不了解这些治疗或者替代疗法实际无用。患者常常因症状的恶化而不满意目前的治疗,而去急诊室就诊,实际上这是不需要的。正确的选择包括,可以转到社区,以家庭病床型为主的养老院;如果患者是终末期,可以转到生命末期关怀服务机构。尽管目前资料不足,但相信此类患者中的绝大多数应该接受姑息性治疗评估和咨询,如果是疾病的终末期,应转诊到生命末期关怀机构。

当然,接受生命末期关怀和姑息性治疗的患者无需频繁光顾急诊室。任何经评估确定有生命危险需要加强医疗者不属于此类。举例如下。

67岁女性,患有严重的侧索硬化。她是位寡妇,没有孩子,但有一位私人特护每天24小时陪伴她。在过去的几个月,她的病情持续恶化,备有医疗遗嘱表明她不愿做生命末期抢救及人工喂食。开始时她仅在睡眠时需要用BiPAP呼吸机(最大通气量),但现在白天也需要使用。

将她病情恶化的情况通知家人后,他们从远方赶来与她告别。其中有她多年未见的兄弟和弟媳,后者为注册护士。当患者的呼吸状况恶化后,家人的焦虑也在增加,其弟媳冲动地打了911,医疗人员到达后把她送到急诊室,但没有带上她的医疗遗嘱。其家人到急诊室后,要求积极治疗包括气管插管和机械通气支持。但是当她的私人特护赶到时,将患者的医疗遗嘱告知家属及急诊室的医务人员,并将患者带回原住处,按其遗嘱行事。

特护人员与患者无经济利益关系,能正确地执行患者的医疗遗嘱。而家人已常年与患者无联系,现在却出现了并且指手画脚,急诊室工作人员对此毫无了解,而姑息性治疗的工作人员可以很快地做出正确的判断。专业人士可以迅速召集家庭成员、急诊室代表及特护共同讨论治疗的目的,以及即刻的医疗计划。家属表述要求积极治疗是起自于他们对患者常年疏忽的愧疚感，但是能够尊重患者的意愿。患者被安排转诊到生命末期关怀机构，接受院内的医疗监护使其呼吸状态尽量保持稳定。

生命末期关怀医疗的价值　生命末期关怀在与急诊室的合作中起到许多作用。其中最重要的作用是生命末期关怀的工作人员有能力将患者转出急诊室。例如，如果患者需要在家中增添较大的设备，以便提供更安全的、长期护理的环境，患者从急诊室到家庭，可以直接接受生命末期关怀住院等级的医疗护理，而使病情得到稳定；同时可对其家居环境进行改善。如果患者的临床情况不需要生命末期关怀住院治疗的护理等级，生命末期关怀机构可立即在患者住地提供服务。

经常被问到的问题是，假如已知患者仅能生存几天甚至几小时，甚或已是垂死的患者，为什么还要被转送到生命末期关怀机构？重要的答案是，不管患者接受生命末期关怀服务的时间长短，患者去世后，他的家人将会接受长达 12 个月的丧亲之痛的服务。如上所述，丧亲之痛的服务是生命末期关怀的重要组成部分，患者与其家人为生命末期关怀的服务单元，在患者逝去后，生命末期关怀帮助家人调节生活以度过失去亲人后的悲痛阶段。患者死亡之前，照护的重点是患者，直到他的生命终点；患者死后应该有效地开始合适的丧亲服务过程，将中心转移到死者的家庭成员，以帮助他们适应失去亲人后的生活。持续地对家属给予同情问候是帮助的一种方式（第 17 章对于悲伤和丧亲之痛进行了详细的讨论）。

急诊室的工作人员压力很大，危重、创伤、甚至濒死的患者接踵而至，无暇调整情绪。无论是死亡、悲伤、同情或工作上的过度负荷，都使得急诊室的工作人员无法满足患者及其家人的需求，以及他们本身的倦怠。最坏的情况会导致医务人员酗酒或滥用其他物质来缓解他们的苦恼。生命末期关怀服务中的社会工作者和牧师的工作有利于缓解急诊室工作人员的压力及维持他们的身心健康。

二、重症监护室中的生命末期关怀

传统观念上，生命末期关怀姑息性治疗和重症监护医学是完全相反的两个极端。自 1950 年后，重症监护意味着现代医学的巅峰，应用的全是最先进的技术。生命末期关怀和姑息性治疗医学起始于 1970 年的反文化运动，传统的医学观念认为医学是对疾病不停止的战争，治愈是唯一可接受的目标，致

使濒死患者成为这种观念的牺牲品。表面看来，此两种医疗体系的基本目标截然相反：重症医疗强调尽最大努力不遗余力地抢救生命；而生命末期关怀姑息性治疗接受死亡是自然规律。

但仔细分析，事实上，上述两者的目标一致，都是为医疗领域里最危重的患者服务，消耗大量的医疗资源，不仅包括医务人员的时间和精力，还有介入器材和药品。例如，不论是重症监护室还是生命末期关怀机构内，每位患者服用 8~15 种药物并非罕见。正如 Byock 所述，重症监护室以挽救或延长生命作为其首要目的，而减少痛苦、提高生命质量为次要目标；相反，生命末期关怀和姑息性治疗是以降低痛苦和提高生命质量为主要目的，而挽救或延长生命为次要目的。

此两种医疗模式看似不同，事实上两者间有很大的重叠，实践中应将此两种貌似不同的医疗模式共同用于临床。众所周知，重症监护的患者会有疼痛、气急及其他症状，恰当的治疗有利于预后，因为他们可以尽快恢复活动，从而降低了肺炎或深静脉血栓形成的风险。与此类似，由生命末期关怀和姑息性治疗机构护理的患者，如果认真地控制症状，治疗和介入的措施符合护理目标，定期评估和监控患者的治疗，定能延长生命。

生命末期关怀在重症监护室中的作用。据估计，在过去的 10 年中，美国死亡人群中约有 20% 死于重症监护室，这些人的年龄几乎都大于 65 岁，其消耗的医疗费用几乎占所有终末期住院费用的 80%。随着美国人口及婴儿潮一代的老龄化，可以预见此种需要的比例将明显升高，导致已紧张的医疗资源进一步短缺。因此，极其重要的是，让所有重症监护病房的患者接受与其临床预后相匹配的治疗：对于可能恢复功能的疾病应进行积极的根治性治疗，而对于基础疾病不可能改善的患者进行合理的支持治疗。

通常认为，重症监护室对患者的治疗应该与其临床情况匹配，但实际上却有些障碍，包括：社区医疗和医院急诊医疗之间缺乏连续性、医疗重症监护病房的医疗观念、判断危重患者的预后本身存在困难。下文将讨论这些困难，以及姑息性治疗在克服这些困难中的重要作用。

(一)治疗的连续性

普遍接受的概念是，最了解患者的医务人员，不论是医师、执业护士或医师助理，能根据与患者间长期的密切关系获得的信息，给予患者最合理的治疗：了解患者的临床医师、了解患者的目的、在不同情况

下患者想得到的治疗。此外，患者对熟悉的医师会有更高水平的信任感，相信在特殊临床情况下会接受到最好、最恰当的治疗。事实证明，连续性治疗已得到很好的结果：急诊室就诊次数减少，入院次数减少，医疗费用降低。

另一方面，如果医生处理一例不熟悉的患者，不能确定其治疗目标，往往会进行额外的检查和治疗，其结果常常不理想，其情景如下。

一例慢性咳嗽的患者，其咳嗽的原因是由于治疗高血压所用的 ACEI 的不良反应，还是肺部疾病的征象？患者的家庭医师应该了解此情况，但如果患者去看其他的医师，没有想到咳嗽为降压药的不良反应，而去申请胸部 X 线。如果该患者的 X 线检查结果显示右下肺有小的阴影，熟悉的医师会知道此情况已存在多年且无变化，而患者本人可能忘了或不了解这一情况，去看了新的医师，后者可能会推荐做活检。患者接受了活检，结果出现气胸的并发症。

显然，连续性医疗可避免 X 线、活检以及气胸。

美国的医疗体系所提供的医疗是不连续的。如患者没有固定的医师或护士，或者需要转院时，多数是通过急诊室或其他紧急门诊，而不是通过他们的家庭医师办公室。由于社区医师大多以团队形式工作，患者的主要治疗是在门诊，而住院治疗是由住院部的医疗人员负责，后者对患者的病情可能不够了解。出院后，如果患者不能回家，此状况将更加严重，患者的治疗会由另一组从事长期护理机构的专业的医务人员负责，而他们也同样不熟悉患者的病情、治疗目的和愿望。即使患者回到门诊，他们也极有可能由不同的医师或护士负责医疗。每一次的转诊都进一步破坏医疗的连续性，增加了患者接受不必要治疗的机会，以及出现不良和（或）失望的结果的可能性。不幸的是，目前估计有超过 60% 的患者在生命的最后 3 个月里经历过一次或多次类似的医疗转诊。

Sharma 研究了连续性医疗对危重患者治疗的影响。一项有关晚期肺癌治疗的回顾性调查中，有将近 3/4 患者的治疗是连续性的，由一位门诊医师承担。在研究期间，由同一个医师随访的患者转院比例由 1992 年的 60% 降低至 2002 年的 51%。进一步的研究显示，由一位熟悉的医务人员持续治疗的患者中，有 18% 在末次住院期间需接受重症监护治疗，而入院后由其他不熟悉的医务人员治疗的患者，需重症监护者超过 22%。

毫无疑问，住院治疗（或其他任何健康医疗机构）缺乏医疗的连续性，导致医务人员对患者的医疗选择和治疗目的缺乏了解，而必须与患者及其家属讨论这些本不需要讨论的问题。

（二）重症监护病房的医疗观念

Baggs 发现危重监护室的"医疗观念"对给予治疗的方式有重要的影响。由于起源于 20 世纪的技术发展，重症监护室已是技术密集的地方。呼吸机、血液动力学监测设施、床旁透析等都很普及。不足为奇的是，重症监护室常常臆断患者都希望接受这些过度治疗。如果患者不愿意用上述的设备或输液，就不会来此接受急救治疗。此外，介入性、高科技治疗是重症监护室的一般哲理，患者转诊到重症监护室后，其治疗受其主治医师和（或）负责医生治疗观念的影响。例如，外科重症监护室通常会接纳外科医师的个人理念，而外科医师的专业性决定了他们倾向于治愈。因此，他们更有可能认为重症监护室的治疗目标是挽救生命，而导致他们不停地尝试针对疾病的治疗措施，直到无可选择为止。在外科重症监护病房，生命末期关怀服务的决策通常是决定对濒死（预计患者只有数小时的生命）患者是否要撤除所有的生命支持措施。如果，患者及其家人以前已对医疗目的进行过讨论，在这种情况下可根据患者的意愿避免接受不必要的治疗。

医学专家，特别是重症监护专业领域的专家，如心血管及呼吸专科医师，在重症监护病房治疗的目的相似。然而近来，他们以及许多参与重症监护治疗的家庭医师在遇到明确的预后不佳的患者时，会把重点转移到更实际的方向。在此情况下，他们越来越接受合理利用资源的观念，并抱着"最好的希望，最坏的打算"的态度。因此，他们越来越倾向于在重症监护治疗过程中更早地停用支持性治疗，如已有明显呼吸机依赖而需要气管切开，或需要用经皮内镜胃切开置管（PEG）人工营养支持的患者。负责治疗此类患者的医师应尽早请姑息性治疗专科医师会诊，与患者及其家人讨论生命末期时的治疗目的，而不是像外科重症监护室一样等到濒死前再来讨论。

（三）预后的不确定性

入住重症监护病房后，患者和医师的目标常常是一致的：争取治愈，或让威胁生命的疾病明显改善，让患者回到最佳的健康水平。但是，随着治疗的进展，假如患者的临床情况不能迅速改善，患者是否能从严重病情中恢复则难以确定。预后的不确定性导致很难决定什么时候考虑将治疗从针对疾病挽救生命转向姑息性治疗，何时进行有关转换治疗目标及其他选择的谈话。重症监护病房的患者中只有约5％的人能参与自己治疗的决策，使得有关治疗选择的讨论更加复杂，因为大多数是与家庭成员商讨，而他们通常因为亲人的疾病已承受巨大的压力，在患者极其危重的情况下家人很难了解患者希望的治疗方式。

理论上有方法帮助医生预测哪些患者可从重症监护中持续获益，哪些不能，使医师能识别应该和哪些患者及其家人进行治疗目的和生命末期关怀的谈话。然而，现实中这些工具作为常规使用不够可靠。Barnato 和 Angus 在一篇重症监护结局预测模式的综述中报道，现有的工具，即使在特殊人群中验证，也未能显示预测的能力，而且这些模式都是回顾性的而非前瞻性的。例如，有特定循环和血管功能的某一年龄组的患者，当给予特定治疗后，可回顾性预测其治疗结果；然而，不能用此发现前瞻性的预测其他患者的治疗结果。

这些模式的主要缺陷是未包括生命质量的因素，而此因素在许多患者选择各种治疗措施时非常重要。显然，如治疗后生存的概率很高，患者会选择有很多并发症状的治疗；反之，如治疗可能导致明显的功能或认知损害，使生命质量降低，即使是痛苦少的治疗措施，也会有超过75％的人拒绝。影响患者和家庭决定是否要开始或延续特殊治疗的并不仅是为了生存，也会考虑生命的质量。

这些模式应用的另一个障碍是医师的阻力。负责治疗患者的医师常常具有更多的信息，而这些信息在为特定的个体进行决策时是非常重要的。此外，医师会认为使用这些模式而不是根据临床判断来预测患者的预后，有失于他们的专业权威性。他们也害怕如果遵从了预测模式的指导，而结局和预测不一致时会被追究法律责任。

（四）重症监护室内的姑息性治疗会诊

目前，许多重症监护室内死亡的患者都牵涉到保留或撤除生命支持治疗的问题。在这种情境下，有关治疗目的的讨论常常需要生命末期关怀服务的介入。据观察，在这种讨论中，医师表达的时间占据了70％，而倾听的时间仅占30％。家属认为这种谈话非常重要；事实上，医生沟通的技巧比其临床技能同样甚至于更加重要。交流包括接受信息和传递信息，让患者家属表达他们意愿的时间越多，他们对治疗的满意度越高。

不幸的是，许多急诊医疗领域的医生既没有时间，也没有接受过有关与患者及其家人讨论治疗目

和决策的技巧的特殊训练。因此，为了提高与患者及其家人沟通的效果，许多机构都会请接受过生命末期关怀特殊训练的医师和（或）执业护士做咨询，有时候还包括多学科生命末期关怀团队的其他成员〔即社会工作者和（或）牧师〕，以便使谈话的过程更加顺利。虽然，目前这种咨询仅用于确定为预后不良的患者，但也可能在疾病更早期的阶段，患者的临床病程和预后仍不明确时就要求会诊，以便医师在患者临危前就了解患者的意愿，减少患者不愿意接受的治疗。

虽然最近几年，生命末期关怀才为重症监护病房提供咨询，但已有关于提高患者/家属和重症监护医务人员沟通的效果的研究。一项研究评价了在患者收入重症监护室后72小时内，临床工作人员、医师和护士、家属之间曾有关于预后的讨论，结果显示最终死亡的患者停留在重症监护室的时间缩短。

另一项这方面的研究评价了对重症监护室内接受机械通气超过96小时的患者，进行预先的伦理咨询（姑息性治疗会诊的前身）的效果。咨询的目的是确定是否需用先进的治疗、患者是否仍具有医疗决策的能力，假如不具有，应该指定做医疗决策的代理人，康复是否有障碍及是否还有没有解决的问题。咨询的另一个目的是便于家属和医生之间的讨论。接受咨询的患者，多数可能不选择生命支持治疗，在重症监护室停留的时间减少了6天。

这些发现在单个中心和多中心的随机对照研究中被证实。当医务人员和家属之间以及家人之间存在"价值观的矛盾"，姑息性治疗咨询可以使停留在重症监护室的时间平均减少9天，生命支持治疗减少，但整体的死亡率未降低。换言之，重症监护室的姑息性治疗咨询并不会增加患者的死亡率，相反，可以让患者接受他们所希望的治疗方式。

总而言之，重症医疗和姑息性治疗的目标并非相互排斥，两者在不同的医疗环境中都有能力增强治疗的效果。因为急诊医师及生命末期关怀的服务者都意识到，在重症监护病房早期就开始为危重患者做准备措施是可能的，即在重症治疗的医师/医务人员和患者家属之间沟通治疗目的。绝大多数重症监护病房患者的治疗决策是由家属承担，而之前他们往往并未从患者那里得到指示，而且绝大多数决策都围绕着是否要继续维持生命的治疗。危重症患者的理想结局需要家属和所有医疗团队成员（不论其学科和专业）之间认真地不断地进行沟通，要让家属知道他们的意见是被尊重并有价值的。

参 考 文 献

Arnold RM, Kellum J: Moral justifications for surrogate decision making in the intensive care unit: Implications and limitations. Crit Care Med 31:S347-S353,2003.

Aulisio MP, Chaitin E, Arnold RM: Ethics and palliative care consultation in the intensive care unit. Crit Care Clin 20:505-523,2004.

Baggs JG, Norton AS, Schmitt MH, et al: Intensive care unit cultures and end-of-life decision making. J Crit Care 22:159-168,2007.

Barnato AE, Angus DC: Value and role of intensive care unit outcome prediction models in end-of-life decision making. Crit Care Clin 20:345-362,2004.

Byock I: Improving palliative care in intensive care units: Identifying strategies and interventions that work. Crit Care M 34:S302-S305,2006.

Buchman TG, Cassell J, Ray SE, et al: Who should manage the dying patient? Rescue, shame, and the surgical ICU dilemma. J Am Coll Surg 194:665-673,2002.

Chan CK: End-of-life models and emergency department care. Acad Emerg M 急诊室 11:78-86,2004.

Curtis JR: Communicating about end-of-life care with patients and families in the intensive care unit. Crit Care Clin 20:363-380,2004.

Mosenthal AC: Palliative care in the surgical ICU. Surg Clin N Am 85:303-313,2005.

Pawlik TM, Curley SA: Ethical issues in surgical palliative care: Am I killing the patient by"letting him go"? Surg Clin N Am 85(2):2753-2786,vii,2005.

Schneiderman LJ, Gilmer T, Teetzel HD, et al: Effect of ethics consultations on nonbeneficial lifesustaining treatments in the intensive care setting: A randomized controlled trial. JAMA 290:1166-1172,2003.

Sharma G, Freeman J, Zhang D, Goodwin JS: Continuity of care and ICU utilization during end of life. Arch Intern M 169:81-86,2009.

第 29 章

长期护理机构中的生命末期关怀

Jeffrey M. Kagan, Barry M. Kinzbrunner　　孙 琪 译 孙静平 校

■ **引言**
■ **长期护理**
　什么是长期护理, 由哪里提供
　如何支付长期护理的费用

■ **生命末期关怀和长期护理**

长期护理中如何支付生命末期关怀的费用
生命末期关怀和长期护理机构间的协作

■ **长期护理机构中生命末期关怀的影响**
■ **长期护理机构中非生命末期关怀性的姑息性治疗**
■ **结论**

一、引 言

如第 2 章中的简要讨论, 早期的国家生命末期关怀医疗保险福利, 不包括老年终末期患者生命末期关怀的费用。这些患者中的多数居住在长期医疗护理机构。在首次制定国家生命末期关怀医疗保险福利时, 没有居住在长期医疗护理机构的患者可接受生命末期关怀福利的规定。老年患者从家中移居到养老院, 是由于家庭的条件已不能适应他们医疗护理的所需, 到疾病晚期, 养老院的条件也不足以提供适当的医疗护理, 因而需要生命末期关怀服务。因此, 在 20 世纪 80 年代后期, 国家生命末期关怀医疗保险福利认识到长期医疗护理机构是患者新的主要居住地, 而与后者达成协议, 可为居住在长期医疗护理机构的患者提供生命末期关怀福利。

根据国家生命末期关怀和姑息性治疗组织的数据, 2007 年, 有 28.3% 接受生命末期关怀服务后死亡的患者居住于长期护理机构 (养老院 22.8%, 住宅 4.5%), 与 2006 年的 27.1% 相比, 比例轻度增加。将来, 随着人口的不断老龄化, 预计越来越多居住在长期医疗护理机构的老年人需要接受生命末期关怀服务, 患者的比例将持续以更快的速度增加。因此, 生命末期关怀服务者应认识到如何更好地为居住在养老院或家庭中的患者, 提供有效的生命末期关怀及姑息性治疗是义不容辞的责任。

二、长期护理

(一)什么是长期护理, 由哪里提供

长期护理的正式定义为"是医疗、护理、监护、社会和社区服务的综合, 旨在帮助残疾或需要长期照顾者(包括痴呆症)"(家庭看护者联盟, 2009)。非正式定义是: 对社区的居民, 其中主要是老年人, 提供医疗健康的服务之外, 并在生活上给予支持性的帮助, 使他们的生活更容易和安全。长期护理中的一些典型服务包括: 各种日常生活活动, 如洗澡、穿衣、营养支持、娱乐、交通运输、医疗和个人财政管理的援助。

根据个人的身体、医疗和情感需求, 长期护理可提供许多方面的服务。这种长期护理是全方位的, 从私人的家庭服务至亚急性、康复期或长期的住院患者的护理。然而, 本章讨论的重点在于生命末期关怀和姑息性治疗计划; 通常, 为长期护理机构中患者提供的服务有两种主要类型: 医疗护理服务和生活辅助服务。

医疗护理机构是为在日常生活中多方面有显著困难, 需要一定程度的全天候护理者服务的机构。虽然, 大多数医疗护理机构主要是由注册护士为患者提供护理监督, 但是, 医疗护理机构的服务包括医疗护理(见下文)、身体、职业、语言治疗、社会工作者和娱乐方面的帮助。

对于在日常生活活动中需要帮助而不需要全天候护理的患者，长期护理可以由生活辅助机构提供。除了接受监护或协助日常生活活动，院外的健康保健服务机构和医疗管理或监护机构可协调合作，帮助和监护生活辅助机构的居民，以确保患者的健康、活动的安全、保持良好状态。

现代的方法是生活辅助和医疗护理服务结合，为退休社区的老年人提供长期和持续护理，称之为退休社区持续护理（CCRC）。通常，它可为同一个社区里的数个养老院的老年人提供服务。退休社区持续护理的主要意义是让老年人"安享晚年"。退休社区持续护理也可为生活在老年公寓内、相对独立的老年人提供服务，如果仅需要生活护理则由生活辅助机构提供，如果需要全天候的护理则由医疗护理机构提供。社区内的老年人的护理水平有很大的灵活性，可根据需求改变。例如，一位住院、接受生活辅助服务的老年人，出院后，可能暂时转移到康复机构，得到需要医疗护理，在他或她的情况改善后再回到生活辅助护理机构。慢性病患者，因疾病的进展，独立生活的能力逐步降低，可以在同一个熟悉的环境中，接受不同等级的医疗和生活护理，而不需要变换环境。

（二）如何支付长期护理的费用

大多数接受生活辅助服务和退休社区持续护理的费用及少数接受医疗护理的费用，是由个人或长期护理保险支付食宿费和其他基本的医疗费。此外，一些退休社区持续护理需交"首付费"，以保证获得所需要的护理和医疗服务，以及其他可能需在患者居所设置设备的费用。对于没有保险或没有足够资产支付长期护理的患者，多数的州为他们提供了食宿的费用，如需要全天候医疗护理，由国家公共医疗补助计划支付。

需要医疗护理的病人，其费用在国家医疗保险A部分"医疗护理保险福利"中报销（有限制）。医疗护理服务福利的特点列于表29-1。国家医疗保险福利中，可报销医疗护理费用的条件是，受益人必须住院至少连续3天（包括入院当日，但不包括出院日）。出院后，入住养老院的30天内，接受医疗护理服务的费用，需根据住院时的病情或因已存在的疾病接受医疗护理的理由。必须的医疗护理需要每天的服务（康复治疗服务例外，每周只安排5天或6天），且只适用于已接受专业医疗护理的住院患者（享受国家医疗保险的患者，医疗管理机构可能为某些患者免去需连续住院3天的限制，医疗护理的费用可在其他所有住院费用中报销）。

表 29-1　国家医疗保险中"职业医疗护理保险福利"的医疗条件

- 连续住院 3 天
- 出院后入住养老院的 30 天内
- 住院期间必须专业医疗护理服务
- 住院时已接受医疗护理的患者
- 最长报销至 100 天
  - 前 20 天报销 100%
  - 21～100 天报销 80%

符合连续住院 3 天资格者，"专业医疗护理保险福利"中，可报销的最长时间为 100 天。前 20 天的费用完全支付（包括食宿费），21～100 天的费用仅能报销 80%，患者或补充的医疗保险公司负担 20%。如果患者接受专业医疗护理已达 100 天，并要求增加 30 天，不需要另一次住院的资格。如果超过 130 天，则需要另一次连续 3 天的住院资格。

三、生命末期关怀和长期护理

（一）长期护理中如何支付生命末期关怀的费用

国家医疗保险生命末期关怀福利中，长期医疗护理福利包括养老院和生活辅助机构中的老年人。因此，任何上述类型社区内的老年人中，有国家医疗保险福利者，即使未接受"专业医疗护理服务"，也有资格接受生命末期关怀服务。护理的基本等级与"日常居家护理"的等级一致。在长期医疗护理机构中接受生命末期关怀服务的患者，接受的护理等级可能更高。连续医疗护理的形式和居住在家庭中的患者同样。通常，住院患者接受的长期医疗护理可采取上述任一种形式的服务。如果生命末期关怀福利不包括长期护理的费用，需要长期护理的患者可转到有此福利的机构。然而，有些生命末期关怀机构与长期医疗护理机构有提供长期护理的合同，这种情况，患者不必转院。有时，医疗机构内设有生命末期关怀部门或医疗护理单位，患者可转入该科室接受生命末期关怀及高等级护理（生命末期关怀护理水平的详细讨论见第 2 章）。

居住在长期医疗护理机构，接受常规家庭护理或连续性护理等级的生命末期关怀患者，他们的食宿费不在生命末期关怀福利内（接受生命末期关怀服务住院患者的食宿费是在福利之内）。长期医疗护理机构内患者的食宿费是由患者自付或由长期护理保险支付，其费用与住院患者相同。享受国家医疗补助计划患者的费用，支付的方式不同。与国家医疗补助计划不同,国家医疗保险除了支付生命末期关怀的费用,也支付食宿费,但支付总费用的95%。这种付款方式,被称为"统一付费率",付给生命末期关怀提供者,后者支付患者的食宿费。生命末期关怀机构与患者居住的机构可能有关于食宿费用的协议,但与医疗补助支付95%的付费不同,只要不超过患者入院后,包括未接受生命末期关怀服务前,所有食宿费的100%。大多数州应用这种支付方法,只有少数既有国家医疗保险,又有国家医疗补助计划的患者例外。

如前所述,居住在长期医疗护理机构,没有国家医疗护理福利的患者,可以接受生命末期关怀。通常,不能获得两种福利,因为他们都是国家医疗保险A部分的福利,而此二者互不相交。但是,有例外:如有国家医疗保险生命末期关怀的福利,已接受生命末期关怀服务,并需住院的患者,而他入院的情况与终末期疾病无关;入院后,医院已有专业医疗护理服务。这样的患者,在出院后,可得到两种服务的福利。

例如,一位肺癌患者跌倒后,因髋部骨折住院。如果确定髋部骨折是继发肺转移癌的病理性骨折,患者将不能得到生命末期关怀和专业医疗护理两种服务的福利,而需要考虑出院后哪种服务最好,选择一种服务。另一方面,如果患者髋部的骨折是创伤所致,与肺癌无关,可以同时接受两种服务的福利,但如果跌倒是由肺癌导致身体虚弱所致,或由于用于治疗肺癌的类固醇导致的髋关节骨质疏松症,即使无骨转移癌的证据,人们可能认为与肺癌有关,因而发生争议。由于上述讨论的复杂原因,对于同时接受这两种福利的医疗状况没有固定的指导原则,必须非常谨慎考虑哪种是可行的方法。

强烈推荐如果是认为,你的患者如上所述,有两个不相关的医疗问题,并有国家医疗保险,以及符合接受生命末期关怀与专业医疗护理的条件;患者的主治医师或护理之家的医疗主任以及生命末期关怀医疗主任,应在患者的医疗文件中,说明两个医疗问题无关,患者符合接受两种医疗服务的理由。

(二)生命末期关怀和长期护理机构间的协作

通常,当两个不同组织试图一起工作,生命末期关怀和长期医疗护理机构需要有效地协作以满足他们共同患者需要的目标。由于这两个组织是由联邦政府和患者所在的州政府制定的规则和法规管理,像政府起草的很多文件一样,这两套规则总是难以相互兼容。因而,使得他们与对方的协作变得复杂。

为了帮助解决这种情况,修订于2009年的生命

末期关怀条件,包括一个特定的部分,有专门的标准:生命末期关怀服务,必须提供长期医疗护理。这些标准列于表29-2,并明确指出,即使居住在长期医疗护理机构接受生命末期关怀的患者,生命末期关怀服务有责任为患者提供专业治疗,包括与生命末期关怀相关,必要的住院治疗护理安排,以及离开长期医疗护理机构与生命末期关怀无关的治疗护理问题。该标准还规定,生命末期关怀计划应为长期医疗护理机构员工,进行正确的培训,使他们掌握照顾生命末期病人的技能。并需与长期医疗护理机构建立合作文件和必要的交流,以确保两个组织之间协调合作为长期医疗护理机构的患者提供生命末期关怀和医疗护理服务。

表 29-2 参与生命末期关怀条件的特征

- 长期医疗护理机构的患者,接受生命末期关怀的资格及持续的时间与所有其他接受生命末期关怀病人一样
- 生命末期关怀服务者有责任为患者提供生命末期关怀及专业治疗,包括与生命末期关怀相关,必要的住院治疗护理安排
- 生命末期关怀机构需与长期护理机构间有书面协议
- 生命末期关怀的患者必须有书面的生命末期关怀护理计划,并保持与长期医疗护理机构人员的咨询服务
- 服务必须协调
- 生命末期关怀员工必须熟悉和培训长期医疗护理机构员工在生命末期关怀方面的政策、程序及疼痛、症状管理方面照顾生命末期关怀病人的技能

实施这些标准成功的关键是将生命末期关怀的具体要求,详细地写在生命末期关怀和长期医疗护理机构共同建立的协议中,并要求双方共同执行。这些要求列于表29-3。通过精确地陈述生命末期关怀和长期医疗护理机构的工作人员护理患者的责任和有效的相互沟通;可以预见,这些标准将显著提高生命末期关怀和长期医疗护理机构照顾共同病人的医疗护理质量。

养老院是长期医疗护理机构主要的类型之一,必须坚持符合联邦政府规定的要求,即使已接受生命末期关怀计划的患者。必须用特定的工具称为"居民评估方案"对每例患者进行全面评估。将评估的信息输入帮助识别病人问题的综合评价居民功能的最小数据集。定期将最小数据集的要素报告给国家医疗保险中心和国家医疗补助服务中心,用于评估养老院提供的护理质量。如发现问题,用"居民评估方案"对护

理中的特殊问题进行评估。有关居民评估方案的详细讨论已超出本章范围。然而,有相当比例的人,包括谵妄、认知功能丧失、脱水、液体的维持、压力性溃疡和日常生活活动等问题,可能会与生命末期关怀患者的晚期诊断相关。主要的挑战在于目标的分歧:通常,养老院护理的目标是自然康复的性质,集中在状况的改善,而许多上述问题在生命末期关怀的病人预期的结果是逐渐恶化,无显著改善。

表 29-3 生命末期关怀与长期医疗护理机构间书面协议要求

- 长期医疗护理机构和生命末期关怀的工作人员应保持交流,以确保每天 24h 满足病人所有的需求
- 发生以下情况时,长期医疗护理机构人员应立即通知生命末期关怀工作人员:
  患者身体、心理、社会性或情绪状态的显著改变
  提示需要修改生命末期关怀医疗护理计划的临床并发症
  有与生命末期关怀相关的情况,而需要将转换更高等级的护理,如住院的护理或连续性护理患者
  患者死亡
- 生命末期关怀工作人员负责决定适当的生命末期关怀过程,包括确定需要改变护理等级的规定
- 长期医疗护理机构工作人员负责继续提供 24 小时食宿,并满足个人的需求,生活护理由家庭照顾者提供的协议
- 对住在家里的患者,生命末期关怀负责提供相同水平和等级服务的协议
- 国家医疗保险生命末期关怀福利中规定:生命末期关怀负责为患者的疾病晚期及相关的情况提供所有的服务
- 对长期医疗护理机构的患者,机构的护理人员协助执行生命末期关怀医疗护理计划中规定的某些治疗。居住在家里的患者,可由主要照顾者或其他家庭成员给予一定的帮助
- 生命末期关怀和长期医疗护理机构员工关于丧亲服务责任的划定
- 生命末期关怀员工向长期医疗护理机构管理人员报告所有涉嫌违法行为,包括虐待、忽视、不明原因的伤害或滥用药,需在 24 小时内报告

因此,为了避免冲突,养老院和生命末期关怀的工作人员共同协调护理计划至关重要,并确保关于生命末期关怀的所有干预措施和预期结果,包括那些不可能改善的情况均有据可查。为此,一些生命末期关怀计划已经为养老院的患者调整了他们的护理计划和文件,使养老院和生命末期关怀的工作人员在用"居民评估方案"中的步调一致。生命末期关怀计划根据居民评估方案中的语言及形式更新了生命末期关怀的医疗计划,以期与居民评估方案保持一致。护理的目标和治疗上的一致以及所用的相似的名词,可避免生命末期关怀及养老院工作人员对患者有不同预期的困难。因而,养老院的工作人员对生命末期关怀计划提供的医疗服务感到满意,也是养老院和生命末期关怀工作人员共同努力的结果,使患者受益。

四、长期护理机构中生命末期关怀的影响

虽然,长期医疗护理机构人员认为在他们护理下的患者,已接受到很好的生命末期关怀服务,但实际上,在生命末期关怀服务广泛用于长期护理机构之前所公布的数据,不支持这种看法。研究证明,长期机构中,患者疼痛的不缓解率高,以及由这种疼痛导致的行动不便、抑郁症增加和生活质量的降低。并显示,对患者呼吸困难的控制也不满意。在应用先进的医疗护理计划中有明显的缺陷,导致"不要复苏"医嘱的记录仍然很低,继续用胃管进食,然而,已有日益增多的证据表明,在老年痴呆症晚期和其他神经退行性疾病终末期的患者,用胃管进食等措施的弊大于利,(见第 22 章和第 24 章对这些问题进行的进一步讨论)。患者家人也认为,未能得到按照他们临危亲人意愿的照顾。研究结果表明,患者家人对他们亲属在长期医疗护理机构中,接受护理质量的期望值很低,患者的症状和其他的需要经常不被认知和治疗,往往失去了应用先进医疗护理计划和决策的机会。

随着生命末期关怀服务的增加,以及与长期医疗护理机构的协作,使居住长期护理机构内疾病晚期患者的医疗护理有了极大的改善。据报道,这些患者已接受到与指南一致的疼痛治疗。住院和接受经肠内管饲和胃肠外补液等的患者减少到与未接受生命末期关怀服务的患者相似。此外,患者的家人已经感到有生命末期关怀后,他们身患疾病终末期的亲人,接受的护理水平得到提高。

同时获得的额外利益是,可能因为对机构工作

人员的教育,使他们对疼痛的认知、症状控制和其他方面的生命末期关怀护理哲学知识的增加,使生活在此机构中的非生命末期关怀患者,也可以获得与生命末期关怀患者相似的很多利益。与没有生命末期关怀服务机构中的患者相比,有生命末期关怀服务机构中的患者,住院更少、对疼痛的评价更频繁、治疗及时、呼吸困难得到更好的治疗。

五、长期护理机构中非生命末期关怀性的姑息性治疗

随着姑息性治疗的发展,需要确定哪些患者不符合国家医疗保险生命末期关怀福利或不愿意接受此福利;尽管,到目前为止,长期护理机构中应用姑息性治疗的资料有限,但是,有些长期护理机构已试图为患者提供姑息性治疗服务。其中的一些努力已在实施教育,有些采取正式咨询服务的形式,咨询服务是由姑息医学医师或执业护士提供。评估姑息性治疗的研究已证明,姑息性治疗减轻疼痛和其他症状可提高生命末期患者的生活质量。

六、结　论

随着我国人口年龄的不断老化,越来越多的老年人会在某种形式的长期护理机构度过他们生命的最后阶段。这些机构将成为这些人的主要居住地,而且可能是他们生命将要结束的地方,这些机构必须提供适当的姑息性治疗干预措施,确保患者接受生命末期关怀的质量,是机构义不容辞的责任。这些机构与生命末期关怀服务机构的合作是保证完成以上责任最好的方法。正如本章所述,通过互动教育,经常良好的交流,并明确规定两个机构对患者和家属的责任,长期医疗护理机构与生命末期关怀合作可以成功地为生活在这些机构中的患者提供优质的生命末期关怀和姑息性治疗,因此,他们可以完全平静地活到生命的终点。

参 考 文 献

Assisted Living. Wikipedia, the free encyclopedia. http://en. wikipedia. org/wiki/Assisted-Living-Facility. Accessed March 24,2009.

Centers for Medicare and Medicaid Services: Medicare Coverage of Skilled Nursing Facility Care. Baltimore, MD, U. S. Department of Health and Human Services, Centers for Medicare & Medicaid Services, 2007.

Family Caregiver Alliance, National Center on Caregiving: Definitions, long-term care. http://www. caregiver. org/caregiver/jsp/content node. jsp? nodeid=1703. Accessed March 24,2009.

NHPCO Facts and Figures: Hospice Care in America. Alexandria, VA, National Hospice and Palliative Care Organization, 2008.

Nursing home. Wikipedia, the free encyclopedia. http://en. wikipedia. org/wiki/Skilled nursing facility. Accessed March 24,2009.

第 30 章

老年患者的疼痛管理

Jeffrey M. Behrens   薛衍敏　孙雅萍　译　孙静平　校

一、引言

老年患者疼痛的治疗是一项独特的挑战。虽然疼痛治疗不论年龄，基本原则相同，但老年患者作为一个亚群，有其特点。多年来，生命末期关怀已经从主要照顾癌症晚期患者，发展为对良性疾病终末期患者，例如充血性心力衰竭、慢性阻塞性肺部疾病、肾病的终末期、脑血管疾病终末期和全身衰竭等。这些患者大部分是老年人，因此，大多数接受生命末期关怀者，为老年患者。因为疼痛治疗的基本原则已在第 6 章中描述，本章将重点关注临床医师在处理老年患者时所面临的独特挑战。因此，除了关心患者特定的疾病过程，遵循疼痛治疗的基本原则，临床医师还需要考虑到患者的高龄因素做出适当的调整。

二、基本原则

与年轻患者比较，影响老年人疼痛治疗的关键因素可分为三大类：①新陈代谢的改变，从而影响药物的吸收和代谢（即药动学和药效学）；②老年人疼痛的多样性；③由于多种社会心理因素对老年人的独特影响，至少在某种程度上导致他们对疼痛主诉的差异。将分析如下。

（一）新陈代谢的不同（药动学和药效学）

药动学是指药物的吸收率、药物在体内的分布以及代谢和清除。而药效学是指相同剂量的特定药物，在不同个体内产生的不同效果。用镇痛药治疗疼痛时,必须考虑到不同年龄患者的药动学和药效学的变化(表 30-1)。

表 30-1　老年患者的不同药动学和药效学

药物吸收率的不同
蛋白质和脂肪与药物结合力的改变
药物肝清除率的不同
药物肾清除率的不同
由于合并症导致潜在药物间的互相作用

由于老年患者胃的 pH、胃肠蠕动和胃肠道血流灌注的改变,口服镇痛药物的吸收率不同。随着年龄的增长,产生的胃酸减少,胃肠蠕动减慢。药物的跨膜吸收减少,以及血流量降低导致药物吸收下降,进入血液中的药物浓度较低。然而,这种吸收潜能的下降,由胃肠蠕动降低获得更长的吸收时间所补偿。需要临床医生根据这些复杂的因素,仔细调整每位患者的药物剂量。

药物在体内的分布非常依赖于各种组织的脂肪含量和含水量,以及药物在脂肪和水中的溶解度。老年患者,体内肌肉重量的下降,可利用的水含量减少,但脂肪含量增加。此改变影响水/脂的比例,导致许多药物活性浓度的改变。各器官血流量的改变导致输送到全身各部位的药物总量的差异,以及老年人白蛋白水平的降低,均影响可用活性药物的量。

体内药物的清除同时依赖于肝脏和肾脏。这两个器官随着年龄的增长而改变。肾脏清除药物取决于肾小球滤过、肾小管分泌和肾小管重吸收。肾小球滤过依赖于肾灌注和肾的重量。据估计,心排血量的 25% 为肾血流量,10% 为肾小球滤过量。由于心排血量减少、继发于血管因素的血流量减少以及年龄相关的肾重量减少,20 岁以后,肌酐清除率每 10 年下降 10%。此外,老年患者常有多种因素,导致肾功能进一步降低。其中包括高血压、糖尿病和动脉粥样硬化。这些合并症不仅仅直接损害肾功能,而且对用于治疗这些疾病的药物也有影响。例如,血管紧张素转化酶抑制剂,通过改变入球和出球肾小动脉压力的平衡,降低肾灌注压,进而减少肾小球滤过率。这种效应可能会因常见于老年患者的肾动脉狭窄而加剧。例如,用于镇痛的非甾体类抗炎药物,可改变扩张肾内小动脉必需的前列腺素,从而改变肾灌注。肾血流量的改变和前列腺素介导的血管舒张也影响肾皮质内的 pH,并改变髓襻内的 Na^+ 浓度以及肾小管分泌和重吸收的功能。

在肝脏,药物代谢受进入肝脏药物的总量、肝功能和各种酶的有效性的影响。老年患者常见的循环改变,常由充血性心力衰竭和(或)动脉粥样硬化所致,也影响药物分布到肝脏。据估计,从 25—90 岁,肝血流量可能降低 24%~47%,导致各种药物在肝脏的清除率进一步降低。

年龄相关的肝细胞丧失,加之合并症如肝炎或肝硬化可能改变肝脏代谢药物的能力。年龄对于肝酶活性的影响有极大的变异性,一些研究表明老年人肝酶活性下降,而在另一些研究中未被证实。许多变化是由基因决定的,不仅仅取决于年龄。大多数研究表明,Ⅰ期和Ⅱ期的氧化代谢下降,但结合力的变化很少。

肝酶活性也可受到老年患者常用的其他药物的影响。例如,苯巴比妥和利福平是肝微粒体氧化酶活性的诱导剂。西咪替丁可抑制肝酶活性,减少肝血流量,导致药物清除率显著下降。

如上所述,有相当多的老年人和年轻人比较的药动学数据,然而可用的药效学数据就非常少,而且现有的数据主要为对非镇痛药物的研究。例如,已证明老年人对 β 受体阻滞药的反应比年轻人延迟,而苯二氮䓬类对老年患者的疗效大于年轻人。虽然现在没有确切的数据,但始终应该意识到,与年轻患者比较,给同样剂量的镇痛药物,对老年患者的效果可能更强。再次强调了疼痛治疗的重要原则:对老年患者需依据个体的情况,逐步调整剂量。

综上所述,当医师用各种镇痛药物时,始终应该考虑到年龄对药物活性强度和持续时间的影响。虽然镇痛药的剂量有巨大的个体差异,然而,临床医师应该首先遵循的前提是"从低剂量起始,缓慢增加"。应该从最低的有效剂量开始,再依据患者的反应,逐步少量地增加剂量。

(二)老年人疼痛的多样性

与年轻人不同,老年患者经常有多个导致疼痛的来源。慢性疼痛也比较常见。

一些研究表明,60 岁以上的社区居民中,通常有 25%~60% 的人经历疼痛。在一项对已故患者的亲属访谈调研课题中发现,66% 的已故患者在其死亡前 1 个月内有频繁或持续的疼痛,而其他老年患者有疼痛症状者仅有 24%。在一项包括 97 位养老院患者的研究中,有 71% 的调查对象报告 1~4 级的疼痛,其中有 34% 的患者描述的疼痛为持续性、66% 的描述疼痛为间歇性。在 43 个间歇性疼痛的调查对象中,51% 的人疼痛为每天发生。另一项疗养院研究开始于1996年,发表于2007年,其结果类似,有45%~80%的人报告疼痛。每天诉说疼痛者约占24%~38%。一项2004年开始、2007年报告,包括21 380位居住在养老院、65岁以上者的研究,49%的人感到持续性疼痛,其平均年龄为83岁。表30-2列出了老年患者中疼痛的常见原因及发生的大致频率。表30-3列出了老年人疼痛的其他原因,没有报道其发生频率。

表30-2　老年患者疼痛的常见原因

疼痛类型	报告发生的频率(%)
腰痛	40
关节炎(风湿性关节炎,骨关节炎)	24~37
癌症	33~75
既往骨折部位	14
神经性疼痛(糖尿病,疱疹后)	11
腿抽筋	9
跛行	8
头痛(偏头痛、神经丛痛、一过性等)	6
一般疼痛	5

表30-3　老年患者疼痛的其他原因

不适当的体位/使用束缚带	胃炎,憩室炎,食管裂孔疝
痛风,假性痛风	慢性胰腺炎,胆石症
风湿性多肌痛(PMR)	尿潴留,膀胱炎
脊髓狭窄(颈椎、腰椎)	胸痛,心绞痛
骨质疏松症	幻肢疼痛
静脉炎	筋膜疼痛综合征
牙痛	反射性交感神经萎缩
便秘,粪便嵌塞,肠易激综合征	心血管意外后疼痛

(三)疼痛主诉的差异

很多的原因导致老年人报告疼痛的频率和严重程度不同于年轻人。老年患者担心报告疼痛会使他们丧失独立性。他们和他们的家庭医师,通常认为疼痛是老年人的正常现象;他们还担心现有用于治疗疼痛药物的不良反应,可能导致的困难多于疼痛本身。住在养老院的病人真正担忧的是,报告疼痛后需要诊断评估,其负担包括需要外出或不适的诊断设备,还需耗费几个小时,这些都将增加患者的不适。此外,他们可能考虑到要别人帮助上洗手间有伤尊严,错过吃饭,以及在诊断中常用的X线的造影剂的不良反应。有些研究报告表明,住院患者认为

工作人员很忙,或者担心如果主诉疼痛被"厌烦"。这些患者对于自己日益下降的健康状况有严重的忧虑和抑郁,可能导致对疼痛过高或过低的主诉。

还有其他的因素使此类患者报告疼痛更加困难。谵妄和老年痴呆影响他们正确描述和报告疼痛的能力。白内障、青光眼、黄斑变性和其他常见疾病导致的视觉障碍,会对患者回答疼痛评价问卷上书面问题和回应视觉疼痛量表的能力产生负面影响。同样,显著的听力损害在这个年龄阶段的老人中非常常见,导致他们对评估疼痛的有关问题错误的回答,使疼痛评估不准确。最后,既往卒中导致的语言障碍,使患者感到沮丧,他们可能不愿意或不能够准确地报告疼痛的程度。

一项研究报道,老年患者希望更多地参与疼痛治疗的决策。然而,由于上述的多种限制,以及有些临床医师并不鼓励病人积极参与决策的态度,导致他们可能不能准确地报告疼痛。同一研究表明,当老年患者提出需要镇痛药的剂量多于临床医师预期的剂量时,可能使医师产生反感情绪。而工作人员的情绪,会使病人不愿意报告他们的疼痛。

于1998年,美国老年协会组织疼痛专家撰写了有关疼痛的专论,发表于2003年。当用"疼痛"一词询问患者时,老年患者报告疼痛的次数通常会被低估。与众所周知的胸痛患者否认心绞痛的现象相似,除非他们被问及胸部是否有压迫或沉重感。专家组建议在进行疼痛评估时,应该使用这样的问题,"你觉得痛么?""你感觉不舒服么?"或者"你觉得什么地方痛?"。

有许多建议,关于如何解决老年患者报告疼痛负面影响的障碍。由不同的学者以及美国老年协会(american geriatric society, AGS)和美国医学协会(american medical directors association, AMDA)的专家们提出的这些建议列于表30-4,并将讨论如下。

首要的是教育。应该教育患者、家属、护理人员和临床医师,虽然疼痛在衰老过程中常见,但它不是正常衰老过程的一部分。疼痛是能够,而且应该被减轻的。此外,所有人都应该知道:适当地控制疼痛能够提高患者的独立性、而不是降低;适当而谨慎地使用镇痛药物能够缓解疼痛,而没有不舒服的不良反应风险,即使发生也可以有效改善。

对于住在养老院的病人,应当尽一切努力来减少因检查疼痛可能带来的不便和不适。诊断研究应该保持到最小范围,只要有可能,应使用便携式诊断设备到患者所在的机构,以减少运送病人。如果有

必要运送病人到诊断中心或咨询办公室,应尽一切努力安排预约时间,使得对患者日常生活的打扰降到最低,包括考虑到吃饭和计划好的活动。如果有必要和可能,护理人员应该陪同病人以确保他的舒适,用移动床,帮助如厕及安排餐饮。

表 30-4　老年人准确报告疼痛的障碍以及解决方法的建议

障　碍	解决方法的建议
担心独立性丧失	保证治疗疼痛会增加独立性
正常衰老过程中的一部分	教育
关于镇痛药物的担心	教育和安慰
需要转运的障碍	安排机构内测试
养老院居民不愿意离开机构	安排内部测试
	更有效率的时间表
	请一位护理人员满足患者的个体需要
	安排餐饮
担心测试会加剧其他慢性疾病	在测试期间保证病人舒适
谵妄/老年痴呆	使用儿童评估工具(疼痛度量表)(面部疼痛量表)
	注意非语言的暗示
	给予额外的时间来回答问题
	用镇痛药的试验性治疗
视觉障碍	加大加粗字体打印可视化指令
	加强照明
	放大镜
	防炫纸
	口头描述的量表(VDS)
听力障碍	助听器
	便携式扩音器
	可视化指令
语言障碍	可视化指令
	简单的"是/否"回答

对谵妄和老年痴呆患者进行疼痛评估十分困难。用于评估年轻人的常用工具,可能对此类患者都不合适。在某些情况下,儿童疼痛评估的工具可能有用。包括疼痛度量表和面部疼痛量表(表 30-4)。如果患者视力受损,应该使用放大的表。应当注意非语言暗示,评估认知状态有改变的患者,如观察面部的痛苦表情,身体动作和姿势(搓手、双手交叉抱臂、保护姿态、抚摸)、声音(呻吟、抱怨、大喊、大叫、哭泣)或观察行为的改变如食欲缺乏、抑郁症状、

过度焦虑、睡眠障碍、拒绝别人的照顾、易激惹行为和回避。对于严重痴呆丧失语言能力的患者,已经有几个有效的量表(Bjora 和 Herr 量表),对临床医师或许有用。当失语患者表现出与不可控制的疼痛相符的行为时,依据非语言疼痛量表所评估的疼痛严重程度,应用镇痛药物做试验性治疗是恰当而必需的。

对于视觉障碍患者,评估问卷要用加大加粗字体印刷在防炫纸上。照明应该充分,并且考虑使用放大镜。如果患者不能看到或不能理解 1～10 数值的疼痛量表或面部疼痛量表,或许可以使用语言描述量表(Herr and Garand)。此量表将疼痛描述为"轻微疼痛""轻度疼痛""中度疼痛""重度疼痛""非常疼痛"和"最严重的疼痛"。此量表容易被理解,被推荐用于两项老年社区居民的研究。此外,在另一项研究中,它被 73% 认知受损的老年住院患者所理解。

对于听力障碍的患者,应确保他们的助听器正常。如果由于某些原因,他们没有助听器,应该用便携式声音放大设备。临床医师应当试图靠近患者或倾斜身体的姿势,以协助沟通。应该用更多的时间完成疼痛的评估。临床医师应当用清晰的声音,面对病人慢慢地说,用可视化指令、面部表情和书面提示。应该尽可能地消除无关的噪声。

评估语言障碍的患者时,应当使用以上各种视觉评估设备,同时注意观察非语言的提示,用简单"是/否"的问题,点头或其他适当的交流技巧。

三、老年人疼痛的治疗

应用上述建议完成疼痛评估后,可以制定一项治疗计划。对于年轻患者,临床医师有多种治疗选项。包括通过各种途径的治疗药物,在身体特定部位进行注射,用非药物形式如经皮神经电刺激单位、针灸、理疗、社会心理学和手术治疗。这些形式在疼痛管理章节将详细讨论。某些必需的内容可能会重复,重点将关注于老年人疼痛治疗的特别问题。不幸的是,很少有专门研究老年患者的随机临床研究。因此,大部分的信息是基于年轻患者的数据,结合各种老年协会推荐的指南共识,包括美国老年协会(AGS)和美国医学协会(AMDA)。所有这些指南都考虑到了老年人中普遍存在的肝肾功能改变,体内脂肪和水成分的改变以及肌肉重量的减少。这些改变在多数情况下,会使患者对药物的有效作用和不良反应更加敏感。通常,由于这些患者合并多种疾病,同时服用多种药物,增加了药物间不良反应的可

能性。

(一)药物治疗

与年轻患者的指南相同,老年患者疼痛管理的指南遵循了世界卫生组织(WHO)建议的阶梯疗法。因此,对于轻度疼痛,建议使用非阿片类镇痛药(加佐剂),对于中度疼痛,同时使用阿片类/非阿片类(加佐剂),对于重度疼痛,使用阿片类镇痛药。因为这些指南和各种镇痛药在第6章中已经详尽讨论,在本章将着重于老年患者的特定问题。表30-5列出了常见的非阿片类药物及其在老年患者中的推荐起始剂量,以及需要特殊注意的事项。同样,阿片类药物列于表30-6。复合产品没有单独列出,有关的特殊成分读者需自行查阅。有关复合制剂的更多信息,已在第20章中讨论。

1. 非阿片类 对乙酰氨基酚。虽然它不具有抗炎作用,仍是治疗肌肉骨骼原因引起的疼痛,包括风湿性关节炎和骨关节炎的一线治疗药物。对于轻度疼痛,可单独使用(第一阶梯);中度疼痛,可与可待因、氢可酮或羟考酮合用(第二阶梯);重度疼痛,可作为吗啡或其他阿片类的辅助药(第三阶梯)。如果单独与吗啡或另一个阿片类药物合用,可能需减少阿片类的剂量。

对乙酰氨基酚的主要不良反应是肝脏毒性。因此,慢性肝病患者应当避免使用。剂量不可超过每天3～4g。在已有肝功能损害的患者应用此药时,应该警惕:如发现肝功能恶化应是对乙酰氨基酚中毒的早期征兆,而不是基础疾病导致的肝功能进行性衰竭。因此在估计患者对乙酰氨基酚用量时,不仅要考虑该药的剂量,还要考虑到患者正在同时服用的非处方复方药物,许多这些药物中都含有对乙酰氨基酚。最近的报告显示,对乙酰氨基酚也可能会加强华法林的抗凝作用。

2. 非甾体类抗炎药(NSAIDs) 非甾体类抗炎药顾名思义,具有抗炎特性,适用于治疗各种疼痛症状,包括骨骼肌肉疼痛、牙痛、骨折后疼痛、各种关节痛,治疗骨转移导致的疼痛也有效。虽然,因其疗效佳,而被广泛应用,但鉴于其对老年患者毒性的显著风险,必须谨慎使用。这些药物通过降低前列腺素合成减少炎症和缓解疼痛。特别在老年人,可能使胃酸分泌增加,有上消化道毒性的风险,并且可能对肾小动脉产生不利影响,使肾功能恶化,可能导致水肿、高血压和肾衰竭。老年人常见的许多已有的疾病,可能会加剧对肾脏的影响,包括肾功能不全、充血性心力衰竭、腹水,或相反,与利尿药合用和(或)

表30-5 老年人中应用的非阿片类镇痛药

药 物	老年患者中推荐起始剂量	不良反应	老年人的特别注意事项
对乙酰氨基酚	325mg q4h 口服	肝脏毒性	不超过3～4g/24h(包括复合制剂和非处方类药物) 可能加强华法林的抗凝作用
非甾体类抗炎药(NSAID)	根据产品而不同	胃肠道出血 肾衰竭 水肿 高血压 便秘 头痛 精神状态改变	仅短期使用 与食物同服 使用质子泵抑制剂以保护胃肠道 禁用于胃肠道疾病、滥用酒精、服用利尿药、有出血倾向、肾功能不全、慢性心力衰竭、腹水和脱水患者
曲马多	每天50mg 口服 最大剂量300mg/d	恶心,呕吐 癫痫发作	肝脏疾病、肾脏疾病和癫痫患者避免使用抗抑郁药物 大于75岁患者,剂量减少
老年人避免使用的非阿片类药物			
阿司匹林和水杨酸类	根据产品而不同	胃肠道不适 胃肠道出血	不推荐用于老年人
COX-2 抑制剂	200～400mg q12～24h 口服	心血管 胃肠道出血	不推荐用于老年人
丙氧芬	65～100mg q4h 口服	中枢神经系统毒性、心脏毒性、肝脏毒性,呼吸抑制	不推荐用于老年人

表 30-6　老年人中使用的阿片类镇痛药

药　　物	老年患者中推荐起始剂量	不良反应	老年人中的特别注意事项
吗啡 　立即释放 　持续释放	2.5～10mg q4h 10～30mg q12h 或 20mg q24h 依据疗效调整剂量	便秘 恶心和呕吐 在不耐受阿片类的患者， 　可发生呼吸抑制	经验性治疗便秘 考虑到肾衰竭所致 咀嚼或嚼碎缓释制剂可能会致命
美沙酮	5～10mg q8h 没有最大剂量	与吗啡的不良反应同，但 较少，意识混乱、肌阵 挛、口干	半衰期长，因此剂量应缓慢增加 可用于肾功能不全者 多种药物间的互相作用 如果低钾可能导致心律失常 剂量转换多变
羟考酮 　立即释放 　持续释放	5～10mg q4～6h 10～20mg q12h 依据疗效调整剂量	同吗啡	咀嚼或嚼碎缓释制剂可能是致命的
芬太尼 　皮肤贴剂 　口服片剂 　含片	25mg/24h 200mg 100mg	恶心和呕吐 头晕 疲乏 头痛 精神状态改变 呼吸抑制 尿潴留 便秘	经皮肤吸收，增加毒性风险，受身体 　脂肪含量的影响 监护脱水状态 发热或暴露与热环境，增加药物的 　吸收 口服剂或含片仅用于疼痛加剧，其 　用量与基准剂量无关 便秘可能少于吗啡
氢吗啡酮		同吗啡	同吗啡
氧吗啡酮 　立即释放 　持续释放	2mg q3h 5～10mg q4h 10mg q12h 依据疗效调整	同吗啡	饮酒增加血清浓度
可待因	15mg q4h 最多 60mg q4h（上限效应）	便秘，恶心和呕吐 瘙痒	不良反应的发生率高 剂量受限
氢可酮（与对乙酰氨基 　酚或 NSAID 的复合 　制剂）	5mg q4h	同吗啡	同吗啡 剂量受到对乙酰氨基酚或 NSAID 　类的限制
凯特明	0.1～0.3mg/(kg·h)	极少	仅限于胃肠道外途径使用
老年人应避免使用的阿片类			
哌替啶	300mg 口服 75mg q3～4h 肌内注射	震颤，肌阵挛，癫痫发作 对组织有刺激 肌肉纤维化	不可用于老年患者
羟甲左吗喃	2mg q4h	意识混乱	不推荐用于老年人
阿片类激动-拮抗剂			
镇痛新	50mg q4h	致精神病的影响	不推荐用于老年人
纳布啡	10mg q4h 肌内注射	致精神病的影响	不推荐用于老年人
布托啡诺	2mg q4h 肌内注射	致精神病的影响	不推荐用于老年人

感谢肯尼迪医学中心图书馆的 Susan Stanish 协助文献检索

脱水。对老年人,其他已报道的不良反应,包括认知障碍、便秘、头痛。曾有项研究表明,长期使用非甾体类抗炎药可能减轻阿尔茨海默病病人认知能力的下降。

推荐用于降低非甾体类抗炎药胃肠道毒性的策略有,使用胃保护剂如质子泵抑制剂或米索前列醇,以及与食物一起服用。不幸的是,由于米索前列醇可能导致老年患者发生与剂量相关的腹泻,使其应用受限。选择低剂量、起效快的非甾体类抗炎药,而不是长效制剂,可能也对降低潜在的不良反应有帮助。此类药物不应该给已经接受类固醇或抗凝剂治疗的患者。还必须指出的是,某些老年协会不主张在老年人中应用此类药物。

这类药物包括布洛芬、萘普生、双氯芬酸、依托度酸、氟联苯丙酸、苯酮苯丙酸、甲灭酸、美洛昔康、消炎痛和萘普酮。酮咯酸(Ketorolac)是一种非甾体类抗炎药,用于治疗急性疼痛,可用胃肠外或口服给药。因为若连续使用超过 5d,可能导致肾衰竭,不鼓励用于老年人。有脱水、肾功能不全、肝硬化或心力衰竭的老年人禁用。此外,在老年人应避免使用甲灭酸和萘普生,因为它们的半衰期更长,增加了毒性风险。病例报道表明,布洛芬与认知障碍有关,但停止使用后症状可改善。消炎痛能通过血脑屏障,是最具神经毒性的非甾体类抗炎药,因此被认为不适用于老年人。

(1)曲马多:曲马多是可用于老年人的非阿片类替代药物。它适用于中度到重度疼痛,已证明,治疗神经痛有效。与以上讨论的药物不同,曲马多不会引起胃肠道出血、高血压或充血性心力衰竭。它确有类似阿片的效果,起始剂量 50mg 相当于 60mg 可待因的镇痛效果,但它没有阿片类的不良反应如便秘或呼吸抑制风险。然而,恶心和呕吐的发生率高,在肝病、肾病和 75 岁以上患者,必须谨慎使用。因为它可降低癫痫发作的阈值,并且有增加使用抗抑郁药和单胺氧化酶抑制剂患者癫痫发作的风险,有癫痫病史的患者必须谨慎使用。

(2)水杨酸类:以阿司匹林为代表的水杨酸类,由于其毒性,应该避免用于老年人。虽然它们的抗炎活性和非甾体类抗炎药一样超过对乙酰氨基酚,其胃肠道不良反应和出血风险甚至比非甾体类抗炎药还要高,使得水杨酸类药物不适用于老年人。除了阿司匹林,这类药物还包括痛炎宁(三柳胆镁)和二氟尼柳,理论上,前者的优势是对胃肠道和抑制血小板的不良反应较少。但还不足以表明,可安全地

用于治疗老年人的疼痛。

(3)环氧化酶-2 抑制剂:这些实际上属于非甾体类抗炎药物,选择性地阻断环氧化酶-2 前列腺素的合成(引起不良反应),与之前讨论的可同时阻断环氧化酶-1 前列腺素合成(保护胃黏膜)的非选择性非甾体类抗炎药物不同。因此理论上,希望此类药物具有更好的耐受性,比非选择性药物的胃肠道和肾脏的不良反应少。然而,有关这些药物导致心血管事件的报道,已导致罗非考昔和伐地考昔的停用。此类药物中唯一仍被应用的药是塞来布昔。除了心血管疾病的风险增加,许多胃肠道出血的报道也使得大多数权威机构建议:避免在老年人应用此类药物。

(4)丙氧酚:不推荐用于老年人。对一般人群,可单独或与对乙酰氨基酚或阿司匹林合用。估计为可待因镇痛效果的 33%～50%,65mg 的丙氧芬相当于对乙酰氨基酚 100mg 的镇痛作用。它的毒性代谢产物,去甲丙氧芬,可能累积并产生肝脏毒性、心脏毒性和增加呼吸抑制的风险。有报道称,它有以癫痫发作形式的中枢神经系统毒性。已经被证明,在养老院患者中,这类药物会增加住院率、急诊的次数和死亡,而被归类为"不适当的药物"。尽管如此,仍有医生应用丙氧芬。

3. 阿片类 和年轻人一样,阿片类镇痛药是治疗老年人中度到重度疼痛的最主要药物。如上所述,阿片类可以单独使用,或与对乙酰氨基酚或其他非阿片类镇痛药合用治疗中度疼痛。文献中已有很多有关阿片类/非阿片类的复合制剂是否可应用于老年人的问题。一方面,小剂量的阿片类药物,虽然其疗效有限,但降低了其毒性风险。另一方面,其剂量往往受非阿片类的潜在毒性所限,降低了在持续性疼痛需要增加阿片类剂量的灵活性。

因为阿片类的毒性不良反应包括便秘、恶心、呕吐、意识混乱、过度镇静和潜在的呼吸抑制,用于老年人时,必须密切监护。然而,根据普遍接受的治疗指南,这些药物能够有效地控制疼痛而没有不良反应。对于老年患者,指南建议从最低有效剂量开始,缓慢增加剂量到达控制疼痛。所有老年科医生都遵循"从低剂量开始,缓慢增加剂量"的格言。鉴于之前讨论过的新陈代谢的改变,许多指南推荐:老年人的起始剂量应为通常成人剂量的 25%～50%,需要时可追加 25%。指南还建议:开始应该用立即释放的短效制剂,根据镇痛效果调节剂量;一旦达到有效剂量,可以转用缓释剂,在疼痛加剧或突发疼痛时,加用立即释放的短效制剂。这些指南已在第 20 章

中做了详细讨论。

（1）吗啡：虽然，吗啡被认为是老年人疼痛治疗的选择，已经有研究表明：与年轻患者相比，老年人对吗啡的清除率和分布量低，导致体内药物水平高、持续时间长。这意味着，老年患者对于任何剂量吗啡的镇痛效果和潜在毒性作用都会更敏感。吗啡经肝脏代谢产生活性化合物——吗啡-6-葡萄糖醛酸苷，可能产生高达 60％的镇痛效果。这个化合物和另一个肝脏代谢产物吗啡-3-葡萄糖醛酸苷（morphine-3-glucuronide，M3G）过量时，可能引起肌阵挛、过度镇痛、恶心、呕吐和镇静。因为肾功能不全在老年人中较常见，而此类药物的代谢产物依靠肾脏清除，在肾功能不全的患者易于累积，故推荐老年人的起始剂量大约应为年轻人的 50％。氢吗啡酮、芬太尼、氢可酮、羟考酮和可待因都经肾脏排泄，只有美沙酮的代谢相对不受肾功能的影响。

不要低估对于常见的不良反应——便秘的预防。作为处理便秘的经验，在使用吗啡的任何时候，都应同时给予粪便软化剂和刺激肠蠕动的药物。在第 20 章疼痛管理和第 8 章胃肠道症状管理中已有详细讨论。

两个新的缓释吗啡类制剂，Kadian® 和 Avinza®，可能对限制饮食或通过经皮内镜下胃造瘘管喂食的老年痴呆患者有用。此类 24h 持续释放的制剂含有吗啡颗粒的胶囊，在消化过程中，吗啡缓慢释放到胃肠道。可以打开胶囊，将含吗啡的颗粒撒在食物如苹果酱上，或以适当的大小从胃管中灌入，使患者易于以每日一次的剂量服用。由于酒精会增加胃肠道对吗啡的吸收、增加毒性的风险，所以使用这类药物时，应避免用酒精类制品。

（2）美沙酮：是一个合成的阿片类药物，其化学成分与吗啡无关，所以可用于对"吗啡过敏"的患者。可以口服或肠外形式给药，也可以用肛栓给药。它有些独特的属性：除了作用于 μ 受体，同吗啡一样，也可作用为 N-甲基-D-天冬氨酸（NMDA）受体的拮抗剂，使它治疗神经性疼痛非常有效。由于美沙酮对伤害性疼痛和神经性疼痛的功效，以及它的性价比高，被广泛用于生命末期关怀和姑息性治疗。由于美沙酮可由肝脏代谢，很少引起阿片类药物的常见不良反应如意识混乱、幻觉、肌阵挛、口干和便秘，而能安全地应用于肾功能不全的老年患者。相反，美沙酮的半衰期非常长，药物间的相互作用发生率高，要求极其缓慢而谨慎地逐渐增加剂量，需经过数天达到满意的镇痛效果。已证实，在低血钾患者，

有增加致死性心律失常的可能性。

使用这种药物需要灵活性，因为从吗啡转换到美沙酮的剂量的差异性很大而且复杂。为进一步讨论如何正确使用美沙酮，请参见第 20 章。

（3）羟考酮：此药为阿片类，是吗啡衍生的半合成制剂，其强度大约是吗啡的 1.5 倍。有口服的速效和缓释制剂，以及与阿司匹林、对乙酰氨基酚或布洛芬的复合制剂。虽然没有上限效应，但与非阿片类的合剂，受非阿片类药物成分的剂量所限。对阿片类敏感的患者不应使用缓释剂。此药和吗啡一样可有效地减轻疼痛，一些老年病学家喜欢用，是因为有药厂赞助的研究报告显示，与吗啡相比，羟考酮导致意识混乱的比例较少。然而，由于难以确定羟考酮优于吗啡，而且其性价比低于吗啡，因而推荐羟考酮作为二线用药，用于对吗啡耐受有困难的患者。

（4）芬太尼：是合成的苯基哌啶衍生物，哌替啶反式酯的化学同类物（避免使用的镇痛药，见后面）。虽然衍生于哌替啶，但它没有哌替啶的所有的不良属性。它是纯 μ 激动药，且在极短时间内迅速起效。它有亲脂性的优势，使其能够穿过皮肤和黏膜。因此，芬太尼最受欢迎的剂型是经皮肤渗透，由于其易于管理，在老年人中受欢迎。一些药厂赞助的研究结果表明，它受老年人欢迎的另一原因是经皮给药较口服阿片类引起的便秘发生率低。

虽然，芬太尼在老年人中非常受欢迎，但经皮给药仍需非常谨慎。许多老年人极度消瘦、体内很少或不含脂肪，而身体脂肪对药物的适当吸收至关重要，这些患者有用药量不足的风险。此外，体温升高可以显著地增加药物的吸收，易患发热性疾病的老年患者在接受这种镇痛时，导致阿片类中毒的风险高。因此，芬太尼的经皮给药仅推荐于无法吞咽者、对口服药耐受或依从性差的患者。

由于它能穿过黏膜的特性，发展了可跨黏膜锭剂和含片。虽然这些产品看起来很有吸引力，特别是对于没有完整胃肠道的患者，是非介入性的突破性选择，但不幸的是，事实并非如此。50％（颊含片）～75％（跨膜锭剂）的芬太尼实际上是通过胃肠道吸收，而不是直接通过口腔黏膜。

芬太尼主要的不良反应有恶心、呕吐、头晕、疲乏、头痛和呼吸抑制。根据不同的给药途径，10％的患者也会出现局部疼痛、贴剂处的皮肤激惹或口腔溃疡。芬太尼也可以肠外给药，通过皮下或静脉注射，或通过脊内或鞘内途径。但是，此种给药方式的镇静和呼吸抑制的风险显著。

(5)氢吗啡酮:是由氢化吗啡生成的半合成阿片类制剂。在撰写本文时,它只有短效口服剂(片剂或溶液)。然而它的半衰期很短,需要每隔3h给药一次,限制了此药作为主要用药的实用性。

与吗啡相比,氢吗啡酮疗效更强,对需要镇痛药量小的可用皮下注射镇痛的患者,它是非常有用的药物。

(6)氧吗啡酮:是羟考酮的代谢产物,但与后者不同,可以肠外给药或直肠给药。最近,在美国有短效和长效的制剂。它在老年人群中没有特别的优势。必须警告服用该药者不能饮酒,否则将大幅度增加血清药物浓度和显著的毒性反应。

(7)可待因:这是一种"弱效"吗啡,强度大约是吗啡的1/7。它只有口服剂型,虽然它有单独片剂,通常用的是与对乙酰氨基酚或非甾体类抗炎药的复合剂。尽管复合剂型在老年人中非常受欢迎,因为其便秘、恶心、呕吐及其类组胺属性的瘙痒的发病率高,应该避免使用。为了使之代谢为活性物质,需要转化为吗啡,10%的人缺乏这种转化酶。其复合制剂的剂量因不良反应而受限,后者受限于非阿片类成分剂量。

(8)氢可酮:此药只有与对乙酰氨基酚或非甾体类抗炎药复合的口服剂型。它的不良反应与吗啡相同,复合产品的剂量受到其中非阿片类的限制。用于老年人时,没有特别的优势或劣势。整形外科医生似乎喜欢用它治疗骨折后疼痛和骨骼肌肉疼痛。

(9)凯特明:凯特明是一种分离麻醉剂,但在亚麻醉剂量下,可能以最小的不良反应作为强效镇痛药。它能作用于许多阿片类受体,包括 μ、δ、κ,以及单胺能受体、毒蕈碱受体、钙离子和钠离子通道、γ氨基丁酸受体(GABA)。与美沙酮相似,其拮抗 N-甲基-D-天冬氨酸(NMDA)受体的活性,使之成为治疗神经性疼痛的理想药物。然而不同于美沙酮可以口服给药,凯特明只能静脉或皮下给药,故仅能用于住院的患者。它是目前临床可供使用的最强的 N-甲基-D-天冬氨酸受体拮抗剂,可能是最好的药物。

(10)哌替啶:正如第6章所述,哌替啶是所有患者都应避免使用的药,老年人当然也不例外。事实上,在 Beer 名单上哌替啶已被列为"不宜"用于老年人的药物。哌替啶比吗啡起效快、镇痛强度弱,哌替啶50mg相当于阿司匹林650mg的镇痛强度。皮下给药时,对组织的刺激很大;肌内注射时,可导致肌肉纤维化。它在肝脏中代谢为毒性物质——去甲哌替啶,可导致烦躁、易怒、震颤、肌阵挛和癫痫发作。

在同时服用单胺氧化酶(MAO)抑制剂的患者中,哌替啶可引起严重的脑病和死亡。

(11)羟甲左吗喃:此药有口服和皮下制剂。虽然,是用于治疗慢性疼痛的强效镇痛药;但是,由于其长达16~18h的半衰期易于使剂量累积,其毒性导致意识混乱。不推荐用于老年人。

4. 阿片类激动-拮抗药 镇痛新、纳布啡和布托啡诺都是激动-拮抗药。最初希望,药物在提供镇痛效果的同时,减少身体依赖的可能性。不幸的是,在实践中,未能达到此目的。此类药都有镇痛上限效应,以及显著的精神系统不良反应的风险。另外,如果患者接受阿片受体激动药,可能促发阿片类戒断症状。镇痛新是口服制剂,而另外两个药物只能肠外给药。鉴于这些问题,不建议用于老年人。

5. 辅助药物 如第6章所述,在有些疼痛综合征,单用阿片类不足以控制疼痛,或者需要非常大的剂量,由此产生不良反应的伤害甚至大于疼痛。此种情况,可能需要加用辅助药,控制疼痛。

这一原则同样适用于老年人,阿片类的毒性风险非常高,其不良反应对成功的控制疼痛是一大障碍。例如,非甾体类抗炎药可用于治疗骨疼痛,患者可以耐受。类固醇也可以有效地治疗骨疼痛,但有严重的不良反应,包括水钠潴留,加重高血压、糖尿病、青光眼或骨质疏松,特别需注意的是可能发生类固醇精神病。此种情况,需要根据患者疼痛的严重程度、类固醇药物可能的疗效、患者的预期寿命以及并发症的严重程度,权衡利弊后,做出治疗决策。

老年人用药的另一项重要原则是,抵消主要药物不良反应的能力。例如,用大便软化剂或泻药,预防阿片类的不良反应——便秘;许多医生用质子泵抑制剂降低非甾体类抗炎药的胃肠道毒性。

然而,必须非常谨慎,避免辅助药引起额外的毒性。例如,用吗啡时加用羟嗪,可能减少阿片类引起的恶心,但可能导致过度镇静。与其类似,用中枢神经刺激剂、哌醋甲酯或莫达非尼,治疗阿片类引起的过度镇静时,必须考虑到老年患者是否有常见的心脏病。如上所述,在考虑是否加用辅助药时,必须权衡利弊;更重要的是,由于总是企图加一种药物抵消已用药物的不良反应,必须小心避免过度给药。当用辅助药物不能有效地控制某种阿片类镇痛的不良反应时,更谨慎的方法是停止给药,或换用另一种阿片类。

6. 神经性疼痛的辅助治疗 神经性疼痛是治疗效果差的常见原因之一,将单独讨论。非阿片类的曲马多和阿片类的美沙酮,可能是治疗神经性疼痛非常有效的药。对于某些类型的神经性疼痛如带状疱疹后神经痛,用抗惊厥药物和(或)抗抑郁药物局部给药。如果无效,再加用曲马多或美沙酮。当患者的疼痛加重,在已服用阿片类的患者,可以加用抗惊厥或抗抑郁药物;如果不良反应严重,可用美沙酮替代阿片类。如果仍然不能控制疼痛,需要应用介入性治疗,如鞘内或硬膜外给药,甚至手术治疗。

7. 抗惊厥药物　加巴喷丁是治疗神经性疼痛的选择之一,其剂量从 100～3600mg/d。最近,被批准的普加巴林是加巴喷丁的同类药物,但作用更强。用于老年人的困难,这些药物的不良反应包括:头晕、步态不稳、嗜睡以及体重增加和周围水肿。报道称普瑞巴林会引起兴奋。因此,使用时,必须额外地谨慎。其他用于治疗各种神经性疼痛综合征的药物包括卡巴西平(专用于三叉神经痛)、奥卡西平(其不良反应可能少于卡巴西平)、苯妥英、丙戊酸钠、氯硝西泮和托吡酯。一些小样本的临床试验提示,莫拉三嗪治疗卒中后疼痛和 HIV 相关神经病变的疼痛可能有效。然而,大样本的研究尚无结论,而且,此药可引发皮疹,有时进展为 Steven-Johnson 综合征,目前,严重地限制了其实用性。

8. 抗抑郁药物　三环类抗抑郁药的作用是阻断 5-羟色胺和去甲肾上腺素的再摄取,也是最早被证明为主要的,可有效治疗神经性疼痛的药物。但是,通常老年人对其抗胆碱能和抗组胺作用的耐受非常差,其中研究最多的是阿米替林。因而,在 Beer 清单上,已被列为"不适用"于老年人的药。应该指出的是,这些药物用于治疗神经性疼痛时的剂量,可能明显低于抗抑郁需要的剂量,因而可以低剂量谨慎地用于老年人。老年人耐受较好的某些三环类药物,包括去甲替林和地昔帕明。所有这些药物都有增加心律失常、直立性低血压和谵妄的风险,使青光眼发作加剧,在老年人此类毒性作用的发生率增多。

不幸的是,新的选择性 5-羟色胺再摄取抑制剂,用于神经性疼痛治疗,没有被证明有效。但是,一些新的 5-羟色胺、去甲肾上腺素再摄取抑制剂,如艾法拉辛和度洛西汀,治疗某些形式的神经性疼痛显示出一定的活性,并有不良反应更少的优越性。

9. 抗心律失常药物　美西律(Mexitil®)已被试用,但其结果不肯定。由于它的致心律失常、胃肠道和其他不良反应,不推荐应用于老年人。

静脉注射利多卡因,用于减少注射血管造影剂、肿瘤栓塞治疗和麻醉诱导前使用异丙酚所引起的疼痛。于 2006 年,一例 45 岁,女性,丘脑梗死后,伴发严重的阿片类难治性疼痛,被称为中枢性卒中后综合征,静脉注射利多卡因治疗后疼痛完全缓解。但 2 周后死于出血性卒中伴有中线移位。此类报告中患者的年龄在 45 岁以下。如果用于老年人,可增加谵妄、癫痫发作、呼吸抑制和血流动力学不稳定的风险。所以,谨慎起见,避免用于老年人。

10. 巴氯芬　巴氯芬,实际上适用于治疗多发性硬化症和其他脊髓疾病包括外伤引起的肌强直,治疗三叉神经痛有效,也可试用于对其他治疗没有反应的神经性疼痛。它是伽马氨基丁酸受体激动药,其剂量范围为 20～200mg/d。但不幸的是,它有很多不良反应,包括嗜睡、头晕、虚弱、疲乏、意识混乱、日间镇静、头痛、失眠、幻视、低血压、恶心、便秘和尿频。因此,应该从低剂量起始,缓慢加量,直到有效镇痛或不能耐受。除了上述的不良反应外,还可能加强降压药的作用;接受卡比多巴和左旋多巴治疗的帕金森患者,更易于发生精神错乱、幻觉和激动。它还可能升高血糖和肝脏酶。这些都是老年人常见的情况,所以在老年人中,应用此药物应该用极低的剂量,极为谨慎。

11. 局部疼痛管理　5% 利多卡因贴剂已广泛用于治疗神经根炎或带状疱疹后神经痛。已证明,贴剂不会引起血浆浓度的明显改变,即使每天使用多达 3 个贴剂。此外,利多卡因可有高达 10% 的多种浓度的贴剂。另一种选择是 EMLA,是利多卡因和丙胺卡因共溶性合剂。然而,此种制剂因为价格昂贵只能小范围使用。

可乐定贴剂可用于同样的适应证,有时作为未标示用途的外用药。不同于利多卡因贴剂的局部起效,可乐定需要被系统吸收后起效,而导致中枢介导性的低血压。其不良反应包括可导致晕厥的低血压、口干、局部皮肤对药物或胶带过敏。迅速停用药物可能引起高血压危象、高血压脑病、卒中或死亡。药厂警告,在冠状动脉严重狭窄、传导阻滞、近期心肌梗死、脑血管疾病或慢性肾衰竭的患者,用可乐定需极其谨慎。由于上述原因,不应用于老年人。

辣椒碱乳膏经常被用于治疗带状疱疹后神经痛、糖尿病神经痛和源于骨关节的非神经性疼痛。辣椒素是在辣椒果实中发现的、天然的神经肽,其活性成分使辣椒有辣味。它消耗在皮肤、关节的外周神经末梢的神经递质——P 物质。在最初的发热和烧灼感后,减轻疼痛。即使长期使用,仍保持有效。是用于老年患者,治疗疼痛理想的药,因为它相对不良反应少、使用方便、与其他药物间的互相作用也很少。推荐用于带状疱疹后神经痛的剂型为0.075%，糖尿病神经痛和骨关节疼痛剂型为0.025%。可能需要2~3周的时间到达最大的镇痛效果。

最近，含1.3%双氯芬酸依泊胺(非甾体类扶他林)的贴剂在美国上市，用于治疗轻度拉伤、扭伤和挫伤。此药在欧洲，自1993年至今一直使用。1%的双氯芬酸钠凝胶制剂用于骨关节炎的局部治疗。最常见的不良反应有皮肤过敏、瘙痒、皮炎和烧灼感。没有胃肠道的不良反应。贴片很贵，每天需要使用2次。

1%环丙甲羟二羟吗啡酮局部制剂，被证实能减轻慢性瘙痒。吗啡(4mg粉剂)与多种局部剂型混合，包括5%利多卡因霜、磺胺嘧啶银霜(Silvadene®)、优色林霜(Eucerine®)、芦荟(Aloe Vera®)、水凝胶(Hydrogel®)、生理盐水溶液和甲硝唑凝胶，用于疼痛的伤口。吗啡通过减少P物质的释放达到局部镇痛的作用(研究表明几乎没有系统吸收)，有一些证据表明，实际上可能加速愈合过程。据报道，20mg凯特明和1.5ml生理盐水的混合液喷洒在肿瘤浸润的皮肤表面，可减轻疼痛。

12. 介入性疼痛治疗 如在第6章中所述，疼痛管理的重要原则之一是：使用最少介入性的途径，达到最大的疗效。所以，只有在口服、局部、经直肠或肠外给阿片类药物以及辅助用药都无效时，才需要介入性治疗，甚至在老年人。对于所有的患者，决定是否进行介入性治疗，必须权衡利弊、患者的预期寿命和获得治疗结果的可能性。

由于老年人中肌肉骨骼和关节症状的发生率很高，可能有这样的需要，例如对于筋膜疼痛综合征的患者行触发点注射，炎性关节痛患者行关节囊注射，或肋间神经痛、带状疱疹后神经痛、缺血性周围血管疾病患者行神经阻断。反射性交感神经萎缩症、缺血性周围血管疾病和多种关节引起的神经根病，可能需要阻断自主神经。老年人中并非少见的三叉神经痛，可能需要射频神经消融技术。关于介入性疼痛治疗的进一步讨论，请参见第20章。

(二)疼痛的非药物治疗

虽然此部分被放在最后讨论，此类技术还是极为重要的；在治疗过程中应该早期、优先或与药物治疗结合应用。对于老年人特别重要，因为这些治疗措施通常易于管理，且往往没有药物治疗带来的许多不良反应。

老年人疼痛治疗中的非药物干预包括：心理治疗、热疗或冷疗、按摩、经皮电刺激神经疗法、振动疗法、针灸/指压疗法、太极、心理/精神干预和意象导引/放松/分心，但不局限于此。所有上述的技术都能够减轻骨关节炎、纤维肌痛、肌痉挛和周围血管疾病引起的疼痛。有项研究表明，实际上这些活动能够改善侧支循环。改变身体的特定部位的位置、用减轻压力的设计和(或)固定骨折的夹板，对缓解各种肌肉骨骼疼痛有益。

已证实，冷疗能减轻水肿和慢性背痛。在小心避免灼伤情况下的热疗，对减轻关节痛和肌肉痛非常有用。然而，热疗用于认知受损的患者时，需要特别当心。

已证实，按摩能通过减少刺激和炎症物质的累积缓解肌肉痉挛、增加关节活动度、改善循环和减轻焦虑。并能够释放内啡肽和脑啡肽，产生欣快感，减轻焦虑和缓解疼痛。

一些小样本的研究证实，针灸和指压按摩对缓解疼痛有效，但由于研究的设计较差，其结果不确定。中国人应用针灸已经有几百年，显示出色的镇痛效果。这种治疗的理论是，刺激肌肉中的神经纤维释放内源性内啡肽。此外，疼痛刺激产生于针灸细针的插入，被认为是调节经脊髓后脚产生的疼痛。一项针灸随机试验的荟萃分析显示，57%的患者的疼痛改善，但是持续时间很短。2000年，英国医学协会认为，针灸对于慢性背痛、颈痛和偏头痛是有效的疗法。

一项评估经皮电神经刺激(TENS)有效性的荟萃分析显示，其疗效超过单独使用阿片类；虽然，有很多因素包括：安慰剂效应和样本误差，使其结果不确定。经皮电神经刺激已经用于治疗慢性背痛、骨质疏松性疼痛和幻肢痛。因为老年人手的灵巧性降低和认知受损的高发率，与年轻人相比在老年人中应用此疗法，要困难得多。

痛觉调节通路的振动疗法，是通过诱导感觉异常和(或)麻木减轻疼痛。一项研究表明，当用振动疗法每次20~30分钟、每天2~3次时，可使尖锐的疼痛变为迟钝的感觉，且减少患者需要经皮电神经刺激治疗的次数。能缓解肌肉疼痛和痉挛、瘙痒、神经性疼痛、幻肢痛、口面部疼痛和肌腱炎的疼痛。结合使用热疗和振动疗法显示出，超过单独使用某种疗法的效果。有篇文章描述了可释放100~200Hz振频的商用振动设备。

有研究表明：意象导引、放松和分散注意力技术的有效性，包括看电视、打牌、做手工、听音乐、看望朋友和家人以及与宠物互动。另有研究表明祈祷和冥想有益。社会心理工作人员应该积极参与疼痛治疗的计划。

四、结 论

如本章所述,在生命末期关怀和姑息性治疗中,大多数患者为老年人。虽然,疼痛管理的基本原则依旧适用,然而需根据老年患者的特殊性,做某些调整。有许多药物可供选择包括非阿片类、阿片类、辅助药物和局部用药。还有介入性和非药物治疗。每项都有其独特的优势和劣势。决定应用哪种疗法时,临床医师必须权衡各种因素,包括疼痛的病因、潜在的获益、各种药物的毒性,考虑到患者原有的疾病和合并症的情况、患者潜存的功能、预期寿命等。只有在考虑到老年人特有的所有因素后,才能制定出缓解疼痛,且不良反应最小的最佳治疗方案。

参 考 文 献

A diclofenac patch(Flector)for pain. Med Lett 50(1277):1-2,2008.

Bjoro K,Herr K:Assessment of pain in the nonverbal or congitively impaired older adult. Clin Geriatr Med 24(2):237-262,2008.

Bharadwaj P,Danilychev M:Central post-stroke syndrome treated with parenteral lidocaine. J Pain Symptom Manage 32(5):400-401,2006.

Brown D,McCormack B:Determining factors that have an impact upon effective evidence-based pain management with older people,following colorectal surgery:An ethnographic study. J Clin Nurs 15(10):1287-1298,2006.

Bruera E,Higginson I,Ripamonti C,von Gunten C:Textbook of Palliative Medicine. Oxford, Hodder Arnold Publications,2006.

Cleary J:The pharmacological management of cancer pain. J Palliat Med 10(6):1369-1394,2007.

Drugs for pain:treatment guidelines. Med Lett 5(56):23-33,2007.

Fentanyl buccal tablet (Fentora) for breakthrough pain. Med Lett 49(1270):78-79,2007.

Fentanyl Transdermal System—Updated Information On Appropriate Prescribing, Dose Selection, and Safe Use. Rockville,MD,FDA Med Watch,2007.

Feldt KS:Pain in the elderly. Adv Nurse Pract 13(6):51-52,54,2005.

Fitzgibbon EJ,Viola R:Parenteral ketamine as an analgesic adjuvant for severe pain:Development and retrospective audit of a protocol for a palliative care unit. J Palliat Med 8(1):49-57,2005.

Fujii Y,Nakayama M:Prevention of pain due to injection of propofol with IV administration of lidocaine 40mg+metoclopramide 2.5,5,or 10mg or saline:a randomized, double-blind study in Japanese adult surgical patients. Clin Ther 29(5):856-861,2007.

Hanks-Bell M,Halvey K,Paice JA:Pain assessment and management in aging. Online J Issues Nurs 9(3):8, 2004.

Hollenack K,Cranmer K,Zarowitz B,O'Shea T:The application of evidence-based principles of care in older persons(Issue 4):Pain management. J Am Med Dir Assoc 8(3 Suppl 2):E.77-E.85,2007.

Keyounf JA,Levy EB,Roth AR,et al:Intraarterial lidocaine for pain control after uterine artery embolizationfor leiomyomata. J Vasc Interv Radiol 12(9):1065-1069,2001.

Manfredi P,Houde R:Prescribing methadone,a unique analgesic. J Support Oncol 1:216-220,2003.

Mitchell C:Assessment and management of chronic pain in elderly people. Br J Nurs 10(5):296-304,2001.

Slatkin N,Rhiner M:Topical Approaches to Pain Management in Patients Having Refractory Skin and Mucosal Pain. Presented at the Annual Assembly of the American Academy of Hospice & Palliative Medicine,Tampa, FL,2008.

第六部分

多 样 性

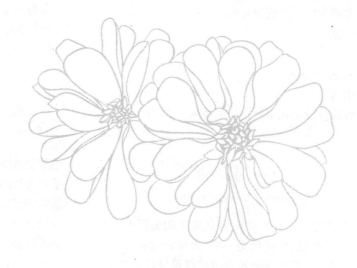

第 31 章

文化多样性和生命末期关怀

Barry M. Kinzbrunner，Michele Grant Eivin，Freddie J. Negron，Teresita Mesa，Yolanda Castillo

马玉玲　译　孙静平　秦速励　校

一、引　言

Barry M. Kinzbrunner

　　20 世纪 50 年代和 60 年代成长的美国人，在学校中经常感受到，美国是一个"大熔炉社会"。这种观念的形成，是由于到达美国的移民经过一段时间后，在美国的社会中，慢慢摆脱了他们本身的历史特征和文化。换言之，移民逐渐被美国社会同化。

　　此种移民被同化一直持续到 20 世纪 70 年代末或 20 世纪 80 年代初，希望被同化并融入"大熔炉"的想法被大量支持多元文化的美国人抗拒，这些人开始继承他们的原籍文化。这种改变的催化剂可能是 1976 年最畅销小说，Alex Haley 的著作《根》，并随后改编为广受欢迎的系列电视短剧。《根》是作者

追溯到其非洲的祖先，从非洲被绑架到美国本土并贩卖为奴的第一家非裔。Alex Haley 的旅程是追溯他的"根"，因为很多移民到美国的人在美国国土之外均有自己的原始民族的"根"，而能获得很大一部分美国公众的认同。因此，美国的移民，甚至是第一代和第二代（或更早）移民的后裔，选择保留他们或他们祖先的种族、文化或宗教，而将他们不同的价值观和他们的祖先群体的仪式融入日常生活中，而不是放弃他们的文化，有利于融入"熔炉"。

　　于 20 世纪 70 年代，随着生命末期关怀在美国的发展（见第 2 章），在某种意义上，在生命末期关怀中，接受了"大熔炉"的概念，通常绝大多数患者在生命结束的时候希望得到同样的服务。从医疗角度讲，生命末期关怀医院或者机构对可提供或不能提

供的治疗有不同的原则,而在精神方面,"一般"的神父,不论他的宗教信仰是什么,能够满足几乎所有生命即将结束患者的需求,患者接受的服务相似,但也可能有很大的不同(见第 4 章)。

在 20 世纪 80 年代和 90 年代,尽管接受生命末期关怀服务的患者数量有显著的增长,但在美国,仍只有大约 1/3 的患者接受生命末期关怀服务,而且大多数患者接受生命末期关怀的时间也不够长,导致人们开始探讨为什么该服务没有得到充分利用,以及验证患者及家属在生命即将结束的时候选择接受生命末期关怀的障碍。已认识到的障碍中,某些是医疗性的,在第 2 章中已做了充分地讨论。其他障碍,如不信任医疗保健系统,以及不惜一切代价"保护生命"的概念,某些人认为生命末期关怀在患者终末期可能会放弃抢救,甚至加速死亡,这些误解已深深植入需要选择生命末期关怀服务的疾病终末期患者及其家人的文化及宗教信仰中。在最近发表的一份关于癌症处理的大型报告中提示,虽然 80%的白种人患者已接受生命末期关怀计划,但仅有 47%的黑种人患者和相同的百分比的西班牙裔患者接受生命末期关怀服务,此事实证实了这些障碍。非裔美国人(45%)和西班牙裔美国人(34%)的患者,在疾病终末期,更有可能要求延长生命的治疗,而白种人仅有 14%的患者。认为宗教非常重要的患者(非裔 88%;西班牙裔 73%)也明显高于白种人(44%)。(Smith 等,2008)。

认识到需要生命末期关怀服务人群的多样性增加,生命末期关怀和姑息性治疗机构也在多方面争取满足这些需求。由多种宗教和教派的牧师提供与患者相同信仰的服务,替代了"通用"的牧师。生命末期关怀的团队正在为特殊群体的需要,积极地训练护理人员,例如,根据患者民族、文化、宗教的需要,提供不同的语言服务,而不仅仅是英文。

本章及下一章将与当今在美国服务的生命末期关怀及疾病终末期医疗机构的医疗人员,讨论常见的种族、文化或宗教团体的需要。必须指出的是,这里提供的有关任何团体的信息比较表浅,读者对任何特定团体及更多的细节感兴趣的话,应参考其他有关章节。

文化评估

在探索生命末期关怀提供者最常遇到的文化、种族和宗教群体问题之前,关于文化的评估阐述如下。文化的评价是医护人员获得病人及其家庭的文化、种族或宗教传统相关信息等全面评估的一部分。表 31-1 中列出了医护人员为了更好地了解患者及

家属特有文化,种族或宗教等信息的重要部分。

表 31-1　关于文化评估的建议事项

- 出生地或移民身份
- 患者的种族或文化情况,如果有的话
- 母语及第二语言
- 宗教信仰
  - 宗教信仰或宗教的重要性
  - 是否是正规宗教组织的成员
  - 与社区神职人员的联系
  - 宗教活动
- 饮食偏好或禁忌
- 社会经济地位:受教育程度,职业
- 健康和疾病的观念与实践
- 关于濒死及丧葬的习俗和仪式

文化评估可以作为评估的独立部分,或者可以穿插在评估的其他部分中讨论。很好的例子是,将文化评估并入关于宗教信仰问题的实践精神评估(见第 16 章)。每一个病人和家庭都有他们特定的文化、民族和宗教信仰,分别征求信息非常重要,因为有关问题十分敏感,所以,生命末期关怀提供者,应该照顾到不同人群,提供特殊的服务。但是,即使我们能了解到,不同的文化、民族或某个团体的宗教信仰和传统;以及他们对生命末期关怀服务的特殊需要,也不能把这些知识应用或强加于任何特定的患者和家庭。只有做好文化评估,才可以从他们提供的内容中了解具体和重要的信息,根据每个人的具体情况,制定适合个体的计划,才能满足每个人的需要。

二、非裔美国人

Michele Grant Irvin

(一)引言

当今,在美国,黑种人是美国的第二大少数民族(13.5%),估计人口约有 4070 万。其中,绝大多数都是非裔美国人,是在 17 世纪到 19 世纪之间被奴役和运送到美国的 Ronald Barrett 后代,他们的社会文化已被美国的价值观同化(2009)(正如大家所知,加勒比血统的黑种人还在不断地增加,最近来自非洲的移民也有明显的增加,他们可能有不同的文化价值观和习性,有关的问题将主要在上述定义的非裔美国人部分讨论)。

美国黑种人的文化可从现在追溯到奴隶制时代,是在长期歧视和偏见的历史中逐渐形成的。与美国

的白种人相比,生活在贫困线以下的非裔美国人的比例(33%)非常高。在一般情况下,非裔美国人社区得到的医疗服务也较少,整体健康水平较低,是发病率和死亡率最高的美国民族,常见的病种包括:心脏病、癌症、脑血管病和艾滋病病毒感染/艾滋病。此外,虽然死亡率增加,对生命末期关怀服务的需求较大,但享受到生命末期关怀服务的非裔美国人的比例极低(7.2%)。因此,在探讨非裔美国人不同文化需求的同时,有必要了解在美国社会中医疗保健的差异。

(二)历史和不信任文化

医疗的差异影响少数民族的人口,包括非裔美国人,2003年发表的题为:"不平等治疗:医疗保健在种族和族裔之间的差距"的报道中提到,造成非裔美国人医疗差距的因素包括:他们受到的关注比白种人患者少,在他们到医师办公室看病时,医师与他们的沟通不够好。并且,在离开自己的医师办公室时,他们往往不清楚自己的诊断及可得到的治疗选项。

在美国医疗系统中,非裔美国人卫生保健的差异的根源,其实是非裔美国人对美国医疗系统固有的不信任造成的。这种不信任文化是从塔斯基吉梅毒研究(tuskegee syphillis study)中获得,为了解疾病的自然史,在研究期间,对百名黑种人,不给予治疗,是最声名狼藉的例子。当然,这不是不信任的唯一原因,是对卫生保健体系缺乏信任显示的主要原因之一。一项在非裔美国人中评估医疗遗嘱利用率的研究中,在102例患者中,即使在接受有关治疗医嘱疗效的教育后,仍有75%的病人拒绝执行医嘱(Bullock,2006)。此外,黑种人接受生命末期关怀的比例明显低于白种人(47%比80%)的另一个原因是,在生命的最后阶段,黑种人要求延长生命的比例(45%)显著高于白种人(14%)(Smith等,2008)。生命末期关怀医疗工作者需认识到这种不信任,并且愿意在治疗过程中,与非裔美国患者讨论并承认此种不信任,而建立积极的医患关系。

(三)非裔美国人对死亡与生命末期的态度

必须认识到的是,当与非裔美国人交流时,在看到患者的皮肤颜色后,会无意识地臆想和假设此人的文化背景。因此,认识到非裔美国人中,存在多样性的文化非常重要,如宗教、社会经济地位、政治地位、性生活、语言文化和生活经验等。有项研究提示大多数非裔美国人对死亡和濒死的态度,以及葬礼的仪式相似。由于许多非裔美国人经历几代人后,已将西方文化融入了非洲的传统,而慢慢地倾向于接受死亡,并把它看作是生命的延续。他们相信死

后的生活,是从物质的世界转换到精神世界。导致身体和精神世界有重叠,而不是完全独立的观念,并且认为已故祖先的精神仍存在于他们中间。

非裔美国人非常重视死亡的过程和死亡本身,要求对死者报以极大的敬畏和尊重,因此葬礼作为一个具有重大社会意义的主要仪式。非裔美国人在葬礼上的花费明显高于白种人,认为出席参与葬礼是一种社会责任,缺席葬礼也会被视为对死者的不尊重(详细内容请参考非裔美国人的丧葬习俗)。

1. 精神和宗教　非裔美国人是一个有多元宗教和精神规范的社群(基督教、穆斯林、佛教等),无论是单独基于宗教,还是单独基于精神,或者是两者的混合,都提供了重要的处世和生存的资源,特别是在关键的生命末期时期。事实上,研究表明,建议卫生保健部门在对待非裔美国人的死亡和濒死的概念,应该是针对个人的宗教或精神信仰,而不是整个种族。需要注意的是,宗教和精神信仰已经逐渐渗透到许多非裔美国人的日常生活中。经常会在护理病人的时候听到"这是在神的手中"。认识并理解病人的宗教信仰,可以加强服务者和病人的关系和建立信任。

非裔美国人宗教的集中性还体现在,教堂在非裔美国人中的作用,教堂机构(以及其他宗教组织和他们的社区)为经历失去亲人者及其家庭提供安慰,不论他们是否与教堂有紧密的关系。

作为这个社区宗教代表的神职人员,在为患者及其家庭提供关心和支持中,发挥着核心作用。由于非裔美国人对逝者的尊敬以及认为死亡仅为精神层面的转换。神职人员为患者和濒死的病人进行祷告和提供支持,并鼓励教区中其他的人也提供帮助。牧师应该尽快到访逝者的家庭,以示哀悼,并协助组织安排葬礼。神职人员应该到访和支持守灵和其他葬礼前的服务,并在葬礼上发表个性化的悼词,以示对失去亲人的家庭成员的支持,并根据病人及家属的信仰和愿望完成葬礼的其他形式。他们也应该参与到葬礼后在家庭中举行的聚会。

2. 家庭在非裔美国人中的作用　非裔美国人有很亲密的家庭结构,可能不同于西方社会视为的"传统"家庭形式。他们将这种结构通常称为"亲属网络",家庭的成员可能包括祖父母,无抚养权的父母,或者对其他没有直接血缘关系的亲戚,称为"阿姨"或"叔叔"。这种亲属网络对病人非常重要,尤其是对绝症的患者,因为它是关心和支持的重要源泉。亲属网络中的长辈成员,被看作是做出医疗决策、可以征询意见和建议的人,也是逝者的家庭得到全族

成员强有力的支持的后盾。

3. 生命末期关怀的决定　因为美国黑种人家庭的紧密结构,以及他们对美国医疗体制的固有的不信任(前面已经讨论过),非裔美国人传统上都是"做自己的决定"。由于他们长期未能接受社会保健系统的很好的服务,而对外部健康保健机构提供的服务持有的期望很低,包括对生命末期关怀和姑息性治疗方案。

对于非裔美国患者及其家人,生命末期关怀的决策可能是一种挑战。他们认为,选择不给或拒绝复苏,撤销喂食的决策,等于同意卫生保健工作者提供不标准的服务,或过早地放弃对患者的抢救。

选择制定医疗遗嘱,往往会增加病人和家属无望的感受,考虑停止延长生命的治疗,犹如放弃上帝会医治他们的愿望。所以,对这些问题的讨论,必须十分耐心,并应该了解患者及其家人对治疗的考虑,以及他们的文化、精神、宗教的价值观。通常,与家庭网络中长辈的交谈,可提供很大的帮助。

(四)非裔美国人的丧葬习俗

如上所述,由于非裔美国人对生命的关键阶段——死亡的敬畏,一贯重视葬礼,并将积极参与家庭和社区的活动和仪式,视为重大事件。追溯非洲的观点,葬礼反映的是个体在社会中的价值,许多非裔美国人参加丧仪社或者持有殡葬政策,以确保他们有体面和适当的葬礼。火葬仍然没有被广泛地接受,或者是由于丧葬费用的持续增高,近10年来,在一些地区采用火葬的形式逐年增多。

基于他们的宗教背景,特殊的丧葬习俗在非裔美国人中有很大的差异。非裔美国人葬礼的原型,往往具备有传统、情感、"归天"服务的特征,如前所述,将死亡视为过渡到另一个精神世界。因为通常需要一定的时间去规划,一般直到死亡后一周才会举行葬礼。在此段时间内,以便在外地的亲属赶赴葬礼,如果未能参加葬礼,对逝者的家庭关系是极大的伤害。对逝者越尊敬,花费在葬礼活动上的时间和资源越多,也成为家族聚集所必需的机会。

葬礼一般会持续数小时,主要是丰富的情感表达,常常是自发性的,并有音乐的参与。葬礼后的服务(由逝者家人主持的聚会和就餐)和活动可能会持续一整天。很多被西方社会日益同化的非裔美国人,特别是那些已经进入中层或上层社会的阶层,在选择丧葬形式的时候,会更加偏向美国白种人的形式,往往是不过分情绪化,更正式,更坚忍。社区的参与对所有非裔美国人的葬礼都很重要。参加葬礼,对死者的家人表示支持和哀悼,是一项社会义务;积极参与葬礼前后的各项活动(及时拜访逝者家人),被认为是对死者家庭支持的最好表达。

除了参与葬礼的活动外,钱、资源和食品是表示关心和支持的另一种形式。同样,参与地越多,表示越多地支持与重视。例如,虽然都是会被感激,但是亲自为其家庭准备食品者,会比购买已准备好的物品更受感激。

(五)结论

根据了解,非裔美国人不是都一样,在文化、精神和宗教中存在明显的差异,生命末期关怀和姑息性治疗的提供者需要了解他们的一些共同的问题,而能为这些未能得到很好服务的人群提供服务。中心问题是,许多非裔美国人明显不信任美国的卫生保健系统,通常,他们做的决定是基于这种不信任。要想改变这种状况,除非他们自己信任医生或其他的服务提供者提供的治疗。

为了帮助生命末期关怀提供者克服这一显著的障碍,BURRS等(2009)提出以下的建议。

- 直接解决不信任的问题。
- 在实践和机构中促进文化交流。
- 培训卫生保健提供者(所有学科),在非裔美国人社区和主要利益相关者(金融、卫生保健系统)中,推荐和使用关于生命末期关怀与姑息性治疗项目。
- 承认并继续关注保健不平等的问题。改进报销的方法,使生命末期关怀与姑息性治疗的费用易于报销。
- 雇佣有非裔社区领导人推荐的人,并让他们参与促进生命末期关怀与姑息性治疗的推广。
- 基于已证实可减少生命末期关怀与姑息性治疗提供者在治疗中的差异,制定政策和指南。
- 通过建立信任关系,虽然,往往非常具有挑战性和很少满意,为了让更多的非裔美国患者,在接近生命的终点时的疼痛和症状得到缓解。
- 能得到适当的治疗,使其更舒适,应与他们交流生命末期关怀与姑息性治疗的目标。

三、西班牙裔患者

Freddie J. Negron, Teresita Mesa, Yolanda Castillo

(一)引言

西班牙,源自于西班牙文 Hispanos,原本是生活在新墨西哥的拉丁美洲血统人称呼自己的名称。在20世纪70年代,美国人口普查中,为了更好地统计拉美血统的人数,由新墨西哥参议员 Joseph Montoya 和其他人,首次以官方使用西班牙作为一个民族的名称。另一个定义同一组人的术语是拉美裔，可能是起源于他们来自拉丁美洲，而简称为拉美裔美国人。从这开始，美国的管理和财政预算办公室已正式将"墨西哥、波多黎各、古巴人、南部和中美洲或其他西班牙文化或血统的人，不论种族"都定为西班牙裔和拉美裔。

拉美裔是美国最大的少数民族，估计其人口为45 500 000（占美国人口的15.5%）。也是美国人口增长最快的民族，根据2005年人口普查局的统计数据显示，在美国出生的拉美裔新增人口，占全美国新增人口的1/3以上。有相当大数量的拉美裔人的美国大城市，包括迈阿密、纽约、洛杉矶、圣安东尼奥和芝加哥等。随着西班牙裔人口的持续增长，预计最早在2018年，他们可能成为加利福尼亚人数最多的种族；预计，大约在同一时间，德克萨斯州也可能会有足够大的拉美裔人口数量，而能选出一位拉美裔州长（德克萨斯月刊，2008）。

随着美国的西班牙裔人口不断增长，卫生保健服务的需要，包括为生命末期的患者提供服务，也将显著增加。

事实上，根据美国国家生命末期关怀和姑息性治疗组织公布的统计数字（2007），可获得生命末期关怀福利的西班牙裔患者，占接受生命末期关怀服务者的5.1%。事实上，与2006年的4.9%相比，接受生命末期关怀服务的西班牙裔患者并未显著增加，而是因为前几年，西班牙裔患者对生命末期关怀利用的影响，被认为不足以保证作为一个单独的组评估。预期，在未来，接受生命末期关怀服务的西班牙裔患者数量将不断增加，为了更好地为拉美裔美国人服务，了解他们的动态和多样性的拉美文化，是我们义不容辞的责任。因此，我们需重点解决可能严重影响西班牙裔生命末期患者和其家人服务的一些问题。应当指出的是，虽然居住在美国的西班牙裔来自许多不同文化背景的国家，但是他们继承许多共同的文化遗产，有很多共同之处。本文的讨论将集中在西班牙文化中，发现涉及照顾生命末期患者的共同之处，而不是专注于差异上。

（二）西班牙裔文化中死亡与生命末期的习俗

如上所述，西班牙裔患者对生命末期的治疗和决策的态度有很大差异。此差异主要受以下因素的影响，如种族、移民前所在国和诞生的国家。在美国出生的拉美裔美国人，远离其本族的国家，更容易被美国典型的西方文化所同化。无论差异如何，仍然有三个显著影响他们面对生命末期大事的共同因素：宗教信仰、对医生的尊重和家庭的重要性。

1. 宗教的作用　大多数移民美国的西班牙裔，热衷于宗教，其中，大约68%的拉美裔，自认为是罗马天主教徒。其余32%的人中，约有20%确认自己是新教徒，3%是其他基督教信徒，1%是非基督教信仰，只有约8%的西班牙人没有宗教信仰。

无论哪种宗教信仰，大多数人的宗教信仰体现在日常生活中。许多人每天祈祷，大多数家庭中有宗教信仰的对象，多数人每月至少参加宗教服务一次。至少有一项全国性的调查表明，许多拉美裔美国人对宗教信仰的态度，与他们的祖先一样的虔诚，以现代的观点而言，简直是个奇迹。虔诚的宗教信仰，可明显影响西班牙裔患者及家属面对生命终结时的反应。因此，为了在实践中更好地为拉美裔美国人服务，生命末期关怀提供者，必须了解他们特殊的宗教信仰，并将其作为常规评估的一部分。

2. 家庭医师的作用　拉美裔患者将医师视为权威人物，非常尊重。因此，有关健康医疗的问题，他们一般会征求医师的意见，并遵循医师的指导。此种态度对拉美裔患者接受生命末期关怀的建议有很大的影响，尤其是当生命末期关怀提供者，在对患者的治疗护理方面有不同意见时，患者更是常常遵循医师的建议。因此，为了确保西班牙裔生命末期患者得到最佳的症状处理，避免任何可能的矛盾，专业护理的人员在制定策略时，与病人的家庭医师加强沟通，是义不容辞的责任。

3. 家庭的作用　西班牙裔以家庭为中心。几代人同住的现象非常常见，他们提倡一大家人住在一起，即使不住在一起，往往也会住在互相靠近的地方。生命中的大事，如出生、过生日、纪念日和节假日等，庞大的拉美裔家庭都会聚集在一起庆祝并提供相互支持。对疾病也是如此，当一个家庭成员临危时，所有住在一起的或者附近的大家庭成员，都会参与照顾患者，并为他们亲人感到悲哀。

许多来自中南美的拉美裔家庭，以父权为重，而有些家庭，则可能是以母权为重。但无论是哪种情况，家长都会是最终的决策者。当有家庭成员生命末期时，通常不会有许多成员参与决策，但他们可能对家长提供建议或由合法的医疗代理人参与决策。因此，重要的是与所有和患者有相关关系的家庭成员、患者及家庭医师共同制定治疗护理的目标。

当西班牙裔患者临危的时候，其家庭往往认为不让患者了解真实的病情是对临危亲人的保护。因为，他们认为如果病人知道自己生命即将结束，可能无法承受,而导致患者抑郁,甚至考虑自杀。这种"保持缄默的协定"甚至可能延伸到生命末期关怀提供者,通常患者的家庭会要求避免使用"生命末期关怀"或意味着生命即将结束字眼的类似意思的名词,如到患者家里的服务者,尽量不戴与生命末期关怀有关的胸牌。

更不幸的是病人往往是这种"保持缄默协定"的另一方,因为他或她已经知道发生了什么,但并不希望善意的家庭成员知道他或她已经知道。医疗工作者了解和尊重这种保持缄默协定的文化非常重要,应该参与这种文化,与患者家人共同维护"缄默协定"以维持病人和家属的信任。然而,当护理人员看到机会时,应该及时在患者和家庭成员之间进行沟通,如果获得同意,可以打破缄默协定,使患者和家人可以坦诚地相处。

4. 营养和液体 许多拉美裔家庭,认为食物是健康的强有力的保证,在疾病的时候,它是改善和治愈疾病的希望。对于某些人,为亲人提供营养支持非常重要,他们认为提供饮食和对亲人关心的程度之间直接相关。另一部分人认为,从宗教方面的考虑,有必要为患者提供饮食。许多人认为不为病人提供饮食,无异于让患者由于饥饿或脱水走向死亡,等于以"痛苦和残忍"的方法对待病人。因此,当西班牙裔患者生命末期拒绝饮食,或者已经无法进食时,其家人常常要求进行人工方法补充营养。在这种情况下,医护人员应该以同情和尊敬的态度,理解和配合家属的要求。理解他们的文化和宗教的动机,通过适当的教育,让他们懂得为生命末期患者提供饮食的利弊。创造性的解决方案,是用安慰性的方法,如通过吞咽或注射器提供少量的食物,或通过皮下给予少量的液体,经常可以安抚家属,让他们感到自己的亲人正在被妥善地照顾,没有疼痛或不适,也不会被"饿死",并可很好地避免由于管饲或过度输液导致患者的不适和可能发生的不良反应(见第24章生命末期患者营养支持的充分讨论)。

5. 疼痛和呼吸困难处理中吗啡的反应 "吗啡"常给西班牙裔很不好的印象,可能与他们的国家吗啡常被滥用有关。有些人视"吗啡"为安乐死或医师协助自杀的药物。不足为奇,"吗啡"的这些负面印象,常常造成医师用吗啡治疗晚期患者的疼痛或呼吸困难的障碍,因为患者和他们的家人往往不愿意让患者服用吗啡(或阿片类药物),甚至拒绝服药。同时,许多不很熟悉姑息性治疗原则的拉美裔医师和护士,也不建议患者使用吗啡。

正如上所述,首先,以同情和尊重的态度理解患者与家属对应用吗啡的误解,试图找出解决方案。教育仍是关键,负责治疗的医师应该向患者解释吗啡对治疗的作用,可减轻患者及其家人对吗啡的恐惧和成见。如果仍不被患者所理解,可以尝试用阿片类药品的替代产品,如羟考酮,可能会解决问题,既使患者获利,同时又尊重了家庭的意见。

(三)"说再见"

当拉美裔患者进入生命最后阶段时,负责的医护人员应每天去看望患者,这很重要。通常拉美裔的患者选择在家中逝去,家人们全天候地围在床边。在患者逝去时,家人的反应大相径庭,从安静地接受到大声的过激行为,表示难以接受亲人的逝去。

患者死后的丧葬习俗由其归属的宗教信仰决定。在美国,大约有90%的西班牙裔认为自己是基督徒(其中有超过2/3是罗马天主教),通常埋葬前有守夜的习俗,守夜时间的长短取决于该家庭所属教堂的特定宗教习俗。瞻仰遗体通常是在死后的24小时内,晚上继续进行,到第二天的早晨埋葬。在一部分人中,瞻仰遗体仅在埋葬前的数小时。

(四)总结

虽然,因为美国的拉美裔人用的是同一种语言,而被看作为一个种群,实际上他们是由来自不同国家的人组成,有多个不同文化规范的亚群。其中,最重要的共同点是,对生命末期患者的处理方式,受宗教和文化传统的影响,尊重家庭、老人和医师;此习俗影响生命末期关怀的每个过程。生命末期关怀提供者应该记住这些因素非常重要,而且,在不同的亚群中,其文化也有差异。在服务的实践中,应了解每位患者及其家人的宗教和文化,制定个性化的服务。

四、亚裔患者

Barry M. Kinzbrunner

(一)引言

移民到美国的亚裔是由不同种族组成的群体,从远东到太平洋地区的多个国家,包括中国、日本、韩国、越南、菲律宾、印度等。根据美国2000年的人口普查数据显示,大约有12 000 000的亚裔美国人,占美国总人口的4.3%。他们也是美国增长迅速族群中的一组,根据记录,从1990-2000年的10年间,人口增长了63%。

亚裔美国人的宗教习俗和他们祖籍一样的多样化。2008年Pew研究中心发布的数据显示,亚裔美国人中45%自认为是基督教(17%信奉天主教,27%新教徒),14%信奉印度教,9%为佛教,4%为穆斯林和5%的其他宗教。23%的亚裔美国人认为自己没有任何信仰。需要指出的是,虽然有这么多流行的宗教信仰,如各种形式的基督教,每个亚裔美国人的亚群还有自己的宗教信仰、习俗、仪式、纪念活动,在生命末期关怀的治疗中,这些独特的习俗特点尤为重要。

总之,亚裔美国人的家庭观念很重,因此,临危的患者通常是住在家中,而不是在医疗机构中。亚洲人不主张扩散个人问题,当事情进展不顺利时往往从家人中求得指导。很多亚裔美国人,受自我控制观念的影响,在面对压力时不倾向于表露自己的感受或反应。内疚、自我反省和羞耻心对核心价值观及在公共场合的表现起到很重要的作用。

亚裔移民,面临的另一个挑战,是语言的不通,往往需要家人和专业翻译人员,加强与患者的适当交流。

基于这样的文化背景,将讨论亚裔美国人的独特文化和传统,重点关注影响生命末期关怀治疗问题的因素。

(二)华裔美国人

华裔美国人是亚裔美国人最大的群体,大约有270万人(占亚裔美国人的22.6%),传统的中国宗教是佛教、儒家文化与道教的混合物,但是现在很多华裔美国家庭已皈依基督教。尽管如此,他们以前所信仰的元素仍可能对他们的行为和信念有很大的影响。中国文化,在很大程度上受到道家阴阳哲学的影响,并将此观念应用于健康的问题,提倡心灵、身体、精神的和谐,并认为这是保持身体健康的关键。

华裔美国人保持着非常密切的家庭结构。家庭成员紧密团结,离婚比较少,华裔孩子在一生中都非常依赖父母。忠于家庭的意义超越个人的愿望,预期所有的情感和财产支持来源于家庭。

尊重长辈是这个文化的一个重要组成部分,且在家族中有清晰的等级划分,一般一个家族中最年长的男性被视为发言人及决策者。不赞成与权威人士直接对视,质问长者或者直呼长者的姓名,都会被视为一种目无尊长的行为。华裔美国人往往极为谦逊和害羞。通常仅有亲密的家人和朋友才能相互触摸,女性患者在面对男性服务者时也会不舒服,所以这种情况应该尽可能地避免。

鉴于华裔美国人对家庭团聚的高度重视,大多数家庭会选择在家中照顾体弱或生病的老人,而不是在医疗机构。然而,在患者走到生命的尽头的时候,这也可能会改变,因为一些华裔美国人认为病人死在家里会给全家带来厄运。所以,当患者临危时,可能被转送到生命末期关怀或姑息性治疗的住院机构。相反,另一些人认为,如果死在医院等地方,亡者的灵魂可能会迷路,而愿意患者继续留在家里得到照顾。

尽管华裔美国人会看西医,服西药,但他们仍然也会选择传统的中医疗法治疗某些疾病,包括服用中药的茶和汤,或者针灸。许多人认为阴阳食物的合理搭配可以帮助预防疾病,但是一旦生病了,也应该禁食某些食物以恢复已经失去的阴阳平衡,生病被认为是在一定程度上发生了身体的失衡。华裔美国患者也常常不愿讨论他的健康问题或抱怨疼痛及其他的症状,称之为"爱面子"。

关于疾病预后和死亡的问题,华裔患者和家属的态度各有不同。有些患者愿意讨论,而有些则不同意讨论。类似的问题是,是否让患者知道病情,有的家庭愿意和医护人员与患者讨论这些事情,而有的家庭不愿意让患者知道自己的病情,因此,专业的医护人员,必须根据每个特定病人及家属的愿望,有针对性地处理。

华裔美国人的葬礼,尤其是出生在美国的华裔美国人,将与他们所属宗教社区的习俗一致。然而,如果是移民,即使他们已经皈依基督教,往往葬礼也仍会带有中国的传统特色。这些习俗及个人所希望的程序仪式等,都是受他祖籍传统的影响,因为中国农村的人认为,葬礼上充满不好的预兆,所以许多仪式都是设计用来避免不祥的预兆。

葬礼的仪式在家中就开始,当全家人离开的时候,应打开所有的灯,以帮助死者的灵魂找到他或她的出路。离家后不许回望,被认为会带来不好的运气,葬礼结束前也不许回家,因为怕死者的灵魂会跟着回来,而被困住。

在葬礼上,家长坐在最靠近棺材的位置,其他家庭成员根据每个人与死者的关系按序就座:配偶、子女、孙子女、兄弟姐妹和兄弟姐妹的孩子。长子负责领哭,为表示对死者的尊重和敬意。在传统的葬礼,丧亲者穿白色。此外,男性佩戴黑色袖章,而女性头上戴绿色蝴蝶结或花。然后在葬礼结束时把这些配饰扔进坟墓。在此后的3天,女性戴红色的蝴蝶结。

死者被埋葬时头部要朝向北方,墓地最好选在附近有水源的山丘上。观看棺材下放被认为不吉利,然而,需指派家庭成员查看棺材是否盖严,以防恶鬼进入。还有一些传统是将内有硬币和一块糖的白色小信封称为白金送给送葬者。此物象征着死者赠予的金钱和礼物。糖果在葬礼后要立即食用,意味着用甜来缓和这个庄重的时刻,硬币则花在一些可以为悲伤的葬礼带来喜悦的东西上。另一风俗是给装有美元的红包。红色被认为是好运气,里面还有钱,整个信封用来期望恢复在葬礼上失去的好运气。

葬礼结束后,家庭成员回屋前,每个成员须跨过小火堆,以清除晦气。然后,每个家人须吞服 3 粒大米和少量的水,代表维持生命所需的基本要素:土、风、火、水。有时候会举行葬礼的宴会,以帮助失去亲人的人"咽下他们的痛苦"。

葬礼后 3 天,家里人要回到墓地吊唁死者。一些佛教家庭会带食物和香上坟。还有一部分人会烧纸制物品给死者,包括钱、衣服,甚至汽车,是供给死者在死后使用的物品。

(三)菲律宾裔美国人

亚裔美国人中的第二大族群是菲律宾人,大约有 240 万人(18.3%)。大多数人是为了资助仍然留在菲律宾的家人。在菲律宾美国人的文化里,家庭是最重要的,这里说的家庭泛指整个大家族。长者非常受尊重,以亲吻手、额头、脸颊表示尊重。在他们的传统文化中,家庭至上,密切的家庭关系是大家庭中情感的纽带,忠于家庭及经济上的互相支持,是大家庭情感和物质支柱的源泉。

宗教是菲律宾人生活的中心。多数在美国的菲律宾人信仰罗马天主教,少数人信仰新教或伊斯兰教。菲律宾天主教的仪式和传统受到菲律宾群岛信仰和习俗的影响。大多数菲律宾裔美国人懂英语,一部分人还能讲西班牙语。事实上,许多菲律宾人有西班牙姓氏,千万不能把菲律宾人混淆为西班牙裔。

菲律宾裔美国人往往比较害羞,很有礼貌,避免直接眼神交流,尤其是与上司和权威人物接触时。他们倾向于用微笑表达问候或肯定,常用面部表情而非口头表达回答问题。菲律宾人进行社会交往的基础是相互尊重。此外,他们重视以适当的社会行为避免丢脸或称为"爱面子"。

许多菲律宾裔美国人认为健康是通过保持平衡实现,而疾病是失去平衡的结果。疾病也被认为与恶行和惩罚有关,并有必须改正恶习才能恢复健康的信念。还有人认为,所有的身体疾病都有超自然的原因。菲律宾裔患者可能寻求传统的西方医疗,但同时也有很多人选择民间医学。一些病人会延迟就医,直到尝试过中草药治疗后。

在讨论治疗计划,或生命末期关怀,或姑息性治疗之前,应咨询家中长辈,通常是父亲或长子的意见。大多数情况下,家庭成员会愿意负责和患者讨论疾病终末期的处理和预后,通常预先做出是否选择心肺复苏或营养和液体支持治疗的决定。

许多菲律宾裔美国人,即使是老人,也认为自己很年轻,认为死亡是很遥远的事。然而,一旦他们生活不能自理,通常宁愿留在家中由家人照顾,直至死亡。然而,其家人有必须从事的日常活动,如上班或上学;有时,尽管病人不愿意,也会被转送到医疗机构。菲律宾裔美国患者对痛苦的耐受性很强。其中有些人,可能是由于他们的疼痛阈值比较高,而另一些人,可能是怕镇痛药成瘾而拒绝服用镇痛药。他们认为,死亡是"天意",强烈的信仰可以阻止死亡,而当信仰不能抵御死亡的时候,人们往往会认为是自己的信仰不够强大到足以拯救逝世的亲人,而感到愧疚。

丧葬习俗,旨在帮助灵魂重生和顺利进入另一个世界,因而都会非常精细地安排。表现强烈悲伤的行为被认为是对逝者尊重的标志。因此,预期女性更应有非常伤心的行为,如昏厥、晕倒,或抱住棺材不放等,而男性则可以有所保留。他们往往倾向集体悲伤,而不是私下自己掉眼泪。

患者死后,有牧师为死者祈祷,以祝福他能进入天堂,随后整理遗体,并在家里设立奠堂。颂词是主要的沟通方法,也能展示亡者的信息和葬礼的计划。死亡到埋葬的时间,可能是 3~7 天,取决于准备的过程;在此期间家庭成员停止一切个人的日常活动,而专注于烹饪和筹备接待探访的人员和葬礼。全家人要守候在逝者周围一天一夜,在逝者的周围要点上蜡烛和摆放鲜花。通常,在逝者家中,进行的晚间祈祷会持续很长一段时间(有的是 9 天,有的是 30 天),以帮助死者进入天堂。因为人们相信,死后的第 40 天是灵魂被提升到天堂的日子,应再次背诵晚间祈祷文。

葬礼需精心设计,棺材的款式和插花类型都被视为反映死者生前的生活。因此,费用是不可省的。葬礼的队伍沿小镇上的街道步行。经间接的路线到达墓地,送葬者在行进期间唱赞美诗,也是尊重死者的一种方式。菲律宾文化认为,"悲伤时间越长,越好"。因此,在丧葬后长达一年的时间里,甚至更长,男人佩戴黑色袖标,女人穿黑色服装以表示他们的哀悼。在患者故去后的数周内,根据逝者家属的愿望,在他们选择的几个教堂内举行对逝者的追思会。葬礼后的数月内,家人会多次前往死者的墓地,死后的一周年的忌日,会做一场特殊的追思礼拜。在美国,菲律宾移民采用这些仪式的程度不尽相同,许多人会希望在生前返回故土(与家人团聚),或在死亡后能有适当的葬礼进行安葬。

（四）印度裔美国人

印度裔美国人是美国的第三大亚裔族群，人口接近190万，占亚裔美国人口的16.3％。像其他来自亚洲的族群一样，他们也是以家庭为中心。传统的印度家庭是由一大家人组成，老人退休或者需要资助的时候，要靠孩子们赡养。父母常常与子女同住。祖父母对孙辈的成长有很大的影响，他们担负起印度文化、宗教信仰的传承。大部分印度人主要信奉的是印度教，也有人信奉其他宗教，包括锡克教、佛教、基督教和伊斯兰教。大约有40％的印度人讲印度语，英语是印度人最流行的第二种语言，大约还有300种其他语言和方言。年轻的移民者多有英语的基础，但老年人往往没有。因此，在进行健康护理讨论的时候，应该有专业的翻译人员进行辅助。

传统印度人进行健康护理的中心是以"生命医学"预防和治疗疾病。这种方法，起源于几千年前的印度，将人的思想、身体、感官、灵魂和外观视为整体，并期待以特定的生活方式和营养指南以及中草药，协助人们维持或恢复身体、心理和精神领域间的平衡。印度教的"因果报应"的概念对健康和疾病也有显著的作用，因为许多人认为生病是因果报应的结果。

在印度人中谦逊被认为非常重要，患者通常喜欢同性别的照顾者。男女间应该尽量避免直接的目光交流，已婚的印度教妇女脖子上系的绳，叫生命绳，在进行护理的时候，不可取下。

印度患者倾向于选择主动而负责的医师。如果医师可以回答所有的问题，病人会非常开心。大多数的病人会遵从医嘱并按要求服药。家人愿意讨论关于医疗的决定，家里的男人是决定者，有时候也会询问老人的意见，家人一般会请医师不要将诊断和预后告诉病人。

老人对疼痛的耐受性很强，非语言的痛苦表现很重要。精神疾病被认为是一种耻辱，所以患者往往仅有身体的主诉，即使他们正在经历焦虑或抑郁。因而，通常，年长的人不愿意接受此类问题的咨询。

亚裔印度人一般会倾向于在家中逝世，所以，如果必须住院，很多问题都要考虑周到。比如，信奉印度教的人不能吃牛肉，所以，不能给住院的印度教病人食用牛肉。很多患者不愿意穿病号服，或者别人穿过的衣服，即使是清洗过消毒过的。在没有得到患者许可的时候，不应该取下或者剪断他们戴在脖子上的圣线。锡克族男人不修剪头发，如果必须剪

头发必须向病人解释清楚原因。亚裔印度人在住院的时候，希望有探访者，并在病房多停留一段时间。

当患者临危时，必须依据宗教举行一些仪式和习俗。印度教徒认为，死亡之前遭受的苦难，是因果报应。全家人会聚在一起守护在他们亲人的身边。将死的人会被安置在地上，认为这样会更接近大地母亲。

患者死后，会选个家人为逝者清洗遗体。火葬是首选的埋葬方法。患者逝世后，家人经常渴望允许进行特定的宗教仪式，家人和朋友公开表达悲伤是公认的做法。对于印度教家庭，在火葬之前，有神父进行祈祷。传统印度火葬是把死者放在柴堆上，身着金色衣服，焚烧尸体一般要花几个小时。在美国通常都进行电火化。鲜花，熏香，纯化融化的黄油，叫酥油，花环放在担架上遗体的旁边。男人在葬礼中担当主要的角色。火葬后，会有10～40天的服丧期。更多印度教葬礼的细节会在后面美国印度教的章节中详细讨论。

通常，在美国的印度人，也有其他宗教的习俗。

（五）越南裔美国人

越南裔美国人，大约有120万人，占亚裔美国的10.9％，是第四大人口的种族。在越南，忠于家庭更加升华，有时候是四代人居住在同一屋檐下，相互提供帮助和支持。在20世纪后期，由于在越南发生的长期的冲突，许多移民遭受不同程度的创伤后应激障碍。由于家庭关系非常紧密，病人有情感方面的压力一般会向家人寻求帮助，越南裔患者常常不容易接受临床医生想为他们提供的帮助和支持。

越南裔美国人的主要宗教信仰是佛教和天主教，少数越南裔信奉其他一些远东宗教、基督教和伊斯兰教。祭祖在越南文化中突出，家中设有祭坛，摆放已故亲人的照片、蜡烛、香和宗教用品显示祭拜。

越南的新年、春节，是一个重要的节日，一般越南裔美国人都会庆祝。一般在每年的1月19日到2月20日之间，象征着重生和复兴。另外两个重要的节日是THANH-MINH和TRUNG。THANH，被称为死者的节，清明节，在阴历的第三个月，人们上坟，向他们的祖先表达敬意，清洁墓地，摆上食物和鲜花，点支淡香。这也是一个逝者家人重聚的时刻。缅怀亡灵节，在阴历7月的第15天，在这一天，亡灵可以自由游荡，并返回家园找寻食物。在这一天，越南人会供奉一大桌子饭菜，供游灵们食用，为他们祈祷，当然也包括他们的祖先。有些人家的供桌会摆在屋外，为那些无家可归的游灵分享。越南裔美国

人温和而谦逊有礼,迎接人的时候都是面带微笑并鞠躬。与西方文化相比他们喜欢更大的个人空间。握手,特别是与女人握手,会令她不适,除非她自己先伸手。

应该尽量避免与地位高的人进行目光接触,比如医生,递东西的时候应该用双手。公开表露情感的表达方式被视为禁忌,一般用间接的方式表达不同的意见,而不是对抗性的表达。越南人相信疾病是由力的失衡类似于中国的阴阳失衡导致,虽然也会访问西医,他们在生病的时候也会寻求中国的草药、针灸和其他的尝试。有些人信奉命运,把疾病视为一个人的命运。由于对家庭的高度重视,老人一般在家中被照料,不送到养老机构。当患者临危时,越南裔美国人一般不建议将真相告诉病人。通常,医疗的决定需与家长交流。病人和家属也常常不愿公开提问,倾向于私下得到解释。承受身体的疼痛的能力被认为是个性强的特征,所以患者在经历痛苦的时候往往选择隐忍。因此,护理人员应该靠观察患者的面部表情和肢体语言,而了解他们不适的程度。通常,因为害怕镇痛药上瘾或有不良反应,而避免使用。如果病人住在医院或其他机构,在患者临危时,家人会尽所有的努力把患者接回家。患者一般由家庭成员照顾,当死亡逼近的时候,所有家庭成员都要来向他进行最后的道别。一般大家都是沉默的,最年长的孩子会试图得到将逝世者的最后建议或忠告。还有的传统是,在患者即将逝世时,年长的孩子为将死的人重新取个名字。

当父母去世,孩子们一般无法接受他们已经离去的这个事实。他们会在死者的牙齿间放置筷子,并把遗体放在地板的垫子上,试图让死者复活。最年长的孩子拿一件死者曾经穿过的衬衫,在空中摇晃,把死者的灵魂召回到他的体内。在这之后,是清洁遗体。把钱、黄金和米饭放置在死者的口中,象征死者在离开世界的时候没有贫穷和饥饿。之后,用白布包裹遗体,放置入棺材中。然后进行祈祷,之后,到公墓举行葬礼。家人会时时刻刻守在遗体旁。

葬礼后,将遗体降到地下,点燃香,也表示对这块墓地里的其他亲属的尊敬。葬礼之后的 3 天,再次带上花,点燃香,为死者祈祷。然后,每隔 7 天开个悼念会,100 天后有个百日祭,然后是一周年祭典,以及以后的每周年忌日。

直系亲属哀悼 2 年。在这段时间里,哀悼者是不允许穿鲜艳的服装,且在每个哀悼日,都要穿一种特制的白色或者黑色纺织物,有些人是戴在头上。在这 2 年内,家庭成员一般不会结婚或做出任何重大的人生决定。

到 2 年的时候,要把这些织物都烧掉,表示悼念的时间正式结束。悼念者现在可以结婚和做人生其他重大决定。死去的人也会被视为先人,就像之前提过的那样,他的牌位会被摆在祭桌上。

(六)韩裔美国人

韩裔美国人代表亚裔美国人的第五大人群,大约有 120 万,为亚裔美国人的 10.5%。韩国人和其他亚裔美国人一样,也很重视家庭。有礼貌,尊重老人。绝大多数的韩裔美国人信仰基督教,但带有韩国特色。一小部分韩国人信奉佛教。

尊重是韩裔美国人文化的关键内容。以深鞠躬表示尊重,用鞋底直接指向某人被视为是粗鲁行为。与人交流时,应该尽量避免对视,肢体语言是表达感受和情感的重要方式。韩国人有一种自豪感,这可能是导致他们在觉得尴尬或羞愧的时候,不太愿意跟人沟通交流。韩裔美国人的家庭感非常强。尊重和孝顺老人在家庭关系中占主导,照顾父母是成年子女的责任,将老人送到敬老院等地方会被认为是不尊重老人的行为,并为人所不齿。

当生病时,除了看西医,韩裔美国人也会依赖草药和偏方、针灸等。有些人也可能会选择"灵性治疗师"驱走恶灵,因为他们认为是这些恶灵导致生病。韩裔美国人,尤其是老年人,对严重疼痛的耐受性非常强,然而,当家庭成员都在场的时候,可能有比较夸张的举动,表现的要比真实情况还严重。因为怕上瘾,而不愿意用镇痛药。

在疾病的终末期,关于治疗过程的决定往往会被家人推迟。男性长者、丈夫、父亲、长子,一般是家庭的发言人。最终的预后,应与家人沟通,什么时候以何种方式告诉病人,由患者家人决定。韩裔美国人去世后,家人一般需要一些私人空间陪伴他们的亲人。虽然韩国人可能会哭、唱,或以夸张的方式祈祷,这是韩国文化习俗。人死后,应将遗体摆正,盖上白布,放在隔墙的后面。在隔墙的前面,放一张小桌子摆放死者的照片和香。此时,才会宣布死亡。

传统的韩国葬礼持续 3 天。死者的长子承担葬礼主持人的作用。主持人(sangju)将穿着黑色西装,戴上麻布帽,意为披麻戴孝。有时他们也会在胸部或手臂上系上黑丝带。葬礼的第二天,由 sangju 安排,给死者清洗身体穿寿衣,虽然有传统服装,但现在,多数人也会为逝者穿西装。死者的遗体被放进棺材后,一般放置在隔墙或者黑色幕帘的后面。隔墙前的桌子上放着逝者的照片,用黑色的挽联围绕着,点上蜡烛和香。sangju 坐在桌子旁边的粗布垫子上(表示他为父母的死赎罪)。此后,哀悼者到访,sangju 和宾客相互鞠躬答礼。除了简短的答谢外,sangju 不应该说其他话。当哀悼者离开时,送上一个白色信封,里面的钱用以帮助支付葬礼费用。

第三天早上,会举行一个简短的仪式表示对死者的尊重。仪式上要颂扬死者,并点香。然后亲属和 sangju 把棺材抬到墓地,现在也可能使用灵车运送棺材。埋葬地点通常是在小山上,通常几代人都会葬在那里。棺材入土后,sangju 要往棺材上填 3 次土,继而筑成坟墓。在坟前面立石头墓碑写上死者的姓名,以便辨认。在墓碑前,举行一个简短的仪式。葬礼后的 100 天 sangju 仍需继续佩戴黑丝带,百日后的纪念仪式标志着葬礼正式结束。

(七)日裔美国人

日裔美国人有 110 万人口,大约占亚裔美国人的 7.6%,日裔美国人的文化受到"二战"的影响,在随后的几年里,导致他们被高度的同化。尽管日裔美国人很想被美国文化接收,还是从大洋彼岸带来了很多他们本土的风俗文化,但是很多文化已在后代的传递中被改变。例如,虽然,很多日裔美国人已信奉基督教,但是神道教和佛教,仍深深植入于他们的文化中。

与日本本土人相同的是,他们有很强的荣誉感和羞耻心。以孝道、家庭和社会秩序为重的儒家哲学对日裔美国人非常重要。孝道不仅仅是对父母长辈,还包括整个大家族。因此,长辈们会希望,当他们需要照料的时候,应该是在家里而不是医疗机构。日裔美国人很谦逊,对自己要求很严,对家庭和团体非常忠诚。他们非常重视礼貌和体贴,也会避免公开冲突。在处理医疗和其他事宜的时候,一般会选择间接的方式,而非直接沟通。

重视传统文化的日裔美国人,不太愿意讨论医疗遗嘱和生命末期关怀的事宜。当必须讨论的时候,礼貌和尊重的态度非常重要。一切事情都应该先询问一家之主(一般是丈夫、父亲或者长子)。对待疾病的晚期,日本人的观念是,这是无法阻止的事情,并劝他们要坚强面对而不是相互埋怨。日裔美国人一般不愿意进行器官捐献或者尸体解剖,因为他们认为,人走的时候应该跟出生的时候相同,一样不缺。

于 2007 年在日本出版的一项评估日裔美国人

对西方和对日本本土文化比较的研究表明,无论是在美国或在日本,日本人都会抵制生活的不良习惯,并不接受维持生命的治疗,因为,他们怕给亲人造成身体、心理或财务上的负担。当患者临危时,宁可速死,关于医疗事项希望由全家集体决定。日裔美国人乐意提前立医疗遗嘱,但是本土的日本人不接受提前立医疗遗嘱。另一方面,日裔美国人认为,以家人集体决定生命末期的医疗事项的方法,有利于减少可能违背临危患者意愿的矛盾。日裔美国人非常重视他们的死亡,所以,葬礼是整个社区最重要的大事。

如前所述,虽然很多日裔美国人已信奉基督教,但佛教,尤其是佛教的火葬,仍然在葬礼中起重要的作用。死者去世后,身体由家人自己或专业人士清洗,需根据家人的要求决定,通常会用纱布或者棉花堵住身体所有的孔。要给死者穿上寿服、西装(男性)或 kimino(女性和男性)。送葬者通常穿黑色。

遗体准备就绪后,在死者的家里或殡仪馆里进行守灵。遗体放置在开着的棺材里,里面虔诚地摆上花。在日本的佛教传统中,要准备白色和服、紧身裤、凉鞋,为死者烧纸钱来支付他们穿过"三层地狱的河"的通行费,棺材里还要放一个三角形的白色头巾。其他主人生前喜爱的可燃烧的东西也可以加在里面。亲友来瞻仰时,会献上自己的一份心意,抚恤金,一般将钱放入用白丝带系着黑色信封里。信奉基督教的日裔美国人通常将此钱捐赠给教堂。

通常在守灵的后一天举行葬礼。由亲人在不同时段轮流守护遗体。在葬礼上,人们会把花放在祭坛或桌上以表示对死者的纪念。纪念演讲应简明,不应使用过多的神学术语。葬礼上一般都有香,以及来自亲朋好友的电报,有时候会被朗读。家里的长子或者其他代表会对前来吊唁的每个人进行答谢。

正如前所述,大多数日裔的美国人最终会选择火葬。家人看着棺材滑入火葬场。然后,被告知取骨灰的时间。家人经常采用不同的路线回家,以防止死者的灵魂跟回来。家里会准备好饮食。在日本,有一个习惯,当家人回去取骨灰的时候,他们会用筷子夹些骨片,放入骨灰盒。用白色布包裹骨灰盒,有些人会立即把骨灰盒送往墓地埋葬,而有些人会把骨灰盒摆在家里直到第 49 天,然后进行一个纪念仪式,再埋葬。

在火化和取回骨灰盒后(家中或埋掉),墓地探访或者其他纪念仪式的风俗,可能不同,通常会持续数年。

参 考 文 献

Introduction

Alex Haley: Wikipedia, the free encyclopedia. http://en. wikipedia. org/wiki/Alex_Haley. Accessed March 2, 2009.

Berger JT: Commentary: Culture and ethnicity in clinical care. Arch Int Med 158:2085-2090,1998.

Cort MA:Cultural mistrust and use of hospice care:Challenges and remedies. J Palliat Med 7:63-71,2004.

Kinzbrunner BM: Jewish medical ethics and end of life care. J Palliat Med 7:558-573,2004.

Krakauer EL,Crenner C,Fox K:Barriers to optimum end-of-life care for minority patients. J Am Geriatr Soc 50:182-190,2002.

Melting Pot: Wikipedia, the free encyclopedia. http://en. wikipedia. org/wiki/Melting_pot. Accessed March 2, 2009.

Multiculturalism:Wikipedia,the free encyclopedia. http:// en. wikipedia. org/wiki/Multiculturalism. Accessed March 2,2009.

Smith AK,McCarthy EP,Paulk E,et al:Racial and ethnic differences in advance care planning among patients with cancer:Impact of terminal illness acknowledgement, religiousness,and treatment preferences. J Clin Oncol 26:4131-4137,2008.

Welch LC,Teno JM,Mor V:End-of-life care in black and white:Race matters for the medical care of dying patients and their families. J Am Geriatr Soc 53:1145-1153,2005.

African American Patients

Anderson RN, Smith BL: Deaths: Leading Causes for 2002. National Vital Statistics Report. Vol. 53, No. 17, Hyattsville, MD, Centers for Disease Control and Prevention. March 7,2005.

Barrett R:Sociocultural considerations:African americans, grief,and loss. In:Doka KJ, Tucci AS, eds. Living with Grief. Diversity and End-of-Life Care. Washington,DC, Hospice Foundation of America,2009,pp. 79-91.

Bullock K: Promoting advance directives among African Americans:A faith-based model. J Palliat Med 9(1):1983-195,2006.

Burrs FA, Ervin MG, Harper BC: The future of hospice care for African Americans:Clinical,policy and caregiver perspectives. Key Topics on End-of-Life Care for Afri-

can Americans:www. iceol. duke. edu/resources/lasmiles/papers. Accessed November 20,2009.

Clayton LA, Byrd WM: An American Health Dilemma. New York,Routledge,2000.

Dancy J,Davis W:Family and psycho-social dimensions of death and dying in African-Americans. www. iceol. duke. edu/resources/lastmiles/papers. Accessed November 20,2009.

Fife R:Diversity and access to hospice care. In:Doka KJ, Tucci AS,eds. Living with Grief. Diversity and End-of-Life Care. Washington, DC, Hospice Foundation of America,2009,pp. 49-62.

London G,Washington R:Spiritual care near life's end including grief and loss in the African American community. www. iceol. duke. edu/resources/lastmiles/papers. Accessed November 20,2009.

Ludke RL, Douglas SR: Racial differences in the willingness to use hospice services. J Palliat Med 10(6):1329-1337,2007.

Minkler D:U. S. minority population continues to grow. Minorities make up 34% of U. S. population in 2007. America. gov. http://www. america. gov/st/diversity-english/2008/May/20080513175840zjsre dna0. 1815607. html. Published May 14, 2008. Accessed January 7,2010.

NHPCO Facts and Figures: Hospice Care in America. Alexandria, VA, National Hospice and Palliative Care Organization,2009.

Payne R,Secundy M,et al:APPEAL (A Progressive Palliative Care Educational Curriculum for the Care of African Americans at Life's End). Curriculum updated 11/09.

Prograis L,Pellagrino E,eds:African-American bioethics. Washington,DC,Georgetown University Press,2007.

Raghavan M, Smith A, Arnold R:African Americans and end-of-life care. Fast Facts and Concepts # 204. EPERC. www. eperc. mcw. edu/fastFact. Accessed November 20,2009.

Smedley B, Stith A, Nelson A, eds: Unequal Treatment: Confronting Racial and Ethnic Disparities in Health Care. Washington, DC, The National Academies Press, 2003.

Smith AK,McCarthy EP,Paulk E,et al:Racial and ethnic differences in advance care planning among patients with cancer: Impact of terminal illness acknowledgement, religiousness, and treatment preferences. J Clin Oncol 26: 4131-4137, 2008.

Sullivan MA: May the circle be unbroken: The African American experience of death, dying, and spirituality// Parry JK, Ryan AS, eds. A Cross-Cultural Look at Death, Dying and Religion. Chicago, Nelson-Hall Publishers, 1995.

THINK About African Americans: VITAS: Things hospice innovators need to know. Miami: Vitas Innovative Hospice Care, 2008.

Torke AM, Garas NS, et al: Medical Care at the End of Life: Views of African American patients in an urban hospital. J Palliat Med 8(3): 593-602, 2005.

Hispanic Patients

Adams CE, Horn K, Bader J: A comparison of utilization of hospice services between Hispanics and whites. J Hosp Palliat Nurs 7(6): 328-336, 2005.

Adams CE, Horn K, Bader J: Hispanic Access to hospice services in a predominantly Hispanic community. Am J Hosp Palliat Care 23(1): 9-16, 2006.

Clutter, AW, Nieto RD: Understanding the Hispanic Culture: Ohio State University Fact sheet HYG-5237-00.

Colon M, Lyke J: Comparison of hospice use and demographics among European Americans, African Americans, and Latinos. Am J Hosp Palliat Care, 20(3): 182-190, 2003.

Colon M: Hospice and Latinos: A review of the Literature. J Soc Work End Life Palliat Care 1(2): 27-43, 2005.

Gordon AK: Deterrents to access and service for blacks and Hispanics: The medicare hospice benefit, healthcare utilization, and cultural barriers. Hosp J 10(2): 35-49, 1995.

Greiner KA, Perera S, Ahluwalia JS: Hospice usage by minorities in the last year of life: Results from the National Mortality Followback Survey. J Am Geriat Soc 51(7): 970-978, 2003.

Hispanic: Wikipedia, the free encyclopedia. http://www.en.wikipedia.org/wiki/Hispanic. Accessed March 2, 2009.

Johnson KS, Kuchibhatala M, Sloane RJ, et al: Ethnic differences in the place of death of elderly hospice enrollees. J Am Geriatr Soc 53(12): 2209-2215, 2005.

Letizia M, Creech S, Norton E, Shanahan M, Hedges L: Barriers to caregiver administration of pain medication in hospice care. J Pain Symptom manage 27 (2): 114-124, 2004.

Lugo L, Suro R: Pew Hispanic Center, Pew Forum on Religion and Public Life. Changing faiths: Latinos and the transformation of American religion. Washington, Pew Research Center, 2007.

Minkler D: U.S. minority population continues to grow. Minorities make up 34% of U.S. population in 2007. America. gov. http://www.america.gov/st/diversity-english/2008/May/20080513175840zjsre dna0. 1815607. html. Published May 14, 2008. Accessed anuary 7, 2010.

NHPCO Facts and Figures: Hospice Care in America. Alexandria, VA, National Hospice and Palliative Care Organization, 2008.

Reese D: Barriers to Culturally diverse Hospice Care: The Arkansas State Hospice and Palliative Care Association Cultural Competence Committee Needs Assessment Project, 2005. http://dailyheadlines. uark. edu/3928. htm. Accessed November 2008.

Sanjur, D: Hispanic foodways, nutrition, and health. Needham, MA, Allyn & Bacon, 1995.

Asian American Patients

Alagiakrishnan K, Chopra A: Health and health care of Asian Indian American elders. http://www.stanford,edu/group/ethnoger/asianindian. html. Accessed December 14, 2009.

Becker G: Dying away from home. Quandaries of migration for elders in two ethnic groups. J Gerontol B Psychol Sci Soc Sci 57(2): S79-S95, 2002.

Becker G, Beyenne Y, Canalita LC: Immigrating for status in late life: Effects of globalization on Filipino American veterans. J Aging Studies 14: 273-292, 2000.

Bito S, Matsumura S, Singer MK, et al: Acculturation and end-of-life decision making: Comparison of Japanese and Japanese-American focus groups. Bioethics 21(5): 251-262, 2007.

Clark S: Death and loss in the Philippines. http://www.indiana.edu/~famlygrf/culture/clark. html. Accessed December 11, 2009.

Fife R: Diversity and access to hospice care. In: Doka KJ, Tucci AS, eds. Living with Grief. Diversity and End-of-Life Care. Washington, DC, Hospice Foundation of America, 2009, pp. 49-62.

Hammond B: Japanese Buddhist Funeral Customs. http://www. tanutech. com/japan/jfunerals. html. Accessed December 15, 2009.

Ko E, Lee J: End-of-life communication: Ethnic differences between Korean American and non-Hispanic white older adults. J Aging Health 21: 967-984, 2009.

Kwak J, Salmon JR: Attitudes and preferences of Korean-American older adults and caregivers on end-of-life care. J Am Geriatr Soc 55:1867-1872,2007.

Korean Funeral Tradition: Ask a Koreanl http://askakorean. blogspot. com/2008/02/dear-korean-i-just-found-out-that-my. html. Accessed December 14,2009.

Ngan V: Funeral rites in Vietnam. http://www. vietspring. org/custom/funeral. html. Accessed December 14, 2009.

Pavri T: Asian Indian Americans. http://www. every culture. com/multi/A-Br/Asian-lndian-Americans. html. Accessed December 11,2009.

Population statistics and demographics: Asian-Nation: Asian American History, Demographics, and Issues. http://www. asian-nation. org/population. shtml. Accessed December 9, 2009.

Religion, spirituality, and faith: Asian-Nation: Asian American History, Demographics, and Issues. http://www. asian-nation. org/religion. shtml. Accessed December 9, 2009.

Tet Trung Nguyen (Wandering Souls Day) Vietnam: http://www. asiarooms. com/travel-guide/vietnam/vietnam-festivals-&-events/tet-trung-nguyen-(wan dering-souls-day)-vietnam. html. Accessed Decem-ber 15,2009.

Thanh Minh (Day of the Dead): http://www. asiarooms. com/travel-guide/vietnam/vietnam-festi vals-&-events/thanh-minh-(day-of-the-dead). html. Accessed December 15,2009.

THINK About Asian Americans: VITAS: Things Hospice Innovators Need to Know. Miami, Vitas Innovative Hospice Care,2008.

THINK About Chinese Americans: VITAS: Things Hospice Innovators Need to Know. Miami: Vitas Innovative Hospice Care,2008.

THINK About Filipino Americans. VITAS: Things Hospice Innovators Need to Know. Miami: Vitas Innovative Hospice Care,2008.

THINK About Japanese Americans. VITAS: Things Hospice Innovators Need to Know. Miami: Vitas Innovative Hospice Care,2008.

THINK About Korean Americans. VITAS: Things Hospice Innovators Need to Know. Miami: Vitas Innovative Hospice Care,2008.

THINK About Vietnamese Americans. VITAS: Things Hospice Innovators Need to Know. Miami: Vitas Innovative Hospice Care,2008.

Thomas R, Wilson DM, Justice C, et al: A literature review of preferences for end-of-life care in developed countries by individuals with different cultural affiliations and ethnicity. J Hospice Palliat Nursing 10 (3):142-161.

Vietnamese Death Traditions: http://www. ehow. com/about_5052325_vietnamese-death-traditions. html. Accessed December 14,2009.

Wu E: Chinese funeral traditions offer link to ancestors. Dallas Morning News, June 21,2007. http://www. dallasnews. com/sharedcontent/dws/dn/local news/columnists/ewu/stories/DN-wu_21met. ART. West. Editionl. 4435faf. html. Accessed December 10,2009.

Yamashita Y, Young HM: Decision making at end of life among Japanese American families. J Family Nursing 13 (2):201-225,2007.

Yee BWK: Health and health care of Southeast Asian American Elders: Vietnamese, Cambodian, Hmong, and Laotian Elders. http://www. stanford. edu/group/ethnoger/southeastasian. html. Accessed December 8, 2009.

Yin and Yang: Wikipedia, the free encyclopedia. http://en. wikipedia. org/wiki/Yin_and_yang. Accessed December 10,2009.

Yin and Yang: The Ki quality of food. Chinese medicine-Qi nature of foods. http://www. angelfire. com/id/croon/chinesemedicine/yangyinfoods. html. Accessed December 10,2009.